Kinetic Control

キネティックコントロール

制御されていない動きのマネジメント

Kinetic Control

The Management of Uncontrolled Movement

Mark Comerford, BPhty, MCSP, MAPA

Director, Movement Performance Solutions

Sarah Mottram, MSc, MCSP, MMACP

Director, Movement Performance Solutions

翻訳

佐藤晃一 Koichi Sato, MS, ATC

日本バスケットボール協会スポーツパフォーマンス部会長

ELSEVIER

Book House HD, Ltd., Tokyo

ELSEVIER

Churchill Livingstone
is an imprint of Elsevier

Elsevier Australia. ACN 001 002 357
(a division of Reed International Books Australia Pty Ltd)
Tower 1, 475 Victoria Avenue, Chatswood, NSW 2067

© 2012 Elsevier Australia. Reprinted 2013.

Japanese edition is published by Book House HD, Ltd.

This edition of *Kinetic Control*, 1st edition by **Mark Comerford, B.Phty, MCSP, MAPA and Sarah Mottram, MSC, MMACP** is published by arrangement with Elsevier Australia through Elsevier Japan KK.

Kinetic Control, 1st edition by **Mark Comerford, B.Phty, MCSP, MAPA and Sarah Mottram, MSC, MMACP** のこの版については、Elsevier Japanを介したElsevier Australiaとの契約により出版された。

This publication has been carefully reviewed and checked to ensure that the content is as accurate and current as possible at time of publication. We would recommend, however, that the reader verify any procedures, treatments, drug dosages or legal content described in this book. Neither the author, the contributors, nor the publisher assume any liablity for injury and/or damage to persons or propety arising from any error in or omission from this publication.

Kinetic control: the management of uncontrolled movement
        /Mark Comerford, Sarah Mottram.
Rev. ed.

9780729541671

Contents

編集：浅野将志
ブックデザイン：青野哲之（ハンプティー・ダンプティー）

Preface

序文

　本書は、動きの制御の評価と再トレーニングのための包括的なシステムをまとめている。このシステムは、25年以上にわたって進化してきた。

　制御されていない動きは、運動障害や痛みの発生に大きな影響を及ぼす。制御されていない動きの評価と再トレーニングの過程への科学的な支持は、着実に、とくに過去10年間著しく広がっている。制御されていない動きが症状や、とくに痛み、運動機能、症状の再発そして障害に及ぼす影響は、今では十分に確立されている。今後10年間において、制御されていない動きの存在が、ケガのリスクの予測因子として、またパフォーマンスへ影響するものとしても、認識されることを文献が支持すると我々は信じている。

　制御されていない動きは、動作制御テストにより特定することができる。痛みのある患者は、これらの動作制御テストを行う際に、異常な動作パターンを示す。慢性痛および再発痛の評価とマネジメントにおいて、動作制御テストを用いることは相次ぐ多くのエビデンスにより支持されている。制御されていない動きの部位や方向、動作不良の閾値を特定することは、筋骨格系障害および痛みの独特な分類システムである。ここで紹介されている動作のテスト過程は、制御されていない動作の分類を、クライアントに特異的な再トレーニングプログラムを構築するために用いることができる診断的サブグループにすることを可能にする。この過程によって、マネジメントの優先順序を決めることができ、筋骨格系の痛みとケガの再発のマネジメントを最適化することができる。今では、分類は動作の評価の礎石であり、また分類の部位や方向、閾値についてのエビデンスが増えている。本書では、評価、臨床推論、そして特異的再トレーニングの構築されたシステムについて詳しく述べている。この体系は、筋骨格系障害のマネジメントを促進するようにデザインされており、他の介入手段を除外するものではない。

　キネティックコントロールの過程は、この25年という長い期間を経ている。キネティックコントロールの過程の開発のためのモチベーションは、運動機能障害についての新しくエキサイティングな概念を、確固とした臨床推論のフレームワークの基礎の上に構築された、統合された臨床過程へと組み入れる方法を見つけることであった。我々の目標は、動作機能の制限と動作の代償の間の相互関係について、理解を深めることである。いくつかの代償スト

ラテジーは正常な適応的対処メカニズムであり、制御されていない動きを示さない一方で、他は不適応な代償ストラテジーであり、制御されていない動きを示すということの理解が、大きな進歩をもたらした。これが、我々を、本書で詳述した動作制御レーティングシステム（第3章）を含めた構造的評価過程の開発へと導いた。この臨床的評価ツールは、動作の制御不足を特定することができ、運動制御効率の改善の再評価に有用である。

　再発性の筋骨格系の痛みは、医療コストや労働生産性、生活の質に顕著な影響を及ぼす。制御されていない動きは、観察によって特定され、この制御されていない動きを修正する再トレーニングは、症状の発生や再発に影響を及ぼすだろう。これまで、可動域や筋力の変化という観点からの成果測定は、ケガの発生や再発に影響していない。制御されていない動きを評価し、動作制御を再トレーニングする能力は、筋骨格系の痛みのマネジメント、リハビリテーション、ケガの予防に関わる臨床家にとって、また健康増進およびスポーツや労働環境に携わる人にとって、不可欠のスキルである。筋骨格系の痛みの再発を予防することは、生活の質に影響を与え、また経済的インパクトがある。

　動作制御の機能障害は、動作システムにおいて多面的な問題を示す。動作の分析や動作不良の臨床的診断、患者に特異的な再トレーニングプログラムや、痛みや能力障害、痛みの再発や機能障害に対するマネジメント計画の作成・適用には、スキルが求められる。異常な動作パターンのメカニズムは複雑であることがあるため、マネジメントの目標および優先順序を決定するためにしっかりした臨床推論フレームワークが不可欠である。我々は、運動機能障害に関わる4つの鍵となる診断基準として考慮されるべき選択肢を提供する評価のフレームワークを示す。すなわち、運動機能障害の診断（制御されていない動きの部位と方向）、痛みに敏感な組織（病理解剖的構造）の診断、痛みのメカニズムの診断、関連する背景因子の特定、である。この臨床推論のフレームワークは、個別の再トレーニングプログラムを作成するために、エクササイズ処方において、再トレーニングをどこで開始するか、いかに非常に特異的で効果的にするかというような、リハビリテーションのための優先順序を特定するうえで手助けとなる。

　制御されていない動きは、臨床現場において確実に特定されることができ、筋骨格系の痛みの存在および再発、予測と関連づけられる。我々は本書を通じて、世界中の臨床家が制御されていない動きを特定し、再トレーニングを効果的に行うことができるようにし、また人々がよりよく動き、また気分がよりよくなり、より多くのことができるようになる手助けできることを願う。

Mark Comerford
Sarah Mottram
2011年

Foreword

序

　Comerford と Mottramは、運動機能障害に関する広く包括的な要因を示したことで、表彰されることになるだろう。本書は、筋骨格系の疼痛症状のマネジメントに関連するいくつかの私の強い信念を共有している。その信念とは、（1）動作システムを認識し定義する、（2）動作の方向に基づく疼痛症候群を特定し説明する、（3）主な原因となっている運動機能障害を特定する、（4）運動機能障害の一因である多様な組織の適応について説明する、そして、（5）包括的で、特定された一因である組織の適応に基づく治療プログラムを作成すること、である。私は、さらに、治療プログラム（精密で小さく、低い力のコントロールを必要とする動作から、全身の大きな力を必要とする動作まで多岐にわたる）は患者の積極的な参加を必要とする、という信念も著者らと共有している。歴史的に——依然として信じられているのは——避けることのできない外傷の結果や、オーバーユース（使いすぎ）そして加齢により組織が病理的になるということである。その結果は、可能性のある誘因を特定する、あるいは動作不良がいかに誘発要因になり得るかを特定しようとせず、痛みがある病理解剖的な構造を特定することへの注目である。私たちは全員、組織や身体システムの生存能力を維持するうえで動作が必要であることを知っている。ほとんど毎日のように、健康を達成し維持するためのエクササイズあるいは身体活動の形としての動作の重要な役割を、研究が証明している。しかし、個々の関節や四肢のセグメントや全身を適切に動かす方法があるという認識は、ほとんどない。同様に、疼痛症状が、症状の緩和手段や薬、手術に頼ることではなく、動作を修正することによって治療されることができる、という認識もほとんどない。座っているときのように、長時間にわたって姿勢を維持する際、最適なアライメントが必須であるとは考えられていない。私は、この状況は食事に類似したものだと信じている。長年にわたって、摂取された食事の種類や量の人の健康への影響について、誰も気にすることはなかった。実際に、食べることが歯の不良なアライメントに影響されることよりも、身体の機能はアライメント不良により大きく影響されるにもかかわらず、より多額のお金がいまだに身体のアライメントよりも、歯のアライメントに使われている。

　本書は、動作システムの特徴、そして、それらの特徴がいかに疼痛症候群に関連する運動機能障害の一因となるかという認識を高め、定義するのに貢献する。著者らは関連する神経

および筋系の機能障害についての文献の広範なレビューを行っている。彼らは、鍵となる根本的な原因（制御されていない動きと表されている）について詳述しており、治療プログラムのための基礎を提供している。詳述された症候群や鍵となる観察、検査フォームは、臨床家にとって最も役立つガイドとなるだろう。評価によって得られた情報から構築される治療プログラムも、詳細にわたって述べられている。とくに注目すべきことは、最もよく知られている筋骨格系の痛みへのアプローチに用いられているほとんどの観点と方法が組み込まれていることである。著者らは、これらの多様なアプローチからの理論的根拠と方法を包括的なアプローチとして整理した。ComerfordとMottramは、「心理・生物・社会的（psychobiosocial）」モデルの分析として考えられるものすべての側面と筋骨格系の痛みの治療についての説明において完璧な仕事を成し遂げた。本書の適時性は、彼らの概念を、国際生活機能分類（ICFDH：International Classification of Functioning, Disability, and Health）に組み込んだことに反映されている。すでに述べたように、本書はその包括性と、文献で報告されている起こり得る組織の異常や、分析方法そして治療についての詳細な説明において、非常に高い価値を持っている。動作システムの多くの複雑性や、疼痛症候群を引き起こし、またその一因になり得る機能障害を、理解、診断、そして治療するのに求められる厳密な分析に、読者らは本当に感銘を受けるだろう。著者らは、その運動機能障害のテーマについての包括的かつ徹底した議論において傑出したテキストをもたらしたのである。

Shirley Sahrmann, PT PhD, FAPTA
Professor Physical Therapy, Neurology, Cell Biology and Physiology
Washington University School of Medicine - St. Louis

Acknowledgements

謝辞

　本書の内容は、1988年から取り組まれてきた。制御されていない動きの評価と再トレーニングの開発の経緯は、Shirley Sahrmannや、Vladamir Janda、Gwendolyn Jull、Paul Hodges、Carolyn Richardson、Maria Stokesらの業績の影響を受けている。1995年以来、Kinetic Control and Performance Stabilityの多くの同僚が、臨床的テストの開発と理論的フレームワークの強化を手助けしてくれた。Erik Thoomesは第1章の臨床推論の過程に貢献してくれた。私たちは、インスピレーションやアドバイス、サポート、フィードバックを通じて貢献していただいたすべての人々に深く感謝申し上げる。また、我々は、家族や友人、とくにMarkの妻であるSelineのサポートに感謝している。彼女なしには、Markはこのプロジェクトに捧げる時間を得ることはできなかっただろう。

Reviewers

監修

技術的監修
Prue Morgan M.App.Sc. (Research), B.App.Sc (Physio)
Grad Dip Neuroscience
Specialist Neurological Physiotherapist, FACP
Lecturer, Physiotherapy
Monash University

Philippa Tindle Bsc. BA. MCSP
Member of Chartered Society of Physiotherapy and
Registered with the Health Professions Council (HPC)

Foreword by the Translator

翻訳にあたって

多くの方々のご協力のもと、キネティックコントロールの日本語版を皆さんにお届けできることを嬉しく思う。

私が「Kinetic Control」に出会ったのは、2004年にアリゾナで行われたMark Comerfordによる機械的腰痛のための処方的エクササイズのワークショップに参加したときである。確固たる理論に基づいた実用的なその内容は、リハビリテーションやトレーニングにおいて、動きへの直接の介入の必要性を感じていた私にとって、非常にタイムリーで刺激的であった。当時、原著はまだ出版されておらず、以来、計7回のワークショップでMarkに会うたびに、そのシステムをテキストブックとしていつ出版するのか度々尋ねたことを思い出す。原著が出版されてすぐに翻訳権取得を依頼し、この度、翻訳版の出版に至った次第である。

本書に明示されているように、動作の問題、「制御されていない動き」の理解は、臨床家にとって不可欠であることは、原著が出版されて以来、ますます当然のことになっていると言えるだろう。本書で展開されている理論（Chapter 1～4）と実用的な動作の評価と再トレーニング方法（Chapter 5～9）は、私の動作への理解を促し、臨床推論と問題解決において、常に確固たる土台となり、基礎となっている。

私にとって衝撃的であったのは、従来の筋機能に関する見方について、考え直す必要があるのではないかという指摘である。著者は、既存の筋機能の解釈が不十分であることを指摘し、新しく、より実用的な筋の機能的役割と、痛みや病態が筋機能に及ぼす一貫した影響を提示している。これら筋機能への影響をコンピュータウィルスがソフトウェア、ハードウェアに及ぼす影響にたとえているのは、ユニークでわかりやすい。

本書が提示している、「相対的柔軟性」「相対的スティフネス」「努力感」といった質的な評価の概念は、「筋力」や「柔軟性」といった量的および絶対的概念と対照的であり、これらの理解は動作の評価において必須である。複雑にしてしまいがちな動作の評価を、系統的に運動制御や代償運動について評価（✓✗）を用い、部位と方向で整理するというシンプルなシステムは、実用的で、身体動作の仕組みの理解を深めるのに役立つものである。さらに、動きに関する問題の背景因子を、相対的柔軟性や相対的スティフネス、生理学的な筋の特徴（筋

動員の閾値に高低があること）と重ねあわせることで、代償運動の裏側にある機能障害をうまく説明している。

　翻訳において、著者両人には多大なるご協力をいただいた。Sarahには、翻訳を進める中での多くの疑問点に対して、敏速で丁寧なお答えをいただき、内容が充実したものとなった。この場をお借りして感謝申し上げたい。Markには、ワークショップでの熱心でわかりやすい指導に感謝申し上げたい。直接指導を経験しているからこそ、わかりやすく翻訳できた部分が多々あると思っている。

　なお、今回翻訳にあたって、英語の原文に忠実でありながら、日本語でわかりやすい表現をする努力として、わかりにくい表現には訳注や、原文からの表現をそのまま英語で併記した。たとえば、「モビリティ」という言葉は、一般的に関節や軟部組織の「柔軟性・伸張性」を意味するが、本書では、「モビリティ筋」は「関節運動を行う」筋のように、運動を起こす、という意味で使われている。

　最後に、ブックハウス・エイチディ、月刊トレーニング・ジャーナル編集長の浅野将志氏には、翻訳権の取得、翻訳システムの提供、下訳の準備、日本語文法や言い回しの相談、そして何よりも日々の作業における鼓舞と辛抱強い支援に感謝したい。

　本書『キネティックコントロール』を手にする読者が、身体動作へのさらなる理解を深め、自身そして多くの人々の生活をよりよくできることを願う。

2017年3月
佐藤晃一

Section | 1 |

Chapter 1

制御されていない動作
Uncontrolled movement

運動機能障害をマネジメントする鍵は、綿密な評価である。この評価には、臨床家による「制御されていない動き（UCM：uncontrolled movement）」の特定と、UCMの発生に影響する関与因子を評価するための、総合的な臨床推論（clinical reasoning）の過程が含まれる。この最初の章では、UCMという概念、そして評価とリハビリテーションのためのフレームワークである臨床推論の過程について詳述する。

動作と機能の理解

正常な、あるいは理想的な動作というのを定義するのは難しい。唯一の正しい動き方というのは存在しないのである。さまざまな筋動員ストラテジーによる様々な異なる方法で機能的タスクを行えることは正常である。最適な動作は、機能的タスクと姿勢制御活動が効率的に、そして生理学的ストレスが最小限で、制御された状態で行われることを確実にする。これには感覚フィードバック（sensory feedback）、中枢神経系の処理（central nervous system processing）、運動協調（motor coordination）を含む、神経筋制御の多くの要素の統合が要求される。もしこれが実現できれば、効率的で痛みのない姿勢制御と運動機能を、日常生活動作（ADL：Activities of daily living）、仕事やレジャーにおける身体活動やスポーツのパフォーマンスにおける活動において、人生の長い年月を通して持続できるようになる。

動作システムは、身体の関節、筋筋膜、神経、結合組織システムの協調された相互作用とともに、さまざまな中枢神経系、生理学的および心理社会的影響によって構成されている（図1.1）。動作システムのすべて

の要素における特定の機能障害を評価、修正し、関節、筋・筋膜、神経、結合組織システム間の力学的な相互関係を評価することは不可欠である。本章では、動作システムの評価と、各構成要素の運動機能障害へ対する相対的影響を特定するための体系的なアプローチについて説明する。

動作の欠陥

動作不良（Movement faults）の特定と分類は、現代の神経筋骨格リハビリテーションの実践において急速に不可欠なものとなっている（Comerford & Mottram 2011; Fersum et al 2010; Sahrmann 2002）。近年、臨床家や研究者が動作不良に関して述べており、これらの異常なパターンを表現するのにさまざまな用語を用いている。これらの用語には、代替ストラテジー（substitution strategies）（Richardson et al 2004; Jull et al 2008）、代償運動(compensatory movements)（Comerford & Mottram 2001a）、筋の不均衡（muscle imbalance）（Comerford & Mottram 2001a; Sahrmann 2002）、不良運動（faulty movement）（Sahrmann 2002）、モビライザー共同筋の異常な優位性（abnormal dominance of the mobiliser synergists）（Richardson et al 2004）、共収縮硬直（co-contraction rigidity）（Comerford & Mottram 2001a）、運動機能障害（movement impairments）（Sahrmann 2002; O'Sullivan et al 2005）、制御障害（control impairments）（O'Sullivan et al 2005; Dankaerts et al 2009）が含まれる。これらの用語はすべて、運動機能障害のさまざまな側面を表現しており、多くがUCMと関係している。

本書の目的は、UCMを説明し、UCMと動作システムにおける機能障害の関係（Comerford &

動作システム

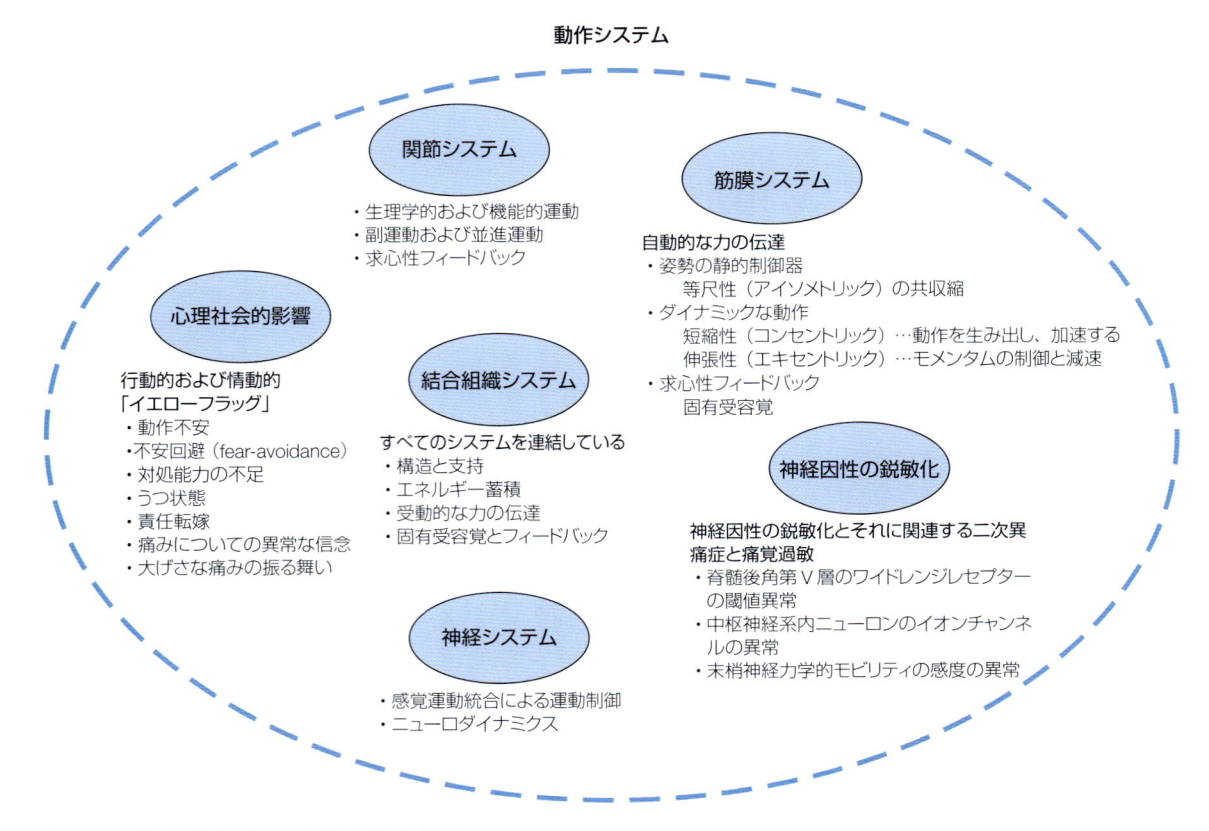

図1.1 相関する動作システムの構成要素

Mottram 2011）を解説することである。運動機能障害は、動作システムにおける多面的問題であり、セラピストは動作システムにおけるUCMと動作不良を、症状、症状の再発、能力障害と関連づける手段が必要である。動作を分析し、動作不良（movement faults）の臨床的診断を行い、痛みや能力障害（disability）、痛みの再発や機能障害に対処するための、患者個別の再トレーニングプログラムとマネジメント計画を実践するためのスキルが要求される。

Sahrmann（2002）は、以下の概念を提唱した。それは、不良運動（faulty movement）が病態（pathology）を引き起こす可能性があり、誤った動作は単に病態の結果ではない；筋骨格系病症候群が単発の出来事により引き起こされることはほとんどない；習慣的な動作や姿勢の維持が運動機能障害の大きな原因である、というものである。これらの提言は運動機能障害モデル確立の基礎となっている。運動機能障害が痛みに大きく関与している臨床的状況としては、姿勢に関連する痛み（postural pain）、潜行性発症の痛

み、静的負荷時あるいは持続的な痛み（static loading or holding pain）、オーバーユース症状（低い負荷の繰り返しによる損傷や、高い負荷やインパクトの繰り返しによる損傷）、再発性の痛みのパターン、慢性痛がある。

機能的動作システムにおけるUCMを特定することは重要である。制御されていないセグメントが、機械的原因の病態や症状の根源である可能性が最も高い、というのが我々の仮説である。UCMと症状の関係を支持するエビデンスは増えてきている（Dankaerts 2006a, 2006b; Luomajoki et al 2008; van Dillen et al 2009）。UCMの方向は、組織のストレスや歪み、痛みを引き起こす動作の方向と関連している。したがって、UCMの部位と方向を評価で特定し、それを症状や病態と関連づけることが重要である。UCMは、ダイナミックな安定性機能障害の**部位**と**方向**を特定し、症状を生み出す動作の方向と関係している。たとえば、腰椎屈曲のUCMに屈曲負荷がかかると、異常なストレスや歪みがさまざまな組織にかかり、結果と

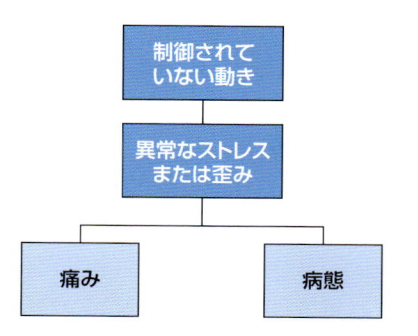

図1.2 制御されていない動き：痛みや症状との関連

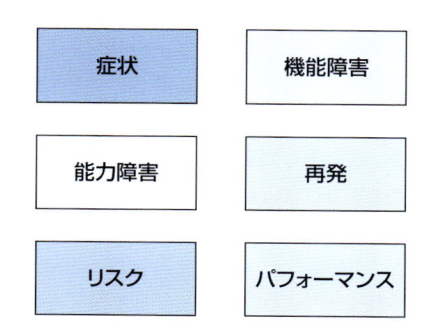

図1.3 制御されていない動きの部位と方向と関連する要素

して腰椎屈曲に関係した症状が起こる。同様に、制御されていない腰椎伸展にかかる伸展負荷は、伸展に関連した症状を生み出し、一方で制御されていない腰椎回旋、もしくは側屈や側方移動（side-shift）にかかる片側性の負荷は、片側性の症状を生み出す。

UCMの特定と分類

図1.2に、UCMと痛みの関連を示している。組織の耐性を超える異常なストレスや歪みは、痛みや病態の原因になる可能性がある。UCMと痛み・病態との関係については、第3章でより詳しく探求する。

ここでは、UCMの部位と方向という観点から、動作不良（movement faults）の特定と分類について述べる。これらの動作不良は、筋動員と筋力の変化に関連づけて第2章で述べることになる（Comerford & Mottram 2001b, 2011）。科学的文献や最近の臨床実践は、UCMの部位と方向を、症状、能力障害、機能障害、再発、リスク、パフォーマンスと関連づけている（図1.3）。

症状

症状とは、患者が感じ、訴えるものであり、痛みや感覚異常、しびれ、けん怠感（heaviness）、虚弱感（weakness）、硬直（stiffness）、不安定感（instability）、膝崩れ（giving way）、ロッキング（引っかかる感じ：locking）、張り（tension）、熱さ、冷たさ、冷えて湿った感じ（clammy）、吐き気（nausea）、音がする（noise）、といったものがある。症状の治療は患者にとって最優先であり、治療における短期的な主要目標となる。

痛みは、頻繁に患者がセラピストに訴える主な症状の一つで、本質的に運動機能障害と関係している。最近の研究は、痛みのある患者が異常な動作パターンを示すことをはっきりと明示している（Dankaerts et al 2006a, 2009; Falla et al 2004; Ludewig & Cook 2000; Luomajoki et al 2008; O'Sullivan et al 1997b, 1998）。研究では、一定の知見が示されてきている。すなわち、痛みがある場合に動員パターンや共同筋の協調に変化が起こるのである。痛みのある人は、負荷の低い疲労が生じにくい機能的タスク（例：姿勢の制御、疲労が生じない通常の動作）を行うために、通常、高い負荷や疲労が生じるタスク（例：ウェイトを押す、引く、持ち上げる）を行う際に限定して用いられる運動パターンを用いることが示されている。UCMは、明らかに多くの筋骨格系痛の症状が持つ特徴であり、動作不良（movement faults）を特定し分類することは、セラピストが動作不良を制御することによって症状を効果的に対処していくうえで必要不可欠である。

能力障害

能力障害（Disability）とは、健康や身体的問題が原因で、生活活動（その人の年齢や性別に相応したもの、例：仕事、家事、身の回りの世話、趣味、活動的なレクリエーション）において困難を感じることである（Verbrugge & Jettle 1994）。動作不良（Movement faults）は能力障害と関連している。たとえば、Lin et al（2006）は、肩甲骨の運動パターンの変化（とくに後傾と上方回旋の欠損）と、能力障害を示唆する自己報告とパフォーマンスに基づく機能的測定との間に有意な相関関係があることを示した。能力障害と動作不良の関係は、他の多くの理学療法の分野で確認されて

いる（例：神経学的や切断患者におけるリハビリテーション）。確かに、歩行障害（gait dysfunction）との関連では、義足を用いた下肢切断患者のリハビリテーションにおいて、UCMのマネジメントと再トレーニングは鍵となる要因である（Hirons et al 2007）。

能力障害の低減は、治療やリハビリテーションの長期的な主要目標である。何をもって能力障害とするかは個人差があり、ある人が能力障害と考えているものが、他の人にとっては非常に優れた機能であるかもしれない。たとえば、一流スポーツ選手にとっての能力障害は、ほとんどの人にとっては行うことのできない、行いたいと思わない、あるいは行う必要のない機能的活動だろう。しかしながら、運動機能障害は、人々の自立生活能力に影響し、結果としてQOL（quality of life、生活の質）を下げる。病気やリハビリテーションにおける障害プロセスモデル（disablement process model）は認知されてきており（Escalante & del Rincon 2002; Verbrugge & Jette 1994）、動作不良の再トレーニングによる機能向上が報告されている（O'Sullivan et al 1997a; Stuge et al 2004）。

機能障害

機能障害（Dysfunction）は、動作システムにおける障害（disturbance）、機能不全（impairment）、異常（abnormality）を意味する。機能障害（Dysfunction）は客観的測定・定量化が可能で、正常もしくは理想的な標準、あるいは検証・計算された基準と比較することができる。これらの機能不全は、虚弱感（weakness）、硬直（stiffness）、消耗（wasting）、感覚-運動の変化（固有感覚の変化、協調性の異常、筋動員のパターンや順序の異常を含む）、または、これらの組み合わせとして現れることがある。機能障害の測定には、関節可動域（生理学的運動や副運動）、筋力（等尺性、短縮性、伸張性、等速性、パワー、持久性）、筋長、柔軟性、スティフネス（stiffness）、スピード、運動制御（動員、抑制、協調性、スキルパフォーマンス）、筋容積（周径測定、筋量、断面積）、アライメントが含まれる。

機能障害のベースラインの測定の後、何らかの形での治療や治療を一定期間行い、その後再評価することがエビデンスに基づく実践の基礎となる。患者は機能障害が修正される前に症状から解消されることがよくあるが、機能障害の向上は治療的介入における短期的な主要目標である。単に症状がなくなったからといって治療をやめるべきではなく、機能障害が測定できなくなるまで続ける必要があるだろう。

UCMの特定と測定、そしてUCMを筋骨格系痛や筋機能の変化と関連づける過程は、痛みと運動機能障害の分野において活発な研究が進んでいる領域である（Gombatto et al 2007; Luomajoki et al 2007, 2008; Mottram et al 2009; Morrissey et al 2008; Scholtes et al 2009; Roussel et al 2009a; van Dillen et al 2009）。筋機能障害は痛みのある患者において最も顕著にみられる（Falla & Farina 2008; Hodges & Richardson 1996; Hungerford et al 2003; Lin et al 2005）。痛みが原因で起こる筋機能の変化は、2通りで現れる：1）制御ストラテジー（control strategies）の異常（van Dillen et al 2009; O'Sullivan 2000）、2）生理学的な末梢の筋の変化（Falla & Farina 2008）、である。筋の機能障害に伴う生理学的変化については、第2章で、制御ストラテジーの異常については、第3章でより詳しく述べる。

再発

機能障害（dysfunction）の修正またはリハビリテーションによって、痛みの再発が低減することが明らかにされてきている（Hides et al 1996; Jull et al 2002; O'Sullivan et al 1997a）。このことは、筋骨格系障害のマネジメントにおいて、単なる症状の緩和だけではなく、機能障害を修正することを目的とした治療が求められていることを強調するものである。

ケガのリスク

受傷歴が、再受傷の予測因子であることがエビデンスから示唆されており、正常な関節可動域や筋力という観点から定義される結果判定法は、再発を予防するためには不十分である（Mottram & Comerford 2008）。UCMと痛みを関連づけることは新しいものではないが、ケガの予防との関連づけという概念は新しいものである。

最近の研究は、UCMとケガのリスクの関係の可能性に注目している。ダンサーを対象とした最近の研究は、下肢の筋骨格系のケガの発生のリスクのあるダンサーを特定するために有用であると考えられる2つの運動制御テストを特定した（Roussel et al 2009a）。

身体のコアの神経筋骨格の制御（コアスタビリティ）が低下しているアスリートは、膝のケガのリスクが高い（Zazulak et al 2007）。まさに、運動制御とフィジカルフィットネス・トレーニングが筋骨格系のケガの予防になるというエビデンスが増えており（Roussel et al 2009b）、セラピストが運動制御と機能的活動について知識を高めることの重要性を浮き彫りにしている。

パフォーマンス

現時点では、UCMとパフォーマンスを関連づけた文献はほとんどない。しかしながら、事例・経験的エビデンス（anecdotal empirical evidence）は、動作不良の再トレーニングがアスリートのパフォーマンスを向上できることを示している。

痛みや能力障害と関係のある運動機能障害は、可逆的であることが示されてきており、UCMをケガのリスクやパフォーマンスとの関連で特定し、再トレーニングの結果を客観的に評価する必要性が増してきている。

動作不良の評価と再トレーニングのモデル

多くの臨床家や研究者が、動作、運動機能障害、修正のための再トレーニングに関するエビデンスに大きく貢献してきた。彼らの一部は、評価と再トレーニングのための固有なアプローチについて述べている。そしてほとんどがお互いの哲学を支持、あるいは「全体像」の理解を可能にする異なるパズルの一片一片を提供している。すべての答えを持ち合わせているアプローチはないが、クライアントに「最良の実践（best practice）」を提供したいセラピストは、これまでに提唱されてきた異なるアプローチや概念の統合と同時に、独自のアイディアや実践的原則（applied principles）の継続した開発と融合から多大なる利益を得ることができる。

図1.4に、**動作分析モデル**の展開を示している。動作分析モデルは、UCMを部位（関節）、方向（運動面）、筋動員の閾値（高い、もしくは低い）によって特定し、さらに痛みや能力障害、機能障害、再発、ケ

ガのリスク、パフォーマンスとの関係を確立する。このモデルは、多くの歴史上そして現在の研究の分析と統合により発展してきた。しかしながら、これは動作分析を取り巻く、現段階での知識のレベルの総合的なまとめを意図しているものではない。

Kendallら（2005）は、筋機能を詳細に解説した。今となっては古典的となった彼らのテキストは、筋機能の評価、とくに計量的な筋力評価と、筋力と機能的活動の相互関係の分析の基礎となった。Janda（1986）は、動作の優先順序付け（movement sequencing）のパターンを分析することによって、筋のバランス不良と機能障害のパターンの概念を構築した。彼の主な介入方法は、短い筋の伸張性を高めることであった。Sahrmannら（2002）は、同様に運動パターンを分析し、筋のバランス不良という概念をさらに発展させ、運動機能障害（運動の起こりやすい方向：direction susceptible to motion）の診断のためのフレームワークをつくりあげた。

1990年代は、運動制御機能障害の特定において、大きな進歩があった（Jull et al 2008; Richardson et al 2004）。Hodges（Hodges & Cholewicki 2007）は、深部筋の運動制御と脊柱の安定性を結びつける多くのエビデンスを構築した。O'Sullivanらは、筋動員の異常と、運動方向に特異的な筋骨格系痛の関係を支持する客観的な測定を提供した（Dankaerts et al 2006a）。この研究を基に、診断的サブグループに基づく分類システムが提案されている（Vibe Fersum et al 2009）。

Vleeming et al（2007）とLee（2004）は、「構造（Form Closure）」と「力（Force Closure）」のモデルを展開し、これを解剖学的な筋膜のスリング（anatomical fascial slings）と関連づけた。McGill（2002）の研究は、負荷がかかる、スポーツでの運動においてコアを安定させるために、より表層にある筋のトレーニングの重要性を強調しており、しばしばコアの強化（core strengthening）と呼ばれている。これらすべての臨床家や研究者が、総合的で統合された動作分析のモデルの重要な側面に貢献してきた。

代替治療

治療的エクササイズの明確な特徴を解明する過程において、代替治療を含めた多くの異なるアプローチや概念についての簡潔なレビューや分析は妥当である。

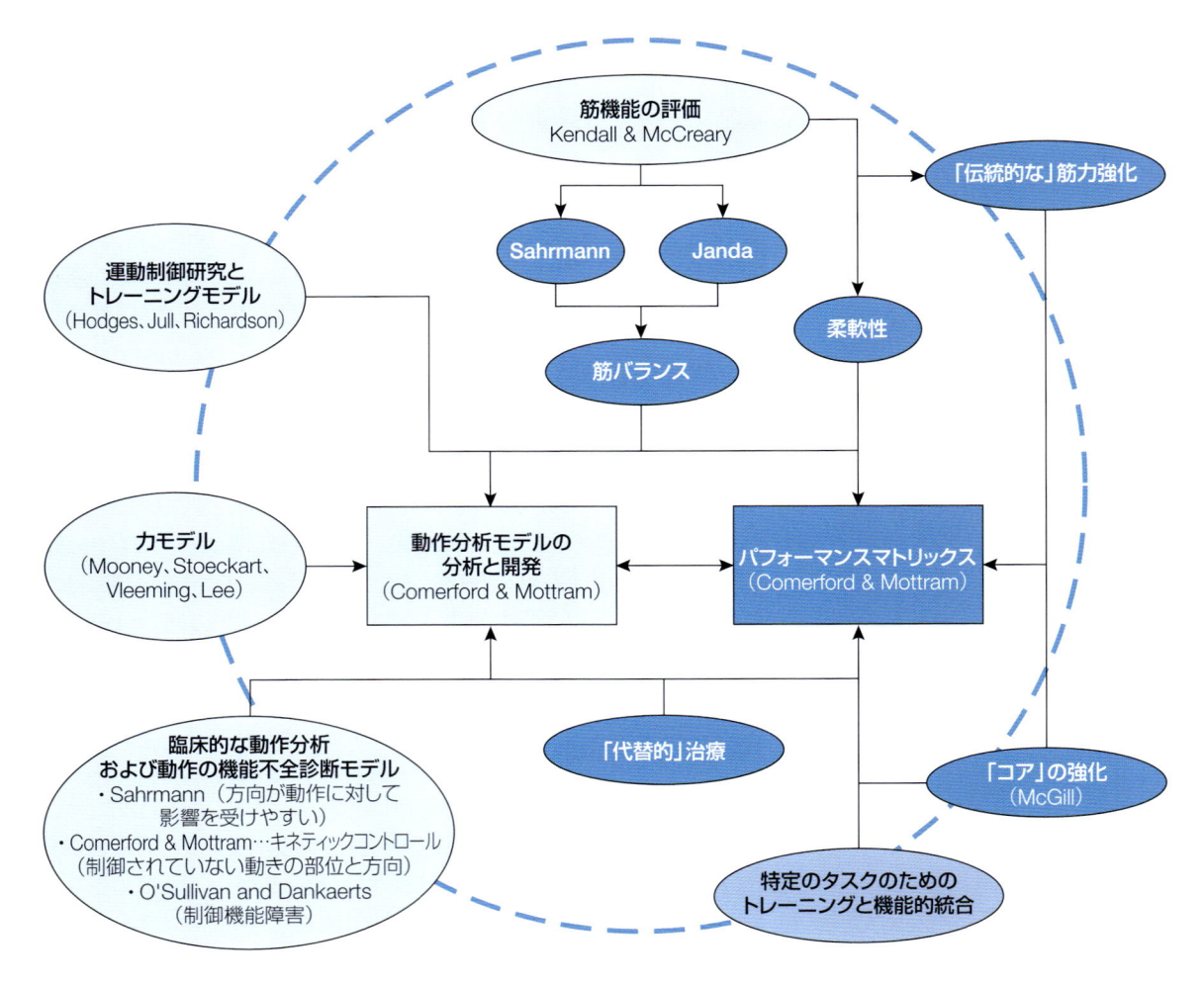

図1.4 動作分析モデルの展開

これらのアプローチのいくつかは臨床的なエビデンスに支持されている（Emery et al 2010, Rydeard et al 2006）。ボックス1.1では、調査されるべき痛みのマネジメントや運動機能障害に有用な、いくつかのアプローチをリストにした。多くのアプローチが長い間利用されてきたという実績やそれらの人気は、実際にこれらのアプローチを行う人々の気分もしくは機能が改善していることを示唆している。

さまざまなエクササイズの概念には、それぞれを特徴づける独特の要素がある一方で、すべてのアプローチに共通する特徴がある（ボックス1.2）。これら共通する特徴は、良好な機能に貢献する可能性があり、綿密な調査やさらなる探求を必要とする。呼吸の制御は、これら多くの治療法の鍵である。呼吸障害と背部痛（back pain）発症のリスク増加の関係が最近確立して

> **ボックス1.1　運動機能障害のマネジメントにおける有用な代替治療**
>
> 太極拳
> アレクサンダーテクニック
> ヨガ
> ピラティス
> フィジオボール（スイスボール）（訳注：バランスボール）
> フェルデンクライス
> マーシャルアーツ
> GYROTONIC®　ジャイロトニック

おり（Smith et al 2009）、腰椎骨盤部の運動制御テスト中に呼吸パターンの異常が確認されている（Roussel et al 2009c）。

ボックス1.2　代替的治療の共通する特徴

- 多関節運動
- ゆっくりとした動作
- 弱い力での動作
- 大きな可動域
- 回旋の協調とコントロール
- 短縮性動作と伸張性動作間のスムーズな移行
- 重力を意識する
- 「コア」の概念
- 協調した呼吸
- 姿勢への意識
- 断続的な静的姿勢の維持
- あるセグメントの重心を、隣接するセグメントに対してコントロールする
- 遠位の動作をするために近位を制御する
- 前向きな気持ちを持つ

UCMの評価とマネジメント

　効果的な介入をするうえで、セラピストには異常な動作パターンのメカニズムを十分に理解すること、自信を持って動作不良の診断や分類ができること、またそれら機能障害の対処ができることが求められる。総合的な**運動機能障害分析**のためのガイドラインが、セラピストが考慮すべき要因と共に、ボックス1.3に示されている（Comerford & Mottram 2011）。動作を司る構成要素間の相互関係の理解と並行して、正常な動作や機能、機能障害と関連する要因の理解が必要である（第2章）。しっかりした臨床推論の過程が、この評価と再トレーニングストラテジーの過程を確固たるものとする。この過程については以下のセクションで述べる。

ボックス1.3　運動機能障害の分析手順

制御されていない動き：評価と再トレーニングのガイドライン

1. 運動制御およびバイオメカニクスの観点から、痛みと機能障害に関して動作を評価、診断、分類する。
2. 最適な機能制御を確立するために広範な動作の再トレーニングストラテジーを確立する。
3. 臨床推論のフレームワークを用いて、現在の臨床実践で経験されている臨床的意思決定課題の優先順位づけを行う。
4. 運動機能障害に関わる4つの鍵となる診断基準に取り組むための評価のフレームワークを構築する：
   a. 動作の機能障害の診断
     i. 制御されていない動きの部位と方向
     ii. 制御されていない並進運動（translation）
     iii. 制御されていない関節運動（range of motion）
     iv. 筋筋膜および関節の制限
     v. 異常な防御反応
   b. 痛みに敏感な組織（pain-sensitive tissue）の診断
     i. 病理解剖学的（patho-anatomical）な構造
   c. 痛みのメカニズムの診断
     i. 末梢の侵害受容性（peripheral nociceptive）（炎症性または力学的）
     ii. 神経性鋭敏化（neurogenic sensitization）
   d. 関連する背景因子の特定（Verbrugge & Jette 1994）
     i. 環境因子（個人的以外のもの、例：物理的あるいは社会的背景）
     ii. 個人因子（個人的なもの、例：生活様式や行動の変化、心理社会的要因、対処能力（coping skills））

5. 制御されていない動きを、痛みやその他の症状、機能障害、再発、ケガのリスク、パフォーマンスと結びつける。
6. 制御されていない動きと能力障害を、障害プロセスモデル（disablement process model）を通して結びつける。
7. 制御されていない動きを、運動制御や筋力、関節可動域、筋筋膜の伸張性、機能的活動と結びつける。
8. 制御されていない動作の再トレーニングと、可動域制限を取り除く、という観点から臨床的優先順位を見極める。
9. 欠陥を特定し、運動制御の効率改善を再評価するために臨床的評価ツールを用いる。
10. 非機能的（non-functional）運動制御再トレーニングエクササイズを、実生活に直結する機能的動作に統合する。
11. その他のテクニックやストラテジー（例：制御されていない動作をサポートしたり、運動の再トレーニングや筋力強化を行うためにテーピングを使う）を用いる。
12. 個別の再トレーニングプログラムを構築するために、どこから再トレーニングを始めるかリハビリテーションの優先順位を決め、そしていかにエクササイズ処方を具体的で効果的なものにするかを決めるために、臨床推論のフレームワークを活用する。
13. どのように、そしていかに敏速にプログラムを進行するか、そして症状とは独立して、いつ再トレーニングが効果的な最終目標に到達したかをどのように判断ための方法を理解する（Comerford & Mottram 2011）。

(Comerford & Mottram 2011)

臨床推論の過程

症状や能力障害、機能障害、再発、ケガのリスク、パフォーマンスと関連したUCMの効果的で効率的なマネジメントは、総合的な評価によって決まる。これにより、個々の患者に特化した実行計画へとつながる。エクササイズプロトコルは、筋骨格系障害のマネジメントの一部であることは間違いない。しかし、症状や診断的サブグループが異なるために、効果的なマネジメントとなるかどうかは評価分析やマネジメント計画によって決まる。エクササイズプロトコルは、単に症状に基づいているものよりも、機能障害が診断的サブグループで明確に定義されている場合のほうがより効果的となる。これら診断的サブグループを特定する鍵は、運動機能障害と症状の関連づけである（Comerford & Mottram 2001b; Sahrmann 2002; Vibe Fersum 2009）。

以下のセクションで、運動機能障害の評価と、運動機能障害に的を絞ったリハビリテーションストラテジーの計画を統合し、臨床推論を行うための一連の要点を解説する。

UCMの分析と臨床推論のフレームワークのための10のポイント

臨床推論のフレームワークは、臨床推論の過程に影響を及ぼす動作、症状、機能障害、そしてその他の要因の相互関係の理解を深めるのに用いることができる（Comerford & Mottram 2011）。ボックス1.4に、動作と痛みを理解するうえで鍵となる10のステップを示す。最初の5つのステップは、UCMのある部位と方向にとくに注目している。最後の5つのステップは、機能障害を完全に理解するために必要なその他の要因とマネジメント計画についてである。

1 UCMの部位と方向の分類

これまで示してきたように、UCMは、部位と方向の観点からラベル付けされる。これらは特定のテストを用いた、臨床における評価システムで分類される（第3章）。実際に、同じ部位、あるいは異なる領域において1つ以上の方向へのUCMが特定されることがあるだろう。表1.1にUCMの部位と方向の例と、適切

ボックス1.4　動作と痛みの理解に向けた、鍵となる10のステップ

1. 制御されていない動きの部位と方向を分類する。
2. 制御されていない動きの部位と方向を、症状に関連づける。
3. 評価結果を能力障害と関連づける。
4. 制御されていない動きを、「制御されていない並進運動（translation）」と「制御されていない関節運動（range）」の観点から特定し、また制限（restrictions）を関節制限と筋筋膜制限の観点から特定する。
5. 制御されていない動きと制限のマネジメント計画。
6. 痛みのメカニズムを症状に関連づける。
7. 患者の兆候や症状に関与しうる、組織や構造を考慮する。
8. 環境因子や個人因子を評価する（例：生活様式や行動の変化、心理社会的要因、対処能力（coping skills））。
9. 必要に応じて、他のアプローチあるいは対処法を取り入れる。
10. 予後を考慮する。

なテストが示されている。キネティック内旋テスト（kinetic medial rotation test）の有効性はすでに示されており（Morrissey et al 2008）、立位でのおじぎテスト（standing bow test）は信頼性があると考えられている（Luomajoki et al 2007、Roussel et al 2009a）。これらのテストは本書の後半の章で詳細に解説されている。

本書の第3章で、特定のテストと系統的な臨床における評価システムを用いて、UCMの部位と方向を特定する過程について解説する。

2 UCMを、症状に関連づける

リハビリテーションの方向づけをするために、制御されていない動作の部位および方向と、現れている症状とのつながりをはっきりさせる必要がある。たとえ

表1.1　制御されていない動きの部位と方向の例

部位	方向	テスト
肩甲骨	下方回旋	キネティック内旋テスト（KMRT）（T60）
	前傾	
腰椎	屈曲	立位でのおじぎテスト（standing bow test）（T1）

ば、肩においては、肩甲骨の上方回旋と後方ティルトの不足（これは制御されていない後方への回旋と前方へのティルトと関連する）が、肩のインピンジメントを示す患者において特定される（Ludewig & Cook 2000）。制御されていない腰椎屈曲は、背部痛の人に特定される（Luomajoki et al 2008、Roussel et al 2009a）。

結果の測定は、共通して痛みの症状を用いており、ビジュアルアナログスケール（VAS）や数字による評価尺度（NRS）、口頭での数字による評価尺度（VNRS）、4倍のVAS（Von Korff et al 1993）が含まれる。

3 評価結果を能力障害と関連づける

機能的能力障害（functional disabilities）と動作不良（movement faults）の関連を特定する必要がある。痛みや運動機能障害の結果としての機能的能力障害は、仕事、レジャーや人間関係に悪影響を与えるだろう。たとえば、Long et al（2004）は、腰痛を持ち、その痛みを緩和するための姿勢をとるための方向を持つ（例：屈曲によって誘発する腰椎の痛みが、伸展の動作や姿勢で緩和される）被験者が、その方向に合致したエクササイズで処置を受けた際、急速な痛みの減少、薬の使用の減少、能力障害の軽減、うつや仕事への支障の減少というような、顕著な改善がみられたことを示した。

能力障害を記録する標準的な手順は、単純な序数式や段階的な採点法（ordinal or interval scoring）を使った個人報告または委任報告（proxy reports）で、難易度について聞き取ることである（Verbrugge & Jette 1994）。一般的に使われる結果判定法の例はボックス1.5に示す。

4 UCMと制限を特定する

UCMは、制御されていない並進運動（例：制御されていないセグメント間の並進運動）や、制御されていない生理学的または機能的関節運動（Comerford & Mottram 2001a）の観点から表すことができる。これは表1.2に示す。制限は、関節制限と、筋筋膜制限の両方またはどちらかで表すことができる（Comerford & Mottram 2001a）。神経の感度（neural sensitivity）は筋筋膜システムにおける神経生理学的反応（neurophysiological response）と関連しており、筋

表1.2　制御されていない動作と制限（Comerford & Mottram 2001b）

制御されていない動作	セグメント間の並進運動	関節運動
	単一の運動セグメントにおける並進運動	1つ、またはそれ以上の運動セグメントにおける生理学的または機能的な関節運動
制限	関節	筋筋膜
		+/－ ニューロダイナミック的影響（neurodynamic influence）

筋膜の制限として表れる（Coppieters et al 2001, 2002, 2006; Edgar et al 1994; Elvey 1995）。

表1.3には、並進運動と関節運動の見地から肩甲帯におけるUCMと関節、筋筋膜の制限の例を挙げてい

表1.3　肩甲帯における制御されていない動きと制限の例

制御されていない動き	セグメント間の並進運動	関節運動
	制御されていない肩甲上腕関節の前方への並進運動	制御されていない肩甲骨の前傾
制限	**関節**	**筋筋膜**
	肩甲上腕関節での後方並進運動	肩甲上腕関節内旋の制限（棘下筋・小円筋）

表1.4　腰椎における制御されていない動きと制限の例

制御されていない動き	セグメント間の並進運動	関節運動
	制御されていないセグメント間の並進運動（例：第4もしくは第5腰椎）	制御されていない腰椎屈曲
制限	**関節**	**筋筋膜**
	セグメント間の並進運動の制限	股関節屈曲制限（ハムストリングス、大殿筋の表層線維）

る。肩の痛みを持つ人被験者において、制御されていない（上腕骨頭の）前方への並進運動（Morrissey 2005）、同様に、制御されていない（肩甲骨の）前傾（Lin et al 2005、2006）に現されるように制御されていない関節運動も測定されている。興味深いことに、この制御されていない肩甲骨の前傾（と後傾可動域の損失）は、前鋸筋の活動低下に対応しており、これは前鋸筋が肩甲骨を後傾する（そして前傾を制御する）役割を担っていることを裏づけている。

表1.4は、腰椎における並進運動と関節運動に関したUCMの例である。腰椎におけるUCMに関しては、制御されていない腰椎屈曲が挙げられている（Dankaerts et al 2006a; Luomajoki et al 2008; Sahrmann 2002; Vibe Fersum et al 2009）。制御されていない腰椎屈曲は、股関節屈曲に相対した制御されていない腰椎屈曲の関節運動、もしくは前屈や他の屈曲に関連した活動中に起きる、異常なセグメント動作による腰椎動作

の開始に関連している

5 UCMと制限のマネジメント計画

UCMと制限の評価をもって、マネジメント計画を確立することができる。本書では、UCMの部位と方向の再トレーニングについて述べるが、具体的な再トレーニングストラテジーにより、ローカルスタビリティ筋システム（セグメント間並進運動の制御）（Comerford & Mottram 2001a）、またグローバル筋システム（関節運動の制御）（Comerford & Mottram 2001a）をターゲットにすることができる。筋筋膜システムの伸張性を回復するために、制限は適切な（徒手）治療により除去される必要がある（Comerford & Mottram 2001a）。

運動制御の評価と再トレーニングのあらゆる側面を網羅するために、評価と再トレーニングの4つの原則が提案されている（Comerford & Mottram 2001a）。すなわち、

1. **方向の制御**：制御されていない動きの部位と方向の評価と再トレーニング（第3、4章を参照）。
2. **並進運動の制御**：並進運動を制御するためのローカルスタビリティ筋システムをターゲットとした特定の評価と再トレーニングストラテジー。
3. **関節運動全体を通じての制御**：関節運動を制御するためのグローバルスタビリティ筋システムをターゲットとした特定の評価と再トレーニングストラテジー。
4. **伸張性の制御**：グローバルモビリティ筋システムをターゲットとした、これらの筋の伸張性と自動的な伸張（active lengthening）の制御を回復するための、特異的な評価と再トレーニングストラテジー。

加えて、徒手療法は、筋の過剰活動や制限の原因となり得る関節制限や神経的問題にも対応することができる。Elvey（1995）は、いかに「筋が神経を守るか」について述べており、これらの問題はあらゆる制限と関連づけて探求されるべきである（詳細については、Bulter 2000; Shacklock 2005を参照）。

図1.5には、制御されていない並進運動、制御されていない関節運動、UCMの部位や方向、関節または筋筋膜制限が特定された部位に行われた、的を絞った介入を示すマネジメント計画の概要を示す。肩の痛み

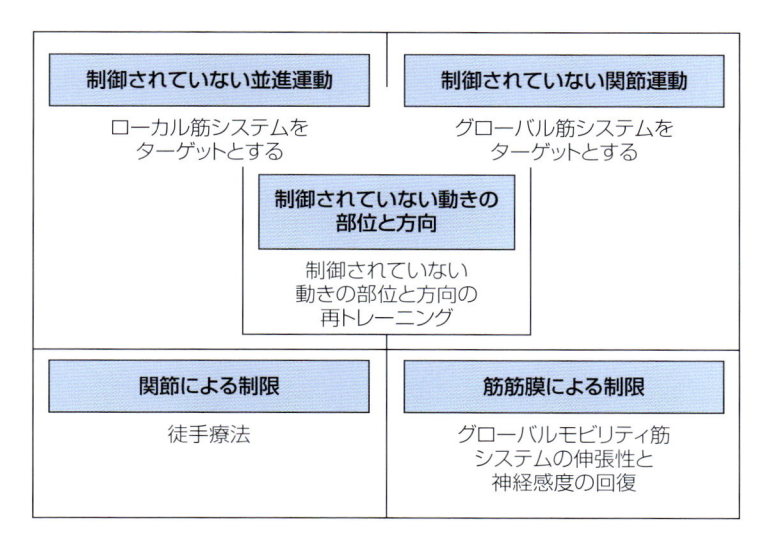

図1.5　マネジメント計画の概要

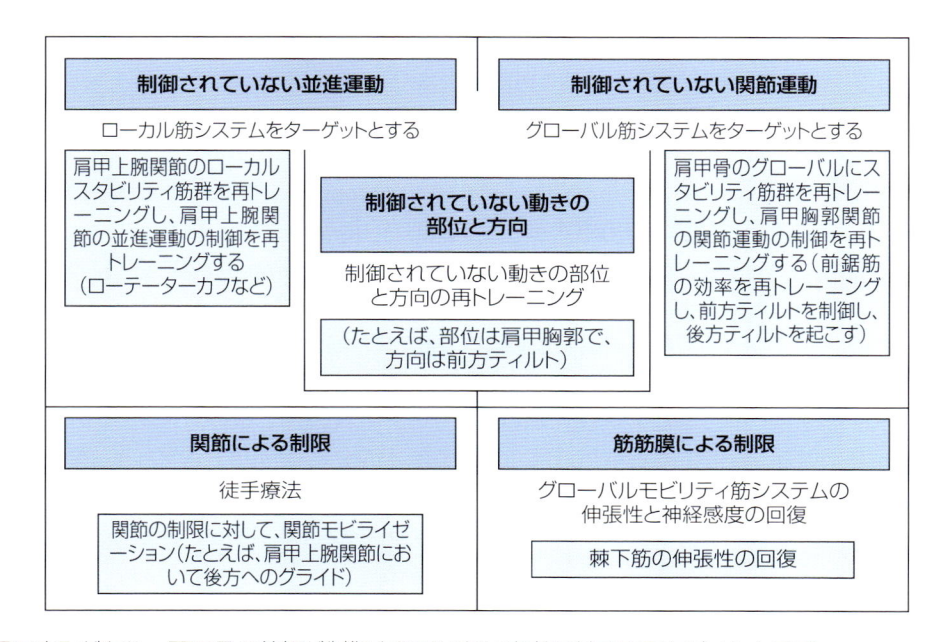

図1.6　肩に痛みがあり、肩甲骨の前傾が制御されていない患者に対するマネジメント計画

と機能障害のある患者に対するマネジメント計画の例を図1.6に、また腰痛と腰椎機能障害のある患者に対するマネジメント計画の例を図1.7に示す。

6 痛みのメカニズムを症状に関連づける

痛みのメカニズムは、運動制御に多大な影響を持ち得るものであり、神経系における変化を考慮することは、臨床推論の過程において鍵となる要素である（より詳細については、Breivik & Shipley 2007; Butler & Moseley 2003を参照）。運動制御における、力学的な侵害受容性（mechanical nociceptive）あるいは炎症性の痛みの影響を考慮することは不可欠である（例：固有感覚、異痛症（allodynia）、運動制御）。神経因性痛（neuropathic pain）に有用なスクリーニングにはS-LANSS（Bennett et al 2005）やpain DETECT questionnaire（Freynhagen et al 2006）があり、McGill Pain Questionnaire（Melzack 1975; Melzack & Katz 1992）もまた、患者にとっての感情面での痛

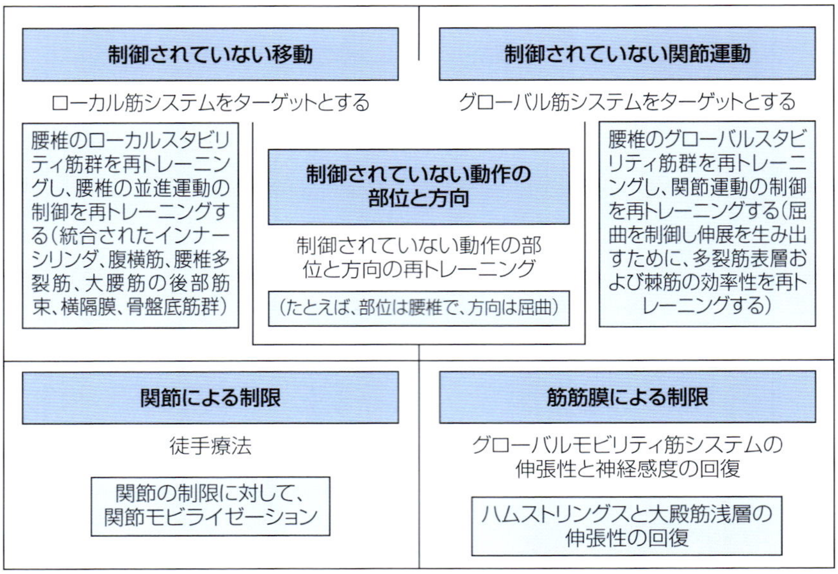

図1.7 背部痛と制御されていない腰椎屈曲の患者に対するマネジメント計画

みを評価するうえで有用である。

7 症状に関与する、組織あるいは構造を考慮する

UCMの部位と方向は、特定された症状と合致するだろう。たとえば、肩のインピンジメントのある患者において、肩甲骨におけるUCMがみられる（Morrissey 2005）。腰椎における異常な動作の質は、脊椎すべり症と関連している（Schneider et al 2005）。病態の原因となる組織へのストレスと、異常な関節運動もしくは異常な動作の質との関連は、より顕著になってきている。セラピストは、UCMと症状の関係を見つけ出す必要がある。

8 環境因子と個人因子の評価

個人因子（例：生活様式や行動の変化、心理社会的属性（psychosocial attributes）、コーピング（coping）や活動における適応）と、環境因子（例：医療的ケアとリハビリテーション、投薬、その他の治療的手段、外部支援、物理的および社会的環境）も評価すべきである。理学療法の一環として一般的に評価される個人因子には、うつや不安、対処能力（coping skills）、認知（cognition）といったものがある。これらは以下の妥当性と信頼性のある質問票で客観的に評価（および再評価）することができる；Pain Coping Inventory

（PCI、Kraaimaat & Evers 2003）やTampa Scale of Kinesiophobia（TSK、Swinkels-Meewisse et al 2003; Vlaeyen et al 1995）、（Fear Avoidance Beliefs Questionnaire（FABQ、Waddell 1998）、Pain Self-Efficacy Questionnaire（PSEQ、Nicholas 2007; Nicholas et al 2008）。

UCMの部位と方向が確立したら、効果的なリハビリテーションにより、機能的タスク全体に通じて運動機能障害が確実に対処されるだろう。機能的活動中の動きの制御や、姿勢や日常動作、スポーツやトレーニングプログラム中のUCMへの意識が、促進されるべきである。

たとえば、制御されていない肩甲骨の下方回旋がある人は、たとえば食器棚のカップへ手を伸ばすといった、日常動作でのこの動作不良に注意する必要がある。制御されていない腰椎の屈曲を持つ人は、靴ひもを結ぶために前傾するとき、この動作不良に注意する必要がある。

9 他のアプローチあるいは対処法を取り入れる

動作不良を修正することができる多くの治療的対処法（therapeutic modalities）が存在する。表1.5に、その例をいくつか示す。これは全てを網羅することを意図したリストではないが、UCMの再トレーニング、

表1.5　動作不良を修正することができる治療的対処法（therapeutic modalities）の例

その他の治療的アプローチ	例
病態生理学的アプローチ	寒冷、温熱、電気療法、投薬
関節へのアプローチ	関節モビライゼーションとマニピュレーション（Maitland et al 2005; Cyriax 1980; Kaltenborn et al 2003）
人間工学的（Ergonomic）要因、環境要因	職場環境の評価、姿勢のアドバイス
ニューロダイナミックアプローチ	ニューロダイナミックモビライゼーション（Butler 2000; Shacklock 2005）
感覚－運動アプローチ	神経筋促通法（Rood in Goff 1972）、ボバースの「正常な動き」（Bobath 1990）、神経機能的トレーニング（Carr & Shepherd 1998）、神経感覚的アプローチ（Homstøl 2009）
軟部組織アプローチ	マッサージ療法（Chaitow 2003）
心理社会的アプローチ	行動評価と行動療法（Waddell 1998; Woby et al 2008）
バイオメカニクス的アプローチ	テーピング、装具、ブレース

痛みのマネジメント、制限の除去、病態の治療において有用な補助的対処法を列挙している。

10 予後を考慮する

　症状の対処は、筋骨格系障害の治療における主要目的とされてきているが、同時に研究は、UCMと機能障害、能力障害、症状の再発の関係も示している。したがって、筋骨格系障害のマネジメントにおける回復の予後を提供する際、症状とともに、機能障害と能力障害も考慮すべきである。回復の予後を判断する際、症状の改善を予測するタイムフレームは、機能障害や能力障害の回復のタイムフレームとは独立して考えられるべきである。

　生理学的な組織修復のタイムラインは、これまでよく研究されており、かなり明確に定義されている。急性の（6週間以内）疾患において、生理学的な組織修復のタイムラインは有用なガイドラインである。慢性の（12週間以上）疾患においては、その他の予後因子がより重要である。むち打ち関連疾患の予後因子についてのシステマティックレビューによると、不十分な回復に関連する因子には、以下が含まれている：女性であること、教育レベルが低いこと、最初の首の痛みが強いこと、能力障害がより重篤であること、より高いレベルの身体化（somatization　訳注：ストレスなどが身体の症状として現れること）と睡眠困難（Hendriks et al 2005; Scholten-Peeters et al 2003）。これらの研究において、首の痛みの程度や勤労不能は、不十分な回復において最も一貫した予測因子であることが証明されている。

　生理学的プロセス以外の各要因の相対的影響は、現代の研究課題であり、社会人口統計学的（socio-demographic）要因、物理的・心理的要因が、短期および長期的結果に強く影響することを示すエビデンスが蓄積されている。機能障害、症状および能力障害がいつ、どの程度改善すると期待できるかのタイムフレームを設定する際、これらの要因は考慮されなければいけない。

診断的フレームワークにおける臨床推論

　ボックス1.3に示されるように、患者が神経筋骨格系痛と機能障害を示す際、臨床において4つの鍵となる基準を評価し、特定すべきである。

1. 運動機能障害の診断
2. 痛みに敏感な（pain-sensitive）組織、または痛みの原因（pain-generating）組織の診断
3. 痛みのメカニズムの診断——末梢の侵害受容性（peripheral nociceptive）と神経因性鋭敏化（neurogenic sensitization）

4.背景因子の評価と考察

1 運動機能障害の診断（制御されていない動きの部位と方向）

　最初に優先することは、患者の力学的な症状（mechanical symptoms）に最も関連するUCMの部位と方向を特定することである。複雑な症例においては、UCMのある部位が1つ以上あることがよくある。そのような場合、どの部位が機能障害の根源で、どの部位がその根源の機能障害を代償しているかを特定することが効果的である。

　明らかに代償的なUCMを起こしている制限がある場合、マネジメント計画の早期の段階でセラピストがそれらの制限に対処し、正常な可動性を回復することは非常に効果的である（第4章参照）。

　セラピストは、ローカルスタビリティ筋機能を早期に再トレーニングすることが優先か、あるいはリハビリテーションの過程の後期でも再トレーニングできるのかも特定するべきである。同様に、セラピストは筋の長さの変化や、単関節スタビライザー筋と多関節モビライザー筋の筋動員の関係といった、機能障害に関連しそれに寄与している筋のバランス不良の問題を特定する必要がある。これらのバランス不良が特定されたら、利用できる全可動域を通じての動的制御を回復するために、グローバルスタビライザー筋の動員効率を再トレーニングし、グローバルスタビライザー筋の伸張性を回復する必要がある。

2 痛みに敏感な組織、または痛みの原因組織の臨床的診断

　セラピストは、患者の訴える症状や痛みの根源となる構造あるいは組織を特定すべきである。慢性あるいは再発性の症状を持つ患者は、痛みに寄与する複数の組織を報告することがしばしばある。多様な痛みに敏感な組織を特定する臨床推論の過程には、組織解剖学や生理学への精通、（もしあれば）ケガのメカニズムの知識、さらに、異なる組織のストレスや歪み、ケガへの典型的な反応に対する理解が必要である。組織修復を促し、徴候や症状の対処に最適な環境を提供するために利用可能な、すべての治療技術、ツールや対処法を用いることができる。慢性痛を持つ患者に関する最新の臨床推論は、侵害受容（nociception）の根源

としての特定の構造や組織を診断するよりも、機能障害や社会参加に影響している要因を探ることがより適切であると示唆している。

3 痛みのメカニズムの臨床的診断

　患者の痛みの症状に寄与している、関連性のある痛みのメカニズムを理解しておくことは不可欠である。慢性、あるいは再発性の痛みのある患者においては、症状に寄与する多様な複数のメカニズムが見つかることが一般的である。Melzack（1999）の痛みのニューロマトリックス理論（neuromatrix theory of pain）は、痛みとは、脳内に広く分布する神経ネットワークにより生成される、神経インパルスの特徴的な「ニューロシグネチャー（neurosignature）」パターンによってつくり出される多次元的体験であると提唱している。この理論は、ニューロマトリックスの出力パターンが、ケガ、病態、あるいは慢性ストレス後に、知覚的（perceptual）、ホメオスタティック的（homeostatic）、そして、行動的反応を活性化すると提唱している。結果としての痛みの体験は、単にケガや炎症、もしくはその他の病態により引き起こされる感覚入力というよりも、脳内に広く分布する神経ネットワークの出力により生み出される（Moseley 2003）。したがって、痛みというものは、皮質の痛みのニューロマトリックス（cortical pain neuromatrix）が活性化したときに生み出されるマルチシステム出力である。

　理想的には、これらメカニズムがどのような割合で関連しているか究明を試みるべきである。すなわち、末梢の侵害受容性（力学的・炎症）要素がどの程度痛みの経験に寄与しているか、また神経因性鋭敏化がどの程度存在しているかである。行動的・社会的・心因性の影響は、慢性または再発性の痛みの多次元的性質にさらに寄与する。主要なメカニズムは、優先的に対処される必要がある。症状を、短期および長期の両方で対処するうえで、集学的そして多次元的なアプローチは、より効果的となるだろう。

4 背景因子の評価と考察

　セラピストは、背景因子——個人因子および環境因子の両方——の症状や徴候への影響を評価し、それらがどのようにUCMに関係しているかを探るべきである（図1.8）。

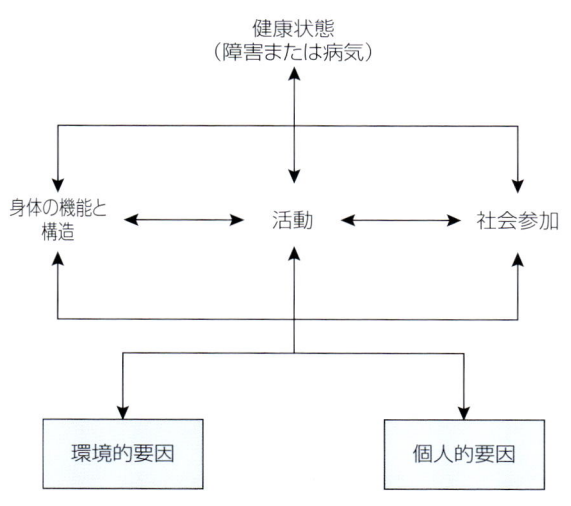

図1.10　機能と能力障害モデル、国際生活機能分類（ICFDH：International Classification of Functioning, Disability, and Health）。世界保健機関（WHO）、ジュネーブ

障害評価モデル

　研究者や臨床家は、身体活動や運動参加において、症状と（機能的）制限との間の相関関係がほとんどない場合がよくあるということに気づき始めている。このことは、慢性症状においてより明白である。最新の臨床推論では、生体医学的な（biomedical）モデルから生物・社会心理学的（bio-psychosocial）モデルへとパラダイムシフトが起こっている。たとえば、ボックス1.3に示した運動機能障害モデルの分析（analysis of movement dysfunction model）には、修正版の障害プロセスモデル（disablement process model）（Verbrugge & Jette 1994）が含まれている。このような障害評価モデル（Disablement assessment model）は、評価と治療の出発点として同じ理論的構

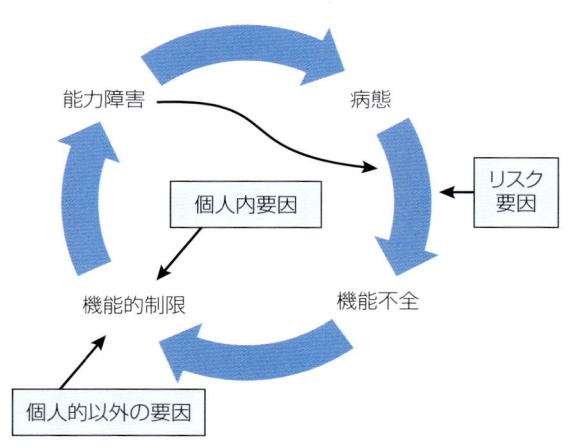

図1.9　障害評価モデル（Disablement assessment model）。障害過程モデル（Disablement Process Model）（Verbrugge & Jette 1994）より修正

成概念を用いている（図1.9）。障害プロセスモデル（disablement process model）において、セラピストは患者と一緒に、どの機能や日常生活動作に問題があるか確定する。これらは、「能力障害」と定義され、有効性と信頼性を備えた質問表やパフォーマンステストによって評価される。これにより、客観的な方法で患者を再評価し、介入の有効性を評価することができる。臨床推論の過程で、セラピストは診断的フレームワーク基準（図1.8参照）での4つの要因を評価し、これらを機能的制限と関連づける。この部分的に可逆的なシステムにおいて、機能的制限は継続的に個人内外の要因からの影響を受ける。これら既存の、そして潜在的リスク要因は、病態の原因であり、または病態が機能不全に発展する原因である。臨床的意思決定過程を用いることにより、セラピストは正常あるいは異常な経過があるかどうか評価、究明することができる。

　国際生活機能分類（ICFDH：International Classification of Functioning, Disability, and Health（ICF 2001）の機能と能力障害モデルでは、異なる用語が用いられている（図1.10）。しかしながら、基本的には、障害過程モデル（disablement process model）における個人内要因は、ICFの個人因子に、また個人的以外の要因は環境因子に相当する。

　リハビリテーション問題解決（RPS：rehabilitation problem solving）フォーム（図1.11）は、患者の考

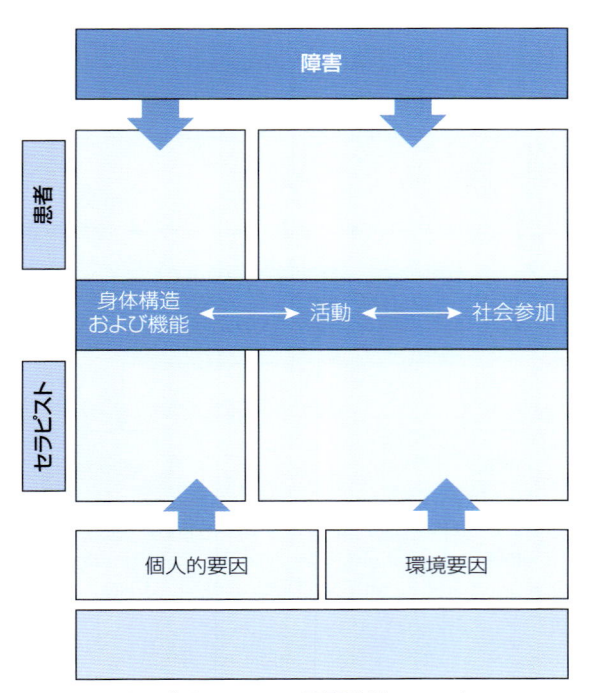

図1.11 リハビリテーション問題解決フォーム。Steiner et al 2002 より改変

え方を考慮し、患者の評価における意思決定過程への参加を促すために開発された。RPSフォーム（図1.11）は、ICFの機能と能力障害モデルに基づくもので、患者の問題の分析特定のターゲットに注目し、顕著な障害を、関係性があり修正可能な要因と関連づけることで患者の問題の分析を促す。

このフォームには、機能的制限と関連する鍵となる基準を評価するために、図1.8で述べた、臨床推論のフレームワーク内の診断基準を含めることができる。この過程は、診断的フレームワークにおける要因と、引き続いて起こる機能的制限との間の関係を特定し、それにより、介入の有効性を最適化するための、機能障害の背景にあるメカニズムに対処できるようになる。図1.11のフォームは、図1.8で述べた診断的フレームワークを含めることができる。

ICFの機能と能力障害モデルと、RPSフォーム両方の本質は、個人の機能（不全）あるいは能力障害が、健康状態（例：病気、疾患、ケガ、外傷、そしてその他の診断的フレームワークにおけるすべての要因）と文脈的要因（例：「環境因子」や「個人因子」）間の相互作用を表すことである。モデル中の構成要素間の相互作用は双方向であり、1つの構成要素への介入は、1

つあるいはそれ以上の構成要素を修正する可能性がある。

ICFモデルでは、横軸の健康状態やプロフィールは、縦軸の要素の影響を受けるように描かれている。ICFモデルは、写真や「動画の一コマ」のように、ある特定の時点での健康状態を表現するような、分類方法であると考えることができる。対照的に、障害プロセス（disablement process）は、危険因子の継続的な影響下にあるICFモデル内の構図を描いている。したがって、より「動画」らしいと表現できる。

まとめると、「健康」とは、下記の見地から表現される。

- 健康状態（ICFの用語を用いて）
- 経過（一般的あるいは異常）
- 予後の状態
- 患者の見地

臨床における意思決定は、患者の見地に立って始めるべきで、介入は、主に能力障害や機能的制限に直接影響する機能不全に対して行われるべきである。患者の主観的情報の評価において、患者は能力障害や機能的制限に関して、自らの考えを説明する。たとえば、立った状態から前屈して靴ひもを（腰痛のために）結ぶことができない、あるいは肩より高い食器棚に手を伸ばすことが（肩の痛みのために）できないといったようなものである。これらの自己報告された症状は、臨床における意思決定プロセスを形づくるために身体評価において詳しく調べられる。たとえば、腰痛を持つ患者が自動的に腰部の運動を制御できない場合、とくにウェイターのお辞儀（waiters' bow）をするときに屈曲制御ができない場合（Luomajoki 2008）、臨床家は、この原因となっている神経筋機能不全（neuromuscular impairment）に対して介入するべきである。同様に、肩に痛みを持つ患者が、機能的動作中に自動的に肩甲骨の位置を制御（再制御）できない場合は（Tate et al 2008; von Eisenhart-Rothe 2005）、臨床家はこの制御能力の回復のために介入のストラテジーを確立すべきだろう。セラピストは単に独立した病態の対処に専念するのではなく、障害評価モデル（Disablement assessment model）のようなフレームワークを用い効率的な介入を促すべきである。具体的な運動再トレー

ニングと機能的タスクの改善の関係は、今ではエビデンスにより十分に支持されている（Jull et al 2009; Roussel et al 2009b）。

　臨床家は、動作不良を特定し、再トレーニングするスキルを持つ必要がある。これらのスキルを臨床実践に取り入れ、人間の動作システムのすべての側面、そして個人的・個人的以外両方の要因の影響を考慮し、患者を総合的にマネジメントするべきである。UCMが、どのように痛みに影響するかを理解することは、神経筋骨格系疾患をマネジメントする上で不可欠である。この推論過程をサポートするため、第2章で解剖学的および生理学的な原則について解説し、第3章では痛みや機能障害、病態がどのようにUCMに影響を及ぼすかについて探求する。

参考文献

Bellamy, N., Buchanan, W.W., Goldsmith, C.H., Campbell, J., Stitt, L.W., 1988. Validation study of WOMAC: a health status instrument for measuring clinically important patient relevant outcomes to antirheumatic drug therapy in patients with osteoarthritis of the hip or knee. Journal of Rheumatology 15 (12), 1833–1840.

Bennett, M.I., Smith, B.H., Torrance, N., Potter, J., 2005. The S-LANSS score for identifying pain of predominantly neuropathic origin: validation for use in clinical and postal research. Journal of Pain 6 (3), 149–158.

Bobath, B., 1990. Adult hemiplegia: evaluation and treatment. Butterworth-Heinemann, London.

Bolton, J.E., Humphreys, B.K., 2002. The Bournemouth Questionnaire: a short-form comprehensive outcome measure. II. Psychometric properties in neck pain patients. Journal of Manipulative and Physiological Therapeutics 25 (3), 141–148.

Breivik, H., Shipley, M., 2007. Pain. Elsevier, London.

Butler, D., 2000. The sensitive nervous system. NOI Publications, Adelaide, Australia.

Butler, D., Moseley, L., 2003. Explain pain. NOI Publications, Adelaide, Australia.

Carr, J., Shepherd, R., 1998. Neurological rehabilitation – optimizing motor performance. Butterworth Heinemann, Oxford.

Chaitow, L., 2003. Modern neuromuscular techniques – advanced soft tissue techniques. Churchill Livingstone, Edinburgh.

Comerford, M.J., Mottram, S.L., 2001a. Functional stability retraining: principles and strategies for managing mechanical dysfunction. Manual Therapy 6, 3–14.

Comerford, M.J., Mottram, S.L., 2001b. Movement and stability dysfunction. Manual Therapy 6, 15–26.

Comerford, M.J., Mottram, S.L., 2011. Understanding movement and function – assessment and retraining of uncontrolled movement. Course Notes Kinetic Control, UK.

Coppieters, M.W., 2006. Shoulder restraints as a potential cause for stretch neuropathies: biomechanical support for the impact of shoulder girdle depression and arm abduction on nerve strain. Anesthesiology 104 (6), 1351–1352.

Coppieters, M.W., Stappaerts, K.H., Everaert, D.G., Staes, F.F., 2001. Addition of test components during neurodynamic testing: effect on range of motion and sensory responses. Journal of Orthopaedic and Sports Physical Therapy 31 (5), 226–235.

Coppieters, M., Stappaerts, K., Janssens, K., Jull, G., 2002. Reliability of detecting 'onset of pain' and 'submaximal pain' during neural provocation testing of the upper quadrant. Physiotherapy Research International 7 (3), 146–156.

Cyriax, J.H., 1980. Textbook of orthopaedic medicine, vol. 2. Treatment by manipulation, massage and injection. Ballière Tindall, London.

Dankaerts, W., O'Sullivan, P.B., Straker, L.M., Burnett, A.F., Skouen, J.S., 2006a. The inter-examiner reliability of a classification method for non-specific chronic low back pain patients with motor control impairment. Manual Therapy 11 (1), 28–39.

Dankaerts, W., O'Sullivan, P., Burnett, A., Straker, L., 2006b. Altered patterns of superficial trunk muscle activation during sitting in nonspecific chronic low back pain patients: importance of subclassification. Spine 31 (17), 2017–2023.

Dankaerts, W., O'Sullivan, P., Burnett, A., Straker, L., Davey, P., Gupta, R., 2009. Discriminating healthy controls and two clinical subgroups of nonspecific chronic low back pain patients using trunk muscle activation and lumbosacral kinematics of postures and movements: a statistical classification model. Spine 34 (15), 1610–1618.

Edgar, D., Jull, G., Sutton, S., 1994. The relationship between upper trapezius muscle length and upper quadrant neural tissue extensibility. Australian Journal of Physiotherapy 40, 99–103.

Elvey, R.L., 1995. Peripheral neuropathic disorders and neuromusculoskeletal pain. In: Shacklock M (Ed.), Moving in on pain. Butterworth Heinemann, Sydney.

Emery, K., De Serres, S.J., McMillan, A., Côté, J.N., 2010. The effects of a Pilates training program on arm–trunk posture and movement. Clinical Biomechanics 25 (2), 124–130.

Escalante, A., del Rincon, I., 2002. The disablement process in rheumatoid arthritis. Arthritis and Rheumatism 47 (3), 333–342.

Fairbank, J.C., Couper, J., Davies, J.B., O'Brien, J.P., 1980. The Oswestry low back pain disability questionnaire. Physiotherapy 66 (8), 271–273.

Fairbank, J.C.T., Pynsent, P.B., 2000. The Oswestry disability index. Spine 25 (22), 2940–2953.

Falla, D., Bilenkij, G., Jull, G., 2004. Patients with chronic neck pain demonstrate altered patterns of muscle activation during performance of a functional upper limb task. Spine 29, 1436–1440.

Falla, D., Farina, D., 2008. Neuromuscular adaptation in experimental and clinical neck pain. Journal of Electromyography and Kinesiology 18 (2), 255–261.

Fersum, K.V., Dankaerts, W., O'Sullivan, P.B., et al., 2010. Integration of subclassification strategies in randomised controlled clinical trials evaluating manual therapy treatment and exercise therapy for non-specific chronic low back pain: a systematic review. British Journal of Sports Medicine 44 (14), 1054–1062.

Freynhagen, R., Baron, R., Gockel, U., Tölle, T.R., 2006. painDETECT: a new screening questionnaire to identify neuropathic components in patients with back pain. Current Medical Research and Opinion 22 (10), 1911–1920.

Goff, B., 1972. The application of recent advances in neurophysiology to Miss R Rood's concept of neuromuscular facilitation. Physiotherapy 58 (2), 409–415.

Gombatto, S.P., Collins, D.R., Sahrmann, S.A., Engsberg, J.R., Van Dillen, L.R., 2007. Patterns of lumbar region movement during trunk lateral bending in 2 subgroups of people with low back pain. Physical Therapy 87 (4), 441–454.

Heald, S.L., Riddle, D.L., Lamb, R.L., 1997. The shoulder pain and disability index: the construct validity and responsiveness of a region-specific disability measure. Physical Therapy 77 (10), 1079–1089.

Hendriks, E.J., Scholten-Peeters, G.G., van der Windt, D.A., Neelemen-van der Steen, C.W., Oostendorp, R.A., Verhagen, A.P., 2005. Prognostic factors for poor recovery in acute whiplash patients. Pain 114 (3), 408–416.

Hides, J.A., Richardson, C.A., Jull, G.A., 1996. Multifidus muscle recovery is not automatic after resolution of acute, first-episode low back pain. Spine 21 (23), 2763–2769.

Hirons, C.A., Mottram, S.L., Tisdale, L., 2007. Controlling the compensation. 12th World Congress of the International Society for Prosthetics and Orthotics Vancouver, Canada, July 29–August 3.

Hodges, P.W., Cholewicki, J., 2007. Functional control of the spine. In: Vleeming, A., Mooney, V., Stoeckart, R. (Eds.), Movement stability and lumbopelvic pain. Churchill Livingstone, Edinburgh, pp. 489–512.

Hodges, P.W., Richardson, C.A., 1996. Inefficient muscular stabilisation of the lumbar spine associated with low back pain: a motor control evaluation of transversus abdominis. Spine 2 (22), 2640–2650.

Homstøl, G.M., Homstøl, B.O., 2009. Changes in mechanosensitivity due to lumbopelvic and ankle positioning. 3rd International Conference on Movement Dysfunction, Edinburgh, UK. Manual Therapy 14 (1), S38.

Hudak, P.L., Amadio, P.C., Bombardier, C., 1996. Development of an upper extremity outcome measure: the DASH (disabilities of the arm, shoulder and hand) [corrected]. The Upper Extremity Collaborative Group (UECG). American Journal of Industrial Medicine 29 (6), 602–608. Erratum in: American Journal of Industrial Medicine 1996; 30 (3), 372.

Hungerford, B., Gilleard, W., Hodges, P., 2003. Evidence of altered lumbopelvic muscle recruitment in the presence of sacroiliac joint pain. Spine 28 (14), 1593–1600.

International Classification of Functioning, Disability, and Health (ICF), 2001. ICF full version. World Health Organization, Geneva.

Janda, V., 1986. Muscle weakness and inhibition (pseudoparesis) in low back pain. In: Grieve, G.P. (Ed.), Modern manual therapy of the vertebral column. Churchill Livingstone, Edinburgh.

Jull, G., Sterling, M., Falla, D., et al., 2008. Whiplash, headache and neck pain. Elsevier, Edinburgh.

Jull, G., Trott, P., Potter, H., Zito, G., Niere, K., Shirley, D., et al., 2002. Randomized controlled trial of exercise and manipulative therapy for cervicogenic headache. Spine 27 (17), 1835–1843.

Jull, G.A., Falla, D., Vicenzino, B., Hodges, P.W., 2009. The effect of therapeutic exercise on activation of the deep cervical flexor muscles in people with chronic neck pain. Manual Therapy 14 (6), 696–701.

Kaltenborn, F., Evjenth, O., Kaltenborn,

T., Morgan, D., Vollowitz, E., 2003. Manual mobilization of the joints: the spine, 4th edn. OPTP, Minneapolis.

Kendall, F.P., McCreary, E., Provance, P., Rodgers, M., Romanic, W., 2005. Muscle testing and function with posture and pain. Lippincott Williams Wilkins, Baltimore.

Kraaimaat, F.W., Evers, A.W., 2003. Pain-coping strategies in chronic pain patients: psychometric characteristics of the pain-coping inventory (PCI). International Journal of Behavioral Medicine 10 (4), 343–363.

Lee, D., 2004. The pelvic girdle. Elsevier; Edinburgh.

Lin, J.J., Hanten, W.P., Olson, S.L., Roddey, T.S., Soto-quijano, D.A., Lim, H.K., Sherwood, A.M., 2005. Functional activity characteristics of individuals with shoulder dysfunctions. Journal of Electromyography and Kinesiology 15 (6), 576–586.

Lin, J.J., Hanten, W.P., Olson, S.L., Roddey, T.S., Soto-quijano, D.A., Lim, H.K., Sherwood, A.M., 2006. Shoulder dysfunction assessment: self-report and impaired scapular movements. Physical Therapy 86 (8), 1065–1074.

Long, A., Donelson, R., Fung, T., 2004. Does it matter which exercise? A randomized control trial of exercise for low back pain. Spine 29 (23), 2593–2602.

Ludewig, P., Cook, T.M., 2000. Alterations in shoulder kinematics and associated muscle activity in people with symptoms of shoulder impingement. Physical Therapy 80 (3), 276–291.

Luomajoki, H., Kool, J., de Bruin, E.D., Airaksinen, O., 2007. Reliability of movement control tests in the lumbar spine. BMC Musculoskeletal Disorders 8, 90.

Luomajoki, H., Kool, J., D de Bruin, E., Airaksinen, O., 2008. Movement control tests of the low back; evaluation of the difference between patients with low back pain and healthy controls. BMC Musculoskeletal Disorders 9, 170.

McGill, S., 2002. Low back disorders. Evidence-based prevention and rehabilitation. Human Kinetics Europe, Champaign.

Maitland, G., Hengeveld, E., Banks, K., English, K., 2005. Maitland's vertebral manipulation. Butterworth Heinemann,

Oxford.

Martin, R.L., Philippon, M.J., 2007. Evidence of validity for the hip outcome score in hip arthroscopy. Arthroscopy 23 (8), 822–826. Erratum in: Arthroscopy 2007;23 (11), 1252.

Melzack, R., 1975. The McGill pain questionnaire: major properties and scoring methods. Pain 1, 277–299.

Melzack, R., 1999. From the gate to the neuromatrix. Pain Suppl 6, S121–S126.

Melzack, R., Katz, J., 1992. The McGill pain questionnaire: appraisal and current status. In: Turk D., Melzack R. (Eds.), Handbook of pain assessment. Guildford Press, New York, pp. 35–52.

Morrissey, D., 2005. Development of the kinetic medial rotation test of the shoulder: a dynamic clinical test of shoulder instability and impingement. PhD thesis, University of London.

Morrissey, D., Morrissey, M.C., Driver, W., King, J.B., Woledge, R.C., 2008. Manual landmark identification and tracking during the medial rotation test of the shoulder: an accuracy study using three dimensional ultrasound and motion analysis measures. Manual Therapy 13 (6), 529–535.

Moseley, G.L., 2003. A pain neuromatrix approach to patients with chronic pain. Manual Therapy 8 (3), 130–140.

Mottram, S.L., Comerford, M., 2008. A new perspective on risk assessment. Physical Therapy in Sport 9 (1), 40–51.

Mottram, S., Warner, M., Chappell, P., Morrissey, D., Stokes, M., 2009. Impaired control of scapular rotation during a clinical dissociation test in people with a history of shoulder pain. 3rd International Conference on Movement Dysfunction Edinburgh, UK. Manual Therapy 14 (1), S20.

Nicholas, M.K., 2007. The pain self-efficacy questionnaire: taking pain into account. European Journal of Pain 11, 153–163.

Nicholas, M.K., Asghari, A., Blyth, F.M., 2008. What do the numbers mean? Normative data in chronic pain measures. Pain 134, 158–173.

O'Sullivan, P.B., 2000. Lumbar segmental 'instability': clinical presentation and specific stabilizing exercise management. Manual Therapy 5 (1), 2–12.

O'Sullivan, P., 2005. Diagnosis and classification of chronic low back pain disorders: maladaptive movement and motor control impairments as underlying mechanism. Manual Therapy 10 (4), 242–255.

O'Sullivan, P.B., Beales, D.J., Beetham, J.A., Cripps, J., 2002. Altered motor control strategies in subjects with sacroiliac joint pain during the active straight leg raise test. Spine 27 (1), E1–E8.

O'Sullivan, P.B., Twomey, L., Allison, G., 1997a. Evaluation of specific stabilising exercises in the treatment of chronic low back pain with radiological diagnosis of spondylosis or spondylolisthesis. Spine 22 (24), 2959–2967.

O'Sullivan, P.B., Twomey, L., Allison, G., Sinclair, J., Miller, K., Knox, J., 1997b. Altered patterns of abdominal muscle activation in patients with chronic low back pain. Australian Journal of Physiotherapy 43 (2), 91–98.

O'Sullivan, P., Twomey, L., Allison, G., 1998. Altered abdominal muscle recruitment in back pain patients following specific exercise intervention. Journal of Orthopaedic and Sports Physical Therapy 27 (2), 114–124.

Richardson, C., Hodges, P., Hides, J., 2004. Therapeutic exercise for lumbopelvic stabilization – a motor control approach for the treatment and prevention of low back pain. Churchill Livingstone, Edinburgh.

Roach, K.E., Budiman-Mak, E., Songsiridej, N., Lertratanakul, Y., 1991. Development of a shoulder pain and disability index. Arthritis Care and Research 4 (4), 143–149.

Roland, M.O., Morris, R.W., 1983. A study of the natural history of back pain. Part 1: Development of a reliable and sensitive measure of disability in low back pain. Spine 8, 141–144.

Roussel, N.A., Daenen, L., Vissers, D., Lambeets, D., Schutt, A., Van Moorsel, A., et al., 2009b. Motor control and physical fitness training to prevent msculoskeletal injuries in professional dancers. 3rd International Conference on Movement Dysfunction, Edinburgh, UK. 30 October–1 November. Manual Therapy 14 (1), S22.

Roussel, N.A., Nijs, J., Mottram, S., van Moorsel, A., Truijen, S., Stassijns, G., 2009a. Altered lumbopelvic movement control but not generalised joint hypermobility is associated with increased injury in dancers. A prospective study. Manual Therapy 14 (6), 630–635.

Roussel, N., Nijs, J., Truijen, S., Vervecken, L., Mottram, S., Stassijns, G., 2009c. Altered breathing patterns during lumbopelvic motor control tests in chronic low back pain: a case-control study. European Spine Journal 18 (7), 1066–1073.

Rydeard, R., Leger, A., Smith, D., 2006. Pilates-based therapeutic exercise: effect on subjects with nonspecific chronic low back pain and functional disability: a randomized controlled trial. Journal of Orthopaedic and Sports Physical Therapy 36 (7), 472–484.

Sahrmann, S.A., 2002. Diagnosis and treatment of movement impairment syndromes. Mosby, St Louis.

Schneider, G., Pearcy, M.J., Bogduk, N., 2005. Abnormal motion in spondylolytic spondylolisthesis. Spine 30 (10), 1159–1164.

Scholten-Peeters, G.G., Verhagen, A.P., Bekkering, G.E., van der Windt, D.A., Barnsley, L., Oostendorp, R.A., et al., 2003. Prognostic factors of whiplash-associated disorders: a systematic review of prospective cohort studies. Pain 104 (1–2), 303–322.

Scholtes, S.A., Gombatto, S.P., Van Dillen, L.R., 2009. Differences in lumbopelvic motion between people with and people without low back pain during two lower limb movement tests. Clinical Biomechanics 24 (1), 7–12.

Shacklock, M., 2005. Clinical neurodynamics: a new system of neuromusculoskeletal treatment. Elsevier Butterworth Heinmann, Edinburgh.

Smith, M.D., Russell, A., Hodges, P.W., 2009. Do incontinence, breathing difficulties, and gastrointestinal symptoms increase the risk of future back pain? Journal of Pain 10 (8), 876–886.

Steiner, W.A., Ryser, L., Huber, E., Uebelhart, D., Aeschlimann, A., Stucki, G., 2002. Use of the ICF model as a clinical problem-solving tool in physical therapy and rehabilitation medicine. Physical Therapy 82 (11), 1098–1107.

Stuge, B., Veierod, M.B., Laerum, E., Vollestad, N., 2004. The efficacy of a treatment program focusing on specific stabilizing exercises for pelvic girdle pain after pregnancy: a two-year follow-up of a randomized clinical trial. Spine 29 (10), E197–E203.

Swinkels-Meewisse, E.J., Swinkels, R.A., Verbeek, A.L., Vlaeyen, J.W., Ostendorp, R.A., 2003. Psychometric properties of the Tampa scale for kinesiophobia and the fear-avoidance beliefs questionnaire in acute low back pain. Manual Therapy 8 (1), 29–36.

Tate, A.R., McClure, P.W., Kareha, S., Irwin, D., 2008. Effect of the scapula reposition test on shoulder impingement symptoms and elevation strength in overhead athletes. Journal of Orthopaedic and Sports Physical Therapy 38 (1), 4–11.

van Dillen, L.R., Maluf, K.S., Sahrmann, S.A., 2009. Further examination of modifying patient-preferred movement and alignment strategies in patients with low back pain during symptomatic tests. Manual Therapy 14 (1), 52–60.

Verbrugge, L.M., Jette, A.M., 1994. The disablement process. Social Science and Medicine 38 (1), 1–14.

Vernon, H., Mior, S., 1991. The neck disability index: a study of reliability and validity. Journal of Manipulative and Physiological Therapeutics 14 (7), 409–415.

Vibe Fersum, K., O'Sullivan, P.B., Kvåle, A., Skouen, J.S., 2009. Inter-examiner reliability of a classification system for patients with non-specific low back pain. Manual Therapy 4 (5), 555–561.

Vlaeyen, J.W., Kole-Snijders, A.M., Boeren, R.G., van Eek, H., 1995. Fear of movement/(re)injury in chronic low back pain and its relation to behavioral performance. Pain 62 (3), 363–372.

Vleeming, A., Mooney, V., Stoeckart, R., 2007. Movement, stability and lumbopelvic pain. Integration of research and therapy. Churchill Livingstone, Edinburgh.

von Eisenhart-Rothe, R., Matsen 3rd., F.A., Eckstein, F., Vogl, T., Graichen, H., 2005. Pathomechanics in a-traumatic shoulder instability: scapular positioning correlates with humeral head centering.

Clinical Orthopaedics and Related Research 433, 82–89.

Von Korff, M., Deyo, R.A., Cherkin, D., Barlow, S.F., 1993. Back pain in primary care. Outcomes at 1 year. Spine 18 (7), 855–862.

Waddell, G., 1998. The back pain revolution. Churchill Livingstone, Edinburgh.

Woby, S.R., Roach, N.K., Urmston, M., Watson, P.J., 2008. Outcome following a physiotherapist-led intervention for chronic low back pain: the important role of cognitive processes. Physiotherapy 94 (2), 115–124.

World Health Organization, 2001. ICF: International Classification of Functioning, Disability and Health. WHO, Geneva.

Zazulak, B.T., Hewett, T.E., Reeves, N.P., Goldberg, B., Cholewicki, J., 2007. Deficits in neuromuscular control of the trunk predict knee injury risk: a prospective biomechanical-epidemiologic study. American Journal of Sports Medicine 35 (7), 1123–1130.

Chapter 2

筋機能と筋生理学
Muscle function and physiology

イントロダクション：動作の制御

　この数十年、脊柱のスタビリティ（安定性：stability）について大きな関心が寄せられている。腰痛のための脊柱のセグメント的（segmental）スタビリゼーション（安定性：stabilisation）の運動療法を研究した最初の文献の1つは、1998年に発表された（Richardson et al 1998）。これらの著者は、受動的サブシステム（骨と関節構造）、動的サブシステム（力学的スタビリティを提供する、筋肉の力を発揮する能力）、そして神経サブシステム（筋の制御を行う）で構成される、Panjabiの脊柱スタビリティモデルを参照した。

　スタビリティ、動作の制御、そして動作が制御される過程についての概念は、著者それぞれの経歴によって異なった解釈がなされている（Hodges & Cholewicki 2007; McGill 2007）。今日まで、脊柱のスタビリティが存在するかどうか、未だに議論があるが、機能するために、脊柱が安定していることが不可欠であるということについての議論はない（Reeves & Cholewicki 2010）。本書は、単にスタビリティのモデルではなく、（第1、3、4章でも述べているように）動作の制御、そしてUCMの評価と再トレーニングについて考察する。

　UCMの評価や再トレーニングをする際、筋機能と筋生理学、両方が重要であり、本章ではこれらについて探求する。

筋機能の分析

　すべての筋は、大きく分けて4つの機能を持つ。

1. コンセントリック収縮により、関節動作を生み出し、身体の部位を加速する。これを「**モビリティ機能**」と呼ぶ。
2. アイソメトリック収縮により、関節位置・姿勢を保つ。これを「**姿勢制御機能**」と呼ぶ。
3. エキセントリック収縮により、動きを減速し、過度な関節可動域を制御する。これを「**スタビリティ機能**」と呼ぶ。
4. 筋のスティフネス（Stiffness）や張力の協調や制御のために、中枢神経系への求心性の固有感覚フィードバックを提供する。

スタビライザー（stabiliser）とモビライザー（mobiliser）の機能

（訳注：「スタビライザー」とは関節の安定性を司ること、「モビライザー」は関節運動を司ること）

　Goff（1972）の中でRood、Janda（1996）、Sahrmann（2002）は、スタビライザー筋とモビライザー筋の役割に基づいた機能的な筋の評価法を解説し、構築した。表2.1に、スタビライザー筋とモビライザー筋の役割の特性をまとめた。

　ある筋は、片方の役割においてより効率的であり、もう一方の役割においては効率性が低い。たとえば、広背筋は強力な肩関節の多関節内旋筋で、投球動作時に矢状面において腕を加速する。広背筋は、バイオメカニクス的に、肩における大きな可動域での、スピードの速い大きな力の動きに適している。この筋は**モビ**

表2.1 スタビライザーとモビライザーの役割を持つ筋の特性	
スタビリティ筋の役割の特徴	**モビリティ筋の役割の特徴**
• 1 関節（単関節） • 深層（短いレバー、短いモーメントアーム） • 腱膜が広域に付着（力と負荷を拡散し吸収するため） • 負荷の支持（load maintenance）、静的支持（static holding）、関節圧縮のためのてこ作用（leverage） • エキセントリック性収縮による減速やモメンタム（momentum）に対する抵抗による姿勢支持機能	• 2 関節（2 関節もしくは多セグメント） • 表層（より長いレバー、より大きなモーメントアーム、最大の筋体積） • 一方向への筋線維や腱の付着（動きをつくり出すために力を使うため） • 動き、スピード、関節離開（distraction）のためのてこ作用（leverage） • 繰り返しや早い運動の役割、高い負荷・大きな負担
スタビライザー筋の例	**モビライザー筋の例**
• 外腹斜筋・内腹斜筋 • 半棘筋 • 大殿筋の深層 • 肩甲下筋	• 大腿直筋 • 大胸筋 • 肩甲挙筋 • 腹直筋

ライザー、あるいは矢状面での動きを加速する筋として、明らかにパワーの役割を担っている。対照的に、肩甲下筋は相乗的に共収縮するが、その共収縮の力は、投球動作において肩が内旋する際、上腕骨頭の過剰な並進運動を防ぎ、安定させる。肩甲下筋の、短いレバー（lever）、短いモーメントアーム、関節包への付着は、姿勢の制御のタスクにおける、非疲労性（non-fatiguing）の、機能的動作に最も適している。

また、肩甲下筋は肩関節の過度な外旋に対し抵抗したり、それを減速するのに理想的な位置にある。この筋は**スタビライゼーション**（安定させる：stabilisation）の役割がより大きく、バイオメカニクス的にパワー動作の役割には適していない。筋の役割も、その機能に合わせてカスタマイズされなければならない。

場合によっては、強い力の発揮が有害であることがある。たとえば、腹直筋は腰椎の屈筋である。もし、腹直筋がオーバートレーニングされて不適切に強化されると、動作システムにおける、痛みと関連した変化の原因になる。腹筋を強化することは下背部（腰部）を安定させ、保護する上で重要であるという勘違い、もしくは「シックスパック」を手に入れるために、腹直筋はオーバートレーニングされることがしばしばある。しかしながら、もしこの筋力が深部腹筋群と比べて、極度に優位になると、腰椎における屈曲と圧縮力（compression forces）が上昇し、回旋のストレスやひずみ（strain）の制御が不十分になる。この腹直筋

と側腹部のスタビライザーのバランス不良は、腰痛患者における一般的な動作に関連した変化であることが明らかにされている（O'Sullivan et al 1997）。

スタビライザーとモビライザーの特徴に関する示唆

1. 主にスタビリティの役割の特徴を持つ筋（単関節筋）は、姿勢保持や、抗重力、スタビリティ、制御の機能を**最適**に補助する。スタビリティの機能を持つ筋（単関節スタビライザー）は、機能障害において、抑制、過剰な柔軟性および弛緩性、筋力低下の傾向を示す（Kendall et al 2005）。Janda（1983）は、これらの筋を「Postural」筋であると述べた。
2. 主にモビリティの役割の特徴を持つ筋（多関節筋）は、速いあるいは加速する動作、強い力やパワーを発揮することを**最適**に補助する。モビリティ機能を持つ筋（二関節モビライザーや多関節モビライザー）は、機能障害において、過剰活動（overactivity）、伸張性の喪失、過剰なスティフネス（stiffness）という傾向を示す（Kendall et al 2005）。Janda（1983）は、これらの筋を「Phasic」筋であると述べた。

ローカルとグローバル機能

Bergmark（1989）は、腰椎全体を通じた荷重伝達（load transfer）の筋制御を説明するモデルを構築した。彼は、筋制御のローカルおよびグローバルシステムという概念を導入した。ローカルおよびグローバル

表2.2　ローカルおよびグローバル筋システムの特徴と一般的な機能

ローカル筋システムの特性	グローバル筋システムの特性
• セグメントごとに起始、停止する腰椎最深層の筋 • 脊柱の弯曲をコントロールする • 脊柱の力学的スティフネス（mechanical stiffness）を維持し、セグメント間運動を制御する • 姿勢変化と外部からの低い負荷に反応する	• セグメントごとの起始、停止のない、表層もしくは外層の筋 • 関節運動のための大きなトルクをつくり出す筋 • グローバル筋と腹腔内圧が、胸郭と骨盤との間の荷重を伝達する • 作用線の変化（changes in the line of action）と外部からの高い負荷に反応する
一般的特徴	**一般的特徴**
• 最深層、単関節 • 最小の力、筋のスティフネス(stiffness) • 筋長変化がない、もしくは最小限 • 関節運動を起こさない、もしくは制限しない • 並進運動を制御する • すべての可動域、方向、機能的活動において制御を維持する • 低負荷・高負荷活動において持続的(tonic)に動員される • 拮抗筋はない	• 深層単関節もしくは表層多関節 • 力の発揮に効率的 • コンセントリック収縮により関節運動を生み出す • エキセントリック収縮やアイソメトリック収縮による関節運動の制御 • 並進運動を制御しない • 運動方向に特異・拮抗筋に影響される
ローカル筋の例	**グローバル筋の例**
• 腹横筋 • 腰部多裂筋の単セグメント線維 • 頚長筋の縦走線維 • 内側広筋	• 腹直筋 • ハムストリングス • 胸鎖乳突筋 • 頭板状筋

筋システムの特性と一般的特徴は、表2.2に、例を挙げて表してある。

ローカル機能とグローバル機能に関する示唆

3. **ローカル筋「システム」**：ローカル筋システムの、小さく深部にある単セグメント的な筋は、関節におけるセグメント間のスティフネス（stiffness）を高め、セグメント間の過剰な並進運動を制限する役割を持つ。これは、これらの筋が、機能的動作中に、瞬間運動中心（path of the instantaneous centre of motion）の軌道の変位を制御し、過剰なセグメント間のずれを制限するために理想的な場所に位置していることで説明される。関節運動の最終域において、受動的に動作を制限する構造（例：靱帯や関節包）は、並進運動や関節副運動の制御に大きく貢献している。ローカル筋は、姿勢制御タスク、非疲労性機能的動作、疲労性（fatiguing）の高負荷や高速度の運動といった、あらゆる機能的活動において、並進運動の制御を常に行っている。ローカル筋は、あらゆる機能的動作のバックグラウンドで活動を続けている。ローカル筋は、疲労性の高負荷の機能においてもセグメント間の変位を制御するが、その動員は、負荷や動作の方向に影響されず、非疲労性の低負荷の機能というバイアスを持っている。ローカル筋の筋長は通常の活動では大きく変化しないので、関節運動には主に関与しない。一関節（単関節）グローバル筋は、主にスタビリティの役割を担い、一方で多関節（二関節）グローバル筋は、主にモビリティの役割を担う。

4. **グローバル筋「システム」**：グローバル筋システムを構成する筋は、関節運動とその方向を生み出し、そして制御する役割を持つ。グローバル筋群は、筋長が顕著に変化する。したがって関節運動を司る筋である。グローバル筋群は、非疲労性の低負荷の活動と、疲労性の高負荷の活動両方で働いている。

効率的で正常な機能には、ローカルおよびグローバル筋システムの両方が共に働くことが不可欠である。

どちらのシステムも単独では身体動作セグメントの機能的な安定性を制御できない。

機能効率性

筋の機能効率性は、その張力を生み出す能力と関連している。筋の張力は、収縮を通して一定ではない。とくに、筋が動作を生み出し、その長さを変化させているときにこれが当てはまる。筋の長さと張力は、密接に関連している。筋の生み出す張力あるいは力は、筋の動的および受動的な構成要素の組み合わせから生み出される合力である。筋の張力の動的要素は、ある時点でアクチン-ミオシンのクロスブリッジが結合している数で決まる。筋の受動的張力の特性は、ミオシンをZ帯に固定している弾性のチチン（Titin）フィラメントによるところが大きい。筋内のその他の結合組織の構造の、受動的な張力への寄与は部分的である。図2.1に、アクチン-ミオシンのクロスブリッジとチチンの付着部について示している。

筋の長さ-張力曲線が最大になる範囲（通常は中間域）の筋の長さは、静止長と呼ばれている。この範囲では、アクチン-ミオシンクロスブリッジ結合数が最大になる。筋が短縮した状態、もしくは内側域では、受動的弾性要素（passive elastic components）は、筋の張力に寄与しない。受動的な張力は、筋がその静止長もしくは中間域を超えて、筋の外側域に伸長もしくはストレッチされて、初めてその役割を発揮する。筋は、静止長付近の中間域の長さで機能する際に最も効率的で、最適な力を発揮する。筋は、静止長に比べ相対的に短縮したり、伸長した状態で収縮する際、生理学的もしくは力学的非効率性が原因で効率が低下し、機能的に弱くなる（図2.2）。

筋が動的に収縮し、アクチンフィラメントがお互いに重なり合う内側域内に短縮し、結果として、ミオシンフィラメントに結合できるクロスブリッジの数が減った場合に、生理学的非効率性（physiological insufficiency）が起こる。筋がさらに短くなると、結合できるクロスブリッジの数が少なくなり、筋は最適な力を発揮することができない。力学的非効率性（mechanical insufficiency）は、筋が伸長した状態、もしくは外側域で動的に収縮するときに起こる。この域では、アクチンフィラメントは、十分にミオシンフィラメントと重なり合うことができず、ここでもクロスブリッジの結合数は限られる。結果的に、筋は最適な力を発揮することができない。外側域における収縮での力学的非効率性（mechanical insufficiency）は、チチンフィラメントによる受動的な張力の増加により、ある程度相殺される。

しかしながら、筋が習慣的に異常な長さ（伸長した

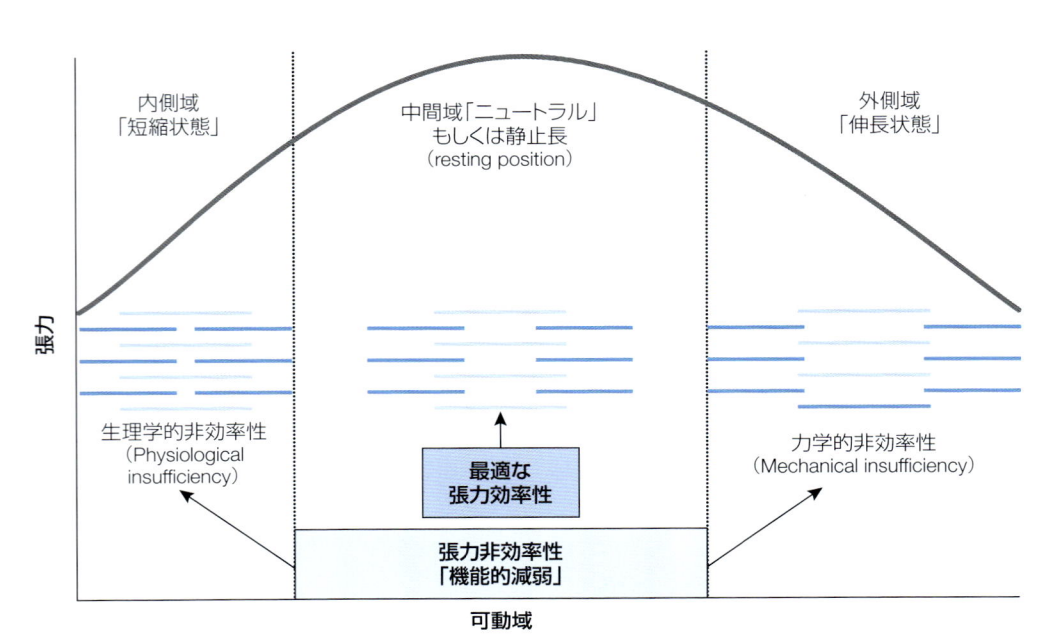

図2.1 筋節内のアクチン-ミオシンのクロスブリッジ

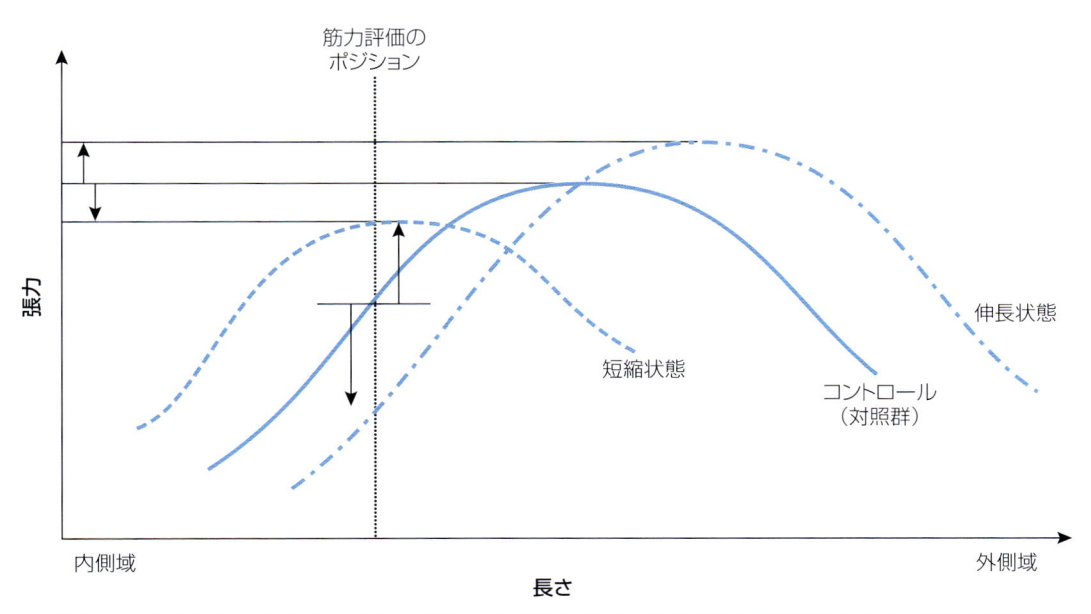

図2.2 筋長が変化すると、筋の長さ-張力曲線における筋の動的（収縮性）要素が変化する：筋長の変化は関節可動域の異なる位置における、力の効率に影響する（出典：Goldspink & Williams 1992）

状態や短縮した状態、どちらでも）で機能を続けると、その筋の長さ-張力関係はそれに応じて適応する。図2.2に示すように、最適な力を効率的に発揮する位置は、結果として起こる伸張あるいは短縮（Goldspink & Williams 1992）に合わせて変化する。

筋が常に伸長されていると、筋節が直列方向に追加される（図2.2では破線で示す）。筋節は、筋内で力を生み出す単位であるため、伸長もしくは伸ばされた筋はより強く、また通常と比べてより大きな最大筋張力を発揮することができる。しかしながら、このより大きな力は、外側域において発揮されるものであり、通常の静止長、中間位では発揮されない。筋力評価のポジション（内側から中間域）において、伸長した筋は生理学的非効率性（physiological insufficiency）により、非効率的であり、結果として筋力評価において「弱く」評価され、姿勢制御タスクにおいてはより早く疲労する。一方、持続的に短縮した筋では、直列方向での筋節数が減少し、結合組織が増加する（図2.2では点線で示す）。筋節数の減少により、短縮した筋は通常と比べてより低い最大筋張力を発揮する。興味深いことに、短縮した筋の静止長は、筋力評価のポジションに一致することがある。正常な長さの筋に比べて、短縮した筋はより弱いにもかかわらず、筋力テストは

短縮した筋が最も効率的な長さで行われる。結果として、短縮した筋は、筋力テストにおいてしばしば良好な筋力を示す（Gossman et al 1982）。このことは、「筋力テストにおいて、短い筋は強く、長い筋は弱い」という臨床的な観察を説明している。

筋の構造も、筋が力を発揮する能力に影響する。多関節筋である大腿直筋やハムストリングスといった長いレバーアームを持つ筋は、大きな可動域を通して収縮することができ、コンセントリック収縮によって関節運動を生み出す上でバイオメカニクス的に有利である。これらの筋は主にモビリティの役割を持つ（訳注：「モビリティの役割」とは、生理学的関節運動を生み出す役割のこと）。これらの多関節モビライザーは、エキセントリックに伸長しているときに、過剰な動作を防いだり制御するうえであまり効率的ではない。肩甲下筋や腸骨筋といった短いレバーアームを持つ、より小さな単関節筋は、コンセントリック収縮によって力強い動きや、高スピードの運動を生み出すには、バイオメカニクス的に効率的ではない。しかしながら、これらの筋は、エキセントリックに伸長することで過剰な動きを制御したり、モメンタムを減速するにはより効率的である。したがって、組織を過度な伸長による損傷（overstrain）から保護するうえでより有効で

ある。これらの筋は、主にスタビリティの役割を持つ（訳注：「スタビリティの役割」とは、関節運動を制御する役割のこと）。

レバーアームが非常に短く、収縮時の長さの変化がほとんどない筋は、セグメント間のずれを制御するより大きな能力を持っている。例としては、腰部多裂筋の単関節筋線維である。

筋の役割の機能的分類

ローカルとグローバル筋システム、そして、スタビライザーとモビライザー筋という概念は、筋の機能を分類するうえで有用なフレームワークを提供する。しかしながら、それらを単独で用いても臨床的に不十分である。これら2つの概念を統合することで、臨床的に有用な筋の機能的役割の分類モデルが開発された（Comerford & Mottram 2001）。

表2.3は、この分類を、機能、特徴、機能障害の面からまとめている。

姿勢調整は先行して（anticipatory）かつ継続的に行われ、すべての筋は平衡への変位や撹乱（perturbations）へ対処するための先行的なタイミングを持つ。すべての筋は、低閾値、高閾値動員タスク両方において、反射のフィードバック反応を提供し、適切なときに先行性のフィードフォワード動員を示す。しかし、ローカルスタビリティの役割を持つ筋だけが、負荷や変位の方向に影響されず先行的なタイミングを示す。大きな関節運動に関連した役割のために動員される筋は、先行性フィードフォワード反応において、方向に特異的である（Hodges & Richardson 1997; Hodges 2001; Hodges & Moseley 2003）。図2.3に、腰椎における異なる筋の役割の解剖学的相互関係の例を示す。

筋の特徴づけ

すべての筋は、あらゆる基本的な機能を果たすことができるが、ある筋は、何らかの役割を果たす際に、他の筋よりも、最適な機能を達成するうえで、理想的に適している。筋の理想的な役割の分析には、表2.4に示された特徴の相互関係を考慮すべきである。

この筋機能と筋動員の再考察と分析のモデルにより、機能的活動における筋の役割の理解を深めることができる。

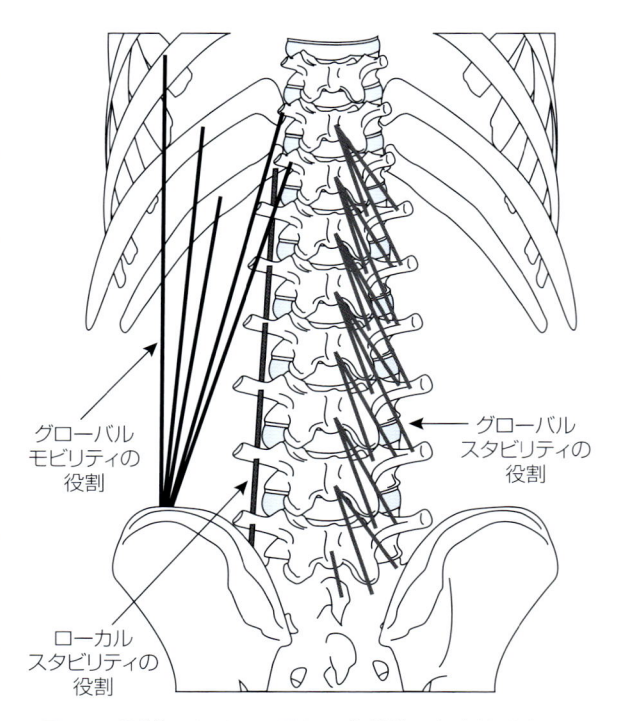

図2.3　腰椎における、異なる筋機能の解剖学的相互関係

筋の、解剖学および組織学；バイオメカニクス的ポテンシャル；動員の生理学；そして、痛みや病態と関係する一貫した変化（表2.4を参照）の相互関係を分析することで、これまでいくつかの筋に割り当てられた、単純化されすぎた役割について、われわれはより批判的になることができる。

もし、これら4つの観点からの役割の分析が、一貫した結論を支持するのであれば、われわれはかなりの自信を持って、ある特定の筋の主な機能あるいは役割が理解されたと言える。このような一貫した支持を得ている筋は、セラピストが日常対処している、腹横筋、外腹斜筋、腹直筋、ハムストリングスなど、限られた数の筋のみである。

もし、これら4つ観点からの役割の分析が矛盾しているのであれば、その筋機能に対する混同や誤解、誤った解釈があるだろう。この明らかな矛盾には、理由がいくつか考えられる。

1. 筋のバイオメカニクスと神経生理の間の矛盾について、説明の必要がある。たとえば、広背筋と対側の殿筋群（よく背部仙腸スリング（posterior sacroiliac

表2.3　筋の機能的役割分類、その機能、特徴、機能障害

ローカルスタビリティ筋の役割・ストラテジー	グローバルスタビリティ筋の役割・ストラテジー	グローバルモビリティ筋の役割・ストラテジー
機能と特徴 • 筋のスティフネスを高め、セグメント間運動・並進運動を制御する • ニュートラルな関節位置を制御する • 収縮＝筋長の変化は微小もしくはない ∴（結論）関節運動を生み出さない • 活動はほとんどの場合、運動によるストレスに対し筋のスティフネス（stiffness）による保護を提供するために、予測されている変位や運動に先行する（anticipatory）（もしくは同時に起こる） • 筋にすでに負荷がかかっている場合、動員は先行性ではない • ±筋活動は運動方向に影響されない • ±動作を通じて継続的な活動 • 固有感覚の入力：関節位置、可動域、運動速度について	**機能と特徴** • 関節運動制御のために力を発揮する • 収縮＝エキセントリックの筋長の変化。 ∴可動域を通じての制御 • 機能的な能力は：i）内側域全体を通じて収縮・短縮する；ii）アイソメトリックに姿勢・位置を維持；iii）エキセントリックに重力方向への動きを制御、そして、外側域において過剰可動性がある場合の制御 • 低負荷・低い力のモメンタムの減速（とくに軸平面において：回旋） • 非継続的活動 • 筋活動は運動方向に影響される ∴拮抗作用のある筋に大きく影響される • 運動の荷重やスピードの局面において、高閾値動員される	**機能と特徴** • 関節運動を生み出すためのトルクを発揮する • 収縮＝コンセントリック筋長の変化 ∴コンセントリックの運動を生み出す（伸張性の制御ではなく） • コンセントリックな運動の加速（とくに矢状面で：屈曲・伸展） • 高い負荷のショック吸収 • 筋活動は運動方向に大きく影響される • 断続的な筋活動（オン・オフがはっきりした活動—多くの場合、短い突発的な活動により運動セグメントを加速し、その後モメンタムが動作を継続する）
機能障害 • タイミングの遅れや不十分な動員に関連する運動制御不足 • 痛みや病態によって抑制される • 筋のスティフネスの低下と不十分なセグメント運動の制御 • 関節ニュートラル位置の制御欠損	**機能障害** • 筋が以下の能力を失う：i）内側域全体を通じて収縮・短縮する；ii）アイソメトリックに姿勢・位置を維持；iii）エキセントリックに動きを制御 • 非効率的な低閾値での持続的（tonic）動員 • 不十分な回旋運動の分離 • 過剰可動性の場合——不十分な過剰可動域の制御 • 優位な拮抗筋により抑制される • 動員パターンの異常と高閾値動員での制御されていない動作 • 高閾値動員での筋力低下	**機能障害** • 筋筋膜伸張性の欠損——生理学的運動もしくは副運動を制限する（これは必ずどこかで代償される） • 低閾値、低負荷動員での過剰活動 • 痛みや病態にスパズムで反応する • 高閾値動員評価において、制御されていない矢状面における動作を示す

表2.4　筋の役割を再考察するための筋機能の特徴

機能	機能障害
1. 解剖学的位置と構造 2. バイオメカニクス的ポテンシャル 3. 神経生理学	4. 痛みや病態が存在する際の一貫した特徴の変化

sling）と呼ばれる）を共収縮させるトレーニングにより仙腸関節を安定させる、ということが複数の著者により提案されている（Vleeming et al 2007）。このトレーニングは、ランニングや投動作といった、高負荷あるいは高スピードの活動に伴う仙腸関節の痛みを管理する上で適しているかもしれない。なぜなら、これら2つの筋はこういった活動時に自動的に動員されるためである。しかしながら、非疲労性の活動（例：通常の歩行）や、姿勢制御の活動（静止状態で立つこと）に関連して仙腸関節の痛みが現

れる患者においては、このトレーニングは有益ではないだろう。筋力トレーニングにおいて使われる筋が、すべての機能的活動において使われるとよく仮定されている。しかし、これらの低負荷の活動において、広背筋の自動的活性化は最小限であり、この仮定は適当ではない。

　他の測定上の矛盾の例としては、大腰筋が股関節屈筋であるという仮定により生じるものである。バイオメカニクス的なモデリング（Biomechanical modelling）において、大腰筋は腰椎上部から大腿骨へ向かって真っ直ぐな作用線を持つ紡錘状筋であるとよく想定される。しかし、事実ではない。大腰筋は線維が斜めに走行する羽状筋である。この羽状線維のより詳細な力学的評価（Gibbons 2007）によると、収縮による筋短縮の長さは最大で約2.25cmである。これは股関節の屈曲動作を生み出すには不十分である。大腰筋の背部筋膜は骨盤の前縁（anterior rim of the pelvis）に付着している（Gibbons 2007）。この付着により、骨盤の後傾を生み出すだろう。骨盤の後傾は股関節屈曲と共に起こり、興味深いことに、骨盤の後傾における、骨盤の大腰筋付着部の運動は、予測された大腰筋の短縮の長さと完全に一致する。

2. 僧帽筋上部、僧帽筋下部、大腰筋、（大腿四頭筋の）内側広筋の例に見られるように、研究における測定技術の解釈に誤りがあるかもしれない。僧帽筋上部は、肩甲骨を挙上するタスク中に筋電図で高い活動を示すため、肩甲骨を挙上するとされてきた。Johnsonら（1994）は、僧帽筋上部の収縮線維の90％が第6頸椎（C6）より下の項靱帯に付着し、水平方向に走行している（垂直な線維は主に筋膜や結合組織である）ことを明らかにした。彼らは、僧帽筋上部は肩甲骨を第6頸椎（C6）よりも上に挙上することはできないと述べている。筋電図が高い活動を示す理由は、鎖骨の回旋（肩を完全に挙上するのに必要）を補助しているか、腕に負荷がかかる活動において、頸椎を安定させるためであろうと示唆している。

　同様に、内側広筋は、膝の最終伸展域において高い筋電図活動を示す。Lieb & Perry（1968）は、膝伸展の最終の30°では、内側広筋はバイオメカニクス的に膝を伸展する能力はないということを示し

た。内側広筋の動員が高いことは、内側広筋が伸展の最終30°において、膝蓋骨のトラッキング中のアライメントを保つという役割を果たしているということで最もよく説明できる。

3. 筋は、1つの主な機能的な役割以外の役割を果たすためにもデザインされている。たとえば、Hodges（2003）は、1つの筋が3つの機能的な役割を持っていることを示唆している。すなわち、

（i）セグメント間の動きの制御

（ii）姿勢とアライメントの制御

（iii）動作を生み出すこと、また動作の制御

である。

　いくつかの筋は、効果的にこれら3つすべての機能的役割を果たすことができる。大殿筋は、これら3つの機能的役割のすべてをマルチタスクでこなす筋の一例である（Gibbons 2007）。大殿筋には、腸骨の下後方縁（inferior lateral corner of the sacrum）から坐骨の下前腸骨棘（posterior inferior ischial spine）へと走行する仙骨部の深部線維（deep sacral fibres）がある。これらの筋線維は、ローカルスタビリティの役割をもち、仙腸関節の並進運動の制御機能を持つと考えられている。また大殿筋には、腸骨内側面（medial aspect of the ileum）から大腿骨頸部の大転子（gluteal trochanter on the femoral neck）へと走行する筋線維もある。これら深部の筋は、股関節におけるグローバルスタビリティの役割を果たす単関節の部分を構成している。大殿筋の最も表層の線維は、腸骨稜から起こり、大腿筋膜の後面に付着し、最終的に膝の下の大腿骨外側顆に停止する。この大殿筋の多関節の部分は、グローバルモビライザーの役割を持ち、股関節や膝関節の動きを生み出す。

　前鋸筋、大内転筋、肩甲下筋など、セラピストが日常扱う多くの筋の主な機能や役割を完全に理解するための、これら4つすべての特徴（表2.4を参照）に関する情報は、現時点では不十分である。

筋機能：主な役割

　筋の主な役割を特定するのは、必ずしも単純ではな

い。単一で非常に特異的な機能を持つ筋（単一タスク・特異的な筋）がある一方で、他の筋は、より多機能で、1つ以上の役割を果たすようである（マルチタスク筋）。

単一タスクに特化した筋

単一タスクに特化した筋は、ローカルスタビライザーの役割（例：腹横筋、内側広筋）、グローバルスタビライザーの役割（例：外腹斜筋）、あるいはグローバルモビライザーの役割（例：腹直筋、ハムストリングス、腰腸肋筋）というように、1つの特定のタスクに特化した役割を持っている。

- 病態や痛みがあると、特定の主な役割と関連した非常に特異的な機能障害が生じる。これらの機能障害は一貫しており、予測可能である。
- この機能障害の対処として、非常に特異的な再トレーニング、あるいは修正のためのエクササイズが提唱されている（Hodges & Richardson 1996, 1997; Hodges & Richardson 1999; Jull 2000; O'Sullivan 2000, Hides et al 1996, 2001）。この特異的トレーニングあるいは修正のためのエクササイズは、一般的に非機能的（non-functional）であり、機能障害の非常に特定の要素を修正するようにデザインされている（訳注：「非機能的」とは、トレーニング方法やエクササイズが、通常の生活で一般的に行われる機能的な運動ではないことを指す）。この特異的な再トレーニングあるいは修正は、通常の機能的活動に統合するかどうかはわからない。現時点では、通常の機能への自動的な統合を予測したり、臨床的に測定する方法はない。多くの患者において、この統合は促進されるべきである。

マルチタスク筋

他の筋は、特異性が低く、機能障害を示すことなくさまざまな役割を担っているようである。これらの筋は、1つの役割以上をこなすポテンシャルがあり、マルチタスク（multitasking）機能を持っていると考えられる。つまり、筋がローカルとグローバルの両方の役割を持っているということを支持する十分なエビデンスがあり、あるいは筋がスタビリティとモビリティの両方の役割を担っていることを支持すると考えられるエビデンスがあるということである（例：大殿筋、棘下筋、骨盤底筋）。これらの筋は、正常な機能にお

いて必要に応じ、ローカルスタビライザー、グローバルスタビライザー、グローバルモビライザーの役割を担うことができると考えられる。

- 病態や痛みがあると、さまざまな機能障害が発生する。これらの機能障害は、マルチタスクの役割のうちいずれか、あるいはすべての役割と関連するものとして現れる。また、それら機能障害は個人の統合されたスタビリティシステムの「弱いリンク（weak links）」と関連している。これらの筋は複数の機能的役割を担っているため、異なる機能障害が痛みとともに発生するだろう。したがって、これらの筋における機能不全は予測不能であり、臨床推論の過程において、より詳細な評価が必要となる。
- 治療と再トレーニングは、存在する特定の機能障害に対処するべきで、一般的に多因子的であり、「正常な」機能への統合を重視すべきである。

セラピストは、筋の生理学的あるいはミクロな役割を、筋のマクロな機能と役割という見地から考察すると同時に、単一機能、あるいは多機能の役割における筋の動員のポテンシャルに関して考慮すべきである。

筋動員

運動単位

一個の運動単位は、運動ニューロンと、その神経支配を受ける筋線維によって構成される。単一の運動単位に支配される筋線維は、すべて同じ線維タイプである。すべての骨格筋の筋線維の力学的・代謝的特性は同一ではない。ヒトの筋はすべて、異なる種類の運動単位が混じり合って構成されている。それぞれの筋の最大収縮スピード、筋力、疲労しやすさは、線維タイプの比率によって決まる（Widmaier et al 2007）。

ほとんどの筋は、主に2種類の運動単位によって構成される（図2.4）。これらは、遅く、低閾値（いきち）の運動単位（SMU：slow low threshold motor units）と、速く、高閾値の運動単位（FMU：fast high threshold motor units）である。これら以外の運動単位も特定されているが、リハビリテーション目的においては、この基礎的な分類が有用である（Lieber

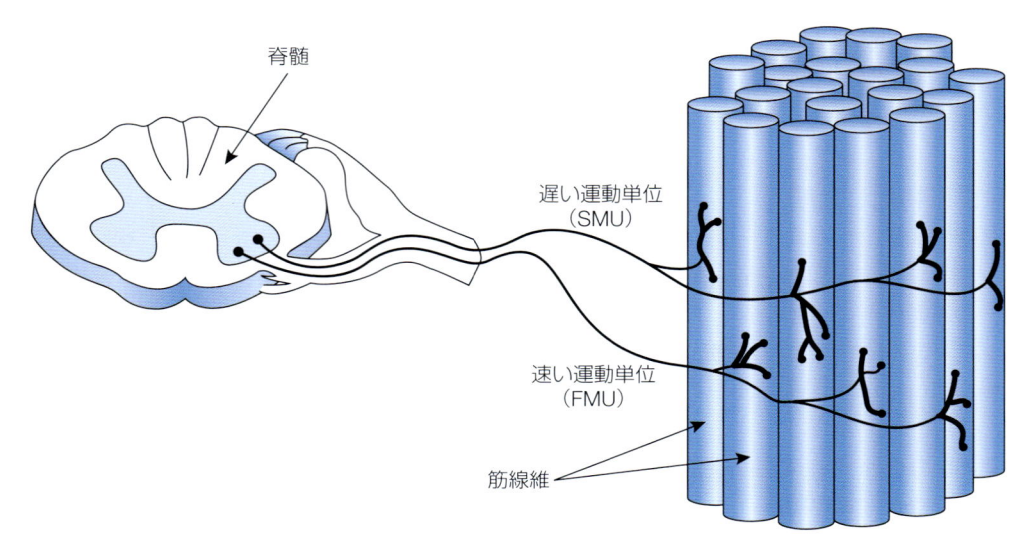

図2.4 遅い運動単位（SMU）と速い運動単位（FMU）（Movement Performance Solutionsより許諾）

表2.5 遅い運動単位と早い運動単位の特徴についてのまとめ		
機能	遅い運動単位	速い運動単位
収縮の速度	遅い	速い
収縮力	低い	高い
動員の優位性	主に最大随意筋力（MVC）の低い（＜25%MVC）域で動員される	最大随意筋力（MVC）の高い（＞40+% MVC）域で、徐々に動員される、または速い動作を行う企図において動員される
動員の閾値	低閾値（敏感）─簡単に活性する	高閾値（鈍感）─高い刺激を要する
疲労耐性	疲労しにくい	疲労が早い
役割	通常の非疲労性の機能的活動の制御や無負荷の姿勢制御タスク	速い、または加速する動作や高い負荷の動作

2009）。

　遅い運動単位（SMU：Slow Motor Unit）は、収縮のスピードが遅く、収縮力は小さく、筋疲労耐性が高い（疲労しにくい）。遅い運動単位は、非常に低閾値で活性化し、主に、非疲労性の姿勢維持タスクや、非疲労性の機能的動作といった活動において動員される。速い運動単位（FMU：Fast Motor Unit）は、動員される際（たとえば速い動作や負荷のかかった活動において）に疲労するのが早い。速い運動単位は、非常に高閾値で活性化し、非疲労性の機能においては、遅い運動単位ほど動員されない。速い運動単位（FMU）は、疲労性の機能的活動において負荷の上昇に伴い、あるいは中枢神経系が速い動作をしようと企図したと

き（Monster 1978）に、非常に優位に動員される。

低閾値 vs. 高閾値の動員

　表2.6に、遅い運動単位と速い運動単位の動員パターンそれぞれを優位に刺激する機能的活動をまとめている。筋動員は高位の中枢神経系（CNS）により調節されており、求心性固有感覚システムからの多大な影響と、恐れや痛みのような行動的・心理的背景因子の影響を受ける。しかし、筋肥大は筋への負荷に対する末梢における構造的適応、同時に中枢神経系の適応であり、過負荷トレーニングの結果である（Widmaier

表2.6　遅い運動単位と速い運動単位の動員パターンを優位に刺激する機能的活動

遅い運動単位（SMU）の低閾値（持続的：Tonic）動員（低負荷・低筋張力・遅いスピードに関係する）	速い運動単位（FMU）の高閾値（断続的：Phasic）動員（高負荷・高筋張力・速いスピードに関係する）
• アライメントと姿勢調整 • 非疲労性の姿勢制御 • 日常の快適なスピードでの無負荷の非疲労性の四肢や体幹の動き	• 疲労性の高筋張力もしくは高負荷 • ブレーシングによる共収縮 • 速い、もしくは加速運動を開始する

et al 2007）。

　Hodges（2003）は、関節運動と筋張力ポテンシャルを司るグローバル筋の高閾値における強化と、より深部の（筋張力において効率的ではない）ローカル筋の低閾値における運動制御トレーニングは、2つの明確に異なる過程であり、どちらも競技スポーツのような高いレベルの活動をするには不可欠であるとしている。このアナロジー（たとえ）の一つとして、筋骨格系をコンピューターにたとえることができる。

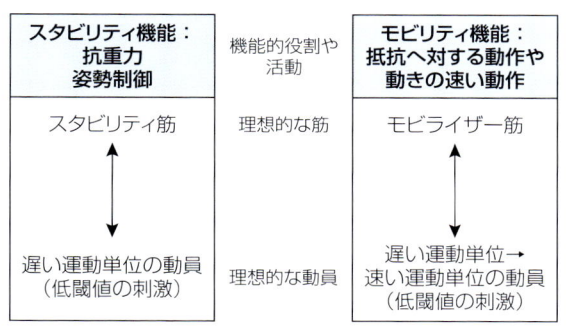

図2.5　スタビリティとモビリティ機能における筋のバイオメカニクス的そして生理学的特徴の関係

- スピードの速い、あるいは負荷の高いストレングストレーニングは、筋の構造を変化（筋肥大）する。これはコンピューターのハードウェアをアップグレードすることにたとえられる。これによって、コンピュータはより速く動作するようになり、より複雑なプログラムを実行することができるようになる。ハードウェアのアップグレードには、特異的な認知的（cognitive）再トレーニングが必要ない――同じソフトウェアが使われているが、より効率的に使われる。
- 低閾値における運動制御トレーニングは、末梢の筋構造を大きく変化させることはない。しかし、その代わりに、筋の協調性を洗練するために中枢神経系による筋動員が改善され、動作の効率が向上する。これは、コンピューターがそのタスクをより効率的に行い、現存のハードウェアを最大限に活用するために、ソフトウェアをアップグレードすることにたとえられる。しかし、ソフトウェアのアップグレードには、オペレータの認知的なトレーニングと習熟が必要である。
- このたとえにおいて、痛みはコンピュータウィルスに最もよくたとえられる。ウイルス（痛み）は主にソフトウェアに影響を及ぼし、コンピュータの動作を遅くしたり、より頻繁にクラッシュ（機能停止）させる原因となる。ヒトの身体において、痛みは筋構造への直接の影響よりも、動作の運動制御においてより一貫した影響を及ぼす。

重力あるいは姿勢維持機能を行い、スタビライザーの特徴を持つ単関節筋は、より大きな遅い運動単位の動員を示す（図2.5）。遅い運動単位は、低閾値の刺激に敏感で、姿勢のスウェーや身体の姿勢の維持、無負荷の四肢や体幹の通常の機能的動作といった、負荷が低い状況において効率よく反応するべきである。

　同様に、速く、繰り返される動作やパワーの機能において、モビライザーの特徴を持つ筋は、より大きな速い運動単位の動員を示す（遅い運動単位も同時に動員されている）。速い運動単位は、感度が低く、動員の閾値が高く、加速的な動作や素早い動き、重心の大きな、あるいは突然の移動、筋張力が高い、あるいは負荷が大きい、そして最大随意収縮といった、大きな負荷に反応しより効率よく活性化する。

スタビライザーとモビライザーの役割における動員の機能的示唆

スタビライザーの役割と遅い運動単位の動員

- ダイナミックな姿勢制御と通常の低負荷の機能的動作は、主に遅い運動単位（持続的な；Tonic）動員の機能である。

- 機能的には、遅い運動単位の効率的な動員により、姿勢制御および抗重力とスタビリティ機能が最適化される。
- 通常の姿勢制御と、無負荷の四肢と体幹の機能的動作においては、スタビリティの役割を司る、深層にありセグメントごとに付着する筋の効率的な動員が理想的に行われるべきである。

モビライザーの役割と速い運動単位の動員

- 機能的には、速い運動単位の効率的な動員により、素早い、また加速する動作や、強い力またはパワーを発揮することが最適化される。
- 負荷の高い活動、あるいはストレングストレーニング（持久的あるいはパワーの過負荷トレーニング）は、遅い（持続的な：Tonic）運動単位と速い（断続的な：Phasic）運動単位両方の機能である。
- 負荷が高い、あるいはスピードの速い活動においては、通常、高い負荷、大きな関節運動、速いスピードの運動においてバイオメカニクス的に有利である、より表層にある多関節筋が優位に動員される。

筋のスティフネス

　筋紡錘は、感覚受容器、運動器、両方の役割を持ち、筋肉の長さと張力両方の変化に敏感である（図2.6）。筋紡錘からの情報は、固有感覚に貢献する。これにより、中枢神経系は、関節の姿勢（位置や角度）、関節がどの程度動いているか、どのくらいの速さで動いているか、どのくらいの力が使われているかを把握することができ、ある特定の活動を行うための努力感（sensation of effort）に関係している。筋紡錘は、運動制御のための固有感覚と求心性フィードバックにおいて主な役割を果たすと同時に、筋のスティフネス（Stiffness）の調節と制御、つまりセグメント間のスタビリティ（segmental stability）にも貢献する。

　臨床における「スティフネス（Stiffness）、すなわち硬さ」という言葉の解釈は、よくネガティブなものとして捉えられる。臨床において、「スティフネス、すなわち硬さ」は、可動域あるいは機能が失われることを意味する。一方で、バイオメカニクス的な意味での「スティフネス」は、通常、力や支持をもたらす機能

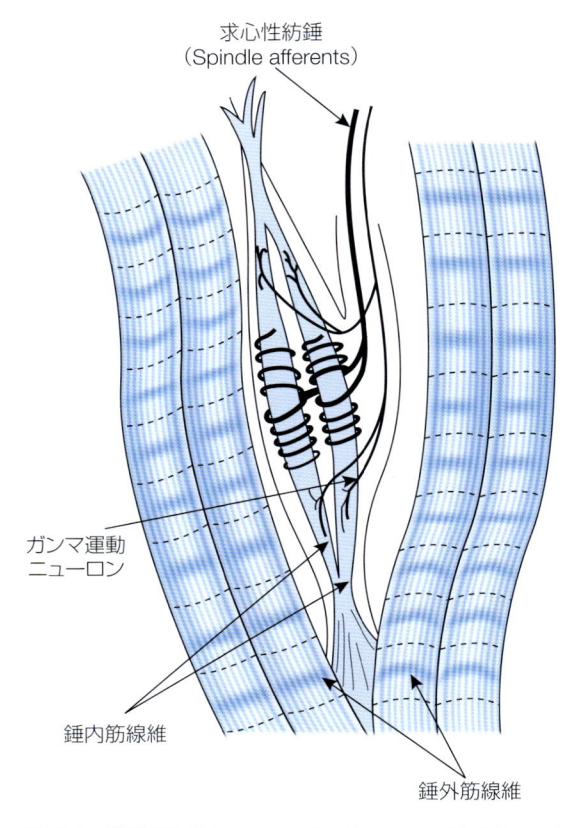

図2.6　筋紡錘（Movement Performance Solutions より許諾）

を意味する。単純であるが、適切なバイオメカニクス的なスティフネスの説明は、変位を起こそうとする力に対抗しうる受動的あるいは自動的な張力である。

　筋のスティフネス（Stiffness）（例：力の変化と長さの変化の比率）は、2つの構成要素から構成される。すなわち、内因性の筋のスティフネスと、反射により媒介される筋のスティフネスである（Johansson et al 1991）。

1. 内因性の筋のスティフネスは、筋の粘弾性と、存在するアクチン‐ミオシンクロスブリッジによって決まり、筋肥大あるいはストレングストレーニングに影響される。筋のサイズが増加する筋肥大により、筋線維が並列で増加し、同時に筋の結合組織も増加し、結果として、変位に対する抵抗力と、制御されていない動作（UCM）に対抗するメカニズムを提供する筋のスティフネスが増加する。しかし、このメカ

ニズムの大部分は受動的であり、動きの変化に対してダイナミックな反応を提供しない。

2. 反射により媒介されるスティフネスは、アルファ運動ニューロンプールの興奮性によって決定づけられる、つまりそれは、筋紡錘の求心性入力によって促進される下行性の命令と反射によって決まる（再び図2.6を参照）。このメカニズムは、ダイナミックであり、姿勢の変位に対してダイナミックに反応するために、筋の反射的な自動活性化が行われる。たとえば、座位または立位において、体幹が前傾する際、背部の傍脊柱スタビライザー筋（多裂筋）は、姿勢への負荷への対応として、その活動を上方制御する（up-regulate）。前傾による体幹の位置は腰椎に屈曲の負荷をかける力を生み出す。したがって、脊柱の自然なアライメントを維持するために、背面にある多裂筋といった筋によって抵抗されなければならない。同様に、体幹が直立の位置に戻ったとき（骨盤の上に垂直に並ぶ）、腰椎における屈曲の負荷は減少し、背部の筋はその活動を下方制御する（down-regulate）。なぜなら、屈曲の負荷に対して抵抗したり、脊柱を安定させるために強く働く必要がなくなるからである。

低閾値の動員とタイミング

　動作や姿勢の変位への反応としての自動的な反射性活性化のタイミングは、筋動員の閾値（あるいは感度）の影響を受ける。たとえば、通常の歩行動作での前方へ体重移動中、後脚側の多裂筋は、荷重への反応として活性化する。体重の前方移動（後脚の抜重と前脚の荷重）に伴い、後脚側の骨盤が側方傾斜しないように支持されなければならない。後脚側の多裂筋と側方の体幹筋が骨盤を安定させる役割を果たし、脚がスイングするのを助ける。セラピストや患者は、前方への体重移動中の後脚側の多裂筋の活動を触診することができる。後脚が全体重を支持している状態で多裂筋を触診すると、筋に負荷がかかっておらず、弛緩している。前脚への体重移動中（図2.7）、歩行動作のスイング期に後脚を持ち上げる準備において、骨盤が傾くのを防ぐために、後脚側の多裂筋は自動的に活性化する。

　多裂筋の活性化のタイミングは、常に一定ではない。体重移動の早期に自動的活性化を示す人もいれば、活性化が遅い人もいる。理想的には、後脚側の多裂筋の

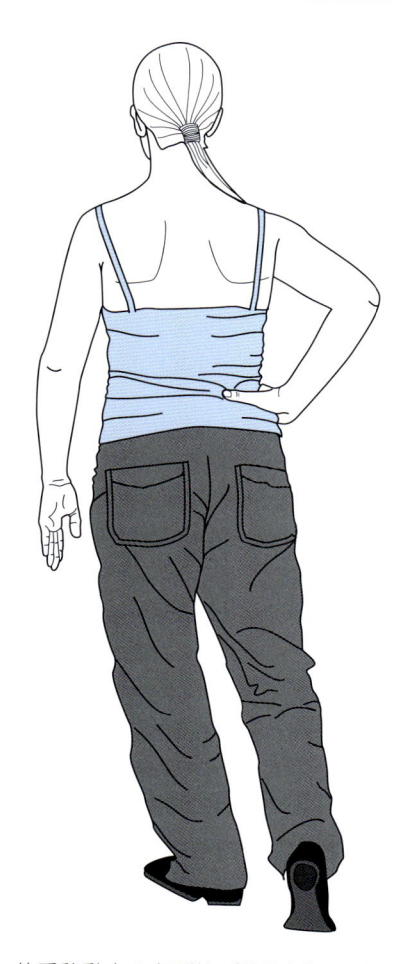

図2.7　体重移動中の多裂筋（後脚側）の触診

活性化は、体重移動の開始に伴って起こるべきであり、体重が後脚側の踵から、同側の中足骨頭へ移動するときに活性化するのを触診することができる。もし、多裂筋が十分な低閾値での動員ができるのであれば、前足へ大きな体重が移動する前に活性化するべきである。もし、多裂筋の効率的な低閾値での動員が抑制されていると、体重が前足へ移動して後足の荷重がなくなるまで多裂筋の活性化は触診されない。この自動的な動員の遅れは、低閾値での活性化の異常を示す。腰痛の病歴のない人と比較した場合、腰痛や骨盤帯の痛みの病歴がある患者において、前方への体重移動の際、多裂筋の活性化の遅れは非常によくみられる。これは、筋力低下という問題ではない。なぜなら、この活性化の遅れは、ストレングス＆コンディショニングトレーニングのプログラムにより肥大した傍脊柱筋群を持

ち、腰痛を持つアスリートでよく見られるからである。この遅れは、低閾値の遅い運動単位の自動的活性化の閾値の変化と関係していると考えられる。

痛みと動員

筋動員は、痛みが存在することにより変化する。痛みは、速い運動単位の動員と比べて、遅い運動単位の動員に顕著な影響を及ぼす。痛みは、アスリートが精神的に「痛みを我慢」できる限り、アスリートがパワーやスピードを生み出す能力を著しく制限しないようである。9割に上るスポーツの世界記録が、慢性あるいは再発性の筋骨格系痛の問題を持つ選手により更新されていると、逸話的に推測されている。

痛みのない状態では、脳と中枢神経系（CNS）は、機能的なタスクを行ったり、動作の制御、平衡、関節の安定性を維持するために、さまざまな運動制御ストラテジーを利用できるということが、研究（Hodges & Moseley 2003; Moseley & Hodges 2005）で示されている。しかしながら、痛みのある状態では、中枢神経系にとって利用できる選択肢が制限されてしまうようである。これら異常な（あるいは制限された）運動制御のストラテジーは、一般的に、深部のセグメント間の筋よりも、多関節筋が過剰に動員されるという、一貫した共収縮パターンとして現れる。

最近の筋骨格系痛に関する研究は、痛みの状態に関連した運動制御の変化に注目してきた。この研究は、慢性あるいは再発性の筋骨格系痛について、重要で新しい情報を提供してきた。多くのそれぞれ独立した研究グループが、共通した発見を報告している（Lee 2011; Jull 2000; Sahrmann 2002; Hodges 2003; Hodges & Moseley 2003; Richardson et al 2004; Falla et al 2004a, b; Sterling et al 2001, 2005; Dankaerts et al 2006; Moseley & Hodges 2006; O'Sullivan et al 2006; O'Leary et al 2001）。これらすべての研究者は、慢性痛あるいは再発痛があると、被験者は、通常、低負荷の機能的動作または姿勢維持を行うのに用いる共収縮動員のパターン、またはストラテジーを変えていることを、一貫して報告している。研究者らは、これらの被験者が、通常、高負荷の機能（例：持ち上げる、押す、引く、投げる、ジャンプす

る、走るなど）のために使われるはずである筋動員のストラテジーあるいはパターンを、通常の姿勢制御や低閾値の機能的活動において使用していることを明らかにしている。共通して観察されたことは、主に力とスピードの機能のためのモビリティの役割を持つ多関節筋が、非疲労性の通常の機能的動作と低閾値の姿勢制御タスクにおいて、不適切に優位になるというものである。同時に、非疲労性の機能や、姿勢制御において優位であるべき単関節筋の活動が下方制御を示し、痛みの病歴のない対照群と比べて活動が低下する。図2.8に、痛みのない状態と、慢性痛の存在する状態におけるスタビライザーとモビライザー共働筋の動員パターンの違いを図示している。

これら痛みと関連した単関節スタビライザーと多関節モビライザー共働筋の間のパターン、あるいは筋動員の閾値の変化は、無負荷、あるいは低閾値のテストでのみ実証される。痛みのない、あるいは痛みのある状態のどちらでも、高負荷下あるいは高閾値機能においてモビライザーが優位であること（スタビライザーの活動と比較して）は正常である。したがって、筋力あるいは持久力に基づくテストは、痛みと関連した動員閾値あるいは筋動員のパターンの変化があるかどうか、一貫して評価することができない。これらの異常なストラテジーあるいはパターンは、研究や臨床における文献において、「代替的ストラテジー（substitution strategies）」、「代償運動（compensatory movements）」、抑制され伸長されたスタビライザーと、短縮され過度に活性化したモビライザーとの間の「筋バランス不良（muscle imbalance）」、「不良動作（faulty movements）」「モビライザー共働筋の異常な優位性（abnormal dominance of the mobiliser synergists）」「共収縮硬直（co-contraction rigidity）」、「制御不全（control impairments）」と表現されてきた。臨床や学術文献において一貫しない用語が用いられてきたことが、この一貫した、ほぼ予測可能な痛みに起因する変化への統一的な認識の欠如をもたらしている。

動員不全：抑制と促通不良

抑制と促通不良（dysfacilitation）は、正常な筋動

無痛・正常・理想的

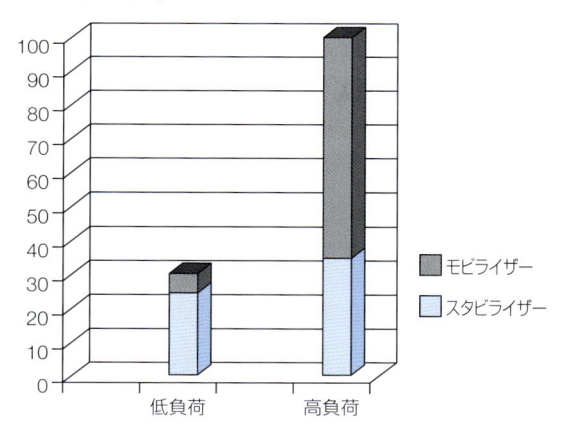

慢性筋骨格痛

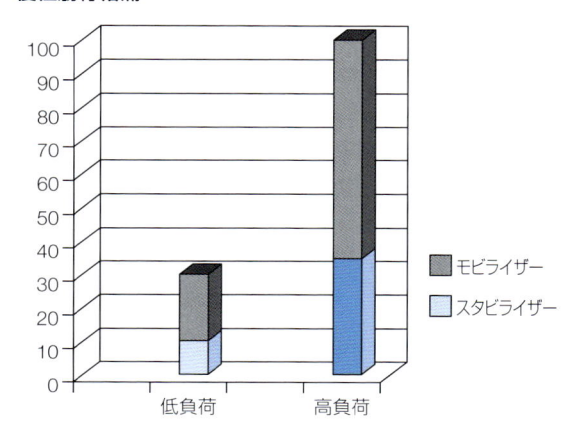

図2.8　慢性あるいは再発性の筋骨格系痛に関連した動員の違い

| 表2.7 | 制御されていない動きに関係する筋動員の変化 |

制御されていない動き（UCM）において、抑制と促通不良（dysfacilitation）は以下のように現れる
- 低閾値の刺激下における不十分な筋動員—非効率的な遅い運動単位（SMU）の動員
  - （ローカル、グローバル筋システム両方におけるエビデンス）
- 動員のタイミングの遅れ
  - （ローカル筋システムにおけるエビデンス）
- 動員順序の異常
  - （グローバル筋システムにおけるエビデンス）

抑制と促通不良（dysfacilitation）
≠「オフ」
≠「弱い」

機能障害の状態における異常なストラテジー

　臨床的に単関節スタビライザー筋は、動員の問題を示す。単関節スタビライザー筋の閾値が高まり、低負荷の刺激に対する反応が低くなり、負荷が大きくなったときに最もよく反応するようである（図2.9）。したがって、スタビリティ筋は、主に加速する動作や素早い動作、強い力、重心を大きく移動させるような高い負荷の活動において反応する。

　結果として、多関節モビライザー筋が、スタビリティの役割を代わりに果たすこととなる。多関節モビライザー筋の閾値が下がり、低い負荷の刺激により反応しやすくなるようである。したがって、モビライザー筋が姿勢のスウェー（sway）、姿勢の維持、無負荷の四肢の動きといった低負荷の活動に反応するようである（図2.10）。モビライザー筋における、閾値の低下と、遅い運動単位（SMU）のトニックな活動の増加は、観察されたモビライザー筋の姿勢制御における優位性に寄与している（O'Sullivan et al 1998; Jull 2000; Sahrmann 2002）。

努力感、求心性入力、動員

「努力感（Sensation of effort）」というコンセプト

員の異常な変化とされる（表2.7）。抑制とは、神経放電が、他の神経的な影響により、自動的に抑制される過程である。この過程は、正常な動作の一部ではあるが、ある状況下では異常となり得る。促通不良は、異常な運動制御ストラテジーが使われることに関連する。これら異常なストラテジーは、促通の閾値の変化と、非効率的な筋の活性パターンの一因となる。例1：痛みは、遅い運動単位（SMU）動員の自動的抑制を引き起こす。痛みがなくなり、抑制のメカニズムも取り除かれるかもしれないが、促通不良は存続する可能性がある。例2：痛みへの恐れ、あるいは動作への不安といった、行動的および心理学的要因も、動員や抑制に影響する可能性がある。

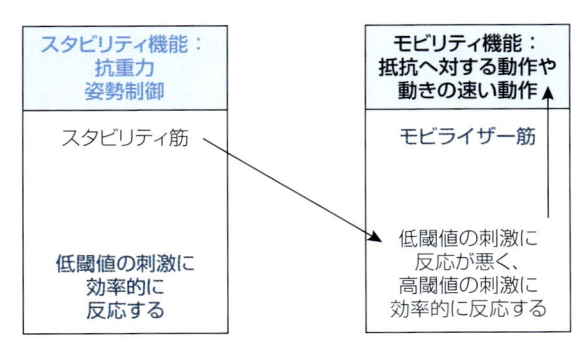

図2.9 スタビライザー筋の動員不全－下方制御、抑制と促通不良

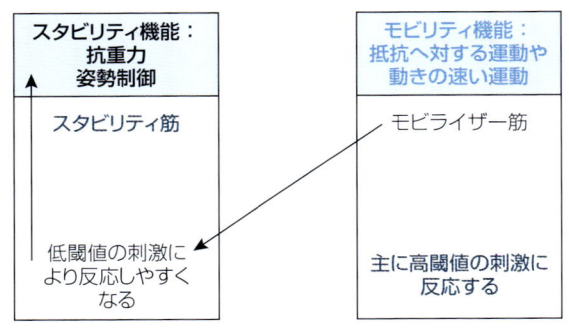

図2.10 モビライザー筋の動員不全―上方制御と過剰活動

は、動員機能における閾値の変化の臨床における評価に大きな関係があり、それに続く、エクササイズによる介入後の動員の再評価に大きな意味合いをもつ。努力感は、ある力を発揮するために必要とされる努力の判断、と定義されている（Enoka & Stuart 1992）。これは、中枢神経系の高次な中枢で処理され、末梢でタスクを行うのに必要な精神的課題に関連している。

持続的な随意的収縮における遅い運動単位（SMU）と速い運動単位（FMU）の動員の比率は、部分的に固有感覚活動の影響によって決まる（Grimby & Hannerz 1976）。実際に、主要な筋紡錘終末（とくにガンマ筋紡錘系ループ）からの固有感覚の情報は、持続的（tonic）または遅い運動単位動員の効率的な促通に必要不可欠である（Eccles et al 1957; Grimby & Hannerz 1976）。

Grimby & Hannerz（1976）は、固有感覚が低下している場合、遅い運動単位の効率的な活性に必要な、努力感が増加することを報告した。つまり、**低負荷の活動**において、被験者はSMUの持続的（tonic）な動

員を達成するために、さらに大きな努力をしなくてはならないと**感じる**のである（たとえ、すでに最大限の努力をしているように**感じている**としても）。

> 同じ筋を、高負荷あるいは大きな抵抗に対して（速い運動単位の動員が顕著な状況）収縮させるほうが、ずっと楽であると感じる。
> **低負荷の活動**あるいは**動作**を行う際に、最大もしくは高い努力感が必要な場合、遅い運動単位動員の非効率的な促通と、正常な筋紡錘の反応の機能不全があると最も考えられる。
> 同じ理由で、その同じ低負荷の活動あるいは動作を行うのに、少ない努力感しか必要ない（そして、楽に感じる）場合、よりよい遅い運動単位動員（SMU）の促通があると考えられる。
> この、必要な努力感の低下は、運動制御スタビリティ機能が改善していることを表すよい指標である。

低負荷タスクを行う際の高い努力感の原因は、以下によるものであろう：

- 動員の機能不全（一般的であり、複数の関与因子を伴う）、または
- 廃用性筋萎縮（disuse atrophy）と筋力低下（一般的ではないが、そうであれば、消耗（wasting）と機能低下（functional deficits）を伴う）

低閾値運動制御スタビリティトレーニングを行う際、スタビリティ筋の疲労や、異なる筋による代償を示さない限り、低負荷エクササイズを行う最中、患者が一所懸命行っている（最大限というほどまで）という感覚を「感じる」または経験することは、問題のないことである。低負荷エクササイズが楽であると感じるまでは、エクササイズを漸増させるのは適切ではない。

- 末梢性疲労は、中枢神経系が運動ニューロンプールへの神経放電を増加しているにもかかわらず、筋が末梢の要因（例：筋グリコーゲン、フォスファゲン、カルシウムの枯渇）が原因で、それ以上収縮力のレベルを維持できなくなるときに起こる。筋が燃料切れになるのである。これは、ストレングストレーニングによって最もよく改善される。
- 中枢性疲労は、中枢神経系が運動ニューロンプールを稼働させる過程における異常である。筋はより大きな力を発揮する能力（と燃料）を持っているが、中枢神経系によって提供される神経的刺激が不足し

ているのである。これは運動制御の問題である。

機能不全ループ

図2.11には、痛みと機能不全に伴う筋生理学における変化の相互関係を示している。痛みや炎症、腫脹は、固有感覚不全の一因となり、それが結果として、遅い運動単位動員効率の抑制や、低負荷テストにおける努力感の異常と関係することになる。この動員の抑制は、ローカルとグローバル筋両方のスタビリティ機能に影響を及ぼす。関節、あるいは筋筋膜の制限が、動作の代償運動パターンを引き起こす。痛みとその結果とし

ての筋スパズムや筋性防御（guarding）もまた、これらの機能不全的代償運動パターンの一因となる。効率的に制御されている代償運動は、筋骨格系痛の一因にはならないようである。しかし、UCM（セグメント間の制御されていない並進運動、または制御されていない関節運動）と筋骨格系痛や変性病態（degenerative pathology）の発生との間の関連を支持するエビデンスが十分にある。

この機能不全のループは、「悪循環」のように働き、筋骨格系痛の慢性化や潜行的再発が定着することの原因となる。

筋動員トレーニング

低閾値動員の優位性

低閾値運動制御トレーニングは、主に、正常あるいは理想的な動員の閾値やストラテジーの回復を目的とするものである。これは、前述したコンピューターのたとえ話でいえば、ソフトウェアのアップグレードに相当する。これは直接に機能を回復することに基づくものではない。機能の改善は、SMUの動員閾値と、より理想的な動員パターンの回復による間接的な結果である。低閾値運動制御トレーニング法は、通常、そのエクササイズを行っている間、活性化ストラテジー

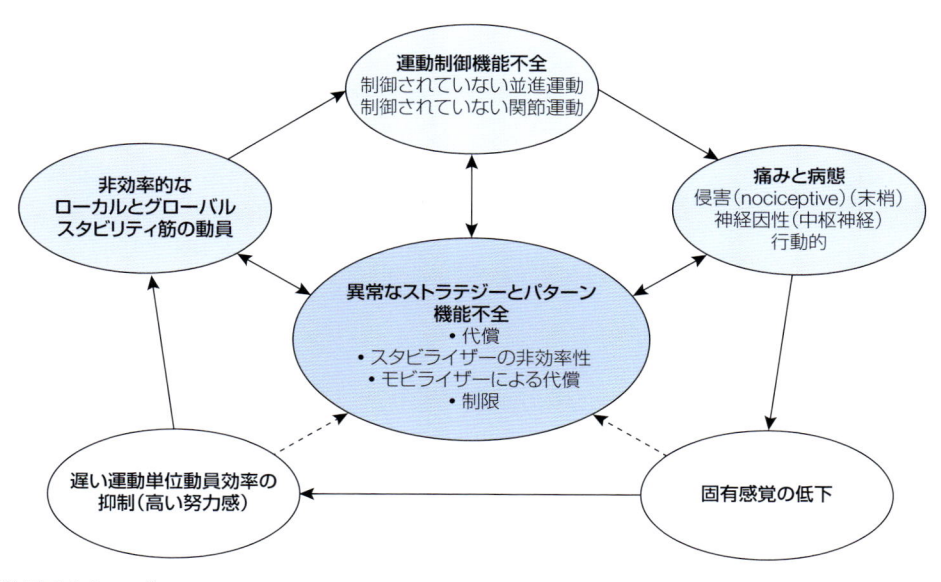

図2.11　機能不全ループ

がより「慣れたもの（familiar）」、「不自然（unnatural）」ではないものに感じ、エクササイズを行う努力感が少なくなる（楽に感じる）まで、非常に随意的で、特異な非機能的な運動スキルの練習を必要とする。低閾値運動制御動員スキルが確立したら、いくつかの方法で漸増することができる。

- 随意的な活性を維持している間、段階的に負荷による促通を取り除いたり、減らす。たとえば、多裂筋は、立位で体幹を前傾すると負荷による促通が増加する。負荷による促通は、座位において体幹が骨盤の上に位置するように後傾すると減少し、仰臥位で、最も負荷が軽減される。

- 随意的な活性を維持している間、低負荷（非疲労性）の撹乱（perturbation）を課す。この撹乱は、小さな範囲、軽い力、そして予測できない方向に行うべきである。たとえば、これはトレーニングしている随意的な活性を維持している間、不安定なもの（空気で膨らますバランスディスクや丸いバランスボードなど）の上に座ることで行える。

高閾値動員の優位性

高閾値のストレングストレーニングは、徐々に筋組織の構造（ハードウェア）に影響を及ぼす。筋組織に負荷がかかりストレスが加わると、筋組織はストレスに適応し、肥大し、力とパワーを発揮する能力を増す。この構造的な変化は、6〜8週間もしくはそれ以上というタイムフレームで起こる。

- ストレングストレーニングは、段階的に抵抗負荷を増加させたり、速い繰り返しの動作を用いたり、疲労する時点まで段階的に持久力を高めていくことによって漸増していく。

動員トレーニングのための臨床的ガイドライン

表2.8に、低閾値と高閾値動員再トレーニングの鍵となる違いを示してある。

低閾値動員優位の再トレーニング

患者が、エクササイズあるいはタスクをゆっくりと連続して4分以上疲れることなく、あるいは回復のた

表2.8　低閾値と高閾値動員ストラテジー、それぞれにおける鍵となる閾値の違い

鍵となる閾値の違い

低閾値動員	高閾値動員
(Slow) 遅い運動単位活動優位	(Fast) 速い運動単位活動優位
(Slow) 遅い / (Static) 静的	(Fast) 速い
そして	**もしくは**
持続的 (Sustained)	疲労性 (Fatiguing)
（非疲労性、低負荷）	（高負荷）

めの時間を必要とすることなく行うことができる場合、そのエクササイズまたはタスクの少なくとも最初の1〜2分は、低閾値動員優位で行われているであろう。

高閾値動員優位の再トレーニング

エクササイズもしくはタスクの負荷が疲労を起こすのに十分であり、継続して2分以上行うことができない場合、このエクササイズもしくはタスクは、高閾値動員優位で行われているであろう。エクササイズまたはタスクが速い速度で行われる場合、（たとえ負荷は低くても）高閾値動員優位で行われる。

これら2つの領域の間には、「白黒はっきりしない」エリアが存在し、トレーニングへの反応に大きな影響を及ぼす。

これらの生理学的および筋動員機能の側面が、評価の原則を確立するために用いられた過程の根底にある（第3章）。UCMの対処のための再トレーニングストラテジーのデザインと実行、そして低閾値運動制御トレーニングを機能的活動へと統合する、これらの知識の適用は第4章でさらに探求される。

参考文献

Bergmark, A., 1989. Stability of the lumbar spine. A study in mechanical engineering. Acta Orthopaedica Scandinavica 230 (60), 20–24.

Comerford, M.J., Mottram, S.L., 2001. Movement and stability dysfunction – contemporary developments. Manual Therapy 6, 15–26.

Dankaerts, W., O'Sullivan, P., Burnett, A., Straker, L., 2006. Altered patterns of superficial trunk muscle activation during sitting in nonspecific chronic low back pain patients: importance of subclassification. Spine (Philadelphia Pa 1976) 31 (17), 2017–2023.

Eccles, J.C., Eccles, R.M., Lundberg, A., 1957. The convergence of monosynaptic excitatory afferents onto many different species of alpha motorneurons. Journal of Physiology (London) 137, 22–50.

Enoka, R.M., Stuart, D.G., 1992. Neurobiology of muscle fatigue. Journal of Applied Physiology 72 (5), 1631–1648.

Falla, D., Jull, G., Hodges, P., 2004a. Patients with neck pain demonstrate reduced electromyographic activity of the deep cervical flexor muscles during performance of the craniocervical flexion test. Spine 29, 2108–2114.

Falla, D., Bilenkij, G., Jull, G., 2004b. Patients with chronic neck pain demonstrate altered patters of muscle activation during performance of a functional upper limb task. Spine 29, 1436–1440.

Gibbons, S., 2007. Clinical anatomy and function of psoas major and deep sacral gluteus maximus. In: Vleeming, A., Mooney, V., Stoeckart, R. (Eds.), Movement, stability and lumbopelvic pain. Elsevier, Edinburgh, ch. 6, p. 95.

Goff, B., 1972. The application of recent advances in neurophysiology to Miss R Rood's concept of neuromuscular facilitation. Physiotherapy 58 (2), 409–415.

Goldspink, G., Williams, P.E., 1992. Muscle fibre and connective tissue changes associated with use and disuse. In: Ada, L., Canning, C. (Eds.), Key issues in neurological physiotherapy. Butterworth Heinemann, Oxford.

Gossman, M.R., Sahrmann, S.A., Rose, S.J., 1982. Review of length-associated changes in muscle. Physical Therapy 62 (12), 1799–1808.

Grimby, L., Hannerz, J., 1976. Disturbances in voluntary recruitment order of low and high frequency motor units on blockades of proprioception afferent activity. Acta Physiologica Scandinavica 96, 207–216.

Hides, J.A., Richardson, C.A., Jull, G.A., 1996. Multifidus muscle recovery is not automatic after resolution of acute, first-episode low back pain. Spine 21 (23), 2763–2769.

Hides, J.A., Jull, G.A., Richardson, C.A., 2001. Long term effects of specific stabilizing exercises for first episode low back pain. Spine 26 (11), 243–248.

Hodges, P.W., 2001. Changes in motor planning of feedforward postural responses of the trunk muscles in low back pain. Experimental Brain Research 141, 261–266.

Hodges, P.W., 2003. Core stability exercise in chronic low back pain. Orthopedic Clinics of North America 34 (2), 245–254.

Hodges, P.W., Cholewicki, J., 2007. Functional control of the spine. In: Vleeming, A., Mooney, V., Stoeckart, R. (Eds.), Movement, stability and lumbopelvic pain. Elsevier, Edinburgh, ch. 33.

Hodges, P.W., Moseley, G.L., 2003. Pain and motor control of the lumbo-pelvic region: effect and possible mechanisms. Journal of Electromyography and Kinesiology 13 (4), 361–370.

Hodges, P.W., Richardson, C.A., 1996. Inefficient muscular stabilisation of the lumbar spine associated with low back pain: a motor control evaluation of transversus abdominis. Spine 21 (22), 2640–2650.

Hodges, P.W., Richardson, C.A., 1997. Feedforward contraction of transversus abdominis is not influenced by the direction of arm movement. Experimental Brain Research 114, 362–370.

Hodges, P.W., Richardson, C.A., 1999. Transversus abdominis and the superficial abdominal muscles are controlled independently in a postural task. Neuroscience Letters 265 (2), 91–94.

Horak, F.B., Esselman, P., Anderson, M.E., Lynch, M.K., 1984. The effects of movement velocity, mass displaced, and task certainty on associated postural adjustments made by normal and hemiplegic individuals. Journal of Neurology, Neurosurgery, and Psychiatry 47 (9), 1020–1028.

Janda, V., 1983. On the concept of postural muscles and posture in man. Australian Journal of Physiotherapy 29 (3), 83–84.

Janda, V., 1996. Evaluation of muscle imbalance. In: Liebenson, C. (Ed.), Rehabilitation of the spine. Williams and Wilkins, Baltimore.

Johansson, H., Sjolander, P., Sojka, P., 1991. Receptors in the knee joint ligaments and their role in the biomechanics of the joint. Critical Reviews in Biomedical Engineering 18 (5), 341–368.

Johnson, G., Bogduk, N., Nowitzke, A., House, D., 1994. Anatomy and actions of trapezius muscle. Clinical Biomechanics 9, 44–50.

Jull, G.A., 2000. Deep cervical flexor muscle dysfunction in whiplash. Journal of Musculoskeletal Pain 8 (1/2), 143–154.

Kendall, F.P., McCreary, E., Provance, P., Rodgers, M., Romanic, W., 2005. Muscles: testing and function with posture and pain. Lippincott Williams Wilkins, Baltimore.

Lee, D., 2011. The pelvic girdle: an integration of clinical expertise and research, 4th edn. Churchill Livingstone, Edinburgh.

Lieb, F., Perry, J., 1968. Quadriceps function – an anatomical and mechanical study using amputated limbs. Journal of Bone and Joint Surgery 50A (8), 1535–1548.

Lieber, R.L., 2009. Skeletal muscle structure, function and plasticity. Lippincott Williams and Wilkins, Baltimore.

McGill, S.M., 2007. The painful and unstable lumbar spine: a foundation and approach for restabilization. In: Vleeming, A., Mooney, V., Stoeckart, R. (Eds.), Movement, stability and lumbopelvic pain. Elsevier, Edinburgh, ch. 35.

Monster, A.W., Chan, H., O'Connor, D., 1978. Activity patterns of human skeletal muscles: relation to muscle fiber type composition. Science 200 (4339), 314–317.

Moseley, G.L., Hodges, P.W., 2005. Are the changes in postural control associated with low back pain caused by pain interference? Clinical Journal of Pain 21 (4), 323–329.

Moseley, G.L., Hodges, P.W., 2006. Reduced variability of postural strategy prevents normalization of motor changes induced by back pain: a risk factor for chronic trouble? Behavioral Neuroscience 120 (2), 474–476.

O'Leary, S., Falla, D., Jull, G., 2011. The relationship between superficial muscle activity during the cranio-cervical flexion test and clinical features in patients with chronic neck pain. Manual Therapy Mar 9 [Epub ahead of print]

O'Sullivan, P.B., 2000. Lumbar segmental 'instability': clinical presentation and specific stabilizing exercise management. Manual Therapy 5 (1), 2–12.

O'Sullivan, P.B., Twomey, L., Allison, G., Sinclair, J., Miller, K., Knox, J., 1997. Altered patterns of abdominal muscle activation in patients with chronic low back pain. Australian Journal of Physiotherapy 43 (2), 91–98.

O'Sullivan, P.B., Twomey, L., Allison, G.T., 1998. Altered abdominal muscle recruitment in patients with chronic back pain following a specific exercise intervention. Journal of Orthopaedic and Sports Physical Therapy.

Panjabi, M.M., 1992. The stabilising system of the spine. Part 1. Function, dysfunction adaption, and enhancement. Journal of Spinal Disorders 5, 383–389.

Reeves, N.P., Cholewicki, J., 2010. Expanding our view of the spine system. European Spine Journal DOI: 10.1007/s00586-009-1220-5.

Richardson, C., Jull, G., Hodges, P., Hides, J., 1998. Therapeutic exercise for spinal segmental stabilization in low back pain. Churchill Livingstone, Edinburgh, pp. 12.

Richardson, C., Hodges, P., Hides, J., 2004. Therapeutic exercise for lumbopelvic stabilization, 2nd edn. Churchill Livingstone, Edinburgh.

Sterling, M., Jull, G., Wright, A., 2001. The effect of musculoskeletal pain on motor activity and control. Journal of Pain 2 (3), 135–145.

Sterling, M., Jull, G., Vicenzino, B., Kenardy, J., Darnell, R., 2005. Physical and psychological factors predict outcome following whiplash injury. Pain 114 (1–2), 141–148.

Sahrmann, S.A., 2002. Diagnosis and treatment of movement impairments syndromes. Mosby, St Louis.

Vleeming, A., Mooney, V., Stoeckart, R., 2007. Movement, stability and lumbopelvic pain. Integration of research and therapy. Churchill Livingstone, Edinburgh.

Widmaier, E., Raff, H., Strang, K., 2007. Vander's human physiology: the mechanisms of body function. McGraw Hill, Boston.

制御されていない動きの評価と分類

Assessment and classification of uncontrolled movement

神経筋骨格系の障害のマネジメントにおいて、セラピストを支援する有効な分類方法の確立は、臨床において最優先事項であると考えられてきている（Fritz & Brennan 2007; Fritz et al 2007）。動作不良（movement faults）の特定と分類は、現代の神経筋系のリハビリテーションの実践において、急速に必要不可欠なツールとなっている（Comerford & Mottram 2001a; Sahrmann 2002; O'Sullivan 2005）。伝統的に、筋骨格系の問題の評価は、臨床的な病歴、ケガのメカニズム、評価手段に対する症状の反応に基づいている。症状は、自動的運動（Cyriax 1980; McKenzie & May 2003; Maitland et al 2005）、他動的運動（Kaltenborn 2003; Maitland et al 2005）、複合的動作（Edwards 1999）、もしくは、姿勢（McKenzie & May 2003）において評価される。個々の症状の反応の評価から離れ、運動機能障害とそれがどのように症状と関係しているか探る（Comerford & Mottram 2001a; Sahrmann 2002; Burnett et al 2004; Dankaerts et al 2006b; Comerford & Mottram 2011, Van Dillen et al 2009）、現代的な評価法を伴うメカニズムに基づくアプローチが提案されている（Schafer et al 2007）。

神経筋機能障害（neuromuscular dysfunction）は複雑であるため、セラピストたちは、臨床評価とマネジメントを支援する系統的フレームワークを探し続けてきた。焦点は、ある治療の効果があると考えられる、患者の症状の中のサブグループを特定する、臨床における予測ルール（clinical prediction rules, CPR）の確立である（Hicks et al 2005）。しかし、CPRが機能や機能障害と同様に、症状を変化させられるか、あるいはCPRが筋動員の変化に関係するかは、まだはっきりしていない。以下のセクションでは、神経筋骨格痛のマネジメントにおけるサブグループの分類に関連した論点について検証する。

神経筋骨格痛における サブグループの分類

非特異的な筋骨格系痛には、慢性痛あるいは再発痛の病歴と共に、痛みの症状への寄与因子として診断される複数の組織が存在する。顕著な痛みのメカニズムが存在することがしばしばであり（第1章）、特定可能な行動的適応の要素があるかどうかはわからない。もし力学的サブグループが、非特異的な神経筋骨格系の痛みとして知られる、大きなグループ内で特定されるのであれば、徒手療法や治療的エクササイズによる介入が、良好な結果を予測するうえでよりよい理論的根拠を持つ。

サブグループの分類とカテゴリ分けは、さまざまな分析システムに基づく。たとえば、

- **非特異的筋骨格系の痛み**：現れている症状の原因として、単一の解剖学的病態が原因として特定できない。動作に関連した機能障害の評価により、複数の組織に現れている症状を説明することができる。これらの動作に基づく機能障害には、制御されていない動き（UCM）の部位と方向の評価、ローカル筋スタビリティシステムの動員効率、筋のアンバランス、姿勢調節における動作による症状誘発と軽減のパターン、姿勢の診断、徒手的モビライゼーションに伴う症状軽減のパターンが含まれる。ボックス3.1に、これらサブグループを示す。

- **特異的な筋骨格系の痛み-病理解剖的な根源の見地からの分類**：現れている徴候と症状の原因である明

ボックス3.1　運動機能障害に関連する非特異的な機械的な痛みに基づくサブグループの分類

非特異的な筋骨格系痛のサブグループ

1. 制御されていない動きの部位と方向

(a) 制御されていない動きの部位と方向（Comerford & Mottram 2001a）

(b) 特定方向への運動の起こりやすさ（Direction susceptible to motion）（Sahrmann 2002）

(c) 制御機能障害と運動機能障害（Control impairments and movement impairments）（O'Sullivan 2005）

2. ローカル筋スタビリティシステムの動員効率

(a) フィードフォワードメカニズムの変化、たとえば
 （ⅰ）腹横筋、多裂筋、骨盤底筋群、横隔膜（Richardson et al 2004）
 （ⅱ）深部の頸部屈筋（Jull et al 2008）
 （ⅲ）僧帽筋上部（Wadsworth & Bullock-Saxton 1997）

(b) 動員効率の変化：
 （ⅰ）深部の頸部屈筋（Jull et al 2008）
 （ⅱ）腰骨筋、肩甲下筋、僧帽筋上部、僧帽筋下部、背部の頸部伸筋（Gibbons 2007; Comerford & Mottram 2010）
 （ⅲ）大殿筋深部仙骨線維（deep sacral fiber of gluteus maximus）（Gibbons 2007）
 （ⅳ）臨床におけるレーティングシステム（Comerford & Mottram 2011）

(c) 超音波映像による変化：
 （ⅰ）腹横筋（Richardson et al 2004）
 （ⅱ）多裂筋（Stokes et al 1992; Hides et al 2008）

（ⅲ）腰筋（Gibbons 2005; Comerford & Mottram 2011）

（ⅳ）骨盤底筋群（Peng et al 2007; Whittaker 2007）

3. 筋のバランス不良

(a) Sahrmann（相対的柔軟性）（Sahrmann 2002）

(b) キネティックコントロール（制限と代償）（Comerford & Mottram 2011）

(c) Janda（動員の順序）（Janda 1986）

4. 症状を誘発する動作パターンと姿勢の調節による症状の軽減

(a) McKenzie（derangement patterns）（McKenzie & May 2006）

(b) Jones ポジショナルリリース（ストレイン - カウンターストレイン）（Jones et al 1995）

5. 姿勢の診断（Positional diagnosis）

(a) オステオパシー的対処（マッスルエナジーテクニック、muscle energy technique）

6. 徒手的モビライゼーションに伴う症状軽減のパターン

(a) Mulligan（Nags, Snags, MWM）（Mulligan 2003）

(b) DonTigny（骨盤の機能障害）（DonTigny 1997）

(c) Cyriax（1980）、Maitland et al（2005）、Kaltenborn（2003）

(d) 徒手的モビライゼーションによる症状軽減のパターン（Fritz et al 2005）

確な病態が特定されている。たとえば、脊椎すべり症、椎間板ヘルニア、神経根圧迫、脊柱管狭窄症、骨挫傷、骨折、関節障害（半月板、関節唇損傷、軟骨損傷）、筋血腫、骨靭帯損傷（靭帯断裂）などである。

- **痛みのメカニズムによる分類：**とくに炎症・生化学的鋭敏化（biochemical sensitisation）、神経性の鋭敏化（neurogenic sensitisation）、行動的あるいは心因性の問題の要素を特定する（Watson & Kendall 2000; Butler & Moseley 2003; Sterling et al 2003, 2004; Waddell 2004）。

運動機能障害に基づく分類

　筋骨格系障害のための信頼性のある診断的テストがこれまで存在しなかったために、運動制御障害の分類は認知され、受け入れられてきている（Comerford & Mottram 2001a; Sahrmann 2002; Dankaerts et al 2006b; Mottram & Comerford 2008）。たとえば、介入をガイドするために動作不良のサブグループを特定することは、腰椎において適用されてきており、いくつかのテストの信頼性が確立されている（Luomajoki et al 2007; Trudelle-Jackson et al 2008）。Comerford & Mottram（2001a, 2011）は、異常な動作を観察することそれ自体は、痛みや機能障害に影響を及ぼすもっとも重大な要因とはならないだろうと強く主張した。過剰もしくは制限された可動域のいくつかは、正常な分布における単なるバリエーションであると議論されるかもしれない。痛みの症状がなく病歴のない人が、過剰もしくは過少とされる可動域を示すかもしれない。この「過剰」な可動域が、動作や姿勢タスクの間、自動的、随意的動員メカニズムにより、十分に制御されているということは可能である（Roussel et al 2009）。随意的に適切な運動制御ストラテジーを動員する能力は、制御されていない動き

があるかどうか、あるいは異常な動作が単に正規分布曲線における極端な悪い習慣かどうかを判断するよりよい指標かもしれない。異常な動作の観察が重要であるだけでなく、それを制御する能力をテストできるということも重要である。

　異常な動作を特定し、動作の制御を評価することは複雑である。以下のセクションでは、異常な動作の観察と定量化を行う際に、考慮されるべきさまざまな要素について議論する。これらには、相対的スティフネスと相対的柔軟性、運動制御機能障害、運動系機能不全、運動制御障害が含まれる。

相対的スティフネス——相対的柔軟性

　Sahrmann（2002）は、「相対的柔軟性」あるいは「相対的スティフネス」の概念を提案している。単関節筋が過剰に長くなり、損傷もしくは「弱く」なって十分に収縮する能力がなくなった場合、単関節筋において柔軟性の増加がみられる。この柔軟性の増加が、関節における制御されていない動きもしくは過剰可動性の原因になり得る。同様に、多関節筋の伸長性が不十分だったり、過剰な張力を発揮すると、スティフネスの増加を生み出す。この増加したスティフネスは、その関節の通常の可動域を限定もしくは制限する可能性がある。増加したスティフネスが、ある関節の動きを制限すると、通常の機能を維持するために、その制限は動作システムのどこかで代償されなければならない。もしこれらの筋が、機能的動作の一部として使われている場合、隣接した制限のある関節に比べて相対的に、単関節筋により十分に制御されていない関節において、過剰なもしくは制御されていない動きが発生する。機能において、相対的により柔軟な構造が、相対的にスティフネスの高い構造のために代償し、特定方向へのストレスと歪みを生み出す。機能的動作において、特定方向への過剰可動性は悪化し、繰り返し負荷がかけられた場合、組織の病態という結果をもたらす（Comerford & Mottram 2001a）。

　このコンセプトの一例が、腹臥位自動的膝屈曲（active prone knee extension）テストにおいて観察することができる（Woolsey et al 1988）。大腿直筋のスティフネスが腹筋のそれよりも相対的に高い場合、膝屈曲120°を達成するために、骨盤は前傾し脊柱は伸展する。Sahrmann（2002）は、腹筋は相対的に大腿直筋に比べより柔軟で、大腿直筋は相対的によりスティフネスが高く、それにより制御されていない、あるいは異常な脊柱の伸展を生み出し、結果としてメカニカルな腰痛の一因になるということを示唆した（図3.1）。

　Sahrmann（2002）は、前屈における同様のパターンも特定した。ハムストリングスが相対的に背部伸展筋群に比べよりスティフネスが高い（背部伸展筋群は相対的により柔軟である）場合、前屈中に十分な股関節の屈曲が欠如しているものの、脊柱が過剰に屈曲してこれを代償する。これがメカニカルな腰痛を生じやすくするかもしれない。Esola et al（1996）は、腰痛の病歴を持つ被験者は、腰痛の病歴を持たない被験者と比較して、前屈の初期に腰椎をより大きく屈曲して、ハムストリングスがより硬いことを報告した。この報告は、腰痛の病歴がない被験者が、座位において30°前傾（股関節屈曲）する際、自動的に脊柱のアライメントを維持できたが、腰痛の病歴のある被験者は維持できなかったことを示した、Hamilton & Richardson（1998）によって支持されている。腰痛の病歴のある

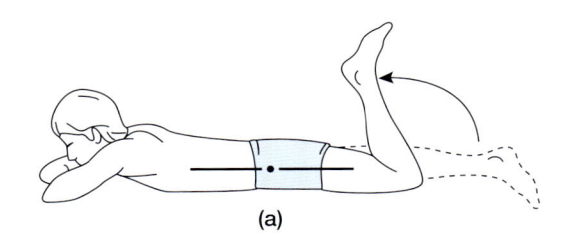
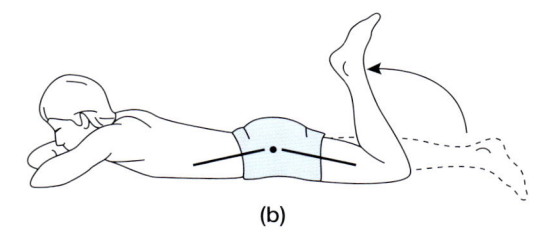

(a)　　　　　　　　　　　　　　　(b)

　腹臥位膝屈曲（prone knee flexion）。（a）理想的には、明らかな腰椎骨盤帯が動くことなく膝が約120°屈曲すべきである。
　（b）大腿直筋のスティフネスが相対的に高い場合、120°の膝屈曲を達成するために、骨盤は前傾し、相対的に柔軟な腰椎が伸展する。

図3.1　相対的なスティフネスと相対的柔軟性が腰椎の伸展に影響する

被験者は、前傾の早期にニュートラルなアライメントを失った、つまり、腰痛の病歴のある被験者の脊柱は、股関節と比べて相対的に柔軟性が高いということを示している。

　同様のエビデンスが、頸椎の機能障害においても報告されている。正常なセグメントにおける屈曲−伸展可動域は、C5-6で18°、C4-5で17°であり、並進運動は両セグメントで3.2mmである（Bhalla & Simmons 1969; Dvorak et al 1988）。Singer et al（1993）は、頸部痛や椎間板に病態のある被験者において、セグメント可動域とセグメントにおける並進運動に変化がみられたことを報告した。C5-6セグメントにおける相対的なスティフネスが高くなる。屈曲-伸展可動域が18°から8°に減少し、セグメントにおける並進運動が3.2mmから1mmに減少したことを示した。頭と首の機能的な可動域を維持するために、C4-5セグメントの柔軟性が高くなった。屈曲-伸展可動域が17°から23°へ増加し、セグメントにおける並進運動が3.2mmから6mmへ増加したことが示された。この論文は、ある脊柱のセグメントでの顕著な動きの制限が、その隣接した脊柱のセグメントにおける相対的な可動域増加によって代償されることを示している。

　Norlander & Nordgren（1998）は、セグメント間の正常な可動性の均等な分布（synchronous distribution）からの逸脱が、関節のメカノレセプターを刺激し、引き続いて起こる痛みの要因となり得ることを示唆している。彼らは、C5からT7のそれぞれのセグメントの相対的な屈曲可動性を測定し、C7-T1間の過少可動性と、T1-2の過剰可動性が首から肩の痛みを明白に予測することを特定した。

　相対的なスティフネス・柔軟性の変化は、肩甲帯においても測定されてきた。Sahrmann（1992、2002）は、いくつかの機能障害の臨床的パターンを特定している。肩の屈曲や外転において、肩甲上腕関節の動きの増加により、不十分な肩甲骨の上方回旋が代償される。肩の内旋において、肩甲骨の前方ティルトの増加により、外旋筋の短縮やスティフネスが代償される。上腕骨頭の前方への並進運動の増加により、肩甲上腕関節の内旋の制限が代償される。Sahrmannはさらに、これらの代償運動は病態の発生と関係していることを示唆している。

　肩甲帯の相対的なスティフネス・柔軟性のテスト（第8章のキネティック内旋（kinetic medial rotation）テスト）は、肩の内旋の制限を特定することができ肩甲骨の前方ティルト、あるいは上腕骨の並進運動の相対的増加によって代償される肩の内旋の制限を特定することができる。肩甲骨における代償運動がインピンジメント性の病態と関連している一方、肩甲上腕関節における代償運動が不安定性（instability）の病態と関連していることが示唆されている。このテストは、Morrissey（2005）およびMorrissey et al（2008）によりさらに検証され、定量化されている。

　臨床的な示唆は、理想的あるいは「正常」な機能において、複雑な運動制御プロセスが存在するというものである。これらのプロセスが、多関節動作における筋の相対的スティフネスや相対的柔軟性を調節している。運動系は、変化に適応する優れた能力を持っている。些少の変化は許容範囲内であり、関係する組織は耐えることができる。しかしながら、関節において著しい動作の制限が起こると、身体は適応し、機能を維持するために、他の関節あるいは筋が相対的な可動性・域を増加して代償しなければならない。制御されていない動きによる代償のコストは、しばしば潜在的な病態である。

運動制御機能障害

　運動制御障害の共通点は、自動的運動制御の低下、もしくは運動制御機能障害（movement control dysfunction）であり、Luomajoki et al（2007）によりMCDと名づけられた。MCDは一連の臨床的テストにより特定される。これらのテストは、腰椎において信頼性が示され（Luomajoki et al 2007; Roussel et al 2009）、臨床での活用が推進されている（Mottram 2003; Comerford & Mottram 2011）。これらのテストは、分離（dissociation）と呼ばれる概念に基づいており、あるセグメントにおける自動的動作と同時に、他のセグメントにおいて動きを制御する能力、と定義されている（Comerford & Mottram 2001a; Sahrmann 2002）。分離テストは、自動的に動作を制御する能力を評価し、MCDを明らかにする。

　一度MCDが特定されると、治療的エクササイズの選択のガイドとなる（Comerford & Mottram 2001b; Mottram 2003）。肩の機能障害の場合、腕が動く際、肩甲帯周囲の筋が肩甲骨の動きを制御できな

いかもしれない。腰椎においては、股関節あるいは胸椎の動作中、体幹の筋が腰部のアライメントを制御できないかもしれない。これらのテストに共通する明確な特徴は、はじめにセラピストが脊柱あるいはセグメントを「ニュートラルポジション」にガイドし、その姿勢を患者が、テストする関節の近位または遠位の関節を動かしている間、自動的に制御することである。これらの臨床的分離テストは、運動制御障害の部位（例：肩甲骨もしくは腰椎）と方向（例：下方回旋・前方ティルト、屈曲）を特定することができる（Luomajoki et al 2008; Barr & Burden 2009; Mottram et al 2009）。分離テストに関する原則の適用により、セラピストによる触診や視覚的な観察によって、制御されていない動きを特定、分類することができる。これらの臨床的テストは、第5～9章で述べる。

運動機能障害

Sahrmannの運動機能障害（movement impairments）の概念モデルに基づいて標準化された臨床的テストは、腰椎（Scholtes & Van Dillen 2007; Van Dillen et al 2009）、膝（Harris-Hayes & Van Dillen 2009）、肩（Caldwell et al 2007）において示されている。根底にある前提は、動作不良と異常な安静時の姿勢は、筋骨格系組織の変化と関連しているというものである（Sahrmann 2002）。たとえば、筋の機能不全は、i）筋長の変化、ii）共同筋あるいは拮抗筋との間の動員パターンの変化、iii）隣接した関節における相対的な動きの制限に対する代償運動として現れる、特定方向への動きの増加に関連する、筋機能障害が特定されるだろう。運動系機能障害（movement system impairment、MSI）は、テストや機能的動作における異常なアライメントや動作不全として現れるだろう（Sahrmann 2002; Trudelle-Jackson et al 2008; van Dillen et al 2009）。

腰椎の評価には、運動機能障害を突き止めるための、数々の体幹、四肢、もしくは体幹と四肢を組み合わせた動作の臨床的テストが含まれる（Van Dillen et al 1998、2009）。MSIの診断は、第一に患者の症状に関係した一貫した運動パターン、第二にMSIが修正されたときに痛みが軽減することを特定することに基づいている。臨床家は、腰部において患者がテストの初期

に腰仙部を動かすかどうか判断を下す。たとえば、前屈動作が腰椎において開始され、股関節屈曲がしばらく遅れて前屈に寄与するということがみられるだろう。患者は、通常、症状がこの腰部の屈曲動作の最中に誘発され、そして腰部の屈曲動作に関連していることに気がつく。また、セラピストは、患者が自動的に腰椎の屈曲を避け、股関節屈曲による前屈開始を学ぶことで、症状が大幅に軽減するかどうかを観察する。これらに基づき、腰部屈曲運動機能障害の診断が行われる。

腰痛を持つ人は、臨床的なテストにおける、早期の腰仙部動作を示す（Scholte et al 2000; Gombatto et al 2007; van Dillen et al 2001, 2009）。慢性腰痛患者を腰椎運動機能障害ストラテジーに分類する際の、2人の理学療法士間の評価者間信頼性は、十分な一致を示した（Trudelle-Jackson et al 2008）。ここから示唆されるのは、これは日々の活動の中での動作パターンと、腰痛と関連しているということである。ここでの仮説は、日々の活動における早期の腰仙部の動作は、特定の部位における動作頻度が増加することを示唆し、これが組織へのストレスを増大させ、痛みという結果につながるだろう、というものである（Mueller & Maluf 2002）。これが運動機能障害の診断となる。

運動制御機能障害（MCI）

O'Sullivan（2000）は、運動制御機能障害（MCI：motor control impairments）に基づく分類体系を提案した。彼の臨床的サブグループの分類体系は、姿勢と運動制御ストラテジーの異常に基づく。この分類体系の評価者間信頼性は確立されている（Vibe Fersum et al 2009）。O'Sullivanは、運動制御の低下と関連する、痛みの出る方向における脊柱セグメントの制御機能障害を示す患者のサブグループについて述べている。（O'Sullivan et al 2006）。興味深いことに、Dankaerts（2006a）はこの体系を適用した際、健康な対照群と非特異的慢性腰痛を持つ被験者のグループ間で、座位における表層の体幹筋の活動に差を見出すことはできなかった。この著者らは、その知見を解釈する際に「ウォッシュアウト効果（washout effect）」の重要性を強調した。すべての慢性腰痛のある被験者の結果が一つにまとめられたとき、一つのサブグループの患者の結果が、他のサブグループの結果によって「ウォッシュアウト」効果を受ける（洗い流

されてしまう。訳注：中和されてしまう）。しかしながら、被験者を屈曲および伸展の制御機能障害パターンにグループ分けすると、筋の活性化パターンに明確な違いが確認された。

たとえば、屈曲制御機能障害パターンの分類は、いくつかの臨床的観察の関連づけに基づく。i）患者が症状を屈曲運動または姿勢と関連づけている、ii）ニュートラルな腰部の前彎を維持することができず、習慣的に腰椎屈曲と骨盤後傾が増加した姿勢を取っている、iii）症状のあるセグメントにおいて、最初に前屈あるいは屈曲の活動を開始する、iv）症状のあるセグメントにおいて、腰部の多裂筋を活性化することができないということが、特定の筋テストにより確認される（代わりに、ブレーシングあるいは共収縮的ストラテジーが用いられる）、v）触診により、症状のあるセグメントにおける屈曲可動性の増加が明らかになる。この分野の研究は、慢性腰痛の下位分類分けモデルの有用性と重要性を浮き彫りにしており、治療方法がグループ間で異なるだろうと示唆している。

制御されていない動き（UCM）と痛み

制御されていない動き（UCM）は、部位と方向の観点から、単に可動域の異常の観察ではなく、随意的に動きを制御できるかに基づいて特定されるべきである。神経筋骨格系における痛みの大部分は、制御されていない動きによって起こった微細損傷（microtrauma）が蓄積された結果であるという考察は支持を得つつある（Sahrmann 2002; Luomajoki et al 2007; Van Dillen et al 2009）。制御されていない動きは、負担と痛みの増加を引き起こす（Cholewicki & McGill 1996; Mueller & Maluf 2002）。UCMは、単に過剰な可動域あるいは相対的柔軟性の指摘によって特定されるものではない。さらに、UCMは習慣的な姿勢、あるいは、一つのセグメントにおける動きによって機能的動作が始まることのみによって特定されるものではない。UCMは、特定の関節あるいはセグメントにおける特定の方向で、自動的に動作を制御する、あるいは動作を防ぐ能力が欠けていること（あるいはいかに動作を制御するかを学ぶ能力が欠けていること）によって特定される。UCMは、症状の発現の有無にかかわらず存在し得る。UCMは、過剰可動域や過少可動域とは独立した問題である。すなわち、機能的可動域が制限されているという状況にもかかわらずUCMを示す人がいれば、一方で、過剰可動域を持つ人が、その過剰な可動域を良好かつ自動的に制御しているかもしれないということである。UCMの存在は、再発性や慢性の筋骨格系痛みと関連した症状のある機能の強力な指標となる。

機能における動きの制限の発生

正常な動きの中で制限が発生することはよくあることである。ボックス3.2に示すように、長期間の間にさまざまな理由により身体に制限が現れる。動きの制限は、静的あるいは動的で、利用可能な関節副運動的並進運動（accessory translation）、もしくは生理学的可動域（physiological range）に影響を及ぼすだろう。静的な制限は、利用可能な受動的関節運動の低下につながる、以下の要因が含まれるだろう：i）正常な収縮性組織の伸張性の喪失（例：筋の短縮）、ii）結合組織の構造（関節包の短縮）、iii）異常な結合組織の発生（例：線維性の癒着）、iv）骨変化（骨棘）。自動的な制限は収縮性（筋）組織における神経的に仲介された変化と関わっている可能性がある。これは、i）痛みに敏感な動作への反応としての筋性防御（muscle guarding）あるいは筋痙縮、ii）共同筋群間の異常な筋動員パターンによる筋緊張・筋のスティフネスの増加、もしくは感情的、行動的、環境的ストレスへの反応による筋緊張の増加の結果として起きるだろう。これらの異常な筋動員パターンは、オーバーユースやオーバートレーニング、姿勢による負荷によって、あるいは痛みやストレス、心理社会的要因に対する不適応によってさらに定着するだろう。

ボックス3.2　一般的な後天的動作制限の原因

- ケガと癒痕組織の増加
- 保護および防御反応
- 習慣的な姿勢や、動作の欠如に伴う姿勢的な短縮
- 長年にわたる変形性の変化
- オーバーユース（使いすぎ）
- 肥大と内因性の筋のスティフネスの過剰な増加
- 動員の優位性（しばしば習慣的なオーバーユースと関連する）
- 行動的・心理的要因
- 環境的・職業的要因

通常の動作における制限はよく起こるので、身体は、通常、機能を維持するために、ほかの部位・セグメントで動きを増加させることによって、これらの制限を代償する。通常の機能的動作において、中枢神経系は、機能的タスクあるいは動作を行うために利用できる、さまざまなストラテジーを持っており、理想としては、中枢神経系は機能的タスクの要求に最も適切なストラテジーを決定する。ローカルとグローバル共同筋の力の協調により、動作の軌跡や軌道が十分に制御されている限り、運動系はうまく対応するようである（Hodges 2003）。

効果的な自動的制御がされている代償運動は、正常な適応過程であり、スタビリティ機能障害ではなく、通常は無症候性である。しかしながら、不十分な自動的制御（制御されていない動き）は、ダイナミックなスタビリティ機能障害であり、さまざまな組織における微細損傷の蓄積につながる大きな可能性を持っており、そして、もしこれが組織の耐性を超えると、症状や病態が発生する一因になるだろう（Comerford & Mottram 2001a）（図3.2）。

UCMの病因論への提案

UCMは、ローカルまたはグローバル筋による、特定のセグメントにおける特定の方向への動作を制御する能力の効率的な自動的動員の欠如、と定義される（Comerford & Mottram 2001a）。たとえば、制御されていない腰椎の屈曲は、腰椎が屈曲する際に、腰椎屈曲の動きを制御または防ぐための、効率的な脊柱筋の自動的動員の欠如を示す。

UCMの発生には、以下のようないくつかの関与因子がある。

1. 機能を維持するための、制限への対処としての代償。 UCMは、正常な機能を維持するために、関節あるいは筋筋膜の制限を代償して潜行性に発生するのが最も一般的である。これは、通常、過剰な可動域における制御の欠如として観察される。しかし、正常な可動域内における制御の欠如としても観察される。たとえば、制御されていない腰椎屈曲は、正常な前屈の機能を維持するために、股関節屈曲（ハムストリングス）の制限を**代償する**。腰部・背部のスタビライザー伸展筋は、屈曲の負荷下において、腰椎の効率的な制御を失っている。したがって、UCMの部位は**腰椎**であり、方向は**屈曲**である。

制限→代償→ UCM →病態→痛み

2. 直接的な促通過剰（overfacilitation）。 時として、UCMは、動作が習慣的に過剰な可動域において行われることにより（制限を代償することなく）発生する。優位な動員、自動的な短縮（active shortening）もしくはオーバートレーニングにより、特定の筋が特定の方向に関節を過剰に引っ張る。これが漸進的な潜行性の過程としてゆっくりと進行する。これは、関節を可動域の最終域（ニュートラルや中間位からかけ離れた位置）へと維持する、特定の筋のオーバーユースや短縮の自動的な過程によるものである。たとえば、制御されていない腰椎の屈曲は、トランクカール（訳注：腰椎の屈曲を繰り返す腹筋運動）を繰り返すことによる腹直筋のオーバートレーニングによって発生する。腹直筋は、安静時や屈曲の負荷がかかっている活動中や姿勢において、**自動的**に腰椎を過度な屈曲位に維持する。背部の伸展スタビライザー筋は、屈曲の負荷がかかっているとき、腰椎の効率的な制御に欠けている。したがって、UCMの部位は**腰椎**であり、方向は**屈曲**である。

過剰な引っ張り（Overpull）vs 引っ張り不足（underpull）→代償→ UCM →病態→痛み

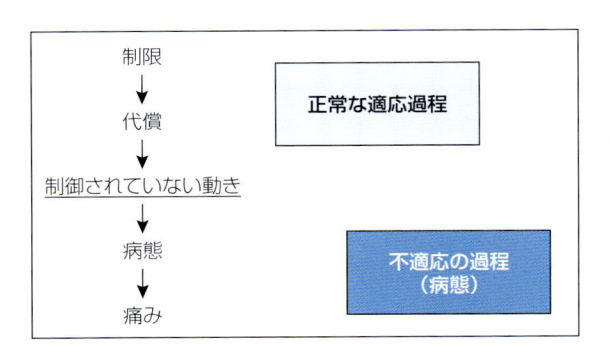

図3.2　制限されたセグメントが、代償性の制御されていない動きを引き起こすかもしれない

3. **継続的な静的な姿勢維持（Sustained passive postural positioning）**。UCMは、習慣的に関節あるいは部位を最終域（ニュートラルや中間位からかけ離れた位置）付近に維持する姿勢を継続することによる、受動的な過程の結果であるかもしれない。通常、これは制御するスタビライザー筋の伸長による損傷（lengthening strain）、そして活用されていない、しかし伸長されていないモビライザー筋の、受動的な姿勢・位置の維持による短縮という結果となる。体重と重力の組み合わせにより、持続的な特定の方向への負荷のメカニズムがつくり出される。このプロセスは受動的で、主に潜行性である。たとえば、制御されていない腰椎の屈曲は、**受動的**、習慣的、あるいは持続的に猫背（屈曲した）姿勢で座る結果である。背部の伸展スタビライザー筋は、屈曲の負荷下において腰椎の効率的な制御に欠けている。したがって、UCMの部位は**腰椎**であり、方向は**屈曲**である。

姿勢による歪み（Postural strain）→ UCM → 病態→痛み

4. **外傷（Trauma）**。運動系の機能的スタビリティは、非常に効率的であるが、負荷（load）もしくはひずみ（strain）が正常な組織の耐性を超え、損傷が起こる可能性があり、結果として正常な動作の抑制機能に障害が起きる。したがって、UCMは習慣的な動作や姿勢、制限への対処としての代償と関連しておらず、単に正常な組織に過度な負荷がかかったことによる外傷（trauma）の結果であるかもしれない。たとえば、制御されていない腰椎の屈曲は、ラグビーのスクラムがつぶれるときや自動車事故で起こりうる、強制的な屈曲という腰椎への**損傷**の結果かもしれない。背部の伸展スタビライザー筋は、腰椎屈曲の負荷下において、効率的な制御に欠けている。したがって、UCMの部位は**腰椎**であり、方向は**屈曲**である。

外傷→ UCM →病態→痛み

UCMは正常な機能的可動域内、過剰可動域内、もしくは、可動域の制限されたセグメント内でさえも存在し得る。UCMは関節の生理学的、あるいは機能的運動可動域において、あるいは関節副運動としてのセグメントにおける滑り（Gliding）の並進運動において特定されるだろう。

運動機能障害は、単一のセグメントにおける並進運動の異常として存在することがある。たとえば、異常な筋筋膜の長さや動員に関連する、あるいは神経的な機械的感受性（mechanosensitivity）への反応としての、セグメントにおける並進運動の異常、もしくは1つ以上のセグメントにわたる機能的動作の動作範囲の障害である。（Comerford & Mottram 2001b）。これら2つの運動系の構成要素は相互に関係しており、結果として、並進運動と可動域のUCM機能障害はよく同時に起こる。

UCMは、可動性・域の喪失や制限を代償するために頻繁に発生し、この関係は表3.1に示す。この制限は、関節並進運動の制限や、運動セグメントにおける結合組織（関節内あるいは関節周囲）の伸長性と関係しているだろう。これは関節における並進運動の喪失として現れ、触診による評価で確認される（Maitland et al 2005）。この制限は、収縮性の筋筋膜組織や神経組織の伸長性の欠如と関係しているかもしれない。筋は、以下によって伸長性を失うことがある。すなわち、i）低閾値における動員の増加（過剰な活動（overactivity））（Janda 1985; Sahrmann 2002）、ii）長さに関連する変化により可動域が減少（Gossman et al 1982; Goldspink & Williams 1992）、もしくは、iii）正常な神経の伸張性（neural compliance）の欠

表3.1	UCM と制限の鍵となる要素	
	並進運動	関節可動域
制御されていない動き	制御されていない関節内および関節間の過剰可動性	制御されていない関節可動域（筋筋膜システムにおいて）
	関節	筋筋膜
制限	関節内および関節間の過少可動性	筋筋膜の不十分な伸長性が可動域を制限する

如、また異常な機械的感受性（mechanosensitivity）
による防御反応、である。この制限は、筋筋膜の伸長
性のテストにより、確認される。

　UCMが並進運動に関係する場合、関節の結合組織
の緩み（laxity）とローカル筋制御の欠如を伴うだろ
う。Panjabi（1992）は、ニュートラルゾーンと呼ば
れる、脊柱セグメントのニュートラルポジション付近
における緩みの見地から、脊柱の不安定性を定義づけ
た。Maitland et al（2005）は、関節の過剰可動性に
ついて説明した。この過程の最終的な結果は、異常な
UCMの発生と、機能的あるいは動的スタビリティの
喪失である。制御されていない並進運動は、以下の3
つの制限のメカニズムを代償するだろう（表3.2）。す
なわち、i）同じ関節における関節制限（制限とUCM
が、単一の関節内レベル（intra-articular level）に存
在）、ii）隣接する関節における関節制限（制限と
UCMが関節間レベル（interarticular level）に存在）、
iii）筋筋膜制限（制限とUCMが領域レベル（regional
level）に存在）、である。

　UCMが可動域に関係する場合、グローバル筋の伸
長もしくはグローバル筋の動員の順番の変化による筋
筋膜組織の協調性の欠如、あるいは、可動域を制御す
るための筋筋膜組織の力の効率性の欠如に関係するで

あろう。この制御されていない可動域は制限の3つの
メカニズムにより起こりうる代償である（表3.2）。す
なわち、i）隣接する領域の筋筋膜制限（単一領域レ
ベルでの制限とUCM）、ii）隣接する領域における異
常な機械的感受性（mechanosensitivity）（単一領域
レベルでの制限とUCM）、iii）隣接する関節における
セグメント的並進運動制限（関節間レベルでの制限と
UCM）である。

　制限と起こりうる代償ストラテジーの間の複雑な相
互関係は、3つの別々な形で現れるのが観察される。
これら3つの代償運動は表3.2で詳しく示されている。

1.**関節内UCM**。UCMと制限の両方が同じ関節内に
　あることがある。ある一方向への並進運動の喪失は、
　同じ関節の他の方向における制御されていない並進
　運動によって代償されることがある。制限の結果と
　して、UCMと痛みは、すべて同じ関節で起こるか
　もしれない。
　　例1：肩甲上腕関節において前方−後方（後方へ
　の）並進運動の制限と、背面における制限があり、
　機能を維持するために過剰な後方−前方（前方への）
　並進運動と前面の過伸長（overstrain）で代償され
　ることがある。

表3.2　UCMとして現れる、制限と代償の関係

UCM	特徴	
	関節内 (Intra-articular)	関節間 (Inter-articular)
並進性、また関節の機能障害	• 同じ関節内で起こる • 異なる、または反対の方向で • 異常な関節副運動、あるいは並進運動を伴う • UCMと制限は主に結合組織の変化と関連する 瞬間運動中心の軌道（path of instantaneous centre of motion）のずれと、制御されていない並進運動と関連する （関節、あるいは並進運動性のUCMと制限を、徒手的な触診による評価と、筋動員テストによって確認することができる）	• 隣接する関節間で起こる • 通常は同じ方向で
	領域的 (Regional)	
可動域および筋筋膜の機能障害	• 隣接する領域間で起こる • 同じ方向で • 異常な生理学的あるいは機能的可動域を伴う • UCMと制限は主に筋筋膜組織の変化と関連する 相対的柔軟性と関係する——相対的スティフネスと制御されていない可動域 （筋筋膜あるいは可動域的UCMと制限は、動作分析と筋の長さ、筋動員テストによって確認することができる）	

例2：C3-4において、前方－後方（後方への）並進運動が制限されていて、同時に同じ関節において過剰な後方－前方（後方への）並進運動がある可能性がある。

例3：可動性の制限評価で陽性を示した仙腸関節において、制限された長腕（long arm）での前方すべりと、制御されていない後方すべりがあることがある。

2. **関節間UCM。** UCMには、隣接した関節のスティフネスが存在することがある。ある1つの関節における生理学的可動域あるいは並進運動の喪失（いずれの**単一方向**においても）は、隣接した関節における**同じ方向**での制御されていない生理学的可動域、もしくは制御されていない並進運動の増加によって代償されるかもしれない。結果として、ある1つの関節に制限があり、UCMと痛みはすべて隣接した関節にある可能性がある。

例1：L4-5において、伸展または後方－前方（前方への）方向に制限があり、L5-S1が伸展もしくは後方－前方（後方への）運動を増加させることによって代償することがある。

例2：C5-6において、伸展もしくは後方－前方（前方への）の並進運動に制限があり、それがC4-5での伸展もしくは後方－前方（前方への）並進運動の増加によって代償されることがある。

例3：左側の仙腸関節が可動性の制限評価で陽性を示し、右側の仙腸関節が代償し、結果として右側に痛みが起こるかもしれない。

3. **領域的（Regional）UCM。** UCMには、隣接した軟部組織制限があるかもしれない。ある関節領域における、**特定方向**への（伸長性の喪失または筋筋膜あるいは神経組織の反応性（reactivity）による）生理学的可動域の喪失が、隣接した関節領域における**同じ方向**への（過剰な筋筋膜長、または動的制御の欠如による）生理学的可動域の増加により代償されるかもしれない。結果として、制限は一つの関節にあり、UCMと痛みは、すべて隣接した関節で起こるだろう。

例1：ハムストリングスの伸長性の欠如が、前屈時の股関節屈曲域の制限の一因となる。しかしなが

ら、腰椎の屈曲可動域の過剰増加による代償と、その結果としての脊椎の伸展筋群（腰部の脊柱起立筋群と多裂筋表層）の伸長、もしくは過伸長（Overstrain）により、機能は維持される。

例2：肩甲上腕関節外旋筋（棘下筋と小円筋）の伸長性の欠如が、肩甲上腕関節の内旋可動域の制限に寄与する。しかしながら、肩甲骨の動き（前方ティルトと下方回旋）の過剰増加と、結果としての肩甲骨スタビライザー筋（僧帽筋中部と下部）の伸長、もしくは過伸長（Overstrain）により代償され、機能は維持される。

例3：股関節屈筋群（大腿筋膜張筋と大腿直筋）は、股関節伸展可動域の制限の一因となる。しかしながら、腰椎の伸展可動域の過剰増加による代償と、結果としての腹筋群（腹斜筋）の伸長、もしくは過伸長（Overstrain）により機能は維持される。

例4：前斜角筋の伸長性の欠如が、頸椎下部の伸展可動域の制限に寄与する。しかしながら、上部または中部頸椎の伸展可動域の過剰増加による代償と、結果としての頸長筋の伸長、もしくは過伸長（Overstrain）により機能は維持される。

並進運動、もしくは可動域のUCMが単独に、制限を伴うことなく存在するということもある。この例としては、i）外傷（関節包や靭帯の緩みまたは不安定性）、ii）痛みや病態と関連した抑制、iii）継続的に姿勢を維持することによる損傷、がある。

力学的運動機能障害の統合モデル（Integrated model of mechanical movement dysfunction）

筋骨格系痛のピラミッドモデルの中には、考慮されるべきいくつかの項目がある（図3.3）。

制限と代償の力学的構成要素がピラミッドの底辺を形成し、動作評価の基礎となる。これら機能障害の力学的構成要素を評価する必要がある。この評価には、関節と筋筋膜の制限と、良好な機能を維持するために発生する代償運動の関係性の特定と理解が含まれる。代償運動はさらに詳細な評価を必要とし、UCMの部位と方向という観点から、代償運動を自動的に制御する能力を見極める必要がある。UCMには、制御されていない並進運動（ローカル筋の再トレーニングで最

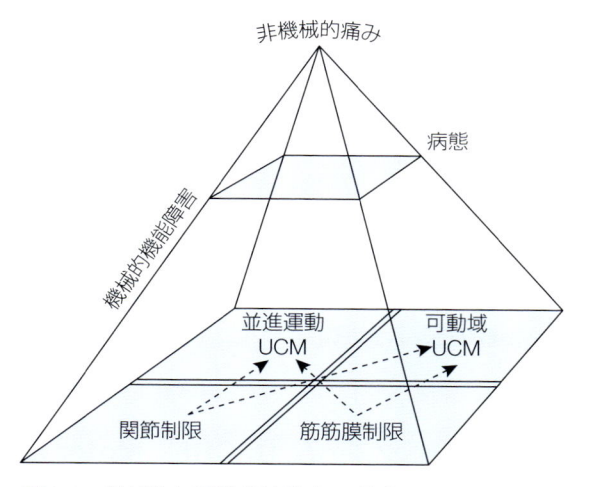

図3.3　機械的な運動機能障害の「ピラミッド」の概要

も効果的に制御される）、あるいは、制御されていない可動域（グローバル筋の再トレーニングで最も効果的に制御される）があるだろう。ピラミッドの頂点は、伸長性歪み（tensile strain）の圧縮ストレス（compression stresses）による過負荷の結果として発生する痛みを伴う組織の診断である。機能障害が長期にわたる場合（慢性または再発）、「イエローフラッグ（Yellow Flag）」問題も考慮する必要がある。「イエローフラッグ」問題には、末梢および中枢神経原性の鋭敏化（peripheral and central neurogenic sensitisation）や行動的もしくは心理社会的背景因子が含まれ、これらは、痛みの知覚と症状の変化の見通し、両方に影響する。UCMの部位と方向を、症状や病態、そして、症状誘発のメカニズムに関連づけることは重要である。機能障害は、UCMの部位と方向で表示、分類することができ、これについてはセクション2で述べる。

UCM評価の原則

　この章のはじめに述べたように、UCMを特定するテストは、分離の概念に基づき、ある一つの関節セグメントで自動的な運動を行っているとき、他の関節セグメントにおいて動きを制御する能力、と定義される（Comerford & Mottram 2001a）。MSIとMCI分類システムは、脊柱および四肢の活動や機能的タスク中

の異常な動作の観察に基づく。運動制御機能障害の典型的な特徴は、自動的運動制御の低下である（Luomajoki et al 2007）。この自動運動制御の低下が、組織の物理的ストレスをもたらし、痛みを引き起こすということが仮定されている（Mueller & Maluf 2002）。

ニュートラルトレーニング領域

　ニュートラルトレーニング領域を確立することは、評価の過程において鍵となる必須要件である。ニュートラルトレーニング領域は、可動域におけるただ一つの特定のポイントではない。これは関節可動の中間領域にある相対的な領域であり、受動的な制限因子による動きの支持や制限が最小である、Panjabiの概念的な「ニュートラルゾーン」内にある（Panjabi 1992）。これはニュートラルな関節位置（position）よりも「ニュートラルトレーニング領域（region）」と呼ぶのがより適切かもしれない。「解剖学的、または姿勢において理想的な」関節位置、もしくは「緩みの（loose pack）」関節位置は、「ニュートラル」の参考として、しばしば恣意的に使われる。現在、その正確な関節位置がどこなのかについて議論があり、コンセンサスが得られていない。利用可能な可能域全体の中のさまざまな関節位置において、ダイナミックにスタビリティが求められる状況で、単一の静的な姿勢または可動域内の位置の制御は、正常な機能のための解決にはならない。機能的動作が1つの独立した関節位置以外での制御を必要とし、その関節位置がはっきりしていないという状況で、単一の静的関節位置が強調されすぎているかもしれない。

　UCMを特定する分離の運動制御テストは、セラピストがテストされる領域を「ニュートラルポジション」に位置し、患者がその上下（近位・遠位）どちらかの関係する関節、もしくは同じ領域にある関節を異なる方向へ動かす際に、その位置を保つというものである。ニュートラルポジションは、筋筋膜の支持（ローカルおよびグローバル筋システムの相互作用——第2章）により制御され、受動的な骨靭帯システムからの支持は最小限である。受動的な骨靭帯システムは、最終域において、その受動的な組織に負荷がかかることによって、動きの支持と制御に大きく貢献する。腰椎のニュートラルポジションが、前弯と後弯の間の領域に

ある（Dankaerts et al 2006a）ように、ニュートラルは最終域にはありえない。運動制御の評価**そして再トレーニング**において、脊柱が最初にニュートラルトレーニング領域に位置していることは極めて重要である（O'Sullivan et al 2002、O'Sullivan et al 2006）。このことは、脊柱を支持するために、支持筋システムがニュートラルゾーンにおいて働いているというコンセプトを支持する（Panjabi 1992）。

運動制御の再トレーニングのエクササイズのほとんどは、アイソメトリックに行うにしても、ダイナミックに可動域全体を通して行うにしても、通常は推奨された開始姿勢・位置を用いる。推奨されている「ニュートラル」な開始姿勢・位置は、ニュートラルトレーニング領域内にあり、できるだけ解剖学的あるいは姿勢的に理想のアライメントに近いもの、というのが最もよい定義である。しかしながら、関節系が正常な機能的可動域を著しく喪失している場合、「解剖学的に理想的な」関節姿勢・位置は、その人にとっての最終域であるかもしれない。このような場合、UCMの評価と再トレーニングを開始する「ニュートラルな」関節姿勢・位置は、最終域制限で動作を支持あるいは制限する組織が、動きの支持や制御をする張力を提供しておらず、解剖学的あるいは姿勢的に理想のアライメントに近いその人の関節可動域の中間領域内の位置に修正される。

UCMの臨床的評価

機能障害は、評価、定量化、また正常な基準値や理想的基準もしくは実証された基準と比較されることができる。機能障害の評価、それに続く適当な期間の何らかの形での対処や治療という介入、そして介入の成果を実証するための機能障害の再評価は、臨床的実践のよいフレームワークである。機能障害は間接的に病態と関係しているが、病態が治癒し症状が和らぐにつれて、機能障害が必ずしも自動的に正常な基準値に戻るわけではない。

これまで、運動制御に関連するスタビリティ機能障害の測定には、複雑な測定機器（筋電図や超音波映像）と、その結果を使い解釈するための高度で特異的トレーニングが必要であった。「臨床にやさしい（フレン

ドリーな）」測定システム、単純で学びやすく、素早く、そして、あるエクササイズや筋のトレーニングをいつ漸増し、いつ継続する必要がないか、という、臨床での意思決定を助けるために用いることのできる、「臨床で使いやすい」測定システムの開発が必要とされてきた。こういった必要性へ対処するために、UCMと運動制御に関連するスタビリティ機能障害を評価および再評価するための評価システムが開発された。この評価システムについては、次のセクションで述べる。

運動制御評価システム（MCRS：Motor Control Rating System）

このMCRSは、筋機能の抑制を評価もしくは測定しない。ある程度の痛みや病態に起因する抑制や機能障害には一貫性があり、予測可能である。これらの変化は確実であり、痛みや病態があるときに存在すると仮定できる（Hodges & Richardson 1996、Hodges & Moseley 2003、Richardson et al 2004、Falla et al 2004a, 2004b、Jull et al 2004, 2008）。代わりに、このMCRSは、低閾値随意的動員効率を評価する。痛みによる抑制がある中で低閾値随意的動員効率が十分であれば、その後、痛みや病態が解消すると、筋動員パターンや閾値は自動的に正常（理想的）機能に戻るだろう。病態や症状から回復して、特定の再トレーニングを受けることなく理想的な機能や正常な生理機能を取り戻した例が観察されていることは、この主張を支持する。しかしながら、もし低閾値随意的動員効率が不十分な場合、痛みもしくは病態が解消したときに、筋生理学的な機能障害が持続する可能性は高いだろう。動員効率の評価は、臨床におけるマネジメントの優先順位決定の助けとなり、再評価は漸増をガイドする助けになるだろう。

MCRSの適用において、2つのパラメータが評価される。1つ目のパラメータは、特定の運動制御動員パターン、もしくは動作を正しく行う能力を評価する。2つ目のパラメータは、その運動制御スキルを行う際の低閾値動員の効率を評価する。評価対象となるテスト動作、もしくは筋動員を、患者が理解することが不可欠である。テストをパスする（✔✔）ためには、被験者は正しい動員パターン、もしくは動作を代償なしで行う（1つ目の✔）必要があり、疲労や高い努力感な

しに基準レベルで簡単に制御できる（2つ目の✔）必要がある。これらのテストの多くは習慣的、もしくは「なじみのある」動作スキルではないので、テスト動作を評価する前に短期間の訓練あるいは慣れるためのプロセスが必要である。もし患者がテストにパスしなかった場合（すなわち、✔✘、あるいは✘✘）、その理由がテスト動作を行うことができなかったためであり、何をすべきかわからなかったためではないということが重要である。低閾値随意的の動員効率を評価する前に、患者が評価対象となる動作、もしくは筋動員を理解していることを確かにするために、口頭での説明、実演、徒手による動作の促通、視覚的あるいは触覚によるセルフフィードバックを用いるべきである。

> 運動制御機能障害の修正あるいはリハビリテーションにより、痛みの再発を減少させることが示されている（Hides et al 1996, O'Sullivan et al 1997, Jull et al 2002）。これは、症状のマネジメントとともに、主な治療的介入の短期的目標である。機能障害が完全に修正される前に、患者の症状が解消することが頻繁にある。測定できる機能障害が存在しているのであれば、単に症状が解消したからといって治療を中止すべきではない。このような臨床的実践を正当化するために、機能障害の評価と再評価のための（MCRSのような）評価システムが不可欠である。

UCMの部位と方向のテスト

すべての通常な機能的活動において、グローバルスタビリティとローカルスタビリティの役割を持つ筋は、安定性を保つために統合されたパターンで共収縮する。すべての機能的活動は、3平面あるいは動きの3方向すべてにおいて、多様な負荷で、ストレスや負担を運動系にかける。通常の機能的動作において、ある一つの関節系における動きが完全に制限され、他の関節がその可動域を通じて動くことはめったにない。機能的動作が単一の平面で行われることはほとんどない。しかしながら、すべての人は「通常の機能」（例：頭を叩く、腹をなでる）で習慣的には行わない動作のパターンを行う能力を持っている。これらの動作パターンのいくつかは、まさに習慣的な動員パターンではないので、不慣れで「不自然」だと感じる。

動きを制御したり、通常の非疲労性の機能的負荷の範囲内での動作を生み出すために、スタビリティ筋が動員されているとき、低閾値動員パターンは効率的であるだろう。通常の機能的負荷には、静的な姿勢維持や、利用可能な可動域を通じた、負荷のかかっていない四肢や体幹のダイナミックな動作が含まれる（たとえ不慣れ、あるいは習慣的ではない動作であっても）。もし低閾値動員が効率的であれば、これらの通常の非疲労性の活動を行う際、自覚的な努力感は低いだろう。

これらの不慣れな動作を行うことが、運動制御のテスト（動員スキルとコーディネーション）である。1つの関節系において、アイソメトリック的に姿勢を維持もしくは動作を防ぐと同時に、他の関節系において特定の方向に自動的に動作を生み出すために筋を動員する能力が、筋動員スキル（motor recruitment skill）のテストである。ある関節における動作を他の関節の動作から分離する、または単一の関節におけるパターン、もしくは動作の軌道を制御するプロセスは、スタビリティ筋の、特定の方向へのストレスや負担を制御する動員効率を向上するための、再トレーニングとしての潜在的利益がある。傷つきやすい（もしくは不安定な）関節におけるある特定の方向への動作を、隣接した関節において同じ方向に負荷がかかっているときに防ぐために、グローバルおよびローカルスタビリティ筋システムが、共収縮のパターンで動員するようにトレーニングすることが可能である。この方法で、特定のUCM（部位と方向）を制御するために、スタビリティシステムをトレーニングすることができる。ボックス3.3は、UCMの評価やUCMの制御の再トレーニングに分離動作を用いる際の鍵となるポイントをまとめている。

「直列」での分離の例

ハムストリングスの伸長性が不十分で、股関節の正常な屈曲を制限している場合、腰椎はそれを代償するために機能的前屈動作において屈曲の増加で「折れ曲がる（give）」だろう。これにより、腰背部の伸展筋のスタビリティ筋群が、最終的に背中を屈曲の負荷から保護する能力を失う結果になる。背中を真っすぐに保ち、股関節で前方へ蝶番のように曲がる動作パターン、もしくは動員スキルは、腰背部の伸展筋の運動制御エクササイズである。独立した股関節屈曲が行われる最中に、腰背部伸展スタビライザー筋群を使い腰椎

をよりニュートラルな（中間可動域）位置に保ち、腰椎が屈曲するのを防ぐために使うことによって、腰背部伸展スタビライザー筋群は、脊柱を安定させることにおいてより効率的になるようにトレーニングされる。この動作分離のパターンは最初、ほとんどの人にとって慣れないもので、通常の、あるいは自然な前屈機能の一つではない。しかし、この動作パターンは、誰にでも行うことができるもの（あるいはやり方を学ぶことができるもの）である。

「並列」での分離の例

たとえば、階段を下りるとき、股関節において大腿筋膜張筋が後部中殿筋群よりも優位に動員される場合、たとえば、階段を下りるとき、股関節はニュートラルな股関節アライメントの軌道で屈曲する代わりに内旋方向に引っ張られる。これにより最終的には、後部中殿筋群が屈曲−内旋負荷のストレスから股関節を保護する能力を失う結果となる。これは、股関節インピンジメント機能障害という結果につながり得る。スイング期の股関節と膝関節の屈曲動作中に、後部中殿筋群が股関節をよりニュートラルな（中間可動域）のアライメントを保つために用いられることにより、後部中殿筋群が制御されていない股関節内旋への逸脱した動きに対抗することができる。後部中殿筋群は、屈曲−内旋ストレスと負担に対して股関節を安定させるために、より効率的になるようにトレーニングされる。

UCMの評価の適応

以下を観察または触診する。

1. 特定の方向の動作に伴う症状（痛み、不快感、つっぱり）
2. 過剰可動性あるいは過剰可動域
3. 主動作中の過剰可動性あるいは並進運動
4. 過剰な代償運動による主動作の開始
5. 異なる機能的姿勢における、関節可動域の違い（訳注：関節可動域は姿勢によって変化する。たとえば、股関節の屈曲位は立位と腹臥位では違う）

UCMとは、これら動作の分離パターン（運動制御テスト）を、基準レベルで行う能力が欠如しているということである。分離テストにおいて、適切な可動域

を通じて自動的に制御することができない（レーティングが ✘✘）、あるいは制御できるが困難である（例：自覚的な、あるいは実際の努力感が高い）（レーティングが ✔✘）場合はUCMを示し、顕著なスタビリティ機能障害があるとされる。

UCMの部位と方向を評価する際、臨床家が診断する上で手助けとなる2つのステップがある。

1. 以下を特定するための自然な機能的動作の観察
   (a) 機能的動作の中での制限——動作中の、セグメントあるいは複数のセグメントにおける可動域の欠如に注意する
   (b) 過剰な関節可動域——患者が症状を訴える部位における過剰可動域に注意する
   (c) 代償運動ストラテジー——患者が症状を訴える部位における異常な動きの開始に注意する
   (d) 機能的動作に伴う症状（痛み、不快感、つっぱり、その他）
2. UCMの部位と方向の評価。
   関節がニュートラル、あるいは可動域の中間位置で

始め、評価する方向への**動作または「制御されていない動き」を防ぐ**。そして、（a）隣接した関節（上下のどちらか）を同じ方向へ動かす、または（b）評価する関節を異なる方向へ動かす。患者が、特定の方向において自動的に動作を制御（UCMを制御する）し、隣接した関節を特定のスタビリティ機能障害の方向に独立して動かす能力を評価する。すなわち、ある関節における動作を、他の関節の動作から分離するということである。これが、動員効率の評価対象としてレーティングされる。

たとえば、機能的な前屈中に過剰な腰椎屈曲が、制限された股関節屈曲（ハムストリングス）の代償として観察され、腰椎の痛みが腰椎屈曲の増加に伴って引き起こされる。分離テストは、独立した股関節の屈曲によって前屈しながら、（腰椎伸展スタビライザー筋の自動的動員により）自動的に脊柱をまっすぐに保ち、腰椎屈曲を防ぐというものである。

運動制御テストの手順

- **スタート姿勢**。その人の自然な（可動域の中間域）トレーニング域における姿勢をとる。
- **テスト動作を教える**。分離テストは、自然な動作ではない。したがって、自動的制御の質を評価する前に、その人はテスト動作を教わる必要がある。セラピストは、その人にテストの分離動作を、そして制御されていない動きを制御し、隣接した関節を動かすという原則を教示する。視覚的、聴覚的、運動感覚的な指示を含めた、指導スキルが鍵となる。以下がその例である：
  - テスト動作もしくは動きを見てわかるように実演し、動作をイメージで視覚化できるようにする。
  - テスト動作もしくは動きを言葉で説明、描写する
  - テスト動作もしくは動きを、徒手的に促通、もしくは「ハンズオン」で導く
  セラピストがテスト動作を促し、代償ストラテジーをなくすように指導する。
- **受動的あるいは利用可能な可動域の評価**。セラピストは、テストする部位を固定し、テスト動作に必要な受動的に利用可能な可動域を評価する。
- **自動的学習**。必要な補助（例：視覚的また触診によるフィードバック、負荷の軽減（必要であれば）、セラピストの補助（「ハンズオン」での促通）、言葉

を用いた修正）を使って自動的に動作を練習する。通常、テスト動作の指導や学習、そして慣れるうえで3〜8回の繰り返しで十分である。テストをパスしなかった場合、基準レベルで動作スキルを行えなかったためであって、何をすべきか理解していなかったり学んでいなかったためではないことが求められる。

- **テスト**。患者がテスト動作や動きを理解し、何をするべきか理解しているということをセラピストが確信したのであれば、患者は視覚的・触覚的フィードバックや言葉での促通、もしくは修正の指示なしにテストを行う。
- **レーティング**。その後、セラピストはテストのパフォーマンスをレーティングする。適切にテスト動作を行うことができないことで、UCMの部位と方向が特定される。
- **臨床における優先順位づけのために、機能障害を症状に関連づける**。以下のように、UCMの方向と、症状を誘発する方向の関連を探る。
  - UCMの部位は、患者が症状の根源として訴えている部位や関節と関連しているか？
  - 動作や負荷の方向は、症状が誘発される方向あるいは関節位置と関連しているか？

これにより、臨床における優先順位が決まる。

MCRSの使用

明らかな過剰可動域がない場合でも、もし筋スタビリティシステムの自動的動員によって動作を基準可動域において制御できないのであれば、UCMは存在し得る。UCMは症状を伴わないかもしれない。仮に明らかに過剰可動域があったとしても、可動域制御の効率が良好であれば、顕著なスタビリティの機能障害は存在しない。テストされた方向で良好な制御が行われていれば、「合格」（✓✓）のレーティングとなる（過剰可動域の範囲を効率よく制御する能力は「可動域の制御」のテストで評価される）。

もし、**利用可能な**可動域を通じて、動作を分離しUCMを制御する能力が効率的であるようにみえても、その利用可能な可動域が著しく制限されている場合、通常の機能を維持するために安定性が犠牲となり、制限に対する代償が必要となる。正常な可動域を取り戻

すための直接的介入を始めるために、どの組織の伸長性が不十分なのか確認する（もし制限が明らかな場合）。もし制限が構造的、したがって永続的なものであるならば、機能を維持するためにどこかに代償が存在するはずである。もしその代償が十分に制御されていない（UCM）のであれば、明らかに再発リスクが存在し続けていることを示唆している。

利用可能な可動域が過剰である（明らかに基準レベルを上回る）場合、もし被験者が、基準可動域のみを通して良好な分離の運動制御を示すことができたら、方向の制御のための分離の必要条件は満たされている。これは、方向に特異的なストレスと歪みを制御するのに必要な動員パターンと関連した、運動制御ストラテジーの効率的な協調性を示している。この段階では、過剰な可動性全体を通した制御は評価されない。これは「可動域の制御」の原則により取り扱われる。

✓✗や✗✗のレーティングが、UCMあるいはスタビリティ機能障害の名前、あるいは診断となる。UCMの診断は、制御されていない動きの部位と**方向**の両方を明記すべきである。

> 各方向は、**別々に評価される。ある特定の方向のテ**スト中に、**それ以外の方向への**UCMが観察された場合、スタビリティ機能障害（例：部位と方向）は、制御不足の部位、そして、**実際のUCMの方向**におけるものである。たとえば、腰椎屈曲の制御のテスト中、腰椎が伸展の方向に制御を失う場合、腰椎伸展のスタビリティ機能におそらく問題があるだろう。この明らかなスタビリティ機能障害を制御する能力は、伸展に関連したテストで具体的に評価されるべきである。もし屈曲方向においてUCMがない場合、屈曲は主な機能障害の方向ではない。

明確な説明のために、各テストのスコアづけあるいはレーティングについて、表に詳細をまとめた（表3.3）。

レーティングの解釈

最初の段（左）の✓は、正しい随意的な分離パターンを示す。

2つ目の段（右）の✓は、低閾値動員の**効率性**と関係する。（✗のレーティングは必ずその理由を確認する）

✓✓＝基準可動域で正しい随意的な分離パターンを行い、低閾値動員が効率的である。
- 最初の✓のためのすべての条件と、2つ目の✓のためのすべての条件が満たされた場合、そのテストのレーティングは✓✓となる。

✓✗＝基準可動域の正しい分離動作パターンを行うことができるが、低閾値動員が非効率的である。
- テストで最初の✓のためのすべての条件を満たしているが、2つ目の✓のための条件のうち1つでも満たしていなければ、そのテストの評価は✓✗である。✗の理由を確認する。

✗✗＝基準可動域で正しい分離パターンを行うことができない。
- テストで最初の✓のためのすべての条件を満たすことができない場合、そのテストのレーティングは✗✗となる。基準可動域内においてどの程度の範囲を制御できるか確認する。

「グレー」ゾーンの解釈の明確化。たとえば、屈曲の制御をテストで、小さな伸展動作がみられるように、動作が（テストしている方向と）反対の方向でみられ、それが可動域の一部のみで現れるのならば、屈曲の制御テストは✓✓の評価となる。一方で、たとえば屈曲を防ぐために伸展の最終域を維持するように、テスト方向での動作を防ぐために、常に反対方向の動作の最終域をとる場合、これは屈曲の制御が非効率的であり、求心性フィードバックが乏しいことを示す。これは、屈曲制御が非効率的という、✓✗という評価となる。

セラピストは、UCMのテストに対する症状の反応を観察すべきである。分離動作を行うことによって症状の誘発を著しく減少させることができる場合、本書において示唆される再トレーニングストラテジーに基づく随意的運動制御の再トレーニングは、症状の軽減に好ましい効果を持つだろう。この反応、つまり、症状が誘発される方向において、自動的に動作を制御もしくは防ぐことで、症状が軽減されることは、UCMが組織の病態発生の大きな原因である、という仮説をさらに支持するものである。再トレーニングのための臨床における優先順位は、症状を誘発する動きの方向と、その方向への運動制御テストをパスできないこととの間の関係を特定することによって決定される。たとえば、腰椎の症状が、前屈や長時間にわたって骨盤の後方ティルトもしくは腰椎が屈曲した状態で座るこ

表3.3　運動制御のレーティングシステムの表（Comerford & Mottram 2011）

制御のポイント：
- 防ぐ：[部位と方向]
- 動作の課題：[動作]
- 基準可動域：[範囲]

低閾値動員効率のレーティング

	✓または✗		✓または✗
• テスト方向へのUCMを防ぐことができる 正しい動作の分離パターン [部位] における、[方向] へのUCMを防ぐ そして隣接した領域を動かす	☐	• 簡単そうに見え、評価者から見て、自信を持って行っている	☐
• [基準] の基準可動域全体を通した分離動作 （基準レベルを超えた利用可能な可動域がある場合、自動的な制御を必要とするのは基準可動域のみである）	☐	• 簡単に感じ、被験者は十分に動作パターンを理解していて、自信を持ってテスト方向へのUCMを防いでいる	☐
		• コンセントリックおよびエキセントリックな動作の間、分離のパターンはスムーズである	☐
• 呼吸を止めずに（代替的な呼吸ストラテジーを使うことは許容される）	☐	• UCMを防ぐために、（テスト動作の）反対方向の最終域への動きを（継続的に）使わない	☐
• エキセントリック運動中の制御	☐	• 特別なフィードバック（触覚的、視覚的、言語的な指示）は必要ない	☐
• コンセントリック運動中の制御	☐	• 外的な支持や負荷をなくすことなく	☐
		• リラックスした自然な呼吸（たとえ理想的でなかったとしても──自然なパターンが変化しない限り）	☐
		• 疲労がない	☐
正しい分離パターン		**動員の効率**	

とで誘発され、同時に、自動的な股関節屈曲において、腰椎屈曲を防ぐ能力も失っている場合、この分離動作を再トレーニングすることは、症状のマネジメントと再発防止のために動員パターンを変えるための臨床における最優先事項となる。

　MCRSは、UCMの部位と方向を診断するために用いられる。これが、臨床推論のフレームワークと対処計画の作成（第1章）を支えるだろう。ボックス3.4に、UCMのテストから臨床的分析、リハビリテーションまでの完全な過程をチェックリストでまとめている。

　次の章（第4章）では、UCMの再トレーニングのための治療的エクササイズ介入のデザインにおける、鍵となる原則の適用について詳しく述べる。

ボックス3.4　UCMテストのためのチェックリスト

UCMテストのためのチェックリスト

観察　自然な、あるいは通常の動作パターン
　相対的なスティフネスを確認：相対的柔軟性の問題、または制限や代償を観察する。

指導する　テスト動作もしくは動きを、視覚的、聴覚的、運動感覚的な補助をフィードバックやサポートを併用し指導する。

テスト　その人のテスト動作もしくは動きを、補助、フィードバック、サポートなしで行う能力をテストする。

レーティングする　そのテストのパフォーマンスを自動的低閾値動員効率という観点からレーティングする（✓✓＝よい運動制御、✓✗または✗✗＝スタビリティ機能障害）

次に…

関連づける　不十分なパフォーマンス（✓✗または✗✗）を、症状のある部位に関連づける（臨床における優先順位が高い）

リハビリテーション　症状もしくは病態と関連するスタビリティ機能障害のリハビリテーションが必要となる

参考文献

Barr, A., Burden, A., 2009. A comparison of two styles of the football instep kick and their relationship to lumbopelvic stability. 2009 3rd International Conference on Movement Dysfunction in Edinburgh, UK, pp. S33.

Bhalla, S.K., Simmons, E.H., 1969. Normal ranges of intervertebral-joint motion of the cervical spine. Canadian Journal of Surgery 12 (2), 181–187.

Burnett, A.F., Cornelius, M.W., Dankaerts, W., O'Sullivan, P.B., 2004. Spinal kinematics and trunk muscle activity in cyclists: a comparison between healthy controls and non-specific chronic low back pain subjects – a pilot investigation. Manual Therapy 9 (4), 211–219.

Butler, D., Moseley, L., 2003. Explain pain. NOI, Adelaide.

Caldwell, C., Sahrmann, S., Van, D.L., 2007. Use of a movement system impairment diagnosis for physical therapy in the management of a patient with shoulder pain. Journal of Orthopaedic and Sports Physical Therapy 37 (9), 551–563.

Cholewicki, J., McGill, S.M., 1996. Mechanical stability of the in vivo lumbar spine: implications for injury and chronic low back pain. Clinical Biomechanics 11 (1), 11.

Comerford, M., Mottram, S.L., 2001a. Movement and stability dysfunction – contemporary developments. Manual Therapy 6 (1), 15–26.

Comerford, M.J., Mottram, S.L., 2001b. Functional stability re-training: principles and strategies for managing mechanical dysfunction. Manual Therapy 6 (1), 3–14.

Comerford, M.J., Mottram, S.L., 2011. Understanding movement and function – assessment and retraining of uncontrolled movement. Course Notes, Kinetic Control, UK.

Cyriax, J.H., 1980. Textbook of orthopaedic medicine. Volume II. Treatment by manipulation, massage and injection, 10th edn. Ballière Tindall, London.

Dankaerts, W., O'Sullivan, P., Burnett, A., Straker, L., 2006a. Altered patterns of superficial trunk muscle activation during sitting in nonspecific chronic low back pain patients: importance of subclassification. Spine 31 (17), 2017–2023.

Dankaerts, W., O'Sullivan, P.B., Straker. L.M., Burnett. A.F., Skouen, J.S., 2006b. The inter-examiner reliability of a classification method for non-specific chronic low back pain patients with motor control impairment. Manual Therapy 11 (1), 28–39.

DonTigny, R.L., 1997. Mechanics and treatment of the SIJ joint. In: Vleeming, A., Mooney, V., Snijders, C.J., Dorman, T.A., Stoekart, R. (Eds.), Movement, stability and low back pain. Churchill Livingstone, Edinburgh, ch 38.

Dvorak, J., Dvorak, V., 1990. Manual medicine: diagnostics, 2nd edn. Thieme, Stuttgart.

Dvorak, J., Froelich, D., Penning, L., Baumgartner, H., Panjabi, M., 1988. Functional radiographic diagnosis of the cervical spine: flexion/extension. Spine 13 (7), 748–755.

Edwards, B., 1999. Manual of combined movements: their use in the examination and treatment of mechanical vertebral column disorders. Butterworth-Heinemann, Oxford.

Esola, M.A., McClure, P.W., Fitzgerald, G.K., Siegler, S., 1996. Analysis of lumbar spine and hip motion during forward bending in subjects with and without a history of low back pain. Spine 21 (1), 71–78.

Falla, D., Bilenkij, G., Jull, G., 2004b. Patients with chronic neck pain demonstrate altered patterns of muscle activation during performance of a functional upper limb task. Spine 29, 1436–1440.

Falla, D., Jull, G., Hodges, P., 2004a. Patients with neck pain demonstrate reduced electromyographic activity of the deep cervical flexor muscles during performance of the craniocervical flexion test. Spine 29, 2108–2114.

Fritz, J.M., Brennan, G.P., 2007. Preliminary examination of a proposed treatment-based classification system for patients receiving physical therapy interventions for neck pain. Physical Therapy 87 (5), 513–524.

Fritz, J.M., Childs, J.D., Flynn, T.W., 2005. Pragmatic application of a clinical prediction rule in primary care to identify patients with low back pain with a good prognosis following a brief spinal manipulation intervention. BMC Family Practice 6 (1), 29.

Fritz, J.M., Cleland, J.A., Childs, J.D., 2007. Subgrouping patients with low back pain: evolution of a classification approach to physical therapy. Journal of Orthopaediac and Sports Physical Therapy 37 (6), 290–302.

Gibbons, S.G.T., 2005. Muscle function and a critical evaluation. KC MACP, 2nd International Conference on Movement Dysfunction, Edinburgh, UK.

Gibbons, S.G.T., 2007. Clinical anatomy and function of psoas major and deep sacral gluteus maximus. In: Vleeming, A., Mooney, V., Stoeckart, R. (Eds.), Movement, stability and lumbopelvic pain: integration of research and therapy. Elsevier, Edinburgh, part 1, section 1, ch 6.

Goldspink, G., Williams, P.E., 1992. Muscle fibre and connective tissue changes associated with use and disuse. In: Ada, L., Canning, C. (Eds.), Key issues in neurological physiotherapy. Butterworth Heinemann, Oxford, ch 8, pp. 197–218.

Gombatto, S.P., Collins, D.R., Sahrmann, S.A., Engsberg, J.R., Van Dillen, L.R., 2007. Patterns of lumbar region movement during trunk lateral bending in two subgroups of people with low back pain. Physical Therapy 87 (4), 441–454.

Gossman, M.R., Sahrmann, S.A., Rose, S.J., 1982. Review of length-associated changes in muscle. Physical Therapy 62 (12), 1799–1808.

Hamilton, C., Richardson, C., 1998. Active control of the neural lumbopelvic posture; a comparison between back pain and non back pain subjects. In: Vleeming, A., Mooney, V., Tilsher, H., Dorman, T., Snijders, C. (Eds.), 3rd Interdisciplinary World Congress on Low Back Pain and Pelvic Pain, Vienna, Austria.

Harris-Hayes, M., Van Dillen, L.R., 2009. The inter-tester reliability of physical therapists classifying low back pain problems based on the movement system impairment classification system. PM & R 1 (2), 117–126.

Hicks, G.E., Fritz, J.M., Delitto, A., McGill, S.M., 2005. Preliminary development of a clinical prediction rule for determining which patients with low back pain will respond to a stabilization exercise program. Archives of Physical Medicine and Rehabilitation 86 (9), 1753–1762.

Hides, J.A., Richardson, C.A., Jull, G.A., 1996. Multifidus muscle recovery is not automatic after resolution of acute, first-episode low back pain. Spine 21 (23), 2763–2769.

Hides, J., Gilmore, C., Stanton, W., Bohlscheid, E., 2008. Multifidus size and symmetry among chronic LBP and healthy asymptomatic subjects. Manual Therapy 13 (1), 43–49.

Hodges, P.W., 2001. Changes in motor planning of feedforward postural responses of the trunk muscles in low back pain. Experimental Brain Research 141, 261–266.

Hodges, P.W., 2003. Core stability exercise in chronic low back pain. Orthopedic Clinics of North America 34 (2), 245–254.

Hodges, P.W., Moseley, G.L., 2003. Pain and motor control of the lumbopelvic region: effect and possible mechanisms. Journal of Electromyography and Kinesiology 13 (4), 361–370.

Hodges, P.W., Richardson, C.A., 1996. Inefficient muscular stabilisation of the lumbar spine associated with low back pain: a motor control evaluation of transversus abdominis. Spine 21 (22), 2640–2650.

Janda, V., 1985. Pain in the locomotor system – a broad approach. In: Glasgow, E.F. (Ed.), Aspects of manipulative therapy. Churchill Livingstone, Edinburgh, pp. 148–151.

Janda, V., 1986. Muscle weakness and inhibition (pseudoparesis) in low back pain. In: Grieve, G.P. (Ed.), Modern manual therapy of the vertebral column. Churchill Livingston, Edinburgh.

Jones, L.H., Kusunose, R., Goering, E., 1995. Jones strain-counterstrain. Jones Strain-CounterStrain Inc. Boise, ID.

Jull, G.A., 2000. Deep cervical flexor muscle dysfunction in whiplash. Journal of Musculoskeletal Pain 8 (1/2), 143–154.

Jull, G., Kristjansson, E., Dall'Alba, P., 2004. Impairment in the cervical

flexors: a comparison of whiplash and insidious onset neck pain patients. Manual Therapy 9, 89–94.

Jull, G., Sterling, M., Falla, D., Treleaven, J., O'Leary, S., 2008. Whiplash, headache and neck pain. Elsevier, Edinburgh.

Jull, G., Trott, P., Potter, H., Zito, G., Niere, K., Shirley, D., et al., 2002. A randomized controlled trial of exercise and manipulative therapy for cervicogenic headache. Spine 27 (17), 1835–1843.

Kaltenborn, F.M., 2003. Orthopedic manual therapy for physical therapists Nordic System: OMT Kaltenborn-Evjenth concept. Journal of Manual and Manipulative Therapy 1 (2), 47–51.

Luomajoki, H., Kool, J., de Bruin, E.D., Airaksinen, O., 2007. Reliability of movement control tests in the lumbar spine. BMC Musculoskeletal Disorders 8, 90.

Luomajoki, H., Kool, J., de Bruin, E.D., Airaksinen, O., 2008. Movement control tests of the low back: evaluation of the difference between patients with low back pain and healthy controls. BMC Musculoskeletal Disorders 9, 170.

McKenzie, R., May, S., 2003. The lumbar spine: mechanical diagnosis and therapy, 2nd edn. Spinal Publications New Zealand, Wellington, New Zealand.

Maitland, G., Hengeveld, E., Banks, K., English, K., 2005. Maitland's vertebral manipulation, 7th edn. Butterworth-Heinemann, Oxford.

Morrissey, D., 2005. Development of the kinetic medial rotation test of the shoulder: a dynamic clinical test of shoulder instability and impingement. PhD thesis, University of London.

Morrissey, D., Morrissey, M.C., Driver, W., King, J.B., Woledge, R.C., 2008. Manual landmark identification and tracking during the medial rotation test of the shoulder: an accuracy study using three dimensional ultrasound and motion analysis measures. Manual Therapy 13 (6), 529–535.

Mottram, S.L., 2003. Dynamic stability of the scapula. In: Beeton, K.S. (Ed.), Manual therapy masterclasses – the peripheral joints. Churchill Livingstone, Edinburgh, pp. 1–17.

Mottram, S.L., Comerford, M., 2008. A new perspective on risk assessment. Physical Therapy in Sport 9 (1), 40–51.

Mottram, S., Warner, M., Chappell, P., Morrissey, D., Stokes, M., 2009. Impaired control of scapular rotation during a clinical dissociation test in people with a history of shoulder pain. 3rd International Conference on Movement Dysfunction, Edinburgh, UK. Manual Therapy 14 (1), S20.

Mueller, M.J., Maluf, K.S., 2002. Tissue adaptation to physical stress: a proposed 'physical stress theory' to guide physical therapist practice, education, and research. Physical Therapy 82 (4), 383–403.

Mulligan, B.R., 2003. Manual therapy NAGS SNAGS MWMS, etc. Plane View Services, Wellington, New Zealand.

Norlander, S., Nordgren, B., 1998. Clinical symptoms related to musculoskeletal neck-shoulder pain and mobility in the cervico-thoracic spine. Scandinavian Journal of Rehabilitation Medicine 30 (4), 243–251.

O'Sullivan, P.B., 2000. Lumbar segmental instability': clinical presentation and specific stabilizing exercise management. Manual Therapy 5 (1), 2–12.

O'Sullivan, P., 2005. Diagnosis and classification of chronic low back pain disorders: maladaptive movement and motor control impairments as underlying mechanism. Manual Therapy 10 (4), 242–255.

O'Sullivan, P., Dankaerts, W., Burnett, A., Chen, D., Booth, R., Carlsen, C., et al., 2006. Evaluation of the flexion relaxation phenomenon of the trunk muscles in sitting. Spine 31 (17), 2009–2016.

O'Sullivan, P.B., Grahamslaw, K.M., Kendell, M., Lapenskie, S.C., Moller, N.E., Richards, K.V., 2002. The effect of different standing and sitting postures on trunk muscle activity in a pain-free population. Spine 27 (11), 1238–1244.

O'Sullivan, P.B., Twomey, L., Allison, G., 1997. Evaluation of specific stabilising exercises in the treatment of chronic low back pain with radiological diagnosis of spondylosis or spondylolisthesis. Spine 22 (24), 2959–2967.

Panjabi, M.M., 1992. The stabilising system of the spine. Part II. Neutral zone and instability hypothesis. Journal of Spinal Disorders 5 (4), 390–397.

Peng, Q., Jones, R., Shishido, K., Constantinou, C.E., 2007. Ultrasound evaluation of dynamic responses of female pelvic floor muscles. Ultrasound in Medicine and Biology 33 (3), 342–352.

Richardson, C., Hodges, P., Hides, J., 2004. Therapeutic exercise for lumbopelvic stabilization – a motor control approach for the treatment and prevention of low back pain. Churchill Livingstone, Edinburgh.

Roussel, N.A., Nijs, J., Mottram, S., van Moorsel, A., Truijen, S., Stassijns, G., 2009. Altered lumbopelvic movement control but not generalised joint hypermobility is associated with increased injury in dancers. A prospective study. Manual Therapy 14 (6), 630–635.

Sahrmann, S.A., 1992. Posture and muscle imbalance: faulty lumbar-pelvic alignment and associated musculoskeletal pain syndromes. Orthopaedic Division Review Nov/Dec, 13–20.

Sahrmann, S.A., 2002. Diagnosis and treatment of movement impairment syndromes. Mosby, St Louis.

Schafer, A., Hall, T., Briffa, K., 2007. Classification of low back-related leg pain – a proposed patho-mechanism-based approach. Manual Therapy 14 (2), 222–230.

Scholtes, S.A., Gombatto, S.P., Van Dillen, L.R., 2008. Differences in lumbopelvic motion between people with and people without low back pain during two lower limb movement tests. Clinical Biomechics 24 (1), 7–12.

Scholtes, S.A., Van Dillen, L.R., 2007. Gender-related differences in prevalence of lumbopelvic region movement impairments in people with low back pain. Journal of Orthopaedic and Sports Physical Therapy 37 (12), 744–753.

Singer, K.P., Fitzgerald, D., Milne, N., 1993. Neck retraction exercises and cervical disk disease. MPAA Conference Proceedings, Australia.

Sterling, M., Jull, G., Vicenzino, B., Kenardy, J., 2003. Sensory hypersensitivity occurs soon after whiplash injury and is associated with poor recovery. Pain 104 (3), 509–517.

Sterling, M., Jull, G., Vicenzino, B., Kenardy, J., 2004. Characterization of acute whiplash-associated disorders. Spine (Phila Pa 1976) 29 (2), 182–188.

Stokes, M.A., Cooper, R., Morris, G., Jayson, M.I.V., 1992. Selective changes in multifidus dimensions in patients with chronic low back pain. European Spine Journal 1 (1), 38–42.

Torstensen, T.A., Ljunggren, A.E., Meen, H.D., Odland, E., Mowinckel, P., Geijerstam, S., 1998. Efficiency and costs of medical exercise therapy, conventional physiotherapy, and self-exercise in patients with chronic low back pain. A pragmatic, randomized, single-blinded, controlled trial with 1-year follow-up. Spine 23 (23), 2616–2624.

Trudelle-Jackson, E., Sarvaiya-Shah, S.A., Wang, S.S., 2008. Interrater reliability of a movement impairment-based classification system for lumbar spine syndromes in patients with chronic low back pain. Journal of Orthopaedic and Sports Physical Therapy 38 (6), 371–376.

Van Dillen, L.R., Bloom, N.J., Gombatto, S.P., Susco, T.M., 2008. Hip rotation range of motion in people with and without low back pain who participate in rotation-related sports. Physical Therapy in Sport 9, 72–81.

Van Dillen, L.R., Maluf, K.S., Sahrmann, S.A., 2009. Further examination of modifying patient-preferred movement and alignment strategies in patients with low back pain during symptomatic tests. Manual Therapy 14 (1), 52–60.

Van Dillen, L.R., Sahrmann, S.A., Norton, B.J., Caldwell, C.A., Fleming, D.A., McDonnell, M.K., et al., 1998. Reliability of physical examination items used for classification of patients with low back pain. Physical Therapy 78 (9), 979–988.

Van Dillen, L.R., Sahrmann, S.A., Norton, B.J., Caldwell, C.A., Fleming, D., McDonnell, M.K., et al., 2001. Effect of active limb movements on symptoms in patients with low back pain. Journal of Orthopaedic and Sports Physical Therapy 31 (8), 402–413.

Vibe Fersum, K., O'Sullivan, P.B., Kvåle, A., Skouen, J.S., 2009. Inter-examiner reliability of a classification system for patients with non-specific low back pain. Manual Therapy 4 (5), 555–561.

Waddell, G., 2004. The back pain revolution. Churchill Livingstone, Edinburgh.

Watson, P., Kendall, N., 2000. Assessing psychosocial yellow flags. In: Gifford, L. (Ed.), Topical issues in pain 2. Physiotherapy Pain Association. CNS Press, Falmouth, pp. 111–129.

Whittaker, J.L., 2007. Ultrasound imaging for rehabilitation of the lumbo-pelvic region – a clinical approach. Churchill Livingstone Elsevier, Edinburgh.

Woolsey, N.B., Sahrmann, S.A., Dixon, L., 1988. Triaxial movement of the pelvis during prone knee flexion. Physical Therapy 68, 827.

Chapter 4

制御されていない動きの
再トレーニングストラテジー

Retraining strategies for uncontrolled movement

リハビリテーションの
マネジメントと再トレーニング

　制御されていない動き（UCM）の効率的な制御のための再トレーニングは、機能障害のパターンと、UCMの部位と方向によって決まる。評価（概要は第3章に示した）からUCMの並進運動と可動域、そして制限が特定される。異常な運動制御と動員パターンを修正することは、ローカルスタビリティシステムのリハビリテーションにおいて優先される。長さと動員の機能障害を修正することは、グローバルシステムにおける優先事項である。UCMと制限の対処をすることは、リハビリテーションにおいて鍵であり、この原則は本書全体を通じて取り上げる。

　運動機能障害の機械的要素の対処と同じように、病態も処置されなければならず、非機械的な問題が特定、対処される。報告された症状や徴候を元に、痛みを発している、あるいは最も損傷を受けている組織を特定するために、局所組織を評価すべきである。介入方法には、大きな振り幅（large amplitude）で行う徒手的モビライゼーション、寒冷療法、温熱療法、自動的エクササイズ、電気的物理療法、ニューロダイナミックテクニック、鍼、トリガーポイントリリース、ポジショナルリリース、適切な投薬のようなテクニックによる、痛みのメカニズムや炎症、症状に対しての治療が含まれるだろう。これらの医療介入方法は、慢性腰痛のマネジメントにおいて効果的なアプローチである。これらの介入方法はフィットネスおよびエクササイズプログラムにより補われるべきである（Frost et al 1998; Torstensen et al 1998）。心理社会的要因を考慮し対処することも、慢性腰痛やその他の慢性的な筋骨格系疾患のマネジメントにおいて不可欠である。認知行動療法的アプローチ（Cognitive behavioural approaches）は、慢性腰痛の改善の成果を得るうえで大きな役割を持っている（Waddell 2004）。患者の痛みの状態が多因子性であればあるほど、より総合的なアプローチが必要となるだろう。これらの要因を網羅する臨床推論のフレームワークは、第1章で述べた。

マネジメントの概要

　筋骨格系痛の総合的なマネジメントにおいて、考慮すべき要因がいくつかある（図4.1）。

　はじめに、機能障害の機械的な要素への対応が必要である。これには、関節と筋筋膜の制限と、良好な機能を維持するために発生する代償との関係の特定と理解が含まれる。代償は、より詳細な評価を必要とし、UCMは、部位と方向という観点から特定される必要がある。UCMには、制御されていない並進運動（ローカル筋の再トレーニングで最も効果的に制御される）、あるいは、制御されていない可動域（グローバル筋の再トレーニングで最も効果的に制御される）があるだろう。これらの制限や制御されていない代償が、機械的機能障害の「ピラミッド」の底辺を構成する。ピラミッドの頂点は、炎症性病態の消散を最大限に促進し、最適な治癒環境を促進するための、痛みに敏感な組織の治療が含まれる。最終的に、機能障害が長期にわたる（慢性または再発性）場合、「イエローフラッグ」問題も考慮する必要がある。イエローフラッグ問題には、痛みの知覚や、症状変化の予後両方に影響する可能性がある、末梢および中枢神経原性の鋭敏化（peripheral and central neurogenic sensitisation）と行動的もしくは心理社会的要因といった背景要因が含まれるだろう。

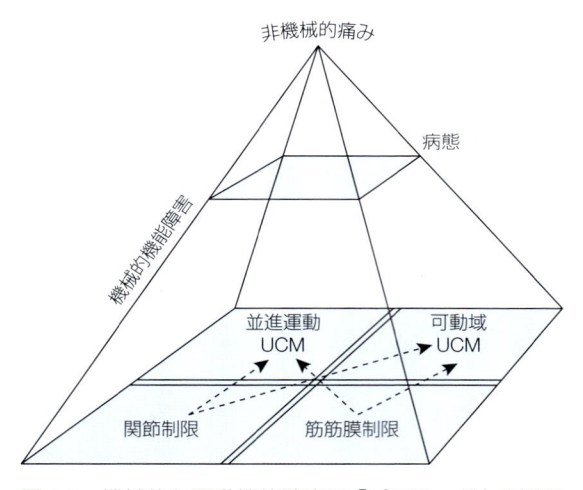

図4.1 機械的な運動機能障害の「ピラミッド」の概要

UCMの部位と方向を、症状や病態に関連づけ、また症状誘発のメカニズムに関連づけることは重要である。症状や病態に関連した機能障害のマネジメントは、臨床における最優先事項になる。UCMが明らかであったとしても、症状と関連していなければ、病態への対処において最優先事項ではない。しかしながら、これ（症状と関連していないUCM）は将来的な潜在的リスクを示している可能性がある（Mottram & Comerford 2008; Roussel et al 2009）。動作制御機能障害は、UCMの部位と方向で表示、分類され、今後の各章で解説される。

治療的エクササイズ

臨床業務で行われる治療的エクササイズは有益である（Taylor et al 2007）。さまざまな種類の治療的エクササイズが、さまざまな患者に有益であるエビデンスがあり、それには、変形性膝関節症（Brosseau et al 2003; Pelland et al 2004）、慢性腰痛（Hayden et al 2005）、肩の痛み（Green et al 2003）、慢性頸部痛（Kay et al 2005）が含まれる。異なる治療的目標を達成するために、患者によって異なる治療的エクササイズが必要になるようだ。特異的にターゲット化され、個別化されたエクササイズプログラムが、標準的なプログラムよりも有益であるということが示されている（Stuge et al 2004; Taylor et al 2007）。エビデンス

に基づく評価により特定された、運動障害の修正を目指したリハビリテーションストラテジーの構築は、病態の診断のみに基づいたリハビリテーションストラテジーの構築よりも、その正当性が認識され、受け入れられている。これは、複数の患者が似たような病態の診断を受けていても、それぞれのキネマティック的なメカニズムが異なるためである。しかしながら「これ一つで何でも対応できる（one size fits all）」という概念で構築されたエクササイズプログラムの例はたくさんある。このようなプログラムのほとんどは、「コアスタビリティ」トレーニング、あるいは特定のケガ（たとえば、膝蓋骨のアライメント不良、肩の不安定性）、もしくは手術後のプロトコルのような「プロトコル」となる。

プロトコルに基づくトレーニング法は、明確な目標、パフォーマンス目標、計画化されたタイムフレームを考慮しデザインすることができ、多くの人々に簡単に広めることができる。このようなプロトコルの開発者は、シンプルであると同時に、多様な患者の症状や併発症に対応するために十分に包括的ではなくてはいけないプログラムを作成するという、非常に困難な課題に取り組んでいる。しかしながら、1つのプロトコルで受傷から高いレベルの機能的活動への復帰まで網羅するのは難しい（例：エリートレベルのスポーツ）。

プロトコルに基づくトレーニングプログラムにつきものの欠点は、このようなプロトコルを使うすべての人々がほとんどの場合同じ問題を抱えていると仮定していることである。ほとんどのプロトコルは直線的な（Linear）フレームワークに沿ってデザインされている。すなわち、1つのスキルまたはステージから次へ、という一連の直線的なプログレッション（発展）がある。その結果として、症状の個人差に対応する試み（とくにケガや病態が関係している場合には）、多くのプロトコルは修正され、適応され、しばしばそれが何度も繰り返される。したがって、プロトコルに基づくトレーニングプログラムは「レシピ」とならざるを得ないというのが主な問題である。レシピは、ある特定の目標、あるいは「教科書通りの、典型的な」問題に対してはうまく働く。しかし、ケガをしたアスリートに日頃から対応しているセラピストやトレーナーであれば、「教科書通りの、典型的な症状」はめったにないことを知っている。患者はそれぞれに異なっており、

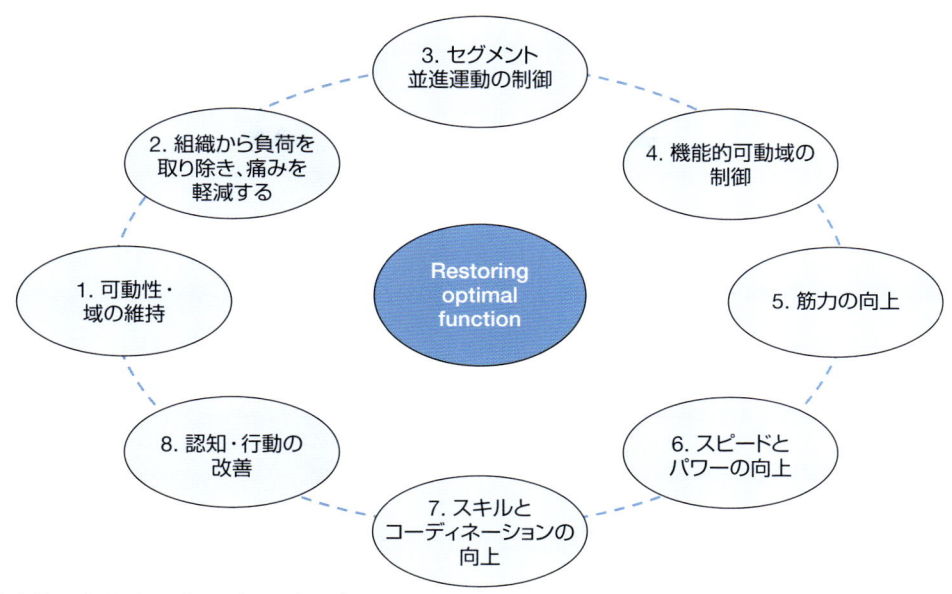

図4.2 治療的エクササイズの目標のパラダイム

それぞれの合併症があり、期待していることも異なるのである。

　したがって、機能障害のリハビリテーションやパフォーマンス低下の再トレーニングをガイドするために用いることのできる、系統的な評価と分析のプロセスに向けて、パラダイムシフトが必要である。個人の障害の包括的な評価に基づくことで、ケガのリハビリテーションとパフォーマンストレーニングにおける、本当の優先順位をよりよくマネジメントするための、個別化された特異的な再トレーニングプログラムを構築することができる。後述する再トレーニングプログラムは、直線的なレシピではなく、多次元的で並列的なフレームワークに沿ってデザインされている。

　治療目的のエクササイズの適用において臨床推論過程が用いられる際には、いくつかの明確な目標が特定される。

　治療的エクササイズは、以下の目的で用いられる：

1. 可動性・柔軟性を維持し、制限をモビライズする（とくに徒手療法的なモビライゼーションあるいは筋筋膜ストレッチの後）
2. 痛みや症状の対処（痛みに敏感な組織への負荷を減らす、もしくは支持する）
3. セグメント的並進運動の制御（ローカル筋システムの運動制御）

4. 異常な動きの制御——制御されていない方向または可動域（グローバル筋システムの運動制御）
5. 萎縮からのリコンディショニングと回復、負荷への耐性（筋力と持久力の向上）
6. スピードへの対応力（加速を生み出しモーメントを制御する）
7. スポーツ特異的なスキルをトレーニングし、再強化する（スキルとコーディネーション）
8. 行動的・感情的問題をマネジメントする手助けとなる、気分やウェルビーイング（wellbeing）に影響を与える

　図4.2は、これらの目標を非直線的治療的エクササイズパラダイムに具体化している。

　臨床において、患者は1つあるいは複数の目標を同時に達成するためのエクササイズプログラムを処方されるだろう。状態が変化するにつれてエクササイズ処方は状態の性質の変化に対応して発展すべきで、目標自体も、状態が向上し改善、解決されるにつれて変化する。エクササイズ目標のいくつかは、短期的あるいは長期的なメンテナンスプログラムにも取り込まれるかもしれない。これらの目標は、柔軟性に欠けた直線的なプログレッションで処方されるべきではない、それはすなわち1つの目標から始め、その目標が達成されたら次に進むという形である。一つの目標において

> **ボックス4.1　治療的エクササイズ処方における臨床推論の手順**
>
> - エクササイズの過程の一般的な目標を特定する——過程に注目する（例：そのエクササイズにより、何に効果があるか）。
> - エクササイズによって改善する可能性がある、鍵となる治療的目標を特定する（これらの目標は患者の状態が変化するにつれて継続的に変化し発展する）。
> - エクササイズの過程を直近の治療目標に合わせる。
> - シンプルにする——実行過程を必要以上に複雑にしすぎない。
> - 適切な場合には、一度に1つ以上の目標に向けて取り組む——同時に漸増と統合を並行に行う。
> - レシピを使わない——特定のエクササイズを与えるはっきりとした理由を確かにし、いつエクササイズを止め漸増するか、明確な理解があることを確実にする。

> **ボックス4.2　治療的エクササイズ計画において説明されるべき鍵となる要因**
>
> - このエクササイズを行わせる理由は何か？
> - 患者の症状や機能障害を考慮した上で、このエクササイズが患者に適切か？
> - そのエクササイズを今始めるべきか、それとも後にすべきか？
> - エクササイズの量は（例：どの程度の期間？　回数？　頻度？）
> - いつ、漸増するか？
> - いつ、止めるか？
> - その効果をどのように評価するか？　どのような変化を求めているか？
> - 変化がみられるまでに、どのくらいの期間を見込むべきか？
> - リスクはあるか？　エクササイズが症状を誘発したり、増加させる可能性があるか？　もしそうなら、何が許容範囲内で、何がそうでないか？

獲得したスキルが、次の目標に向かうために必要な前提条件であるという仮定があるようだ。この仮定は、確かな根拠に基づいているものではない。

　臨床的評価に基づき、治療的エクササイズを並列的に組み合わせて処方し、そして、リハビリテーションの何に修正が必要か、さらに、どのように、またいつそれらの修正を行うか決定することがより妥当で機能的である。治療的エクササイズは、動きを手段として、痛みを軽減し、関節可動域と筋の伸長性を増加し、動作のパフォーマンスを促進し、健康を増進する。治療的エクササイズへの最良の取り組み方は、臨床推論的アプローチである。このアプローチに関わる手順をボックス4.1に概説する。ボックス4.2には、セラピストが解決し、またその正当性を説明できるべきであるいくつかの鍵となる課題を取り上げている。これらの要因は、治療的にエクササイズを処方するセラピストにより理解されるべきことで、その治療的エクササイズ計画によって説明され支持されるだろう。

　治療的エクササイズは、痛みを軽減、関節可動性・域と筋の伸展性を増加、筋のパフォーマンスを促進、健康状態を増進するために、動きを手段として用いることができる。本章を含め、本書では「動きを見る」ための概念とストラテジーについて詳説している。つまり、UCMの部位と方向に基づき機械的な下位分類を行うことができる、UCMを症状、障害、機能障害、再発、リスク、パフォーマンスと関連づける、制御さ

れていない動きの部位と方向、訴えのある組織、そして痛みのメカニズムの観点から、臨床診断を下す、ということである。リハビリテーションは、機能的活動への統合を含め、UCMの部位と方向の制御を再構築することに焦点を合わせる。効果的な治療を提供するうえで鍵となるのは、評価の背後にある原則の理解としっかりとした臨床推論である。

　セラピストによる臨床での意思決定は、患者の立場を考慮すべきであり、介入は、主に能力障害や機能制限に直接関係している機能不全の要素を目的とすべきである。主観的な評価では、患者は痛みや能力障害、機能障害といった観点から彼らの見解を明確にする。これらの要因は、痛みや症状誘発への恐れ、対処能力、仕事や社会で要求されること、信念体系などの背景要因の影響をさらに受ける。

　治療的エクササイズは、たとえば、靴ひもを結ぶために上体をかがめることができない（腰痛のため、あるいはその発生を恐れて）、食器棚に手を伸ばすことができない（肩の痛みのため）など、日常の機能的制約への対処をする必要がある。腰痛患者が自動的に腰部の動きを制御できない場合、とくに「ウェイターのお辞儀（waiter's bow）」を行うときの屈曲の制御（Luomajoki 2008）ができない場合、臨床家はこの原因となっている神経筋機能不全を介入の目的にすべきである。同様に、肩に痛みのある患者が、腕を伸ばす（reaching with the arm）という機能的動作におい

て、自動的に肩甲骨を制御できない場合（von Eisenhart-Rothe et al 2005; Tate et al 2008）、臨床家は、その制御を回復することを介入ストラテジーの目標にすべきである。機能改善を達成するために動作の再トレーニングを用いることを支持するエビデンスがある（Jull et al 2009; Roussel et al 2009b）。

エクササイズを用いて動作パターンを変えることで、臨床的徴候に影響を及ぼすことができる（Tate et al 2008）。しかしながら、動作不良の明確な診断を確立し、その診断から適切なリハビリテーションストラテジーを展開していくことは重要である。セラピストは、患者個別のプログラムを作成できるように、エクササイズの概念の十分な知識が求められる。第1章、第3章で説明されたように、これは、運動障害（movement disorders）の評価における専門知識と効果的な臨床推論次第である。

UCMの部位と方向

第3章で、UCMの部位と方向の評価について詳しく述べた。次の段階は、UCMの制御を回復し、回復した新しい動作パターンを通常の動作や機能的動作に統合することである。

効果的な再トレーニングの鍵となる目標は、UCMの制御を再構築し、動作制限に対して正常な可動性を回復することである。第3章で述べた分離テストは、動作制御のテストであり、UCMの部位と方向を明確にする。もし、このUCMが症状や能力障害、再発、ケガのリスク、パフォーマンスと関連しているのであれば、リハビリテーションの主な焦点は運動制御の回復と運動制御パターンを変えることである。目的は、動員パターンを変え、自動的にスタビリティ機能不全のある部位、そして、その方向における動作を制御することである。これが感覚運動の再プログラミングの過程である。

UCMの部位と方向の制御の再トレーニング

- はじめに、UCMのある部位をニュートラルトレーニング領域内に位置させ（第3章で述べたように）、そして、患者に、（UCMのある）関節に隣接する（近位または遠位）関節を同じ方向へ（または同じ

セグメントを違う方向へ）動かすと同時に、（UCMのある）部位における特定の方向への動作を制御するために、適切な筋をどのように動員するか指導する。たとえば、UCMの部位が腰椎であれば、長く浅い、中間域の前彎した姿勢にする。UCMの方向が屈曲の場合、セラピストは、患者が股関節のみで前屈する際、腰椎の屈曲を制御もしくは防ぐように、または、腰椎を動かすことなく胸椎だけを屈曲するように指導する。患者は、再トレーニングエクササイズを行う際、腰椎が屈曲しないようモニターし、確実なものとするのに役立つどんなフィードバックでも使うように指導される。

- 運動制御の再トレーニングの重点は、動作が動的に行われている関節ではなく、動作がアイソメトリックに制御される関節において、また、その方向にある。すなわち、前述の腰椎屈曲のUCM制御エクササイズでは、再トレーニングのエクササイズを繰り返す際、アイソメトリックに腰椎屈曲を制御するために腰椎の伸展スタビライザー筋が自動的に動員されている。股関節または胸椎における屈曲動作が、腰椎の伸展スタビライザー筋が対抗しなくてはいけない屈曲負荷をつくり出す。分離再トレーニング運動を行っている間、ローカルおよびグローバルスタビリティ筋はUCMを制御するために継続的に活動している。

- 患者は、近位もしくは遠位の隣接した関節をUCMと同じ方向に、または同じ関節を（UCMと異なる方向へ）、以下を満たす範囲のみにおいて動かすよう指導される。
  - 動きがUCMと**独立**している
  - UCMのある部位において制御が維持されている
  - 関節または筋筋膜性の制限が許容する限り

- 再トレーニング動作を指導し、促すために、さまざまなフィードバックツールが用いられるだろう。たとえば、視覚的フィードバック（動作を見る）、視覚化（イメージトレーニング（imagery）を含む）、触覚によるフィードバック（患者自身の手を用いる）、運動感覚的（kinesthetic）フィードバック（粘着テープや皮膚のつっぱり（skin tension））、口頭での指導と修正、動作モニタリング機器（例：圧力バイオフィードバック（pressure biofeedback））などがある。効果的な指示は、効果的な再トレーニング

に必要不可欠である。

- 運動制御パターンを変えるには、繰り返しが必要である。ゆっくりとした、低い努力感での繰り返しが推奨され、動作は、UCMが自動的に制御されている可動域において行われる。ゆっくりと20〜30回、または最大で2分間繰り返すのが一般的なガイドである。場合によっては、スタビリティ筋がUCMを制御できるように、身体または四肢を支持し、負荷を軽減する必要がある。負荷が軽減された状態での制御がより楽になるにつれて、トレーニングは支持されていない四肢や身体の通常の機能的負荷を制御するという段階へ進む。たとえば、もし腰椎屈曲がUCMで、その再トレーニングが難しい場合、早期の再トレーニングの選択肢としては、両手を椅子やベンチの上に乗せて立ち、両手で体重の一部を支えるということである。そして、患者は、体幹の重さの一部が両手で支持されている状態で、殿部を椅子やベンチから遠ざけるように指示され、腰椎を真っすぐに保ち、腰椎屈曲を制御するよう指導される（図4.3）。この再トレーニングエクササイズを行う能力が十分に確立できたら、同じストラテジーを、手を使った部分的な体幹の支持なしでエクササイズを行うという段階へ進めることができる（図4.4）。

- 焦点は制御の質である。代替ストラテジーあるいはUCMは避けなければならない。繰り返すが、患者の意識が最優先である。再トレーニングは、非効率的な筋群の運動制御のトレーニングに注目し、正しい動作パターンの効率を確立することであり、優勢な筋の強化に注目しているのではない。

- UCMのある関節における制御の効率は、最初は隣接した関節の可動域よりも重要である。この動作に慣れて、自然だと感じるまで練習を続ける。最初に、これら低負荷エクササイズが難しいと「感じ」たり、大きな努力感を伴うときは、遅い運動単位または持続的（tonic）動員が非効率であるだろう（第2章を参照）。一方で、同じ低負荷エクササイズが楽に感じ、不自然でなくなったときは、遅い運動単位動員がよりよく促通され、固有受容覚フィードバックが改善されたということである。これは、スタビリティ機能と運動制御効率が改善していることを示す臨床におけるよい指標である。

- この分離再トレーニングの目的は、動作を制御する

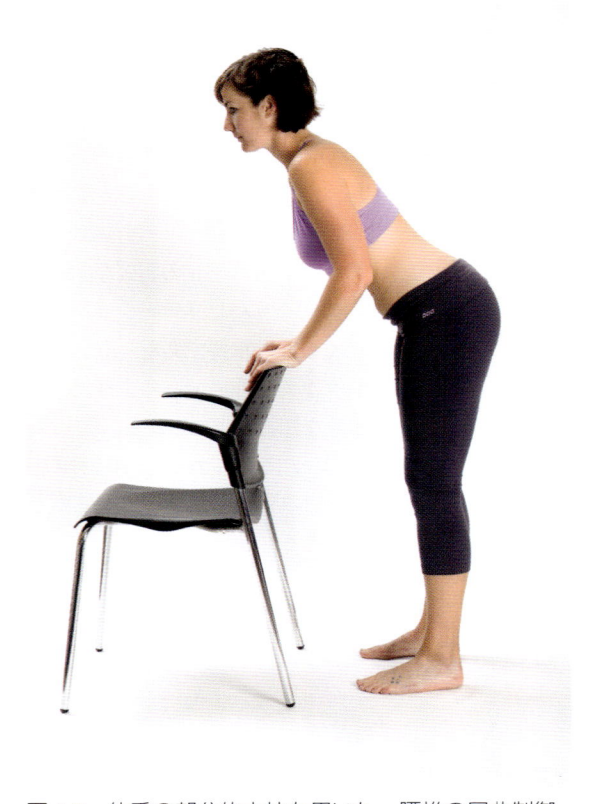

図4.3 体重の部分的支持を用いた、腰椎の屈曲制御の再トレーニング

ための自動的、そして最終的には自動的なローカルおよびグローバルスタビリティ筋システムの動員を促通し、運動を制御するための、筋スティフネスが適切に利用されることを回復することである。

- 再トレーニングによって、患者は以下の感覚を回復するべきである。
  - アライメントと姿勢
  - 動作の正確性
  - 筋の張りと努力感
  - 「楽に」低負荷収縮を維持する感覚
  - 多関節における動きの弁別（訳者注：再トレーニングにおいて、異なる複数の関節において何が起きているかへの意識。たとえば、「ウェイターのお辞儀（waiter's bow）」では、膝ではなく、股関節で動く。しかし、膝を曲げて行うと股関節において可動域が増す）

- これは固有受容性反応の向上と低閾値動員効率にも

- 進捗のスピードや予後は、固有感覚入力の変化、鋭敏化と行動的な問題を伴う慢性痛のパターン、病態を含む多くの要因によって決まる。
- 固有感覚が低下している患者には、しばしば下記のことが起こる。
  - 再トレーニングエクササイズを正しく行うことを確実にするために、より多くの監督と修正が必要である
  - 低負荷のスキルを行う際に大きな努力感を伴う
  - 代償ストラテジー（「チーティング（cheating）」訳注：ごまかし）に気づきにくい——「外からの」フィードバックに多く頼る必要がある
  - 動作の制御トレーニングを通じた進捗に、より時間がかかる
  - 自動的で無意識的な機能的動作に簡単に統合しない
  - 再発することが多い
  - 無症状の状態を保つために、長期にわたる維持プログラムを必要とすることが多い

鍵となる再トレーニング過程と原則について、ボックス4.3にまとめている。

UCMの部位と方向のトレーニングの漸増

トレーニングは、はじめに負荷を軽減し支持された姿勢で始めるかもしれないが、通常の低い機能的負荷や支持されていない姿勢へと漸増させる。トレーニングは、多くの場合、負荷による促通を減らす（負荷の軽減（unloading））、あるいは支持基底面を不安定にして固有感覚への負担を大きくして漸増する。そういった動作制御パターンのトレーニングを、バランスボード、空気膨張式のディスク（inflatable discs）、ピラティスリフォーマー、ジムボールやその他の用具を使い不安定な基底面の上でエクササイズすることで、固有感覚への負担を大きくすることができる。再トレーニングは、機能的で特定のタスクを行う状況へと漸増することができ、これは本章で後述する。

UCM制御の再トレーニングを用いた症状のマネジメント

セラピストは、エクササイズを行う人が、制御のストラテジーを用いることによって、症状を軽減し、能

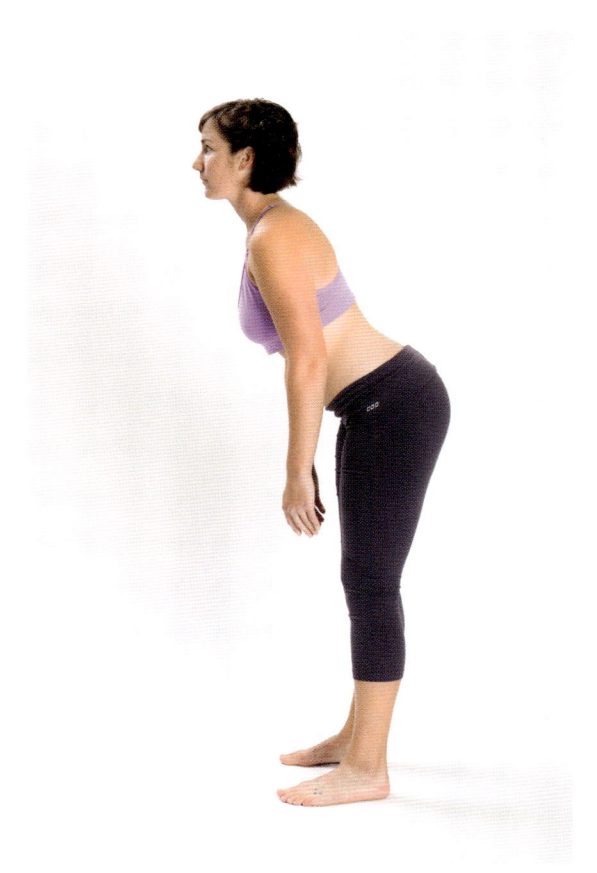

図4.4 支持なしで行う、腰椎の屈曲制御の再トレーニング

関連している。

- 正常な呼吸パターンを促す。慢性の非特異的腰痛患者は、UCMのテスト中、異常な呼吸パターンを示すことがある（Roussel et al 2009c）。
- セラピストは、患者に動作の再トレーニングの概念について教育し、再トレーニング過程において意識的な関与が重要であることを強調する必要がある。このことは、「意識した」動作の概念を促す。意識と集中力が必要不可欠である。焦点は動作パターンのコーディネーションであり、可動域や筋活動の強さではない。分離エクササイズは、動作の再トレーニングに用いることのできる数多くのストラテジーの1つである。目標は、痛みを誘発する活動を行う際、意識して動作を行うことである。
- ダイナミックスタビリティを改善するための修正エクササイズは、決して症状を引き起こしたり誘発すべきではない。

力障害を改善することができるように、UCMと症状・能力障害との関係をしっかり理解するようにすべきである。患者個別のエクササイズプログラムを使い、動作の制御を回復することを、痛みの対処方法として用いることができる。

> 再トレーニングエクササイズは、処方的（prescriptive）であるべきである、すなわち、目的に応じた手段の選択を熟慮し（modality-sensitive）、特異的な処方量にする（dose-specific）（訳注：再トレーニングエクササイズは、特異的でなければならない。たとえば、低域値動員へ影響を及ぼしたい場合、意識的促進、低負荷、2分間行うような、認知的な動きの制御の再トレーニング方法であるのに対して、ストレングストレーニングは疲労を起こすための負荷の使用となる）。

　UCMの部位と方向を制御するための運動制御パターンを再トレーニングする目的は、組織の耐性を超え、引き続き痛みに敏感な組織を刺激する、機械的ストレスや歪みを軽減することである。これにより、症状に直接的な効果をもたらすことができるようである。動きの方向を制御する動作はまた、病態への負荷の軽減、病態への機械的刺激の減少、症状のマネジメントを助長することにも用いられる。UCMの制御の回復は、早期の症状のマネジメントにおいて、とくに症状を漸増させる関与要因としてUCMが明確になった場合において非常に有効であるだろう。患者が、自ら症状を管理し、自分でUCMそのものを制御することによって痛みの対処をすることで、セラピストへの依存を小さくすることが目的である。

運動制御パターンの再トレーニングにおいて鍵となる原則

運動単位動員

　運動制御再トレーニングに関する、いくつかの鍵となる生理学的原則について、第2章で述べた。これらの原則から、遅い運動単位の動員を促通するための臨床におけるストラテジーを構築することができる。遅い運動単位（SMU）の動員が、速い運動単位（FMU）の動員に対して優先される状況が、再トレーニングストラテジーにおいて活用される。反対に、FMU動員

ボックス4.3　UCMの制御の再トレーニングの鍵となる特徴と原則

- UCMの部位をニュートラルなトレーニング領域内に位置する
- その部位における特定の方向への動きを制御するためにスタビリティ筋を使い、同時に隣接する（近位または遠位）関節を同じ方向へ動かす、あるいは同じ部位を異なる方向へ動かすトレーニングを行う。
- 適切な視覚的、触覚的、運動感覚的なキューを用いる。
- 動きは、以下の可動域を通してのみ起こる。すなわち、
  - 動きが、UCMから独立している。
  - スタビリティがUCMのある部位で維持されている（アイソメトリックな制御）
  - 制限が許す範囲のみ
- 質がより重要である。
- ゆっくりで、低い努力感での繰り返しの動き。
- 20〜30回の繰り返し、あるいは最大で2分間のゆっくりとした繰り返しを行う。
- 動きの制御をしやすくするために、必要に応じて、身体あるいは四肢を支持し負荷を軽減する。
- 四肢や体幹が支持されていない通常の機能的負荷の制御へ漸増する。
- 慣れて自然だと感じるまで練習する。
- 以下の意識を再トレーニングする。
  - アライメントと姿勢
  - 動き
  - 筋の張りと努力感
  - 低負荷を維持する「楽な」感覚
  - 多関節における動きの弁別
- 正常な呼吸パターンを促す。
- これは意識的な動作であり、意識的な再トレーニングを必要とする。
- 痛みを誘発しない。
- 共収縮による硬直を避ける（例：グローバルモビリティ筋の優位な活動）

がSMU動員に対して優先される状況もある。これらの状況を把握することで、セラピストはこれらが異常な動作パターンと関係している場合、そのような状況を避けることができる。これらの状況を、表4.1に示した。

　より効率的なSMU動員を促通する再トレーニングストラテジーは、慢性および再発痛との関係が証明されているSMU動員における有害な変化から回復するのに有用かもしれない（詳細については第2章参照）。これらストラテジーの多くを、患者の回復に合わせて再トレーニングプログラムに取り入れることができるだろう。SMU動員を促通するいくつかの例をボックス4.4に挙げた。

表4.1　遅い運動単位、または早い運動単位の動員が優先される状況
遅い運動単位が優先されることに寄与する条件
・遅く非疲労性のパフォーマンス ・力が弱く、静的な筋の維持 ・非疲労性の筋収縮を継続的に維持 ・痛みや腫れによる抑制の影響を最小限にするために、それらの症状を管理する ・動員を促進するために、求心性固有受容覚を刺激する
速い運動単位が優先されることに寄与する条件
・疲労する時点まで負荷を増大させる ・疲労性のエキセントリックなエクササイズ ・長さと張力の効率が低いところでのエクササイズ（例：最も内側域または外側域） ・意識的な速い動作を開始する

ボックス4.4　遅い運動単位動員（SMU）を促通する、追加的な動員ストラテジー

- 支持基底面を大きくする、または小さくする。
- 動員を刺激するために非疲労性の低い負荷、または促通を起こすような抵抗を加える。
- 他のスタビリティ筋を共収縮させる。
- 努力感への意識。
- 姿勢を変える。
- 制限への負荷を軽減する。
- 固有感覚の入力を増加する。
- UCMを受動的に支持する。

認知

　UCMの部位と方向が、どのように痛みの誘発と関連しているかを理解することが、動作がどのように痛みに影響するかについて認知（cognitive awareness）する最初のステップとなる。患者の教育には、患者自身のUCMの意識を促す情報を含めるべきであり、

- 動作ストラテジーの再トレーニングと、なぜそれが症状や再発からの回復の一助となるのかについて理解を深め、
- 動作ストラテジーの再トレーニングを行う能力を示し、
- どのようなときにUCMを制御していて、またどのようなときに制御を失っているか判断することを学ぶ。

　これらの知識により、固有感覚と意識を高め、より適切な動作パターンを再トレーニングするためのストラテジーの確立に直接つながって行くだろう。

再トレーニングにおける姿勢の効果

　臨床的に、ニュートラルなアライメントの姿勢を維持することは、動作障害再トレーニングのアウトカムを向上する（Comerford & Mottram 2011）。これについての評価が文献にいくつかある。たとえば、Falla et al（2007）は、ニュートラルな脊柱の姿勢を促した姿勢で座ったとき、頸部の深部屈筋の活動が増加したと述べている。O'Sullivan（2002）は、受動的な姿勢（前かがみで座ったり、スウェーバック（sway back））が脊柱の安定を司る筋機能を抑制したとも報告している（訳者注：股関節を伸展位にして立つ）。

　特定の動員再トレーニングを機能的動作に統合することについては、次のセクションで議論される。

神経筋骨格系機能障害の再トレーニングにおける課題

　慢性あるいは再発性の筋骨格系の症状を持つ患者は、しばしば「非特異的」な腰痛や頸部痛、股関節痛があると分類される。この分類は多くのシステマティックレビューやメタアナリシスで用いられている。「非特異的」な痛みという分類は、その患者の症状が単一のはっきりした病理解剖的過程で説明がつかない場合に用いられる。これらの患者は、しばしば診断を求めて失望し、幻滅し、「何が悪いか、誰にもわからない」と不満を述べる。彼らは多くの異なる医療従事者によって、（一般的に正しく）多くの異なる組織が症状の原因だとして診断されているだろう。UCMが彼らの症状に寄与している場合、これは驚くべきことではない。UCMは関節の片側で圧迫やインピンジメントを増加し、同時に反対側で引っ張り歪み（tensile strain）を増加するだろう。このUCMが対処されず、関連する組織へのストレスや歪み（strain）が、その組織の耐性を超えて継続または繰り返されると、最終的に複数の組織に病理的変化が起こり、組み合わさった症状が併発する。これらの患者は、大抵、（複数の絡み合った）症状を起こしている組織の1つを治療す

るという方法では、問題の解決にならないということをすでに経験している。

これまでに一貫して失敗してきた方法とは異なるアプローチを行う機会を与えられれば、慢性痛の患者はその異なる治療方法を試す意欲がより増すだろう。彼らがUCMと症状との関連について指導され、UCMの部位と方向の制御を回復することを学べるならば、それまでストレスや歪みに刺激されてきた組織への負荷が軽減し、治癒と回復が可能になる。身体というものは、機会が与えられれば優れた治癒力を備えている。機能障害を対処し、UCMの制御を回復することで症状が快方へ向かう――このモデルは、多くのセラピストにとってパラダイムシフトである。

UCMの部位と方向を特定し、それが症状の主要因と考えられたら、誤った運動ストラテジー（UCMの部位と方向）を修正することがリハビリテーションの焦点となる（Roussel et al 2009）。これは容易ではないが、よい結果を出すためには、第1章および本章の最初に述べたような臨床推論アプローチが必要不可欠である。第1章のボックス1.4に、動作と痛みの関係を理解するための運動障害の分析と臨床推論を10の要点で述べた。図4.1は治療的エクササイズの目標のパラダイムを表しており、またボックス4.1は、治療的エクササイズ処方における臨床推論のステップについてまとめている。

「診断的フレームワークにおける臨床推論」（第1章）で詳しく述べたように、主な焦点は、痛みと機能障害の4つの基準に取り組むことであるべきである。UCMが重要な構成要素であるとは限らない。UCMが重要な構成要素であるならば、非特異的リハビリテーションプロトコルを処方するよりも、機能障害や機能不全を再トレーニングすることを重視するべきであろう。運動制御機能障害が、エリートで、高度なトレーニングを受けた人々において確認されていることは、非特異的な再トレーニングではなく、この機能障害を特定する能力の必要性を強調している（Hides et al 2008）。第3章では、UCMの評価について解説し、本章では再トレーニングの原則とストラテジー（例：UCMの部位と方向の制御の再トレーニング）の概要を説明した。この再トレーニングは、多くの場合、支持された、非機能的な姿勢から始められる。この非機能的再トレーニングは、効率的な低閾値動員の回復を

確立するうえで、しばしば必要不可欠である。効率的な低閾値動員が一度確立されたら、機能的な姿勢へと進めていくことが不可欠である。

機能的タスクおよび活動への統合

フィードフォワードとフィードバック、両方のメカニズムが適当な運動パターンに統合されるのを確実にするために、できるだけ早く機能的なエクササイズを導入すべきである。筋骨格系の問題を示す患者において、皮質の機能地図（cortical maps）が変化している可能性があり、訓練によりこれらの変化を元に戻すことができる可能性があるということが、リハビリテーションを機能的活動に統合していく必要性を強調している（Van Vliet & Henningan 2006）ように、皮質におけるつながり（cortical connections）が構築されることを確実なものにするために、変化に富んだタスクを行うことが重要である（たとえば機能的な状況での運動方向の制御の再トレーニング）。習慣的な動作パターンや姿勢は、中枢神経系へ促通的な効果があり、これらの動員パターンが強化されることにより、継続的な神経可塑的変化（neuroplastic changes）をもたらす。これらのパターンが、非常に効率的になり、通常の機能において無意識的に自動的に用いられる。同様に、ある動作パターンや姿勢の欠如や損失は、異常な神経可塑的変化を起こしてしまい、中枢神経系がその動作パターンや姿勢をあたかも「忘れて」しまい、意識的に何をしているか考えない限り、自動的あるいは通常の動作において効率的に用いることができなくなる。

他の臨床家や研究者が、動作の再トレーニングを機能的タスクへ統合することを提唱しており（O'Sullivan et al 1997; Jull et al 2002; Stuge et al 2004; O'Sullivan & Beales 2007）、動作制御の再トレーニングと特異的なスタビリティ筋の活性化を、機能的動作や日常生活動作、さらに高負荷の活動や、症状を誘発しそうな姿勢においてでも統合することの臨床における効果と、その重要性を示している。

支持されていない座った状態での姿勢の習慣が、自動的な筋活性のパターンを変化させるということを示唆するエビデンスがあり（Dankaerts et al 2006）、

これは、日常の機能的活動や習慣において動作パターンが確立される必要があるという考えを支持している。これは、スウェー姿勢（sway posture）が、スタビリティ筋の自動的な動員を抑制することが示されているように（O'Sullivan et al 2002）、立位においてとくに重要である。Falla et al（2008）は、頸部の深部屈筋の動員に特化した再トレーニングが、特化したトレーニングが行われていない機能的タスクにおける、胸鎖乳突筋の筋活動を自動的に変化しなかったことを示している。これは再トレーニングが機能的活動の再トレーニングの過程を通じて、修正を加えた機能的な姿勢で行われる必要があることを示唆している。

最初の目標は、正しい動作パターンまたは動員ストラテジーを確立することである。つまり、まず、UCMの制御を回復し、引き続き、確立された動作の制御を機能的活動の中に統合していく。一般的なルールとして、再トレーニングは、機能的な姿勢で行うべきであるが、もしそれにより好ましくない代替ストラテジーが現れるのであれば、本章の初めに述べたような特異的な再トレーニングが必要である。「非機能的な」再トレーニングが機能障害に効果があることが示されている。たとえば、腹横筋のフィードフォワード活動の継続的な改善が、腹横筋に特化した随意的収縮トレーニングにより達成される（Tsao et al 2008）。この研究は、運動学習が起こり、中枢神経系内部での変化が定着し、その変化に機能的タスクの最中にアクセスすることができることを示唆している。

図4.5は、UCMの**部位と方向**の再トレーニングの漸増を示している。患者が効率的なUCMの随意的制御をできない場合、リハビリテーションをUCMの部位と方向の制御を回復するために、（分離エクササイズのような）非常に特異的で非機能的な動作パターンおよびストラテジーのトレーニングへと移行する必要がある。UCMの部位と方向を効率的に随意的に制御する能力のトレーニングは、理想的には機能的動作への統合に漸増する前に行われるべきである。機能的動作においては、現在、自動的に用いられているストラテジーや動作パターンが用いられる。現在、これら用いられているストラテジーや動作パターンが、すでに痛

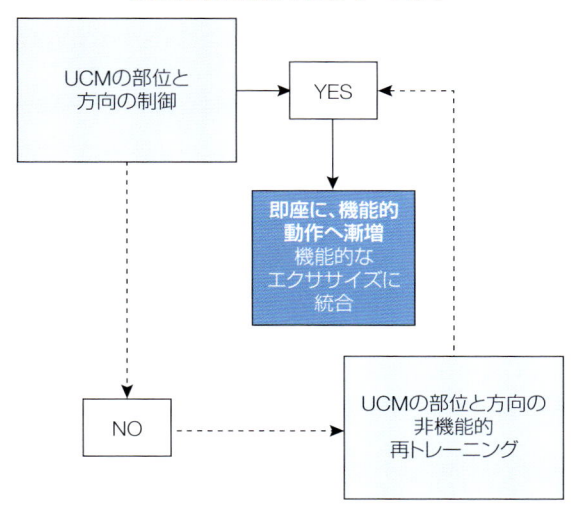

図4.5 UCMの再トレーニングを機能的動作へ統合するためのフローチャート

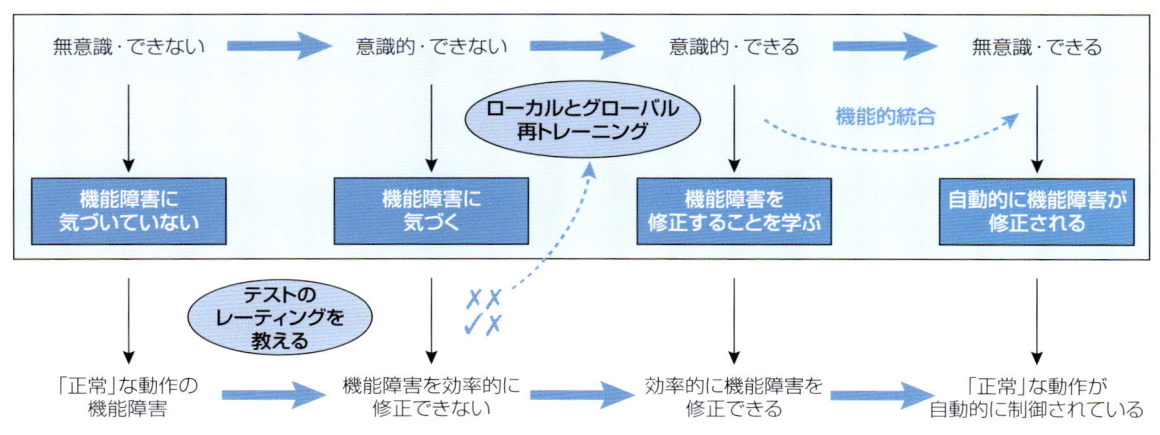

図4.6 意識的、そして最終的には自動的となるUCMの部位と方向の制御を回復する過程（Strasslより）

みや機能障害と関係しているのであれば、機能的統合がリハビリテーションのプログラムにおいてあまりに早期に強調されると、それら異常な動作パターンの継続につながるかもしれない。その代わりに、患者が、効率的なUCMの自動的制御を示すことができる（あるいは制御の再トレーニングした後の）場合、リハビリテーションをより早期に、また即座に機能的統合へ進めることができる。

スタビリティ再トレーニングの過程には、運動学習、動作への意識と固有感覚、スキルの獲得、神経可塑性の要素が含まれている。図4.6に、臨床的評価と再トレーニング、最終的に機能的動作への統合によってUCMを修正する手順を示している。

異常な動員パターンと、慢性または再発性の筋骨格系疼痛を持つ患者は、当初、UCMが痛みに関与していることに気づいていない。患者は、痛みがあるにもかかわらず、自分の動き方を「正常」と感じている。患者にとっての「正常」な動作は異常である。患者には、問題に対する意識的な気づきが欠如しており、修正のためのストラテジーを動員することができない。この場合、運動制御レーティングシステム（第3章参照）を用いたUCMの臨床的評価は、✗✗となる。

UCMの臨床的評価後、患者は動作の機能障害パターンにようやく気づくが、それでも異常な動作パターンを修正できないことはよくある。しかしながら、異常な動作の再トレーニングにある程度の時間を費やすと、機能障害を修正することを学ぶ。この時点で、患者はUCMを意識しており、動作を効率的に修正できる。患者はUCMの良好な制御と不十分な制御の違いがわかる。この時点で、動作制御レーティングシステムを用いたUCMの臨床的評価は✓✓である。

患者が随意的に修正エクササイズをどのように行うかを考えている間は、意識的なUCMの制御は効果的かもしれないが、必ずしもこの修正が自動的に通常の機能的動作へ統合されるというわけではない。この統合が自動的に起こることもあるが、多くの場合この統合は自動的ではなく、ある程度の機能的統合トレーニングが必要である。理想的な最終結果は、通常の機能的動作が自動的に制御されるということである。もうこの時点では、意識的にUCMを修正することを考える必要がなくなる。

運動制御再トレーニングは、腰痛（O'Sullivan et al 1997a, 1998)、頸部痛（Jull et al 2000)、仙腸関節痛（O'Sullivan et al 2007)、頭痛（McDonnell et al 2005; Van Ettekoven & Lucas 2006; Amiri et al 2007)、膝の痛み（Cowan et al 2002)、を持つ患者において特定された、特異的な運動制御不足を改善するのに有効であり、症状（Cowan et al 2002)と障害（Stuge et al 2004; McDonnell et al 2005; Jull et al 2009)を改善できるだろう。

意欲とコンプライアンスのための性格と行動的特徴

セラピストが直面する最大の課題の1つが、特異的なトレーニング方法を機能的活動や自動化された動員へと統合することである。第1章で述べた臨床推論のフレームワークの中で強調された4つの鍵となる基準のうち、背景要因の評価とマネジメントが、ここで重要になる。行動的特徴と心理社会的要因が個別であるため、万人に適した単一のストラテジーというのは存在しない。私たちは、個人個人の意欲やコンプライアンスの違いに対応できる方法を見極めるために、さまざまなアプローチの分類を試みてきた。

ある患者には、非常に明確な目的と進捗を伴う、高度に体系化された過程が有効である。しかしながら、他の患者にとっては、最終的な目標はあるものの、決められた段階に従った手順のない、体系化されていないより柔軟な過程のほうが適している。ある患者には、特定の筋が活動するのを考え、感じ、もしくは視覚化しようとする具体的な運動制御再トレーニングが適している。他の患者は、これができないようであるが、特定の筋のことを考えなくても、正しい動員ができるようである。代わりに、これらの患者は、アライメントや姿勢の修正、UCMの部位と方向の制御、ある姿勢をとる、もしくはある方法で動くといったような、

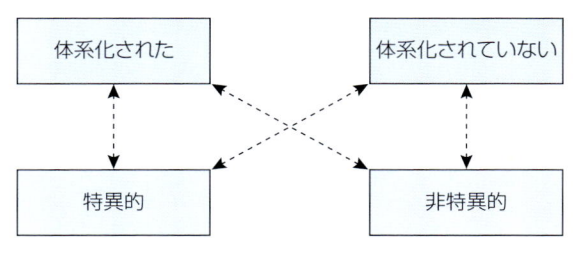

図4.7 運動制御の再トレーニングを促進するさまざまなストラテジー

抽象的な運動制御ストラテジーを用いることによって、求められている動員を行っているようである。

特異的あるいは非特異的な過程を、体系化されたあるいは体系化されていないアプローチと様々に組み合わせること（図4.7）によって、治療的エクササイズや動作の再トレーニングに取り組む意欲やコンプライアンスを最適化することができる。

体系化されたあるいは体系化されていない、そして、特異的あるいは非特異的な運動制御再トレーニングストラテジーの正しい組み合わせを見つけることによって、セラピストは、多くの患者が意欲を維持し、コンプライアンスを達成できるような組み合わせを見つけるために利用できる、たくさんの選択肢を持つことになる。

以下に、これらの選択肢のいくつかの活用方法を示す。

赤い点を用いた機能的統合

Rothstein（1982）は、活動やスキルを通常の自動的な、無意識の機能へ統合するには、多様な機能的状況下でたくさんの繰り返しを行う必要があることを示唆している。これを行うためには、なんらかの「目印（reminder）」が必要である。彼は、小さな「赤い点（red dots）」を頻繁に見える場所に配置して、患者がそれを見るたびに特定のタスクを行うことを「思い出させる」ために用いることを提案している。

患者は赤い点を見たら、随意的にUCMの部位と方向を制御する（または特異的な筋活性化ストラテジーを行う）ことを思い出す。この過程は、赤い点を見るたびに繰り返される。複数の赤い点を、適当な場所（例：腕時計、時計、電話、給湯室、オフィスの引き出し、トイレの鏡、赤信号）に配置する。聴覚（例：電話の呼び出し音）、特定の時間や活動と関連した思い出させる方法を用いることも同様に適当だろう。

低負荷（促通性）固有感覚刺激

固有感覚的課題は、便利な促通と漸増のストラテジーとなるだろう。ここでの狙いは、ニュートラルな関節位置付近でのスタビリティ筋の動員を自動的な姿勢反射反応（automatic postural reflex responses）と不安定な支持基底面を用いることで促通することである。初期のトレーニングでは目を開けるが、筋シス

テムによる固有感覚に頼るために、制御の向上と共に目を閉じて行うことができる。バランスボード、「ピラティスリフォーマー」や「フィジオボール」も適当であり、有用なツールである。

統合的分離（integrative dissociation）

自動的にUCMの部位と方向を制御する基本的な動員スキルを確立したら、この機能障害のある領域を制御するストラテジーは、機能志向のエクササイズに組み込まれる。エクササイズは、問題のある領域が制御されている限り、どのような他の動作も適当である。これは、エクササイズプログラムに組み込まれることができる、あるいは単に機能的タスクを行う際、UCMを制御する。

ほかのアプローチ

一度、基本的な運動制御動員が確立したら、臨床現場で用いられている多くの他のアプローチは、UCMの部位と方向の制御を助長するために多大な可能性を持っている。ボックス4.5に、それらのアプローチのいくつかを列挙している。

ピラティスは、最初、ダンスのコミュニティーによって普及された。これは身体感覚と動作の制御を取り入れた独特の手法であり、確立された原則に基づいている（Isacowitz 2006）。これらの原則はそのレパートリーに統合され、最近の文献では、多くのこれらの原則の価値を支持するエビデンスが示されている。表4.2に、それらのいくつかを支持するエビデンスを示す。

セラピストは、ピラティスの原則、レパートリーや適応を理解し、適用することによって、運動制御再トレーニングとコアスタビリティトレーニングのスキル

表4.2　ピラティスの原理と神経筋骨格系の研究との間の整合性

集中	Moseley（2004）は、痛みの認知と身体的パフォーマンス間の関連を示した。遅い運動単位の効率的な促通のための固有感覚に障害がある被験者は、より高い努力感（集中）が必要である（Grimby & Hannerz 1976）。
呼吸	O'Sullivan et al（2002）は、仙腸関節に痛みがある被験者において運動制御ストラテジー異常と、呼吸機能の異常を特定した。Roussel et al（2009c）は腰痛患者が、体幹のスタビリティ筋に負担がかかるようなパフォーマンスを行う際、呼吸パターンに異常があることを示した。
アライメント	O'Sullivan et al（2002）は、腰椎骨盤部のスタビライザー筋群が、最適なアライメントの直立姿勢を保つ際に活動し、受動的な姿勢（前かがみで座ったり、スウェーバックの立位姿勢）の際、活動が少ないことを示した。
センター・制御	Van Dillen et al（2009）は、患者の習慣的な腰椎の動きとアライメントの修正が症状に及ぼす効果を検証した。方向に特異的なテストにおいて、腰椎がニュートラルに支持された場合に、症状の有意な減少がみられた。

を構築することができる。

- 言葉はクライアントにとって親しみやすく、促すようなものである。たとえば「顎を引いて」というのは「首の背筋を伸ばす」と考えるよりも、あまり効果がないだろう。
- 聴覚、身体感覚、視覚的学習を狙いとしたキュー（Cue）。
- キューは、身体的心身統合（somatic mind–body integration）に働きかけることができる（例：「浮く、柔らかくする、伸ばす（float, soften, and lengthen）」）。これらのキューは、グローバルモビリティ筋を「ほぐす（letting go）」ことを促す。文献では、これらの筋が低閾値（機能的）負荷において、優位で、過剰に活動していることが示されている（Hungerford et al 2003; Falla et al 2004; Richardson et al 2004）。
- エキセントリック（伸長性）の制御が重視され、これは良好な姿勢制御に必須である。

- 「センター（centre）」の制御を維持することは、制御された動作の鍵となる。Joseph Pilatesは、これを「パワーハウス」と呼び、ブレーシングを提唱した——これは高負荷に対しては適しているが、低負荷活動においては腹筋の修正された促通がより適している。
- 動作中に適切なアライメントを維持することは、適切な動員を促進する。
- 呼吸の制御に集中することにより、遅い運動単位動員と、機能障害の再トレーニングが促される。
- なめらかな動作（Flowing movements）は、効率的な運動制御を必要とする。
- 複数の関節が含まれる動作の「レパートリー」は、単一のセグメントというより全身へ影響を及ぼす。
- 集中により心と身体のつながりを促す。
- 心と身体のつながりは、痛みに影響を及ぼし得る（Moseley 2004）。
- Joseph Pilatesは、「心と身体、精神（'mind, body and spirit'）」の影響力について広めた。「心こそ、身体をつくりあげる（'It's the mind that builds the body.'）」。
- 運動制御学習は意識的（mindful）なエクササイズであり、集中することを通じて気づき（awareness）を養うことを必要とする。
- その人気がコンプライアンスに影響を与えるかもしれない。

ピラティスのメソッドは伝統的に高負荷再トレーニングを重視していたが、近年ではリハビリテーションの現場のために低負荷運動制御トレーニングを取り入れるように修正されている。このアプローチの有効性は、Rydeard et al（2006）によって実証されている。

トレーニングツールや器具の使用

トレーニングの目的は、症状や障害、機能障害に効果をもたらすためにUCMを再トレーニングすることである。動作の制御を促すようなツールや器具の使用は、臨床家にとって大きな価値がある（例：ボディブレード、ピラティスリフォーマー、ジムボール）。しかしながら、これらのツールの適切な使用は非常に重要で、再トレーニングの過程を促すためだけに用いられるべきである。これらのツールが、代替ストラテジー

を取り除く再トレーニングの効果的な補助となるためには、テクニックと動作の制御の綿密な観察は不可欠である（Moreside et al 2007）。UCMの再トレーニングで鍵となる留意点の一つは、低負荷（低閾値の遅い運動単位優位の動員）が最優先事項であり、エクササイズに負荷や抵抗を増すことで容易に漸増できるように見えるが、これはUCMの制御の再トレーニングの初期において、適当ではない、ということである。低負荷再トレーニングは、低閾値動員にチャレンジする（負荷を取り除く）ことによって最も効果的に難易度を高めることができるのであり、固有感覚的負担がある状態で負荷を増したり、随意的活性化（cognitive activation）を加えることではない。

徒手療法

徒手療法（Manual therapy）の技術を動作機能障害のマネジメントに取り入れる価値を見落としてはいけない。Jull et al（2002）は、頭痛のマネジメントにおける徒手療法の価値を示した。脊椎徒手療法（spinal manipulative therapy、SMT）が腰痛を持つ人の体幹筋群の機能的活動を変化させ得るといういくつかのエビデンスがあり、SMTが運動神経の興奮性（motor neurone excitability）に影響を与え得るということを示唆している（Ferreira et al 2007）。これがどのようにして起こるかというメカニズムは明らかでないものの、筋動員パターンを変化させることを助ける臨床上有用なツールとなるだろう。まさにこの研究は多様なアプローチの必要性を支持している。

Mulliganの運動併用モビライゼーション（Mobilisations with Movement（MWM））は、問題のある動作（例：痛みのある動き）を行うと同時に、動作セグメントに関節グライドを行いそれを維持する徒手療法の技術である（Vicenzino et al 2009）。これらの技術は、正常な動作パターンの回復を補助する上で有効であり、筋骨格系の症状をマネジメントするのに効果があることが示されている（Vicenzino 1993; Exelby 2001; Folk 2001; Vicenzino et al 2009）が、そのメカニズムの現時点での理解は不十分である。

皮膚へのテーピング（例：粘着性のスポーツテープやキネシオテープ）は、動員の促通あるいはUCMの制御において有用なツールとなり得る（Constantinou & Brown 2010）。

表4.3　**UCMの再トレーニングのための3つの鍵となる過程**	
UCMの部位と方向の制御	症状を誘発する動作の方向におけるスタビリティの機能障害の制御を再トレーニング。ローカルおよびグローバルスタビライザー動員の低負荷統合を用いて、UCMのあるセグメントや領域における動作の制御および制限を行い、自動的に隣接した制限のある部位を動かす。制限が許す範囲のみを通じて、あるいはUCMが動的に制御されている可動域を通じてのみ、動作を行う。
並進運動の制御	筋のスティフネス（stiffness）を高めるために、ローカルスタビリティシステムの持続的（tonic）で低閾値活性の再トレーニングを行い、ニュートラルな関節位置を制御するために、ローカルとグローバルスタビライザー筋の機能的な低負荷統合のトレーニングを行う。
バランス不良の制御 可動域全体を通じたグローバルスタビライザーによる制御を再トレーニングする	これらの筋は、自動的に短縮し、関節運動の受動的可動域の内側全体を通じて四肢の負荷を制御することが求められる。また、これらの筋は、過剰可動性による可動域の外側部分も制御できなければいけない。回旋の力を制御する能力は、グローバルスタビライザーによるとくに重要な役割である。スタビリティ機能において、エキセントリックな可動域の制御は、コンセトリックな制御よりも重要である。これは、制御されたエキセントリック収縮による筋伸長を伴う、筋が短縮した状態でのわずかな努力による持続的な筋収縮の維持により最適化される。伸長性を回復し、過剰なグローバルモビライザーの優位性を抑制する。
グローバルモビライザーの伸張性を回復し過剰な優位性を抑制するする	二関節グローバルモビリティ筋が、オーバーユースや適応性短縮（adaptive shortening）によって伸長性の欠如を起こすと、機能を維持しようとして代償性の過度な伸長による損傷（Overstrain）やUCMが、キネティックチェーン内のどこかで起こる。機能維持のための代償の必要をなくすために、グローバルモビライザー筋を伸長したり、もしくは、その過剰な活動を抑制することが必要になる。

ボックス4.6　臨床でセラピストがUCMの再トレーニングをする際、役立つ鍵となる要素

- 臨床推論を用いて、意思決定の過程を促進する（第1章）。
- 観察スキルに取り組み、一度部位と方向を特定したら、その結果を再確認する——これにより、何を見ているか裏づけるのに役立つ。
- トレーニングとエクササイズ処方を具体的にする。
- 患者が、UCMと徴候や症状との関係を理解することを確実にする。
- 患者と、診断的フレームワークについて、またどの構成要素が症状と関係しているか話し合う：
  - UCMの部位と方向
  - 病態と症状のある組織
  - 痛みのメカニズム
  - 背景要因
- この知識を使い、患者が自分の症状をよりよくマネジメントする自信をつける。

- ローカルおよびグローバル筋機能がどのように動作の制御に貢献しているか考慮する。
- マネジメントの優先順位づけの方法を、注意深く考慮する——症状、障害、機能障害の対処を同時にする必要がある。
- 動作の機能障害に関連したケガのリスクやパフォーマンスの問題への対処に同じ原則を用いる。
- 動作の促通と再トレーニングはスキルであり、練習が必要であることを忘れないように！…そして、コンプライアンスを得ることは、サイエンスであると同じようにアートである。
- 器具や代替的再トレーニングのアプローチ（例：ピラティス）を使って、どのように再トレーニングに患者に適応させるか考える。

トレーニングにどのくらいの期間がかかるか？

　文献によると、自動的で「無意識」な運動制御パターンへの変化には8〜20週間のトレーニング期間が必要であることが示唆されており（Stuge et al 2004; O'Sullivan & Beales 2007）、自動的あるいは無意識の「正常な」機能において、長期にわたる効果があることが示唆されている（Jull et al 2002; Stuge et al 2004）。セラピストは、トレーニング期間が患者の健康状態や背景（環境的および個人的）要因の相互作用に影響されることも覚えておくべきである（第1章）。

運動制御再トレーニング

　運動制御レーティングシステム（MCRS）は、UCMの部位と方向の診断に用いられる。これは、臨床推論のフレームワークとマネジメント計画の構築に役立つ（第1章）。

　UCMのマネジメントにおいて、3つの鍵となる過程がある（表4.3）。

1. UCMの部位と方向の制御を再トレーニングする
2. UCMと関係する並進運動の制御を再トレーニングする
3. UCMと関係する動員と長さのバランス不良を修正する

結論

　機能や生活に影響を及ぼす、痛みや機能障害、能力障害、背景的な心理社会的要因を持つ患者におけるサブグループを特定する必要があるのは明確である。症状や、機能障害、障害、再発、ケガのリスク、パフォーマンスにおける問題の主因がUCMである場合、適切な評価と再トレーニングは行われるべきである。ボックス4.6にいくつかの鍵となる実用的なガイドラインを示した。

　以降のセクション（第5〜9章）では、腰椎、頸椎、胸椎、肩、股関節におけるUCMの総合的な評価について詳しく述べる。これらの章は、臨床のリファレンスガイドとしてはもちろん、学術研究向け、また動作分析やトレーニングコースで使っていただけるよう執筆した。この目的のために、各動作テストと再トレーニングの表現において一定量の繰り返しがある。この繰り返しにより、各章の最初にある背景情報を探すことなく、利用者が素早く動作テストとその再トレーニングの選択肢を参照し、関係する情報にアクセスすることができることにより、一貫性と完全性を維持している。

参考文献

Amiri, M., Jull, G., Bullock-Saxton, J., Darnell, R., Lander, C., 2007. Cervical musculoskeletal impairment in frequent intermittent headache. Part 2: subjects with concurrent headache types. Cephalalgia 27 (8), 891–898.

Brosseau, L., Macleay, L., Welch, V., Tugwell, P., Wells, G.A., 2003. Intensity of exercise for the treatment of osteoarthritis. Cochrane Library Issue 2, Update Software, Oxford.

Comerford, M.J., Mottram, S.L., 2010. Understanding movement and function – assessment and retraining of uncontrolled movement. Course Notes, Kinetic Control, UK.

Constantinou, M., Brown, M., 2010. Therapeutic taping for musculoskeletal conditions. Churchill Livingstone, Edinburgh.

Cowan, S.M., Bennell, K.L., Crossley, K.M., Hodges, P.W., McConnell, J., 2002. Physical therapy alters recruitment of the vasti in patellofemoral pain syndrome. Medicine and Science in Sports and Exercise 34 (12), 1879–1885.

Dankaerts, W., O'Sullivan, P., Burnett, A., Straker, L., 2006. Differences in sitting postures are associated with nonspecific chronic low back pain disorders when patients are subclassified. Spine 31 (6), 698–704.

Exelby, L., 2001. The locked lumbar facet joint intervention using mobilisations with movement. Manual Therapy 6 (2), 116–121.

Falla, D., Bilenkij, G., Jull, G., 2004. Patients with chronic neck pain demonstrate altered patterns of muscle activation during performance of a functional upper limb task. Spine 29 (13), 1436–1440.

Falla, D., O'Leary, S., Fagan, A., Jull, G., 2007. Recruitment of the deep cervical flexor muscles during a postural-correction exercise performed in sitting. Manual Therapy 12 (2), 139–143.

Falla, D., Jull, G., Hodges, P., 2008. Training the cervical muscles with prescribed motor tasks does not change muscle activation during a functional activity. Manual Therapy 13 (6), 507–512.

Ferreira, M.L., Ferreira, P.H., Hodges, P.W., 2007 Changes in postural activity of the trunk muscles following spinal manipulative therapy. Manual Therapy 12 (3), 240–248.

Folk, B., 2001. Traumatic thumb injury management using mobilization with movement. Manual Therapy 6 (3), 178–182.

Frost, H., 1998. Exercise for patients with low back pain. Spine 23 (4), 508.

Green, S., Buchbinder, R., Hetrick, S., 2003. Physiotherapy intervention for shoulder pain. Cochrane Library Issue 2, Update Software, Oxford.

Grimby, L., Hannerz, J., 1976. Disturbances in voluntary recruitment order of low and high frequency motor units on blockades of proprioception afferent activity. Acta Physiologica Scandinavica 96, 207–216.

Hayden, J.A., van Tulder, M.W., Tomlinson, G., 2005. Systematic review: strategies for using exercise therapy to improve outcomes in chronic low back pain. Annals of Internal Medicine 142 (9), 776–785.

Hides, J.A., Stanton, W.R., McMahon, S., Sims Richardson, C.A., 2008. Effect of stabilization training on multifidus muscle cross-sectional area among young elite cricketers with low back pain. J Orthop Sports Phys Ther 38 (3), 101–108.

Hungerford, B., Gilleard, W., Hodges, P., 2003. Evidence of altered lumbopelvic muscle recruitment in the presence of sacroiliac joint pain. Spine 28 (14), 1593–1600.

Isacowitz, R., 2006. Pilates. Champaign, IL: Human Kinetics, pp. 1–42.

Jull, G., Trott, P., Potter, H., Zito, G., Niere, K., Shirley, D., et al., 2002. A randomized controlled trial of exercise and manipulative therapy for cervicogenic headache. Spine 27 (17), 1835–1843.

Jull, G.A., Falla, D., Vicenzino, B., Hodges, P.W., 2009. The effect of therapeutic exercise on activation of the deep cervical flexor muscles in people with chronic neck pain. Manual Therapy 14 (6), 696–701.

Kay, T.M., Gross, A., Goldsmith, C., Santaguida, P.L., Hoving, J., Bronfort, G., 2005. Exercises for mechanical neck disorders. Cervical Overview Group. Cochrane Database Systematic Review July 20 (3), CD004250.

Luomajoki, H., Kool, J., de Bruin, E.D., Airaksinen, O., 2008. Movement control tests of the low back: evaluation of the difference between patients with low back pain and healthy controls. BMC Musculoskeletal Disorders 9, 170.

McDonnell, M.K., Sahrmann, S.A., Van, D.L., 2005. A specific exercise program and modification of postural alignment for treatment of cervicogenic headache: a case report. Journal of Orthopaedic and Sports Physical Therapy 35 (1), 3–15.

Moreside, J.M., Vera-Garcia, F.J., McGill, S.M., 2007. Trunk muscle activation patterns, lumbar compressive forces, and spine stability when using the bodyblade. Physical Therapy 87 (2), 153–163.

Moseley, G.L., 2004. Evidence for a direct relationship between cognitive and physical change during an education intervention in people with chronic low back pain. European Journal of Pain 8 (1), 39–45.

Mottram, S.L., Comerford, M., 2008. A new perspective on risk assessment. Physical Therapy in Sport 9 (1), 40–51.

O'Sullivan, P.B., Twomey, L., Allison, G., 1997. Evaluation of specific stabilising exercises in the treatment of chronic low back pain with radiological diagnosis of spondylosis or spondylolisthesis. Spine 22 (24), 2959–2967.

O'Sullivan, P., Twomey, L., Allison, G., 1998. Altered abdominal muscle recruitment in back pain patients following specific exercise intervention. Journal of Orthopaedic and Sports Physical Therapy 27(2): 114–124

O'Sullivan, P.B., Grahamslaw, K.M., Kendell, M., Lapenskie, S.C., Moller, N.E., Richards, K.V., 2002. The effect of different standing and sitting postures on trunk muscle activity in a pain-free population. Spine 27 (11), 1238–1244.

O'Sullivan, P.B., Beales D.J., 2007. Changes in pelvic floor and diaphragm kinematics and respiratory patterns in subjects with sacroiliac joint pain following a motor learning intervention:

a case series. Manual Therapy 12 (3), 209–218.

Pelland, L., Brosseau, L., Wells, G., Maclearly, L., Lambert, J., Lamonthe, C., et al., 2004. Efficacy of strengthening exercises for osteoarthritis (part 1) a meta-analysis. Physical Therapy Reviews 9, 77–108.

Richardson, C., Hodges, P., Hides, J., 2004. Therapeutic exercise for lumbopelvic stabilization. Churchill Livingstone, Edinburgh.

Rothstein, J.M.1982. Muscle biology clinical considerations. Physical Therapy 62 (12), 1823–1830.

Roussel, N.A., Nijs, J., Mottram, S., Van Moorsel, A., Truijen, S., Stassijns, G., 2009a. Altered lumbopelvic movement control but not generalised joint hypermobility is associated with increased injury in dancers. A prospective study. Manual Therapy 14 (6), 630–635.

Roussel, N.A., Daenen, L., Vissers, D., Lambeets, D., Schutt, A., Van Moorsel, A., et al., 2009b. Motor control and physical fitness training to prevent musculoskeletal injuries in professional dancers. 3rd International Conference on Movement Dysfunction, Edinburgh, UK. 30 October–1 November. Manual Therapy 14, 1 pS22.

Roussel, N., Nijs, J., Truijen, S., Vervecken, L., Mottram, S., Stassijns, G., 2009c. Altered breathing patterns during lumbopelvic motor control tests in chronic low back pain: a case-control study. European Spine Journal 18 (7), 1066–1073.

Rydeard, R., Leger, A., Smith, D., 2006. Pilates-based therapeutic exercise: effect on subjects with nonspecific chronic low back pain and functional disability: a randomized controlled trial. Journal of Orthopaedic and Sports Physical Therapy 36 (7), 472–484.

Stuge, B., Veierod, M.B., Laerum, E., Vollestad, N., 2004. The efficacy of a treatment program focusing on specific stabilizing exercises for pelvic girdle pain after pregnancy: a two-year follow-up of a randomized clinical trial. Spine 29 (10), E197–E203.

Tate, A.R., McClure, P., Kareha, S., Irwin, D., 2008. Effect of the scapula reposition test on shoulder impingement symptoms and elevation in overhead athletes. Journal of Orthopaedic and Sports Physical Therapy 38 (1), 4–11.

Taylor, N.F., Dodd, K.J., Shields, N., Bruder, A., 2007. Therapeutic exercise in physiotherapy practice is beneficial: a summary of systematic reviews 2002–2005. Australian Journal of Physiotherapy 53 (1), 7–16.

Torstensen, T.A., Ljunggren, A.E., Meen, H.D., Odland, E., Mowinckel, P., Geijerstam, S., 1998. Efficiency and costs of medical exercise therapy, conventional physiotherapy, and self-exercise in patients with chronic low back pain. A pragmatic, randomized, single-blinded, controlled trial with 1-year follow-up. Spine 23 (23), 2616–2624.

Tsao, H., Hodges, P.W., 2008. Persistence of improvements in postural strategies following motor control training in people with recurrent low back pain. Journal of Electromyography and Kinesiology 18 (4), 559–567.

Van Dillen, L.R., Maluf, K.S., Sahrmann, S.A., 2009. Further examination of modifying patient-preferred movement and alignment strategies in patients with low back pain during symptomatic tests. Manual Therapy 14 (1), 52–60.

van Ettekoven, H., Lucas, C., 2006. Efficacy of physiotherapy including a craniocervical training programme for tension-type headache; a randomized clinical trial. Cephalalgia 26 (8), 983–991.

Van Vliet, P.M., Heneghan, N.R., 2006. Motor control and the management of musculoskeletal dysfunction. Manual Therapy 11 (3), 208–213.

Vicenzino, B., 2003. Lateral epicondylalgia: a musculoskeletal physiotherapy perspective. Manual Therapy 8 (2), 66–79.

Vicenzino, B., Smith, D., Cleland, J., Bisset, L., 2009. Development of a clinical prediction rule to identify initial responders to mobilisation with movement and exercise for lateral epicondylalgia. Manual Therapy 14 (5), 550–554.

von Eisenhart-Rothe, R., Matsen 3rd., F.A., Eckstein, F., Vogl, T., Graichen, H., 2005. Pathomechanics in a-traumatic shoulder instability: scapular positioning correlates with humeral head centering. Clinical Orthopaedics and Related Research (433), 82–89.

Waddell, G., 2004. The back pain revolution. Churchill Livingstone, Edinburgh.

Section |2|

CHAPTER 5
THE LUMBOPELVIC REGION

腰椎骨盤帯

The lumbopelvic region

イントロダクション

動作に基づく診断的フレームワークの構築が、慢性および再発性腰痛のマネジメントの将来への道であるということは、臨床家や研究者に急速に受け入れられている。エビデンスによりもっとも支持されているのは、筋の動員パターンの異常と運動制御ストラテジーとの相互関係を検証し、運動方向に基づく症状の誘発または軽減のメカニズムを確立しているシステムである（Sahrmann 2002; Dankaerts et al 2006; Luomajoki et al 2008; Van Dillen et al 2009; Vibe Fersum et al 2009）。腰椎において、このアプローチは現在十分に確立されている。非特異的腰痛のマネジメントにおいて、動作と運動制御の評価に基づく患者の症状のサブグループ化と分類は、病態に基づいた診断（pathology-based diagnosis）の特定を試みるよりも重要になった（Sahrmann 2002; Fritz et al 2007; Gombatto et al 2007）。動作不良の痛みへの影響は示されており（Van Dillen et al 2009）、低閾値運動制御のテストにおける制御されていない動作の方向と、痛みを誘発する動作との関連は特定された Sahrmann 2002; O'Sullivan 2005; Dankaerts et al 2006; Luomajoki et al 2008; Vibe Fersum et al 2009）。現在の慢性の特異的腰痛のための介入ストラテジーの治療効果は、乏しい（poor）から中等度（moderate）であることが近年の研究において明らかにされており、さらなる研究と臨床的開発の必要性が浮き彫りになっている（Airaksinen et al 2006）。

本章では、腰椎骨盤帯における制御されていない動作（UCM）の評価と再トレーニングについて探求する。腰椎骨盤帯のUCMの進行と、腰椎骨盤帯の

UCMの評価と診断的分類の過程を理解することは、腰椎骨盤帯の痛みを誘発する動作や姿勢の再トレーニングにおいて、不可欠なステップである。腰椎骨盤帯におけるUCMの評価と再トレーニングの詳細を解説する前に、この部位における、動作と姿勢制御の変化について簡単に説明する。

腰椎骨盤領域における動作と姿勢制御の変化

異なる姿勢において体幹筋の活性化（activation）が変化することが示されている（O'Sullivan et al 2002a; O'Sullivan et al 2006）。とくに腰椎骨盤帯が直立した姿勢（腰椎の前弯を保ち、多少の骨盤の前傾）では、胸椎伸展による直立姿勢時に比べて、内腹斜筋と多裂筋表層がより大きく動員される。この胸椎伸展による直立姿勢（腰椎の伸展と骨盤前傾が少ない）では、多裂筋表層と内腹斜筋の動員がより少なく、脊柱起立筋の活性がより高い。同様に、スウェー（sway）した立位姿勢や前かがみで座る姿勢は、内腹斜筋と多裂筋の活性を低下させ、スウェーして立つ姿勢は腹直筋の活性を増加させる。これら筋動員パターンの変化は、腰椎骨盤帯の痛みの存在と関連している（Sahrmann, 2002; O'Sullivan 2005; Dankaerts et al 2006; O'Sullivan et al 2002b, 2003, 2006）。

腰椎のアライメントの変化は、屈曲に関連する腰椎の痛みを持つ被験者において確認されてきた（O'Sullivan et al 2006）。これらの被験者は、痛みのない健康な対照群と比較して、腰椎を屈曲可動域の最終域に近い姿勢で、骨盤をより後傾させて座る。興味深いことに、これらの被験者は対照群と比較して背部筋の持久力が低下しており、筋機能の変化と姿勢の変化の間の関連を示唆している。座位姿勢と腰椎のニュ

ートラルポジションの制御の違いは、背部痛の患者において確認されてきた（Trudelle-Jackson et al 2008）。

Panjabi（1992）が表したような、ニュートラルゾーン周辺における、制御されていないセグメント的動作を持つ腰痛患者が腰椎屈曲を行う際の、セグメント的機能障害が特定されている（Teyhen et al 2007）。機能障害的動作は、受動的な骨靭帯系がスタビリティに寄与する可動域終端ではなく、動作が神経筋制御下にあるべき動作の初期に起こる。これらの変化が、セグメント的動作制御の異常を示している。

Gombatto et al（2007）は、腰痛を持つ人の2つのサブグループにおいて、体幹の側屈における腰椎部の動きの異なるパターンを特定した。制御されない伸展と回旋パターンを伴う人において、腰椎部における非対称の動きが示され、体幹の側屈、とくに片側の側屈初期段階に腰椎部がより寄与していた。彼らは、この腰椎部の動きが片側の一つもしくはそれ以上の腰椎セグメントに負荷をかけ、側屈を含む機能的動作による組織への繰り返しのストレスが、腰椎部における蓄積されたストレスを誘発し、最終的に痛みという結果につながると示唆している。

Van Dillen et al（2009）は、腰痛を持つ人たちにおいて、動作テストによって症状を誘発できることを示した。これらの研究者たちは、腰痛を持つ人の徴候性のアライメントや動作の変更や「修正」の効果を探求した。これは、症状が誘発されたときの脊柱のアライメントまたは動作を修正することで行われた。修正には、以下が含まれる。i）他の部位（例：胸椎や股関節）での動作を促す際、腰椎の動作を制限する、ii）第3章および第4章で述べたような原則に似た動作を行う間、腰椎をニュートラルポジションにし、維持する。この修正により、ほとんどの患者において症状が軽減した。これは、アライメントと動作の方向に基づいて腰痛を持つ被験者を分類するシステムが、一貫して症状の変化と関連することを示している。

Luomajoki et al（2008）は、6つの一連の動作制御テスト（Luomajoki et al 2008）の組み合わせを用いて、健康で背部痛のない人と背部痛のある被験者の間における腰椎の動きの制御能力に有意な違いを示した。これらの6つのテスト（本章で後述する）は、腰椎屈曲、腰椎伸展、腰椎骨盤帯の回旋を随意的に制御

することを基礎としている。健康な人と比較して、背部痛のある被験者は、これらのテストにおける失敗の割合は、顕著に大きかった。これら6つの動作制御テストを行う能力は、慢性腰痛を持つ被験者と、急性あるいは亜急性の痛みを持つ被験者の違いを明らかにできる。

動作観察の信頼性

動作観察に基づいてUCMを特定し、一貫した臨床的判断を下すための、セラピストの観察の信頼性は大きく支持されている。Van Dillen et al（2009）、Dankaerts et al（2006）、Luomajoki et al（2007）、Vibe Fersum et al（2009）、Roussel et al（2009）は、意識して学んだ動作パターンを行う、あるいは動作制御テストにおいて運動を制御する患者の能力を、観察を通じて評価する際の検者内および検者間の信頼性が高いことを示した。さらに、Van Dillen et al（2009）とMorrissey et al（2008）は、セラピストによる観察が三次元動作分析と密接に相関していることを示した。

腰椎骨盤帯のUCMの制御を再トレーニングするためのトリートメントの有効性

腰椎骨盤帯のスタビリティに寄与する筋の活性化の再トレーニングの有効性は、十分に支持されている（Hides et al 2001; Hodges 2003; O'Sullivan 2005; Tsao & Hodges 2008; Luomajoki et al 2010）。さらに最近では、運動制御に注目した再トレーニングプログラムが有益であるというランダム化臨床試験によるエビデンスも存在する（Macedo et al 2009）。スタビリティのためのエクササイズが、痛みと能力障害に効果があり（O'Sullivan et al 1997; Moseley 2002; Stuge et al 2004）、また長期フォローアップにおいて効率的に背部痛の再発を減らすことができると示されている（Hides et al 2001）。これら深部のスタビリティ筋の特異的な動員は、再トレーニングの重要な部分であるようだ（Hall et al 2007）。

運動学習介入の後、機能的動作タスク中の運動制御機能不全は変化する（Dankaerts et al 2007; O'Sullivan & Beales 2007a）。UCMの部位と方向が特定されたら、特異的な筋再トレーニングは機能障害の制御の再トレーニングに用いられるだろう。たとえ

ば、深部腹筋を活性させるために腹壁を「引き込む（ドローイン：drawing in）」が、伏臥位での股関節伸展挙上テストにおいて、脊柱起立筋の活性を低下し、大殿筋の活性を高めることが示されている（Oh et al 2007）。

　脊椎症あるいは脊椎すべり症を持つ被験者において、腰椎骨盤帯のスタビリティトレーニングにより、痛みの軽減と痛みディスクリプタスコア（pain descriptor scores）が減少し、機能的能力障害レベルが改善した（O'Sullivan et al 1997）。エクササイズ介入は、姿勢や脊柱や四肢の能動的な運動中の脊柱のアライメント評価に基づき表現されてきた（Maluf et al 2000; Van Dillen et al 2009）。これらの治療的アプローチは、動作に伴う症状を減らすための、それぞれの患者に特化したストラテジーを教えることで、それを知らなければ避けるような動作を患者が行えるようにすることである。

　異常な運動制御ストラテジーもまた、仙腸関節や骨盤帯に痛みを持つ人において特定されている。O'Sullivan et al（2002b）は、仙腸関節に痛みのある被験者において、自動的ストレートレッグレイズテスト（active straight leg raise test）で横隔膜と骨盤底に異常な動作（kinematics）を観察し、それらの異常な運動制御ストラテジーが徒手的に圧迫を加えることで除去できると述べている。さらに加えて、これらの人々は、痛みのないグループには見られなかった、腹壁におけるブレーシング（bracing）ストラテジーを行っていた。腹横筋の動員が、一般的な腹部のエクササイズパターンよりも仙腸関節のスティフネスを、顕著に高めることが確認されており、この筋が仙腸関節においてスタビリティの役割を果たしていることを示している（Richardson et al 2002）。

　筋骨格系の痛みのある人は、機能的動作や姿勢制御タスクにおける筋動員パターンで、一貫した変化を示している。これら異常な制御されていない動作パターンの評価と分類により、非特異的筋骨格系の痛みを持つ患者内のサブグループを特定し得るということを支持するエビデンスがある。これらUCMは、再トレーニングが可能であり、これらの異常な動作パターンの修正が有効な治療的介入として提唱されている。本章では、腰椎骨盤帯周辺におけるUCMの評価について、また関連する再トレーニングストラテジーについて詳

表5.1　腰椎におけるUCMの部位と方向

部位	方向
腰椎	・屈曲 ・伸展 ・回旋・側屈

しく述べる。

腰椎におけるUCMの部位と方向の診断

　腰椎におけるUCMの部位と方向の診断は、**部位**（腰椎）と**方向**、つまり屈曲や伸展、回旋、側屈（非対称）によって特定される（表5.1）。すべてのUCMに共通するように、運動制御障害は、制御されていない並進運動（例：L5-S1の脊椎すべり症）、あるいは制御されていない機能的動作の可動域として現れる（例：腰椎屈曲）（Sahrmann 2002; O'Sullivan 2005）。

　UCMの診断には、その臨床における優先順序の評価が必要となる。これは、UCMと現れている症状の関係に基づいている。セラピストは、UCM（「折れ曲り（give）」）の方向と症状が誘発される方向との関連を探す必要がある。すなわち、a）UCMの部位が、患者が症状の根源として訴えている部位または関節と関連しているか、b）動作の方向または負荷テストの方向が、症状が誘発される運動方向または姿勢と関連しているか、である。これによって臨床における優先順序が特定される。

　腰椎におけるUCMの部位と方向は、異なる臨床症状や姿勢、症状を悪化させる活性と関連するだろう。表5.2に、腰椎における典型的な評価結果を挙げた。

腰椎におけるUCMの部位と方向の特定

　UCMの評価と分類で鍵となる原則は、すでに第3章で述べた。すべての分離テストは、腰椎のニュートラルトレーニング域において行われる。

表5.2　UCM の部位と方向と、異なる臨床的な症状の関係

UCM の部位と方向	現れている症状	症状を誘発する動作、姿勢、活性
腰椎屈曲 UCM 以下のように現れ得る： • 単セグメント的屈曲ヒンジ（hinge）（通常は L5-S1、ときに L4-5 や L3-4） • 複数セグメントにおける過剰屈曲（すべての腰椎レベルが関わる）	• 腰椎における症状 • セグメントにおける局所化された痛みのパターンを示すかもしれない • ±筋筋膜と関節構造からの神経根痛 • ±神経組織からの関連痛	屈曲動作および姿勢により誘発される症状（とくに繰り返し、あるいは維持された場合） たとえば、長く座ること、前屈、運転、ものを持ち上げる、柔らかいベッドで仰向けで寝るといったことである
腰椎伸展 UCM 以下のように現れ得る： • 単セグメント的伸展ヒンジ（hinge）（通常は L5-S1、ときに L4-5 や L3-4） • 複数セグメントにおける過剰伸展（すべての腰椎レベルが関わる）	• 腰椎における症状 • セグメントにおける局所化された痛みのパターンを示すかもしれない • ±筋筋膜と関節構造からの神経根の痛み • ±神経組織からの関連痛	伸展動作および姿勢により誘発される症状（とくに繰り返し、あるいは維持された場合） たとえば、歩行（とくに下り坂）、見上げる動作、頭上へ手を伸ばす、継続的に立つ、うつ伏せになるといったものがある。
腰椎骨盤帯回旋・側屈 UCM （非対称性が上記の屈曲または伸展 UCM に重なる） 以下のように現れ得る： • 腰椎における制御されていない回旋または側屈 • 回旋または側屈 UCM は通常、片側性である（例：右または左側のどちらかに顕著である） • 両側に現れることがある	• 片側性の症状±片側性の神経根症状 • 上記の屈曲または伸展の UCM と組み合わさる • 症状は単一のセグメントに局所化、あるいは腰椎全体の多セグメントに広がる	片側性の症状が、正中線から離れた動作または継続的な姿勢によって誘発されるたとえば、症状を伴う回旋または側屈は、一般的に片側において反対側比べより悪い。 屈曲や伸展の活性、または継続的な姿勢によって誘発される片側性の症状は、上記の UCM と関連する

矢状面での単セグメント、また多セグメントにおける制御されていない動作

脊柱においてみられる、方向に特異的で、制御されていない矢状面の動作（屈曲または伸展）は2通りある。制御されていない動きは、単セグメント的UCMあるいは多セグメント的UCMのどちらでも存在し得る。

単セグメント的UCM

単セグメント的UCMは、屈曲（単セグメント的「屈曲ヒンジ」）、あるいは伸展（単セグメント的「伸展ヒンジ」）に伴う過剰な並進性変位（translatory displacement）として現れるだろう（訳者注：「ヒンジ」とは、関節が蝶番、hingeのように折れ曲がること。単セグメント的UCMにおいては、1つのセグメントにおいて制御されていない折れ曲がりが起こる）。これは、動作テスト中において、「ヒンジ（hinge）」、「ピボットポイント（pivot point）」、あるいは過剰な

並進性剪断運動（translational shear）として観察される（訳者注：「ピボットポイント」とは、「ヒンジ」同様、関節が蝶番のように折れ曲がること）。単セグメント的UCM現象の特定について、以下に説明する。

単セグメント的**屈曲ヒンジ**（背側へ開き、後方に並進運動が起こる）を、下記の動作テストにより特定することができる（訳者注：「背側へ開き」とあるのは、開脊柱の屈曲により背側の椎間が開くこと）。

1. 最も折れ曲がるセグメントを覆うように、短い粘着テープを貼る。粘着テープにより隣接した上下のセグメント間の皮膚が突っ張る。被験者がそのセグメントにおける屈曲を防ぐことができない場合、制御されていない屈曲が起きるとテープが皮膚からはがれる。

2. 最も折れ曲がるセグメントの棘突起を指先で押さえ、別の指先でそれぞれ隣接する（上と下の）セグメントの棘突起を押さえる。被験者がそのセグメン

トにおける屈曲を防ぐことができない場合、セラピストが制御されていない関節の開き（棘突起の間隔が開く）を触診することになる。

単セグメント的**伸展ヒンジ**（背側で閉じ、前方に並進性運動が起こる）を、下記の動作テストにより特定することができる。

1. 最も折れ曲がるセグメントの棘突起を指先で押さえる。正常な伸展においては、（関節面同士が近づき、圧縮されるとともに）棘突起はわずかに前方へ動き、それから、上のセグメントの関節面が下のセグメントに対して後方へ滑るとともに、棘突起が後方そして下へ動くのが触診できる。被験者がそのセグメントにおいて伸展あるいは並進性剪断運動（translational shear）を防ぐことができない場合、セラピストは、自動的伸展において、棘突起の制御されていない過剰な前方への移動（棘突起が前方へ動きすぎる）と、後方への滑りの不足を触診することになる。
2. 最も折れ曲がるセグメントの棘突起を指先で押さえ、他の指先で隣接するそれぞれのセグメントの棘突起（上と下）を押さえる。もし被験者がそのセグメントにおいて伸展を防ぐことができなければ、腰椎を伸展させる間、セラピストは制御されていない「閉じ」（棘突起同士が近づく）を触診する。

多セグメント的UCM

多セグメント的UCMとは、隣接するひとまとまりの脊柱レベルにおける、屈曲あるいは伸展方向への過剰な可動性（多セグメント的「過剰屈曲」・多セグメント的「過剰伸展」）である。これは極度な脊柱のカーブ、または過剰な可動域として観察される。

多セグメント的**過剰屈曲**は、下記の動作テストにより特定される。

1. 脊椎の多セグメント（例：腰椎前弯全体L1-S1）を観察または触診する。セラピストは、視覚的観察または徒手的触診によって、被験者がテスト動作中に自然な前弯の維持や屈曲を防ぐことができないか判断する。被験者は、屈曲を防ぐように指示された際、脊柱前弯の深さが減少したり、前弯が平坦になったり、前弯のカーブが反転する（訳者注：前弯が後弯

となる）ことを示す。
2. 脊柱の多セグメント全体（例：腰椎全体の前弯L1-S1）に沿って、粘着テープを貼る。最も下部のセグメントと最も上部のセグメントの間で、皮膚が突っ張る。もし被験者がその多セグメントにおいて屈曲を防ぐことができなければ、制御されていない屈曲が起きた際テープが皮膚からはがれる。

多セグメント的**過剰伸展**は、下記の動作テストにより特定される。

1. 脊椎の多セグメント（例：腰椎前弯全体L1-S1）を観察または触診する。セラピストは、視覚的観察または徒手的触診によって、被験者がテスト動作中に自然な前弯の維持や伸展を防ぐことができないか判断する。被験者は、伸展を防ぐように指示された際、脊柱前弯の深さが増加したり、前弯が過度になる。
2. 腹部前面に、縦に（例：上前腸骨棘から前外側肋骨の最下部、あるいは腹直筋に沿って）、粘着テープを貼る。最も下部の付着部と最も上部の付着部の間で、皮膚が突っ張る。もし被験者がその多セグメントにおいて脊柱の伸展あるいは骨盤の前傾を防ぐことができなければ、制御されていない伸展が起きた際テープが皮膚からはがれる。

時折、単セグメントと多セグメントの機能不全が同時に存在することがある。

臨床例

腰椎伸展UCM

患者は、腰椎における伸展に関連した症状を訴えている。伸展負荷下において、股関節や胸椎に比べ相対的に腰椎において**伸展へ**のUCMが見られる。腰椎伸展（分離）を防ぐように指示されて行われる、自動的な股関節あるいは胸椎伸展の運動制御テストにおいて、腰椎骨盤帯は以下のどちらかでUCMを示す。

- 単セグメント的伸展ヒンジ——ピボットポイント（pivot point、主にL5–S1だが、潜在的にL3–4–5もある）における制御されていないセグメントの伸展と剪断移動。
あるいは

• 多セグメント的過伸展――制御されていない腰椎の過伸展と過度な前傾

腰椎を、独立した股関節あるいは胸椎の伸展から分離しようとする際、被験者は腰椎伸展UCMを制御することができない、あるいは、制御するために集中し多大な努力をしなければいけない。

腰椎屈曲UCM

患者は、腰椎における屈曲に関連した症状を訴えている。腰椎には、屈曲負荷下において、股関節や胸椎に対して相対的に屈曲方向へのUCMがある。自動的な股関節あるいは胸椎の屈曲の運動制御テスト中、腰椎屈曲（分離）を防ぐように指示され、腰椎骨盤帯の部位は以下の両方でUCMを示した。

• 単セグメント的屈曲ヒンジ――ピボットポイント（主にL5–S1）における制御されていないセグメントの屈曲と剪断移動。

あるいは

• 多セグメント的過屈曲――制御されていない腰椎の過屈曲と過剰な後傾

腰椎を、独立した股関節あるいは胸椎の屈曲から分離しようとする際、被験者は腰椎屈曲UCMを制御することができない、あるいは、制御するために集中し多大な努力をしなければいけない。

仙腸関節と骨盤における動作と姿勢制御

仙腸関節あるいは骨盤帯の痛みと、腰椎骨盤帯領域のスタビリティが不十分であるということの間の関係は、現在、研究が活発な領域である（Hungerford et al 2003; Stuge et al 2004; O'Sullivan & Beales 2007b）。仙腸関節と骨盤における部位と方向という点でのUCMの分類は、認知を得つつあり、文献においてもラベル化された動作や姿勢不良が報告されている（Cibulka 2002）。

寛骨と仙骨の間の並進運動と回旋という点で、仙腸関節の可動域は非常に小さい。報告により違いがあるが、一般に約2〜6°の回旋、2mmの並進運動があるというのが受け入れられている（Sturesson et al 1989; Bogduk 1997; Lee 2004）。これら小さな可動域

は、特殊なX線撮影手法によってのみ測定可能である（Sturesson et al 1989）。結果として、視覚的にこの可動域を測定することは不可能であり、したがって仙腸関節の動きの部位と方向を視覚的に評価することは不可能である。

しかしながら、腰椎と股関節の運動制御を司り、機能的スタビリティを提供する筋は、仙腸関節と骨盤の運動制御とスタビリティをもたらすのに効率的であるようだ。これらの筋が関わっている異常な運動制御ストラテジーは、同時に骨盤帯の痛みや機能不全にも寄与している可能性がある。ゆえに、腰椎における運動制御と機能的スタビリティを促通するためのストラテジーは、仙腸関節や骨盤帯の痛みを軽減させるのに有効であるかもしれない。

仙腸関節と骨盤におけるUCMの特定

仙腸関節や骨盤に痛みを持つ人において、異常な運動制御ストラテジーが特定されている。O'Sullivan et al（2002b）は、仙腸関節に痛みをもつ被験者において、自動的ストレートレッグレイズテストで横隔膜と骨盤底に異常なキネマティクス（運動学）を観察している。それらの異常な運動制御ストラテジーが徒手的に圧迫を加えることで除去できると述べている。加えて、痛みのないグループには、腹壁のブレーシング（bracing）を行った被験者は見られなかった。一般的な腹筋エクササイズパターンと比較して、腹横筋の動員が、仙腸関節のスティフネスを著しく向上することが示されており、この筋が仙腸関節においてスタビリティの役割を果たしていることを示している（Richardson et al 2002）。

仙腸関節の機能不全があるかどうかを評価することは、歴史的に難しいものであった（Riddle & Freburger 2002）。Laslett et al（2005）は、複合的誘発テストが、症状の存在する仙腸関節の臨床的診断において有用であるが、動作不全の評価や診断をガイドしないことを示している。「力（force closure）」の影響について再検討しているが、詳細かつ特異的な動作不良の評価ではなかった、という研究者もいる（Pool-Goudzwaard 1998）。O'Sullivan & Beales（2007a）は、動作不良は、仙腸関節の機能不全の一部となり得るものであると認識しているが、UCMの部位と方向について詳しく述べていない。仙腸関節に痛

みを持つ被験者において、運動制御ストラテジーと呼吸機能の異常が特定されている（O'Sullivan & Beales 2007a）。Hungerford et al（2003）は、仙腸関節に異変のある被験者において、股関節屈曲中の支持脚における内腹斜筋、多裂筋、大殿筋の動員の遅れを特定し、これを腰椎骨盤帯の制御の異常のエビデンスであると考えている。筋動員機能障害が可逆的であることが示されている。すなわち、出産後に骨盤帯の痛みのある女性において、個別化された特異的なエクササイズトレーニングプログラムは、理学療法よりも効率的であった（Stuge et al 2004）。

仙腸関節や骨盤帯の痛みを持つ被験者において、動作不良が存在することが研究で示されている（Mens et al 2002; Hungerford et al 2004）ものの、臨床試験の信頼性や妥当性が不足している。しかしながら、Hungerford et al（2007）は、理学療法士が、両脚立位から片側の股関節を屈曲する際の体重移動に伴う骨盤内の動作パターンの変化を触診し認識することは十分に信頼できると示した。

仙腸関節内の可動域は非常に小さいため、寛骨と仙骨の間の正常な関節運動を観察することは不可能である。結果として、仙腸関節のUCMの部位と方向のいずれも、動作の観察を用いて診断することはできない。機能的動作テスト中に寛骨と仙骨の間の動きを触診することはできるかもしれない。しかしながら、仙腸関節の動きの触診について、検者内信頼性や検者間信頼性が十分であることを示す研究はほとんどない。

Mitchell et al（1979）やGreenman（2003）が提唱するように、オステオパシー的な関節位置の診断過程は、仙腸関節の動作制限を確定するために機能的動作テスト中に骨盤の徒手的な触診を用いる。どの動作テストが機能的運動における制限を特定するのか、そして姿勢変化を解釈するために正確に骨盤のどの部分を触診するかについて、このアプローチを用いる臨床家の間でコンセンサスが取れていない。仙骨あるいは右の寛骨、左の寛骨の異常な動きと関連しているとする制限が確定されると、適応的姿勢変化を調べるために骨盤のランドマークの触診が用いられる。

この姿勢の診断過程は、骨盤の適応的な代償動作の部位と方向を特定し、ラベルづけする試みである。この適応的な代償動作の部位と方向は、UCMの部位と方向と関連しているようである。この姿勢の診断は、

表5.3　骨盤帯におけるUCMの潜在的な部位と方向

部位	方向
	前方へのねじれ
仙骨	後方へのねじれ 前傾（nutated）と側屈（片側性の屈曲） 後傾（counternutated）と側屈（片側性の伸展） 後方回旋
寛骨	後方回旋 上方剪断（上への滑り） 下方剪断（下への滑り） インフレア アウトフレア 上方剪断
恥骨	下方剪断 前方剪断 後方剪断

現在では3つの独立した骨盤帯の部位の適応としてラベルづけされる。すなわち、i）仙骨、ii）寛骨、iii）恥骨、である。これら3つの部位もまた、特定の適応的な代償、あるいはUCMの方向を示す（表5.3）。

仙腸関節内のセグメント動作の姿勢適応を確定する徒手的な触診過程が、最終的に実証されれば、臨床家は仙腸関節複合体のUCMの部位と方向を間接的に診断する方法を手に入れることになる。これらの診断が徒手的な触診評価を用いてなされる場合、制限はそのセグメントを代償の反対方向に動かすことによってモビライズされることになる。同様に、UCMは筋筋膜的動員ストラテジーのトレーニングにより、それらの部位（仙骨、寛骨、恥骨）における適応の方向への動きを制御したり、抵抗するため、スタビライズされることになる。

仙腸関節複合体内のUCMの部位と方向が簡単に観察することができないので、この徒手的触診を用いた姿勢の診断過程は、仙腸関節のUCMの部位と方向を特定する代替手法としての可能性がある。主な仙腸関節のUCMは、患者が通常屈曲に関連した症状を訴えている場合でも、一般的に腰椎屈曲に十分な制御を示す。仙腸関節や骨盤帯の運動制御機能障害は、一貫して片側性である性質があり、常に顕著なオープンチェ

ーンまたはクローズドチェーンの回旋UCMを示す。

　主な仙腸関節や骨盤帯の痛みへの早期対処において、最初の介入として制御されていない回旋の評価と再トレーニングが行われるべきである。第二に、もし骨盤帯のUCMの部位と方向の姿勢的診断を行うことができるならば、特異的な動作の修正を行うことができる。しかしながら、触診により動作制限あるいは適応による姿勢的変化を確定する信頼性と妥当性が欠けているために、仙腸関節におけるUCMの部位と方向の特異的な診断については、本書ではとくに取り上げていない。

UCMのテスト──原則のレビュー

　UCMの部位と方向の特定には、学習効率を示し、分離動作の動作スキルを行う随意的な運動制御テストを用いる。すなわち、1つの部位で自動的に特定の動作を防ぐことである。つまり、痛みのある関節系でその痛みを誘発する方向への動きを、隣接した関節を自動的に同じ方向に動かす際に、制御するということである。患者がテスト動作と、テストをどのように行えば良いかを理解しているとセラピストが確信できたら、患者は視覚的・触覚的フィードバックや言葉での促通、修正の指示なしにテストを行わなければならない。その後、セラピストはテストのパフォーマンスを評価する。

- ✓✓ （部位と方向の良好な制御）
- ✓✗ （部位と方向の非効率的な制御）
- ✗✗ （部位と方向の制御不良）

　✓✓の評価を得るには、患者は基準レベルを満たす制御を示すことが必要となり、テスト動作は簡単そうに見え、また感じられなければならず、そして特定の動作の再トレーニングを必要としない。どのような特定のテストであれ、✓✗あるいは✗✗のレートの評価はUCMの存在を示す。UCMは常に**部位**と**方向**の診断的ラベリングによって表される。

　✓✗、✗✗の評価によって、スタビリティの機能不全が分類もしくは診断される。診断は、制御されてい

各方向への評価は別々に行われる！　もし特定の方向をテストしているとき（例：屈曲）に、それ以外の方向（例：伸展）に動作が入ってしまうことが観察されても、スコアが✓✓のレーティングになるというのはあり得る。たとえば、もし腰椎屈曲制御のテスト中、腰椎が伸展に動いた場合、腰椎伸展制御に問題がある可能性がある。この潜在的なUCMを制御する能力は、関連した伸展のテストによって別に評価されるべきである。しかしながら、もし屈曲にUCMがない場合、屈曲はUCMの方向ではなく、また屈曲制御テストは✓✓と評価されるだろう。

　例外：もし最初のテストの方向において、それ以外の方向での動きが一定して最終域に達する場合、非効率的であるとみなされる。たとえば、もし腰椎屈曲制御テスト中、腰椎が屈曲を防ぐために一定して最大伸展域を用いるならば、屈曲制御の効率は不適切であり、屈曲制御テストは✓✗とレーティングされる。

ないGive（折れ曲がり）の部位と方向の両方をラベルづけすべきである。

　以降のセクションでは、腰椎におけるUCMのテストの特定の手順を示す。

UCMのための腰椎骨盤帯のテスト

腰椎屈曲制御

屈曲制御テストと屈曲制御リハビリテーション

　これら屈曲制御テストは、腰椎における屈曲UCMの程度を評価し、ダイナミックスタビリティシステムが適切に屈曲負荷や歪みを制御する能力を評価する。患者が屈曲に関連した症状を訴える、もしくは示す場合には、屈曲UCMのための評価が優先である。

腰椎屈曲と前屈の観察と分析

理想的なパターンの解説

　被験者は、足を自然なスタンスにして立つように指

示され、通常のリラックスしたパターンで前屈する。理想的には、両方の股関節を約70°屈曲させ、腰椎と胸椎の領域全体を通して均等に屈曲すべきである。脊椎の屈曲と股関節の屈曲は同時に起こるべきである。指先は、膝を曲げる必要なしで床に届くべきである（図5.1）。動作は、片側にそれることなく、また体幹や骨盤が外側にずれたりティルト（tilt）、回旋することなく十分に対称的であるべきである。骨盤と両股関節が先に動き、脊椎が真っ直ぐになりながら、立位姿勢へと戻るべきである。

腰椎屈曲に伴う動作不良
相対的スティフネス（制限）
- **股関節屈曲のハムストリングスの制限**——立位前屈において、股関節が70°の正常な可動域を失っている。股関節の可動性不足を代償するために、腰椎は屈曲を増加させることがしばしばある。ハムストリングスの伸展性は、受動的および動的な徒手的筋伸展テストによってテストすることができる。
- **胸椎の屈曲制限**——胸椎中部や上部の屈曲制限は、腰椎屈曲域の代償的増加に寄与する。このことは徒手的なセグメント評価によって確認される（例：Maitland受動的生理学的椎間動作または受動的椎間副運動的動作）（Maitland et al 2005）。

相対的柔軟性（潜在的UCM）
- **腰椎屈曲**——腰椎において最初に屈曲の動作が始まり、これがより大きく前屈を生み出すことに寄与する一方で、股関節と胸椎は遅れて屈曲し始めて、屈曲への寄与はより小さい。前屈の最終域において、腰椎屈曲の過剰な可動域が観察されるかもしれない。ニュートラルへと戻る際、腰椎屈曲と骨盤の後傾が持続し、真っ直ぐに戻るのが遅れる。

屈曲制御の評価の際、制御されていない動作が単セグメントまたは多セグメントのUCMとして特定されるだろう。

- **単セグメント的屈曲ヒンジ**。もし棘突起が1つだけ突出し、それ以外の椎骨と比べて「列からはみ出して」飛び出していれば、UCMは**単セグメント的屈曲ヒンジ**として解釈される。特定のヒンジする（折れ曲がる）セグメントを認識し、記録しなければならない。これは通常L5–S1セグメントにおいて起こる。理想的には、腰椎屈曲制御の評価において、腰椎下部と骨盤との間の姿勢的なアライメントは、股関節屈曲もしくは胸椎屈曲を試みる際、維持されるべきである。もし腰椎骨盤帯のスタビリティと制御が不十分である場合、L5と仙骨とのアライメントを維持できず、屈曲制御テストにおいて、骨盤が脊柱と一緒に前方へ動く代わりに後傾することにより、L5とS1のセグメントが「開く」ように見える（棘突起が離れる）。腰椎上部の前弯は維持されやすく、制御不良は腰椎骨盤帯の移行部においてのみ、みられる。
- **多セグメント的過屈曲**。一方で、もし過剰な腰椎屈曲または過剰可動性が観察されたものの、隣接した椎骨同士から棘突起の突出が1つもない場合、UCMは**多セグメント的過屈曲**として解釈される。これは通常、腰椎前弯の過剰な反転（後弯）と腰椎全体の過剰な屈曲の可動性として観察される。股関節屈曲もしくは胸椎屈曲を試みる際、腰椎前弯と骨盤の姿

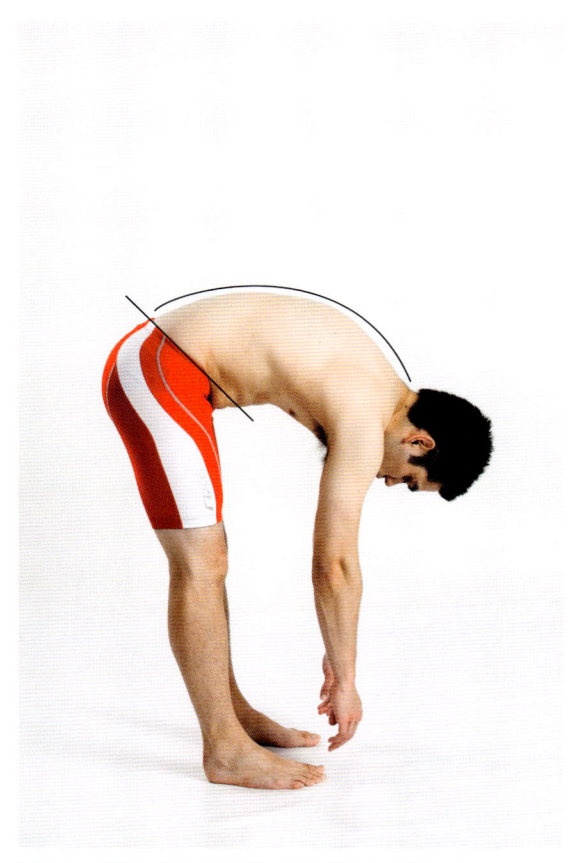

図5.1　腰椎屈曲（前屈）の理想的なパターン

勢的な制御を維持する代わりに、制御されていない腰椎の屈曲と骨盤の後傾が観察される。

腰椎屈曲UCMのテストの適応

（訳注：適応とは、以下の場合に用いるという意味である）

以下を観察または触診する。

1. 腰椎屈曲可動域の過剰可動性
2. 前屈動作が、過剰な腰椎屈曲により始まる
3. 屈曲に伴う症状（痛み、不快感、つっぱり）

患者は、腰椎における屈曲に関連した症状を訴えている。腰椎には屈曲負荷下において、股関節や胸椎に対して相対的により大きく**屈曲方向への**Give（折れ曲がり）がある。機能不全は、屈曲分離の運動制御テストによって確認される。

腰椎屈曲制御のテスト

T1　立位：体幹前傾（trunk lean）テスト（腰椎屈曲UCMのためのテスト）

　この分離テストは、腰椎屈曲と骨盤の後傾を自動的に分離し制御する能力を評価するものであり、立位で股関節の屈曲により前傾する。

テスト手順

　患者は、腰椎や骨盤を制御しながら股関節を屈曲させることによって、自動的に前傾できる能力を持つべきである。患者は、両脚を真っ直ぐにして背筋を伸ばして、腰椎と骨盤はニュートラルな姿勢を取る（図5.2）。腰椎骨盤帯の動きは、セラピストによってモニ
ターされる。セラピストは、腰椎骨盤帯のニュートラルな姿勢を、L2、L5、S2の棘突起を指先で触診することによってモニターする（図5.3）。テストの間、もし触診している指が動かなければ、腰椎骨盤帯の領域はニュートラルを維持できている（図5.4）。もし、触診している指と指の間が離れて行くようなら、制御されていない単セグメントにおける腰椎屈曲が特定される。

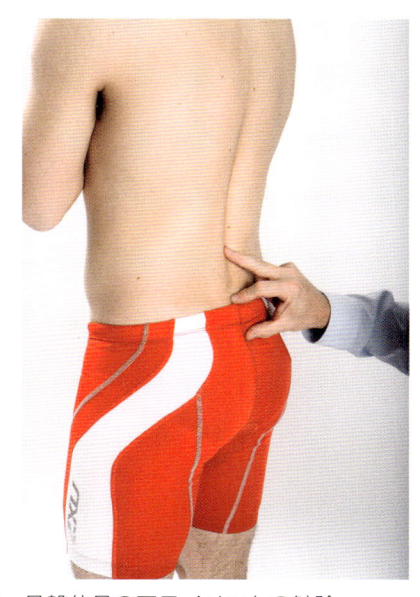

図5.3　骨盤仙骨のアライメントの触診

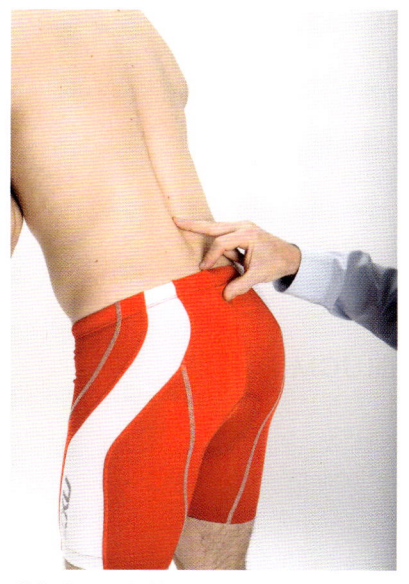

図5.4　動作中の骨盤仙骨のアライメントの触診

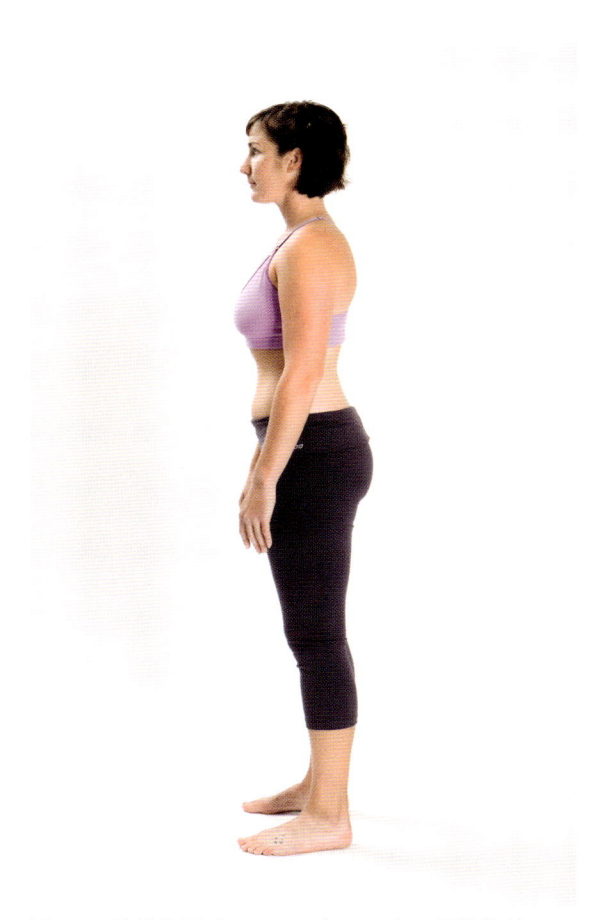

図5.2　体幹前傾（trunk lean）テストの開始姿勢

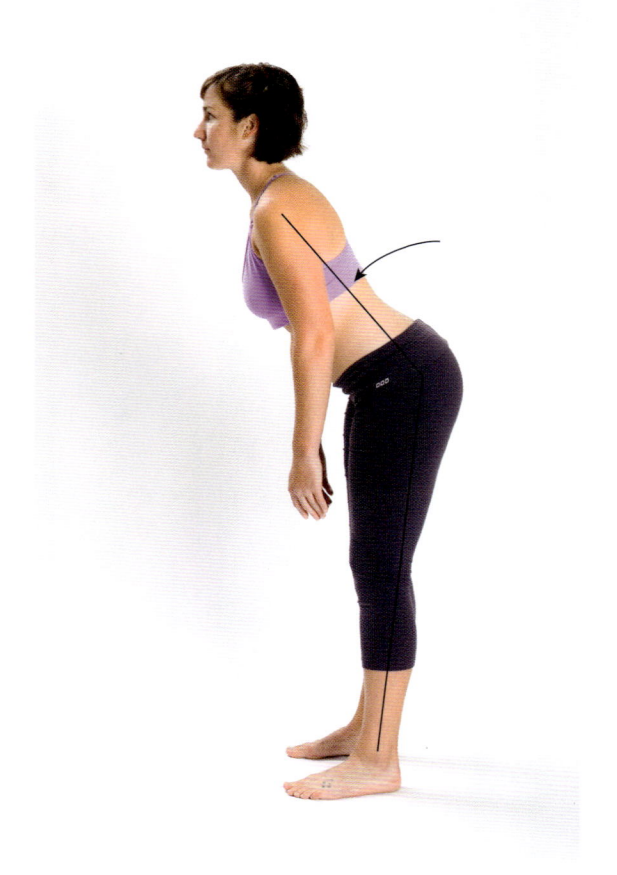

図5.5 体幹前傾（trunk lean）テストのベンチマーク

　患者は、背筋を伸ばして立ち、お辞儀をする、すなわち背中を真っ直ぐ（ニュートラルな脊柱）に維持しながら股関節から体幹を前傾させるように指示される。理想的には、腰椎の屈曲あるいは骨盤の後傾を抑えながらの、50°の前傾が明らかであるように、腰椎を股関節屈曲から分離する能力があるべきである（図5.5）。このテストは、フィードバック（被験者自身による触診、視覚、テープなど）なしで行われるべきである。

腰椎屈曲UCM

　患者は、腰椎における屈曲に関連した症状を訴えている。腰椎には、屈曲負荷下において、股関節に対して相対的に屈曲方向へのUCMがある。自動的な股関節屈曲をしている際、前傾が50°に達する前に腰椎は屈曲を始める。腰椎を、独立した股関節屈曲から分離しようとする際、被験者は腰椎屈曲UCMを制御する

ことができない、あるいは、制御するために集中し多大な努力をする必要がある。

- もし棘突起が1つだけ突出し、それ以外の椎骨と比べて「列からはみ出して」飛び出していれば、UCMは単セグメント的屈曲ヒンジとして解釈される。特定のヒンジする（折れ曲がる）セグメントを認識し、記録しなければならない。
- もし過剰な腰椎骨盤帯の屈曲が観察されたものの、隣接した椎骨同士から棘突起の突出が1つもない場合、UCMは多セグメント的過屈曲として解釈される。

方向に特異的な運動制御テストにおける臨床的評価の注意点

　屈曲制御の運動制御（分離）テストにおいて、他の動作（例：わずかな伸展や回旋）が観察された場合、これを制御されていない屈曲として記録しない。伸展と回旋の運動制御テストによって、観察された動作が制御されていないかどうか特定されるだろう。制御されていない腰椎屈曲が示された場合に限り、腰椎屈曲UCMのテストが陽性となる。

腰椎屈曲UCMのレーティングと診断
（T1.1、T1.2）

修正

　患者は、両脚を真っ直ぐにして背筋を伸ばして立ち、腰椎と骨盤はニュートラルな姿勢を取る。彼らは、腰椎骨盤帯のニュートラルな姿勢を、L2、L5、S2の棘突起を指で触診することによってモニターする（図5.6）。患者は、背が高くなるように立ち、お辞儀をする、すなわち背中を真っ直ぐ（ニュートラルな脊柱）に維持しながら股関節から体幹を前傾させるように指示される。もし、触診している指と指の間が離れないようなら、腰椎屈曲は制御されている（図5.7）。

　患者は、腰椎骨盤帯のアライメントをセルフモニターすべきであり、さまざまな選択肢のフィードバックを用いて制御すべきである（T1.3）。粘着テープを制御されていないセグメントにわたって貼り、その張力を利用することは有用な場合がある。これにより感覚的フィードバックがもたらされ、屈曲を制御するうえで、いくらかの力学的支持も得られる。視覚的フィー

T1.1　体幹前傾（Trunk Lean）テストの低閾値動員効率の評価とレーティング

評価

制御のポイント：
- 多セグメントの腰椎屈曲と骨盤の後傾を防ぐ
- 単セグメント的屈曲ヒンジと後傾を防ぐ

動作の課題：股関節屈曲（立位）

ベンチマーク可動域：独立した股関節屈曲による体幹の50°前傾

方向の制御のための低閾値動員効率のレーティング

	✓または✗		✓または✗
• テスト方向への「UCM」を防ぐことができる　動作の分離パターンを修正する 以下の腰椎UCMを防ぐ 　骨盤の後傾と過屈曲（多セグメント） 　骨盤の後傾と屈曲ヒンジ（単セグメント） 股関節を屈曲する	☐	• 簡単そうに見え、自信をもって行っているという評価者の意見	☐
		• 簡単に感じ、被験者は十分に動作のパターンへの意識があり、自信を持ってテスト方向における「UCM」を防ぐ	☐
• ベンチマーク可動域全体を通した分離動作：独立した股関節屈曲による体幹の50°前傾 **ベンチマーク基準を超えた範囲も可能である場合、自動的な制御を必要とするのはベンチマーク可動域のみである**	☐	• コンセントリックおよびエキセントリックな動作の間、分離のパターンはスムーズである	☐
		• UCMを防ぐために、反対方向への最終域の動きを（継続的に）使わない	☐
• 呼吸を止めずに（代替的な呼吸ストラテジーを使うことは許容される）	☐	• 特別なフィードバック（**触覚的、視覚的、言語的な指示**）は必要ない	☐
• エキセントリック運動中の制御	☐	• 外的な支持や負荷をなくすことなく	☐
• コンセントリック運動中の制御	☐	• リラックスした自然な呼吸（たとえ理想的でなかったとしても──自然なパターンが変化しない限り）	☐
		• 疲労がない	☐
分離パターンを修正		**動員の効率**	

T1.2　体幹前傾（trunk lean）テストによるUCMの部位と方向の診断

体幹前傾（trunk lean）テスト──立位			
部位	方向	単セグメント・多セグメント	✗✗または✓✗
腰椎	伸展	単セグメント的屈曲ヒンジ（レベルの表示）	☐
		多セグメント過屈曲	☐

T1.3　再トレーニングをモニターするフィードバックのツール

フィードバックのツール	過程
自己触診	関節姿勢（位置）の触診によるモニタリング
視覚的な観察	鏡を見て、あるいは直接動きを観察する
粘着テープ	触覚的なフィードバックのために皮膚に張力をかける
指示と口頭による修正	ほかの観察者からのフィードバックを聞く

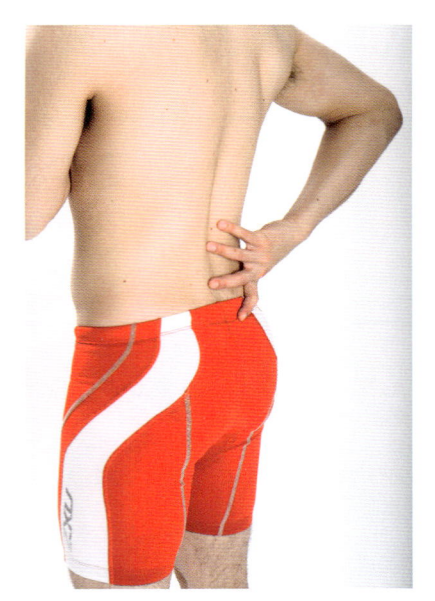

図 5.6 骨盤仙骨のアライメントの自己触診

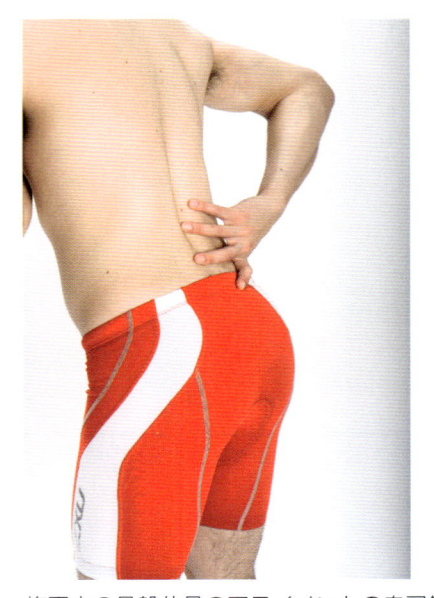

図 5.7 修正中の骨盤仙骨のアライメントの自己触診

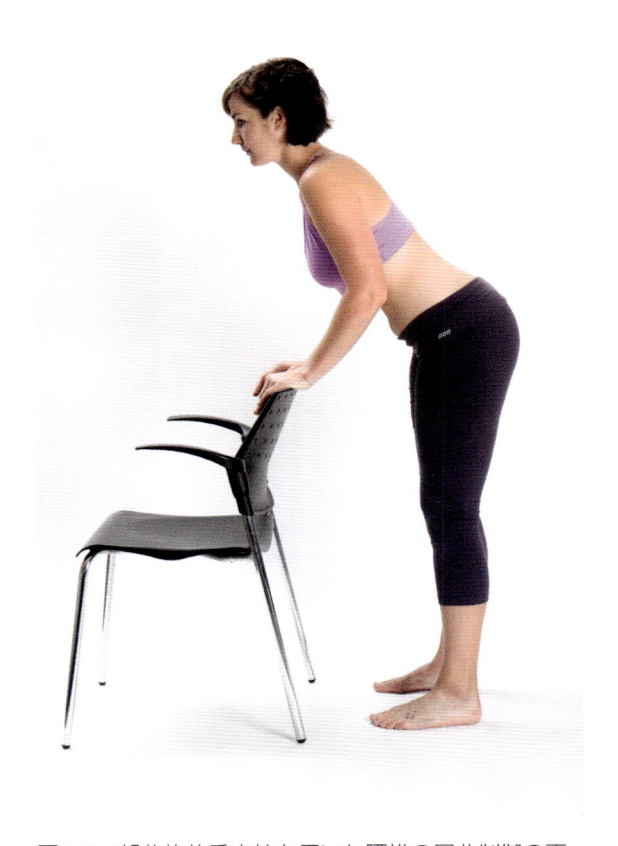

図 5.8 部分的体重支持を用いた腰椎の屈曲制御の再トレーニング

ドバック（例：鏡を使って観察する）もまた、有用な再トレーニングツールである。理想的には、腰椎の屈曲あるいは骨盤の後傾を抑えながらの、50°の前傾が明らかであるように、腰椎を股関節屈曲から分離する能力があるべきである。屈曲負荷下において、屈曲UCMが制御されている可動域内においては、何の症状も誘発されないはずである。

　制御が不十分である場合、背中を真っ直ぐにして股

関節を屈曲させる前傾のパターンは、腰椎屈曲と骨盤の後傾を自動的に制御もしくは防ぐことができる範囲において**のみ**行われるべきである。また、上半身と体幹の体重負荷を、両腕を使って支持し、ローカルおよびグローバルスタビライザー筋により制御されなくてはならない負荷を減らすことができる（図5.8）。UCMを制御することがより簡単になり、分離パターンも不自然に感じなくなったら、エクササイズは支持のない姿勢へと漸増していくことができる。このエクササイズもまた、ハムストリングスの影響を少なくし殿筋群がエキセントリックに股関節を制御することを促通するために膝を曲げて行うことができる。一度分離パターンが効率的となり、また慣れてきたら、さまざまな機能的姿勢に統合すべきである。

T2 4点支持：後方プッシュ（backward push）テスト（腰椎屈曲UCMのためのテスト）

この分離テストは、腰椎屈曲と骨盤の後傾を自動的に分離し制御する能力を評価するものであり、両手で体を後方へ押し、4点支持の膝立ち位（両手両膝）で股関節の屈曲により臀部を後方へ動かす。

テスト手順

患者は、腰椎と骨盤を制御しながら股関節を屈曲させ前傾し、手で自動的に身体を押しやる能力を持っているべきである。患者は、腰椎と骨盤をニュートラルなアライメントにして4点支持の膝立ち位（両手両膝）の姿勢を取る（図5.9）。腰椎骨盤帯の動きは、セラピストによってモニターされる。セラピストは、腰椎骨盤帯のニュートラルな位置（姿勢）を、L2、L5、S2の棘突起を指先で触診することによってモニターする（図5.10）。

テストの間、もし触診している指が動かなければ、腰椎骨盤帯の領域はニュートラルを維持できている。もし、触診している指と指の間が離れていくようなら、制御されていない単セグメント的な腰椎屈曲が特定される。

患者は、背中を真っ直ぐ（ニュートラルな脊柱）に維持しながら両手で押し、股関節から後ろに向かって踵の方向へ揺り動かすように指示される。理想的には、骨盤が後ろへ動いていくときに、ニュートラルな前弯が股関節120°屈曲まで維持されるべきである（踵に向かって半分くらいのところ）。

理想的には、腰椎の屈曲あるいは骨盤の後傾を抑えながらの、後方プッシュ動作において、120°の股関節屈曲が明らかであるように、腰椎と骨盤を股関節屈曲から分離する能力があるべきである（図5.11）。120°の股関節屈曲後、骨盤は後傾を始めるべきであり、骨盤が踵に向かって動くにつれて、脊椎は屈曲を始めるべきである。前方へ揺らして開始姿勢に戻すとき、腰椎と骨盤はニュートラル姿勢に戻るべきである。骨盤は十分に対称的であるべきである。すなわち、側方傾斜（lateral tilt）したり、回旋しないということであ

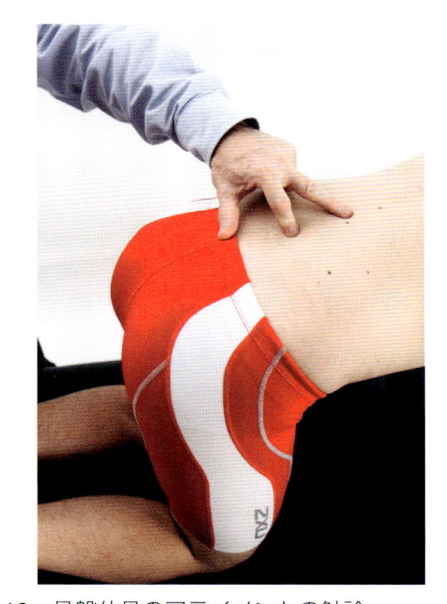

図5.10 骨盤仙骨のアライメントの触診

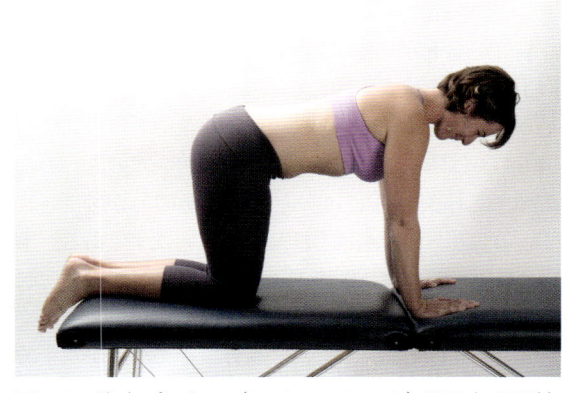

図5.9 後方プッシュ（backward push）テストの開始姿勢

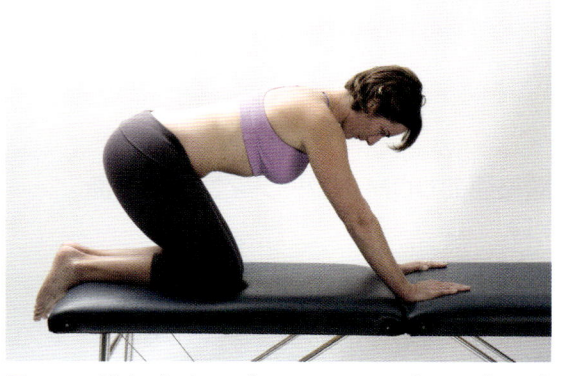

図5.11 後方プッシュ（backward push）テストのベンチマーク

る。このテストは、フィードバック（被験者自身による触診、視覚、テープなど）なしで行われるべきである。

腰椎屈曲UCM

患者は、腰椎における屈曲に関連した症状を訴えている。腰椎には、屈曲負荷下において、股関節に対して相対的に屈曲方向へのUCMがある。両手両膝をついた姿勢で、手で後方プッシュする際、股関節屈曲が生み出され、股関節が120°屈曲に達する前に腰椎は屈曲を開始する。腰椎と骨盤を、独立した股関節屈曲から分離しようとする際、患者はUCMを制御することができない、あるいは、制御するために集中し努力しなければいけない。

- もし棘突起が1つだけ突出し、それ以外の椎骨と比べて「列からはみ出して」飛び出していれば、UCMは**単セグメント的屈曲ヒンジ**として解釈される。特定のヒンジする（折れ曲がる）セグメントを確認し、記録しなければならない。
- もし過剰な腰椎骨盤帯の屈曲が観察されたものの、ある一つの棘突起が隣接した椎骨に比べて突出していない場合、UCMは**多セグメント的過屈曲**として解釈される。

方向に特異的な運動制御テストにおける臨床的評価の注意点

屈曲制御の運動制御（分離）テストにおいて、ほかの動作（例：わずかな伸展や回旋）が観察された場合、これを制御されていない屈曲として記録しない。伸展と回旋の運動制御テストによって、観察された動作が制御されていないかどうか特定されるだろう。制御されていない腰椎屈曲が示された場合に限り、腰椎屈曲UCMのテストが陽性となる。

腰椎屈曲UCMのレーティングと診断

（T2.1、T2.2）

修正

患者は、腰椎と骨盤をニュートラルなアライメントにして4点支持の膝立ち位（両手両膝）の姿勢を取る。患者は、両手で地面を押し、股関節を踵へ移動するよ

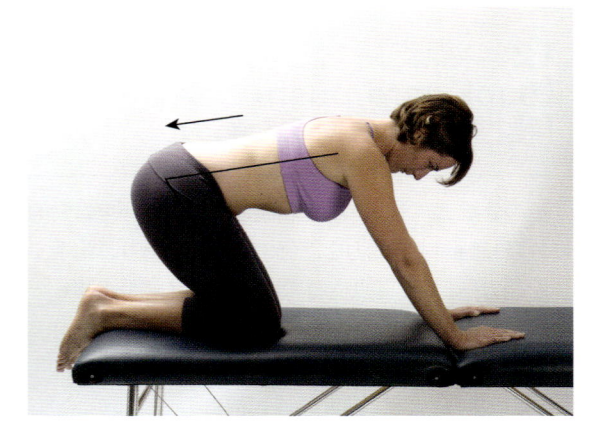

図5.12 腰椎の屈曲制御の再トレーニング

うに身体を揺り動かす。目標は、ニュートラルな腰椎骨盤帯の姿勢維持できる範囲で、独立した股関節屈曲により骨盤を後方へ押すことである。理想的には、腰椎屈曲あるいは骨盤の後傾を防ぎながらの、骨盤を後方へ移動する動作における、120°の股関節屈曲域が明らかであるように（踵に向かって半分くらいのところ）、腰椎領域を股関節屈曲から分離する能力があるべきである（図5.12）。

患者は、腰椎骨盤帯のアライメントをセルフモニターし、さまざまなフィードバックの方法を用いて制御すべきである（T2.3）。これにより感覚的フィードバックがもたらされ、屈曲を制御するうえで、いくらかの機械的サポートも得られる。これにより感覚的フィードバックがもたらされ、屈曲を制御するうえで、いくらかの機械的サポートも得られる。視覚的フィードバック（例：鏡を使って観察する）もまた、有用な再トレーニングツールである。

制御が不十分である場合、背中を真っ直ぐに維持し、両手で骨盤を後方に押して、独立した股関節の屈曲を行うパターンは、腰椎屈曲と骨盤の後傾を自動的に制御もしくは防ぐことができる範囲において**のみ**行われるべきである。屈曲のGive（折れ曲がり）が制御されている限り、何の症状も誘発されないはずである。半分くらいの範囲（120°股関節屈曲）を通して十分に制御することが楽になるまでトレーニングを進めていくが、この範囲を超えない。一度分離パターンが効率的となり、また慣れてきたら、さまざまな機能的姿勢に統合すべきである。

T2.1　後方プッシュ（Backward Push）テストの低閾値動員の評価とレーティング

後方プッシュ（backward push）テスト── 4点支持の膝立ち位
評価

制御のポイント：
- 多セグメントの腰椎屈曲と骨盤の後傾を防ぐ
- 単セグメント的屈曲ヒンジと後傾を防ぐ

動作の課題：股関節屈曲（4点支持の膝立ち位）
ベンチマーク可動域：独立した股関節屈曲による体幹の120°前傾

方向の制御のための低閾値動員効率のレーティング

✓または✗		✓または✗	
• テスト方向への「UCM」を防ぐことができる動作の分離パターンを修正する	☐	• 簡単そうに見え、自信をもって行っているという評価者の意見	☐
以下の腰椎 UCM を防ぐ 　骨盤の後傾と過屈曲（多セグメント） 　骨盤の後傾と屈曲ヒンジ（単セグメント） 股関節を屈曲する		• 簡単に感じ、被験者は十分に動作のパターンへの意識があり、自信を持ってテスト方向における「UCM」を防ぐ	☐
• ベンチマーク可動域全体を通した分離動作：独立した股関節屈曲による体幹の50°前傾 **ベンチマーク基準を超えた範囲も可能である場合、自動的な制御を必要とするのはベンチマーク可動域のみである**	☐	• コンセントリックおよびエキセントリックな動作の間、分離のパターンはスムーズである • UCM を防ぐために、反対方向への**最終域**の動きを（継続的に）使わない	☐ ☐
• 呼吸を止めずに（代替的な呼吸ストラテジーを使うことは許容される）	☐	• 特別なフィードバック（**触覚的、視覚的、言語的な指示**）は必要ない	☐
• エキセントリック運動中の制御	☐	• 外的な支持や負荷をなくすことなく	☐
• コンセントリック運動中の制御	☐	• リラックスした自然な呼吸（たとえ理想的でなかったとしても──自然なパターンが変化しない限り）	☐
		• 疲労がない	☐
分離パターンを修正		動員の効率	

T2.2　後方プッシュ（backward push）テストによる UCM の部位と方向の診断

後方プッシュ（backward push）テスト── 4点支持の膝立ち位

部位	方向	単セグメント・多セグメント	✗✗または✓✗
腰椎	屈曲	単セグメント的屈曲ヒンジ（レベルの表示）	☐
		多セグメント過屈曲	☐

T2.3　再トレーニングをモニターするフィードバックのツール

フィードバックのツール	過程
自己触診	関節姿勢（位置）の触診によるモニタリング
視覚的な観察	鏡を見て、あるいは直接動きを観察する
粘着テープ	触覚的なフィードバックのために皮膚に張力をかける
指示と口頭による修正	ほかの観察者からのフィードバックを聞く

T3 仰向け膝立て位（crook）：両屈曲脚挙上（Double Bent Leg Lift）テスト（腰椎屈曲UCMのテスト）

この分離テストは、仰向け膝立て（crook lying）位において、自動的に両股関節を屈曲し両足を床から持ち上げる際に、腰椎屈曲と骨盤の後傾を自動的に分離し制御する能力を評価するものである。

テスト手順

患者は、腰椎と骨盤を制御しながら股関節を屈曲し、両脚を（仰向け膝立て位で）床から離す能力を持っているべきである。患者は、腰椎と骨盤をリラックスしたニュートラルなアライメントで仰向け膝立て位（股関節と膝を曲げ、両足は床に置く）の姿勢を取る（図5.13）。腰椎骨盤帯の動きは、圧力フィードバック装置（PBU、Pressure Biofeedback Unit、Stabilizer社製、テネシー州チャタヌーガ）を背中の下、L3を中心として腰椎前弯の真ん中に置くことによってモニターされる（図5.14、5.15）。四肢の負荷テストやエクササイズ中、PBUによって体幹の機能的なスタビリティを客観的にモニターすることができる（Richardson et al 1992, Jull et al 1993）。仰向け膝立て位で、PBUを基本圧力である40mmHg膨らませる（図5.16）。この圧力は、腰椎の姿勢設定し、ニュートラルなアライメントを支えるために使われる。機能的な四肢の負荷あるいは動作が行われているとき、圧力変化なし＝

（イコール）ニュートラルな姿勢が失われていない＝十分な制御、ということになる。もし腰椎がニュートラルな開始姿勢よりも屈曲すると、圧力の増加がPBUに検出される。もし腰椎がニュートラルな開始姿勢よりも伸展すると、圧力の減少がPBUに検出される。

患者は、股関節と膝関節が90°になるまで、ゆっくりと両足を（同時に）床から持ち上げるように指示される。足を床から持ち上げて股関節が90°になるまで屈曲させながら、両膝を曲げたまま腰椎はニュートラル（圧力変化なし）を保つよう、指示される。この姿勢（図5.17）を少なくとも5秒間保ち、背中を安定させておく（圧力変化なし）ことが求められる。理想的には、両足を持ち上げる動作において、腰椎屈曲あるいは骨盤の後傾を防ぎながら、90°の両側の股関節屈曲が明らかなように、腰椎と骨盤を股関節屈曲から分離する能力があるべきである。

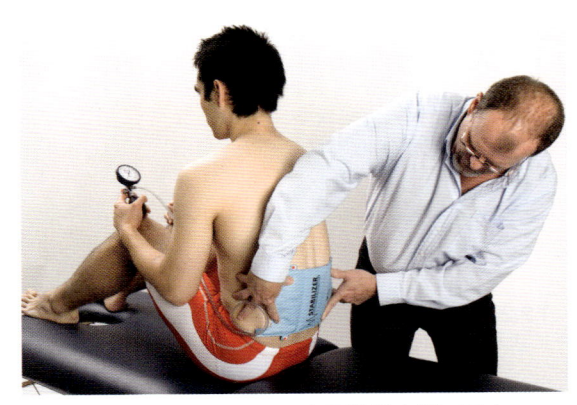

図5.14 セラピストはPBUを腰椎前弯部に置く

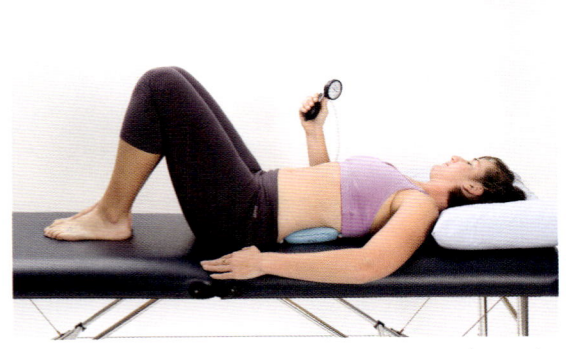

図5.13 両屈曲脚挙上（Double Bent Leg Lift）テストの開始姿勢

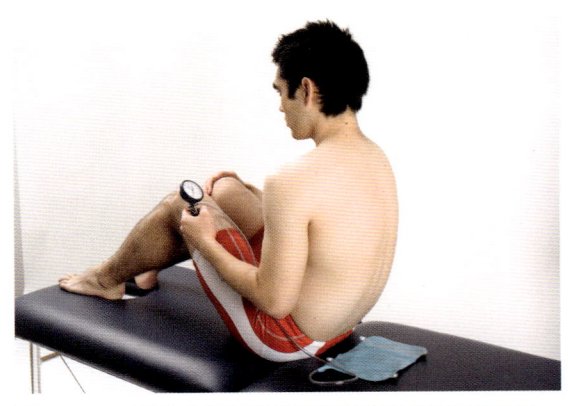

図5.15 PBUの位置を自分で腰椎前弯部に調整する

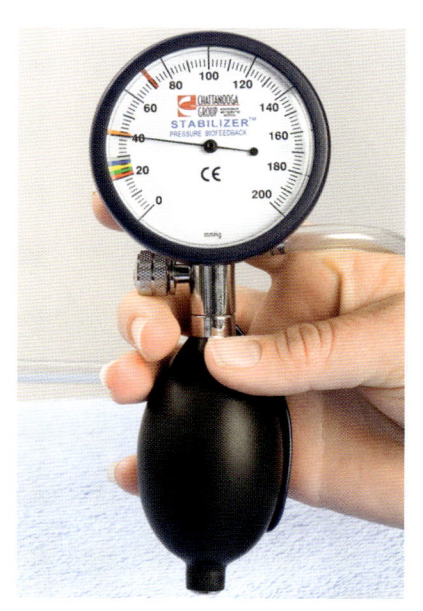

図5.16　PBUを膨張させ、基本圧力である40mmHg
にする

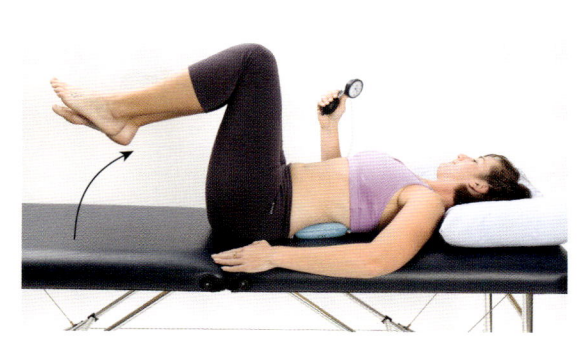

図5.17　両屈曲脚挙上（Double Bent Leg Lift）テスト
のベンチマーク

患者は、腰椎を制御し、腰椎の屈曲を防ぐ能力の正確性をモニターするためにPBUを見ることが許される。PBUは、最初は腰椎がニュートラルな休息姿勢で、リラックスしサポートされている状態で基本圧力である40mmHgに膨らませる。両脚を挙上する間、骨盤が少し動くのは正常である。これは、テストにおける脚の動作局面での、わずかな圧力の変化を許容するためである。したがって、基本圧力である40mmHgから**上下**10mmHgの幅の変化は許容範囲である。しかしながら、両股関節が90°まで屈曲したとき、腰椎はもとの安静ニュートラル姿勢で圧力は常に40mmHgを少なくとも5秒間保たれるべきである。

もしPBUを利用できない場合は、PBUの代わりにセラピストは手を腰椎前弯部分の下に入れるべきである。アネクドータル（逸話的）に、手というものは圧力変化に敏感であり、それは40mmHgに大まかに等しいということが主張されてきている。もし手で圧力の増加が検出できない場合、PBUで決めた限界値の範囲内に制御されているようだ。

腰椎屈曲UCM

患者は、腰椎における屈曲に関連した症状を訴えている。腰椎には、屈曲負荷下において、股関節に対して相対的に屈曲方向へのUCMがある。両脚を仰向け

膝立て位から挙上する間、股関節屈曲が生み出され、股関節が90°屈曲に達する前に腰椎は屈曲を開始する。腰椎と骨盤を、独立した股関節屈曲から分離しようとする際、UCMを制御することができない、あるいは、制御するために集中し努力しなければいけない。

背中をニュートラルにしようと挑戦する過程で、骨盤は後傾すべきではなく、また腰椎は屈曲すべきでない。腹壁の前面は凹む（hollow）、または平らに保ち続ける。腹直筋の過剰な動員（優勢）は、腹壁前面の「膨らみ（bulge）」、あるいは「クランチ（clunch）」の原因となり、体幹を屈曲し、（PBUを）平らにする圧力を増大させる。10mmHg以上の（50mmHg以上への上昇）圧力上昇は、腹直筋の過剰な活性あるいは背部の伸展筋スタビライザー（腰部の多裂筋表層など）による背面のカウンターバランス（counterbalance）の欠如による、大きな後傾と腰椎屈曲方向へのスタビリティの喪失を示している。

圧力の上昇（50mmHg超）が認められたらすぐ、脚の動作を止め、両足は開始姿勢に戻されなければならない。制御が不十分である場合、相対的に少ない負荷と特異的な腹斜筋の促通を用いた一連の段階的な漸増を用いることができる。

• もし過剰な腰椎骨盤帯の屈曲が起きると、PBUにより著しい圧力上昇が検出され（圧力は10mmHg以上上昇し、50mmHg超となる）、UCMは**多セグメント的過屈曲**として解釈される。

方向に特異的な運動制御テストにおける臨床的評価の注意点

屈曲制御の運動制御（分離）テストにおいて、ほかの動作（例：わずかな伸展や回旋）が観察された場合、これを制御されていない屈曲として記録しない。伸展と回旋の運動制御テストによって、観察された動作が制御されていないかどうか特定されるだろう。制御されていない腰椎屈曲が示された場合に限り、腰椎屈曲UCMのテストが陽性となる。

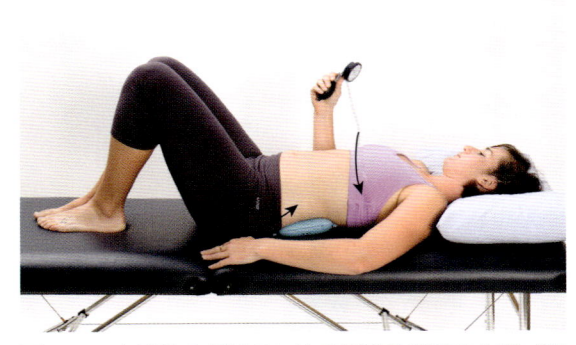

図5.18　多裂筋の促通のための腰椎骨盤帯の位置（姿勢）の調整

腰椎屈曲UCMのレーティングと診断
（T3.1、T3.2）

修正

患者は、腰椎と骨盤をリラックスしたニュートラルなアライメントにして仰向け膝立て位の姿勢を取る。患者は、腰椎を制御し、腰椎の屈曲を防ぐ能力の正確性をモニターするためにPBUを見ることが許される。制御されていない腰椎屈曲の再トレーニングの間は、支持のない脚動作時における10mmHgの圧力上昇は許容される。すなわち、もし最初の圧力が40mmHgであったら、脚動作の間、10mmHgの上昇（50mmHgまで）は許容範囲である。同様に、最初の圧力が35mmHgであったら（多裂筋の促通を伴って）、脚動作の間、10mmHgの上昇（45mmHgまで）は許容範囲である。しかしながら、脚動作が止まったときには元の開始姿勢の圧力を維持しなければならない。

多裂筋の促通

もし制御されていない腰椎屈曲が特定されたら、腰部多裂筋表層の促通が勧められる。リラックスして息を吸って吐き出し、意識的に胸骨を保ち、肋骨をベッドに向かって下げるようにする。仙骨をベッドに沿って両肩のほうへ水平に持ち上げることが目に見えるよう挑戦する。腰椎前弯はわずかに増加し、圧力は減少する。胸椎の伸展を、圧力を減少させるために用いてはならない（胸部を挙上しない）。理想的には、効率的な腰部多裂筋表層の活性化により、圧力は5〜10mmHg減少（40mmHgから、約35〜30mmHgに）すべきである（図5.18）。この圧力低下は一定に保つことができるべきである。

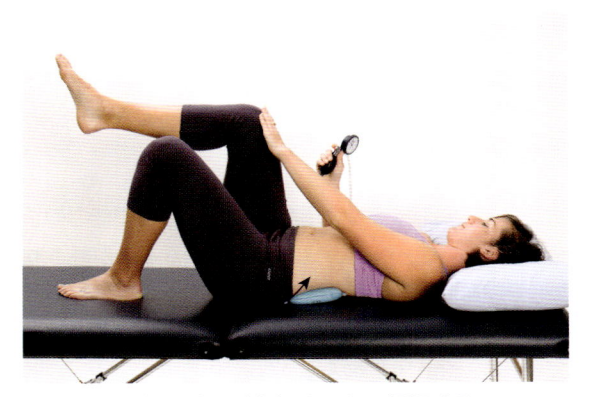

図5.19　反対の膝で手を押すことで促通する

スタティックダイアゴナル：アイソメトリックに反対の膝で手を押す

最初に、腰部多裂筋表層を促通し（PBUでは30〜35mmHgに保つ、あるいは反対側の手で圧力に変化がないかをモニターする＝脊椎の制御）、ゆっくりと片膝を反対の手のほうへ挙上し、対角線上でアイソメトリックにお互いに押し合う（図5.19）。10秒押し、これを10回、スタビリティが維持される（圧力に変化がない）限り繰り返す。圧力の上昇または低下が認められたらすぐ、この動作を止め、開始姿勢に戻されなければならない。反対側の足で安定させてはならず、また代替（substitution）や疲労は許容されない。

スタティックダイアゴナルヒールリフト：アイソメトリックに反対の膝で手を押す＋もう一方の踵上げ

最初に、腰部多裂筋表層を促通し（PBUでは30〜

35mmHgに保つ、あるいは反対側の手で圧力に変化がないかをモニターする＝脊椎のスタビリティ）、ゆっくりと片膝を反対の手のほうへ挙上し、対角線上でアイソメトリックにお互いに押し合う。この圧力を維持しながら、2つ目の踵を床から離し、最初の脚と並ぶようにする（図5.20）。この姿勢を10秒間維持し、これを10回、スタビリティが維持される（圧力に変化がない）限り繰り返す。圧力の上昇または低下が認められたらすぐ、この動作を止め、開始姿勢に戻されなければならない。スタビリティを失うリスクが最大となるのは、2つ目の踵を床から離すときである。代替（substitution）や疲労は許容されない。

交互シングルレッグ・ヒールタッチ：（Sahrmann レベル1）

最初に、腰部多裂筋表層を促通し（PBUでは30〜35mmHgに保つ、あるいは反対側の手で圧力に変化がないかをモニターする＝脊椎の制御）、ゆっくりと片足を挙上し、床から離して（図5.21）、2つ目の足を挙上し、床から離し、最初に挙上したほうの脚と並ぶようにする（図5.22）。仰向けで膝立て位から股関節を90°屈曲し、両足を床から離した姿勢が、開始姿勢である。

この姿勢を保ち、背中を真っ直ぐに維持して（圧力変化なし）、片足をゆっくりと床につけ（図5.23）、それから開始姿勢に戻す。この動きを繰り返し、ゆっくりと脚を交互に、10秒間にわたってスタビリティが維持されている（圧力に変化がない）限り繰り返し、その後両方の足を床に戻す。この全体の過程を10回繰り返す。

圧力の上昇（または低下）が認められたらすぐ、この動作を止め、開始姿勢に戻されなければならない。スタビリティを失うリスクが最大となるのは、踵を床へ近づけていくときである。代替（substitution）や

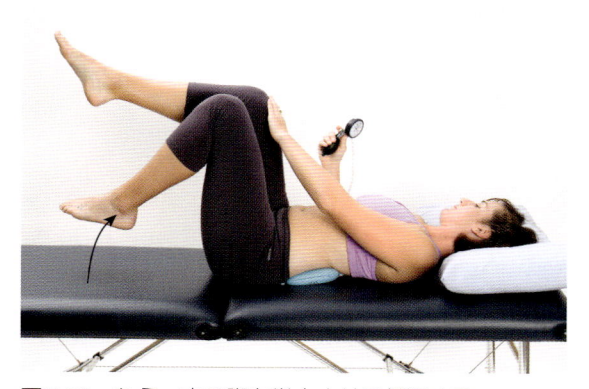

図5.20　もう一方の脚を挙上させて促通する

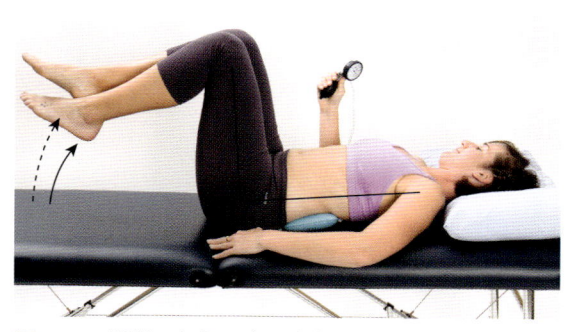

図5.22　漸増：もう一方の脚を挙上する

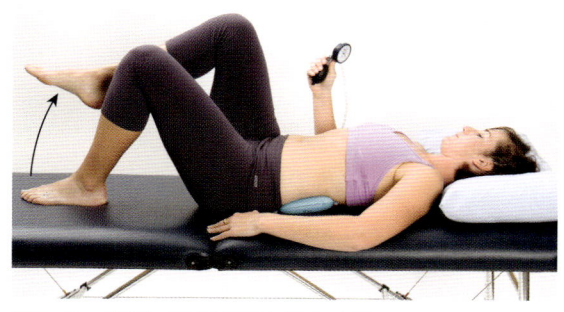

図5.21　漸増：最初の脚を挙上する

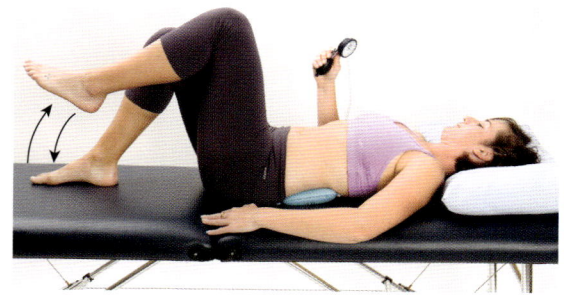

図5.23　漸増：最初の脚を下ろす

疲労は許容されない。

　患者は、腰椎骨盤帯のアライメントをセルフモニターすべきであり、さまざまな選択肢のフィードバックを用いて制御すべきである（T3.3）。PBUを用いることは、腰椎の姿勢を正確にモニターするうえで非常に有用である。テーピングもまた感覚的フィードバックをもたらし、屈曲を制御するうえで、いくらかの力学的支持も得られる。視覚的フィードバック（例：鏡を使って観察する）もまた、有用な再トレーニングツールである。

　制御が不十分である場合、背中の制御と独立した股関節屈曲による脚の挙上は、腰椎屈曲と骨盤の後傾を自動的に制御もしくは防ぐことができる範囲のみで行われるべきである。腰椎屈曲が制御されている限り、何の症状も誘発されないはずである。一度分離パターンが効率的となり、また慣れてきたら、さまざまな機能的姿勢に統合すべきである。

T3.1　両屈曲脚挙上（Double Bent Leg Lift）テストの低閾値動員効率の評価とレーティング

両屈曲脚挙上（Double Bent Leg Lift）テスト──仰向け膝立て位
評価

制御のポイント：
- 多セグメントの腰椎屈曲と骨盤の後傾を防ぐ

動作の課題：股関節屈曲（仰向け膝立て位）

ベンチマーク可動域：独立した股関節屈曲による両側の股関節 90°屈曲

方向の制御のための低閾値動員効率のレーティング

✓または✗		✓または✗	
• テスト方向への「UCM」を防ぐことができる動作の分離パターンを修正する 以下の腰椎 UCM を防ぐ 　骨盤の後傾と過屈曲（多セグメント） 股関節を屈曲する	☐	• 簡単そうに見え、自信をもって行っているという評価者の意見 • 簡単に感じ、被験者は十分に動作のパターンへの意識があり、自信を持ってテスト方向における「UCM」を防ぐ	☐
• ベンチマーク可動域全体を通した分離動作：独立した股関節屈曲による両側の股関節 90°屈曲および、両脚が動いている間、PBU を 40 ± 10mmHg に保つ。 　股関節 90°屈曲で、PBU を 40mmHg で 5 秒間保持する。	☐	• コンセントリックおよびエキセントリックな動作の間、分離のパターンはスムーズである • UCM を防ぐために、反対方向への**最終域**の動きを（継続的に）使わない • 特別なフィードバック（**触覚的、視覚的、言語的な指示**）は必要ない	☐
• 呼吸を止めずに（代替的な呼吸ストラテジーを使うことは許容される）	☐	• 外的な支持や負荷をなくすことなく • リラックスした自然な呼吸（たとえ理想的でなかったとしても──自然なパターンが変化しない限り）	☐
• エキセントリック運動中の制御	☐	• 疲労がない	☐
• コンセントリック運動中の制御	☐		
分離パターンを修正		動員の効率	

T3.2　両屈曲脚挙上（Double Bent Leg Lift）テストによる UCM の部位と方向の診断

両屈曲脚挙上（Double Bent Leg Lift）テスト──仰向け膝立て位

部位	方向	単セグメント・多セグメント	✗✗または✓✗
腰椎	屈曲	多セグメント過屈曲	☐

T3.3　再トレーニングをモニターするフィードバックのツール

フィードバックのツール	過程
自己触診	関節姿勢（位置）の触診によるモニタリング
視覚的な観察	鏡を見て、あるいは直接動きを観察する
粘着テープ	触覚的なフィードバックのために皮膚に張力をかける
圧力によるバイオフィードバック	姿勢制御の視覚的な確認
指示と口頭による修正	ほかの観察者からのフィードバックを聞く

T4 座位：前傾（forward lean）テスト（腰椎屈曲UCMのためのテスト）

この分離テストは、腰椎屈曲と骨盤の後傾を自動的に分離し制御する能力を評価するものであり、座位で股関節を屈曲させることにより前傾する。

テスト手順

患者は、腰椎や骨盤を制御しながら股関節を屈曲させることによって、自動的に前傾できる能力を持つべきである。患者は、両足を床につけて背が高くなるように座り、腰椎と骨盤はニュートラルな位置を取る（図5.24）。腰椎骨盤帯の動きは、セラピストによってモニターされる。セラピストは、腰椎骨盤帯のニュートラルな位置（姿勢）を、L2、L5、S2の棘突起を指先で触診することによってモニターする（図5.25）。

テストの間、もし触診している指が動かなければ、腰椎骨盤帯の領域はニュートラルを維持できている。もし、触診している指と指の間が離れていくようなら、制御されていない腰椎屈曲が特定される。

患者は、背が高くなるように座り、背中を真っ直ぐ（ニュートラルな脊柱）に維持しながら股関節から体幹を前傾させるように指示される。理想的には、腰椎の屈曲あるいは骨盤の後傾を防ぎながらの、30°の前傾（Hamilton & Richardson 1998）が明らかなように、腰椎を股関節屈曲から分離させる能力があるべきである（図5.26）。このテストは、フィードバック（被験者自身による触診、視覚、テープなど）なしで行われるべきである。

腰椎屈曲UCM

患者は、腰椎における屈曲に関連した症状を訴えている。腰椎には、屈曲負荷下において、股関節に対して相対的に屈曲方向へのUCMがある。座位で自動的な股関節屈曲をしている間、腰椎は前傾が50°に達する前に屈曲を始める。腰椎を、独立した股関節屈曲から分離しようとする際、UCMを制御することができない、あるいは、制御するために集中し努力しなければいけない。

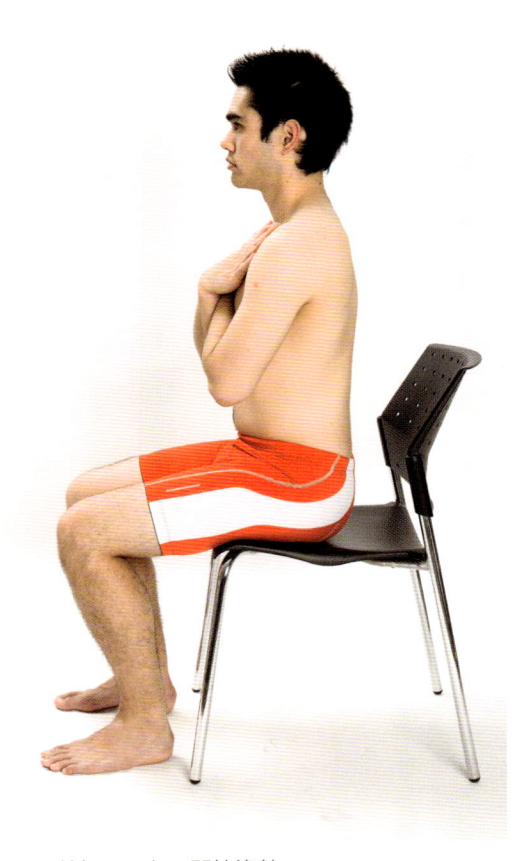

図5.24　前傾テストの開始姿勢

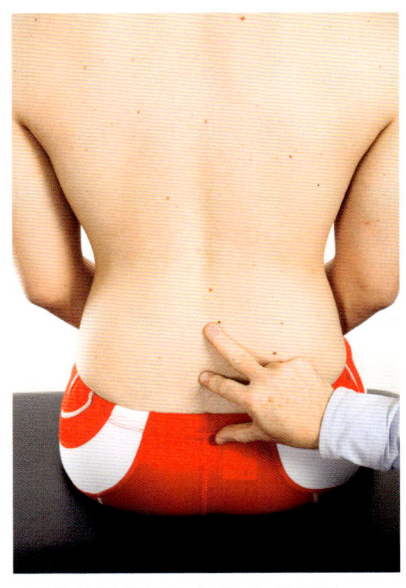

図5.25　骨盤仙骨のアライメントの触診

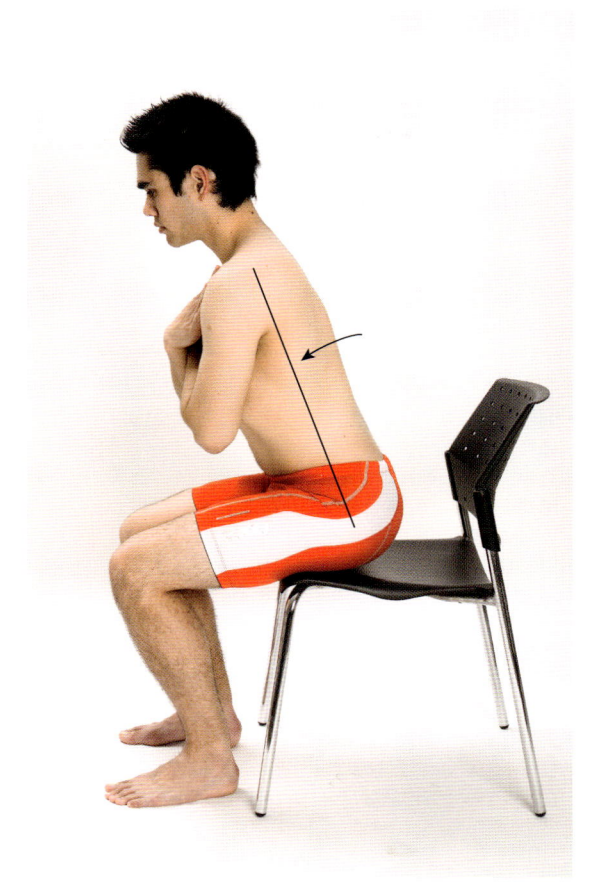

図5.26　前傾テストのベンチマーク

- もし一つの棘突起だけが目立ち、それ以外の椎骨と比べて「列からはみ出して」突出していれば、UCM は**単セグメント的屈曲ヒンジ**として解釈される。特定のヒンジする（折れ曲がる）セグメントを認識し、記録しなければならない。
- もし過剰な腰椎骨盤帯の屈曲が観察されたものの、ある一つの棘突起が隣接した椎骨に比べて突出していない場合、UCM は**多セグメント的過屈曲**として解釈される。

方向に特異的な運動制御テストにおける臨床的評価の注意点

　屈曲制御の運動制御（分離）テストにおいて、ほかの動作（例：わずかな伸展や回旋）が観察された場合、これを制御されていない屈曲として記録しない。伸展と回旋の運動制御テストによって、観察された動作が制御されていないかどうか特定されるだろう。制御されていない腰椎屈曲が示された場合に限り、腰椎屈曲 UCM のテストが陽性となる。

腰椎屈曲UCMのレーティングと診断
（T4.1、T4.2）

修正

　患者は、両足を床につけて背が高くなるように座り、腰椎と骨盤はニュートラルな位置を取る。患者は、腰椎のアライメントをモニターすべきであり、さまざまな選択肢のフィードバックを用いて制御すべきである（T4.3）。彼らは、腰椎骨盤帯のニュートラルな位置（姿勢）を、L2、L5、S2の棘突起を指で触診することによってモニターする。患者は、背が高くなるように座り、背中を真っ直ぐ（ニュートラルな脊柱）に維持しながら股関節から体幹を前傾させるように指示される。もし、触診している指と指の間が離れないようなら、腰椎屈曲は制御されている。

　いくつかの場合で、粘着テープを制御されていないセグメントにわたって貼り、その張力を利用することは有用である。これにより感覚的フィードバックがもたらされ、屈曲を制御するうえで、いくらかの力学的支持も得られる。視覚的フィードバック（例：鏡を使って観察する）もまた、有用な再トレーニングツールである。理想的には、腰椎の屈曲あるいは骨盤の後傾を防ぎながらの、30°の前傾が明らかなように、腰椎を股関節屈曲から分離できるべきである。屈曲負荷下において、屈曲UCMが制御できる範囲内では、何の症状も誘発されないはずである。

　制御が不十分である場合、背中を真っ直ぐにして股関節を独立して屈曲させる前傾のパターンは、腰椎屈曲と骨盤の後傾を自動的に制御もしくは防ぐことができる範囲においてのみ行われるべきである。また、上半身と体幹の体重負荷を、両腕を使って支持し、ローカルおよびグローバルスタビライザー筋により制御されなくてはならない負荷を減らすことができる。UCMを制御することがより簡単になり、分離パターンも不自然に感じなくなったら、エクササイズは支持のない姿勢へと漸増していくことができる。一度分離パターンが効率的となり、また慣れてきたら、さまざまな機能的姿勢に統合すべきである。

T4.1　前傾テストの低閾値動員効率の評価とレーティング

前傾テスト——座位

評価

制御のポイント：
- 多セグメントの腰椎屈曲と骨盤の後傾を防ぐ
- 単セグメント的屈曲ヒンジと後傾を防ぐ

動作の課題：股関節屈曲（座位）
ベンチマーク可動域：独立した股関節屈曲による体幹の30°前傾

方向の制御のための低閾値動員効率のレーティング

	✓または✗		✓または✗
• テスト方向への「UCM」を防ぐことができる動作の分離パターンを修正する 以下の腰椎UCMを防ぐ 　骨盤の後傾と過屈曲（多セグメント） 　骨盤の後傾と屈曲ヒンジ（単セグメント） 股関節を屈曲する	☐	• 簡単そうに見え、自信をもって行っているという評価者の意見	☐
		• 簡単に感じ、被験者は十分に動作のパターンへの意識があり、自信を持ってテスト方向における「UCM」を防ぐ	☐
• ベンチマーク可動域全体を通した分離動作：独立した股関節屈曲による体幹の30°前傾 **ベンチマーク基準を超えた範囲も可能である場合、自動的な制御を必要とするのはベンチマーク可動域のみである**	☐	• コンセントリックおよびエキセントリックな動作の間、分離のパターンはスムーズである	☐
		• UCMを防ぐために、反対方向への**最終域の動き**を（継続的に）使わない	☐
		• 特別なフィードバック（触覚的、視覚的、言語的な指示）は必要ない	☐
• 呼吸を止めずに（代替的な呼吸ストラテジーを使うことは許容される）	☐	• 外的な支持や負荷をなくすことなく	☐
• エキセントリック運動中の制御	☐	• リラックスした自然な呼吸（たとえ理想的でなかったとしても——自然なパターンが変化しない限り）	☐
• コンセントリック運動中の制御	☐	• 疲労がない	☐
分離パターンを修正		**動員の効率**	

T4.2　前傾テストによるUCMの部位と方向の診断

前傾テスト——座位			
部位	方向	単セグメント・多セグメント	✗✗または✓✗
腰椎	屈曲	単セグメント的屈曲ヒンジ（レベルの表示）	☐
		多セグメント過屈曲	☐

T4.3　再トレーニングをモニターするフィードバックのツール

フィードバックのツール	過程
自己触診	関節姿勢（位置）の触診によるモニタリング
視覚的な観察	鏡を見て、あるいは直接動きを観察する
粘着テープ	触覚的なフィードバックのために皮膚に張力をかける
指示と口頭による修正	ほかの観察者からのフィードバックを聞く

T5　座位：胸部ドロップ（chest drop）テスト（腰椎屈曲UCMのためのテスト）

　この分離テストは、腰椎屈曲と骨盤の後傾を自動的に分離し制御する能力を評価するものであり、座位で自動的に胸椎を屈曲させる。

テスト手順

　患者は、腰椎や骨盤を制御しながら胸椎を屈曲させることによって、自動的に胸骨を骨盤に向かって下げることができる能力を持っているべきである。患者は、両足を床から離し、背が高くなるように座り、腰椎と骨盤はニュートラルな位置を取る。脊柱を、後ろに倒すことなく、引き延ばしたS字形の正常なカーブにす

るために、できるだけ高く、あるいはできるだけ長くなるようにする。頭の位置を、顎が突き出すことなく両肩の直接上にくるようにする。片手を胸骨に置き、胸腰椎の動作をモニターする。もう一方の手を仙骨に置き（図5.27）、腰椎骨盤帯の動作をモニターする（代替となる腰椎骨盤帯のモニターとしては、恥骨に指を置く方法がある）。腰椎骨盤帯を動かさずに（骨盤と仙骨に置いた手は動かない）、胸骨を静止している骨盤へ向けて下ろす。これが、独立した胸椎の屈曲である。

　理想的には、患者は骨盤を動かすことなく、独立に胸椎部を伸展位から最大屈曲まで屈曲させる間、腰椎骨盤帯をニュートラルに保つことができるべきである（図5.28）。このテストは、フィードバック（被験者自身による触診、視覚、テープなど）なしで行われるべきである。

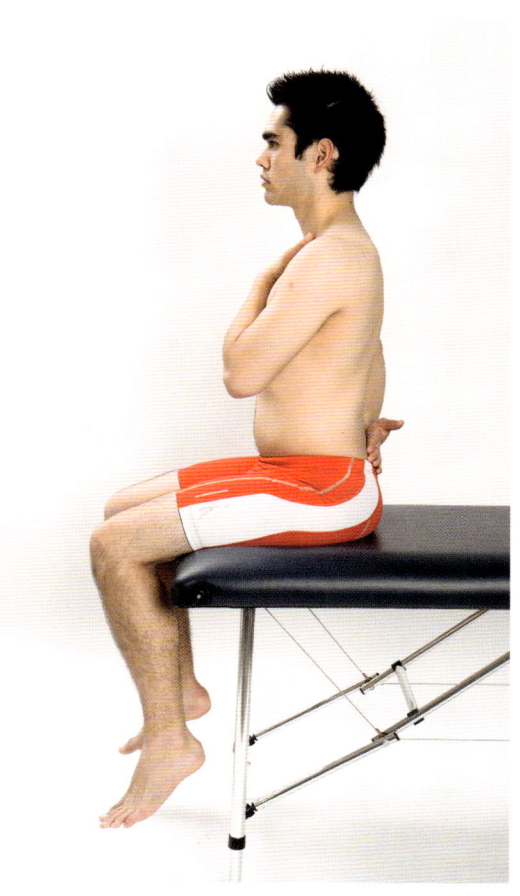

図5.27　胸部ドロップテストの開始姿勢

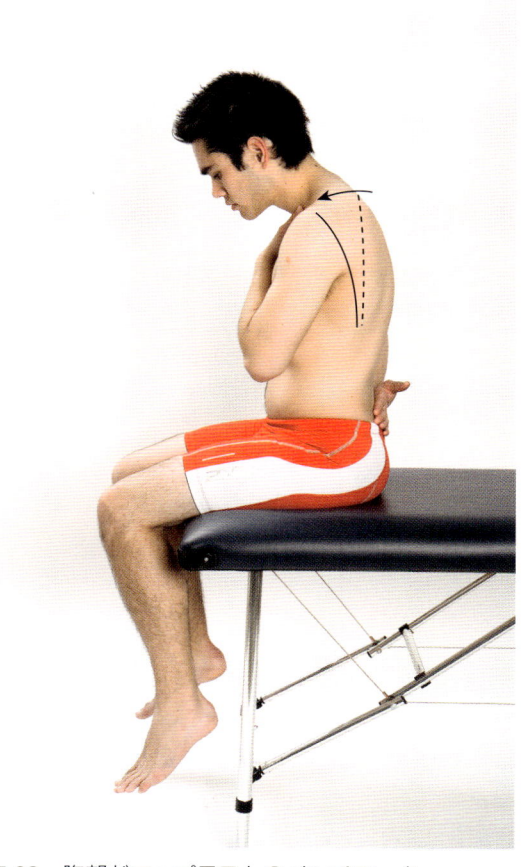

図5.28　胸部ドロップテストのベンチマーク

腰椎屈曲UCM

患者は、腰椎における屈曲に関連した症状を訴えている。腰椎には、屈曲負荷下において、胸郭に対して相対的に屈曲方向へのUCMがある。腰椎は、胸椎が最大屈曲に達する前に屈曲を始める。患者は、UCMを制御することができない、あるいは腰椎を、独立した胸椎の屈曲から分離するために集中し努力しなければいけない。

- もし一つの棘突起だけが目立ち、それ以外の椎骨と比べて「列からはみ出して」突出していれば、UCMは**単セグメント的屈曲ヒンジ**として解釈される。特定のヒンジする（折れ曲がる）セグメントを認識し、記録しなければならない。
- もし過剰な腰椎骨盤帯の屈曲が観察されたものの、ある一つの棘突起が隣接した椎骨に比べて突出していない場合、UCMは**多セグメントの過屈曲**として解釈される。
 腹直筋（グローバルモビライザー）が体幹の屈曲において優勢であるとき、胸腰椎の屈曲と腰椎骨盤帯の屈曲を同時に生み出す。胸椎椎部が自動的に屈曲する間、もし腰椎骨盤帯が自動的に屈曲に抵抗する（セグメントの伸展スタビライザー筋の活性化を伴って）ことができるなら、腹直筋は多少抑制される。腹斜筋（グローバルスタビライザー）は、胸腰椎の屈曲による直接的な抑制がより少ないため、おそらく胸腰椎の屈曲の構成要素に、より大きく貢献するだろう。

方向に特異的な運動制御テストにおける臨床的評価の注意点

屈曲制御の運動制御（分離）テストにおいて、ほかの動作（例：わずかな伸展や回旋）が観察された場合、これを制御されていない屈曲として記録しない。伸展と回旋の運動制御テストによって、観察された動作が制御されていないかどうか特定されるだろう。制御されていない腰椎屈曲が示された場合に限り、腰椎屈曲UCMのテストが陽性となる。

腰椎屈曲UCMのレーティングと診断

（T5.1、T5.2）

修正

患者は、両足を床につけて背が高くなるように座り、腰椎と骨盤はニュートラルな位置を取る。患者は、腰椎のアライメントをモニターすべきであり、さまざまな選択肢のフィードバックを用いて制御すべきである（T5.3）。彼らは、腰椎骨盤帯のニュートラルな位置（姿勢）を、L2、L5、S2の棘突起を指で触診することによってモニターする。もし、触診している指と指の間が離れず、骨盤が後傾へ戻らないようなら、腰椎屈曲は制御されている。

いくつかの場合で、粘着テープを制御されていないセグメントにわたって貼り、その張力を利用することは有用である。これにより感覚的フィードバックがもたらされ、屈曲を制御するうえで、いくらかの力学的支持も得られる。視覚的フィードバック（例：鏡を使って観察する）もまた、有用な再トレーニングツールである。

理想的には、胸椎領域を独立して伸展位から屈曲させる間、腰椎骨盤帯をニュートラルに保つ能力が明らかなように、腰椎を胸椎屈曲から分離させることができるべきである。腰椎骨盤帯のニュートラルな姿勢を維持できる範囲でのみ胸椎を屈曲へと動かす。ニュートラルを失うべきでなく、あるいは腰椎屈曲や骨盤の後傾にUCMが生じるべきではない。屈曲負荷下において、屈曲のGive（折れ曲がり）が制御されている限り、何の症状も誘発されないはずである。

胸椎と腰椎骨盤帯の動きを独立して制御することがより簡単になり、分離パターンも不自然に感じなくなったら、エクササイズは胸椎の屈曲と腰椎骨盤帯の伸展を同時に行うことへと漸増していくことができる。

制御が不十分である場合、上半身と体幹の重さは両手と両膝で支持することができる。骨盤が膝の上にあるように、そして両肩が両手の上にあるような姿勢を取り、両手と両足の間は楽になるように離す。腰椎が長く**浅い**前弯となるまで、骨盤を前後に揺らす（前方および後傾）。その後、胸椎を屈曲せず、また頭を下げることなく、身体を手から離すように押す。それから、頭を挙上し（顎を突き出すことなく）、頭の後ろが仙骨と胸椎中部を結ぶ想像上の線につくようにする。このニュートラルな脊椎の姿勢を維持するために最小限の努力をする（図5.29）。

何人かの患者にとっては、制御が不十分なとき、特異的な分離を行うよりは、まず初めに、動員の反転エクササイズ（recruitment reversal exercise）のほうが簡単である。

T5.1　胸部ドロップテストの低閾値動員効率の評価とレーティング

胸部ドロップテスト――座位

評価

制御のポイント：
- 多セグメントの腰椎屈曲と骨盤の後傾を防ぐ
- 単セグメント的屈曲ヒンジと後傾を防ぐ

動作の課題：股関節屈曲（立位）
ベンチマーク可動域：最大の独立した胸椎屈曲

方向の制御のための低閾値動員効率のレーティング

	✓または✗		✓または✗
• テスト方向への「UCM」を防ぐことができる動作の分離パターンを修正する	☐	• 簡単そうに見え、自信をもって行っているという評価者の意見	☐
以下の腰椎 UCM を防ぐ 　骨盤の後傾と過屈曲（多セグメント） 　骨盤の後傾と屈曲ヒンジ（単セグメント） 股関節を屈曲する		• 簡単に感じ、被験者は十分に動作のパターンへの意識があり、自信を持ってテスト方向における「UCM」を防ぐ	☐
• ベンチマーク可動域全体を通した分離動作：独立した股関節屈曲による体幹の 50°前傾 **ベンチマーク基準を超えた範囲も可能である場合、自動的な制御を必要とするのはベンチマーク可動域のみである**	☐	• コンセントリックおよびエキセントリックな動作の間、分離のパターンはスムーズである	☐
		• UCM を防ぐために、反対方向への**最終域**の動きを（継続的に）使わない	☐
		• 特別なフィードバック（触覚的、視覚的、言語的な指示）は必要ない	☐
• 呼吸を止めずに（代替的な呼吸ストラテジーを使うことは許容される）	☐	• 外的な支持や負荷をなくすことなく	☐
• エキセントリック運動中の制御	☐	• リラックスした自然な呼吸（たとえ理想的でなかったとしても――自然なパターンが変化しない限り）	☐
• コンセントリック運動中の制御	☐	• 疲労がない	☐
分離パターンを修正		**動員の効率**	

T5.2　胸部ドロップテストによる UCM の部位と方向の診断

胸部ドロップテスト――座位

部位	方向	単セグメント・多セグメント	✗✗または✓✗
腰椎	伸展	単セグメント的屈曲ヒンジ（レベルの表示）	☐
		多セグメント過屈曲	☐

T5.3　再トレーニングをモニターするフィードバックのツール

フィードバックのツール	過程
自己触診	関節姿勢（位置）の触診によるモニタリング
視覚的な観察	鏡を見て、あるいは直接動きを観察する
粘着テープ	触覚的なフィードバックのために皮膚に張力をかける
指示と口頭による修正	ほかの観察者からのフィードバックを聞く

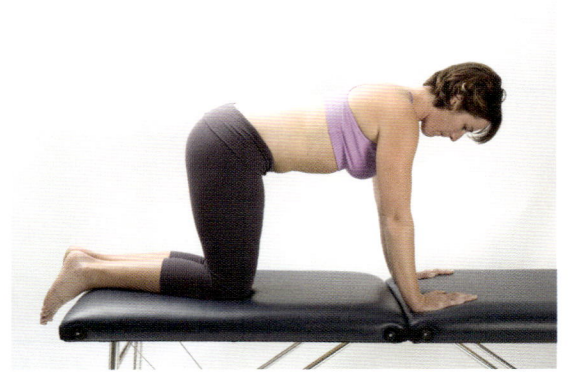

図5.29 修正（ニュートラルな開始姿勢）

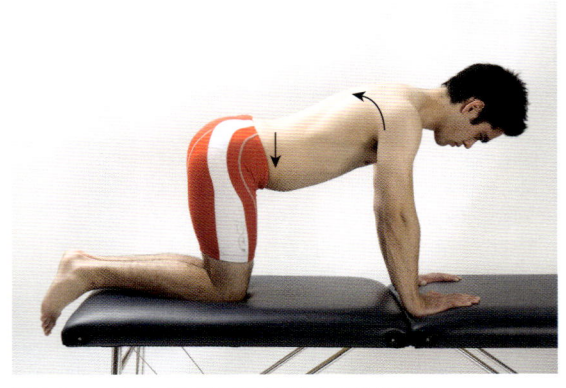

図5.31 修正（胸椎屈曲に続く腰椎伸展）

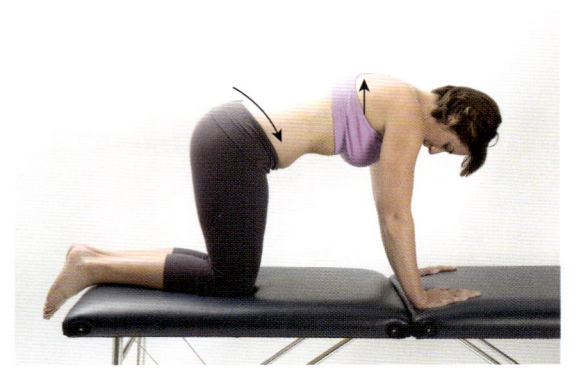

図5.30 修正（腰椎伸展に続く胸椎屈曲）

- 自動的に胸椎を屈曲し、その後腰椎を伸展させ、骨盤を前傾する（図5.30）。
- この同じパターンの反対の順番も、用いられるかもしれない。すなわち、自動的に腰椎を伸展させ、骨盤を前傾し、その後胸椎を屈曲させる（図5.31）。

動員の反転パターンが楽に感じられるようになった後、座位での分離に戻る。

胸椎と腰椎骨盤帯の動きを独立して制御することがより簡単になり、分離パターンも不自然に感じなくなったら、エクササイズは立位へと漸増していくことができる。両膝と股関節をわずかに屈曲させて（ロックしないで）真っ直ぐに立ち、股関節屈筋の硬さが骨盤に影響することを防ぐ。腰椎骨盤帯を動かさずに（骨盤と仙骨は動かない）、胸骨を静止している骨盤に向けて下ろす（胸椎の屈曲）（図5.32）。

一度分離パターンが効率的となり、また慣れてきたら、さまざまな機能的姿勢に統合すべきである。

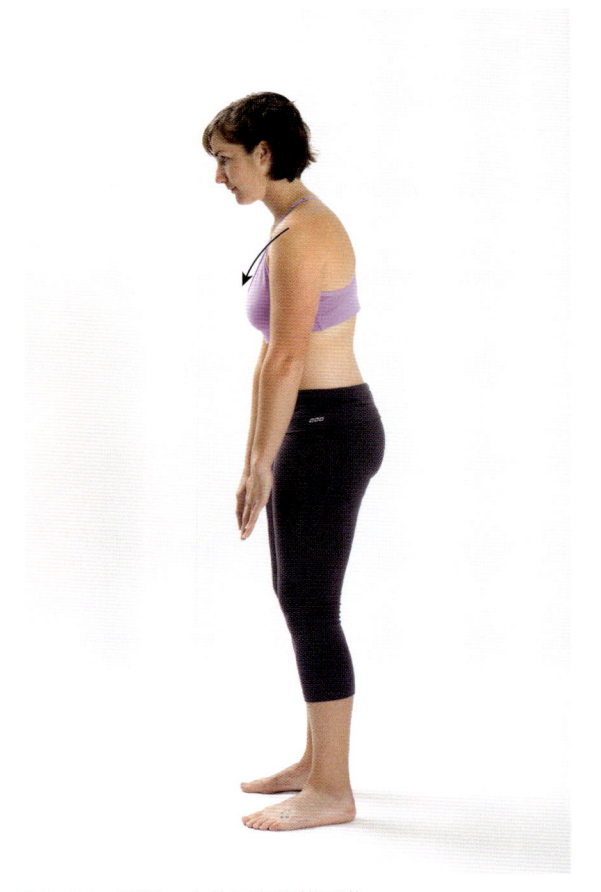

図5.32 漸増：立位での胸椎屈曲

T6　座位：両膝伸展（double knee extension）テスト（腰椎屈曲UCMのためのテスト）

この分離テストは、座位で腰椎屈曲と骨盤の後傾を自動的に分離し制御する能力を評価し、ハムストリングスの張力が骨盤を後傾させる時点まで自動的に両膝を伸展させる。

テスト手順

患者は、両足を床から離し、背が高くなるように座り、腰椎と骨盤はニュートラルな位置を取る。脊柱を、通常のS字を伸ばしたカーブを、膨らんだ部分が（後ろに傾くことなく）坐骨の上にくるように、できるだけ高く、あるいはできるだけ長くなるような姿勢にす

る（図5.33）。腰椎骨盤帯を動かさずに、背中を真っ直ぐに保ったまま（脊柱はニュートラル）、上体を後ろに倒したり、骨盤を後傾させることなく、両膝を同時に完全伸展から10～15°以内へと伸展させなければならない（図5.34）。理想的には、患者は腰椎骨盤帯をニュートラルに保つことができ、またハムストリングスが骨盤を引いて後傾させたり腰椎屈曲させたりするのを防ぐことができるべきである。このテストは、フィードバック（被験者自身による触診、視覚、テープなど）なしで行われるべきである。

腰椎屈曲UCM

患者は、腰椎における屈曲に関連した症状を訴えている。腰椎には、ハムストリングスの張力による負荷、および後傾の負荷下において、骨盤に対して相対的に屈曲方向へのUCMがある。膝が完全伸展から10～

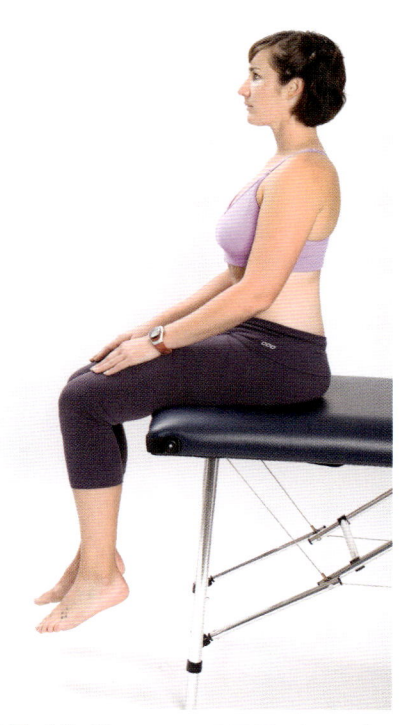

図5.33　両膝伸展（ダブル・ニーエクステンション）テストの開始姿勢

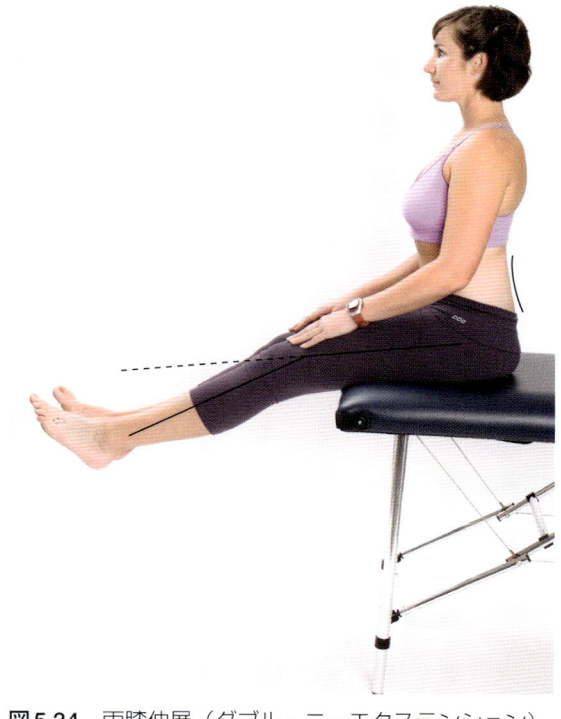

図5.34　両膝伸展（ダブル・ニーエクステンション）テストのベンチマーク

15°位に達する前に、骨盤は後傾する、あるいは腰椎は屈曲を始める。患者は、腰椎屈曲UCMを制御することができないあるいは、腰椎を、独立したニュートラルンクスの張力から分離するために集中し努力しなければいけない。

• もし一つの棘突起だけが目立ち、それ以外の椎骨と比べて「別から」はみ出して突出していれば、UCMは単セグメント的屈曲ヒンジとして解釈される。特定のヒンジする（折れ曲がる）セグメントを認識し、記録しなければならない。

• もし過剰な腰椎骨盤帯の屈曲が観察されたものの、ある一つの棘突起が隣接した椎骨に比べて突出していない場合、UCMは多セグメント的過屈曲として解釈される。

方向に特異的な運動制御テストにおける臨床的評価の注意点

屈曲制御の運動制御（分離）テストにおいて、（ほか）の動作（例：わずかな伸展や回旋）が観察された場合、これを制御されていない屈曲として記録しない。伸展と回旋の運動制御テストによって、観察された動作が制御されていないかどうか特定されるだろう。制御されていない腰椎屈曲が示された場合に限り、腰椎屈曲UCMのテストが陽性となる。

腰椎屈曲UCMのレーティングと診断
(T6.1、T6.2)

修正
患者は、両足を床につけて背中が高くなるように座り、腰椎と骨盤はニュートラルな位置を取る。患者は、腰椎のアライメントをモニターするべきであり、さまざまな選択肢のフィードバックを用いて制御すべきである

(T6.3)。彼らは、腰椎骨盤帯のニュートラルな位置は屈曲を始める。患者は、背中を真っ直ぐに保ったまま（脊柱はニュートラル）、後ろに傾くことなく、骨盤は後傾することを許容しつつ、ゆっくりと同時に10〜15°の完全伸展以内で両膝を伸ばすように指示される。もし、触診している指と指の間が離れないよう、腰椎屈曲と後傾は制御されている。

いくつかの場合で、粘着テープを制御されていないセグメントにわたって貼り、その張力を利用することは有用である。これにより感覚的フィードバックがもたらされ、屈曲を制御するうえで、いくらかの力学的支持を得られる。視覚的フィードバック（例：鏡を使って観察する）もまた、有用な再トレーニングツールである。屈曲負荷下において、屈曲のGive（折れ曲がり）が制御されている限り、何の症状も誘発されないはずである。腰椎骨盤帯のニュートラルな姿勢（フィードバックによってモニターされる）を維持できる範囲内でのみ、両膝を伸展する。ニュートラルを失うべきでなく、あるいは屈曲や後傾にUCMが生じるべきではない。

制御が不十分である場合、背中を真っ直ぐにして片膝の伸展から始めてもよい（その後両膝に補足を増す）。ただし、腰椎骨盤帯のニュートラルな姿勢を維持できる範囲内のみで行う。ニュートラルを失うべきでなく、あるいは屈曲方向へのGive（折れ曲がり）があってはいけない。屈曲負荷下において、屈曲のGive（折れ曲がり）が制御されている限り、何の症状も誘発されないはずである。スランプ反応を伴う神経力学的（ニューロダイナミック）な症状に注意する。足関節の底屈あるいは頭頚伸展により神経系の負荷を取り除く。一度分離運動パターンが効率的となり、また慣れてきたら、さまざまな機能的な姿勢に統合すべきである。

腰椎骨盤帯 Chapter |5|

T6.1 両膝伸展（Double Knee Extension）テストの低閾値動員効率の評価とレーティング

両膝の伸展（ダブル・ニーエクステンション）──座位

評価

制御のポイント：
- 多セグメントの腰椎屈曲と骨盤の後傾を防ぐ
- 単セグメント的屈曲ヒンジと後傾を防ぐ

動作の課題：ハムストリングスの張力による後傾の力（座位）
ベンチマーク可動域：膝の完全伸展から 10 ～ 15°（両側）

方向の制御のための低閾値動員効率のレーティング

	✓または✗		✓または✗
• テスト方向への「UCM」を防ぐことができる 　動作の分離パターンを修正する 以下の腰椎 UCM を防ぐ 　骨盤の後傾と過屈曲（多セグメント） 　骨盤の後傾と屈曲ヒンジ（単セグメント） 股関節を屈曲する	☐	• 簡単そうに見え、自信をもって行っているという評価者の意見	☐
		• 簡単に感じ、被験者は十分に動作のパターンへの意識があり、自信を持ってテスト方向における「UCM」を防ぐ	☐
• ベンチマーク可動域である、膝の完全伸展から 10 　～ 15°からの分離動作 　**ベンチマーク基準を超えた範囲も可能である場合、** 　**自動的な制御を必要とするのはベンチマーク可動** 　**域のみである**	☐	• コンセントリックおよびエキセントリックな動作の間、分離のパターンはスムーズである	☐
		• UCM を防ぐために、反対方向への**最終域**の動きを（継続的に）使わない	☐
		• 特別なフィードバック（触覚的、視覚的、言語的な指示）は必要ない	☐
• 呼吸を止めずに（代替的な呼吸ストラテジーを使うことは許容される）	☐	• 外的な支持や負荷をなくすことなく	☐
• エキセントリック運動中の制御	☐	• リラックスした自然な呼吸（たとえ理想的でなかったとしても──自然なパターンが変化しない限り）	☐
• コンセントリック運動中の制御	☐	• 疲労がない	☐
分離パターンを修正		**動員の効率**	

T6.2 両膝伸展（Double Knee Extension）テストによる UCM の部位と方向の診断

両膝の伸展（ダブル・ニーエクステンション）──座位

部位	方向	単セグメント・多セグメント	✗✗または✓✗
腰椎	屈曲	単セグメント的屈曲ヒンジ （レベルの表示）	☐
		多セグメント過屈曲	☐

T6.3 再トレーニングをモニターするフィードバックのツール

フィードバックのツール	過程
自己触診	関節姿勢（位置）の触診によるモニタリング
視覚的な観察	鏡を見て、あるいは直接動きを観察する
粘着テープ	触覚的なフィードバックのために皮膚に張力をかける
指示と口頭による修正	ほかの観察者からのフィードバックを聞く

115

T7　立位から座る(Stand to sit)：坐骨での体重支持（ischial weight bearing）テスト（腰椎屈曲UCMのためのテスト）

この分離テストは、立位から座位への動きの中で、腰椎屈曲と骨盤の後傾を自動的に分離し制御する能力を評価する。

テスト手順

椅子の座面の高さは、座ったときに膝より股関節がやや高く（約10°）なるように調節すべきである。足は、座った状態から立つときに自然に感じられるようなところに置く（図5.35）。患者は、腰椎と骨盤はニュートラルな位置を取りつつ、椅子に座るように腰椎骨盤帯をニュートラルに保ち、背が高くなるように立つ

よう指示される。その後、手を支えるために使うことなく、前傾して股関節と膝を曲げることでゆっくりと椅子に座る。脊柱を真っ直ぐに保ち、骨盤が椅子に向かって下がっていくように、股関節で屈曲しなければならない。踵は床につけておく必要はない。重大な制御のポイントは、坐骨が椅子と接触し、体重の荷重が坐骨へ移行するときである（図5.36）。

理想的には、股関節を屈曲し、骨盤を椅子に向かって下ろし、坐骨に荷重が移行していくときに、腰椎骨盤帯をニュートラルに保ち、腰椎の屈曲や骨盤の後傾を防ぐ能力があるべきである。このテストは、フィードバック（被験者自身による触診、視覚、テープなど）なしで行われるべきである。

腰椎屈曲UCM

患者は、腰椎における屈曲に関連した症状を訴えている。腰椎には、股関節に対して相対的に屈曲方向へ

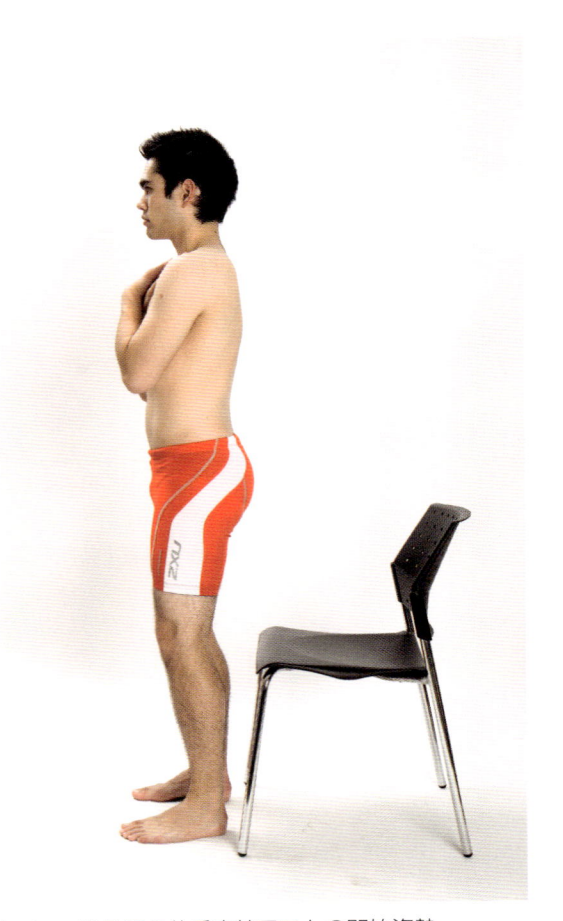

図5.35　坐骨での体重支持テストの開始姿勢

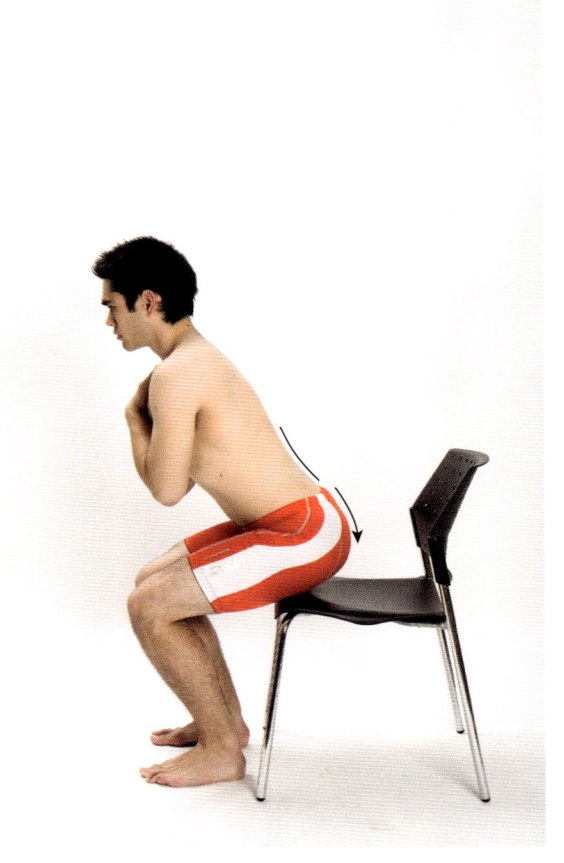

図5.36　坐骨での体重支持テストのベンチマーク

のUCMがある。骨盤は後傾し、体重負荷が坐骨に移行すると腰椎は屈曲を始める。患者は、UCMを制御することができない、あるいは腰椎を独立した胸椎屈曲から分離するために集中し努力しなければいけない。

- もし一つの棘突起だけが目立ち、それ以外の椎骨と比べて「列からはみ出して」突出していれば、UCMは**単セグメント的屈曲ヒンジ**として解釈される。として解釈される。特定のヒンジする（折れ曲がる）セグメントを認識し、記録しなければならない。
- もし過剰な腰椎骨盤帯の屈曲が観察されたものの、ある一つの棘突起が隣接した椎骨に比べて突出していない場合、UCMは**多セグメント的過屈曲**として解釈される。

方向に特異的な運動制御テストにおける臨床的評価の注意点

屈曲制御の運動制御（分離）テストにおいて、ほかの動作（例：わずかな伸展や回旋）が観察された場合、これを制御されていない屈曲として記録しない。伸展と回旋の運動制御テストによって、観察された動作が制御されていないかどうか特定されるだろう。制御されていない腰椎屈曲が示された場合に限り、腰椎屈曲UCMのテストが陽性となる。

腰椎屈曲UCMのレーティングと診断
（T7.1、T7.2）

修正

座った状態から立つときに自然に感じられるような位置に足を置いて立つ。手を支えるために使うことなく、前傾して股関節と膝を曲げることでゆっくりと椅子に座るように指示される。患者は、腰椎のアライメントをモニターすべきであり、さまざまな選択肢のフィードバックを用いて制御すべきである（T7.3）。脊柱を真っ直ぐに保ち、骨盤が椅子に向かって下がっていくように、股関節で屈曲しなければならない。踵は床につけておく必要はない。腰椎骨盤帯のニュートラルな姿勢（フィードバックによってモニターされる）を維持できる範囲内で後方への座る動作を行う。最初は、椅子に坐骨が触れるようにするだけに（そして体

重を足から骨盤に移行させないように）して、その後すぐに立位に戻すほうがやりやすいかもしれない。

ニュートラルを失うべきでなく、あるいは屈曲や後傾にUCMが生じるべきではない。屈曲負荷下において、屈曲UCMが制御されている限り、何の症状も誘発されないはずである。いくつかの場合で、粘着テープを制御されていないセグメントにわたって貼り、その張力を利用することは有用である。これにより感覚的フィードバックがもたらされ、屈曲を制御するうえで、いくらかの力学的支持も得られる。視覚的フィードバック（例：鏡を使って観察する）もまた、有用な再トレーニングツールである。

制御が不十分である場合、椅子の座面の高さを高くして（あるいはスツールやテーブルを使って）坐骨に体重負荷がかかる前に必要となる股関節屈曲がより少なくなるようにして始めてもよい（図5.37）。ニュートラルを失うべきでなく、あるいは屈曲にUCMを生じ

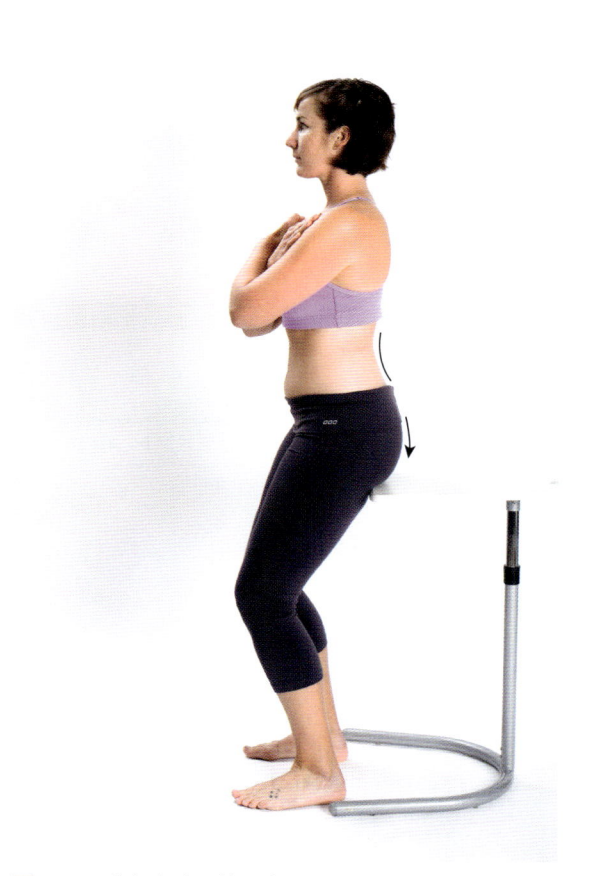

図5.36　より小さい範囲を通した修正

T7.1 坐骨での体重支持テストの低閾値動員効率の評価とレーティング

坐骨での体重支持テスト——立位から座位

評価

制御のポイント：
- 多セグメントの腰椎屈曲と骨盤の後傾を防ぐ
- 単セグメント的屈曲ヒンジと後傾を防ぐ

動作の課題： 股関節屈曲（立位から座位）

ベンチマーク可動域： 座っている間、体重支持は坐骨へ移動するよう、椅子の座面の高さは、座ったときに膝より股関節がやや高く（約10°）なるように調節すべきである

方向の制御のための低閾値動員効率のレーティング

✓または✗		✓または✗	
• テスト方向への「UCM」を防ぐことができる 動作の分離パターンを修正する 以下の腰椎UCMを防ぐ 骨盤の後傾と過屈曲（多セグメント） 骨盤の後傾と屈曲ヒンジ（単セグメント） 股関節を屈曲する	☐	• 簡単そうに見え、自信をもって行っているという評価者の意見	☐
		• 簡単に感じ、被験者は十分に動作のパターンへの意識があり、自信を持ってテスト方向における「UCM」を防ぐ	☐
• 骨盤の後傾と屈曲ヒンジ（単セグメント）と股関節屈曲の動き 立位から座位（椅子の高さ）へ股関節を屈曲させ、体重支持を坐骨へ移動させる	☐	• コンセントリックおよびエキセントリックな動作の間、分離のパターンはスムーズである	☐
		• UCMを防ぐために、反対方向への最終域の動きを（継続的に）使わない	☐
• 呼吸を止めずに（代替的な呼吸ストラテジーを使うことは許容される）	☐	• 特別なフィードバック（触覚的、視覚的、言語的な指示）は必要ない	☐
• エキセントリック運動中の制御	☐	• 外的な支持や負荷をなくすことなく	☐
• コンセントリック運動中の制御	☐	• リラックスした自然な呼吸（たとえ理想的でなかったとしても——自然なパターンが変化しない限り）	☐
		• 疲労がない	☐
分離パターンを修正		**動員の効率**	

T7.2 坐骨での体重支持テストによるUCMの部位と方向の診断

坐骨での体重支持テスト——立位から座位

部位	方向	単セグメント・多セグメント	✗✗または✓✗
腰椎	伸展	単セグメント的屈曲ヒンジ（レベルの表示）	☐
		多セグメント過屈曲	☐

T7.3 再トレーニングをモニターするフィードバックのツール

フィードバックのツール	過程
自己触診	関節姿勢（位置）の触診によるモニタリング
視覚的な観察	鏡を見て、あるいは直接動きを観察する
粘着テープ	触覚的なフィードバックのために皮膚に張力をかける
指示と口頭による修正	ほかの観察者からのフィードバックを聞く

表5.4　腰椎屈曲テストのレーティングのまとめ		
UCM の診断とテスト		
部位： 腰椎	方向： 屈曲	臨床的優先性 ☐
テスト	レーティング（✓✓ または ✓✗ または ✗✗）と 理論的な根拠	
立位：体幹前傾（trunk lean）		
4 点支持：後方プッシュ（backward push）		
仰向け膝立て位（crook）：両屈曲脚挙上（Double Bent Leg Lift）		
座位：前傾（forward lean）		
座位：胸部ドロップ（chest drop）		
座位：両膝伸展（double knee extension）		
立位から座る（Stand to sit）：坐骨での体重支持（ischial weight bearing）		

るべきではない。制御が向上するにつれ、椅子の高さを少し低くし、最初に腰椎屈曲と骨盤の後傾を制御しながら、座位から立位に向かう前方への動きを練習する。座ったときに膝より股関節がやや高く（約10°）なるよう椅子の高さを調整したときに、制御が効率的になるまで進めていく。一度分離パターンが効率的とな

り、また慣れてきたら、さまざまな機能的姿勢に統合すべきである。

腰椎屈曲UCMのまとめ
（表5.4）

腰椎伸展制御のテスト

伸展制御テストと
伸展制御リハビリテーション

　これら伸展制御テストは、腰椎における伸展UCMの程度を評価し、ダイナミックスタビリティシステムが適切に伸展負荷や歪みを制御する能力を評価する。患者が伸展に関連した症状を訴える、もしくは示す場合には、伸展UCMのための評価が優先である。

腰椎伸展と後屈の観察と分析

理想的なパターンの解説
　被験者は、通常行うように伸展し上体そらしをするように指示される。理想的には、患者が自動的に伸展するとき、骨盤が伸展に同時に起こる軽度から中程度の前傾で寄与し、最後に股関節が10〜15°伸展して、脊柱全体を通して均等な伸展があるべきである。腰椎全体と胸椎下部が脊柱の伸展に寄与すべきである。骨盤は前方に約10cm以上スウェーすべきでなく、また片側にそれることなく、また体幹や骨盤がティルト（tilt）したり回旋することなく十分に対称的であるべきである（図5.38）。

腰椎伸展に伴う動作不良
相対的スティフネス（制限）
- **股関節屈筋（大腿筋膜張筋と腸脛靭帯）の股関節の伸展を制限**——立位での上体そらしで、股関節に正常可動域の10〜15°がない。股関節の可動性を代償するために、腰椎は伸展を増加させることがしばしばある。大腿筋膜張筋と腸脛靭帯の伸展性は、受動的および動的な徒手的筋伸展テストによってテストすることができる。
- **胸椎の伸展制限**——胸椎中部や下部（姿勢的には後弯）の伸展制限は、腰椎伸展可動域の代償的な増加に寄与する可能性がある。このことは徒手的なセグメント評価によって確認される（例：Maitland 受動的生理学的椎間動作または受動的椎間副運動的動作）。

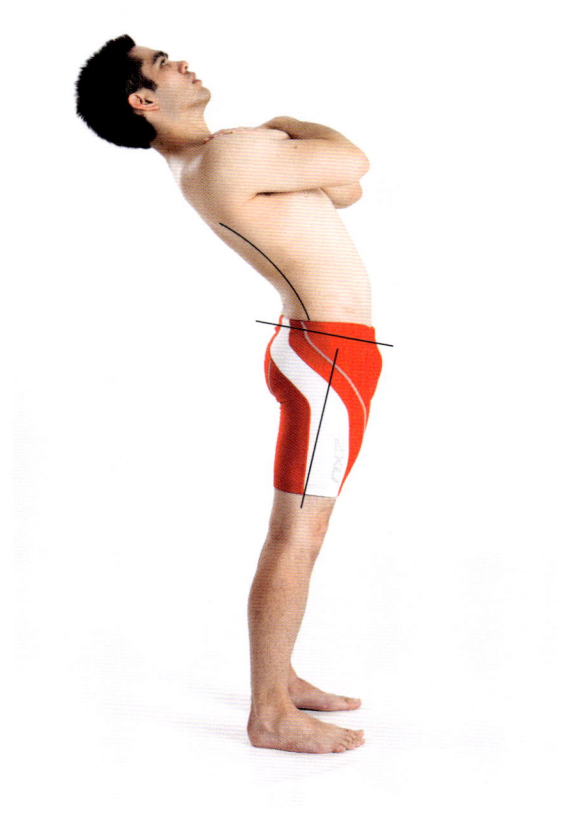

図5.38　理想的な腰椎伸展パターン（後方へのアーチ）

相対的柔軟性（潜在的UCM）
- **腰椎伸展**。制御されていない伸展には、2つの主要なメカニズムがある。1つ目は、伸展動作が過剰な骨盤の前方スウェーで始まり、腰椎仙骨移行部（lumbosacral junction）において、制御されていない伸展がセグメント的に起こり、腰椎上部と胸椎下部の寄与が相対的により少ない。2つ目は、伸展動作が、過剰な骨盤の前傾と腰椎の過剰伸展で始まり、制御されていない伸展が、腰椎領域全体にわたって起こるというものである。腰椎が、伸展方向への動作を最初に始めて、これがより大きく上体そらしを生み出すことに寄与するかもしれない、一方で股関節と胸椎は遅れて伸展を開始し、寄与はより小さい。上体そらしの最終域において、腰椎伸展の過剰な可動域の可動性が観察されるかもしれない。ニュートラルへと戻る際、腰椎伸展と骨盤の前傾が持

続し、戻るのが遅れる。

伸展動作の評価で、UCMは単セグメントまたは多セグメントとして特定されるだろう。

- **単セグメント的伸展ヒンジ。**もし骨盤の前方スウェー（股関節伸展を伴う）によって上体そらしが開始されるのであれば、理想的な伸展に必要な骨盤の前傾は不十分であるということである。同時に起こる、腰椎上部と胸椎下部の伸展は、その寄与が遅いまたは欠如している。結果として、少なくとも9つの脊椎レベル（T9-L1）が、脊柱の伸展に寄与する（そしてかかる負荷を共有する）代わりに、わずか3つのセグメント（L3-5）が顕著に寄与しているようだ。このうち、骨盤の関節（L5-S1）が過剰に前方へ移動するようであり、これが後傾した骨盤に対して伸展へと後方へ折れ曲がる（hinge）際、皮膚のしわをつくり出す。もしこのセグメントが並進運動へと折れ曲がり、それ以外の椎骨と比べて「列からはみ出して」飛び出していれば、UCMは単セグメント的伸展ヒンジとして解釈される。特定のヒンジする（折れ曲がる）セグメントを確認し、記録すべきである。これは通常L5–S1セグメントにおいて起こる。理想的には、腰椎伸展制御の評価において、腰椎下部と骨盤との間の姿勢的なアライメントは、股関節伸展もしくは胸椎伸展を試みる際、維持されるべきである。もし腰椎骨盤帯のスタビリティと制御が不十分である場合、L5と仙骨とのアライメントは維持できず、伸展制御テストにおいて、骨盤が前傾しアライメントを脊柱の動きと合わせる代わりに、骨盤が前方スウェーすることにより、L5とS1のセグメントが「ヒンジする（折れ曲がる）」ように見える（皮膚に深いしわが観察される）。同時に起こる、腰椎上部と胸椎下部については、その寄与が遅いか欠如する。

- **多セグメントの過伸展。**一方で、もし過剰な腰椎伸展または過可動性、骨盤の前傾が観察されたものの、隣接した椎骨一つの脊柱のレベルが突出していない場合、UCMは多セグメント的過伸展として解釈される。これは通常、腰椎の過剰な前弯（深い）と腰椎全体の過剰な伸展の可動性として観察される。この過剰な前弯は一般的に過剰な骨盤の前傾によって始まるか、時々過剰な胸腰椎の伸展で始まることがあり得る。股関節伸展もしくは胸椎伸展を試みる際、

腰椎前弯と骨盤の姿勢的な制御を維持する代わりに、制御されていない腰椎の伸展と骨盤の前傾が観察される。

腰椎伸展UCMのテストにおける適応

以下を観察または触診する。

1. 腰椎伸展可動域の過剰可動性
2. 上体そらしが、過剰な骨盤の前方スウェーと腰仙部の折れ曲がりにより始まる
3. 上体そらしが、過剰な前弯により始まる
4. 伸展に伴う症状（痛み、不快感、つっぱり）

患者は、腰椎における伸展に関連した症状を訴えている。伸展負荷下において、腰椎は、股関節や胸椎に対して相対的に伸展へのUCMを示している。機能不全は、伸展分離の運動制御テストによって確認される。

伸展負荷テストの必要条件

これらは、伸展のスタビリティ機能のテストではないが、そういったテストに向けた基本的な必要条件と考えられる。背中を平らに壁につけることは、とくに胸椎と腰椎領域の間の伸展制御に関連している。少なくとも、腰椎を伸展位から背中を平らにする位置（姿勢）に動かすことができることが重要である。外側の腹筋と殿筋の共活性化（co-activation）は、腰椎骨盤帯と股関節の間の伸展制御にとくに関連している。過剰な腰椎骨盤帯の伸展の歪みを制御できる、主要なスタビリティ筋群を共活性化できることが重要である。

背中を壁に平坦にする── 立位（必要条件）

理想的には

患者は、壁から5〜10cm離れて立ち、両足の間は広く空け（少なくとも肩幅）、両膝は軽く曲げる。これは股関節屈曲筋の緊張をなくすためである。理想的には、股関節屈曲筋の負荷をなくし、また仙骨と胸椎を壁につけることで、患者は腹筋と殿筋を収縮させて腰

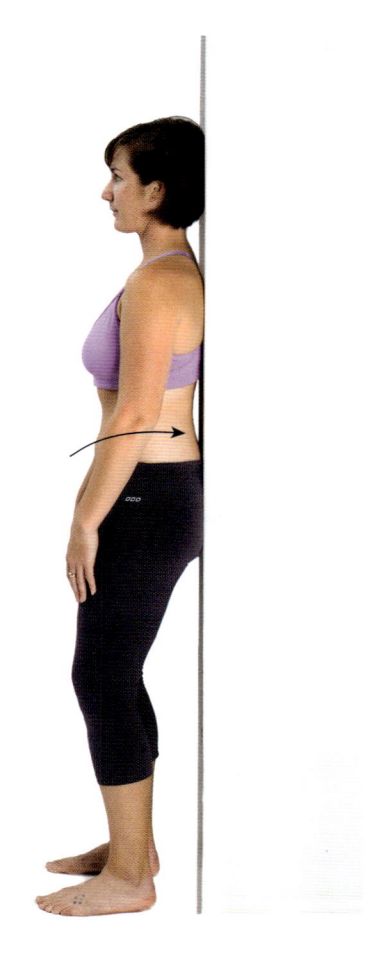

図5.39 伸展制御の必要条件：背中を壁に平坦にする

椎を壁に平坦にし、それをそこで保持することができるべきである（図5.39）。

機能不全

動員の機能不全

腹筋と殿筋の共活性化（co-activation）が欠如している。平坦にする動きは腹筋群によってのみなされ殿筋群が参加しない、あるいは平坦にする動きは殿筋群によってのみなされ腹筋群が参加しない。

可動性の機能不全

腰椎が伸展から脱して効率的に前弯から平坦にすることができない。これはとくによくあるわけではないが、背部の伸展筋が伸展性を失うと長時間の前弯姿勢によって起こることがある。

修正

股関節屈曲筋の負荷をなくし、また仙骨と胸椎を壁につけて、自動的に腰椎を壁に対して平坦にする。胸椎の痛みが誘発されるほど、胸椎の動かしたり、無理をしない。この姿勢を10秒間維持し、10回繰り返す。漸増は、背中を壁に向かって2〜3分間、継続的に平らに維持している間、低い努力で共活性化（co-activation）ができると感じられるまで保持時間を増加させることによってなされる。

外側の腹筋群と殿筋群の共活性化（co-activation）——うつ伏せ（必要条件）

理想

被験者は、外側の腹筋群（腹横筋と腹斜筋）を活性化させ、収縮を保つことで、自動的に腹壁を「引き込む（hollow）」、あるいは、引くよう指示される。この収縮を保っている間、被験者は殿筋群も収縮するように指示される。理想的には、殿筋群は、腹部の収縮を失うことなく、十分な対称性を保ち、確信的に、力強くスイッチを入れるべきである。これらの筋群は、股関節伸展の負荷下において、腰椎骨盤帯における伸展の歪みを制御できる筋である。

機能不全

動員の機能不全

殿筋群と腹筋群の共活性化（co-activating）が困難である。それらは、活性化しないか、緩慢な、あるいは非対称的活性化しかできない（大腿四頭筋（伸展）不全（quadriceps lag）と類似）。

修正

腹筋群を活性させ（hollowing収縮、訳者注：「hollowing」は腹部を凹ませる）、この収縮を維持しながら、意識的に殿筋群を収縮させる。この共活性化（co-activation）を10秒間維持し、10回繰り返す。漸増は、2〜3分間、継続的に共活性化（co-activation）を維持している間、低い努力で共活性が簡単だと感じられるまで保持時間を増加させることによってなされる。

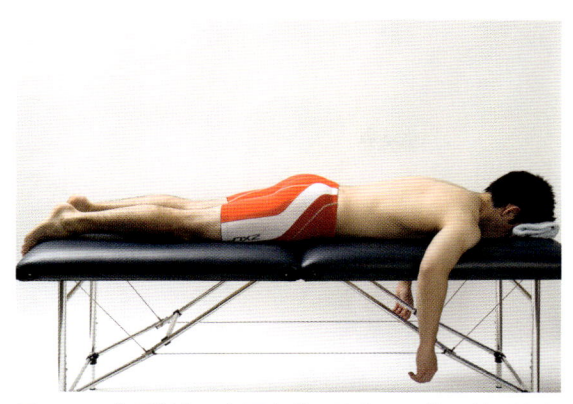

図5.40　伸展制御の必要条件：腹筋と殿筋の共活性化（co-activation）

注意：もし、患者がこれら伸展の必要条件テストに1つでも失敗したら、以降の伸展制御テストでは十分に気をつける必要がある。伸展制御テストを行っている間、症状の悪化に備えてモニターする。もし患者が適切にスタビリティ筋を共活性化させることができない、あるいは伸展から効率的に動き出すことができないなら、伸展を制御しようとすることが代わりの過負荷という結果になるかもしれない。もし伸展制御テストが、症状を誘発することなく行うことができなかったなら、入門レベルの再トレーニング選択肢として必要条件から始める。

腰椎伸展制御のテスト

T8 立位：胸椎伸展（スウェー）テスト（腰椎伸展UCMのテスト）

この分離テストは、立位で胸椎伸展へと自動的に胸骨を前方へ挙上する際、骨盤の前方移動（sway）と腰椎セグメントの伸展への折れ曲がりを自動的に分離し制御する能力を評価する。

テスト手順

患者は、最初に大腿部の上のほうが台座やベンチ、テーブルに当たるようにして、両足はテーブルの下でバランスが維持できるように立つ。頭の位置を、顎が突き出すことなく両肩の直接上にくるようにする。胸椎伸展の見本をみせる、あるいは徒手的に手助けする。胸椎、鎖骨、肩峰は、上そして前方へ動くべきである（図5.14）。骨盤の前方へのスウェーはあるべきではない（テーブルあるいはベンチがフィードバックと支持を提供してくれる）。通常の前方の骨盤前傾は（わずかな股関節屈曲を伴って）現れるべきで、胸椎部位から始まる脊柱の伸展に、腰椎全体と胸椎下部が寄与すべきである。腰椎仙骨関節において、セグメントの皮膚のしわは現れるべきではない。肩甲骨の内転（肩峰が後ろに動く）はあるべきではない。胸椎の伸展は、脊柱の筋群によって行われるべきで、菱形筋によって行われるべきではない。口頭での、また徒手での修正を用いたフィードバックや支持を用いたテスト動作を練習することは許容される。

テストのために、フィードバックと支持は取り除かれる。患者は、両脚を真っ直ぐにして背が高くなるように立ち、腰椎と骨盤はニュートラルな位置を取る。頭は、顎が突き出すことなく両肩の直接上にくるようにする（図5.42）。腰椎骨盤帯の前方へのスウェーの動きを出すことなく、患者は、胸椎の伸展で使うことのできる可動域全体にわたって自動的に胸骨を挙上し、前方へ動かすことができる能力を持っているべきである。

理想的には、患者は独立に胸椎領域をリラックスした屈曲位から最大伸展まで伸展させる間、腰椎のセグ

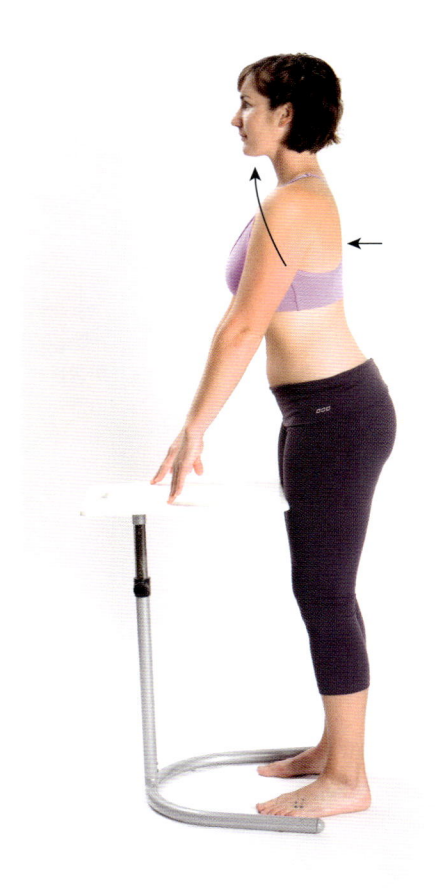

図5.41 スウェーを伴う胸椎伸展の教育とトレーニング

メントの折れ曲がりを防ぐことができるべきである（図5.43）。分離された胸椎腰椎伸展の利用できる可動域は小さい。このテストは、フィードバック（被験者自身による触診、視覚、テープなど）なしで行われるべきである。

腰椎伸展UCM

患者は、腰椎には、伸展負荷下において、胸椎に対して相対的に骨盤の前方スウェーと腰椎の単セグメント的伸展並進性剪断運動方向へのUCMがある。自動的な胸椎伸展において、胸椎伸展の最終域に達する前に、骨盤が前方スウェー、または上半身が後方スウェーを始め、腰椎下部がセグメント的伸展へと折れ曲がる。制御されていない伸展の並進運動の「ピボットするポイント」において、顕著な皮膚のしわが観察され

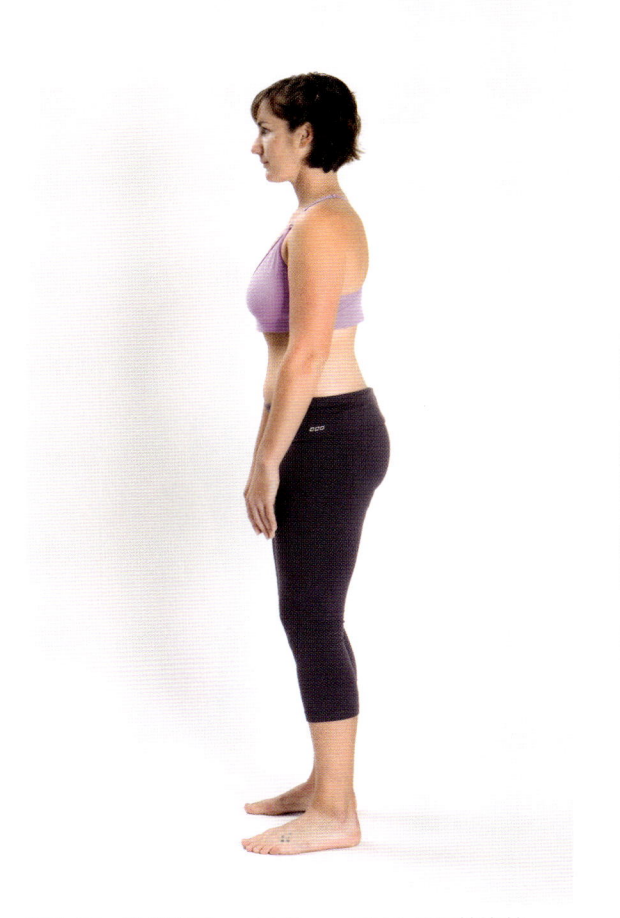

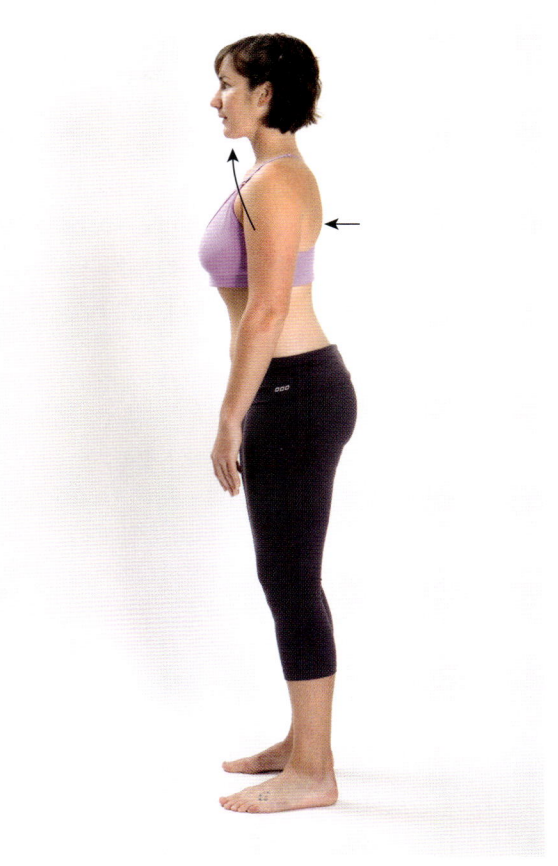

図5.42　胸椎伸展──スウェーテストの開始姿勢

図5.43　胸椎伸展──スウェーテストのベンチマーク

る。折れ曲がりは、ほとんどL5–S1において起こるが、潜在的にはL3–4、あるいはL4–5でも起こる。腰椎上部と胸椎が、骨盤のスウェーが完了した時のみ伸展に寄与する（たとえあったとしても）。骨盤は基本的に相対的な後傾のままである。骨盤のスウェーおよびセグメント的な腰椎のhinge（折り曲げ）を、独立した胸椎の伸展から分離しようとする際（正常な骨盤の前傾を許容しながら）、UCMを制御することができない、あるいは、制御するために集中し努力しなければいけない。

- 1つの脊椎レベルが前方へ過剰に移動している場合、それが伸展の際に後方へ折れ曲がるにつれて皮膚のしわができるので注意する。もしこのセグメントが

曲がって移動する際に、それ以外の椎骨と比べて「列からはみ出して」飛び出していれば、UCMは**単セグメント的伸展ヒンジ**として解釈される。特定のヒンジする（折れ曲がる）セグメントを認識し、記録しなければならない。

方向に特異的な運動制御テストにおける臨床的評価の注意点

　伸展制御の運動制御（分離）テストにおいて、他の動作（例：わずかな屈曲や回旋）が観察された場合、これを制御されていない伸展として記録し**ない**。屈曲と回旋の運動制御テストによって、観察された動作が制御されていないということが特定されるだろう。制御されていない腰椎伸展が示された場合に限り、腰椎伸展UCMのテストが陽性となる。

腰椎伸展UCMのレーティングと診断

（T8.1、T8.2）

修正

　患者は、両脚を真っ直ぐにして背が高くなるように立ち、腰椎と骨盤はニュートラルな位置を取る。骨盤の前方へのスウェーを自動的に制御または防止が可能で、後方への上半身もしくは肩のスウェーのない範囲のみで、患者は腰椎骨盤帯の前方へのスウェーの動きを起こすことなく自動的に胸骨と胸を前方上方へ挙上する。通常の前方の骨盤前傾は（わずかな股関節屈曲を伴って）現れるべきで、胸椎部位から始まる脊柱の伸展に、腰椎全体と胸椎下部が寄与すべきである。

　患者は、腰椎骨盤帯のアライメントをモニターすべきであり、さまざまな選択肢のフィードバックを用いて制御すべきである（T8.3）。自動的な伸展の間、制御されていない、過剰な前方への棘突起の移動のために最も折れ曲がるセグメントの棘突起を触診することは、とくに有効かもしれない。これにより、単セグメント的伸展ヒンジの制御のための感覚的フィードバックがもたらされる。視覚的フィードバック（例：鏡を使って観察する）もまた、有用な再トレーニングツールである。伸展負荷下において、伸展UCMが制御できる範囲内では、何の症状も誘発されないはずである。

　制御が不十分である場合、追加のフィードバックを伴った再トレーニングを始める。患者は、大腿部の上のほうがベンチあるいはテーブルに当たるようにして、両足はテーブルの下でバランスが維持できるように立つ。テーブルで骨盤が前方へスウェーするのを抑え、胸骨や鎖骨、肩峰が上方および前方へ動くべきである。また、上半身と体幹の体重負荷は、両腕を通して支持することができ、制御されるべき負荷を減らすことができる（図5.44）。骨盤の前方へのスウェーの防止が可能で、後方への上半身もしくは肩のスウェーのない範囲のみで、胸椎の伸展の動きをトレーニングする。UCMを制御することがより簡単になり、分離パターンも不自然に感じなくなったら、エクササイズはベンチやテーブルなしに、支持のない姿勢へと漸増し、さまざまな機能的な姿勢や位置へと統合されるべきである。

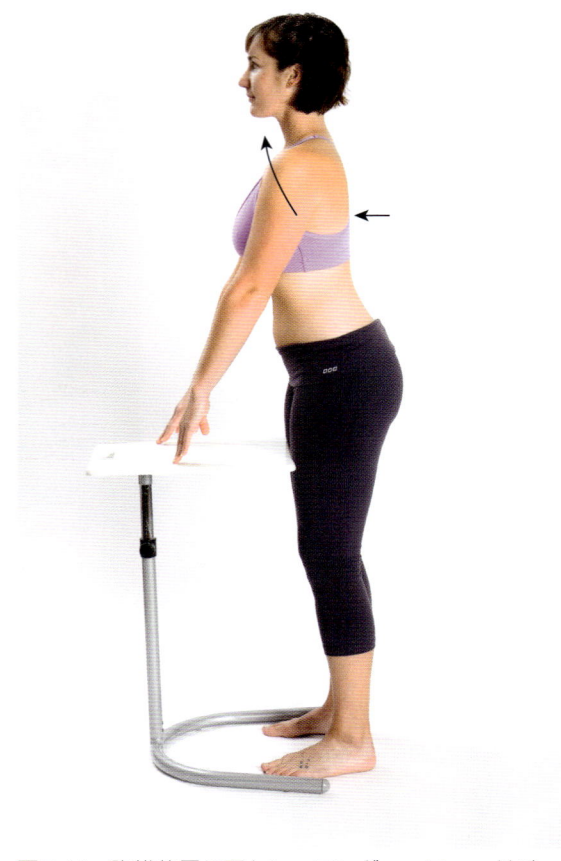

図5.44　胸椎伸展の再トレーニング——フィードバックと支持のために大腿部をテーブルにつけてスウェーする

T8.1　胸椎伸展──スウェーテストの低閾値動員効率の評価とレーティング

胸椎伸展（スウェー）テスト──立位
評価

制御のポイント：
- 伸展への単セグメントヒンジ（折れ曲がり）運動に向けて、骨盤の前方へのスウェーを防ぐ

動作の課題：胸椎伸展（立位）

ベンチマーク可動域：代償を伴わない、最大の独立した胸椎伸展（胸骨は上方および前方へ）

方向の制御のための低閾値動員効率のレーティング

✓または✗		✓または✗	
• テスト方向への「UCM」を防ぐことができる動作の分離パターンを修正する	☐	• 簡単そうに見え、自信をもって行っているという評価者の意見	☐
以下の腰椎 UCM を防ぐ　　前方へのスウェーと伸展ヒンジ（単セグメント）、胸椎伸展		• 簡単に感じ、被験者は十分に動作のパターンへの意識があり、自信を持ってテスト方向における「UCM」を防ぐ	☐
最大の独立した胸椎伸展		• コンセントリックおよびエキセントリックな動作の間、分離のパターンはスムーズである	☐
• ベンチマーク可動域全体を通した分離動作：独立した股関節屈曲による体幹の 50°前傾	☐	• UCM を防ぐために、反対方向への**最終域**の動きを（継続的に）使わない	☐
ベンチマーク基準を超えた範囲も可能である場合、自動的な制御を必要とするのはベンチマーク可動域のみである		• 特別なフィードバック（触覚的、視覚的、言語的な指示）は必要ない	☐
• 呼吸を止めずに（代替的な呼吸ストラテジーを使うことは許容される）	☐	• 外的な支持や負荷をなくすことなく	☐
• エキセントリック運動中の制御	☐	• リラックスした自然な呼吸（たとえ理想的でなかったたとしても──**自然なパターンが変化しない限り**）	☐
• コンセントリック運動中の制御	☐	• 疲労がない	☐
分離パターンを修正		**動員の効率**	

T8.2　胸椎伸展──スウェーテストによる UCM の部位と方向の診断

胸椎伸展（スウェー）テスト──立位			
部位	方向	単セグメント・多セグメント	✗✗または✓✗
腰椎	伸展	単セグメント的伸展ヒンジ（レベルの表示）	☐

T8.3　再トレーニングをモニターするフィードバックのツール

フィードバックのツール	過程
自己触診	関節姿勢（位置）の触診によるモニタリング
視覚的な観察	鏡を見て、あるいは直接動きを観察する
粘着テープ	触覚的なフィードバックのために皮膚に張力をかける
指示と口頭による修正	ほかの観察者からのフィードバックを聞く

T9　立位：胸椎伸展（ティルト）テスト（腰椎伸展UCMのテスト）

この分離テストは、立位で胸椎伸展へと自動的に胸骨を前方へ挙上する際、骨盤の前傾と腰椎伸展を自動的に分離し制御する能力を評価する。

テスト手順

患者にテスト動作を教えるために、患者は、両脚を真っ直ぐにして背が高くなるように立ち、腰椎と骨盤はニュートラルな位置を取る。頭は、顎が突き出すことなく両肩の直接上にくるようにする（図5.45）。胸椎伸展の見本をみせる、あるいは徒手的に手助けする。

胸椎、鎖骨、肩峰は、上そして前方へ動くべきである。口頭での、また徒手での修正を用いたフィードバックや支持を用いたテスト動作を練習することは許容される。

テストのために、フィードバックと支持は取り除かれる。骨盤の前傾や腰椎下部の前弯増加の動きを出すことなく、患者は、胸椎の伸展で使うことのできる可動域全体にわたって自動的に胸骨を挙上し、前方へ動かすことができる能力を持っているべきである（図5.46）。殿筋群は骨盤の前傾を防ぐために活性化すべきである。分離された胸椎腰椎伸展の利用できる可動域は小さい。このテストは、フィードバック（被験者自身による触診、視覚、テープなど）なしで行われるべきである。

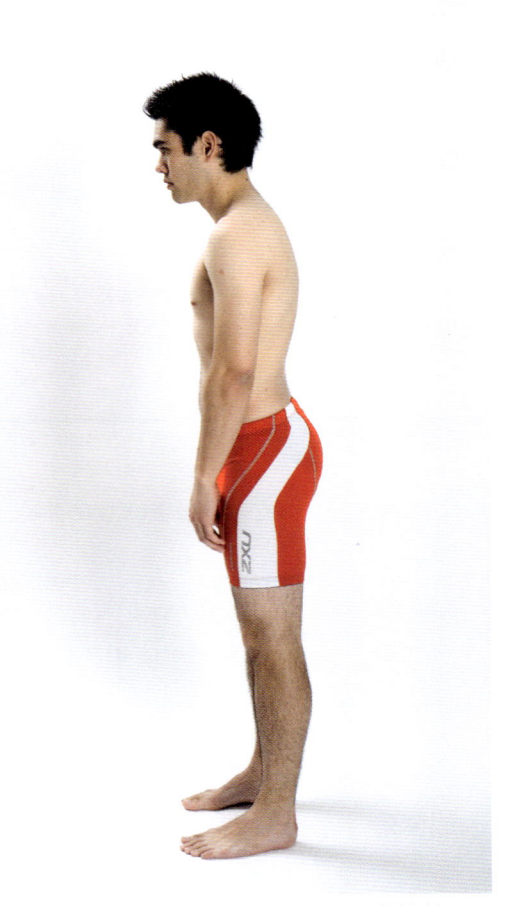

図5.45　胸椎伸展──ティルトテストの開始姿勢

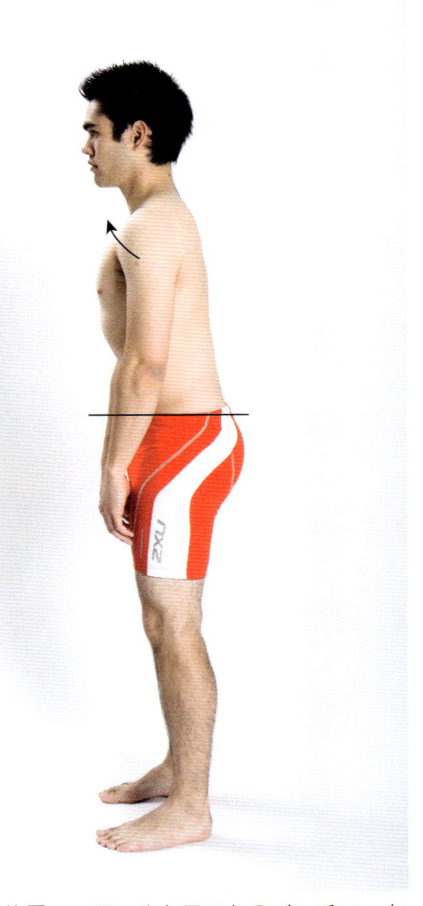

図5.46　胸椎伸展──ティルトテストのベンチマーク

腰椎伸展UCM

　患者は、腰椎における伸展に関連した症状を訴えている。腰椎には、伸展負荷下において、胸椎に対して相対的に腰椎の前傾や多セグメント的過伸展方向へのUCMがある。自動的な胸椎伸展において、胸椎伸展の最終域に達する前に骨盤が前傾を始め、腰椎の伸展が増加する（前弯が増加する）。骨盤ティルトと腰椎伸展を、独立した胸椎伸展から分離しようとする際、UCMを制御することができない、あるいは、制御するために集中し努力しなければいけない。

- もし腰椎領域全体の伸展の増加（腰椎前弯の増加）と骨盤の前傾が観察されたものの、隣接した椎骨より高くなっている椎骨が1つもない場合、UCMは**多セグメント的過伸展**として解釈される。

方向に特異的な運動制御テストにおける臨床的評価の注意点

　伸展制御の運動制御（分離）テストにおいて、他の動作（例：わずかな屈曲や回旋）が観察された場合、これを制御されていない伸展として記録しない。屈曲と回旋の運動制御テストによって、観察された動作が制御されていないということが特定されるだろう。制御されていない腰椎伸展が示された場合に限り、腰椎伸展UCMのテストが陽性となる。

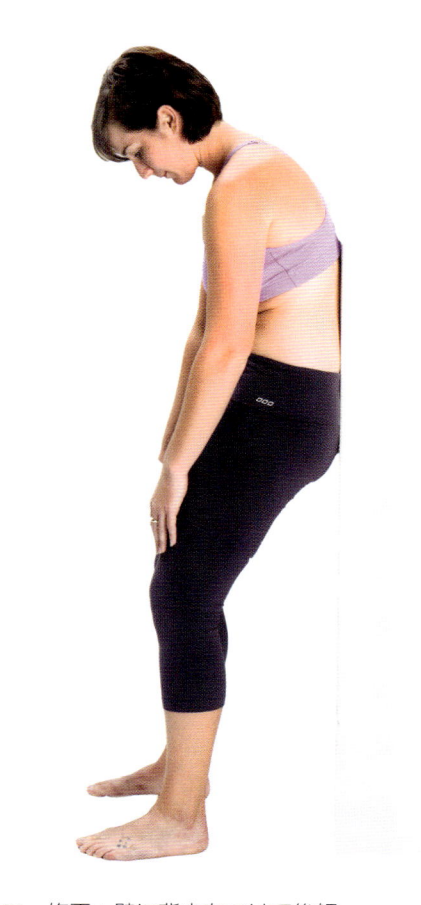

図5.47　修正：壁に背中をつけて後傾

腰椎伸展UCMのレーティングと診断

（T9.1、T9.2）

修正

　患者は、両脚を真っ直ぐにして背が高くなるように立ち、腰椎と骨盤はニュートラルな位置を取る。腰椎を伸展あるいは骨盤を前傾させることなく、患者は、腰椎伸展と骨盤の前傾を自動的に制御または防げる範囲のみで、自動的に胸骨と胸を上方、前方へ挙上する。

　患者は、腰椎骨盤帯のアライメントをモニターすべきであり、さまざまな選択肢のフィードバックを用いて制御すべきである（T9.3）。自動的な胸椎伸展の間、骨盤が制御されていないこと、また前傾を確認するために、また腰椎伸展の際に腰椎前弯が増加していないかどうかを確認するために、骨盤や腰椎を触診することは、とくに有効かもしれない。これにより、腰椎伸展ティルトの制御のための感覚的フィードバックがもたらされる。視覚的フィードバック（例：鏡を使って観察する）もまた、有用な再トレーニングツールである。伸展負荷下において、伸展UCMが制御できる範囲内では、何の症状も誘発されないはずである。

　もし制御が不十分である場合、腰椎が壁に対して平坦になるように、両足を開いて壁を背にして立ち、膝はロックせずに胸椎は前方へ屈曲し前かがみになり始める（図5.47）。骨盤のティルトをモニターし、胸椎を壁に対してゆっくりと「伸展していく（unroll）」。腰椎を壁に安定できる範囲内のみで胸椎を伸展させる（図5.48）。壁をフィードバックや支持に用い、腰椎が伸展し壁から絶対に離さない。

　追加のフィードバックを伴う再トレーニングもまた、

T9.1　胸椎伸展——ティルトテストの低閾値動員効率の評価とレーティング

胸椎伸展（ティルト）テスト——立位

評価

制御のポイント：
• 骨盤の前傾と腰椎伸展を防ぐ
動作の課題：胸椎伸展（立位）
ベンチマーク可動域：代償を伴わない、最大の独立した胸椎伸展（胸骨は上方および前方へ）

方向の制御のための低閾値動員効率のレーティング

	✓または✗		✓または✗
• テスト方向への「UCM」を防ぐことができる動作の分離パターンを修正する 以下の腰椎 UCM を防ぐ 　過伸展（多セグメント）および骨盤の前傾、胸椎の伸展の動き 最大の独立した胸椎伸展 • ベンチマーク可動域全体を通した分離動作：独立した股関節屈曲による体幹の 50°前傾 **ベンチマーク基準を超えた範囲も可能である場合、自動的な制御を必要とするのはベンチマーク可動域のみである** • 呼吸を止めずに（代替的な呼吸ストラテジーを使うことは許容される） • エキセントリック運動中の制御 • コンセントリック運動中の制御	☐ ☐ ☐ ☐ ☐	• 簡単そうに見え、自信をもって行っているという評価者の意見 • 簡単に感じ、被験者は十分に動作のパターンへの意識があり、自信を持ってテスト方向における「UCM」を防ぐ • コンセントリックおよびエキセントリックな動作の間、分離のパターンはスムーズである • UCM を防ぐために、反対方向への**最終域**の動きを（継続的に）使わない • 特別なフィードバック（触覚的、視覚的、言語的な指示）は必要ない • 外的な支持や負荷をなくすことなく • リラックスした自然な呼吸（たとえ理想的でなかったとしても——自然なパターンが変化しない限り） • 疲労がない	☐ ☐ ☐ ☐ ☐ ☐ ☐ ☐
分離パターンを修正		**動員の効率**	

T9.2　胸椎伸展——ティルトテストによる UCM の部位と方向の診断

胸椎伸展（ティルト）テスト——立位

部位	方向	単セグメント・多セグメント	✗✗または✓✗
腰椎	伸展	多セグメント過伸展	☐

T9.3　再トレーニングをモニターするフィードバックのツール

フィードバックのツール	過程
自己触診	関節姿勢（位置）の触診によるモニタリング
視覚的な観察	鏡を見て、あるいは直接動きを観察する
粘着テープ	触覚的なフィードバックのために皮膚に張力をかける
指示と口頭による修正	ほかの観察者からのフィードバックを聞く

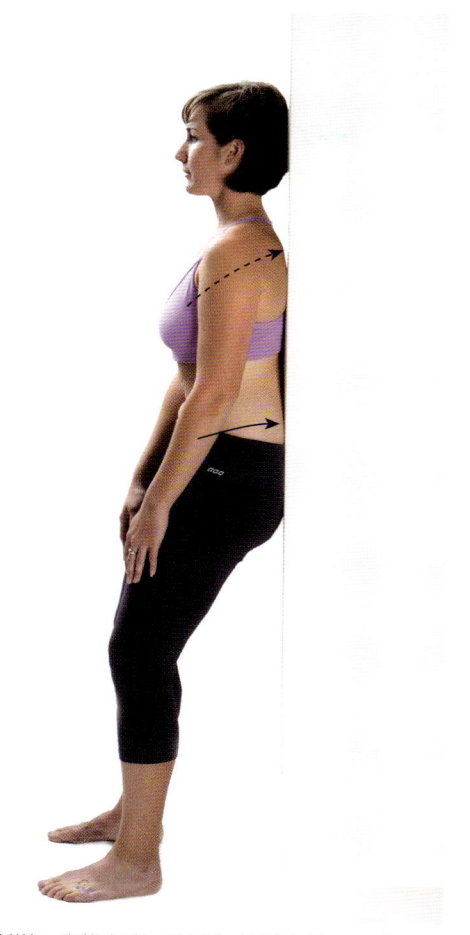

図5.48　漸増：胸椎を真っ直ぐに伸展させていく

よい選択肢である。腹部前面にわたって（例：上前腸骨棘から前外側肋骨の最下部、あるいは腹直筋に沿って）、粘着テープを張力をかけて貼る。もし患者が、この多セグメント群にわたって脊柱の伸展あるいは骨盤の前傾を妨げることができなければ、テープが皮膚を引っ張り、UCMについての感覚的フィードバックがもたらされる。また、上半身と体幹の体重負荷は、両腕を通して支持することができ、制御されるべき負荷を減らすことができる。胸椎の伸展動作において、UCMを防ぐことのできる範囲内でのみ、腰椎伸展と骨盤のティルトの制御によってトレーニングする。UCMを制御することがより簡単になり、分離パターンも不自然に感じなくなったら、さまざまな機能的な姿勢や位置へと統合されるべきである。

T10　座位：胸部挙上（ティルト）テスト（腰椎伸展UCMのためのテスト）

　この分離テストは、座位で胸椎伸展へと自動的に胸骨を挙上する際、骨盤の前傾と腰椎伸展を自動的に分離し制御する能力を評価する。

テスト手順

　患者にテスト動作を教えるために、患者は、両足を床につけずに背が高くなるように座り、腰椎と骨盤はニュートラルな位置を取る。脊柱を、通常のS字を伸ばしたカーブを後ろに傾くことなく、できるだけ高く、あるいはできるだけ長くなるような姿勢にする。頭は、顎が突き出すことなく両肩の直接上にくるようにする

（図5.49）。胸椎伸展の見本をみせる、あるいは徒手的に手助けする。片手を胸骨に置き、胸腰椎の動作をモニターする。もう一方の手を仙骨に置き、腰椎骨盤帯の動作をモニターする（代替となる腰椎骨盤帯のモニターとしては、恥骨に指を置く方法がある）。腰椎骨盤帯の動きを出すことなく（骨盤と仙骨に置いた手は動かない）、胸骨を挙上する。これは胸椎の伸展とは独立している。胸椎、鎖骨、肩峰は、上方へ動くべきである（図5.50）。口頭での、また徒手での修正を用いたフィードバックや支持を用いたテスト動作を練習することは許容される。

　テストのために、フィードバックと支持は取り除かれる。理想的には、患者は骨盤を動かすことなく、独立に胸椎領域を屈曲位から最大伸展まで伸展させる間、腰椎骨盤帯をニュートラルに保つことができるべきである。このテストは、フィードバック（被験者自

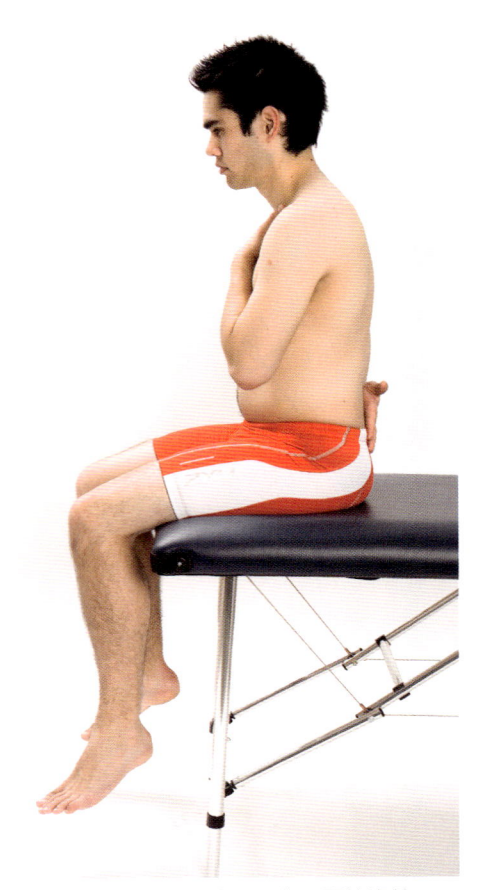

図5.49　胸部挙上──ティルトテストの開始姿勢

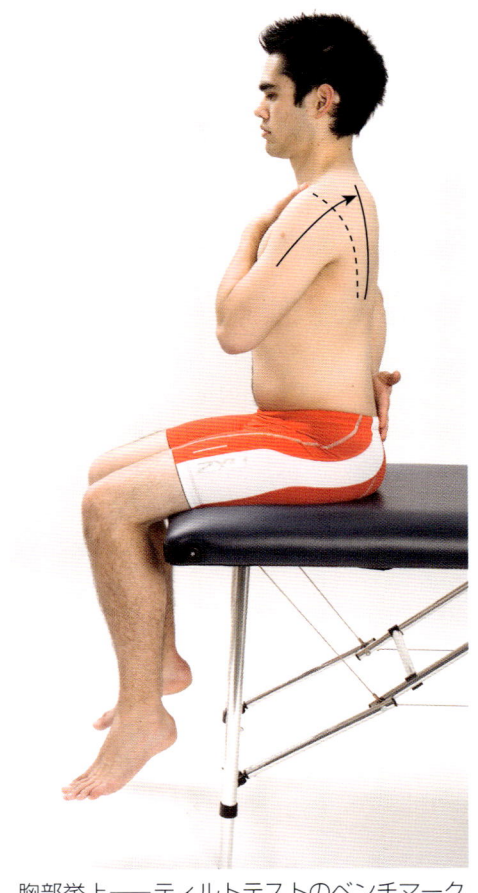

図5.50　胸部挙上──ティルトテストのベンチマーク

身による触診、視覚、テープなど）なしで行われるべきである。

腰椎伸展UCM

　患者は、腰椎における伸展に関連した症状を訴えている。腰椎には、伸展負荷下において、胸椎に対して相対的に腰椎の前傾や多セグメント的過伸展方向へのUCMがある。自動的な胸椎伸展において、胸椎伸展の最終域に達する前に骨盤が前傾を始め、腰椎の伸展が増加する（前弯が増加する）。骨盤ティルトと腰椎伸展を、独立した胸椎伸展から分離しようとする際、UCMを制御することができない、あるいは、制御するために集中し努力しなければいけない。

　腸肋筋（グローバルモビライザー）が体幹の伸展において優勢であるとき、胸腰椎の伸展と腰椎骨盤帯の伸展を同時に生み出す。セグメントの胸腰椎の脊柱スタビライザー筋群が自動的に胸椎を伸展させる間、もし腰椎骨盤帯の屈曲スタビライザー筋群が自動的に腰椎骨盤帯の伸展に抵抗できるなら（内腹斜筋スタビライザー筋の活性を伴って）、腸肋筋が伸展をいくらか抑制する。腹斜筋（グローバルスタビライザー）は、胸椎伸展の胸部の挙上による直接的な抑制がより少ないため、おそらく腰椎骨盤帯の伸展の制御に、より大きく寄与している。

- もし腰椎領域全体の伸展の増加（腰椎前弯の増加）と骨盤の前傾が観察されたものの、隣接した椎骨より高くなっている椎骨が１つもない場合、UCMは**多セグメント的過伸展**として解釈される。

方向に特異的な運動制御テストにおける臨床的評価の注意点

　伸展制御の運動制御（分離）テストにおいて、他の動作（例：わずかな屈曲や回旋）が観察された場合、これを制御されていない伸展として記録**しない**。屈曲と回旋の運動制御テストによって、観察された動作が制御されていないということが特定されるだろう。制御されていない腰椎伸展が示された場合に限り、腰椎伸展UCMのテストが陽性となる。

腰椎伸展UCMのレーティングと診断
（T10.1、T10.2）

修正

　患者は、両足を床につけて背が高くなるように座り、腰椎と骨盤はニュートラルな位置を取る。片手を胸骨に置き、胸腰椎の動作をモニターする。もう一方の手を仙骨に置き、腰椎骨盤帯の動作をモニターする。腰椎骨盤帯の動きを出すことなく（骨盤と仙骨に置いた手は動かない）、独立した胸椎伸展の中で胸骨を挙上する。

　いくつかの場合で、腹部前面にわたって（例：上前腸骨棘から前外側肋骨の最下部、あるいは腹直筋に沿って）、粘着テープを張力をかけて貼ることは有用である。もし患者が、この多セグメント群にわたって脊柱の伸展あるいは骨盤の前傾を防ぐことができなければ、テープが皮膚を引っ張り、UCMについての感覚的フィードバックがもたらされる。視覚的フィードバック（例：鏡を使って観察する）もまた、有用な再トレーニングツールである。

　理想的には、胸椎領域を独立して屈曲位から伸展させる間、腰椎骨盤帯をニュートラルに保つことができることが明らかなように、腰椎を胸椎伸展から分離させることができるべきである。腰椎骨盤帯のニュートラルな姿勢を維持できる範囲内のみで、胸椎伸展のために胸部を挙上する（図5.51）。ニュートラルを失うべきでなく、あるいは腰椎伸展や骨盤の前傾にUCMが生じるべきではない。屈曲負荷下において、屈曲の折れ曲がり（Give）UCMが制御されている限り、何の症状も誘発されないはずである。

　患者は、腰椎のアライメントをモニターすべきであり、さまざまな選択肢のフィードバックを用いて制御すべきである（T10.3）。胸椎と腰椎骨盤帯の動きを独立して制御することがより簡単になり、分離パターンも不自然に感じなくなったら、エクササイズは胸椎の屈曲と腰椎骨盤帯の伸展を同時に行うことへと漸増していくことができる。

　もし制御が不十分であるなら、上半身と体幹の重さは両手と両膝で支持することができる。骨盤が膝の上にあるように、そして両肩が両手の上にあるような姿勢を取り、両手と両足の間は楽になるように離す。腰椎が長く浅い前弯となるまで、骨盤を前後に揺らす

T10.1　胸部挙上──ティルトテストの低閾値動員効率の評価とレーティング

胸部挙上（ティルト）テスト──座位

評価

制御のポイント：
- 骨盤の前傾と腰椎伸展を防ぐ

動作の課題：胸椎伸展（座位）

ベンチマーク可動域：代償を伴わない、最大の独立した胸椎伸展（胸骨は上方および前方へ）

方向の制御のための低閾値動員効率のレーティング

✓または✗		✓または✗	
• テスト方向への「UCM」を防ぐことができる動作の分離パターンを修正する	☐	• 簡単そうに見え、自信をもって行っているという評価者の意見	☐
以下の腰椎UCMを防ぐ　過伸展（多セグメント）および骨盤の前傾、胸椎の伸展の動き　最大の独立した胸椎伸展		• 簡単に感じ、被験者は十分に動作のパターンへの意識があり、自信を持ってテスト方向における「UCM」を防ぐ	☐
• ベンチマーク可動域全体を通した分離動作：独立した股関節屈曲による体幹の50°前傾　**ベンチマーク基準を超えた範囲も可能である場合、自動的な制御を必要とするのはベンチマーク可動域のみである**	☐	• コンセントリックおよびエキセントリックな動作の間、分離のパターンはスムーズである	☐
		• UCMを防ぐために、反対方向への**最終域**の動きを（継続的に）使わない	☐
• 呼吸を止めずに（代替的な呼吸ストラテジーを使うことは許容される）	☐	• 特別なフィードバック（触覚的、視覚的、言語的指示）は必要ない	☐
		• 外的な支持や負荷をなくすことなく	☐
• エキセントリック運動中の制御	☐	• リラックスした自然な呼吸（たとえ理想的でなかったとしても──自然なパターンが変化しない限り）	☐
• コンセントリック運動中の制御	☐	• 疲労がない	☐
分離パターンを修正		動員の効率	

T10.2　胸部挙上──ティルトテストによるUCMの部位と方向の診断

胸部挙上（ティルト）テスト──座位

部位	方向	単セグメント・多セグメント	✗✗または✓✗
腰椎	伸展	多セグメント過伸展	☐

T10.3　再トレーニングをモニターするフィードバックのツール

フィードバックのツール	過程
自己触診	関節姿勢（位置）の触診によるモニタリング
視覚的な観察	鏡を見て、あるいは直接動きを観察する
粘着テープ	触覚的なフィードバックのために皮膚に張力をかける
指示と口頭による修正	ほかの観察者からのフィードバックを聞く
フレキシカーブ（Flexicurve）位置マーカー	姿勢アライメントの視覚的および感覚的フィードバック

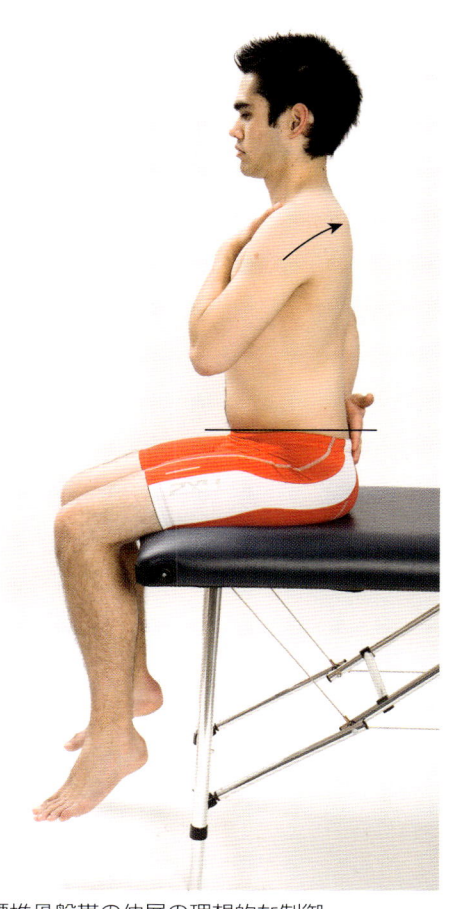

図5.51　腰椎骨盤帯の伸展の理想的な制御

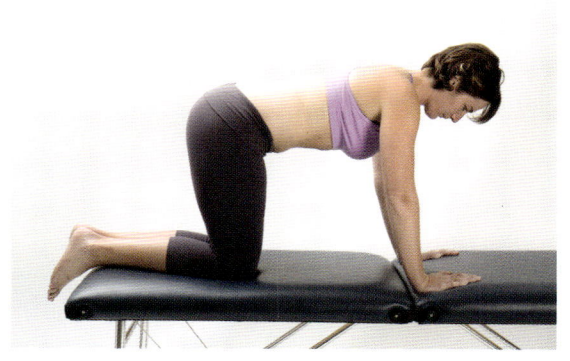

図5.52　修正（ニュートラルな開始姿勢）

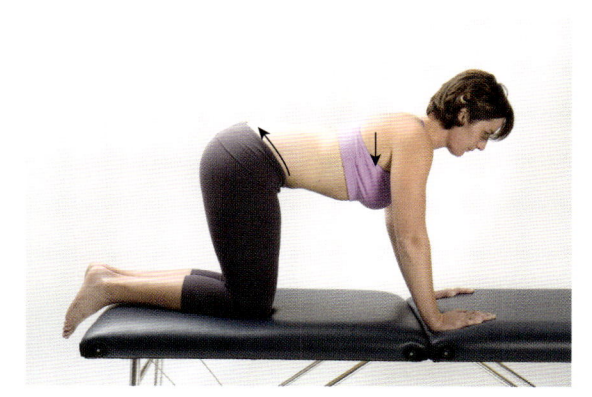

図5.53　修正（腰椎屈曲に続く胸椎伸展）

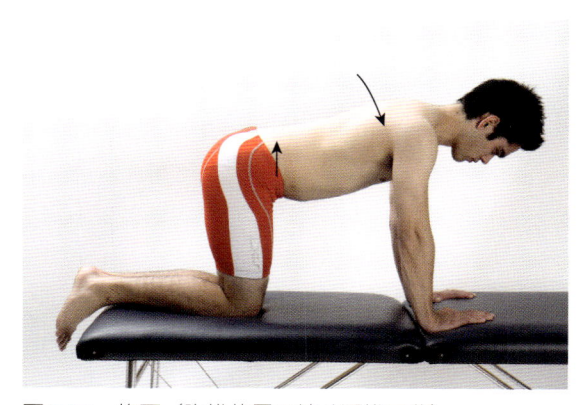

図5.54　修正（胸椎伸展に続く腰椎屈曲）

（前傾および後傾）。その後、胸椎を屈曲せず、また頭を下げることなく、身体を手から離すように押す。それから、頭を挙上し（顎を突き出すことなく）、頭の後ろが仙骨と胸椎中部を結ぶ想像上の線につくようにする。このニュートラルな脊椎の姿勢を維持するために最小限の努力をする（図5.52）。

　何人かの患者にとっては、制御が不十分なとき、特異的な分離を行うよりは、まず初めに、動員の反転エクササイズ（recruitment reversal exercise）のほうが簡単である。

- 自動的に胸椎を屈曲し、その後腰椎を伸展させ、骨盤を前傾する（図5.53）。
- この同じパターンの反対の順番も、用いられる。すなわち、自動的に腰椎を屈曲させ、骨盤を後傾し、その後胸椎を伸展させる（図5.54）。

　動員の反転パターンが楽に感じられるようになった後、座位での分離に漸増する。

　胸椎と腰椎骨盤帯の動きを独立して制御することがより簡単になり、分離パターンも不自然に感じなくなったら、エクササイズは立位へと漸増していくことができる。両膝と股関節をわずかに屈曲させて（ロックしないで）真っ直ぐに立ち、股関節屈筋の硬さが骨盤に影響することを防ぐ。腰椎骨盤帯の動きを出すことなく（骨盤と仙骨は動かない）、胸骨と胸部を挙上する（胸椎の伸展）。一度分離パターンが効率的となり、また慣れてきたら、さまざまな機能的姿勢に統合すべきである。

T11　座位：前傾テスト（腰椎伸展UCMのためのテスト）

　この分離テストは、腰椎伸展と骨盤の前傾を自動的に分離し制御する能力を評価するものであり、座位で体幹を前傾する（背部の伸展筋群を活性化させ、体幹の負荷を支持する）。

テスト手順

　患者は、腰椎や骨盤を制御しながら股関節を屈曲させることによって、自動的に前傾できる能力を持っているべきである。患者は、両足を床につけて背が高くなるように座り、腰椎と骨盤はニュートラルな位置を取る（図5.55）。腰椎骨盤帯の動きは、セラピストによってモニターされる。セラピストは、腰椎骨盤帯のニュートラルな位置（姿勢）を、L2、L5、S2の棘突起を指先で触診することによってモニターする。テストの間、もし触診している指が動かなければ、腰椎骨盤帯の領域はニュートラルを維持できている。もし、触診している指と指の間が近づいていくようなら、制御されていない腰椎伸展が特定される。

　患者は、背が高くなるように座り、背中を真っ直ぐ（ニュートラルな脊柱）に維持しながら股関節から体幹を前傾させるように指示される。理想的には、被験者は体幹を30°前傾していく間、支持するために背部の伸展筋群が活性化するときに、制御されていない腰椎の伸展を制御できるべき（Hamilton et al 1998）である（図5.56）。このテストは、フィードバック（被験者自身による触診、視覚、テープなど）なしで行われるべきである。

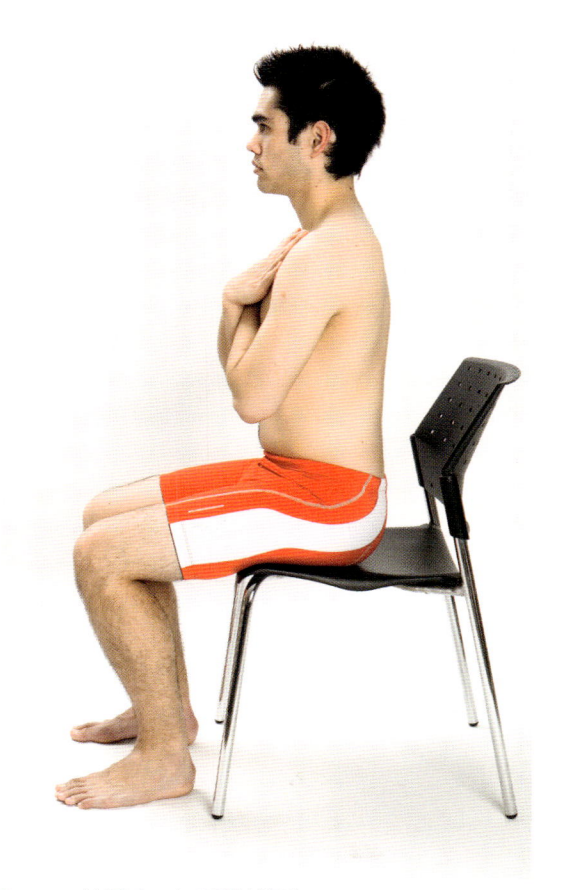

図5.55　前傾テストの開始姿勢

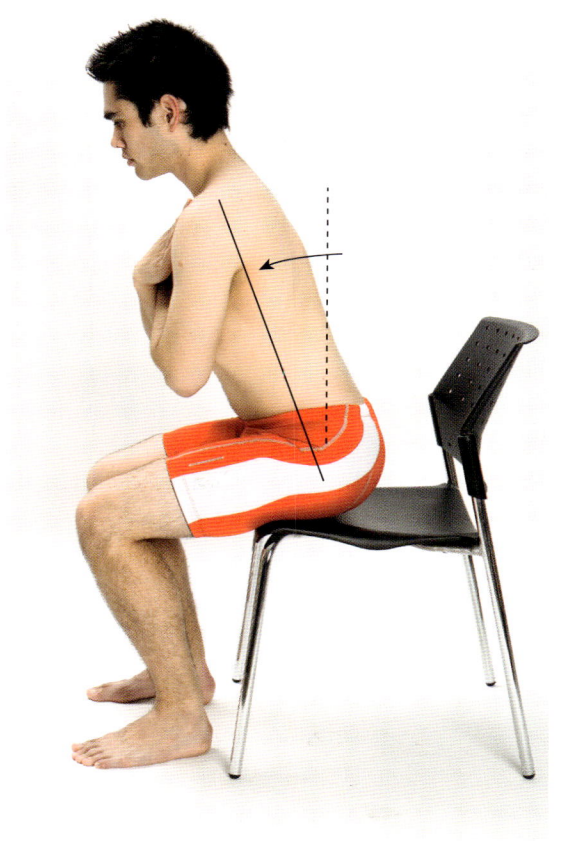

図5.56　前傾テストのベンチマーク

腰椎伸展UCM

　患者は、腰椎における伸展に関連した症状を訴えている。腰椎には、伸展負荷下において、股関節に対して相対的に伸展方向へのUCMがある。座位で自動的な股関節屈曲と体幹の前傾をする際、腰椎は前傾が30°に達する前に伸展を始める。腰椎のニュートラルを維持し、制御されていない腰椎の伸展を防ごうとする際、背部の伸展筋群を体幹を支持するために活性化させているとき、UCMを制御することができない、あるいは、制御するために集中し努力しなければいけない。

- もし腰椎領域全体の伸展の増加（腰椎前弯の増加）と骨盤の前傾が観察されたものの、隣接した椎骨より高くなっている椎骨が１つもない場合、UCMは**多セグメント的過伸展**として解釈される。

方向に特異的な運動制御テストにおける臨床的評価の注意点

　伸展制御の運動制御（分離）テストにおいて、他の動作（例：わずかな屈曲や回旋）が観察された場合、これを制御されていない伸展として記録**しない**。屈曲と回旋の運動制御テストによって、観察された動作が制御されていないということが特定されるだろう。制御されていない腰椎伸展が示された場合に限り、腰椎伸展 UCM のテストが陽性となる。

腰椎伸展UCMのレーティングと診断

（T11.1、T11.2）

修正

　患者は、両足を床につけて背が高くなるように座り、

腰椎と骨盤はニュートラルな位置を取る。患者は、腰椎のアライメントをモニターすべきであり、さまざまな選択肢のフィードバックを用いて制御すべきである（T11.3）。彼らは、腰椎骨盤帯のニュートラルな位置（姿勢）を、L2、L5、S2の棘突起を指で触診することによってモニターする。患者は、背が高くなるように座り、背中を真っ直ぐ（ニュートラルな脊柱）に維持しながら股関節から体幹を前傾させるように指示される。もし、触診している指と指の間が近づいていくようなら、腰椎伸展は制御されていないということである。

　触診によるフィードバックと視覚的フィードバック（例：鏡を使って観察する）は、最も有用な再トレーニングツールである。理想的には、腰椎の伸展を防ぎながらの30°の前傾が明らかなように、腰椎を股関節屈曲から分離する能力があるべきである。伸展負荷下において、伸展UCMが制御できる範囲内では、何の症状も誘発されないはずである。

　もし制御が不十分であるなら、背中を真っ直ぐにして股関節を独立して屈曲させる前傾のパターンは、腰椎伸展を自動的に制御もしくは防ぐことができる範囲においてのみ行われるべきである。また、上半身と体幹の体重負荷は、両腕を通して支持することができ、負荷を減らしてローカルおよびグローバルスタビライザー筋により制御されるべきである。UCMを制御することがより簡単になり、分離パターンも不自然に感じなくなったら、エクササイズは支持のない姿勢へと漸増していくことができる。一度分離パターンが効率的となり、また慣れてきたら、さまざまな機能的姿勢に統合すべきである。

T11.1　前傾テストの低閾値動員効率の評価とレーティング

前傾テスト──座位

評価

制御のポイント：
- 腰椎伸展を防ぐ

動作の課題：背部の伸展筋群の活性化（座位）を伴う体幹の前傾
ベンチマーク可動域：代償を伴わない、体幹の30°前傾

方向の制御のための低閾値動員効率のレーティング

	✓または✗		✓または✗
• テスト方向への「UCM」を防ぐことができる動作の分離パターンを修正する 以下の腰椎UCMを防ぐ 　過伸展（多セグメント）および体幹の前傾の動き	☐	• 簡単そうに見え、自信をもって行っているという評価者の意見	☐
		• 簡単に感じ、被験者は十分に動作のパターンへの意識があり、自信を持ってテスト方向における「UCM」を防ぐ	☐
• ベンチマーク可動域全体を通した分離動作：30°の独立した体幹の前傾 **ベンチマーク基準を超えた範囲も可能である場合、自動的な制御を必要とするのはベンチマーク可動域のみである**	☐	• コンセントリックおよびエキセントリックな動作の間、分離のパターンはスムーズである	☐
		• UCMを防ぐために、反対方向への**最終域**の動きを（継続的に）使わない	☐
• 呼吸を止めずに（代替的な呼吸ストラテジーを使うことは許容される）	☐	• 特別なフィードバック（**触覚的、視覚的、言語的**な指示）は必要ない	☐
• エキセントリック運動中の制御	☐	• 外的な支持や負荷をなくすことなく	☐
• コンセントリック運動中の制御	☐	• リラックスした自然な呼吸（たとえ理想的でなかったとしても──自然なパターンが変化しない限り）	☐
		• 疲労がない	☐
分離パターンを修正		動員の効率	

T11.2　前傾テストによるUCMの部位と方向の診断

前傾テスト──座位

部位	方向	単セグメント・多セグメント	✗✗または✓✗
腰椎	伸展	多セグメント過屈曲	☐

T11.3　再トレーニングをモニターするフィードバックのツール

フィードバックのツール	過程
自己触診	関節姿勢（位置）の触診によるモニタリング
視覚的な観察	鏡を見て、あるいは直接動きを観察する
粘着テープ	触覚的なフィードバックのために皮膚に張力をかける
指示と口頭による修正	ほかの観察者からのフィードバックを聞く

T12 4点支持（四つん這い）：前方ロッキングテスト（腰椎伸展UCMのためのテスト）

この分離テストは、4点支持の膝立ち位（両手両膝）姿勢で、腰椎伸展と骨盤の前傾を自動的に分離し制御する能力を評価するものであり、股関節を伸展させ体重を両手に移動する身体を前方へ動かす。

テスト手順

患者は、腰椎と骨盤を制御しながら股関節を伸展させ、自動的に身体を手よりも向こうへ揺らす能力を持っているべきである。患者は、腰椎と骨盤をニュートラルなアライメントにして4点支持の膝立ち位（両手両膝）の姿勢を取る（図5.57）。腰椎骨盤帯の動きは、セラピストによってモニターされる。セラピストは、腰椎骨盤帯のニュートラルな位置（姿勢）を、L2、L5、S2の棘突起を指先で触診することによってモニターする（図5.58）。

テストの間、もし触診している指が動かなければ、腰椎骨盤帯の領域はニュートラルを維持できている。もし、触診している指と指の間が近づいていくようなら、制御されていない腰椎伸展が特定される。

患者は、背中を真っ直ぐ（ニュートラルな脊柱）に維持しながら身体を揺らし、股関節から前方、手のほうへ体重を移動させるように指示される。理想的には、大腿部が体幹と真っ直ぐになるまで（股関節伸展が約0°）、腰椎はニュートラルな前弯が維持されるべきである（図5.59）。

理想的には、前方ロッキング動作における、腰椎の伸展あるいは骨盤の前傾を防ぎながらの0°の股関節屈曲が明らかなように、腰椎を股関節伸展から分離させる能力を持っているべきである。後方へ揺らして開始姿勢に戻ると、腰椎と骨盤はニュートラル姿勢に戻るべきである。骨盤は十分に対称的であるべきである、すなわち、側方ティルトや回旋しない。このテストは、フィードバック（被験者自身による触診、視覚、テープなど）なしで行われるべきである。

腰椎伸展UCM

患者は、腰椎における伸展に関連した症状を訴えている。腰椎には、伸展負荷下において、股関節に対し

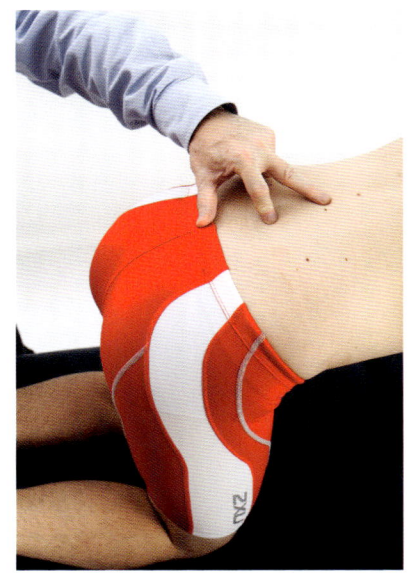

図5.58 テスト中の骨盤仙骨のアライメントの触診

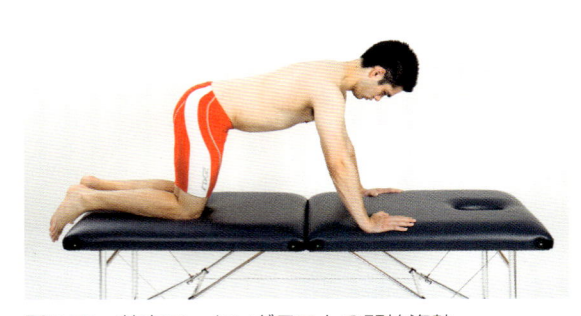

図5.57 前方ロッキングテストの開始姿勢

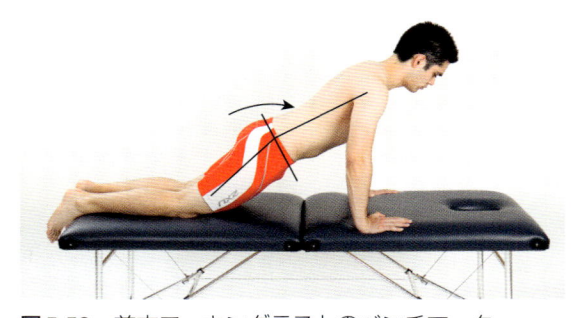

図5.59 前方ロッキングテストのベンチマーク

て相対的に伸展方向への UCM がある。股関節が伸展
し、体幹が両手の上へ移動する際、腰椎は股関節が0°
に達する前に伸展を始める。腰椎と骨盤を独立した股
関節伸展から分離しようとする際、UCM を制御する
ことができない、あるいは集中し努力しなければいけ
ない。

- もし棘突起が1つだけ突出し、それ以外の椎骨と比
  べて「列からはみ出して」飛び出していれば、UCM
  は**単セグメント的伸展ヒンジ**として解釈される。特
  定のヒンジする（折れ曲がる）セグメントを認識し、
  記録しなければならない。
- もし過剰な腰椎骨盤帯の屈曲が観察されたものの、
  ある一つの棘突起が隣接した椎骨に比べて突出して
  いない場合、UCM は**多セグメント的過屈曲**として解
  釈される。

方向に特異的な運動制御テストにおける臨床的評価の注意点

　伸展制御の運動制御（分離）テストにおいて、他の
動作（例：わずかな屈曲や回旋）が観察された場合、
これを制御されていない伸展として記録しない。屈曲
と回旋の運動制御テストによって、観察された動作が
制御されていないということが特定されるだろう。制
御されていない腰椎伸展が示された場合に限り、腰椎
伸展 UCM のテストが陽性となる。

腰椎伸展 UCM のレーティングと診断
（T12.1、T12.2）

修正

　もし制御が不十分であるなら、腹臥位で真っ直ぐに
なった姿勢から始め、両手を「プッシュアップ」を行
うような位置にする（図5.60）。そして、体幹と骨盤、
股関節を動きの中で維持しながら、両膝を床につけた
状態でゆっくりと両手で押して体幹を床から持ち上げ
る。この「膝からのプッシュアップ」動作は、股関節
伸展を必要としない。その代わり、膝からのプッシュ
アップの間、股関節は伸展の状態となっており、それ
以上の伸展のみを防ぐ必要があるのみとなる（図
5.61）。
　制御が改善されるにつれて、患者は腰椎と骨盤をニ
ュートラルなアライメントにした4点支持の膝立ち位

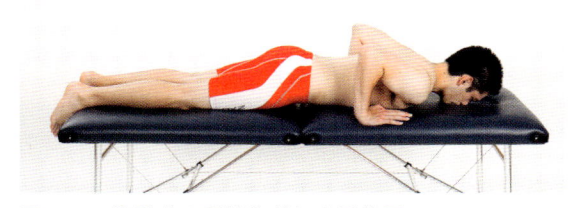

図5.60　腹臥位の開始姿勢による修正

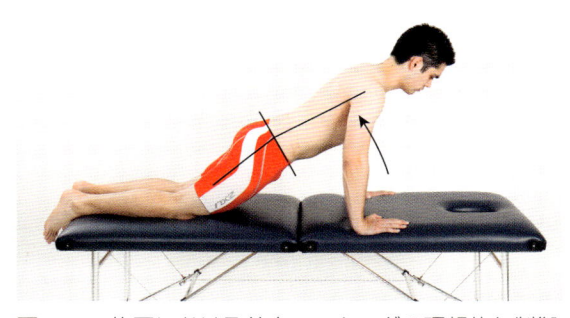

図5.61　修正における前方コッキングの理想的な制御

（両手両膝）の姿勢となる。そして、患者は前方の手
のほうへ体重を部分的に移動させるが、腰椎伸展と骨
盤の前傾を自動的に制御できる範囲内のみで行う（図
5.62）。伸展 UCM が制御されている限り、何の症状も
誘発されないはずである。0°股関節伸展を十分に制御

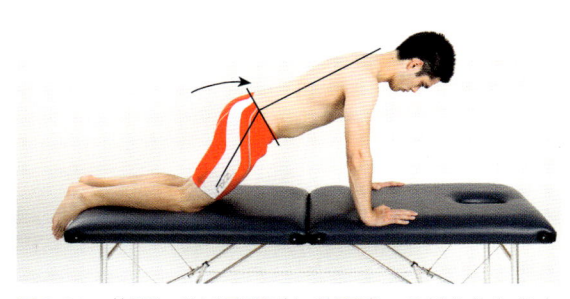

図5.62　修正における両手から両膝への部分的な前方
ロッキング

することが楽になるまでトレーニングを進めていくが、この範囲を超えない。

　患者は、腰椎骨盤帯のアライメントをセルフモニターすべきであり、さまざまな選択肢のフィードバックを用いて制御すべきである（T12.3）。視覚的フィードバック（例：鏡を使って観察する）もまた、有用な再トレーニングツールである。

　一度分離パターンが効率的となり、また慣れてきたら、さまざまな機能的姿勢に統合すべきである。

T12.1　前方ロッキングテストの低閾値動員効率の評価とレーティング

前方ロッキングテスト── 4点支持の膝立ち位

評価

制御のポイント：
- 多セグメント腰椎伸展と骨盤の前傾を防ぐ
- 単セグメント的伸展ヒンジと前傾を防ぐ

動作の課題：股関節伸展（4点支持の膝立ち位）

ベンチマーク可動域：独立した股関節 0°伸展を伴う、前方に揺らして骨盤から両手へ体重を移動する

方向の制御のための低閾値動員効率のレーティング

	✓または✗		✓または✗
• テスト方向への「UCM」を防ぐことができる動作の分離パターンを修正する	☐	• 簡単そうに見え、自信をもって行っているという評価者の意見	☐
以下の腰椎 UCM を防ぐ 過伸展（多セグメント）および骨盤の前傾 骨盤の前方へのスウェーと伸展ヒンジ（単セグメント）、股関節伸展の動き 股関節を屈曲する		• 簡単に感じ、被験者は十分に動作のパターンへの意識があり、自信を持ってテスト方向における「UCM」を防ぐ	☐
• 独立した股関節伸展を伴う、0°の骨盤の前方ロッキング **ベンチマーク基準を超えた範囲も可能である場合、自動的な制御を必要とするのはベンチマーク可動域のみである**	☐	• コンセントリックおよびエキセントリックな動作の間、分離のパターンはスムーズである	☐
		• UCM を防ぐために、反対方向への**最終域**の動きを（継続的に）使わない	☐
		• 特別なフィードバック（触覚的、視覚的、言語的な指示）は必要ない	☐
• 呼吸を止めずに（代替的な呼吸ストラテジーを使うことは許容される）	☐	• 外的な支持や負荷をなくすことなく	☐
		• リラックスした自然な呼吸（たとえ理想的でなかったとしても──自然なパターンが変化しない限り）	☐
• エキセントリック運動中の制御	☐	• 疲労がない	☐
• コンセントリック運動中の制御	☐		
分離パターンを修正		**動員の効率**	

T12.2　前方ロッキングテストによる UCM の部位と方向の診断

前方ロッキングテスト── 4点支持の膝立ち位

部位	方向	単セグメント・多セグメント	✗✗または✓✗
腰椎	伸展	単セグメント的屈曲ヒンジ（レベルの表示）	☐
		多セグメント過屈曲	☐

T12.3　再トレーニングをモニターするフィードバックのツール

フィードバックのツール	過程
自己触診	関節姿勢（位置）の触診によるモニタリング
視覚的な観察	鏡を見て、あるいは直接動きを観察する
粘着テープ	触覚的なフィードバックのために皮膚に張力をかける
指示と口頭による修正	ほかの観察者からのフィードバックを聞く

T13　仰向け膝立て位（crook）：両屈曲脚下制（double bent leg lower）テスト（腰椎伸展UCMのテスト）

この分離テストは、腰椎伸展と骨盤の前傾を自動的に分離し制御する能力を評価し、仰向け膝上げ姿勢で自動的に股関節を（屈曲から）伸展させ両脚を床へ下ろす。

テスト手順

患者は、腰椎や骨盤を同時に制御しながら、股関節を90°屈曲から45°屈曲位へ伸展させることで、（両膝挙げで）両足を床に向けて下ろすことができる能力を持っているべきである。患者は、腰椎と骨盤をリラックスしたニュートラルなアライメントにして仰向け膝立て位（股関節と膝を曲げ、両足は床に置く）の姿勢を取る（図5.63）。腰椎骨盤帯の動きは、圧力フィードバック装置（PBU、Pressure Biofeedback Unit、Stabilizer社製、テネシー州チャタヌーガ）を背中の下、L3を中心として腰椎前弯部の中部に置くことによってモニターされる（図5.14、5.15）。四肢の負荷テストやエクササイズの間、PBUは体幹の機能的なスタビリティを客観的にモニターすることができる。仰向けの膝立て位で、PBUを膨張させ、基本圧力である40mmHgにする（図5.16）。この圧力は、姿勢をつくり、腰椎をニュートラルなアライメントで支えるために使われる。機能的な四肢の負荷あるいは動作が行わ

れているとき、圧力変化なし＝（イコール）ニュートラルな姿勢が失われていない＝十分な制御、ということになる。もし腰椎がニュートラルな開始姿勢よりも伸展すると、圧力の減少はPBUの抵抗を受ける。

患者は、腰椎を制御し、腰椎の伸展を防ぐ能力の正確性をモニターするためにPBUを見ることが許される。PBUは、最初は基本圧力である40mmHgに膨らませておき、ニュートラルな休息姿勢で腰椎がリラックスするようにする。両脚が動く間、骨盤が少し動くのは正常である。このテストにおいては、脚の動作段階における、わずかな圧力の変化の許容するためである。したがって、40mmHgから上下10mmHgの幅の変化は許容範囲である。

その後、セラピストが他動的に両足を持ち上げ、股関節が90°屈曲になるまで床から離す（図5.64）。一般的には、このときにPBUに乗っている背中がわずかに屈曲し、圧力増加がみられる。股関節を90°（受動的にセラピストの支持を受ける）にして大腿部を垂直に保ち、自動的に骨盤のティルトをニュートラルに戻し、基礎圧力を40mmHgに戻し、股関節は90°を維持する（図5.65）。その後、患者は自動的に両脚の重さを自分で支持することを求められ、少なくとも5秒間、セラピストの支持なしでPBUの圧力を40mmHgに保ってこの姿勢を維持することが求められる。もし、患者が支持されていない脚を股関節90°屈曲に維持できず、圧力を40mmHgに保つことができない場合、テストは中止となる。患者が圧力を40mmHgに維持することができるならば、背中の安定を保ちつつ（圧力は変化させない）、両方の踵を（同時に）床へゆっ

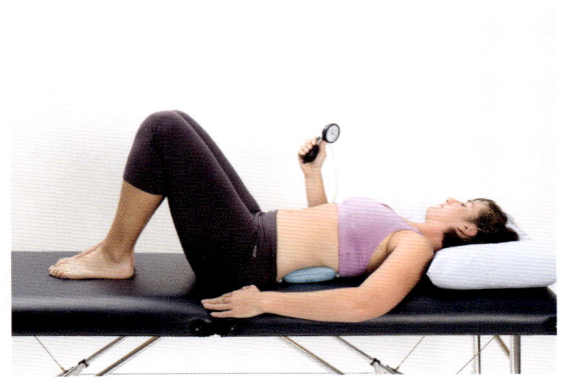

図5.63　両屈曲脚下制（タブルベントレッグロウアー）テストの開始姿勢

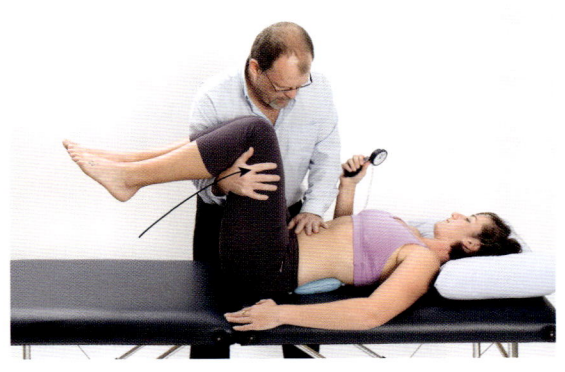

図5.64　受動的な支持を受けて股関節を90°屈曲まで、腰椎は40mmHgに達するまで姿勢を変える

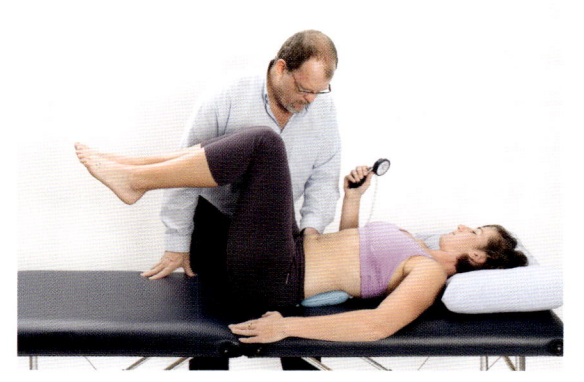

図5.65　支持されていない脚の負荷

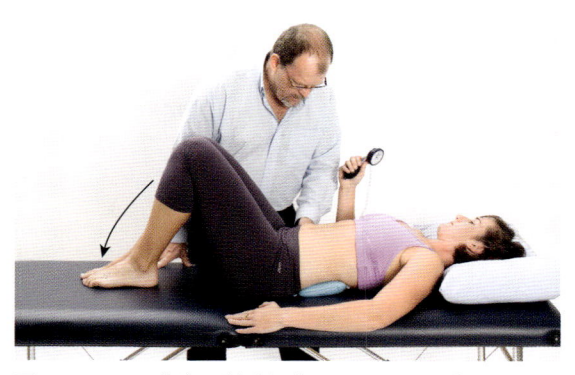

図5.66　両屈曲脚下制（タブルベントレッグロウアー）テストのベンチマーク

くりと下げるよう指示される。

　理想的には、患者は両方の踵をゆっくりと床に向かって下ろすことができるべきであり、圧力は40mmHgに維持する（脚を動かしている間は±10mmHg）ことができるべきである。患者は、両脚を床からわずか数mm離し（45°股関節屈曲）、圧力を40mmHgに保ったまま、その姿勢を維持すべきである（図5.66）。圧力低下（30mmHgへの）が認められたらすぐ、脚の動作を止め、両足は（片方ずつ）開始姿勢に戻されなければならない。

　もしPBUを利用できない場合は、PBUの代わりにセラピストは手を腰椎前弯部分の下に入れるべきである。アネクドータル（逸話的）に、手というものは圧力変化に敏感であり、それは40mmHgに大まかに等しいということが主張されてきている。もし手で圧力の低下が検出できない場合、PBUで決めた限界値の範囲内に制御されているようだ。

腰椎伸展UCM

　患者は、腰椎における伸展に関連した症状を訴えている。腰椎には、伸展負荷下において、股関節に対して相対的に伸展方向へのUCMがある。仰向け膝立て位の姿勢で両脚を下げる際、腰椎は足が床につく前に伸展を始める。腰椎伸展と骨盤の前傾を、独立した股関節伸展から制御しようとする際、UCMを制御することができない、あるいは集中し努力しなければいけない。

　背中をニュートラルにしようと挑戦する過程で、骨盤は前傾すべきではなく、また腰椎は伸展すべきでな

い。10mmHg以上の（30mmHgよりも少なくなる）圧力低下は、過剰な制御されていない前傾と腰椎伸展へのスタビリティの喪失を示している。圧力上昇（50mmHg超）が認められたらすぐ、脚の動作を止め、両足は開始姿勢に戻されなければならない。もし制御が不十分であるなら、相対的に少ない負荷と特異的な腹斜筋の促通を用いた一連の段階的漸増を用いることができる。

・もし腰椎領域全体の伸展の増加（腰椎前弯の増加）と骨盤の前傾が観察されたものの、隣接した椎骨より高くなっている椎骨が1つもない場合、UCMは**多セグメント的過伸展**として解釈される。

方向に特異的な運動制御テストにおける臨床的評価の注意点

　伸展制御の運動制御（分離）テストにおいて、他の動作（例：わずかな屈曲や回旋）が観察された場合、これを制御されていない伸展として記録しない。屈曲と回旋の運動制御テストによって、観察された動作が制御されていないということが特定されるだろう。制御されていない腰椎伸展が示された場合に限り、腰椎伸展UCMのテストが陽性となる。

腰椎伸展UCMのレーティングと診断
（T13.1、T13.2）

修正

　患者は、腰椎と骨盤をリラックスしたニュートラル

なアライメントにして仰向け膝立て位の姿勢を取る。腰椎骨盤帯の姿勢は、PBUを背中の下、L3を中心として腰椎前弯部の中部に置くことによってモニターされる。PBUを基本圧力である40mmHgまで膨張させる。PBUによって脊柱がニュートラルに維持される。

　患者は、腰椎を制御し、腰椎の伸展を防ぐ能力の正確性をモニターするためにPBUを見ることが許される。制御されていない腰椎伸展の再トレーニングの間は、支持のない脚動作時における10mmHgの圧力上昇は許容される。すなわち、もし最初の圧力が40mmHgであったら、脚動作の間、10mmHgの上昇（50mmHgまで）は許容範囲である。同様に、最初の圧力が45mmHgであったら（腹斜筋の促通を伴って）、脚動作の間、10mmHgの上昇（55mmHgまで）は許容範囲である。しかしながら、脚動作が止まったときには元の開始姿勢の圧力を維持しなければならない。

腹斜筋の促通

　もし制御されていない腰椎伸展が特定されたら、腹斜筋の促通が勧められる。リラックスして息を吸って吐き出す。腰椎前弯を平坦に、そしてパッドへの圧力を高めるために、外側の腹壁下部が凹んでいる（hollowed）（引き上げて引っ込める）ので、呼吸してはならない。自動的な下部胸郭の下制（depression）という指示によって、特異的な外腹斜筋の促通が達成される。骨盤のティルトが起こらないようにする。パッドにより脊柱がニュートラルに維持される。この収縮を保持し、ゆるやかに呼吸する。

　理想的には、効率的な腹斜筋の動員により、圧力は8〜10mmHg上昇（40mmHgから、約48〜50mmHgに）すべきである。この圧力上昇は常に保たれるべきである。

　15〜20mmHg（55〜60mmHg）の圧力上昇は、後傾と腰椎前弯の反転による平坦な姿勢を示している。この圧力の変化は、ブレーシング（bracing）ストラテジーと関連している（ブレーシングストラテジーは、運動制御トレーニングではなく、両脚の負荷がかかっている際のストレングストレーニングが目的のとき許容される）。

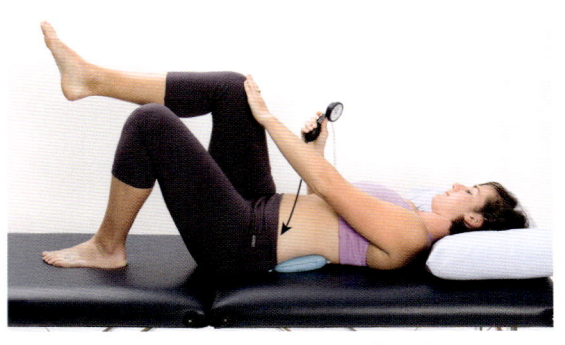

図5.67　反対の膝で手を押すことで促通する

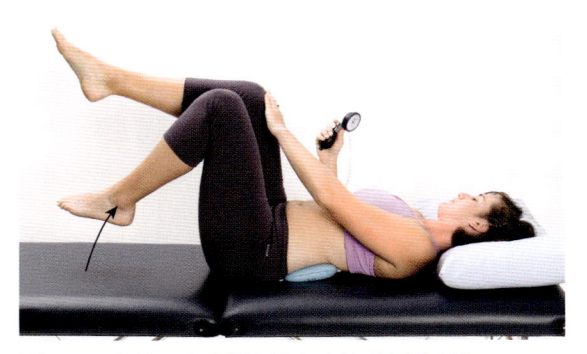

図5.68　もう一方の脚を挙上させて促通する

スタティックダイアゴナル（Static diagonal）：アイソメトリックに反対の膝で手を押す

　最初に、腹斜筋を促通し（PBUを48〜50mmHgに保つ、あるいは反対側の手で圧力に変化がないかをモニターする＝脊椎の制御）、ゆっくりと片膝を反対の手のほうへ挙上し、対角線上でアイソメトリックにお互いに押し合う（図5.67）。10秒押し、これを10回、スタビリティが維持されている限り（圧力に変化がない）繰り返す。圧力の上昇または低下が認められたらすぐ、この動作を止め、開始姿勢に戻されなければならない。反対側の足で支持してはならず、また代替（substitution）や疲労は許容されない。

スタティックダイアゴナルヒールリフト（Static diagonal heel lift）：アイソメトリックに反対の膝で手を押す＋もう一方の踵上げ

　最初に、腹斜筋を促通し（PBUでは48〜50mmHgに保つ、あるいは反対側の手で圧力に変化がないかを

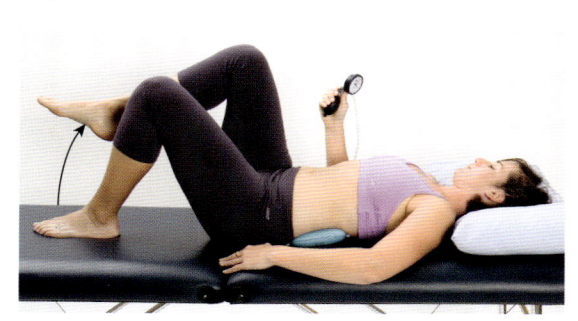

図5.69　漸増：最初の脚を挙上する

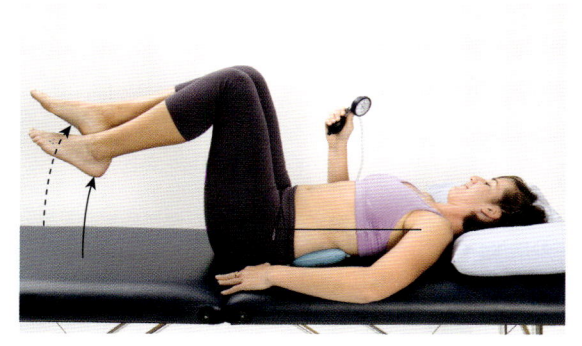

図5.70　漸増：もう一方の脚を挙上する

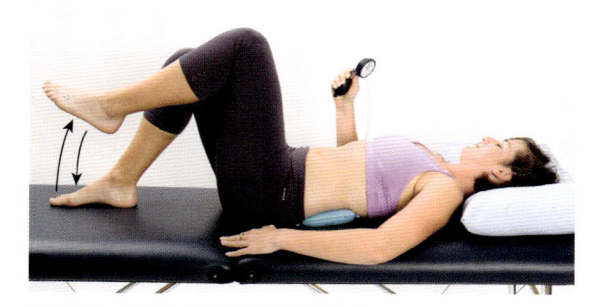

図5.71　漸増：最初の脚を下ろす

並ぶようにする（図5.70）。股関節を90°屈曲した仰向け膝立て位で、両足を床から離した姿勢が、開始姿勢である。

　この姿勢を保ち、背中を真っ直ぐに維持して（圧力変化なし）、片足をゆっくりと床につけ（図5.71）、それから開始姿勢に戻す。この動きを繰り返し、ゆっくりと脚を交互に、10秒間にわたってスタビリティが維持されている（圧力に変化がない）限り繰り返し、その後両方の足を床に戻す。この全体の過程を10回繰り返す。

　圧力の上昇または低下が認められたらすぐ、この動作を止め、開始姿勢に戻されなければならない。スタビリティを失うリスクが最大となる点は、踵を床へ近づけていくときである。代替（substitution）や疲労は許容されない。

　患者は、腰椎骨盤帯のアライメントをセルフモニターすべきであり、さまざまな選択肢のフィードバックを用いて制御すべきである（T13.3）。PBUを用いることは、腰椎の姿勢を正確にモニターするうえで非常に有用である。テーピングもまた感覚的フィードバックをもたらし、伸展を制御するうえで、いくらかの力学的支持も得られる。視覚的フィードバック（例：鏡を使って観察する）もまた、有用な再トレーニングツールである。

　もし制御が不十分であるなら、制御された背中と独立した股関節屈曲による脚の挙上は、腰椎伸展と骨盤の前傾を自動的に制御もしくは防ぐことができる範囲内のみで行われるべきである。腰椎伸展が制御されている限り、何の症状も誘発されないはずである。一度分離パターンが効率的となり、また慣れてきたら、さまざまな機能的姿勢に統合すべきである。

モニターする＝脊椎の制御）、ゆっくりと片膝を反対の手のほうへ挙上し、対角線上でアイソメトリックにお互いに押し合う。この圧力を維持しながら、2つ目の踵を床から離し、最初の脚と並ぶようにする（図5.68）。この姿勢を10秒間維持し、これを10回、スタビリティが維持されている限り（圧力に変化がない）繰り返す。圧力の上昇または低下が認められたらすぐ、この動作を止め、開始姿勢に戻されなければならない。スタビリティを失うリスクが最大となる点は、2つ目の踵を床から離すときである。代替（substitution）や疲労は許容されない。

シングルレッグ・交互ヒールタッチ（Alternate single leg heel touch）：（Sahrmannレベル1）

　最初に、腹斜筋を促通し（PBUでは48〜50mmHgに保つ、あるいは反対側の手で圧力に変化がないかをモニターする＝脊椎のスタビリティ）、ゆっくりと片足を挙上し、床から離し（図5.69）、引き続き、2つ目の足を挙上し、床から離し、最初に挙上したほうの脚と

T13.1　両屈曲脚下制（タブルベントレッグロウアー）テストの低閾値動員効率の評価とレーティング

両屈曲脚下制（タブルベントレッグロウアー）テスト――仰向け膝立て位

評価

制御のポイント：
- 腰椎伸展と骨盤の前傾を防ぐ

動作の課題：股関節伸展（仰向け膝立て位）
ベンチマーク可動域：両側の股関節 90°屈曲から 45°伸展

方向の制御のための低閾値動員効率のレーティング

	✓または✗		✓または✗
• テスト方向への「UCM」を防ぐことができる動作の分離パターンを修正する 以下の腰椎 UCM を防ぐ （多セグメント）および骨盤の前傾 胸椎の伸展の動き 股関節を屈曲する	☐	• 簡単そうに見え、自信をもって行っているという評価者の意見	☐
		• 簡単に感じ、被験者は十分に動作のパターンへの意識があり、自信を持ってテスト方向における「UCM」を防ぐ	☐
• 両側の独立した、90°屈曲から 45°への股関節伸展両脚が動いている間、PBU を 40 ± 10mmHg に保つ。	☐	• コンセントリックおよびエキセントリックな動作の間、分離のパターンはスムーズである	☐
股関節 90°屈曲で、PBU を 40mmHg で 5 秒間保持する 両方の踵が床からわずかに離したところで 5 秒間保持する		• UCM を防ぐために、反対方向への**最終域**の動きを（継続的に）使わない	☐
ベンチマーク基準を超えた範囲も可能である場合、自動的な制御を必要とするのはベンチマーク可動域のみである		• 特別なフィードバック（**触覚的、視覚的、言語的な指示**）は必要ない	☐
		• 外的な支持や負荷をなくすことなく	☐
• 呼吸を止めずに（代替的な呼吸ストラテジーを使うことは許容される）	☐	• リラックスした自然な呼吸（たとえ理想的でなかったとしても――自然なパターンが変化しない限り）	☐
• エキセントリック運動中の制御	☐	• 疲労がない	☐
• コンセントリック運動中の制御	☐		
分離パターンを修正		動員の効率	

T13.2　両屈曲脚下制（タブルベントレッグロウアー）テストによる UCM の部位と方向の診断

両屈曲脚下制（タブルベントレッグロウアー）テスト――仰向け膝立て位

部位	方向	単セグメント・多セグメント	✗✗または✓✗
腰椎	伸展	多セグメント過屈曲	☐

T13.3　再トレーニングをモニターするフィードバックのツール

フィードバックのツール	過程
自己触診	関節姿勢（位置）の触診によるモニタリング
視覚的な観察	鏡を見て、あるいは直接動きを観察する
粘着テープ	触覚的なフィードバックのために皮膚に張力をかける
圧力によるバイオフィードバック	姿勢制御の視覚的な確認
指示と口頭による修正	ほかの観察者からのフィードバックを聞く

T14　腹臥位：両膝屈曲（double knee bend）テスト（腰椎伸展UCMのためのテスト）

この分離テストは、腰椎伸展と骨盤の前傾を自動的に分離し制御する能力を評価するものであり、大腿直筋の張力が骨盤を前傾する時点まで自動的に両膝を屈曲させる。

テスト手順

腹臥位となり、自動的に骨盤を仙骨から前傾または後傾し、脊柱はニュートラルなアライメント（長く浅い前弯）にする（図5.72）。指を下部腰椎から仙骨にわたって広げて手を置き（膝を屈曲させた側と反対）、腰椎骨盤帯の動作をモニターする（代替となる腰椎骨盤帯のモニターとしては、腸骨稜に手を置く方法がある）。患者は、両膝を同時に曲げるよう指示される。腰椎骨盤帯はニュートラルな姿勢を保つべきであり、両膝を自動的に約120°まで屈曲するときに前傾したり、前弯が深くなるような動きをすべきではない（腰椎と仙骨をモニターする）（図5.73）。前傾あるいは腰椎前弯の増加が観察されたら（これらはニュートラルを喪失し伸展に向かっていることを示す）すぐ、この膝の屈曲を止め、開始姿勢に戻されなければならない。

理想的には、自動的に膝を120°まで屈曲していく間、腰椎をニュートラルに維持できることが明らかなよう
に、骨盤を前傾へ、そして腰椎を伸展へと引っ張る腹直筋の張力から分離させる能力を持つべきである。通常、傍脊柱筋群の活性があるが、多セグメント的腰椎伸展、あるいは腰椎下部における伸展ヒンジ方向への単セグメント的剪断の増加（皮膚にしわができる）はあるべきではない。このテストは、フィードバック（被験者自身による触診、視覚、テープなど）なしで行われるべきである。

腰椎伸展UCM

患者は、腰椎における伸展に関連した症状を訴えている。腰椎には、伸展負荷下において、大腿直筋の張力による負荷と前傾の負荷に対して相対的に伸展方向へのUCMがある。膝が120°の屈曲位に達する前に、骨盤は前傾する、あるいは腰椎は伸展を始める。腰椎をニュートラルを維持し、制御されていない腰椎の伸展を防ごうとする際、大腿直筋の張力が骨盤を引っ張っているとき、UCMを制御することができない、あるいは集中し努力しなければいけない。

1つの脊椎レベルが前方へ過剰に移動している場合、それが伸展の際に後方へ折れ曲がるにつれて皮膚のしわができるので注意する。もしこのセグメントが曲がって移動する際に、それ以外の椎骨と比べて「列からはみ出して」飛び出していれば、UCMは単セグメント的伸展ヒンジとして解釈される。特定のヒンジする（折れ曲がる）セグメントを認識し、記録しなければならない。

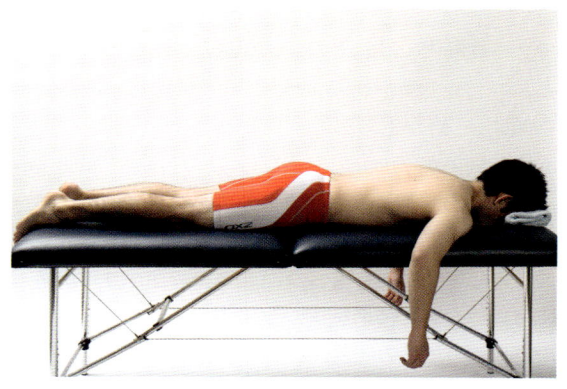

図5.72　両膝屈曲（ダブル・ニーベンド）テストの開始姿勢

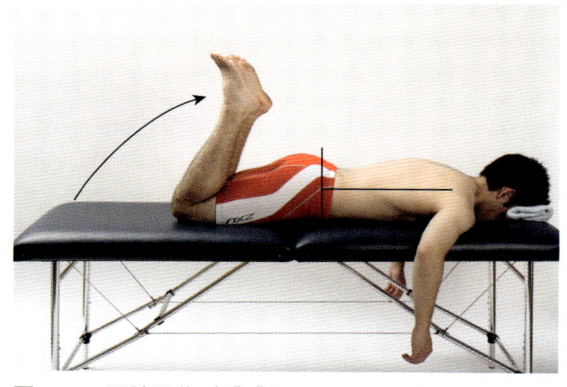

図5.73　両膝屈曲（ダブル・ニーベンド）テストのベンチマーク

- もし腰椎領域全体の伸展の増加（腰椎前弯の増加）と骨盤の前傾が観察されたものの、隣接した椎骨より高くなっている椎骨が1つもない場合、UCMは**多セグメントの過伸展**として解釈される。

方向に特異的な運動制御テストにおける臨床的評価の注意点

伸展制御の運動制御（分離）テストにおいて、他の動作（例：わずかな屈曲や回旋）が観察された場合、これを制御されていない伸展として記録**しない**。屈曲と回旋の運動制御テストによって、観察された動作が制御されていないということが特定されるだろう。制御されていない腰椎伸展が示された場合に限り、腰椎伸展UCMのテストが陽性となる。

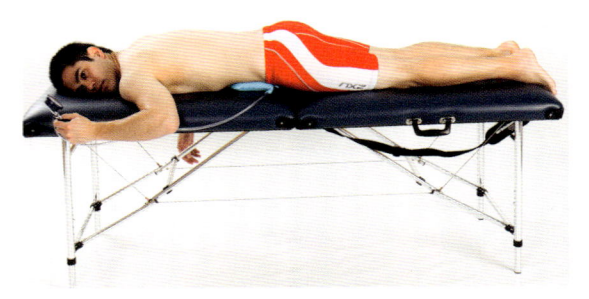

図5.74 腹壁の下に置いたPBUを用いた修正

腰椎伸展UCMのレーティングと診断
（T14.1、T14.2）

修正

腹臥位となり、腰椎はニュートラルなアライメント（長く浅い前弯）にする。腰椎と仙骨をモニターする。患者は、両膝を同時に曲げるよう指示される。腰椎骨盤帯はニュートラルな姿勢を保つべきであり、両膝を自動的に屈曲するときに前傾したり、前弯が深くなるような動きをすべきではない。前傾あるいは腰椎前弯の増加が観察されたら（伸展方向へのニュートラルを喪失を示す）すぐ、この膝の屈曲を止め、開始姿勢に戻されなければならない。

理想的には、自動的に膝を120°まで屈曲していく間、腰椎をニュートラルに維持できることが明らかなように、骨盤を前傾へ、そして腰椎を伸展へと引っ張る腹直筋の張力から分離させる能力を持つべきである。通常、傍脊柱筋群の活性があるが、多セグメント的な腰椎伸展、あるいは腰椎下部における伸展ヒンジ方向への単セグメント的剪断の増加（皮膚にしわができる）はあるべきではない。腰椎骨盤帯のニュートラルな姿勢（フィードバックによってモニターされる）を維持できる範囲内で両膝を屈曲する。患者は、腰椎骨盤帯のアライメントをセルフモニターすべきであり、さまざまな選択肢のフィードバックを用いて制御すべきである（T14.3）。触診によるフィードバックは、最も有用な再トレーニングツールである。伸展UCMが制御

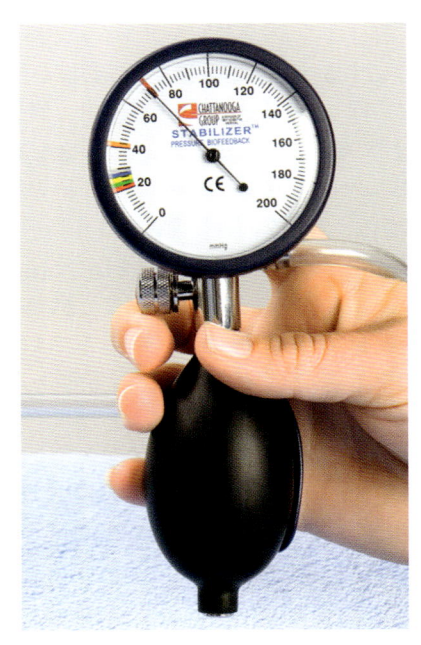

図5.75 PBUを膨張させ、基本圧力である70mmHgにする

できる範囲内では、何の症状も誘発されないはずである。ニュートラルを失うべきでなく、あるいは伸展や前傾にUCMが生じるべきではない。

もし制御が不十分であるなら、片方の膝を屈曲することで始めるが、腰椎骨盤帯のニュートラルな姿勢を維持できる範囲で行う。ニュートラルを失うべきでなく、あるいは伸展方向へのGive（折れ曲がり）があってはいけない。伸展制御が改善するにつれ、トレーニングは両方の膝の屈曲へと漸増させることができる。

場合によっては、PBUがUCMの制御をモニターするのに有用かもしれない。腹臥位となり、腰椎はニュ

T14.1　両膝屈曲（タブルニーベンド）テストの低閾値動員効率の評価とレーティング

両膝屈曲（タブルニーベンド）テスト——腹臥位

評価

制御のポイント：
- 腰椎伸展と骨盤の前傾を防ぐ
- 伸展および移動運動に向けて、単セグメントの折れ曲がりを防ぐ

動作の課題：腹直筋からの前傾の力（腹臥位）
ベンチマーク可動域：代償を伴わない、両膝 120°屈曲

方向の制御のための低閾値動員効率のレーティング

	✓または✗		✓または✗
• テスト方向への「UCM」を防ぐことができる動作の分離パターンを修正する 以下の腰椎 UCM を防ぐ 　伸展ヒンジ（単セグメント） 　過伸展（多セグメント）および骨盤の前傾 両膝の屈曲の動き	☐	• 簡単そうに見え、自信をもって行っているという評価者の意見	☐
• ベンチマーク可動域全体を通した分離動作：120°の膝屈曲 **ベンチマーク基準を超えた範囲も可能である場合、自動的な制御を必要とするのはベンチマーク可動域のみである**	☐	• 簡単に感じ、被験者は十分に動作のパターンへの意識があり、自信を持ってテスト方向における「UCM」を防ぐ	☐
		• コンセントリックおよびエキセントリックな動作の間、分離のパターンはスムーズである	☐
		• UCM を防ぐために、反対方向への**最終域**の動きを（継続的に）使わない	☐
• 呼吸を止めずに（代替的な呼吸ストラテジーを使うことは許容される）	☐	• 特別なフィードバック（**触覚的、視覚的、言語的な**指示）は必要ない	☐
• エキセントリック運動中の制御	☐	• 外的な支持や負荷をなくすことなく	☐
		• リラックスした自然な呼吸（たとえ理想的でなかったとしても——自然なパターンが変化しない限り）	☐
• コンセントリック運動中の制御	☐	• 疲労がない	☐
分離パターンを修正		動員の効率	

T14.2　両膝屈曲（タブルニーベンド）テストによる UCM の部位と方向の診断

両膝屈曲（タブルニーベンド）テスト——腹臥位

部位	方向	単セグメント・多セグメント	✗✗または✓✗
腰椎	伸展	単セグメント的屈曲ヒンジ（レベルの表示）	☐
		多セグメント過屈曲	☐

T14.3　再トレーニングをモニターするフィードバックのツール

フィードバックのツール	過程
自己触診	関節姿勢（位置）の触診によるモニタリング
視覚的な観察	鏡を見て、あるいは直接動きを観察する
粘着テープ	触覚的なフィードバックのために皮膚に張力をかける
指示と口頭による修正	ほかの観察者からのフィードバックを聞く

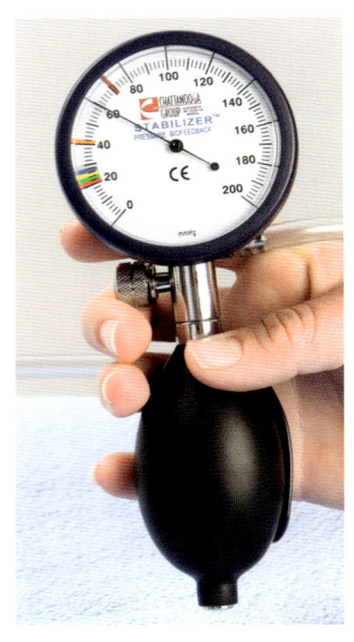

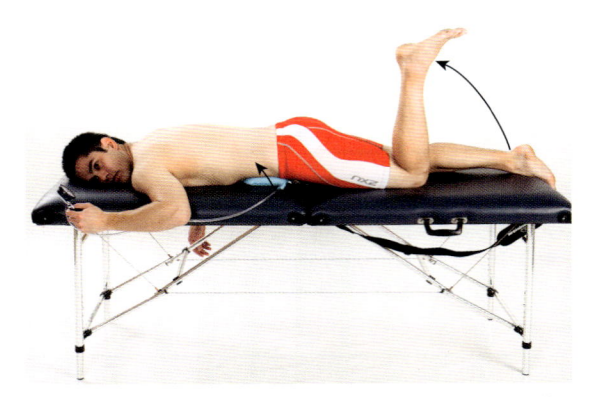

図5.77 腹部の予備緊張（pre-activation)と膝の屈曲を用いた修正

図5.76 腹部の予備緊張（pre-activation)でPBUの圧力が60mmHgに低下するよう修正する

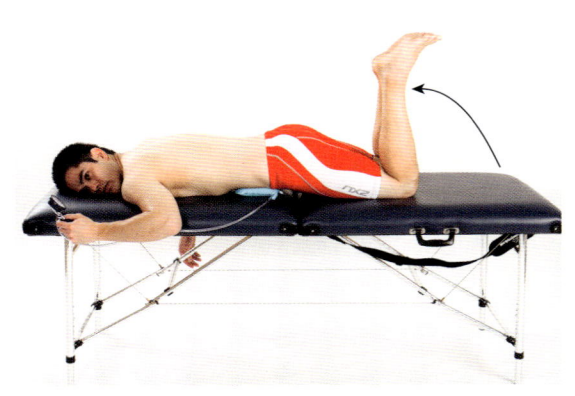

図5.78 漸増：腹部の予備緊張（pre-activation)と両膝の屈曲

ートラルなアライメントにする。PBUを腹部の下に（臍のあたりに中心がくるように）置く（図5.74）。パッドを基本圧力である70mmHgまで膨張させる（図5.75）。リラックスして息を吸って吐き出す。腰椎前弯を平坦に、そしてパッドへの圧力を低下させるために、外側の腹壁下部が凹んでいる（hollowed）（引き上げて引っ込める）ので、呼吸してはならない。顕著な骨盤のティルトが起こらないようにする。この腹部の収縮を維持する。理想的には、圧力は8〜10mmHgまで（70mmHgから約60〜62mmHgに）低下すべきである（図5.76）。圧力低下は一定に保つことができるべきである。圧力に変化がないことは、グローバルおよびローカルのスタビリティ筋群が効率的な共活性化（co-activation）をしていることを示す。圧力上昇は、非効率的なhollowingと代替的な呼吸運動を行っていることを示す。

　患者は、腹筋群（伸展の制御）の予備緊張を保って、膝を完全に曲げるよう指示される（図5.77）。両膝の屈曲へと漸増させる（図5.78）。自動的に両膝を屈曲（約120°）していくときに、腰椎骨盤帯はニュートラ

ルな姿勢（圧力変化なしさせない）を保つべきである。圧力の上昇（60mmHgから70mmHgへ）により、伸展方向への制御が失われていることが認められたらすぐ、この動作を止め、開始姿勢に戻されなければならない。

　もしPBUを利用できないのであれば、患者はニュートラルポジションが失われていないかどうかをモニターするために反対の手を腰椎骨盤帯の移行部へ置いてもよい。負担をかけたり（straining）、頑張り過ぎることなく、腰椎骨盤帯のニュートラルな姿勢が維持できる範囲内で、膝を曲げる。この時点で腰椎骨盤帯もニュートラルに保ちながら、両足をゆっくりとエキセントリックに床に向けて下ろす。

T15　腹臥位（テーブル）：股関節伸展挙上（hip extension lift test）テスト（腰椎伸展UCMのためのテスト）

この分離テストは、腰椎伸展と骨盤の前傾を自動的に分離し制御する能力を評価するものであり、股関節をテーブルの端から出すように腹臥位となり、自動的に片方の股関節を伸展する。

テスト手順

患者は、台座やテーブル、ベッドに体幹を乗せて支持し、骨盤が端にくるようにし、両足は床に置いて支える（両膝は少し曲げる）（図5.79）。自動的に骨盤を仙骨から前傾または後傾し、脊柱はニュートラルなアライメント（長く浅い前弯）にする（図5.72）。指を下部腰椎から仙骨にわたって広げて手を置き（膝を屈曲させた側と反対）、腰椎骨盤帯の動作をモニターする（代替となる腰椎骨盤帯のモニターとしては、腸骨稜に手を置く方法がある）。患者は、ゆっくりと片方の膝を伸展させ、その真っ直ぐにした脚を股関節を伸展させて床から離して水平な姿勢になるまで持ち上げるように指示される（股関節が「ニュートラルな」0°となる）。大腿部がほぼ水平になるまで股関節が自動的に伸展していくとき、骨盤の前傾や、前弯の深さの増加（腰椎と仙骨をモニターする）なしで、腰椎骨盤帯はニュートラルな姿勢を保つべきである（図5.80）。伸展方向にニュートラルを喪失していることを示す動きが観察されたらすぐ、この動作を止め、開始姿勢に戻されなければならない。

理想的には、股関節が自動的に伸展していくとき、股関節がニュートラル（すなわちほぼ水平）になるまで腰椎骨盤帯はニュートラル姿勢を維持するべきである。股関節伸展は、大殿筋の働きにより始まり、維持されるべきである。ハムストリングスがこの動作に参加するだろうが、優勢になるべきではない。通常、傍脊柱筋群の活性化があるが（非対称的な偏りがある）、多セグメント的腰椎伸展、あるいは腰椎下部における伸展ヒンジ方向への単セグメント的剪断の増加（皮膚にしわができる）はあるべきではない。股関節の伸展は、腰椎骨盤帯の動きとは独立していなければならない。両側を評価する。股関節の伸展負荷がかかっている中で、過剰な腰椎の伸展がないか注意する。このテストは、フィードバック（被験者自身による触診、視覚、テープなど）なしで行われるべきである。

腰椎伸展UCM

患者は、腰椎における伸展に関連した症状を訴えている。腰椎には、伸展負荷下において、股関節に対して相対的に伸展方向へのUCMがある。股関節が0°の伸展位に達する前に、骨盤は前傾する、あるいは腰椎は伸展を始める。股関節伸展においてハムストリングスが大殿筋よりも相対的により活発であるようにみえるかもしれない、あるいは背部の伸展筋群の過剰活性化と腰椎伸展によって、股関節伸展が始められるかもしれない。自動的な股関節伸展動作において、腰椎のニュートラルを維持し、制御されていない腰椎の伸展

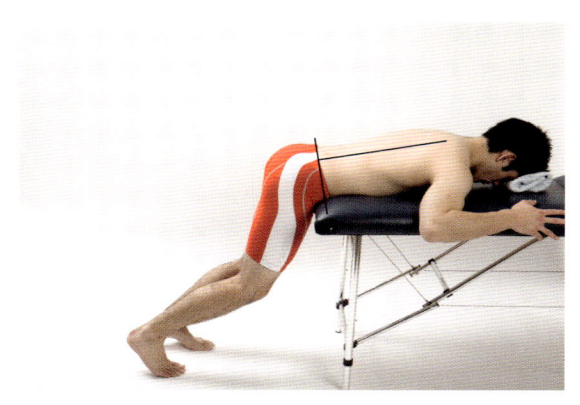

図5.79　股関節伸展挙上テストの開始姿勢

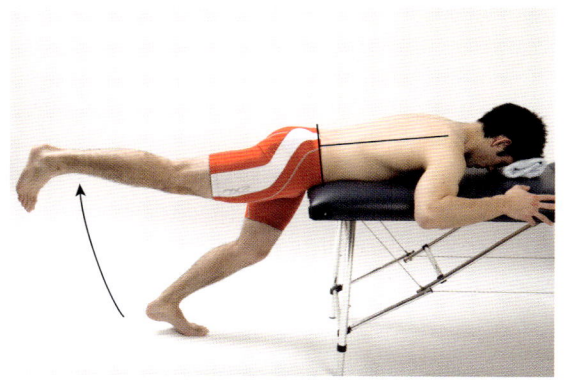

図5.80　股関節伸展挙上テストのベンチマーク

を防ごうとする際、UCMを制御することができない、あるいは集中し努力しなければいけない。

- 1つの脊椎レベルが前方へ過剰に移動している場合、それが伸展の際に後方へ折れ曲がるにつれて皮膚のしわができるので注意する。もしこのセグメントが曲がって移動する際に、それ以外の椎骨と比べて「列からはみ出して」飛び出していれば、UCMは**単セグメントの伸展ヒンジ**として解釈される。特定のヒンジする（折れ曲がる）セグメントを認識し、記録しなければならない。
- もし腰椎領域全体の伸展の増加（腰椎前弯の増加）と骨盤の前傾が観察されたものの、隣接した椎骨より高くなっている椎骨が1つもない場合、UCMは**多セグメント的過伸展**として解釈される。

方向に特異的な運動制御テストにおける臨床的評価の注意点

屈曲制御の運動制御（分離）テストにおいて、ほかの動作（例：わずかな伸展や回旋）が観察された場合、これを制御されていない屈曲として記録し**ない**。伸展と回旋の運動制御テストによって、観察された動作が制御されていないかどうか特定されるだろう。制御されていない腰椎屈曲が示された場合に限り、腰椎屈曲UCMのテストが陽性となる。

腰椎伸展UCMのレーティングと診断

（T15.1、T15.2）

修正

患者は、テーブルに体幹を乗せて支持し、両足は床に置いて支え、腰椎はニュートラルなアライメント（長く浅い前弯）にする。腰椎骨盤帯の動きをモニターする。患者は、ゆっくりと片方の膝を伸展させ、その真っ直ぐにした脚を股関節を伸展させて床から離すように指示される。

理想的には、自動的に股関節を0°、すなわち大腿部が水平になるまで伸展していく間、腰椎をニュートラルに維持できることが明らかなように、腰椎と骨盤を分離する能力を持つべきである。ニュートラルな脊柱を制御し、過剰な腰椎伸展を防ぐために、腹部と殿部の筋群が同時に活性化する。腰椎骨盤帯のニュートラルな姿勢（フィードバックによってモニターされる）

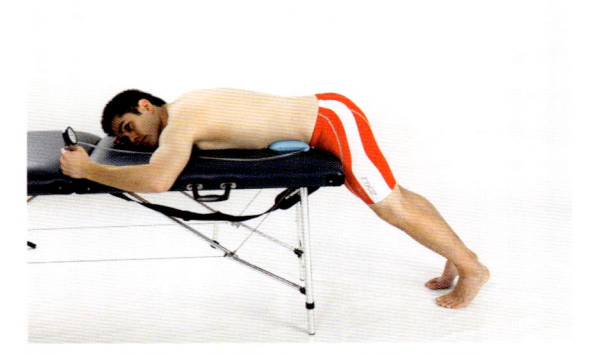

図5.81 腹壁の下に置いたPBUを用いた修正

を維持できる範囲内のみで股関節を伸展する。患者は、腰椎骨盤帯のアライメントをセルフモニターすべきであり、さまざまな選択肢のフィードバックを用いて制御すべきである（T15.3）。触診によるフィードバックは、最も有用な再トレーニングツールである。伸展UCMが制御できる範囲内では、何の症状も誘発されないはずである。ニュートラルを失うべきでなく、あるいは伸展や前傾にUCMが生じるべきではない。

もし制御が不十分な場合、PBUがUCMの制御をモニターするのに有用かもしれない。テーブルの端に腹臥位となり、腰椎はニュートラルなアライメントにする。PBUユニットを腹部の下に（臍のあたりに中心がくるように）置く（図5.81）。パッドを基本圧力である70mmHgまで膨張させる（図5.82）。リラックスして息を吸って吐き出す。腰椎前弯を平坦に、そしてパッドへの圧力を低下させるために、外側の腹壁下部が凹んでいる（hollowed）（引き上げて引っ込める）ので、呼吸してはならない。骨盤のティルトが起こらないようにする。この腹部の収縮を維持する。理想的には、圧力は8〜10mmHgまで（70mmHgから約60〜62mmHgに）低下すべきである（図5.83）。圧力低下は一定に保つことができるべきである。圧力に変化がないことは、グローバルおよびローカルのスタビリティ筋群の共活性化（co-activation）が非効率的であることを示す。圧力上昇は、非効率的なhollowingと代替的な呼吸運動を行っていることを示す。

患者は、腹筋群（伸展の制御）の予備緊張を保って、膝を完全に伸展させてからその真っ直ぐな脚を股関節伸展して挙上するよう指示される（図5.84）。股関節を自動的に伸展（大腿部が水平、約0°）していくとき

T15.1　股関節伸展挙上テストの低閾値動員効率の評価とレーティング

股関節伸展挙上テスト──腹臥位（テーブル）

評価

制御のポイント：
- 腰椎伸展と骨盤の前傾を防ぐ
- 伸展および移動運動に向けて、単セグメントの折れ曲がりを防ぐ

動作の課題：股関節の伸展（テーブルの上に腹臥位）
ベンチマーク可動域：代償を伴わない、片方の股関節の 0°伸展

方向の制御のための低閾値動員効率のレーティング

	✓or ✗		✓or ✗
• テスト方向への「UCM」を防ぐことができる動作の分離パターンを修正する 以下の腰椎 UCM を防ぐ 　伸展ヒンジ（単セグメント） 　過伸展（多セグメント）および骨盤の前傾 両膝の屈曲の動き	☐	• 簡単そうに見え、自信をもって行っているという評価者の意見	☐
		• 簡単に感じ、被験者は十分に動作のパターンへの意識があり、自信を持ってテスト方向における「UCM」を防ぐ	☐
• ベンチマーク可動域全体を通した分離動作：0°股関節伸展（大腿部が水平に） **ベンチマーク基準を超えた範囲も可能である場合、自動的な制御を必要とするのはベンチマーク可動域のみである**	☐	• コンセントリックおよびエキセントリックな動作の間、分離のパターンはスムーズである	☐
		• UCM を防ぐために、反対方向への**最終域**の動きを（継続的に）使わない	☐
		• 特別なフィードバック（**触覚的、視覚的、言語的な指示**）は必要ない	☐
• 呼吸を止めずに（代替的な呼吸ストラテジーを使うことは許容される）	☐	• 外的な支持や負荷をなくすことなく	☐
• エキセントリック運動中の制御	☐	• リラックスした自然な呼吸（たとえ理想的でなかったとしても──自然なパターンが変化しない限り）	☐
• コンセントリック運動中の制御	☐	• 疲労がない	☐
分離パターンを修正		動員の効率	

T15.2　股関節伸展挙上テストによる UCM の部位と方向の診断

股関節伸展挙上テスト──腹臥位（テーブル）			
部位	方向	単セグメント・多セグメント	✗✗または✓✗
腰椎	伸展	単セグメント的伸展ヒンジ（レベルの表示）	☐
		多セグメント過屈曲	☐

T15.3　再トレーニングをモニターするフィードバックのツール

フィードバックのツール	過程
自己触診	関節姿勢（位置）の触診によるモニタリング
視覚的な観察	鏡を見て、あるいは直接動きを観察する
粘着テープ	触覚的なフィードバックのために皮膚に張力をかける
指示と口頭による修正	ほかの観察者からのフィードバックを聞く

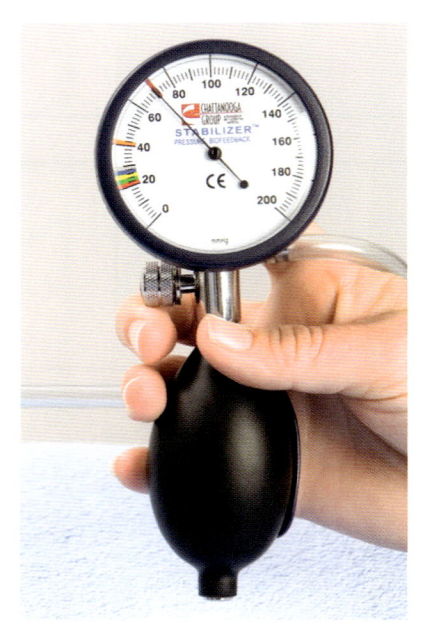

図5.82 PBUを膨張させ、基本圧力である70mmHgにする

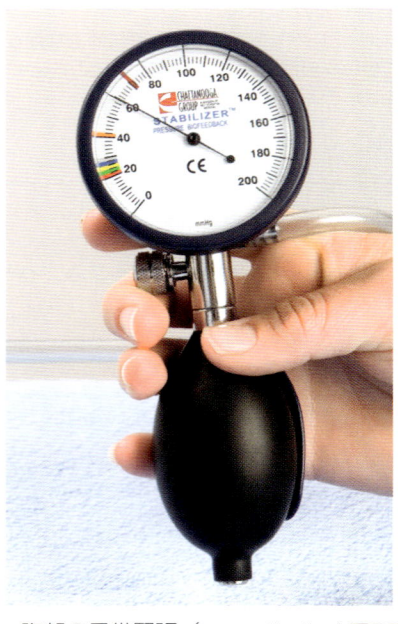

図5.83 腹部の予備緊張（pre-activation)でPBUの圧力が60mmHgに低下するよう修正する

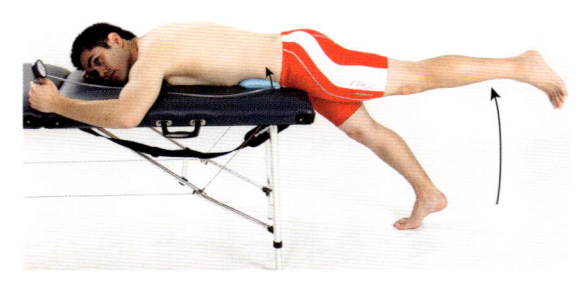

図5.84 腹部の予備緊張（pre-activation)と片脚の挙上を用いた修正

に、腰椎骨盤帯はニュートラルな姿勢（圧力は変化しない）を保つべきである。

　もしPBUを利用できないのであれば、患者はニュートラルポジションが失われていないかどうかをモニターするために反対の手を腰椎骨盤帯の移行部へ置いてもよい。負担をかけたり（straining）、頑張り過ぎることなく、腰椎骨盤帯のニュートラルな姿勢（PBUでモニターされる）が維持できる範囲内で、股関節を伸展する。圧力の上昇（60mmHgから70mmHgへ）により、伸展方向への制御が失われていることが認められたらすぐ、この動作を止め、開始姿勢に戻されなければならない。この時点で腰椎骨盤帯もニュートラルに保ちながら、脚をゆっくりとエキセントリックに床に向けて下ろす。

　制御がとくに不十分である場合、患者は腰椎（ニュートラル）を水平から40°以内の股関節伸展から分離できるだけなのかもしれない。腰椎伸展を制御することがより簡単になり、分離パターンも不自然に感じなくなったら、エクササイズは股関節伸展レベルを水平（0°）へ、最終的には股関節伸展の最大伸展域（水平から10〜15°伸展）へと漸増していくことができる。

T16　立位：股関節伸展 つま先スライドテスト （腰椎伸展UCMのためのテスト）

　この分離テストは、骨盤の前方移動（sway）と腰椎伸展を自動的に分離し制御する能力を評価するものであり、立位で自動的に片方の股関節を伸展する。

テスト手順

　患者は、両脚を真っ直ぐにして背が高くなるように立ち、腰椎と骨盤はニュートラルな位置を取る。頭は、顎が突き出すことなく両肩の直接上にくるようにする（図5.85）。腰椎骨盤帯の前方へのスウェー、あるいは骨盤の前傾の動きを出すことなく、また腰椎伸展を増加させることなく、患者は、股関節を中心線から10〜

15°伸展することができる能力を持っているべきである。自動的に骨盤を仙骨から前傾または後傾し、脊柱はニュートラルなアライメント（長く浅い前弯）にする。指を腰椎下部から仙骨にわたって広げて手を置き（膝を屈曲させた側と反対）、腰椎骨盤帯の動作をモニターする（代替となる腰椎骨盤帯のモニターとしては、腸骨稜に手を置く方法がある）。

　患者は、ゆっくりと片方の膝を曲げ、踵が上がるのを許容しつつ、つま先は床につけておくように指示される。股関節は、15〜20°屈曲で静止する（図5.86）。この開始姿勢から、つま先をゆっくりと床につけたまま後ろへスライドさせ、股関節を伸展する。股関節が確実に中間線から約10〜15°伸展するように、十分につま先を後方へスライドさせる（図5.87）。股関節が中間線を超えて自動的に伸展していくとき、骨盤の前傾や前弯が深さの増加（腰椎と仙骨をモニターする）、

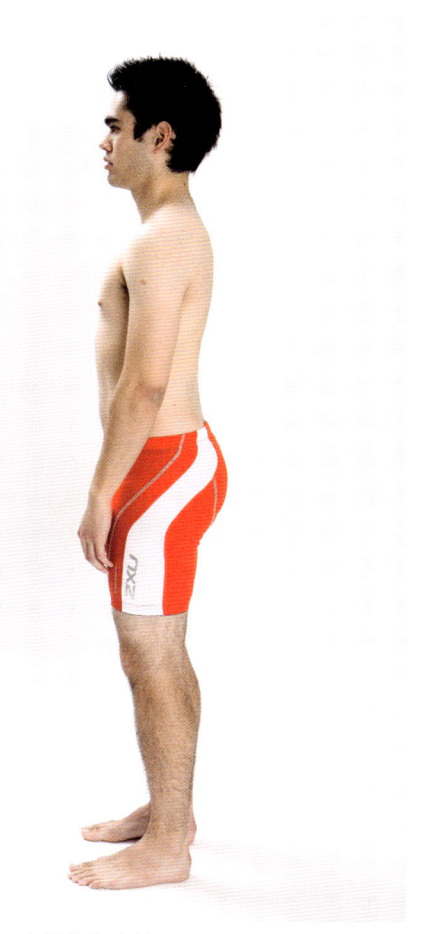

図5.85　ニュートラルな立位

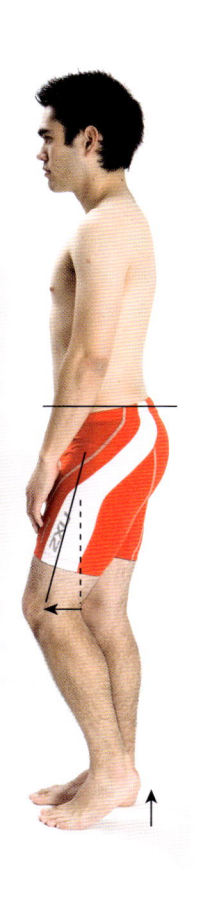

図5.86　股関節伸展つま先スライドテストの開始姿勢

する。このテストは、フィードバック（被験者自身に
よる触診、視覚、テープなど）なしで行われるべきで
ある。

腰椎伸展UCM

　患者は、腰椎における伸展に関連した症状を訴えて
いる。腰椎には、伸展負荷下において、股関節に対し
て相対的に伸展方向へのUCMがある。股関節が10〜
15°の伸展位に達する前に、骨盤は前傾する、あるい
は腰椎は伸展を始める。自動的な股関節伸展動作にお
いて、腰椎のニュートラルを維持し、制御されていな
い腰椎の伸展を防ごうとする際、UCMを制御するこ
とができない、あるいは集中し努力しなければいけな
い。

- 1つの脊椎レベルが前方へ過剰に移動している場合、
それが伸展の際に後方へ折れ曲がるにつれて皮膚の
しわができるので注意する。もしこのセグメントが
曲がって移動する際に、それ以外の椎骨と比べて「列
からはみ出して」飛び出していれば、UCMは**単セグ
メント的伸展ヒンジ**として解釈される。特定のヒン
ジする（折れ曲がる）セグメントを認識し、記録し
なければならない。
- もし腰椎領域全体の伸展の増加（腰椎前弯の増加）
と骨盤の前傾が観察されたものの、隣接した椎骨よ
り高くなっている椎骨が1つもない場合、UCMは**多
セグメント的過伸展**として解釈される。

方向に特異的な運動制御テストにおける臨床的評価の注意点

　伸展制御の運動制御（分離）テストにおいて、他の
動作（例：わずかな屈曲や回旋）が観察された場合、
これを制御されていない伸展として記録しない。屈曲
と回旋の運動制御テストによって、観察された動作が
制御されていないということが特定されるだろう。制
御されていない腰椎伸展が示された場合に限り、腰椎
伸展UCMのテストが陽性となる。

腰椎伸展UCMのレーティングと診断
（T16.1、T16.2）

修正

　患者は、大腿部をベンチやテーブルから骨盤がスウ

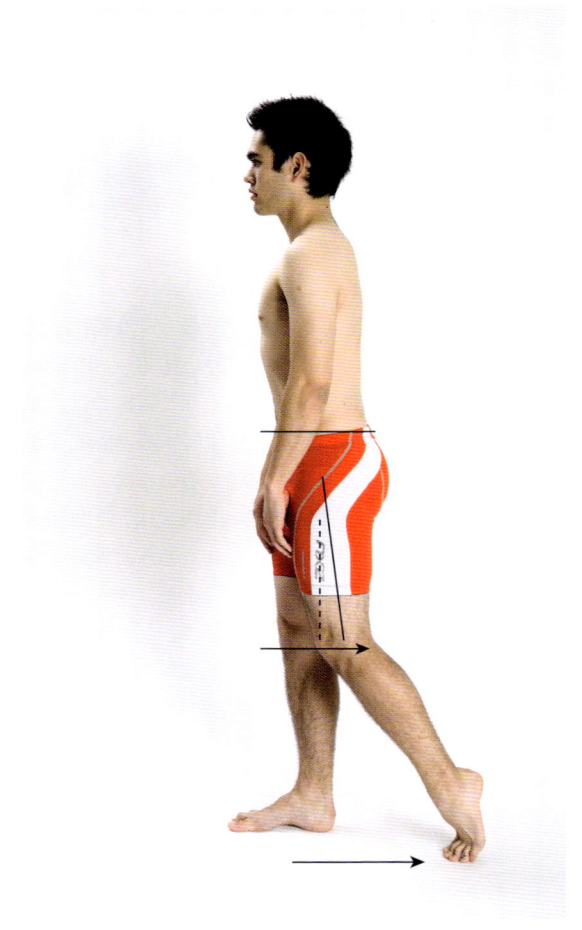

図5.87　股関節伸展つま先スライドテストのベンチマーク

骨盤が前方へスウェー（骨盤をモニターする）なしで、
腰椎骨盤帯はニュートラルな姿勢を保つべきである。
伸展方向にニュートラルを喪失していることを示す動
きが観察されたらすぐ、この動作を止め、開始姿勢に
戻されなければならない。

　理想的には、股関節がニュートラルを超えて自動的
に10〜15°伸展していくとき、腰椎骨盤帯はニュート
ラル姿勢を保つべきである。通常、傍脊柱筋群の活性
化があるが（非対称的な偏りがある）、多セグメント
的な腰椎伸展（前弯の増加）、あるいは腰椎下部にお
ける単セグメント的伸展ヒンジ方向へのスウェー（皮
膚にしわができる）はあるべきではない。股関節の伸
展は、腰椎骨盤帯の動きとは独立していなければなら
ない。両側を評価する。股関節の伸展負荷がかかって
いる中で、制御されていない腰椎の伸展がないか注意

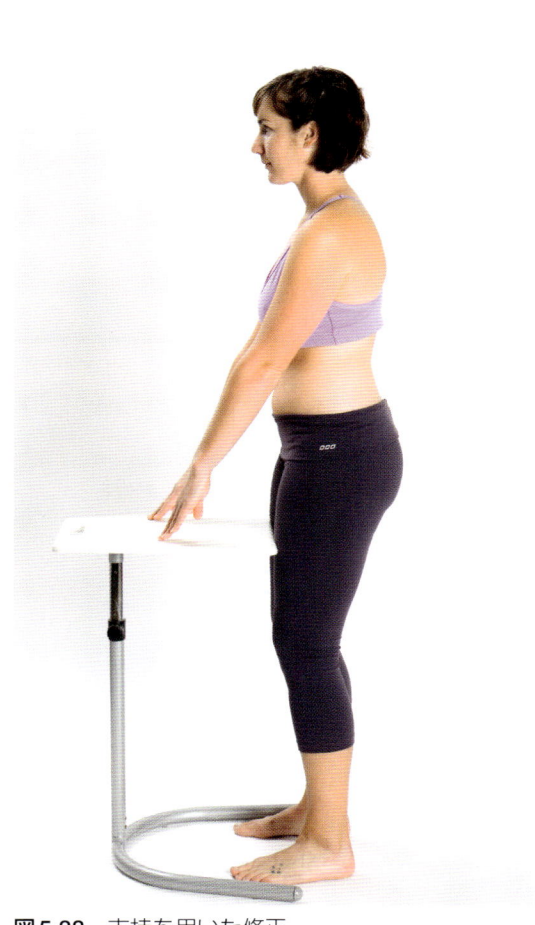

図5.88 支持を用いた修正

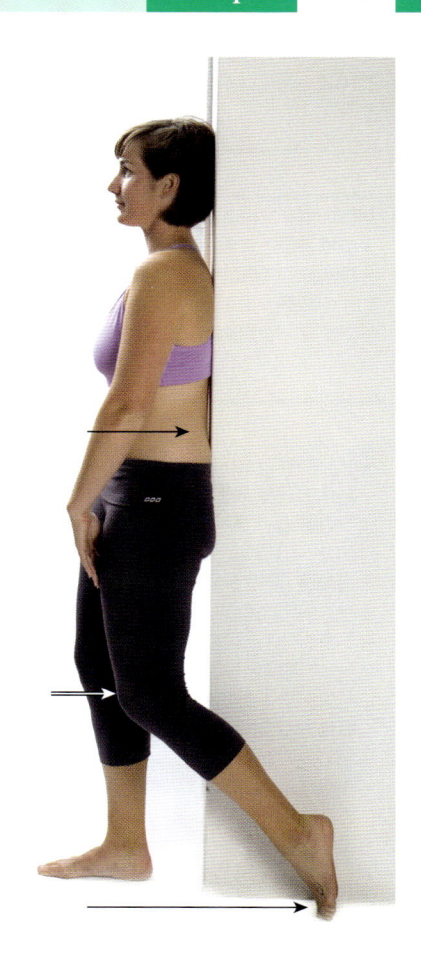

図5.89 壁への固定を用いた修正

ェーしたり回旋しないよう真っ直ぐにして背が高くな
るように立つ（図5.88）。ニュートラルな脊柱を制御
し、過剰な腰椎伸展と前傾を防ぐために、腹部と殿部
の筋群が同時に活性化する。もし必要があれば、両手
を使って腰椎骨盤帯の動作をモニターする。片方の膝
を曲げ、踵が上がるのを許容しつつ、つま先は床につ
けておく。そのとき、股関節は、15～20°屈曲で静止
する。この開始姿勢から、腰椎骨盤帯のニュートラル
な姿勢（フィードバックによってモニターされる）を
維持できる範囲内のみで、後方に上半身もしくは肩を
後方にスウェーすることなしに、体重がかかっていな
い足を後ろへスライドさせる（つま先スライド）こと
で股関節を独立して伸展する。

　患者は、腰椎骨盤帯のアライメントをモニターすべ
きであり、さまざまな選択肢のフィードバックを用い
て制御すべきである（T16.3）。伸展UCMが制御でき

る範囲内では、何の症状も誘発されないはずである。
ニュートラルを失うべきでなく、あるいは腰椎伸展や
骨盤のスウェーにUCMが生じるべきではない。UCM
を制御することがより簡単になり、分離パターンも不
自然に感じなくなったら、エクササイズはベンチやテ
ーブルなしに、支持のない姿勢へと漸増していくこと
ができる。

　もし制御が不十分である場合、ドアの出入口や角に
なった壁で開始姿勢を取る。背中をドアの出入口や壁
で支え、片足を身体の後ろへスライド（股関節伸展）
させることができるような位置に両足を置く。腹筋群
や殿筋群を活性させ、背中を壁に対して平坦にする。
体重のかかっていない股関節を伸展させるときに、壁
への圧力を維持する（つま先は身体の後ろへスライド
させる）。腰椎骨盤帯のニュートラルな姿勢を維持す
ることができ、背中の伸展が増加したり骨盤が壁から

T16.1　股関節伸展つま先スライドテストの低閾値動員効率の評価とレーティング

股関節伸展つま先スライドテスト──立位

評価

制御のポイント：
- 腰椎伸展と骨盤の前傾を防ぐ
- 伸展および移動への折れ曲がりに向けて、骨盤の前方へのスウェーを防ぐ

動作の課題：股関節の伸展（テーブルの上に腹臥位）
ベンチマーク可動域：代償を伴わない、片方の股関節の0°伸展

方向の制御のための低閾値動員効率のレーティング

	✓または✗		✓または✗
• テスト方向への「UCM」を防ぐことができる動作の分離パターンを修正する 以下の腰椎UCMを防ぐ 　前方へのスウェーと伸展ヒンジ（単セグメント） 　過伸展（多セグメント）および骨盤の前傾 片方の股関節屈曲の動き	☐	• 簡単そうに見え、自信をもって行っているという評価者の意見	☐
		• 簡単に感じ、被験者は十分に動作のパターンへの意識があり、自信を持ってテスト方向における「UCM」を防ぐ	☐
• ベンチマーク可動域全体を通した分離動作：10〜15°股関節伸展（大腿部は中間線を超える） **ベンチマーク基準を超えた範囲も可能である場合、自動的な制御を必要とするのはベンチマーク可動域のみである**	☐	• コンセントリックおよびエキセントリックな動作の間、分離のパターンはスムーズである	☐
		• UCMを防ぐために、反対方向への**最終域**の動きを（継続的に）使わない	☐
		• 特別なフィードバック（**触覚的、視覚的、言語的な**指示）は必要ない	☐
• 呼吸を止めずに（代替的な呼吸ストラテジーを使うことは許容される）	☐	• 外的な支持や負荷をなくすことなく	☐
• エキセントリック運動中の制御	☐	• リラックスした自然な呼吸（たとえ理想的でなかったとしても──自然なパターンが変化しない限り）	☐
• コンセントリック運動中の制御	☐	• 疲労がない	☐
分離パターンを修正		動員の効率	

T16.2　股関節伸展つま先スライドテストによるUCMの部位と方向の診断

股関節伸展つま先スライドテスト──立位			
部位	方向	単セグメント・多セグメント	✗✗または✓✗
腰椎	伸展	単セグメント的伸展ヒンジ（レベルの表示）	☐
		多セグメント過屈曲	☐

T16.3　再トレーニングをモニターするフィードバックのツール

フィードバックのツール	過程
自己触診	関節姿勢（位置）の触診によるモニタリング
視覚的な観察	鏡を見て、あるいは直接動きを観察する
粘着テープ	触覚的なフィードバックのために皮膚に張力をかける
指示と口頭による修正	ほかの観察者からのフィードバックを聞く

表 5.5　腰椎伸展テストのレーティングのまとめ		
UCM の診断とテスト		
部位： 腰椎	方向： 伸展	臨床的優先性 ☐
テスト	レーティング（✓✓ または ✓✗ または ✗✗）と 理論的な根拠	
立位：胸椎伸展（スウェー）		
立位：胸椎伸展（ティルト）		
座位：胸部挙上（ティルト）		
座位：前傾		
4 点支持（四つん這い）：前方ロッキング		
仰向け膝立て位（crook）：両屈曲脚下制（double bent leg lower）		
腹臥位：両膝屈曲（double knee bend）		
腹臥位（テーブル）：股関節伸展挙上（hip extension lift test）		
立位：股関節伸展つま先スライド		

離れない範囲のみで、体重がかかっていない足を後ろ
へスライドさせることで、股関節を独立して伸展させ
る（図5.89）。

腰椎伸展UCMのまとめ
（表5.5）

腰椎骨盤帯の回旋制御のテスト

腰椎骨盤帯の回旋（非対称性・片側）制御のテストと回旋制御リハビリテーション

これら非対称的で片側の負荷テストは、腰椎における側屈（side-bend）または側方移動（side-shift）UCMの程度を評価し、ダイナミックスタビリティシステムが適切に回旋あるいは外側への負荷や引っ張りを制御する能力を評価する。患者が片側に偏った症状を訴える、もしくは非対称的なアライメントを示す場合には、回旋UCMのための評価が優先である。

回旋あるいは外側のスタビリティ機能不全は一般的に屈曲あるいは伸展の機能不全の上に重複している。回旋の、あるいは体重シフトのUCMの方向を特定することは重要である。回旋のスタビリティ機能不全の方向を特定するテストがたくさんある。テストが紹介されている順番が、特定の漸増の順序を暗示しているわけではない。これらのテストは、異なる共活性化の共用作用（co-activation synergies）と、異なる負荷を用いている。患者が伸展に関連した症状を訴える、もしくは示す場合には、伸展UCMのための評価が優先である。機能不全を特定するテストは、リハビリテーションストラテジーのガイドあるいは方向づけとしても用いられる。

屈曲や伸展の制御の問題とは異なり、腰椎骨盤帯の回旋制御は、機能的動作と明らかで直接的な関連がない。回旋制御不全は、一般的に、機能的な関連を持つ腰椎屈曲あるいは伸展UCMと共存する。制御されていない回旋は、腰椎屈曲におけるアライメントの非対称性と片側性の症状、伸展UCMに寄与する。屈曲と伸展の制御が十分に示されているとき、最初の腰椎機能不全が単独で制御されていない回旋を起こすというのは、非常に起こりにくいことである。もし腰椎骨盤帯に痛みのある患者が屈曲と伸展に十分な制御を示し、一方で同時に回旋の制御が不十分であるならば、主となる問題のUCMは、腰椎というよりも仙腸関節との関連を示唆している。仙腸関節と骨盤帯のUCMは一貫して片側性の性質を持ち、常に有意なオープンチェーンまたはクローズドチェーンの制御されていない回旋を示す。

腰椎骨盤帯の回旋の観察と分析±側屈

理想的なパターンの解説

被験者は、通常行うのと同じように左右いっぱいに身体をひねるように指示される。理想的には、患者が自動的に回旋するとき、脊柱と両脚の両方が同時に回旋に寄与し、脊柱全体を通して均等な回旋となるべきである。上半身（2つの肩峰を結んだ線でモニターされる）は約90°回旋するべきである。両脚（相対的な骨盤との位置でモニターされる）は約45°の寄与を、また脊柱（上半身の相対的な骨盤との位置によってモニターされる）も残り45°の寄与をすべきである。45°の脊柱の回旋のうち、約10〜15°は腰椎由来となるべきで、胸椎が脊柱回旋の大部分を提供する（30〜35°）。回旋において、骨盤は前方にスウェーすべきでなく、体幹や骨盤が体重移動することなく、十分に対称的であるべきである（図5.90、5.91）。

腰椎骨盤帯の回旋に関連する動作不良
相対的スティフネス（制限）

- **股関節回旋の制限**——立位のひねり、回転の動作において股関節には、35〜40°の正常回旋可動域がない。股関節の可動性を代償するために、腰椎あるいは骨盤は回旋を増加させることがしばしばある。股関節回旋の可動域は、受動的および動的な徒手的筋テストによってテストすることができる。
- **胸椎の回旋制限**——胸椎中部や下部の回旋制限は、代償的な腰椎骨盤帯の可動域の増加に寄与する可能性がある。このことは徒手的なセグメント評価によって確認される。

相対的柔軟性（潜在的UCM）

- **腰椎骨盤帯の回旋**。腰椎と骨盤が、回旋方向への機能的動作を開始し、回転やひねりにより大きく寄与するかもしれない、一方で股関節と胸椎は遅れて回旋し始めて、寄与はより小さい。ひねりや回転の最終域において、腰椎骨盤帯の回旋の過剰な可動域の可動性が観察されるかもしれない。ニュートラルへ

い回旋を示す。

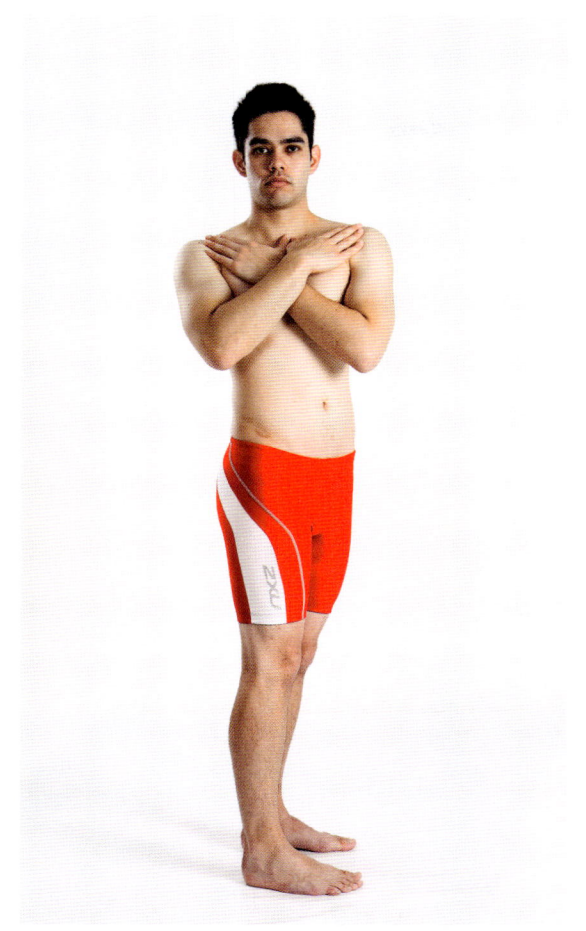
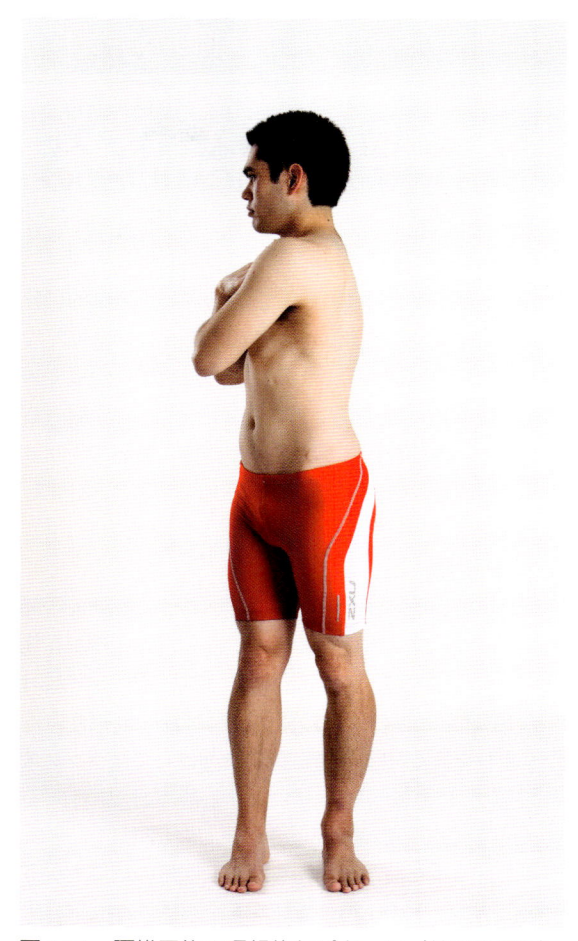

図5.90 腰椎回旋の理想的なパターン（横から見た）　　**図5.91** 腰椎回旋の理想的なパターン（前から見た）

と戻る際、腰椎骨盤帯の回旋が持続し、戻るのが遅れる。

腰椎骨盤帯の回旋動作の評価では、UCMはオープンチェーンあるいはクローズドチェーンとして特定され得る。

腰椎伸展UCMのテストにおける適応

以下を観察または触診する。

1. 腰椎骨盤帯の回旋可動域の過剰な可動性
2. 腰椎骨盤帯の回旋動作が、過剰な回旋により始まる

3. 腰椎骨盤帯の回旋に伴う症状（痛み、不快感、つっぱり）
4. 屈曲や伸展動作に伴う非対称的、あるいは片側の症状
5. 腰椎骨盤帯の非対称的な姿勢やアライメント

患者は、腰椎における非対称的、あるいは片側性の症状を訴えている。腰椎には、回旋性あるいは片側性の負荷下において、股関節や胸椎に対して相対的に回旋方向へのUCMがある。機能不全は、回旋分離のテストによって確認される。

オープンチェーン回旋制御のテスト

T17　仰臥位：片足踵スライドテスト（腰椎骨盤帯の回旋UCMのためのテスト）

この分離テストは、腰椎骨盤帯の回旋を自動的に分離し制御する能力を評価するものであり、仰臥位で片方の股関節を屈曲させながら片方の踵を床に沿ってスライドさせる（伸ばした側の膝に沿って）。片側あるいは、非対称的な四肢への負荷や動作において、回旋の力が腰椎骨盤帯に伝達される。

テスト手順

仰臥位で、2つのPBUをつなぎあわせて腰椎前弯部の下（L3あたりが中心となり、つないだところが脊柱に沿うように）に置く（図5.92）。代替策としては、1つのPBUを脊柱の片方に置き、反対側には折り曲げたタオルを置く（図5.93）。両脚を伸ばしてリラックスして横たわりながら、パッドを基本圧力である40mmHgまで膨張させる。この圧力のPBUによって、ニュートラルな前弯が維持される。回旋の制御を失うことは、パッドの圧力の変化をもたらす。パッドの圧力が上昇することは、腰椎骨盤帯がそのパッド側に回旋していることを示す。パッドの圧力が低下することは、腰椎骨盤帯がそのパッドの反対側に回旋していることを示す。圧力変化なし＝（イコール）ニュートラルな姿勢が失われていない＝十分な制御、である。

2つのPBUを使っているとき、もし腰椎骨盤帯の回旋が起こると、片方のパッドの圧力は上昇し、もう一方のパッドの圧力は低下する。この圧力の変化は、腰椎骨盤帯の回旋の方向を示す（例：右のパッドの圧力が上昇し、左が低下すれば、骨盤は右側に回旋している）。一般的に、1つのPBUがもう一方よりも大きな圧力の変化を示す。テストや再トレーニングのためには、患者は片方のPBUだけをモニターするのがよい。大きな変化をするPBUのみを用いて腰椎骨盤帯の回旋制御をモニターすべきである。

仰臥位で両脚は伸ばし、両足はつけておき、両側のASIS（上前腸骨棘）が前後面で対称であること、そ

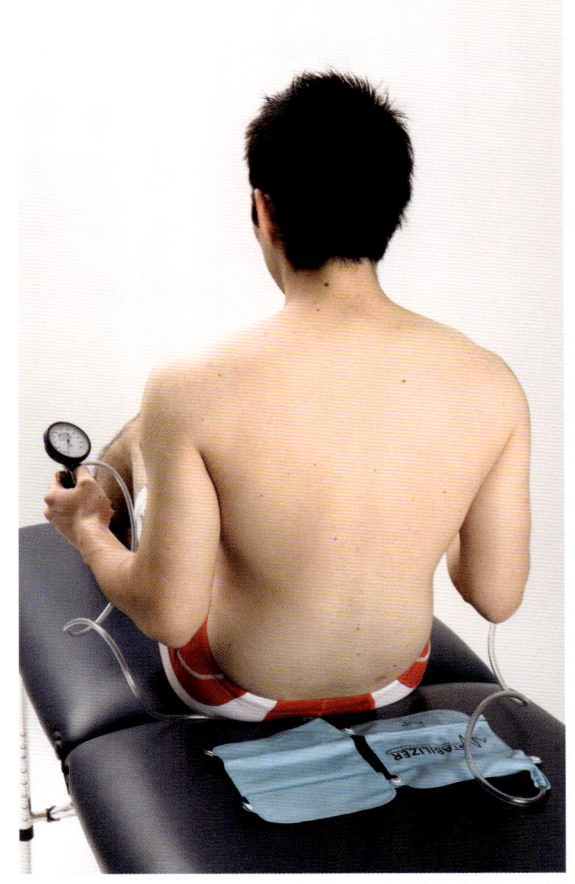

図5.92　2つのPBUの位置を自分で腰椎前弯部に調整する

して両方のPBUが40mmHgであることを確認する（図5.94）。もしPBUが使えない場合、腰椎骨盤帯の姿勢は触診と視覚的なフィードバックによってモニターされるべきである。圧力変化の大きい側のPBUを用いて、腰椎骨盤帯の回旋制御の正確性をモニターし、患者は骨盤をできるだけ水平に維持（圧力変化なし）しながら、片方の踵を床に沿ってスライドし、反対側の（真っ直ぐにした）膝の脇で止めるよう指示される（図5.95）。股関節は約45°屈曲となる。この姿勢を5秒間維持し、ゆっくりと脚を伸ばし、スライドさせて開始位置に戻る。

理想的には、股関節が屈曲し戻していく際、骨盤は回旋すべきでなく、両方のASISの位置は対称に維持されるべきである。両方のPBUにおいて、著しい圧力の変化はあるべきでない。脚を動かしている間の

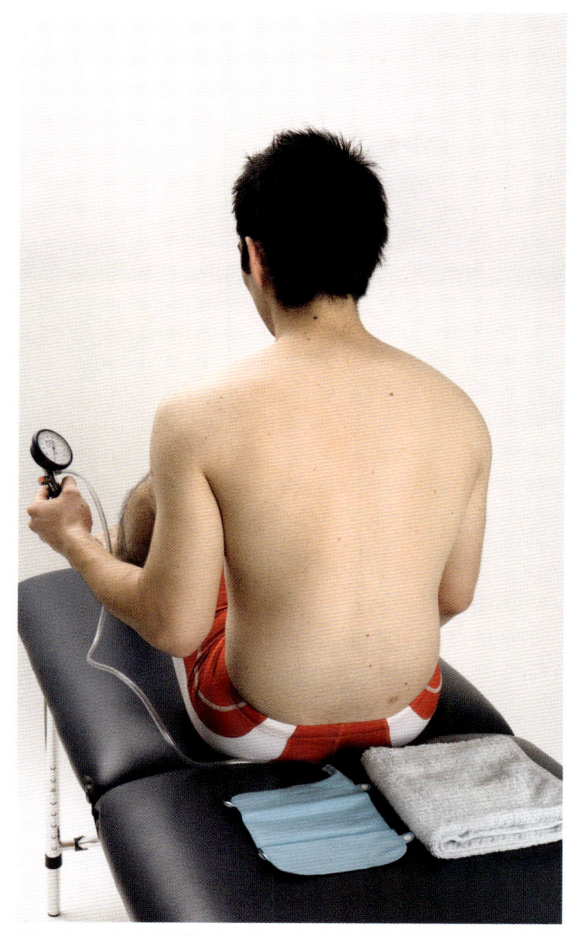

図5.93　1つのPBUとタオルの位置を自分で調整する

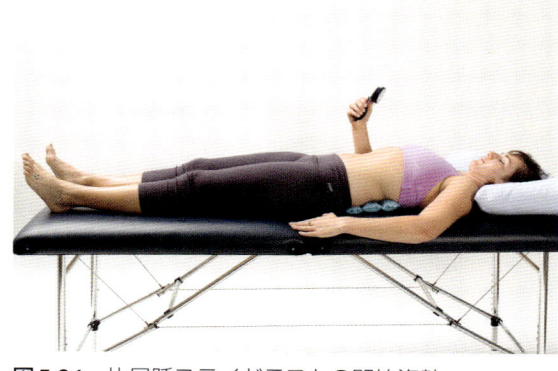

図5.94　片足踵スライドテストの開始姿勢

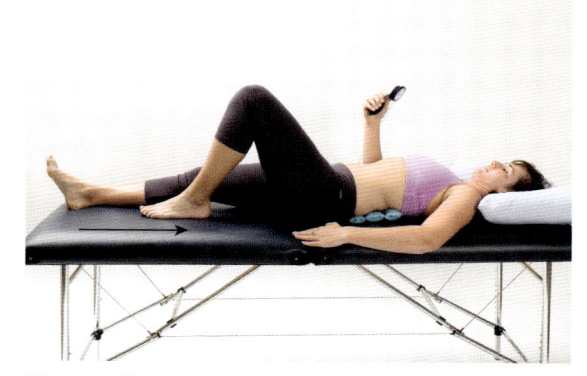

図5.95　片足踵スライドテストのベンチマーク

5mmHg（2目盛）以下の小さな圧力変化は、許容範囲であるが、脚が静止しているときは40mmHgで安定しているべきである。

　片側の股関節屈曲は、腰椎骨盤帯の回旋と独立していなければならない。両側を評価する。股関節回旋負荷がかかっているときの過剰な腰椎骨盤帯の回旋を観察する。セラピストはPBUのみに頼るべきではない。回旋の制御が適切かどうかを判断する際に、骨盤の触診と視覚的な観察の両方を用いるべきである。このテストは、フィードバック（被験者自身による触診、視覚、テープなど）なしで行われるべきである。患者は、テスト可動域における正確性のために、PBUを見ることは許容される。

腰椎骨盤帯の回旋UCM

　患者は、腰椎における片側性の症状を訴えている。

片側あるいは、非対称的な四肢への負荷において、回旋の力が腰椎骨盤帯に伝達される。体幹回旋のスタビライザーは、効率的にこの回旋の力を制御することができない。腰椎には、片側性の股関節屈曲負荷下において、股関節に対して相対的に腰椎骨盤帯回旋方向へのUCMがある。片方の股関節屈曲による、仰臥位での片方の踵をスライドにおいて、踵が真っ直ぐにした側の膝に到達する前に、腰椎骨盤帯はそのスライドさせた側に回旋を始める。

　下背部と骨盤がパッドに向けて回旋していく（スライドさせた側のASISが後方へ動く）につれ、そのスライドさせた側のPBUの過剰な圧力上昇により、制御されていない回旋が特定される。また、下背部と骨盤がパッドから離れるように回旋していく（スライドさせた側と反対のASISが前方へ動く）につれ、そのスライドさせていない側のPBUの過剰な圧力低下に

より、制御されていない回旋が特定される。脚を動かしている間の5mmHg（2目盛）以上の圧力変化は、許容されない。これは制御されていない腰椎骨盤帯の回旋を示す。制御されていない腰椎骨盤帯の回旋は、踵をスライドさせた脚を静止させたとき、2つのパッドが対称的に40mmHgで安定しないことによっても特定される。

腰椎骨盤帯の回旋を、独立した片側の股関節屈曲から分離しようとする際、被験者はUCMを制御することができない、あるいは、腰椎骨盤帯の回旋を制御するために集中し努力をする必要がある。両側の動作が評価されなければならない。回旋を制御することができない方向を観察する（例：制御されていない腰椎骨盤帯の回旋が右方向と左方向のどちらなのか）。片側であることもあり、両側であることもある。腰椎骨盤帯の回旋UCMが両側性の場合、片方が反対側に比べて、よりよい、または悪いかもしれない。

方向に特異的な運動制御テストにおける臨床的評価の注意点

回旋制御の運動制御（分離）テストにおいて、他の動作（例：わずかな屈曲や伸展）が観察された場合、これを制御されていない回旋として記録しない。屈曲と伸展の運動制御テストによって、観察された動作が制御されていないかどうか特定されるだろう。制御されていない腰椎骨盤帯の回旋が示される場合に限り、腰椎骨盤帯の回旋UCMのテストは陽性となる。

腰椎回旋UCMのレーティングと診断

（T17.1、T17.2）

修正

仰臥位で両脚は伸ばし、両足はつけておき、両方のPBUを40mmHgにする。もしPBUが使えない場合、腰椎骨盤帯の姿勢は触診と視覚的なフィードバックによってモニターされるべきである。患者は、腰椎骨盤帯の回旋を制御できる（フィードバックでモニターされる）範囲内のみで、骨盤をできるだけ水平に維持（圧力変化なし）しながら、片方の踵を床に沿って、反対側の（真っ直ぐにした）膝に沿ってスライドさせるよう指示される（図5.96）。腰椎骨盤帯が回旋の制

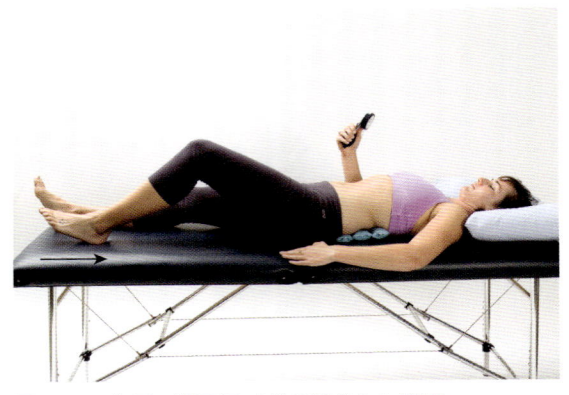

図5.96　修正：踵スライドの部分的な範囲

御を失う時点で、動きは止めるべきである。腰椎骨盤帯の姿勢は再度スタビライズされ、その後、数秒間この姿勢を維持し、腰椎骨盤帯の回旋UCMを制御しながら開始姿勢に戻る。

理想的には、股関節を屈曲し戻していくとき、骨盤は回旋すべきでなく、両方のASISの位置は対称であるべきである。脚が静止しているときに40mmHgで安定している限り、脚を動かしている間の5mmHg（2目盛）以下の小さな圧力変化は許容範囲である。患者は、腰椎骨盤帯のアライメントをモニターすべきであり、さまざまな選択肢のフィードバックを用いて制御すべきである（T17.3）。回旋UCMが制御できる範囲内では、何の症状も誘発されないはずである。

片側あるいは、非対称的な四肢への負荷において、回旋の力が腰椎骨盤帯に伝達される。腰椎骨盤帯の回旋スタビリティ筋群が、この回旋ストレスを制御する。体幹の回旋をスタビライズする腹斜筋群、大腰筋の前部、多裂筋表層線維が、コンセントリックに脚を挙げたり、エキセントリックに脚を開始姿勢へ戻す、股関節屈曲筋や回旋筋と協調する必要がある。制御されていない腰椎骨盤帯の回旋は、体幹のスタビライザー筋群（とくに腹斜筋）と四肢の筋群（とくに殿筋群）との協調の非効率性と、ほとんどの場合関連している（たとえば、右脚を屈曲し、戻していくとき、左の外腹斜筋と右の内腹斜筋が腰椎骨盤帯の回旋のスタビリティを制御している）。もし制御が不十分な場合、患者は仰臥位になり、自動的に外腹斜筋を収縮させて腰椎骨盤帯の回旋制御を改善する。反対側の外腹斜筋と、同側の内腹斜筋は、どちらがより回旋UCMにおいて効率的かを特定するために別々に促通され得る。

T17.1　片足踵スライドテストの低閾値動員効率の評価とレーティング

片足踵スライドテスト──仰臥位

評価

制御のポイント：
• 腰椎骨盤帯の回旋を防ぐ
動作の課題：片側の股関節屈曲（仰臥位）
ベンチマーク可動域：伸ばした側の膝に沿って踵をスライドさせる（約45°股関節屈曲）

方向の制御のための低閾値動員効率のレーティング

	✓または✗		✓または✗
• テスト方向への「UCM」を防ぐことができる動作の分離パターンを修正する 以下の腰椎UCMを防ぐ 　回旋と片側の股関節屈曲の動き 股関節を屈曲する	☐	• 簡単そうに見え、自信をもって行っているという評価者の意見	☐
		• 簡単に感じ、被験者は十分に動作のパターンへの意識があり、自信を持ってテスト方向における「UCM」を防ぐ	☐
• ベンチマーク可動域全体を通した分離動作：伸ばした側の膝に沿って踵をスライドさせる（約45°股関節屈曲） **ベンチマーク基準を超えた範囲も可能である場合、自動的な制御を必要とするのはベンチマーク可動域のみである**	☐	• コンセントリックおよびエキセントリックな動作の間、分離のパターンはスムーズである	☐
		• UCMを防ぐために、反対方向への**最終域の動きを（継続的に）使わない**	☐
		• 特別なフィードバック（触覚的、視覚的、言語的な指示）は必要ない	☐
• 呼吸を止めずに（代替的な呼吸ストラテジーを使うことは許容される）	☐	• 外的な支持や負荷をなくすことなく	☐
		• リラックスした自然な呼吸（たとえ理想的でなかったとしても──**自然なパターンが変化しない限り**）	☐
• エキセントリック運動中の制御	☐		
• コンセントリック運動中の制御	☐	• 疲労がない	☐
分離パターンを修正		動員の効率	

T17.2　片足踵スライドテストによるUCMの部位と方向の診断

片足踵スライドテスト──仰臥位

部位	方向	骨盤から左（左）	骨盤から右（右）
		（チェックボックス）	（チェックボックス）
腰椎骨盤帯	回旋（オープンチェーン）	☐	☐

T17.3　再トレーニングをモニターするフィードバックのツール

フィードバックのツール	過程
自己触診	関節姿勢（位置）の触診によるモニタリング
視覚的な観察	鏡を見て、あるいは直接動きを観察する
粘着テープ	触覚的なフィードバックのために皮膚に張力をかける
圧力によるバイオフィードバック	姿勢制御の視覚的な確認
指示と口頭による修正	ほかの観察者からのフィードバックを聞く

外腹斜筋の動員

自動的に同側の下部肋骨前面を、反対側の脊柱へ向かって下および後方、引っ張るようにという指示は、外腹斜筋の促通のためのよい指導法である。これは、同時に腹壁全体を「引き込む（pull in）」ための指示と協調されるべきである。（下部の腹壁のみを「引き込む（hollowing）」腹横筋の促通法を用いてはならない。腹横筋は十分に体幹の回旋を制御しない）。腹壁のブレーシングやバルジング（bracing or bulging）をやめさせる。

内腹斜筋の動員

自動的に同側のASISを前方に向かって押す、あるいは持ち上げるという指示は、内腹斜筋の促通のためのよい指導法となる。同側のASISで「ボタンを押す」ことを視覚化する。これは、同時に腹壁全体を「引き込む（pull in）」ための指示と協調されるべきである。腹壁のブレーシングやバルジング（bracing or bulging）をやめさせる。

効率的な腹斜筋の効率的な「予備」収縮（'preset' contraction）により、PBUの圧力は両方とも8～10mmHg上昇（40mmHgから、約48～50mmHgに）すべきである。これは、片方の下肢の負荷がある中で、制御されていない腰椎骨盤帯の回旋に抗する力ももたらす。もしPBUを利用できないのであれば、患者は、反対側のASISを触診し、回旋における骨盤のニュートラルな位置をフィードバックすべきである。同側

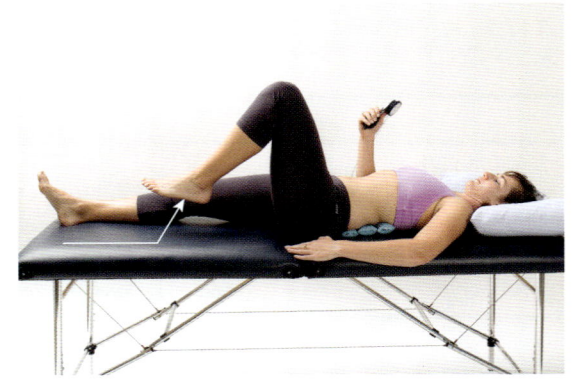

図5.97 漸増：支持のない踵スライド

（動かす側）の腸骨稜の後方外側も、骨盤のニュートラルな姿勢が失われていないかどうかを触診するのに有用である。視覚的なフィードバックを利用して制御が失われていないかを見るために、頭を屈曲位に支持する必要のある人もいる。

効率的な腹斜筋の促通が達成されたら、患者はゆっくりと踵を反対側の膝に向けてスライドさせるよう指示される。骨盤が回旋しない範囲内に限り、踵のスライドを続けることができる。

独立した股関節回旋における腰椎骨盤帯の制御がより簡単になり、分離パターンも不自然に感じなくなったら、エクササイズを漸増していくことができる。この動作の基本的な漸増は、踵を、伸ばした膝のそばで5cm挙上するということである（図5.97）。

T18　仰臥位：屈曲膝の側方下制（bent knee fall out）テスト（腰椎骨盤帯の回旋UCMのためのテスト）

この分離テストは、腰椎骨盤帯の回旋を自動的に分離し制御する能力を評価するものであり、仰臥位で股関節を外転・外旋させ、戻すことで曲げた膝を下ろす（踵を伸ばした膝の側に維持）。片側あるいは、非対称的な四肢への負荷や動作において、回旋の力が腰椎骨盤帯に伝達される。

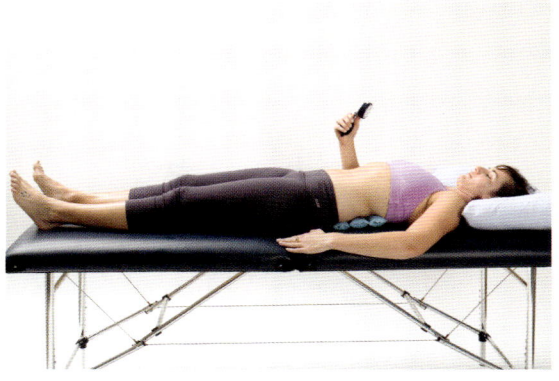

図5.98　PBUを基本圧力である70mmHgにして準備する

テスト手順

仰臥位で、2つのPBUをつなぎあわせて腰椎前弯部の下（L3あたりが中心となり、つないだところが脊柱に沿うように）に置く。代替策としては、1つのPBUを脊柱の片方に置き、反対側には折り曲げたタオルを置く。両脚を伸ばしてリラックスして横たわりながら、パッドを基本圧力である40mmHgまで膨張させる。この圧力のPBUによって、ニュートラルな前弯が維持される。回旋の制御を失うことは、パッドの圧力の変化をもたらす。パッドの圧力が上昇することは、腰椎骨盤帯がそのパッド側に回旋していることを示す。パッドの圧力が低下することは、腰椎骨盤帯がそのパッドの反対側に回旋していることを示す。圧力変化なし＝（イコール）ニュートラルな姿勢が失われていない＝十分な制御、である。

2つのPBUを使っているとき、もし腰椎骨盤帯の回旋が起こると、片方のパッドの圧力は上昇し、もう一方のパッドの圧力は低下する。この圧力の変化は、腰椎骨盤帯の回旋の方向を示す（例：右のパッドの圧力が上昇し、左が低下すれば、骨盤は右側に回旋している）。一般的に、1つのPBUがもう一方よりも大きな圧力の変化を示す。テストや再トレーニングのためには、片方のPBUだけをモニターするのがよい。大きな変化をするPBUのみを用いて腰椎骨盤帯の回旋制御をモニターすべきである。

仰臥位で両脚は伸ばし、両足はつけておき、両側のASIS（上前腸骨棘）が前後面で対称であること、そして両方のPBUが40mmHgであることを確認する（図5.98）。患者は片方の踵を反対側の膝に向けて挙上する。理想的には、骨盤は回旋するべきではない（圧力は変化させない）。もし回旋が現れるなら、骨盤のアライメントを修正して水平（両方のPBUが40mmHgに戻る）にする（図5.99）。もしPBUが使えない場合、腰椎骨盤帯の姿勢は触診と視覚的なフィードバックによってモニターされるべきである。圧力変化の大きい側のPBUを用いて、腰椎骨盤帯の回旋制御の正確性をモニターし、患者は骨盤を完全に水平に維持（圧力変化なし）しながら、支持された足を伸ばした側の脚のそばに保ちつつ、曲げた側の膝をゆっくりと横へ下げるよう指示される。理想的には、骨盤の回旋を伴うことなく、膝を曲げた脚を少なくとも利用可能な45°の股関節外転および外旋を通して下ろし、戻すことができるべきである。脚を動かしている間の5mmHg（2目盛）以下の小さな圧力変化は、許容範囲であるが、脚が静止しているときは40mmHgで安定しているべきである。

片側の股関節回旋は、腰椎骨盤帯の回旋と独立していなければならない。両側を評価する。股関節回旋負荷がかかっているときの過剰な腰椎骨盤帯の回旋を観察する。セラピストはPBUのみに頼るべきではない。回旋の制御が適切かどうかを判断する際に、骨盤の触診と視覚的な観察の両方を用いるべきである。このテストは、フィードバック（被験者自身による触診、視覚、テープなど）なしで行われるべきである。患者は、PBUを見ることは許容されるが、テスト範囲の正確性が求められる。

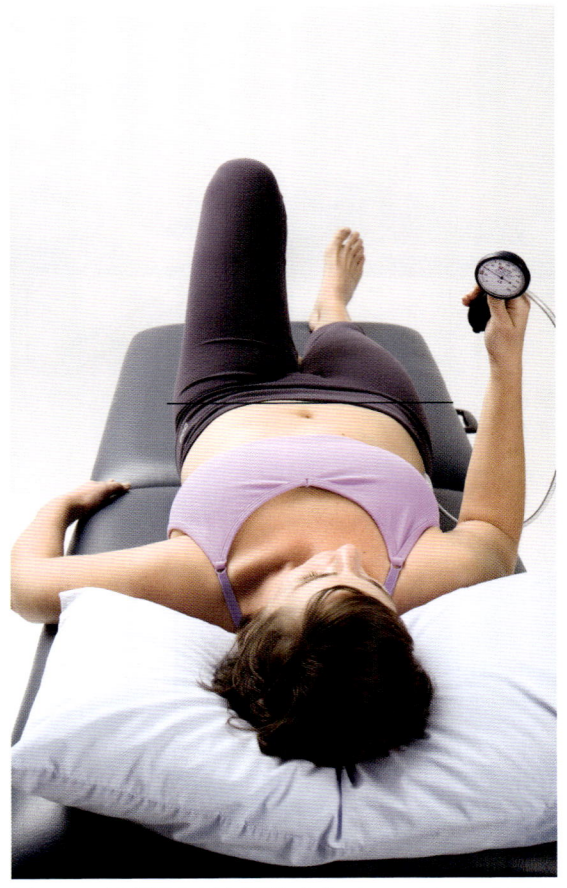

図5.99 屈曲膝の側方下制（ベントニーフォールアウト）テストの開始姿勢──40mmHgに達するまで骨盤の位置を変える

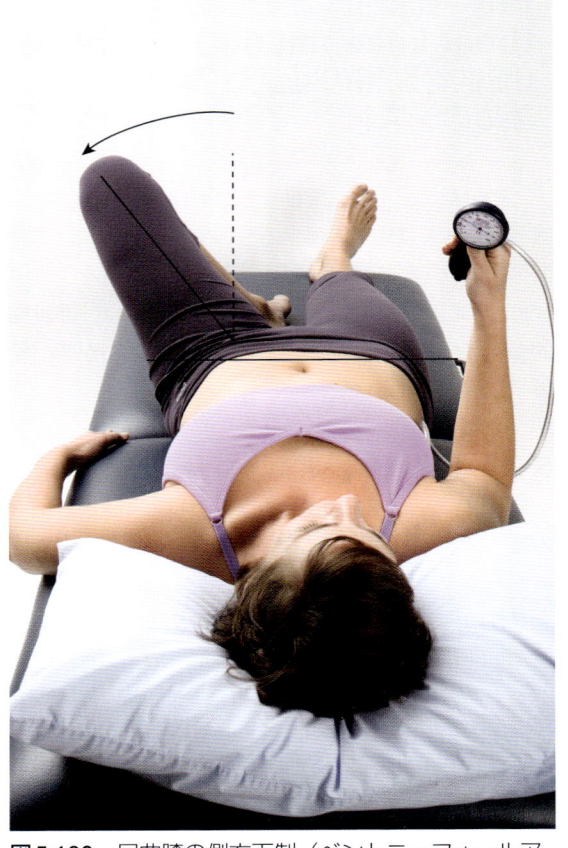

図5.100 屈曲膝の側方下制（ベントニーフォールアウト）テストのベンチマーク

腰椎回旋UCM

　患者は、腰椎における片側性の症状を訴えている。片側あるいは、非対称的な四肢への負荷において、回旋の力が腰椎骨盤帯に伝達される。体幹回旋のスタビライザーは、効率的にこの回旋の力を制御することができない。腰椎には、片側性の股関節回旋負荷下において、股関節に対して相対的に回旋方向へのUCMがある。曲げた脚を外側へ下げていくにつれ、股関節の動きが45°回旋に到達する前に、骨盤が股関節の動きにつられて回旋を始める。制御されていない腰椎骨盤帯の回旋は、側方へ下制した膝を静止させたとき、2つのパッドが対称的に40mmHgで安定しないことによっても特定される。回旋UCMは、下背部と骨盤がパッドに向けて回旋していく（動かした側のASISが後方へ動く）につれ、その動かした側のPBUの圧力が上昇することにより、また、下背部と骨盤がパッドから離れるように回旋していく（動かした側と反対のASISが前方へ動く）につれ、その動かしていない側のPBUの圧力が低下することにより、示される。

　患者は股関節の動きを、腰椎と骨盤から分離させることができない。脚を動かしている間の5mmHg（2目盛）以上の圧力変化は、許容されない。これは制御されていない腰椎骨盤帯の回旋を示す。制御されていない腰椎骨盤帯の回旋は、脚を静止させたとき、2つのパッドが対称的に40mmHgで安定しないことによっても特定される。

　腰椎骨盤帯の回旋を独立した片側の股関節屈曲から分離しようとする際、被験者はUCMを制御することができない、あるいは、腰椎骨盤帯の回旋を制御するために集中し多大な努力をする必要がある。回旋を制

御することができない方向を観察する（例：制御され
ていない腰椎骨盤帯の回旋が右方向と左方向のどちら
なのか）。片側であることもあり、両側であることもあ
る。腰椎骨盤帯の回旋UCMが両側性の場合、片方が
反対側に比べて、よりよい、または悪いかもしれない。

方向に特異的な運動制御テストにおける臨床的評価の注意点

　回旋制御の運動制御（分離）テストにおいて、他の
動作（例：わずかな屈曲や伸展）が観察された場合、
これを制御されていない回旋として記録しない。屈曲
と伸展の運動制御テストによって、観察された動作が
制御されていないかどうか特定されるだろう。制御さ
れていない腰椎骨盤帯の回旋が示される場合に限り、
腰椎骨盤帯の回旋UCMのテストは陽性となる。

腰椎回旋UCMのレーティングと診断

（T18.1、T18.2）

修正

　仰臥位で両脚は伸ばし、両足はつけておき、両方の
PBUを40mmHgにする。もしPBUが使えない場合、
腰椎骨盤帯の姿勢は触診と視覚的なフィードバックに
よってモニターされるべきである。患者は骨盤をでき
るだけ水平に維持（圧力は変化させない）しながら、
片方の踵を反対側の膝の横に位置させるよう指示され
る。もし骨盤の回旋があるなら、アライメントを修正
して水平（両方のPBUが40mmHgに戻る）にする。
その後、骨盤を完全に水平に維持（圧力は変化させな
い）しながら、腰椎骨盤帯の回旋を制御できる範囲で
（フィードバックでモニターされる）、曲げた脚をゆっ
くりと外側へ下げていく。数秒間この姿勢を維持し、
その後、脚を開始姿勢に戻す。腰椎骨盤帯が回旋の制
御を失う時点で、動きは止めるべきである。腰椎骨盤
帯の姿勢は再度スタビライズされ、その後、数秒間こ
の姿勢を維持し、腰椎骨盤帯の回旋UCMを制御しな
がら開始姿勢に戻る。

　理想的には、脚が回旋し、戻る際、骨盤は回旋すべ
きでなく、両方のASISの位置は対称であるべきであ
る。脚が動いている間の5mmHg（2目盛）以下の小
さな圧力変化は、許容範囲であるが、脚が静止してい

るときは40mmHgで安定しているべきである。患者
は、腰椎骨盤帯のアライメントをモニターし、さまざ
まな選択肢のフィードバックを用いて制御すべきであ
る（T18.3）。回旋UCMが制御できる範囲内では、何
の症状も誘発されないはずである。

　片側あるいは、非対称的な四肢への負荷において、
回旋の力が腰椎骨盤帯に伝達される。腰椎骨盤帯の回
旋スタビリティ筋群が、この回旋ストレスを制御する。
体幹の回旋をスタビライズする腹斜筋群、大腰筋の前
部、多裂筋表層線維が、エキセントリックに脚を側方
に下ろしたり、コンセントリックに脚を開始姿勢へ戻
す、股関節内転筋や回旋筋と協調する必要がある。制
御されていない腰椎骨盤帯の回旋は、体幹のスタビラ
イザー筋群（とくに腹斜筋）と四肢の筋群（とくに殿
筋群）との協調の非効率性と、ほとんどの場合関連し
ている。たとえば、右脚を側方に下げるとき、左の外
腹斜筋と右の内腹斜筋が腰椎骨盤帯の回旋のスタビリ
ティを制御している。もし制御が不十分な場合、自動
的に外側の腹斜筋群（lateral oblique abdominal
muscles）を収縮させて腰椎骨盤帯の回旋制御を改善
する。反対側の外腹斜筋と、同側の内腹斜筋は、どち
らがより回旋UCMにおいて効果的かを特定するため
に別々に促通され得る。

外腹斜筋の動員

　自動的に同側の下部肋骨前面を、反対側の脊柱へ向
かって下および後方へ引っ張るようにという指示は、
外腹斜筋の促通のためのよい指導法である。これは、
同時に腹壁全体を「引き込む（pull in）」ための指示
と協調されるべきである。（下部の腹壁のみを「引き
込む（hollowing）」腹横筋の促通法を用いてはならな
い。腹横筋は十分に体幹の回旋を制御しない）。腹壁
のブレーシングやバルジング（bracing or bulging）
を防ぐ。

内腹斜筋の動員

　自動的に同側のASISを前方に向かって押すように
という指示は、内腹斜筋の促通のためのよい指導法と
なる。同側のASISで「ボタンを押す」ことを視覚化
する。これは、同時に腹壁全体を「引き込む（pull
in）」ための指示と協調されるべきである。腹壁のブレ
ーシングやバルジング（bracing or bulging）をやめ

T18.1　屈曲膝の側方下制（bent knee fall out）テストの低閾値動員効率の評価とレーティング

膝曲げ落下（ベントニーフォールアウト）テスト——仰臥位

評価

制御のポイント：
- 腰椎骨盤帯の回旋を防ぐ

動作の課題：片方の外旋と外転（仰臥位）

ベンチマーク可動域：45°の股関節外旋と外転（踵は膝のそばに置く）

方向の制御のための低閾値動員効率のレーティング

	✓または✗		✓または✗
• テスト方向への「UCM」を防ぐことができる動作の分離パターンを修正する 以下の腰椎 UCM を防ぐ 　回旋と片側の股関節の外旋と外転の動き 股関節を屈曲する	☐	• 簡単そうに見え、自信をもって行っているという評価者の意見	☐
		• 簡単に感じ、被験者は十分に動作のパターンへの意識があり、自信を持ってテスト方向における「UCM」を防ぐ	☐
• ベンチマーク可動域全体を通した分離動作：45°の股関節外旋・外転 **ベンチマーク基準を超えた範囲も可能である場合、自動的な制御を必要とするのはベンチマーク可動域のみである**	☐	• コンセントリックおよびエキセントリックな動作の間、分離のパターンはスムーズである	☐
		• UCM を防ぐために、反対方向への**最終域**の動きを（継続的に）使わない	☐
		• 特別なフィードバック（触覚的、視覚的、言語的な指示）は必要ない	☐
• 呼吸を止めずに（代替的な呼吸ストラテジーを使うことは許容される）	☐	• 外的な支持や負荷をなくすことなく	☐
• エキセントリック運動中の制御	☐	• リラックスした自然な呼吸（たとえ理想的でなかったとしても——自然なパターンが変化しない限り）	☐
• コンセントリック運動中の制御	☐	• 疲労がない	☐
分離パターンを修正		動員の効率	

T18.2　屈曲膝の側方下制（bent knee fall out）テストによる UCM の部位と方向の診断

屈曲膝の側方下制（bent knee fall out）テスト——仰臥位

部位	方向	骨盤から左（左）	骨盤から右（右）
		（チェックボックス）	（チェックボックス）
腰椎骨盤帯	回旋（オープンチェーン）	☐	☐

T18.3　再トレーニングをモニターするフィードバックのツール

フィードバックのツール	過程
自己触診	関節姿勢（位置）の触診によるモニタリング
視覚的な観察	鏡を見て、あるいは直接動きを観察する
粘着テープ	触覚的なフィードバックのために皮膚に張力をかける
指示と口頭による修正	ほかの観察者からのフィードバックを聞く
圧力によるバイオフィードバック	姿勢制御の視覚的な確認

させる。

効率的な腹斜筋の効率的な「予備」収縮（'preset' contraction）により、PBUの圧力は両方とも8〜10mmHg上昇（40mmHgから、約48〜50mmHgに）すべきである。これは、片方の下肢の負荷がある中で、制御されていない腰椎骨盤帯の回旋に抗する力ももたらす。もしPBUを利用できないのであれば、患者は、反対側のASISを触診し、回旋における骨盤のニュートラルな位置をフィードバックすべきである。同側（動かす側）の腸骨稜の後方外側も、骨盤のニュートラルな姿勢が失われていないかどうかを触診するのに有用である。視覚的なフィードバックを利用して制御が失われていないかを見るために、頭を屈曲時に支持する必要のある人もいる。

効果的な腹斜筋の促通が達成されたら、患者はゆっくりと膝をスライドさせ、外側に下ろすよう指示される。屈曲膝の側方下制（ベントニーフォールアウト）テストは、骨盤が回旋しない範囲内のみで、続けられる。

独立した股関節回旋における腰椎骨盤帯の制御がより簡単になり、分離パターンも不自然に感じなくなったら、エクササイズを漸増していくことができる。この動作の基本的な漸増は、この動きを脚への支持なしで行うということである。すなわち、曲げたほうの脚の踵を5cm支持している面（床など）から持ち上げ、支持されていない曲げた膝を外側へ下ろしながら腰椎骨盤帯の回旋を制御する。

T19 側臥位：上の脚外旋（top leg turn out）テスト（腰椎骨盤帯の回旋UCMのためのテスト）

この分離テストは、腰椎骨盤帯の回旋を自動的に分離し制御する能力を評価し、側臥位で上側の股関節を外転・外旋させ、膝を挙上し（股関節と膝を屈曲）、戻す。片側あるいは、非対称的な四肢への負荷や動作において、回旋の力が腰椎骨盤帯に伝達される。

テスト手順

患者は、側臥位で股関節は45°屈曲し、膝を90°屈曲し、両足をお互いにつける（図5.101）。骨盤はニュートラルな回旋の位置にする。最初にテスト動作を教えるとき、「フレキシカーブ（flexicurve）」を置いてもよい。フレキシカーブの端を骨盤のASISに接触させ、腰椎骨盤帯の回旋制御のための参照用のマーカーとして用いる。患者は、骨盤を後ろへ回旋させない（ASISをフレキシカーブに接触させておく）ようにして、両足を互いにつけたまま、ゆっくりと上のほうの膝を外側へ挙上するよう指示される。理想的には、上の脚は、骨盤の回旋を伴うことなく、少なくとも（水平から）15°の股関節外転と外旋へ、挙上し戻すことができるべきである（図5.102）。

片側の股関節回旋は、腰椎骨盤帯の回旋と独立していなければならない。両側を評価する。股関節回旋負荷がかかっているときの過剰な腰椎骨盤帯の回旋を観察する。このテストは、フィードバック（被験者自身による触診、視覚、フレキシカーブ（flexicurve）など）なしで行われるべきである。テストのためのフィードバックを取り除き、セラピストは、腰椎骨盤帯の回旋の制御が十分かどうかを判断するために、視覚的な観察を用いるべきである。

腰椎骨盤帯の回旋UCM

患者は、腰椎における片側性の症状を訴えている。腰椎には、片側性の股関節回旋負荷下において、股関節に対して相対的に回旋方向へのUCMがある。上の脚を上方へ開き、外側へ上げる際、股関節の動きが15°回旋に到達する前に、骨盤は股関節の動きにつられるように回旋を始める。腰椎骨盤帯の回旋を、独立した片側の股関節外旋および外転から分離しようとする際、UCMを制御することができない、あるいは、

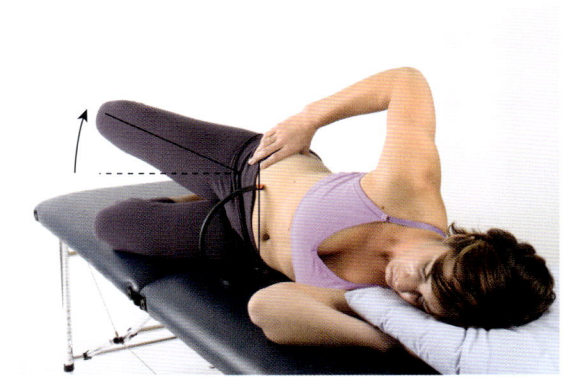

図5.102 上の脚外旋（トップレッグターンアウト）テストのベンチマーク

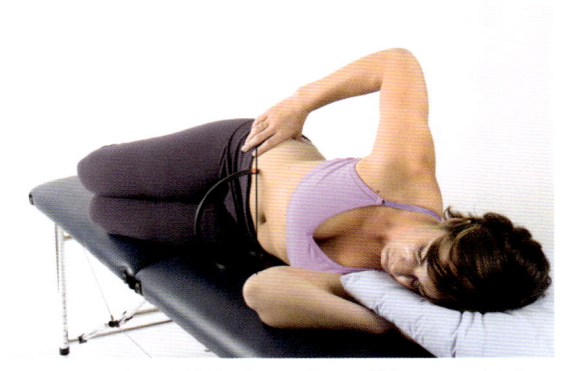

図5.101 上の脚外旋（トップレッグターンアウト）テストの開始姿勢

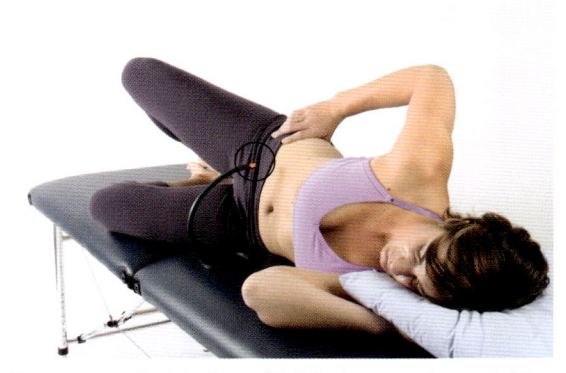

図5.103 フレキシカーブを用いたUCMのモニタリング

腰椎骨盤帯の回旋を独立した股関節の動きから分離するために集中し努力しなければいけない。回旋を制御することができない方向を観察する（例：制御されていない腰椎骨盤帯の回旋が右方向と左方向のどちらなのか）。片側であることもあり、両側であることもある。腰椎骨盤帯の回旋UCMが両側性の場合、片方が反対側に比べて、よりよい、または悪いかもしれない。

腰椎回旋UCMのレーティングと診断

（T19.1、T19.2）

修正

　患者は、側臥位で、股関節は45°屈曲し、膝を90°屈曲し、両足をつけて、骨盤はニュートラルな回旋の位置を取る。患者は、骨盤を垂直に保ち、後ろへ回旋させないようにして、上のほうの脚を外側へ挙上するよう指示される。両方の踵を互いにつけるようにして、独立した股関節の外旋と外転によって「ターンアウト（turn out）」（外側へ開く）が起こる。腰椎骨盤帯の回旋が制御可能である範囲のみで（フィードバックでモニターされる）、上の脚を挙げ、ターンアウトする。この姿勢を数秒間維持し、その後、脚を下ろし、スタートポジションに戻る。腰椎骨盤帯が回旋の制御を失う時点で、動きは止めるべきである。腰椎骨盤帯の姿勢は再度スタビライズされ、その後、数秒間この姿勢を維持し、腰椎骨盤帯の回旋UCMを制御しながら開始姿勢に戻る。

　理想的には、脚がターンアウトし、戻る際、骨盤は回旋すべきではない。患者は、腰椎骨盤帯のアライメントをモニターすべきであり、さまざまな選択肢のフィードバックを用いて制御すべきである（T19.3）。回旋UCMが制御できる範囲内では、何の症状も誘発されないはずである。

　片側あるいは、非対称的な四肢への負荷において、回旋の力が腰椎骨盤帯に伝達される。腰椎骨盤帯の回旋スタビリティ筋群が、この回旋ストレスを制御する。体幹の回旋をスタビライズする腹斜筋群、大腰筋の前部、多裂筋表層線維が、コンセントリックに脚を側方に上げたり、エキセントリックに脚を開始姿勢へ戻す、股関節外転筋や回旋筋と協調する必要がある。制御されていない腰椎骨盤帯の回旋は、体幹のスタビライザー筋群（とくに腹斜筋）と四肢の筋群（とくに殿筋群）との協調の非効率性と、ほとんどの場合関連している（例：右脚を側方に上げるとき、左の外腹斜筋と右の内腹斜筋が腰椎骨盤帯の回旋のスタビリティを制御している）。もし制御が不十分な場合、自動的に外側の腹斜筋群（lateral oblique abdominal muscles）を収縮させて腰椎骨盤帯の回旋制御を改善する。反対側の外腹斜筋と、同側の内腹斜筋は、どちらがより回旋UCMにおいて効率的かを特定するために別々に促通され得る。

外腹斜筋の動員

　自動的に同側の下部肋骨前面を、反対側の脊柱へ向かって下および後方、引っ張るようにという指示は、外腹斜筋の促通のためのよい指導法である。これは、同時に腹壁全体を「引き込む（pull in）」ための指示と協調されるべきである。（下部の腹壁のみを「引き込む（hollowing）」腹横筋の促通法を用いてはならない。腹横筋は十分に体幹の回旋を制御しない）。腹壁のブレーシングやバルジング（bracing or bulging）をやめさせる。

内腹斜筋の動員

　自動的に同側のASISを前方に向かって押す、もしくは持ち上げるという指示は、内腹斜筋の促通のためのよい指導法となる。同側のASISで「ボタンを押す」ことを視覚化する。これは、同時に腹壁全体を「引き込む（pull in）」ための指示と協調されるべきである。腹壁のブレーシングやバルジング（bracing or bulging）をやめさせる。

　効率的な腹斜筋の促通が達成されたら、患者はゆっくりと上の脚を上方側方へ挙上するように指示され

T19.1　上の脚外旋（top leg turn out）テストの低閾値動員効率の評価とレーティング

上の脚外旋（トップレッグターンアウト）テスト──側臥位

評価

制御のポイント：
- 腰椎骨盤帯の回旋を防ぐ

動作の課題：片方の外旋と外転（側臥位）
ベンチマーク可動域：水平での 15°の股関節外旋と外転（両方の踵はお互いにつけておく）

方向の制御のための低閾値動員効率のレーティング

	✓または ✗		✓または ✗
• テスト方向への「UCM」を防ぐことができる動作の分離パターンを修正する 以下の腰椎 UCM を防ぐ 　回旋と片側の股関節の外旋と外転の動き 股関節を屈曲する	☐	• 簡単そうに見え、自信をもって行っているという評価者の意見	☐
		• 簡単に感じ、被験者は十分に動作のパターンへの意識があり、自信を持ってテスト方向における「UCM」を防ぐ	☐
• ベンチマーク可動域全体を通した分離動作：15°の股関節外旋・外転 **ベンチマーク基準を超えた範囲も可能である場合、自動的な制御を必要とするのはベンチマーク可動域のみである**	☐	• コンセントリックおよびエキセントリックな動作の間、分離のパターンはスムーズである	☐
		• UCM を防ぐために、反対方向への**最終域**の動きを（継続的に）使わない	☐
• 呼吸を止めずに（代替的な呼吸ストラテジーを使うことは許容される）	☐	• 特別なフィードバック（**触覚的、視覚的、言語的な**指示）は必要ない	☐
• エキセントリック運動中の制御	☐	• 外的な支持や負荷をなくすことなく	☐
• コンセントリック運動中の制御	☐	• リラックスした自然な呼吸（たとえ理想的でなかったとしても──自然なパターンが変化しない限り）	☐
		• 疲労がない	☐
分離パターンを修正		動員の効率	

T19.2　上の脚外旋（top leg turn out）テストによる UCM の部位と方向の診断

上の脚外旋（top leg turn out）テスト──側臥位

部位	方向	骨盤から左（左）	骨盤から右（右）
		（チェックボックス）	（チェックボックス）
腰椎骨盤帯	回旋（オープンチェーン）	☐	☐

T19.3　再トレーニングをモニターするフィードバックのツール

フィードバックのツール	過程
自己触診	関節姿勢（位置）の触診によるモニタリング
視覚的な観察	鏡を見て、あるいは直接動きを観察する
粘着テープ	触覚的なフィードバックのために皮膚に張力をかける
フレキシカーブ（Flexicurve）位置マーカー	姿勢アライメントの視覚的および感覚的フィードバック
指示と口頭による修正	ほかの観察者からのフィードバックを聞く

る。骨盤が一切回旋しない範囲内のみで、上の脚の外旋を続けることができる。

　もし腰椎骨盤帯の回旋の制御が不十分な場合、「フレキシカーブ」をASISに接触させること、あるいは手を使って腸骨稜を触診し、腰椎骨盤帯の回旋制御をセルフモニターすることが必要不可欠である。再トレーニングエクササイズを床で行い、骨盤や腰椎、踵を壁につけて、追加的な支持とフィードバックとして用いるのも有効かもしれない。

　独立した股関節回旋中に腰椎骨盤帯を制御することがより簡単になり、分離パターンも不自然に感じなくなったら、エクササイズを漸増していくことができる。この動作の基本的な漸増は、この動きを脚への支持なしで行うということである。すなわち、曲げたほうの脚の踵を5cm、もう一方の踵から持ち上げ、上のほうの脚をターンアウトしながら腰椎骨盤帯の回旋を制御する。

T20　腹臥位：片側股関節回旋（single hip rotation）テスト（腰椎骨盤帯の回旋UCMのためのテスト）

この分離テストは、腰椎骨盤帯の回旋を自動的に分離し制御する能力を評価するものであり、腹臥位で股関節を内旋・外旋させる。片側あるいは、非対称的な四肢への負荷や動作において、回旋の力が腰椎骨盤帯に伝達される。

テスト手順

患者は、両脚を伸ばし、腰椎骨盤帯をニュートラルに支持された腹臥位の姿勢を取る。股関節はニュートラルな回旋位にし、片方の膝は90°屈曲させ、下腿部を垂直にする（図5.104）。患者は、骨盤の回旋を制御し、股関節を回旋させて足を一方から反対方向へ動かすよう指示される。外側へ足を動かすと股関節が内旋し（図5.105）、身体を横切って（内側）へ動かすと股関節が外旋する（図5.106）。理想的には、骨盤の回旋を伴うことなく、少なくとも（垂直にした下腿部から）それぞれ股関節内旋および外旋30°動かして戻すときに、ニュートラルな骨盤の姿勢（位置）は制御されるべきである。

片側の股関節回旋は、腰椎骨盤帯の回旋と独立していなければならない。両側を評価する。股関節回旋負荷がかかっているときの過剰な腰椎骨盤帯の回旋を観察する。このテストは、フィードバック（被験者自身による触診、視覚など）なしで行われるべきである。

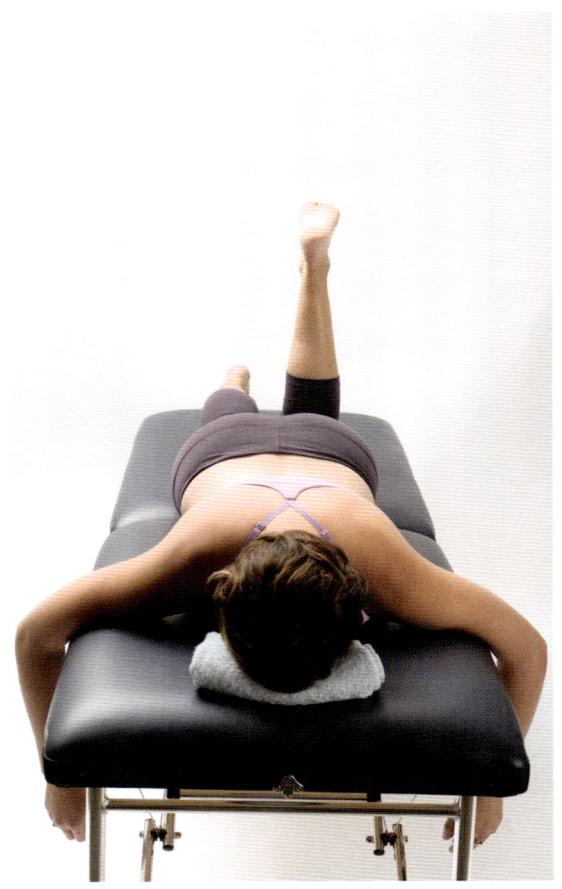

図5.104　片側股関節回旋（シングルヒップローテーション）テストの開始姿勢

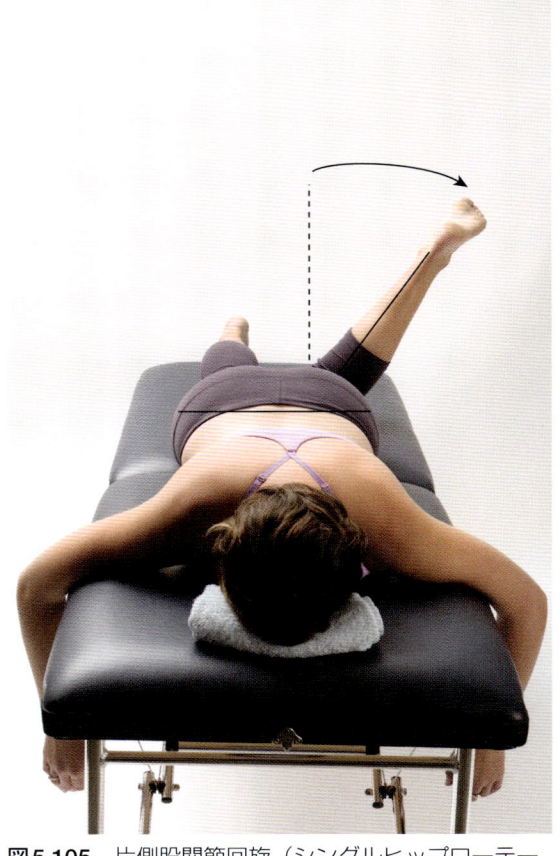

図5.105　片側股関節回旋（シングルヒップローテーション）テストのベンチマーク（内旋

けなければならない。回旋を制御することができない方向を観察する（例：制御されていない腰椎骨盤帯の回旋が右方向と左方向のどちらなのか）。片側であることもあり、両側であることもある。腰椎骨盤帯の回旋UCMが両側性の場合、片方が反対側に比べて、よりよい、または悪いかもしれない。

方向に特異的な運動制御テストにおける臨床的評価の注意点

　回旋制御の運動制御（分離）テストにおいて、他の動作（例：わずかな屈曲や伸展）が観察された場合、これを制御されていない回旋として記録しない。屈曲と伸展の運動制御テストによって、観察された動作が制御されていないかどうか特定されるだろう。制御されていない腰椎骨盤帯の回旋が示される場合に限り、腰椎骨盤帯の回旋UCMのテストは陽性となる。

腰椎回旋UCMのレーティングと診断
（T20.1、T20.2）

修正

　患者は、両脚をつけて伸ばし、腰椎骨盤帯をニュートラルに支持された腹臥位の姿勢を取る。片方の膝は90°屈曲させ、下腿部を垂直にし、股関節はニュートラルな回旋位にする。股関節を両側へ回旋するときに、骨盤の姿勢をニュートラルに保ち、骨盤をどちらの方向へも回旋させないように指示される。腰椎骨盤帯の回旋が制御される範囲内で（フィードバックでモニターされる）、股関節を回旋させる。腰椎骨盤帯が回旋の制御を失う時点で、動きは止めるべきである。腰椎骨盤帯の姿勢は再度スタビライズされ、その後、数秒間この姿勢を維持し、腰椎骨盤帯の回旋UCMを制御しながら開始姿勢に戻る。

　理想的には、股関節が回旋し戻る際、骨盤は回旋すべきではない。患者は、腰椎骨盤帯のアライメントをセルフモニターすべきであり、さまざまな選択肢のフィードバックを用いて制御すべきである（T20.3）。骨盤を自己触診することはとくに有用である（図5.107、5.108）。回旋UCMが制御できる範囲内では、何の症状も誘発されないはずである。

　片側あるいは、非対称的な四肢への負荷において、

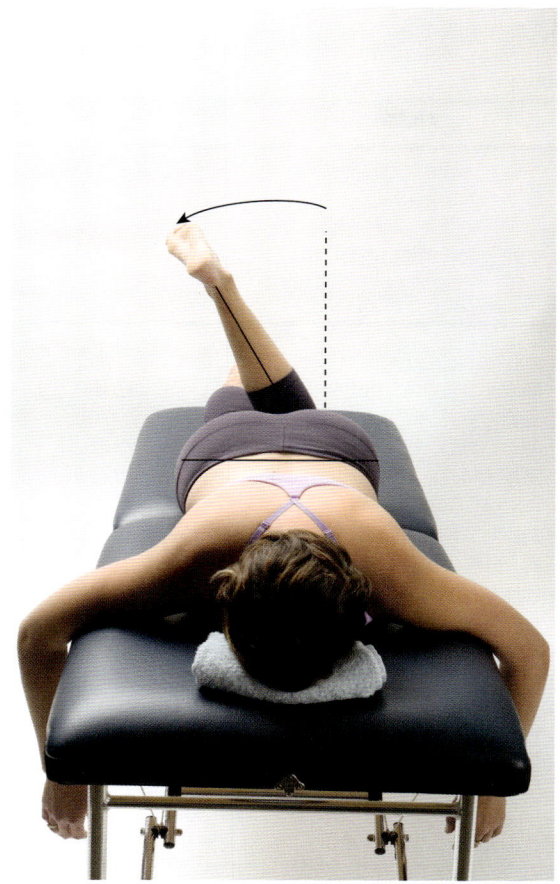

図5.106　片側股関節回旋（シングルヒップローテーション）テストのベンチマーク（外旋）

腰椎回旋UCM

　患者は、腰椎における片側性の症状を訴えている。腰椎には、片側性の股関節回旋負荷下において、股関節に対して相対的に回旋方向へのUCMがある。股関節が内旋または外旋する際、股関節の動きが30°の回旋に到達する前に、骨盤は股関節の動きに引き続き回旋を始める。腰椎骨盤帯の回旋を、独立した片側の股関節外旋および外転から分離しようとする際、UCMを制御することができない、あるいは、腰椎骨盤帯の回旋を独立した股関節の動きから分離するために集中し努力しなければいけない。両側の動作が評価されな

　テストのためのフィードバックを取り除き、セラピストは、腰椎骨盤帯の回旋の制御が十分かどうかを判断するために、骨盤の視覚的な観察を行うべきである。

T20.1　片側股関節回旋（single hip rotation）テストの低閾値動員効率の評価とレーティング

片側股関節回旋（single hip rotation）テスト——腹臥位

評価

制御のポイント：
• 腰椎骨盤帯の回旋を防ぐ
動作の課題：片方の股関節の内旋と外旋（腹臥位）
ベンチマーク可動域：垂直の下腿部に対して両側 30°の股関節の内旋と外旋（両膝はお互いにつけておく）

方向の制御のための低閾値動員効率のレーティング

	✓または ✗		✓または ✗
• テスト方向への「UCM」を防ぐことができる動作の分離パターンを修正する	☐	• 簡単そうに見え、自信をもって行っているという評価者の意見	☐
以下の腰椎 UCM を防ぐ 　回旋と片側の股関節回旋の動き 　股関節内旋 　股関節外旋		• 簡単に感じ、被験者は十分に動作のパターンへの意識があり、自信を持ってテスト方向における「UCM」を防ぐ	☐
• ベンチマーク可動域全体を通した分離動作：ニュートラルから両側へ 30°股関節内旋（下腿部は垂直）**ベンチマーク基準を超えた範囲も可能である場合、自動的な制御を必要とするのはベンチマーク可動域のみである**	☐	• コンセントリックおよびエキセントリックな動作の間、分離のパターンはスムーズである	☐
		• UCM を防ぐために、反対方向への**最終域**の動きを（継続的に）使わない	☐
		• 特別なフィードバック（触覚的、視覚的、言語的な指示）は必要ない	☐
• 呼吸を止めずに（代替的な呼吸ストラテジーを使うことは許容される）	☐	• 外的な支持や負荷をなくすことなく	☐
		• リラックスした自然な呼吸（たとえ理想的でなかったとしても——自然なパターンが変化しない限り）	☐
• エキセントリック運動中の制御	☐	• 疲労がない	☐
• コンセントリック運動中の制御	☐		
分離パターンを修正		**動員の効率**	

T20.2　片側股関節回旋（single hip rotation）テストによる UCM の部位と方向の診断

片側股関節回旋（single hip rotation）テスト——腹臥位

部位	方向	骨盤から左（左）	骨盤から右（右）
		（チェックボックス）	（チェックボックス）
腰椎骨盤帯	回旋（オープンチェーン）	☐ （左）股関節外旋 （右）股関節外旋	☐ （右）股関節内旋 （左）股関節内旋

T20.3　再トレーニングをモニターするフィードバックのツール

フィードバックのツール	過程
自己触診	関節姿勢（位置）の触診によるモニタリング
視覚的な観察	鏡を見て、あるいは直接動きを観察する
粘着テープ	触覚的なフィードバックのために皮膚に張力をかける
指示と口頭による修正	ほかの観察者からのフィードバックを聞く

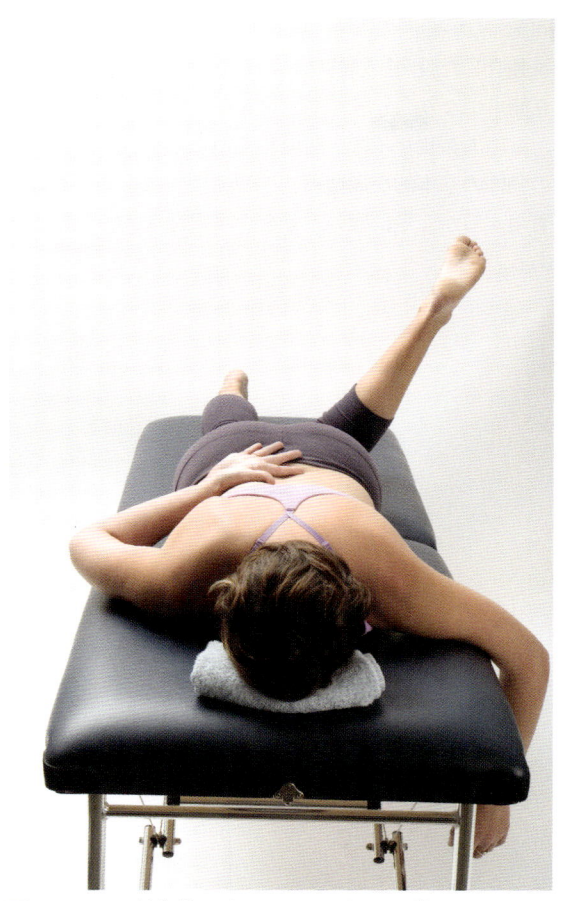

図5.107　回旋制御のセルフモニタリング

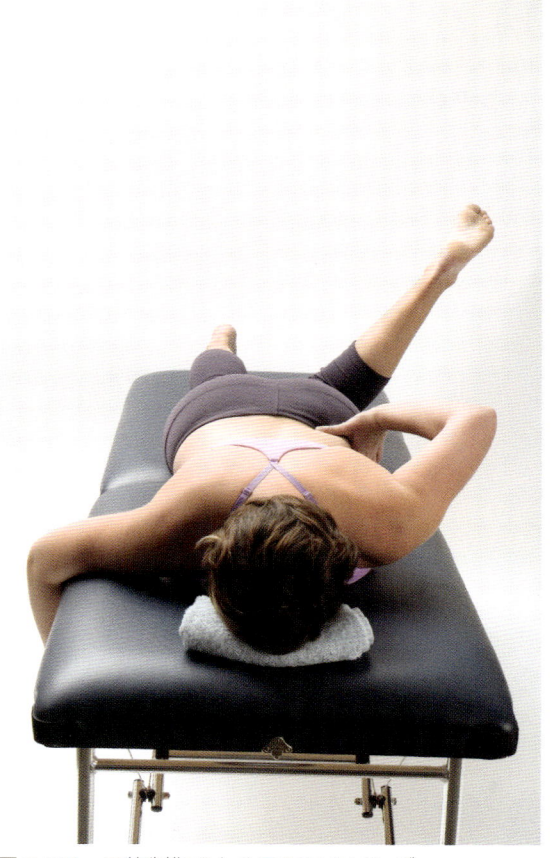

図5.108　回旋制御のセルフモニタリング

回旋の力が腰椎骨盤帯に伝達される。腰椎骨盤帯の回旋スタビリティ筋群が、この回旋ストレスを制御する。体幹の回旋をスタビライズする腹斜筋群、大腰筋の前部、多裂筋表層線維が、エキセントリックに脚を側方へ下ろしたり、コンセントリックに開始姿勢へ戻す股関節伸展筋や回旋筋と協調しなければならない。制御されていない腰椎骨盤帯の回旋は、体幹のスタビライザー筋群（とくに腹斜筋）と四肢の筋群（とくに殿筋群）との協調の非効率性と、ほとんどの場合関連している。たとえば、右脚を側方へ動かすとき、左の外腹斜筋と右の内腹斜筋が腰椎骨盤帯の回旋のスタビリティを制御している。もし制御が不十分な場合、自動的に外側の腹斜筋群（lateral oblique abdominal muscles）を収縮させて腰椎骨盤帯の回旋制御を改善する。反対側の外腹斜筋と、同側の内腹斜筋は、どちらがより回旋UCMにおいて効率的かを特定するため

に別々に促通され得る。

外腹斜筋の動員

　自動的に同側の下部肋骨前面を、反対側の脊柱へ向かって下および後方、引っ張るようにという指示は、外腹斜筋の促通のためのよい指導法である。これは、同時に腹壁全体を「引き込む（pull in）」ための指示と協調されるべきである。（下部の腹壁のみを「引き込む（hollowing）」腹横筋の促通法を用いてはならない。腹横筋は十分に体幹の回旋を制御しない）。腹壁のブレーシングやバルジング（bracing or bulging）をやめさせる。

内腹斜筋の動員

　自動的に同側のASISを前方に向かって押すようにという指示は、内腹斜筋の促通のためのよい指導法と

なる。同側のASISで「ボタンを押す」ことを視覚化する。これは、同時に腹壁全体を「引き込む（pull in）」ための指示と協調されるべきである。腹壁のブレーシングやバルジング（bracing or bulging）をやめさせる。

効率的な腹斜筋の促通が達成されたら、患者はゆっくりと脚を外側に回旋させるよう指示される。骨盤が回旋しない範囲のみで、脚を回旋させる。

独立した股関節回旋における腰椎骨盤帯の制御がより簡単になり、分離パターンも不自然に感じなくなったら、エクササイズを漸増していくことができる。この動作の基本的な漸増は、この動きをブーツ（靴）を着用するか、足に軽い重りをつけて行うということである。

T21　腹臥位：片膝屈曲（single knee flexion）テスト（腰椎骨盤帯の回旋UCMのためのテスト）

　この分離テストは、腰椎骨盤帯の回旋を自動的に分離し制御する能力を評価するものであり、腹臥位で大腿直筋の張力が骨盤を引き、回旋させる時点まで片膝を屈曲させる。

テスト手順

　腹臥位となり、骨盤を仙骨から自動的に前傾あるいは後傾し、脊柱をニュートラルなアライメント（長く浅い前弯）にする（図5.109）。患者は、片方の膝を曲げるよう指示される。腰椎骨盤帯はニュートラルな姿

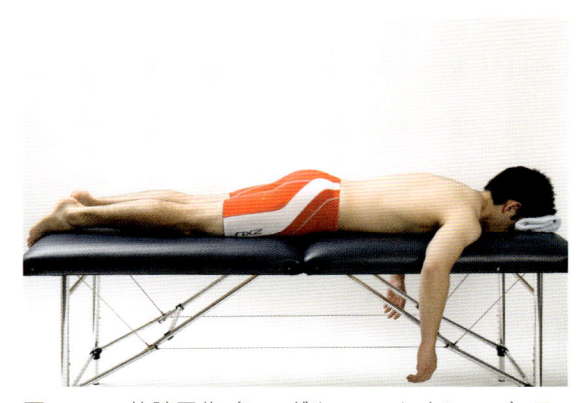

図5.109　片膝屈曲（シングルニーフレクション）テストの開始姿勢

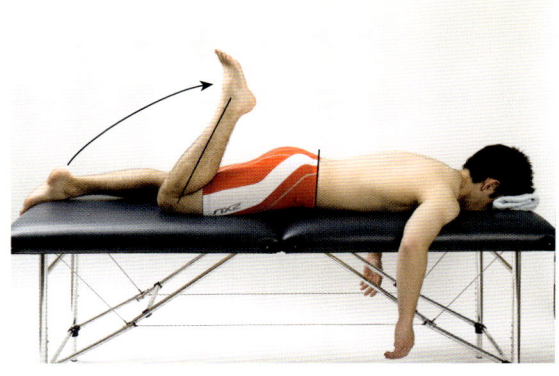

図5.110　片膝屈曲（シングルニーフレクション）テストのベンチマーク

勢を保つべきであり、膝を自動的に約120°まで屈曲するときに腰椎骨盤帯が回旋の動きをすべきではない（腰椎と仙骨をモニターする）（図5.110）。腰椎骨盤帯の回旋が観察されたら（ニュートラルの喪失を示す）すぐ、膝の屈曲を止め、開始姿勢に戻されなければならない。このテストは、フィードバック（被験者自身による触診、視覚、フレキシカーブ（flexicurve）など）なしで行われるべきである。テストのためのフィードバックを取り除き、セラピストは、腰椎骨盤帯の回旋の制御が十分かどうかを判断するために、骨盤の視覚的な観察を行うべきである。

　理想的には、自動的に膝を120°へと屈曲する際、腰椎をニュートラルに維持できることが明らかなように、腰椎を、大腿直筋が骨盤を回旋へと引っ張る張力から分離する能力を持つべきである。通常、傍脊柱筋群の活性があるが、腰椎骨盤帯の回旋が増すべきではない。このテストは、フィードバック（被験者自身による触診、視覚、テープなど）なしで行われるべきである。

腰椎骨盤帯の回旋UCM

　患者は、腰椎における片側性の症状を訴えている。腰椎には、片側性の股関節回旋負荷下において、股関節に対して相対的に回旋方向へのUCMがある。骨盤は、股関節が水平（0°伸展位）に達する前に回旋を始める。

　腰椎骨盤帯の回旋を、独立した片側の股関節伸展から分離しようとする際、UCMを制御することができない、あるいは、腰椎骨盤帯の回旋を独立した股関節の動きから分離するために集中し努力しなければいけない。両側の動作が評価されなければならない。回旋を制御することができない方向を観察する（例：制御されていない腰椎骨盤帯の回旋が右方向と左方向のどちらなのか）。片側であることもあり、両側であることもある。腰椎骨盤帯の回旋UCMが両側性の場合、片方が反対側に比べて、よりよい、または悪いかもしれない。

方向に特異的な運動制御テストにおける臨床的評価の注意点

　回旋制御の運動制御（分離）テストにおいて、他の動作（例：わずかな屈曲や伸展）が観察された場合、これを制御されていない回旋として記録しない。屈曲

と伸展の運動制御テストによって、観察された動作が制御されていないかどうか特定されるだろう。制御されていない腰椎骨盤帯の回旋が示される場合に限り、腰椎骨盤帯の回旋UCMのテストは陽性となる。

腰椎回旋UCMのレーティングと診断

（T21.1、T21.2）

修正

腹臥位となり、腰椎はニュートラルなアライメント（長く浅い前弯）にする。手（膝の屈曲と反対の）を腰椎下部から仙骨にわたって指を広げて置き、腰椎骨盤帯の動作をモニターする（代替となる腰椎骨盤帯のモニターとしては、腸骨稜に手を置く方法がある）。

患者は、片方の膝を曲げるよう指示される。

腰椎骨盤帯の回旋が制御できる範囲内のみ（フィードバックでモニターされる）で、膝関節を屈曲させる。この姿勢を数秒間維持し、その後、脚を下ろし、スタートポジションに戻る。腰椎骨盤帯が回旋の制御を失う時点で、動きは止めるべきである。腰椎骨盤帯の姿勢は再度スタビライズされ、腰椎骨盤帯の回旋UCMを制御しながら開始姿勢に戻る。

理想的には、膝が屈曲するとき骨盤は回旋すべきではない。患者は、腰椎骨盤帯のアライメントをモニターすべきであり、さまざまな選択肢のフィードバックを用いて制御すべきである（T21.3）。回旋UCMが制御できる範囲内では、何の症状も誘発されないはずである。

T21.1　片膝屈曲（single knee flexion）テストの低閾値動員効率の評価とレーティング

片膝屈曲（single knee flexion）テスト──腹臥位

評価

制御のポイント：
- 腰椎骨盤帯の回旋を防ぐ

動作の課題： 腹直筋からの前傾の力（腹臥位）

ベンチマーク可動域： 代償を伴わない、片方の膝 120°屈曲

方向の制御のための低閾値動員効率のレーティング

	✓または ✗		✓または ✗
• テスト方向への「UCM」を防ぐことができる動作の分離パターンを修正する 以下の腰椎 UCM を防ぐ 　回旋と片側の膝関節屈曲の動き 股関節を屈曲する	☐	• 簡単そうに見え、自信をもって行っているという評価者の意見	☐
		• 簡単に感じ、被験者は十分に動作のパターンへの意識があり、自信を持ってテスト方向における「UCM」を防ぐ	☐
• ベンチマーク可動域全体を通した分離動作：120°の膝屈曲 **ベンチマーク基準を超えた範囲も可能である場合、自動的な制御を必要とするのはベンチマーク可動域のみである**	☐	• コンセントリックおよびエキセントリックな動作の間、分離のパターンはスムーズである	☐
		• UCM を防ぐために、反対方向への最終域の動きを（継続的に）使わない	☐
		• 特別なフィードバック（触覚的、視覚的、言語的な指示）は必要ない	☐
• 呼吸を止めずに（代替的な呼吸ストラテジーを使うことは許容される）	☐	• 外的な支持や負荷をなくすことなく	☐
• エキセントリック運動中の制御	☐	• リラックスした自然な呼吸（たとえ理想的でなかったとしても──自然なパターンが変化しない限り）	☐
• コンセントリック運動中の制御	☐	• 疲労がない	☐
分離パターンを修正		動員の効率	

T21.2　片膝屈曲（single knee flexion）テストによる UCM の部位と方向の診断

片膝屈曲（single knee flexion）テスト──腹臥位

部位	方向	左方向へ（左）	右方向へ（右）
		（チェックボックス）	（チェックボックス）
腰椎骨盤帯	回旋 （オープンチェーン）	☐	☐

T21.3　再トレーニングをモニターするフィードバックのツール

フィードバックのツール	過程
自己触診	関節姿勢（位置）の触診によるモニタリング
視覚的な観察	鏡を見て、あるいは直接動きを観察する
粘着テープ	触覚的なフィードバックのために皮膚に張力をかける
指示と口頭による修正	ほかの観察者からのフィードバックを聞く

T22　腹臥位（テーブル）：股関節伸展挙上（hip extension lift）テスト（腰椎骨盤帯の回旋UCMのためのテスト）

この分離テストは、股関節をテーブルの端から出すように腹臥位となり、自動的に片方の股関節を伸展していくときの腰椎骨盤帯の回旋を自動的に分離し制御する能力を評価するものである。片側あるいは、非対称的な四肢への負荷や動作において、回旋の力が腰椎骨盤帯に伝達される。

テスト手順

患者は、台座やテーブル、ベッドに体幹を乗せて支持し、骨盤が端にくるようにし、両足は床に置いて支える（両膝は少し曲げる）（図5.111）。骨盤を仙骨から自動的に前傾または後傾し、脊柱をニュートラルなアライメント（長く浅い前弯）にする。患者は、ゆっくりと片方の膝を伸展させ、その真っ直ぐにした脚を股関節を伸展させて床から離して水平な姿勢になるまで持ち上げるように指示される（股関節が「ニュートラルな」0°となる）。大腿部がだいたい水平になるまで股関節を自動的に伸展するとき、腰椎骨盤帯が回旋なしで（腰椎と仙骨をモニターする）、腰椎骨盤帯はニュートラルな姿勢を保つべきである（図5.112）。腰椎骨盤帯が回旋方向へニュートラルを喪失していることを示す動きが観察されたらすぐ、この動作を止め、開始姿勢に戻されなければならない。

理想的には、股関節が自動的にニュートラルに（すなわちほぼ水平）まで伸展するとき、腰椎骨盤帯はニュートラル姿勢を保たれるべきである。股関節の伸展は、腰椎骨盤帯の動きとは独立していなければならない。両側を評価する。股関節伸展負荷がかかっているときの過剰な腰椎骨盤帯の回旋を観察する。このテストは、フィードバック（被験者自身による触診、視覚、テープなど）なしで行われるべきである。

腰椎回旋UCM

患者は、腰椎における片側性の症状を訴えている。腰椎には、片側性の股関節回旋負荷下において、股関節に対して相対的に回旋方向へのUCMがある。骨盤は、股関節が水平（0°伸展位）に達する前に回旋を始める。

腰椎骨盤帯の回旋を、独立した片側の股関節伸展から分離しようとする際、UCMを制御することができない、あるいは、腰椎骨盤帯の回旋を独立した股関節の動きから分離するために集中し努力しなければいけない。両側の動作が評価されなければならない。回旋を制御することができない方向を観察する（例：制御されていない腰椎骨盤帯の回旋が右方向と左方向のどちらなのか）。片側であることもあり、両側であることもある。腰椎骨盤帯の回旋UCMが両側性の場合、片方が反対側に比べて、よりよい、または悪いかもしれない。

方向に特異的な運動制御テストにおける臨床的評価の注意点

回旋制御の運動制御（分離）テストにおいて、他の動作（例：わずかな屈曲や伸展）が観察された場合、これを制御されていない回旋として記録しない。屈曲と伸展の運動制御テストによって、観察された動作が制御されていないかどうか特定されるだろう。制御されていない腰椎骨盤帯の回旋が示される場合に限り、腰椎骨盤帯の回旋UCMのテストは陽性となる。

腰椎回旋UCMのレーティングと診断
（T22.1、T22.2）

修正

患者は、テーブルに体幹を乗せて支持し、両足は床に置いて支え、腰椎はニュートラルなアライメント（長く浅い前弯）にする。指を腰椎下部から仙骨にわたって広げて手を置き（股関節の伸展と反対の）、腰椎骨盤帯の動作をモニターする（代わりの腰椎骨盤帯のモニター方法としては、腸骨稜側部に手を置く方法がある）。患者は、ゆっくりと片方の膝を伸展させ、その真っ直ぐにした脚を股関節を伸展させてゆっくりと床から持ち上げるように指示される。

股関節伸展は、大殿筋の働きにより始まり、維持されるべきである。ハムストリングスがこの動作に参加するだろうが、優勢になるべきではない。対側の傍脊柱筋群の十分な活性があるが（非対称的な偏りがあ

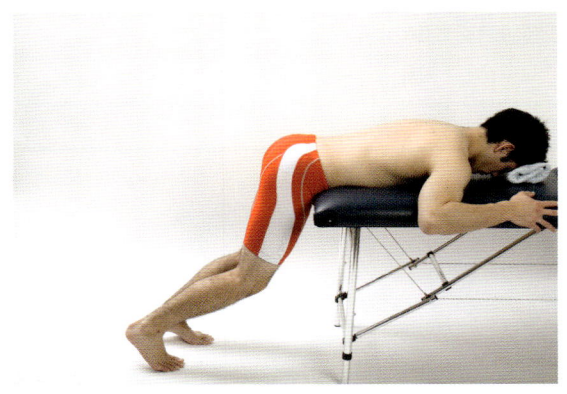

図5.111 股関節伸展挙上（ヒップエクステンション リフト）テストの開始姿勢

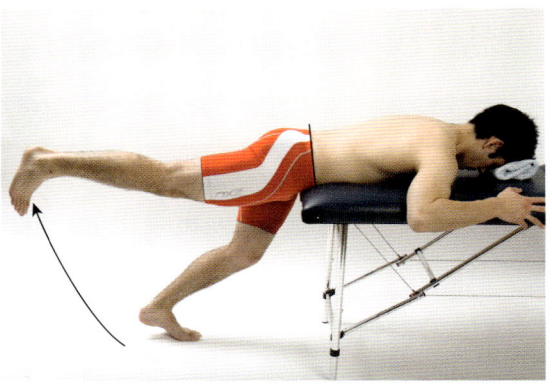

図5.112 股関節伸展挙上（ヒップエクステンション リフト）テストのベンチマーク

る）、腰椎骨盤帯の回旋の増加はあるべきではない。

　理想的には、自動的に股関節を0°、すなわち大腿部が水平になるまで伸展する際、腰椎をニュートラルに維持できることが明らかなように、腰椎と骨盤を分離する能力を持つべきである。ニュートラルな脊柱を制御し、過剰な腰椎伸展を防ぐために、腹部と殿部の筋群が同時に活性化する。腰椎骨盤帯のニュートラルな姿勢（フィードバックによってモニターされる）を維持できる範囲のみで股関節を伸展して挙上する。患者は、腰椎骨盤帯のアライメントをセルフモニターすべきであり、さまざまな選択肢のフィードバックを用いて制御すべきである（T22.3）。触診によるフィードバ

ックは、最も有用な再トレーニングツールである。伸展UCMが制御できる範囲内では、何の症状も誘発されないはずである。ニュートラルを失うべきでなく、あるいは腰椎骨盤帯の回旋へのUCMを生じるべきではない。

　制御が不十分であるなら、患者は腰椎（ニュートラル）を水平から40°以内の片側の股関節伸展から分離できるだけなのかもしれない。腰椎回旋を制御することがより簡単になり、分離パターンも不自然に感じなくなったら、エクササイズは股関節伸展レベルを水平（0°）へ、最終的には股関節伸展の最大伸展域（水平から10〜15°伸展）へと漸増していくことができる。

T22.1　股関節伸展挙上（hip extension lift）テストの低閾値動員効率の評価とレーティング

股関節伸展挙上（hip extension lift）テスト——腹臥位（テーブル）

評価

制御のポイント：
• 腰椎骨盤帯の回旋を防ぐ
動作の課題：股関節の伸展（テーブルの上に腹臥位）
ベンチマーク可動域：代償を伴わない、片方の股関節の 0°伸展

方向の制御のための低閾値動員効率のレーティング

	✓または✗		✓または✗
• テスト方向への「UCM」を防ぐことができる動作の分離パターンを修正する 以下の腰椎 UCM を防ぐ 　回旋と片側の股関節伸展の動作 股関節を屈曲する	☐	• 簡単そうに見え、自信をもって行っているという評価者の意見	☐
		• 簡単に感じ、被験者は十分に動作のパターンへの意識があり、自信を持ってテスト方向における「UCM」を防ぐ	☐
• ベンチマーク可動域全体を通した分離動作：0°股関節伸展（大腿部が水平に） **ベンチマーク基準を超えた範囲も可能である場合、自動的な制御を必要とするのはベンチマーク可動域のみである**	☐	• コンセントリックおよびエキセントリックな動作の間、分離のパターンはスムーズである	☐
		• UCM を防ぐために、反対方向への最終域の動きを（継続的に）使わない	☐
		• 特別なフィードバック（触覚的、視覚的、言語的な指示）は必要ない	☐
• 呼吸を止めずに（代替的な呼吸ストラテジーを使うことは許容される）	☐	• 外的な支持や負荷をなくすことなく	☐
• エキセントリック運動中の制御	☐	• リラックスした自然な呼吸（たとえ理想的でなかったとしても——自然なパターンが変化しない限り）	☐
• コンセントリック運動中の制御	☐	• 疲労がない	☐
分離パターンを修正		**動員の効率**	

T22.2　股関節伸展挙上（hip extension lift）テストによる UCM の部位と方向の診断

股関節伸展挙上（hip extension lift）上テスト——腹臥位（テーブル）			
部位	方向	左方向へ（左）	右方向へ（右）
		（チェックボックス）	（チェックボックス）
腰椎骨盤帯	回旋 （オープン チェーン）	☐	☐

T22.3　再トレーニングをモニターするフィードバックのツール

フィードバックのツール	過程
自己触診	関節姿勢（位置）の触診によるモニタリング
視覚的な観察	鏡を見て、あるいは直接動きを観察する
粘着テープ	触覚的なフィードバックのために皮膚に張力をかける
指示と口頭による修正	ほかの観察者からのフィードバックを聞く

T23　座位：片膝伸展（single knee extension）テスト（腰椎骨盤帯の回旋UCMのためのテスト）

　この分離テストは、腰椎骨盤帯の回旋を自動的に分離し制御する能力を評価するものであり、座位でハムストリングスの張力が片側性に骨盤を引き、骨盤を回旋させる時点まで片膝を伸展させる。片側あるいは、非対称的な四肢への負荷や動作において、回旋の力が腰椎骨盤帯に伝達される。

テスト手順

　患者は、両足を床につけずに背筋を伸ばして座り、腰椎と骨盤はニュートラルな位置を取る。脊柱を、膨らんだ部分（Acromion）が坐骨の真上にくるような、正常なカーブを伸ばされたS字にするように、できるだけ高く、あるいはできるだけ長くする（後ろに傾くことなく）（図5.113）。腰椎骨盤帯を動かさずに、背中を真っ直ぐに保ち（脊柱はニュートラル）、上体を後ろに倒したり、もしくは骨盤を回旋させることなく、片方の膝を完全伸展の10～15°まで伸展しなければならない（図5.114）。理想的には、腰椎骨盤帯をニュートラルに保ち、ハムストリングスが骨盤を腰椎骨盤帯を回旋へと引っ張るのを防ぐ能力があるべきである。このテストは、フィードバック（被験者自身による触診、視覚、テープなど）なしで行われるべきである。

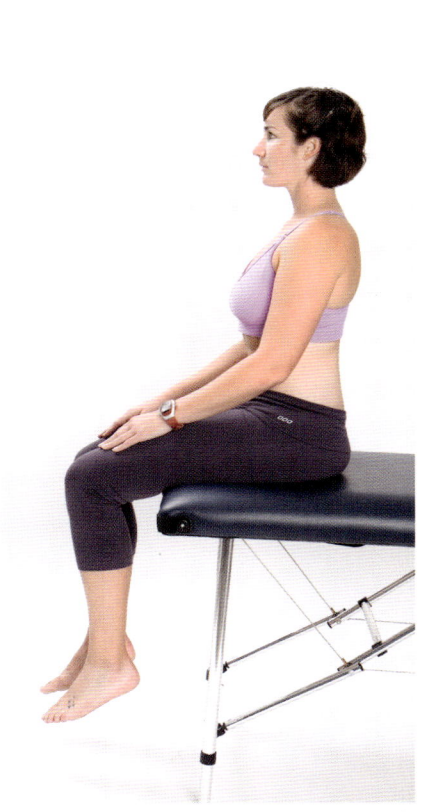

図5.113　片膝伸展（シングルニーエクステンション）テストの開始姿勢

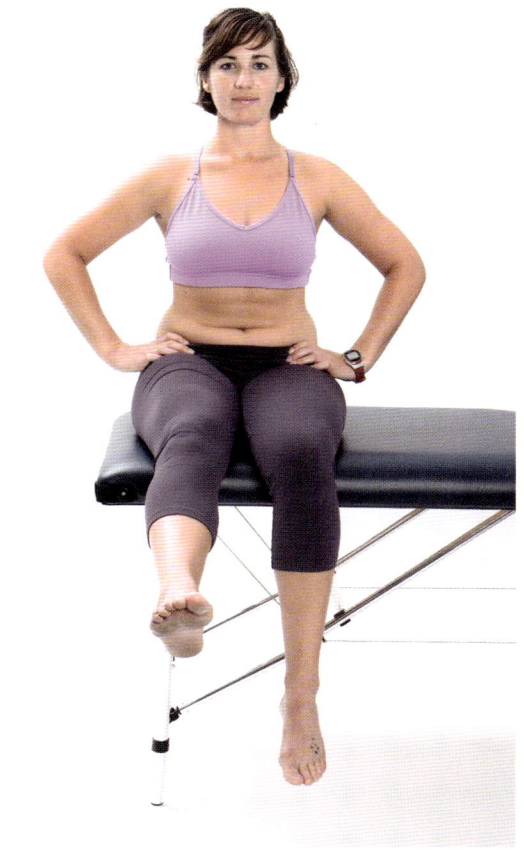

図5.114　片膝伸展（シングルニーエクステンション）テストのベンチマーク

腰椎骨盤領域の回旋UCM

　患者は、腰椎における片側性の症状を訴えている。腰椎には、片側のハムストリングスの張力下の回旋UCMがあり、腰椎骨盤帯の回旋が膝が完全伸展から10〜15°位に達する前に起きる。

　腰椎骨盤帯の回旋を、片側のハムストリングスの張力から分離しようとする際、UCMを制御することができない、あるいは、腰椎骨盤帯の回旋を分離するために集中し努力しなければいけない。両側の動作が評価されなければならない。回旋を制御することができない方向を観察する（例：制御されていない腰椎骨盤帯の回旋が右方向と左方向のどちらなのか）。片側であることもあり、両側であることもある。腰椎骨盤帯の回旋UCMが両側性の場合、片方が反対側に比べて、よりよい、または悪いかもしれない。

方向に特異的な運動制御テストにおける臨床的評価の注意点

　回旋制御の運動制御（分離）テストにおいて、他の動作（例：わずかな屈曲や伸展）が観察された場合、これを制御されていない回旋として記録しない。屈曲と伸展の運動制御テストによって、観察された動作が制御されていないかどうか特定されるだろう。制御されていない腰椎骨盤帯の回旋が示される場合に限り、腰椎骨盤帯の回旋UCMのテストは陽性となる。

腰椎回旋UCMのレーティングと診断
（T23.1、T23.2）

修正

　患者は、両足を床から離し、背筋を伸ばして座り、腰椎と骨盤はニュートラルな位置を取る。腸骨稜あるいは仙骨を触診することで、腰椎骨盤帯の回旋制御をモニターすべきである。患者は、背中を真っ直ぐに保ったまま（脊柱はニュートラル）、後ろに傾くことなく、ゆっくりと片方の膝を伸ばし、ハムストリングスの張力が生み出される中で骨盤後傾しないように指示される。腰椎骨盤帯の回旋が制御できる範囲のみで（フィードバックでモニターされる）、この動きを行う。この姿勢を数秒間維持し、その後、脚を下ろし、開始位置に戻る。腰椎骨盤帯が回旋の制御を失う時点で、動きは止めるべきである。腰椎骨盤帯の姿勢は再度スタビライズされ、腰椎骨盤帯の回旋UCMを制御しながら開始姿勢に戻る。

　理想的には、膝が屈曲しても骨盤は回旋すべきではない。患者は、腰椎骨盤帯のアライメントをモニターすべきであり、さまざまな選択肢のフィードバックを用いて制御すべきである（T23.3）。視覚的フィードバック（例：鏡を使って観察する）もまた、有用な再トレーニングツールである。回旋UCMが制御できる範囲内では、何の症状も誘発されないはずである。

　もし制御が不十分であるなら、背中を真っ直ぐにして片側の膝の伸展から始めてもよい（その後両側に漸増する）、しかし、腰椎骨盤帯のニュートラルな姿勢維持できる範囲内のみで行う。スランプ反応を伴う神経力学的（ニューロダイナミック）な症状に注意する。足関節の底屈あるいは頸椎伸展により神経系の負荷を取り除く。一度分離パターンが効率的となり、また慣れてきたら、さまざまな機能的姿勢に統合すべきである。

T23.1　片膝伸展（single knee extension）テストの低閾値動員効率の評価とレーティング

片膝伸展（single knee extension）——座位

評価

制御のポイント：
• 腰椎骨盤帯の回旋を防ぐ
動作の課題：片側のハムストリングスの張力による回旋の力（座位）
ベンチマーク可動域：膝の完全伸展から10～15°（片側）

方向の制御のための低閾値動員効率のレーティング

✓または✗		✓または✗	
• テスト方向への「UCM」を防ぐことができる動作の分離パターンを修正する 以下の腰椎UCMを防ぐ 　回旋と片側の膝関節伸展の動き 股関節を屈曲する	☐	• 簡単そうに見え、自信をもって行っているという評価者の意見	☐
		• 簡単に感じ、被験者は十分に動作のパターンへの意識があり、自信を持ってテスト方向における「UCM」を防ぐ	☐
• ベンチマーク可動域全体を通した分離動作：膝の完全伸展から10～15° **ベンチマーク基準を超えた範囲も可能である場合、自動的な制御を必要とするのはベンチマーク可動域のみである**	☐	• コンセントリックおよびエキセントリックな動作の間、分離のパターンはスムーズである	☐
		• UCMを防ぐために、反対方向への**最終域**の動きを（継続的に）使わない	☐
		• 特別なフィードバック（触覚的、視覚的、言語的な指示）は必要ない	☐
• 呼吸を止めずに（代替的な呼吸ストラテジーを使うことは許容される）	☐	• 外的な支持や負荷をなくすことなく	☐
• エキセントリック運動中の制御	☐	• リラックスした自然な呼吸（たとえ理想的でなかったとしても——自然なパターンが変化しない限り）	☐
• コンセントリック運動中の制御	☐	• 疲労がない	☐
分離パターンを修正		動員の効率	

T23.2　片膝伸展（single knee extension）テストによるUCMの部位と方向の診断

片膝伸展（single knee extension）——座位

部位	方向	骨盤から左（左）	骨盤から右（右）
		（チェックボックス）	（チェックボックス）
腰椎骨盤帯	回旋（オープンチェーン）	☐	☐

T23.3　再トレーニングをモニターするフィードバックのツール

フィードバックのツール	過程
自己触診	関節姿勢（位置）の触診によるモニタリング
視覚的な観察	鏡を見て、あるいは直接動きを観察する
粘着テープ	触覚的なフィードバックのために皮膚に張力をかける
指示と口頭による修正	ほかの観察者からのフィードバックを聞く

クローズドチェーン回旋制御の テスト

T24 仰向け膝立て位：片脚ブリッジ 伸展（single leg bridge extension）テスト（腰椎骨盤帯の 回旋UCMのためのテスト）

この分離テストは、腰椎骨盤帯の回旋を自動的に分離し制御する能力を評価するものであり、仰臥位のブリッジ姿勢で片方の脚を伸展させる。片側あるいは、非対称的な四肢への負荷や動作において、回旋の力が腰椎骨盤帯に伝達される。

テスト手順

患者は、両方の踵と膝を互いにつけて仰向け膝立て位の姿勢を取る（図5.115）。脊柱はニュートラルを保ち、骨盤が床から離れるように挙上し（5cm）、この姿勢を保持する。ゆっくりと体重を片方の足に移動させ、反対側の膝を伸展し、両膝と両方の大腿部が隣り合うように保持する。理想的には、股関節の位置は変化すべきではない（屈曲も伸展もしない）。ニュートラルな腰椎骨盤帯の姿勢を維持するが、体重を移動し片方の脚を伸展させる際に、骨盤が回旋したり後ろにシフトすることは許容されない（図5.116）。足を床に戻し、反対の脚でこの動きを繰り返す。腰椎骨盤帯の回旋が観察される（ニュートラルを喪失を示す）、あるいは体重を支えているハムストリングスに痙攣を起こ

したらすぐ、この動作を止め、開始姿勢に戻されなければならない。腕を使って床を押し下げることによって体幹を支えることは許容されない。このテストは、フィードバック（被験者自身による触診、視覚など）なしで行われるべきである。テストのためのフィードバックを取り除き、セラピストは、腰椎骨盤帯の回旋の制御が十分かどうかを判断するために、骨盤の視覚的な観察を行うべきである。

腰椎骨盤帯の回旋UCM

患者は、腰椎における片側性の症状を訴えている。片側あるいは、非対称的な四肢への負荷において、回旋の力が腰椎骨盤帯に伝達される。体幹回旋のスタビライザーは、効率的にこの回旋の力を制御することができない。腰椎には、片側性の長い梃子（てこ）の負荷下において、回旋方向へのUCMがある。体重が片方の足に移動していくにつれ、またもう一方の脚が伸展していくにつれ、骨盤は回旋と体重のかかっていない側に向けて下降を始める。患者は腰椎骨盤帯の回旋を制御することができない。体重を支えている側のハムストリングス（代替）が痙攣することは、殿筋群の非効率的な動員パターンを示している。

腰椎骨盤帯の回旋を、片側の脚の負荷から分離しようとする際、UCMを制御することができない、あるいは、腰椎骨盤帯の回旋を制御するために集中し努力しなければいけない。両側の動作が評価されなければならない。回旋を制御することができない方向を観察する（例：制御されていない腰椎骨盤帯の回旋が右方向と左方向のどちらなのか）。片側であることもあり、

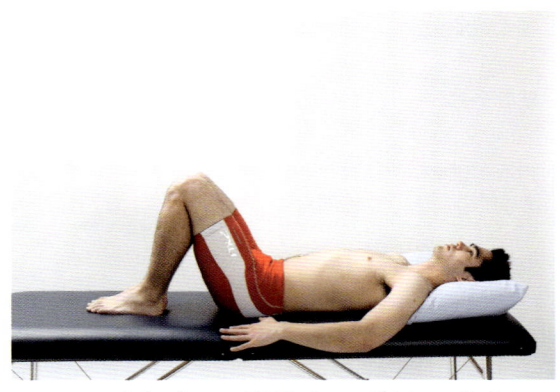

図5.115 片脚ブリッジ伸展（シングルレッグブリッジエクステンション）の開始姿勢

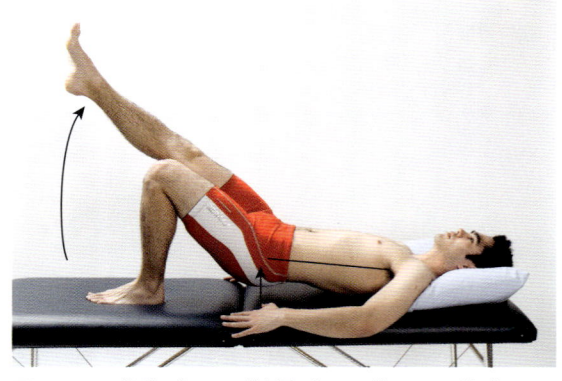

図5.116 片脚ブリッジ伸展（シングルレッグブリッジエクステンション）のベンチマーク

両側であることもある。腰椎骨盤帯の回旋UCMが両側性の場合、片方が反対側に比べて、よりよい、または悪いかもしれない。

方向に特異的な運動制御テストにおける臨床的評価の注意点

回旋制御の運動制御（分離）テストにおいて、他の動作（例：わずかな屈曲や伸展）が観察された場合、これを制御されていない回旋として記録**しない**。屈曲と伸展の運動制御テストによって、観察された動作が制御されていないかどうか特定されるだろう。制御されていない腰椎骨盤帯の回旋が示される場合に限り、腰椎骨盤帯の回旋UCMのテストは陽性となる。

腰椎回旋UCMのレーティングと診断
（T24.1、T24.2）

修正

両足と両膝をお互いにつけて、骨盤をニュートラルな姿勢を維持したまま、5cm床から離した仰向け膝立て位の姿勢で始める。最初に、体重を片方の足に移動させ、反対側の踵を数cmだけ床から挙上する（図5.117）。さらなる漸増は、体重を片方の足に移動させ、反対側の踵を数cmだけ床から挙上し、体重のかかっていない側の脚を部分的に伸展することである。体重のかかっていない側の脚は、最大伸展に達するまで、段階的に伸展させる。腰椎骨盤帯の回旋が制御できる範囲のみで（フィードバックでモニターされる）、体重

のかかっていない側の脚の挙上と伸展を行う。腰椎骨盤帯が回旋の制御を失う時点で、動きは止めるべきである。腰椎骨盤帯の姿勢は再度スタビライズされ、その後、数秒間この姿勢を維持し、腰椎骨盤帯の回旋UCMを制御しながら開始姿勢（骨盤を静止させた仰向け膝立て位）に戻る。腰椎骨盤帯の回旋と側方移動（side-shift）の制御が維持されることを確実にしなければならない。体重を支えている側の脚の殿筋群が活性化していることを確実にし、ハムストリングスの痙攣を起こさせない。

最終的な漸増は、腰椎骨盤帯をニュートラルに維持し、上記のように膝を伸展し（回旋や骨盤のティルトなしで）、その後ゆっくりと股関節と膝を屈曲することとなる。股関節と膝の屈曲は、どちらも90°になるまで続けられる（図5.118）。その後、股関節と膝は、開始姿勢になるまで伸展されるが、股関節は、踵が水平

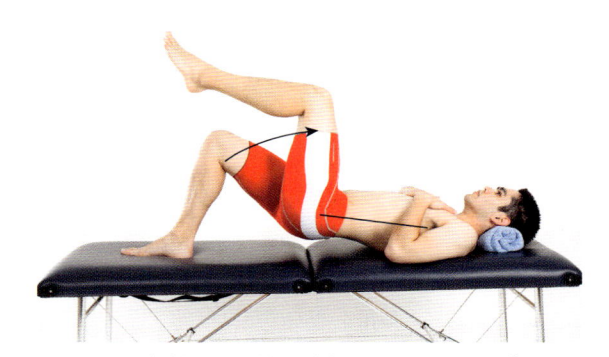

図5.118　漸増：股関節と膝を90°屈曲させたブリッジ

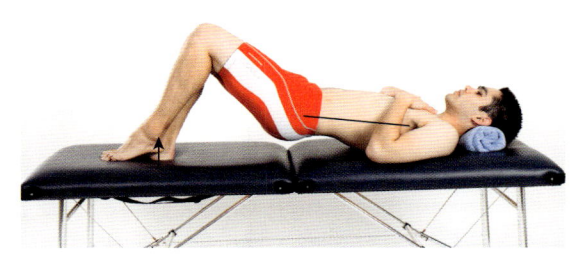

図5.117　修正：体重移動と片方の踵挙上を伴うブリッジ

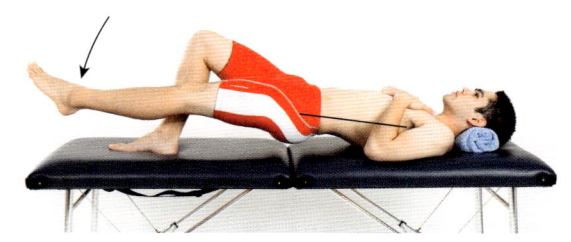

図5.119　漸増：股関節と膝を水平まで伸展させたブリッジ

な位置になるまで伸展が続けられる（図5.119）。その後、股関節は開始姿勢に戻る。骨盤は支持されない状態を維持し、回旋が制御され、制限が許す範囲内のみで、股関節と膝の動きを行う。

　患者は、腰椎骨盤帯のアライメントをセルフモニターすべきであり、さまざまな選択肢のフィードバックを用いて制御すべきである（T24.3）。回旋UCMが制御できる範囲内では、何の症状も誘発されないはずである。

　片側あるいは、非対称的な四肢への負荷において、回旋の力が腰椎骨盤帯に伝達される。腰椎骨盤帯の回旋スタビリティ筋群が、この回旋ストレスを制御する。クローズドチェーンの回旋制御トレーニングにおいて、体幹回旋スタビライザー筋群（腹斜筋、大腰筋の前部、多裂筋表層線維）が、股関節回旋スタビライザー筋群（深部殿筋群や短内転筋、恥骨筋、腸骨筋）と協調して、骨盤の上下から回旋を制御する必要がある。制御されていない腰椎骨盤帯の回旋は、体幹のスタビライザー筋群（とくに腹斜筋）と四肢の筋群（とくに殿筋群）との協調の非効率性と、ほとんどの場合に関連している。患者は自動的に外腹斜筋と深部殿筋を収縮させて腰椎骨盤帯の回旋制御を改善することを勧められ、トレーニングを受ける。

　もし制御が非常に不十分である場合、両足と両膝をお互いにつけて、骨盤をニュートラルな姿勢を維持したまま、5cm床から離した仰向け膝立て位の姿勢で始める。最初に、体重を片方の足に移動させ、反対側の足は部分的に体重を受ける（例：ヒールマーチング——踵を挙上させるが、母趾球で体重を受けるのを継続する）。

　患者は自動的に外腹斜筋を収縮させて腰椎骨盤帯の回旋制御を改善することができる。反対側の外腹斜筋は対側の胸郭を下制することにより、また同側の内腹斜筋は、ASISを前方に保持することによって促通される。これは、同時に「引き込む」あるいは「腹壁全体を引く」ための指示と協調すべきである。腹壁のブレーシングやバルジング（bracing or bulging）をやめさせる。また、深部殿筋を予備緊張させておく。転子後部の大殿筋外側が収縮することなく、坐骨後部の近くが明確に収縮していることを触診する。「尻を絞る」あるいは「尻をグリップする」動きを防ぐ。

　腹斜筋と深部殿筋の促通が一度達成されたら、仰向け膝立て位で両足と両膝をお互いにつけて、骨盤をニュートラルな姿勢に維持したまま、骨盤を床から離し、この姿勢を保持する。このニュートラルなブリッジ姿勢で、患者はゆっくりと体重を片方の足に移動させ、反対側の膝を伸展するよう指示される。腰椎骨盤帯のニュートラルな姿勢を維持できる範囲のみで、片方の膝を伸展させ、床に戻す。ニュートラルを失ったり、回旋方向へのGive（折れ曲がり）があってはいけない。片側での負荷下において、腰椎骨盤帯の回旋UCMが制御されている限り、何の症状も誘発されないはずである。

T24.1　片脚ブリッジ伸展（single leg bridge extension）テストの低閾値動員効率の評価とレーティング

片脚ブリッジ伸展（single leg bridge extension）テスト――仰向け膝立て位
評価

制御のポイント：
- 腰椎骨盤帯の回旋を防ぐ

動作の課題：支持のない骨盤からの片側の脚の負荷（ブリッジ姿勢）

ベンチマーク可動域：脚の最大伸展（両膝が隣り合うようにする）

方向の制御のための低閾値動員効率のレーティング

	✓または ✗		✓または ✗
• テスト方向への「UCM」を防ぐことができる動作の分離パターンを修正する 以下の腰椎 UCM を防ぐ 　回旋と片方の脚へ体重移動させ、反対の脚を伸展する動き 　股関節を屈曲する	☐	• 簡単そうに見え、自信をもって行っているという評価者の意見	☐
		• 簡単に感じ、被験者は十分に動作のパターンへの意識があり、自信を持ってテスト方向における「UCM」を防ぐ	☐
• ベンチマーク可動域全体を通した分離動作：膝の最大伸展（両膝が隣り合うようにする） **ベンチマーク基準を超えた範囲も可能である場合、自動的な制御を必要とするのはベンチマーク可動域のみである**	☐	• コンセントリックおよびエキセントリックな動作の間、分離のパターンはスムーズである	☐
		• UCM を防ぐために、反対方向への**最終域**の動きを（継続的に）使わない	☐
		• 特別なフィードバック（**触覚的、視覚的、言語的**な指示）は必要ない	☐
• 呼吸を止めずに（代替的な呼吸ストラテジーを使うことは許容される）	☐	• 外的な支持や負荷をなくすことなく	☐
		• リラックスした自然な呼吸（たとえ理想的でなかったとしても――自然なパターンが変化しない限り）	☐
• エキセントリック運動中の制御	☐		
• コンセントリック運動中の制御	☐	• 疲労がない	☐

分離パターンを修正　　　　　　　　　　　　動員の効率

T24.2　片脚ブリッジ伸展（single leg bridge extension）テストによる UCM の部位と方向の診断

片脚ブリッジ伸展（single leg bridge extension）テスト――仰向け膝立て位

部位	方向	骨盤から左（左）	骨盤から右（右）
		（チェックボックス）	（チェックボックス）
腰椎骨盤帯	回旋（オープンチェーン）	☐	☐

T24.3　再トレーニングをモニターするフィードバックのツール

フィードバックのツール	過程
自己触診	関節姿勢（位置）の触診によるモニタリング
視覚的な観察	鏡を見て、あるいは直接動きを観察する
粘着テープ	触覚的なフィードバックのために皮膚に張力をかける
圧力によるバイオフィードバック	姿勢制御の視覚的な確認
指示と口頭による修正	ほかの観察者からのフィードバックを聞く

T25　立位：胸椎回旋テスト（腰椎骨盤帯の回旋UCMのためのテスト）

この分離テストは、腰椎骨盤帯の回旋を自動的に分離し制御する能力を評価するものであり、立位で胸椎を回旋させる。非対称的あるいは、矢状面以外の体幹の動作において、回旋の力が腰椎骨盤帯に伝達される。

テスト手順

患者は、両足を股関節の幅に広げて立ち（左右の踵の間は約10～15cm離す）、足の内側のラインは平行になるようにする（外側に開かない）。上半身を垂直にし、体重は中足部（midfoot）に乗るようにバランスを取り、真っ直ぐに立つ。壁につけた背中を下方に

スライドさせるように膝を曲げ、踵を床につけたまま両足関節を背屈し、「Small Knee Bend（SKB、訳者注：膝を少し曲げる）」を行う。体幹を垂直に保ち、体幹を前傾しない（図5.120）。大腿骨の長軸（大腿部の線）の延長線上に足趾の真ん中がくるように、両膝を踵の間隔よりも少し開く。

そして、両足は股関節の下になるようにして立ち、手が反対側の肩に触れるように両腕を交差させ、両肩と体幹上部を両側へ（約40°まで）回旋させるが、腰椎下部と骨盤は動かさないよう指示される。自動的に体幹上部と胸椎を、腰椎骨盤帯から独立させて回旋させる能力があるべきである。理想的には、腰椎骨盤帯の回旋を伴わず、胸椎が両側に対称的な回旋があるべきである。究極的には、骨盤の回旋や側方移動、体重移動を伴わず、約40°の独立した胸椎回旋ができるべきである（図5.121）。腰椎骨盤帯の回旋が起きたらす

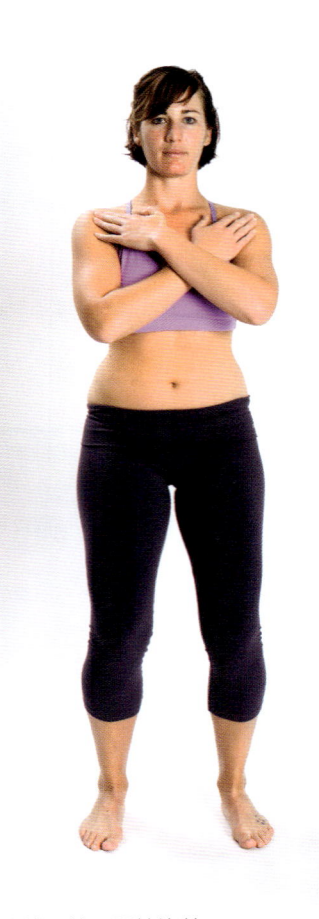

図5.120　胸椎回旋の開始姿勢

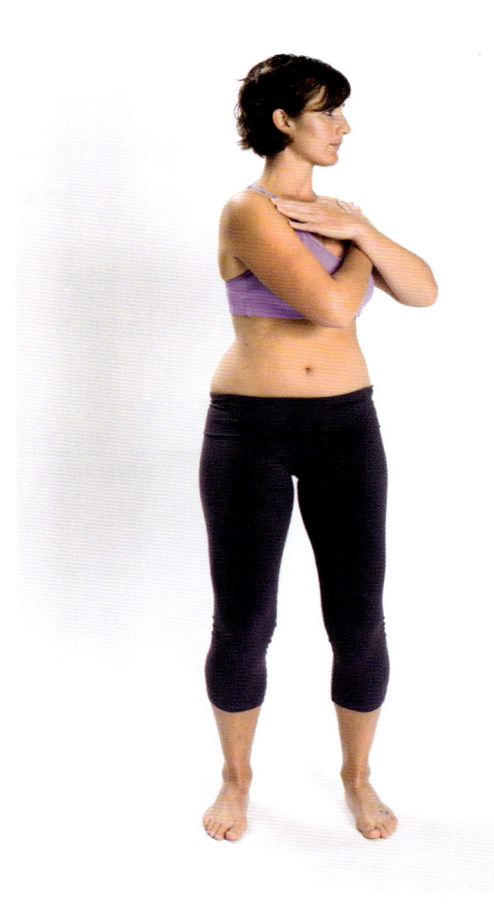

図5.121　胸椎回旋のベンチマーク

ぐ、この動作を止め、開始姿勢に戻されなければならない。このテストは、フィードバック（被験者自身による触診、視覚、テープなど）なしで行われるべきである。テストのためのフィードバックを取り除き、セラピストは、腰椎骨盤帯の回旋の制御が十分かどうかを判断するために、骨盤の視覚的な観察を用いるべきである。両側を評価する。

腰椎骨盤帯の回旋UCM

　患者は、腰椎骨盤帯における片側性の症状を訴えている。腰椎骨盤帯の回旋は、体幹上部に続いて、独立した胸椎の40°回旋可動域に到達する前に始まる。腰椎には、回旋負荷下において、胸椎に対して相対的に回旋方向へのUCMがある。いくつかのケースでは、腰椎骨盤帯が体幹上部回旋と一緒に最初に回旋することもある。

　もし腰椎骨盤帯の回旋のスタビライザーが、効率的にこの回旋の力を制御することができない場合、体幹上部の回旋において、以下のような適応性の代替的なストラテジーが多く観察される可能性がある。
- 体幹上部の回旋に続く骨盤の回旋（股関節の回旋）
- 腰椎と胸椎領域の間での回旋の分離がない
- 代わりに硬直したように見え、主に股関節で回旋が起こる
- 骨盤の回旋が動作の最初に起こり、体幹上部は骨盤の後に「ついて行く」（tag along）ように見える。
- 上部体幹の回旋と反対向きの回旋が骨盤に起こる。時折、骨盤による反対向きの回旋が動作の最初に起こることがある。
- 回旋において、体幹は屈曲する（胸椎回旋の制限と関連してよく起こる）。
- 回旋において、骨盤は制御されていない伸展に向け、前方へスウェーする。
- 回旋において、肩甲骨の内転（菱形筋が、胸椎の傍脊柱筋のスタビライザーの代わりに胸椎を回旋させる）とともに胸腰椎領域が伸展する（胸骨挙上）。
- 回旋において、側方への体重移動が起こり、腰椎骨盤帯が骨盤の回旋の反対方向へ側方移動する（最も一般的）。時折、回旋の方向へ側方移動する。体幹の側屈は骨盤の側方への動きを伴う。

制御されていない腰椎骨盤帯の回旋は、腹斜筋ある

いは股関節回旋スタビライザー筋群のスタビリティ機能の非効率性と、ほとんどの場合関連している（例：左の外腹斜筋と右の内腹斜筋が右方向への腰椎骨盤帯の回旋UCMを制御している一方で、体重支持において、右の中殿筋後部および大殿筋が腰椎骨盤帯の右方向への回旋を制御している）。非対称、あるいは、矢状面以外の体幹の動作において、回旋の力が腰椎骨盤帯に伝達される。腰椎骨盤帯の回旋スタビリティ筋群が、この回旋負荷を制御する。体幹の回旋をスタビライズする腹斜筋、大腰筋の前部、多裂筋表層線維が、コンセントリック、またエキセントリックに骨盤の回旋を下から制御する体重支持側の股関節深部筋群と協調する必要がある。

　腰椎骨盤帯の回旋を胸椎回旋から分離しようとする際、被験者はUCMを制御することができない、あるいは、腰椎骨盤帯の回旋を制御するために集中し多大な努力をする必要がある。両側の動作が評価されなければならない。回旋を制御することができない方向を観察する（例：制御されていない腰椎骨盤帯の回旋が右方向と左方向のどちらなのか）。片側であることもあり、両側であることもある。腰椎骨盤帯の回旋UCMが両側性の場合、片方が反対側に比べて、よりよい、または悪いかもしれない。

方向に特異的な運動制御テストにおける臨床的評価の注意点

　回旋制御の運動制御（分離）テストにおいて、他の動作（例：わずかな屈曲や伸展）が観察された場合、これを制御されていない回旋として記録しない。屈曲と伸展の運動制御テストによって、観察された動作が制御されていないかどうか特定されるだろう。制御されていない腰椎骨盤帯の回旋が示される場合に限り、腰椎骨盤帯の回旋UCMのテストは陽性となる。

腰椎回旋UCMのレーティングと診断
（T25.1、T25.2）

修正

　両足を股関節の幅に広げて立ち（左右の踵の間は10〜15cm離す）、両足の内側のラインは平行になるようにする（外側に開かない）。壁につけた背中を下方に

スライドさせるように膝を曲げ、踵を床につけたまま両足関節を背屈し、「Small Knee Bend（SKB、訳注：膝を少し曲げる）」位で立つ。そして、腕を組んで、自動的に体幹上部と胸椎を、腰椎骨盤帯から独立させて両側へ回旋させるように指示される。腰椎骨盤帯の回旋を制御できる範囲内のみで（セルフフィードバックでモニターされる）、胸椎を回旋する。腰椎骨盤帯が回旋の制御を失う時点で、動きは止めるべきである。腰椎骨盤帯の姿勢は再度スタビライズされ、その後、数秒間この姿勢を維持し、腰椎骨盤帯の回旋UCMを制御しながら開始姿勢に戻る。

　患者は、腰椎骨盤帯のアライメントをセルフモニターすべきであり、さまざまな選択肢のフィードバックを用いて制御すべきである（T25.3）。回旋UCMが制御できる範囲内では、何の症状も誘発されないはずである。

　制御がとくに不十分である場合、両足を床につけ、体幹をニュートラルにして椅子に固定して座って修正動作のパターンを指導してもよい。自動的胸椎回旋において、腰椎骨盤帯は徒手的に支持されるか、腰椎下部の背もたれによって支持される。分離パターンが確立したら、患者は腰椎骨盤帯の回旋制御のフィードバックのために坐骨をテーブルまたはベンチの端に位置させた（触れるが体重はかけない）立位へと漸増させる（図5.122）。

　自動的にニュートラルな位置に肩甲骨をセットする（setting）ことと、自動的な腹斜筋群の予備緊張により、追加的な促通ができる。

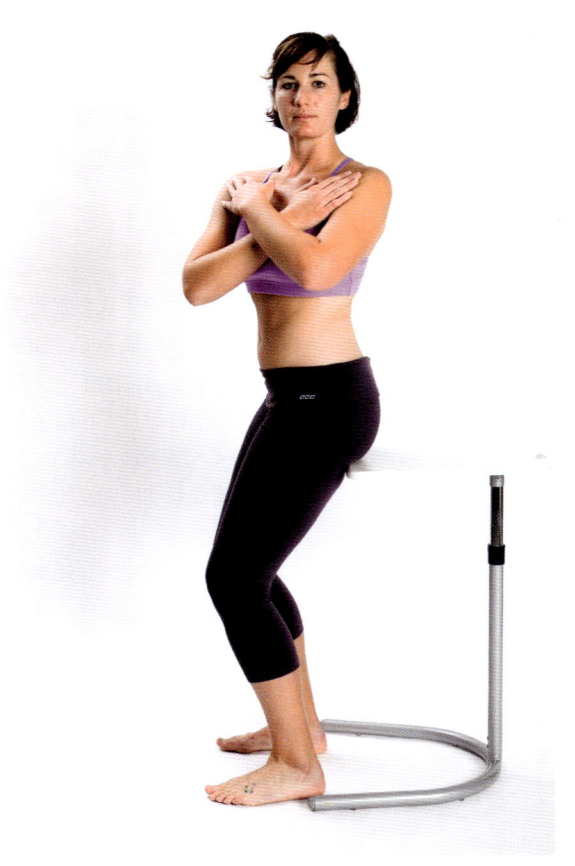

図5.122　坐骨による支持を伴う修正

T25.1　胸椎回旋テストの低閾値動員効率の評価とレーティング

胸椎回旋テスト——立位

評価

制御のポイント：
- 腰椎骨盤帯の回旋を防ぐ

動作の課題：胸椎回旋（立位：small knee bend）
ベンチマーク可動域：独立した40°胸椎回旋

方向の制御のための低閾値動員効率のレーティング

	✓または✗		✓または✗
• テスト方向への「UCM」を防ぐことができる動作の分離パターンを修正する 以下の腰椎 UCM を防ぐ 　回旋と胸椎回旋動作 　股関節を屈曲する • ベンチマーク可動域全体を通した分離動作：40°胸椎回旋 　**ベンチマーク基準を超えた範囲も可能である場合、自動的な制御を必要とするのはベンチマーク可動域のみである** • 呼吸を止めずに（代替的な呼吸ストラテジーを使うことは許容される） • エキセントリック運動中の制御 • コンセントリック運動中の制御	☐ ☐ ☐ ☐ ☐	• 簡単そうに見え、自信をもって行っているという評価者の意見 • 簡単に感じ、被験者は十分に動作のパターンへの意識があり、自信を持ってテスト方向における「UCM」を防ぐ • コンセントリックおよびエキセントリックな動作の間、分離のパターンはスムーズである • UCM を防ぐために、反対方向への最終域の動きを（継続的に）使わない • 特別なフィードバック（**触覚的、視覚的、言語的な指示**）は必要ない • 外的な支持や負荷をなくすことなく • リラックスした自然な呼吸（たとえ理想的でなかったとしても——自然なパターンが変化しない限り） • 疲労がない	☐ ☐ ☐ ☐ ☐ ☐ ☐ ☐
分離パターンを修正		**動員の効率**	

T25.2　胸椎回旋テストによるUCMの部位と方向の診断

胸椎回旋テスト——立位

部位	方向	骨盤から左（左）	骨盤から右（右）
		（チェックボックス）	（チェックボックス）
腰椎骨盤帯	回旋（オープンチェーン）	☐	☐

T25.3　再トレーニングをモニターするフィードバックのツール

フィードバックのツール	過程
自己触診	関節姿勢（位置）の触診によるモニタリング
視覚的な観察	鏡を見て、あるいは直接動きを観察する
粘着テープ	触覚的なフィードバックのために皮膚に張力をかける
指示と口頭による修正	ほかの観察者からのフィードバックを聞く

T26　立位：両膝スイング（double knee swing）テスト（腰椎骨盤帯の回旋UCMのためのテスト）

　この分離テストは、腰椎骨盤帯の回旋を自動的に分離し制御する能力を評価するものであり、立位で非対称的に両脚を回旋させる。片側あるいは、非対称的な四肢への負荷や動作において、回旋の力が腰椎骨盤帯に伝達される。

テスト手順

　両足を股関節の幅に広げて立ち（左右の踵の間は10～15cm離す）、両足の内側のラインは平行になるようにする（外側に開かない）。上半身を垂直にし、体重は中足部に乗るようにバランスを取り、真っ直ぐに立つ。壁につけた背中を下方にスライドさせるように膝を曲げ、踵を床につけたまま両足関節を背屈し、「Small Knee Bend（SKB、訳注：膝を少し曲げる）」を行う。体幹を垂直に保ち、体幹を前傾しない（図5.123）。両膝は踵の間よりも少し間隔を開け、大腿骨の長軸（大腿部の線）の延長線上に足の中心がくるようにする。

　そして、SKB位で両足が股関節の下になるようにして立ち、腕はリラックスさせて、体幹と骨盤は動かさずに、両膝を同じ側へ少なくとも20～30°スイング（股関節回旋）させるように指示される（図5.124）。これには、同時だが非対称的な股関節回旋と、腰椎骨盤帯の回旋制御の協調が求められる。両膝が右側へスイングするとき、右側の股関節は外旋し、同時に左側は内旋し、逆の場合は反対になる。足関節の回内と回外

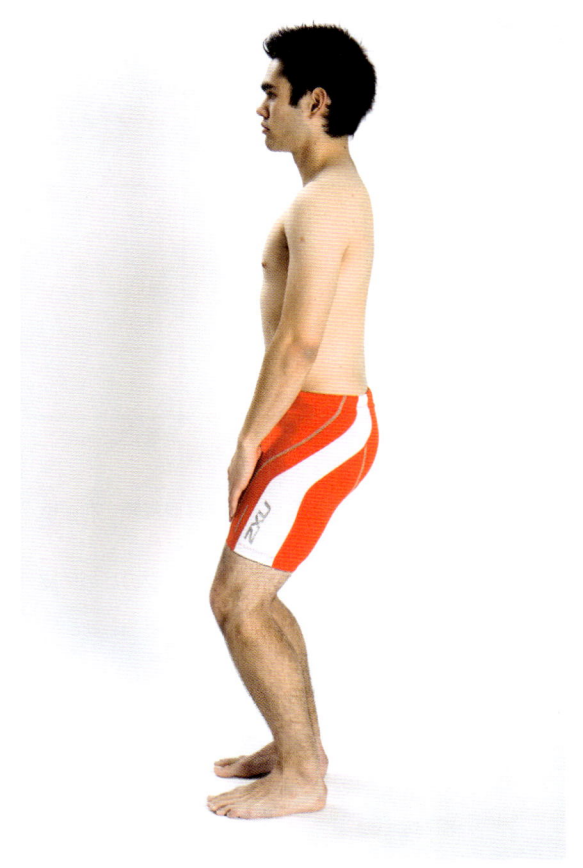

図5.123　両膝スイング（ダブル・ニースイング）テストの開始姿勢

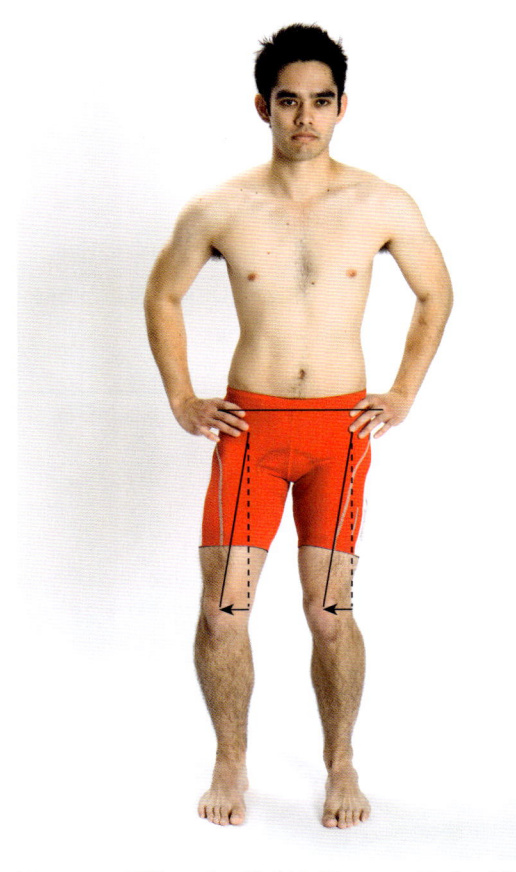

図5.124　両膝スイング（ダブル・ニースイング）テストのベンチマーク

が股関節の動きと協調することが不可欠である。つまり、両膝が右へスイングするとき、膝が第二中足骨の外側へ動くにつれ、右足は回外すべきで、膝が第二中足骨の内側へ動くにつれ、左足は回内すべきである。

多くの人々が、このテストに必要な股関節の回旋の可動域が欠如している感覚を経験するだろう。これは、それぞれの股関節を片方ずつ独立して動かし股関節の回旋を評価することで明らかなように、本当に股関節回旋の可動域が失われているということではない。このテストでは、代償とUCMを見極めるためにUCMのテストにおいて、膝を少なくとも20〜30°、両側へスイングすることが求められる。

理想的には、腰椎骨盤帯の回旋や側方移動、体重移動を伴わず、約20〜30°の独立した両膝スイング（非対称的な股関節の回旋）ができるべきである。体重は両足均等に配分され、骨盤の側方への移動は起こるべきではない。両足は膝の動きに伴い回内、回外しなければならない。外旋している側の足が回外するとき、第一中足骨の骨頭（親指の付け根）は、床についているべきである。中足骨の骨頭は、足の内反方向へと、床から離れるべきではない。このテストは、フィードバック（被験者自身による触診、視覚など）なしで行われるべきである。テストのためのフィードバックを取り除き、セラピストは、腰椎骨盤帯の回旋の制御が十分かどうかを判断するために、骨盤の視覚的な観察を用いるべきである。どちらの方向も評価する。

腰椎骨盤帯の回旋UCM

患者は、腰椎骨盤帯における片側性の症状を訴えている。股関節に続いて、腰椎骨盤帯の回旋が、両膝のスイングが独立した20〜30°回旋可動域に到達する前に始まる。腰椎には、回旋負荷下において、股関節に対して相対的に回旋方向へのUCMがある。

制御されていない腰椎骨盤帯の回旋は、腹斜筋あるいは股関節回旋スタビライザー筋群のスタビリティ機能の非効率性と、ほとんどの場合関連している（例：左の外腹斜筋と右の内腹斜筋が右方向への腰椎骨盤帯の回旋UCMを制御している一方で、体重支持において、右の中殿筋後部および大殿筋が腰椎骨盤帯の右方向への回旋を制御している）。非対称、あるいは、矢状面以外の体幹の動作において、回旋の力が腰椎骨盤帯に伝達される。腰椎骨盤帯の回旋スタビリティ筋群が、この回旋負荷を制御する。体幹の回旋をスタビライズする腹斜筋、大腰筋の前部、多裂筋表層線維が、コンセントリック、またエキセントリックに骨盤の回旋を下から制御し、体重を支持する股関節深部筋群と協調する必要がある。

腰椎骨盤帯の回旋を胸椎回旋から分離しようとする際、被験者はUCMを制御することができない、あるいは、腰椎骨盤帯の回旋を制御するために集中し多大な努力をする必要がある。両側の動作が評価されなければならない。回旋を制御することができない方向を観察する（例：制御されていない腰椎骨盤帯の回旋が右方向と左方向のどちらなのか）。片側であることもあり、両側であることもある。腰椎骨盤帯の回旋UCMが両側性の場合、片方が反対側に比べて、よりよい、または悪いかもしれない。

方向に特異的な運動制御テストにおける臨床的評価の注意点

回旋制御の運動制御（分離）テストにおいて、他の動作（例：わずかな屈曲や伸展）が観察された場合、これを制御されていない回旋として記録しない。屈曲と伸展の運動制御テストによって、観察された動作が制御されていないかどうか特定されるだろう。制御されていない腰椎骨盤帯の回旋が示される場合に限り、腰椎骨盤帯の回旋UCMのテストは陽性となる。

腰椎回旋UCMのレーティングと診断
（T26.1、T26.2）

修正

患者は、SKB位で立ち、立位で膝を少し曲げ、体幹を壁で支持した姿勢をとる。姿勢（位置）を崩すことに対するフィードバックのために、両方の腸骨稜を触診し、腰椎骨盤帯の回旋制御をモニターすべきである。制御が失われていないかを見るために、鏡も利用する必要のある人もいる。患者は、とくに膝をスイングさせている方向と反対側で、腰椎を平坦にするために自動的に外側の腹筋群（とくに胸郭の下制による外腹斜筋）を収縮しなければならない。これは、制御されていない腰椎骨盤帯の回旋に対抗する力ももたらす。もし必要であれば、折ったタオルを使って腰椎をニュートラル姿勢に支えてもよい。

　ニュートラルな腰椎骨盤帯の姿勢を保ち、壁を支持に用いて、患者は骨盤に回旋が一切生じない範囲で、自動的に膝を側方へスイングするよう指示される。腰椎骨盤帯が回旋の制御を失う時点で、膝の動きを止めるべきであり、腰椎骨盤帯の姿勢は再度スタビライズされ、腰椎骨盤帯の回旋UCMを制御しながら両膝は開始姿勢に戻る。両足が両膝に続いて回内、回外させる。独立した股関節回旋における腰椎骨盤帯の制御がより簡単になり、分離パターンも不自然に感じなくなったら、エクササイズを漸増していくことができる。この動作の基本的な漸増は、この動きを壁による支持なしで行うということである。

　患者は、腰椎骨盤帯のアライメントをセルフモニターすべきであり、さまざまな選択肢のフィードバックを用いて制御すべきである（T26.3）。回旋UCMが制御できる範囲内では、何の症状も誘発されないはずである。

　制御が不十分である場合、体幹を壁で支持したSKB位で正しい動作のパターンを指導してもよい。壁を支持に用いて、ニュートラルな腰椎骨盤帯の姿勢を保ち、

膝を側方へスイングするよう指示される（連続写真A右脚のみ：図5.125、5.126、5.127。連続写真片脚ずつ右方向へスイングする：図5.128、5.129）。両足の回内、回外を許容されるが、全ての中足骨の骨頭は床につけておく。次に、同じ動きを、両膝を同じ方向へ動かして練習するが、片方ずつ動かす（同時ではない）。その後、反対側へこのパターンを繰り返す。最終的に、体幹を壁で支えたまま、両膝を同じ方向へ、同時にスイングさせるように漸増させる。

　代替方法としては、体幹を直立させ、腰椎骨盤帯をニュートラルにし、前方に向けた歩行のスタンス、もしくは、ランジ姿勢を用いることである（図5.130）。約3分の2の体重を前の足、3分の1の体重を後ろの足にかける。腰椎骨盤帯の回旋の制御を保ち、股関節を回旋するために、前膝を独立して左右にスイングさせる（図5.131、5.132）。腰椎骨盤帯の回旋の制御を保ち、股関節を回旋するために、後膝を独立して左右にスイングさせる（図5.133、5.134）。右足を前に、左足を後ろにして練習する。

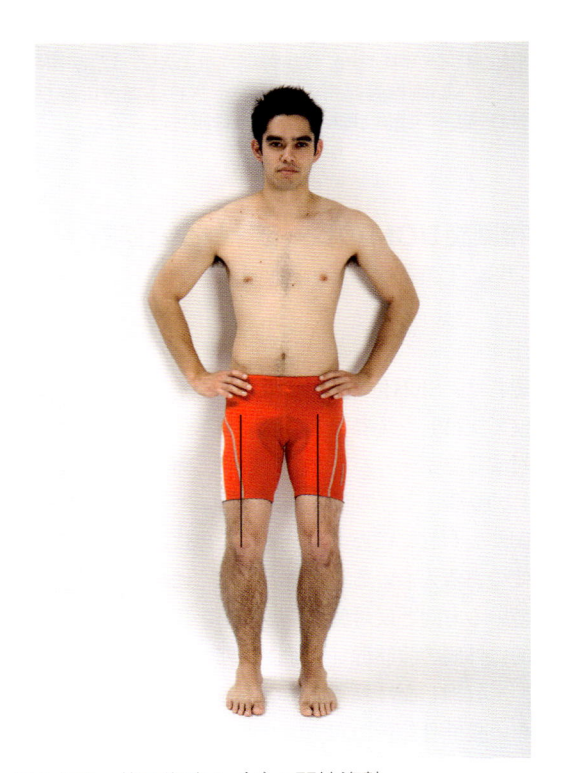

図5.125　修正順序A（i）：開始姿勢

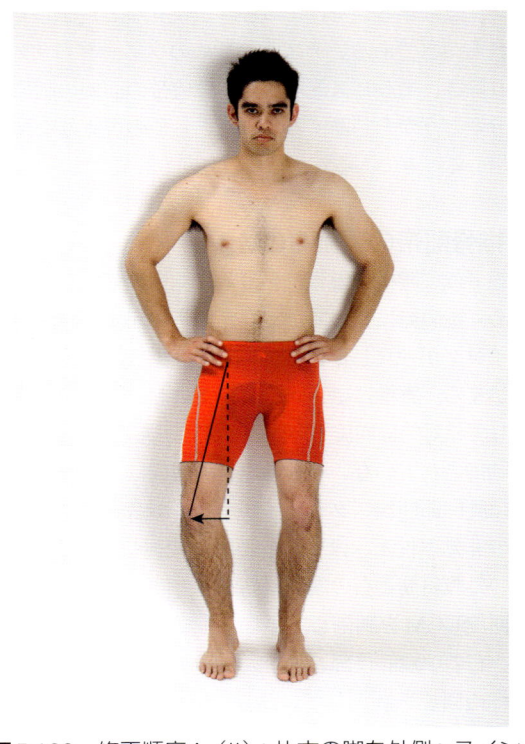

図5.126　修正順序A（ii）：片方の脚を外側へスイングする

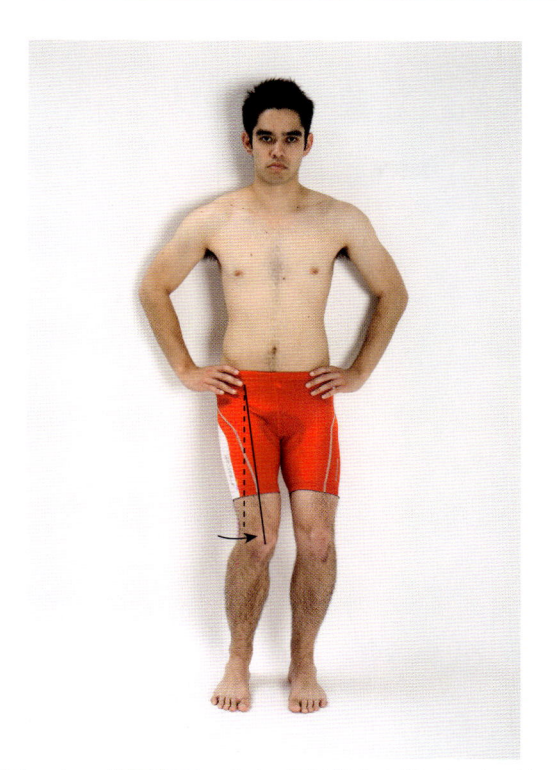

図5.127　修正順序Ａ（ⅲ）：同じ脚を内側へスイングする

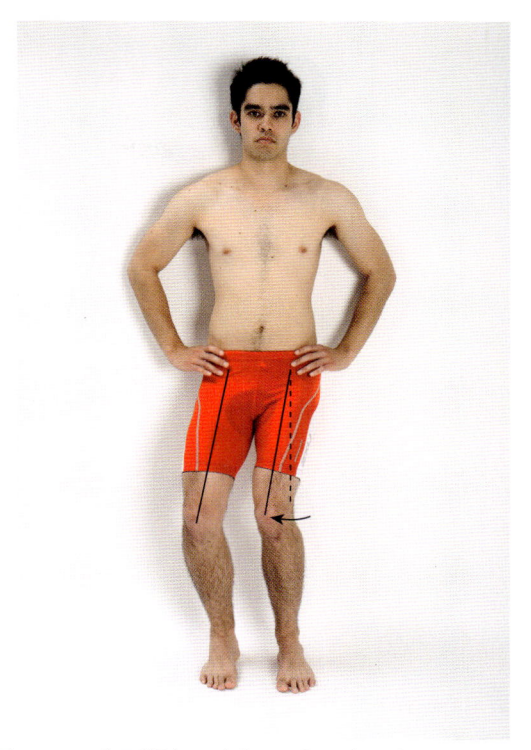

図5.129　修正順序Ｂ（ⅱ）：もう一方の脚を内側へスイングする

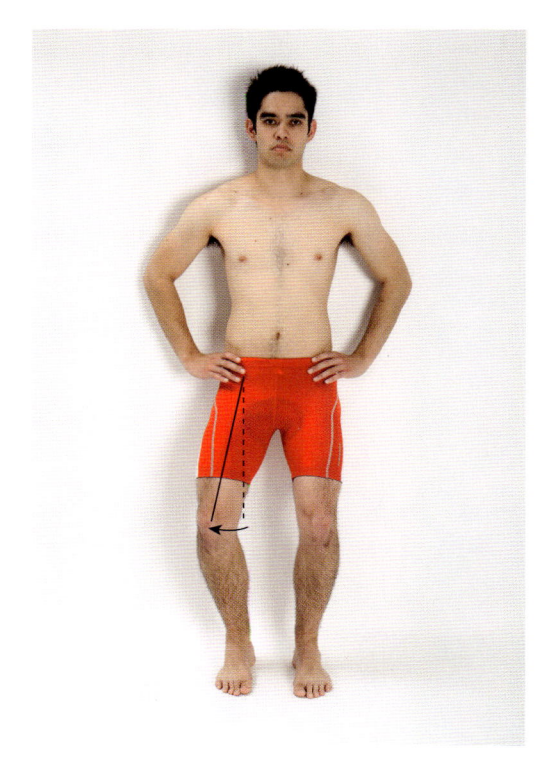

図5.128　修正順序Ｂ（ⅰ）：片方の脚を外側へスイングする

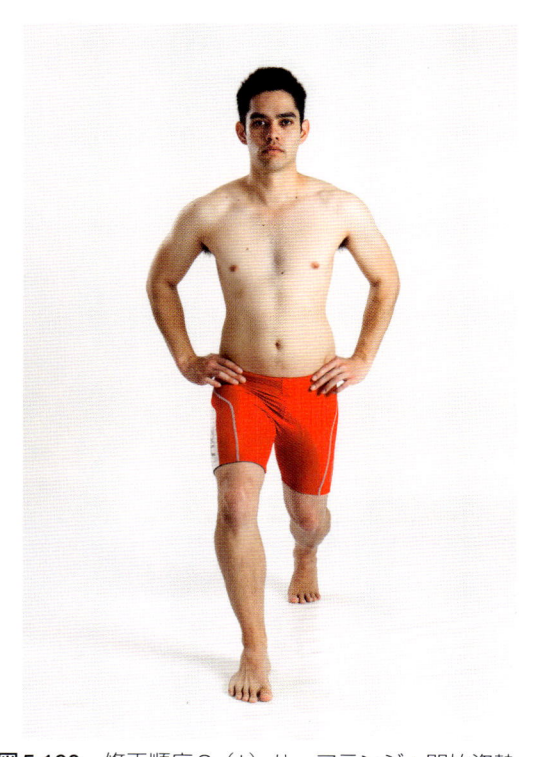

図5.130　修正順序Ｃ（ⅰ）ハーフランジ：開始姿勢

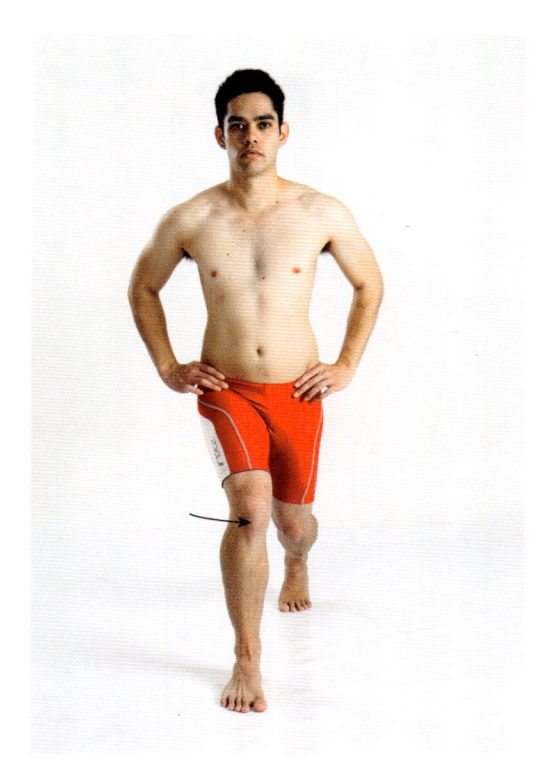

図5.131 修正順序Ｃ（ii）ハーフランジ：前の脚を内側へスイングする

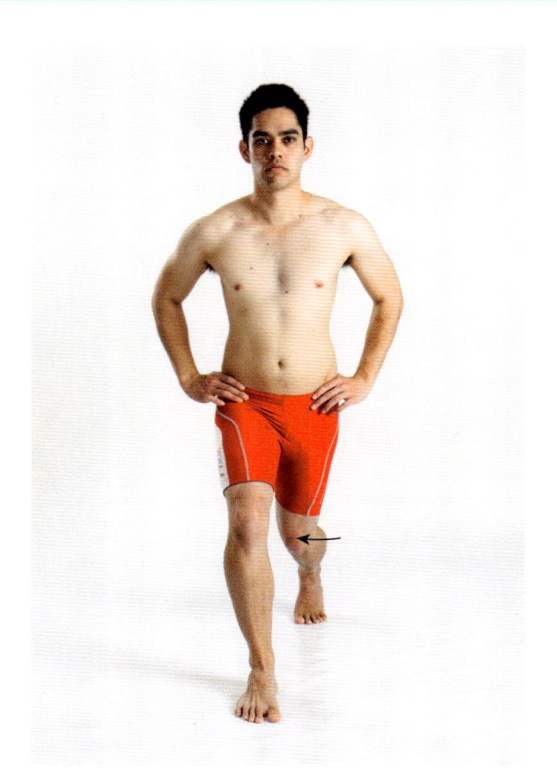

図5.133 修正順序Ｃ（iv）ハーフランジ：後ろの脚を内側へスイングする

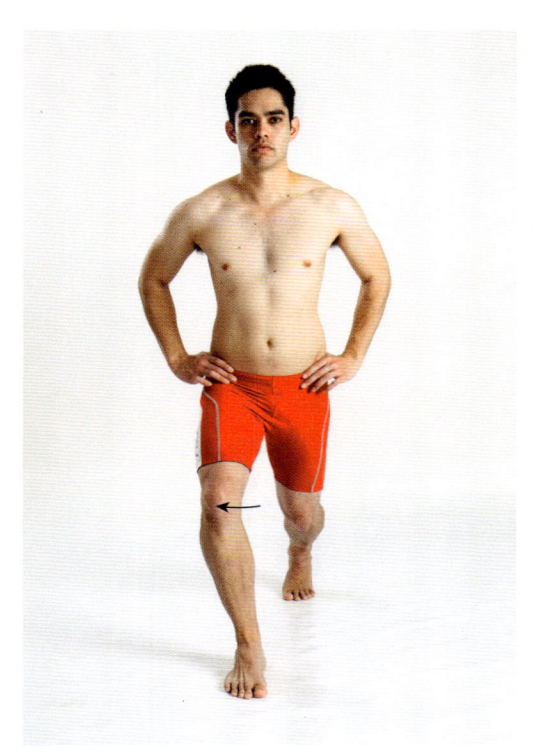

図5.132 修正順序Ｃ（iii）ハーフランジ：前の脚を外側へスイングする

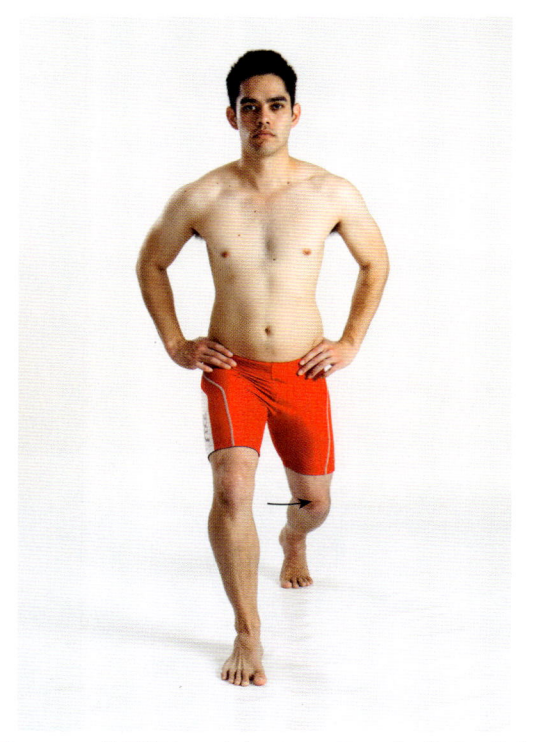

図5.134 修正順序Ｃ（ⅴ）ハーフランジ：後ろの脚を外側へスイングする

T26.1　両膝スイング（double knee swing）テストの低閾値動員効率の評価とレーティング

両膝スイング（double knee swing）テスト――立位

評価

制御のポイント：
- 腰椎骨盤帯の回旋を防ぐ

動作の課題：同時かつ非対称的な股関節回旋（立位：small knee bend）

ベンチマーク可動域：20 ～ 30°の独立した両膝スイング（股関節の回旋）

方向の制御のための低閾値動員効率のレーティング

	✓または✗		✓または✗
• テスト方向への「UCM」を防ぐことができる　動作の分離パターンを修正する 以下の腰椎 UCM を防ぐ 　回旋と同時かつ非対称的な股関節回旋 　股関節を屈曲する	☐	• 簡単そうに見え、自信をもって行っているという評価者の意見	☐
		• 簡単に感じ、被験者は十分に動作のパターンへの意識があり、自信を持ってテスト方向における「UCM」を防ぐ	☐
• ベンチマーク可動域全体を通した分離動作：20 ～ 30°の独立した両膝スイング（股関節の回旋） **ベンチマーク基準を超えた範囲も可能である場合、自動的な制御を必要とするのはベンチマーク可動域のみである**	☐	• コンセントリックおよびエキセントリックな動作の間、分離のパターンはスムーズである	☐
		• UCM を防ぐために、反対方向への最終域の動きを（継続的に）使わない	☐
• 呼吸を止めずに（代替的な呼吸ストラテジーを使うことは許容される）	☐	• 特別なフィードバック（触覚的、視覚的、言語的な指示）は必要ない	☐
• エキセントリック運動中の制御	☐	• 外的な支持や負荷をなくすことなく	☐
• コンセントリック運動中の制御	☐	• リラックスした自然な呼吸（たとえ理想的でなかったとしても――自然なパターンが変化しない限り）	☐
		• 疲労がない	☐

分離パターンを修正　　　　　　　　　　　　　**動員の効率**

T26.2　両膝スイング（Double Knee Swing）テストによる UCM の部位と方向の診断

両膝スイング（double knee swing）テスト――立位

部位	方向	骨盤から左（左）	骨盤から右（右）
		（チェックボックス）	（チェックボックス）
腰椎骨盤帯	回旋（オープンチェーン）	☐	☐

T26.3　再トレーニングをモニターするフィードバックのツール

フィードバックのツール	過程
自己触診	関節姿勢（位置）の触診によるモニタリング
視覚的な観察	鏡を見て、あるいは直接動きを観察する
粘着テープ	触覚的なフィードバックのために皮膚に張力をかける
指示と口頭による修正	ほかの観察者からのフィードバックを聞く

T27　立位：体幹側屈（trunk side-bend）テスト（腰椎骨盤帯の回旋UCMのためのテスト）

　この分離テストは、腰椎骨盤帯の回旋を自動的に分離し制御する能力を評価するものであり、立位で体幹を側屈させる。非対称、あるいは、矢状面以外の体幹の動作において、回旋の力が腰椎骨盤帯に伝達される。

テスト手順

　患者は、壁に背中をつけて立ち、両足の間は少なくとも肩幅に広げ、両膝は軽く曲げる（股関節屈曲筋は無負荷状態で、基底面を広くする）。手は反対側の肩に触れるように、両腕を交差させ、壁に背中を平らにするために骨盤を後傾する（図5.135）。その後、骨盤を水平に保ち、壁に固定し、壁に沿って最初は片方に、

次に反対側に側屈するよう指示される。理想的には、骨盤の回旋や側方ティルト、側方移動を伴わず、少なくとも脊柱全体を通じた30°の側屈（胸骨の正中線から測定する）ができるべきである（図5.136）。側屈を30°に到達させようとするときに、脊柱の屈曲や伸展が増加すべきではない。また、左右のどちらへも、十分に対称的であるべきである。代償とUCMを特定するために、この手順では、UCMのテストにおいて、脊柱を少なくとも30°、両側へ側屈することが求められる。

　このテストは、フィードバック（被験者自身による触診、視覚など）なしで行われるべきである。テストのためのフィードバックを取り除き、セラピストは、腰椎骨盤帯の回旋の制御が十分かどうかを判断するために、壁に対する相対的な骨盤の視覚的な観察を行うべきである。どちらの方向も評価する。

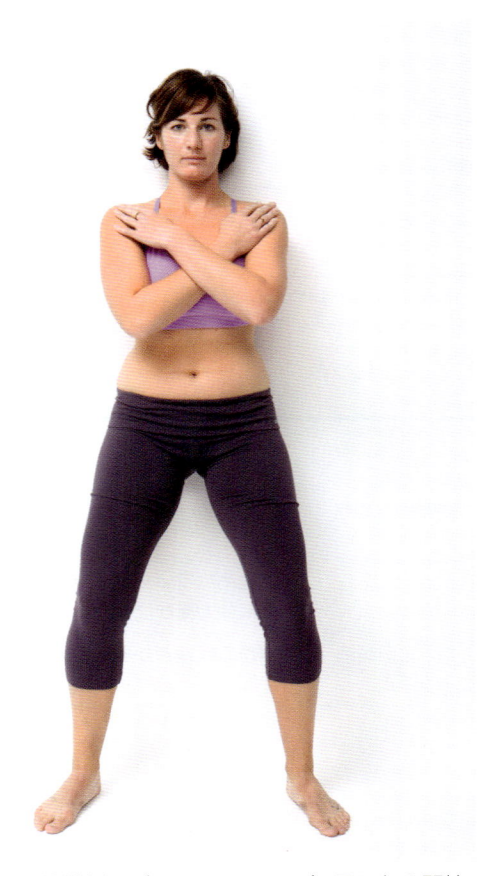

図5.135　体幹側屈（trunk side-bend）テストの開始姿勢

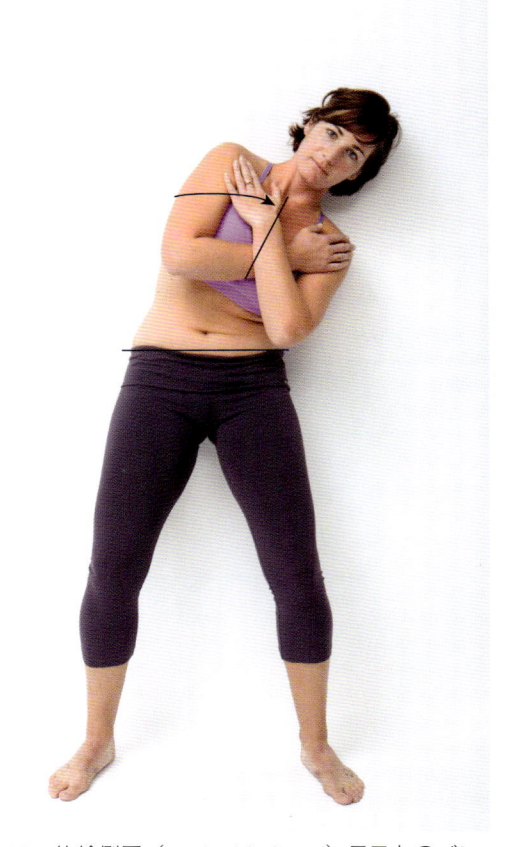

図5.136　体幹側屈（trunk side-bend）テストのベンチマーク

腰椎骨盤帯の回旋UCM

　患者は、腰椎骨盤帯における片側性の症状を訴えている。壁での脊柱の側屈が30°の独立した可動域に達する前に、腰椎骨盤帯の回旋あるいは側方移動、側方ティルトが起こる。腰椎骨盤帯には、側屈負荷下において、体幹に対して相対的に回旋方向へのUCMがある。多セグメント的回旋および伸展UCMと同様に、単セグメントのヒンジの存在を探す（急性の椎間板症状により、防御反応を誘発することがあり、これが解釈の誤りとなることがあるので注意）。

　制御されていない腰椎骨盤帯の回旋あるいは側方移動は、腹斜筋あるいは股関節回旋スタビライザー筋群のスタビリティ機能の非効率性と、ほとんどの場合に関連している（例：左の外腹斜筋と右の内腹斜筋が右方向への腰椎骨盤帯の回旋UCMを制御している一方で、体重支持において、右の中殿筋後部および大殿筋が腰椎骨盤帯の右方向への回旋を制御している）。非対称、あるいは、矢状面以外の体幹の動作において、回旋の力が腰椎骨盤帯に伝達される。腰椎骨盤帯の回旋スタビリティ筋群が、この回旋負荷を制御する。体幹の回旋をスタビライズする腹斜筋、大腰筋の前部、多裂筋表層線維が、コンセントリック、またエキセントリックに骨盤の回旋を下から制御する体重支持側の股関節深部筋群と協調する必要がある。

　側屈動作において、腰部方形筋あるいは腸肋筋の長さの非対称や筋筋膜性の制限、もしくは、スタビライザー筋群による制御の非対称性への適応の一手段として、顕著な代償が起こることがある。もし腰椎骨盤帯の回旋のスタビライザーが、効率的にこの回旋の力を制御することができない場合、脊柱の側屈において、以下のような不適応性の代替的なストラテジーが多く観察される可能性がある。

- 側屈方向と同側の膝が曲がることによる、顕著な骨盤の側屈側への下方側方ティルト（下降）が、脊柱の側屈に引き続き起こる。
- 側屈運動と反対側への顕著な骨盤の上方側方傾斜（挙上）は、側屈方向と同側の脚への体重移動と反対側の踵の挙上と関連している。これにより、脊柱の側屈に引き続き、骨盤が側方ティルトに挙上するということになる。
- 体幹の側屈動作は、骨盤の側方移動によって開始される可能性がある（例：体幹の動作が骨盤の上で起こるのではなく、骨盤の動作が体幹の下で起こる）。
- 最も一般的に起こる代償の一つは、骨盤を回旋し体幹を伸展させる、あるいは骨盤を回旋し体幹を屈曲させて側屈機能とするものである。腰椎の側屈動作、もしくは側方屈曲運動は、過剰または非対称の骨盤の回旋と関連している可能性がある。同側の骨盤の前方への回旋は、しばしば脊柱の伸展あるいは骨盤の前方スウェーと組み合わさり、一方で同側の骨盤の後方への回旋は、しばしば脊柱の屈曲と組み合わさる。

　背中を壁に平坦（またはニュートラル）にして体幹を側屈する際、患者はこの動作において、背中を壁に平坦に維持する能力を失っている。多様な代替的機能不全の代償パターンがある。すなわち、i）骨盤が回旋して壁から離れる、ii）壁に沿って骨盤が外側移動するか、過剰にティルトする、iii）腰椎が伸展して壁から離れる、iv）骨盤が前方へスウェーして壁から離れる、v）上背部が屈曲し丸まるように壁から離れる、である。正中線から離れて側屈する際に起こる、これらの代償のすべては、制御されていない腰椎骨盤帯の回旋とバイオメカニクス的に関連している。

　腰椎骨盤帯の回旋を脊柱の側屈から分離しようとする際、被験者はUCMを制御することができない、あるいは、腰椎骨盤帯の回旋を制御するために集中し多大な努力をする必要がある。両側の動作が評価されなければならない。回旋を制御することができない方向を観察する（例：制御されていない腰椎骨盤帯の回旋が右方向と左方向のどちらなのか）。片側であることもあり、両側であることもある。腰椎骨盤帯の回旋UCMが両側性の場合、片方が反対側に比べて、よりよい、または悪いかもしれない。

方向に特異的な運動制御テストにおける臨床的評価の注意点

　回旋制御の運動制御（分離）テストにおいて、他の動作（例：わずかな屈曲や伸展）が観察された場合、これを制御されていない回旋として記録しない。屈曲と伸展の運動制御テストによって、観察された動作が制御されていないかどうか特定されるだろう。制御されていない腰椎骨盤帯の回旋が示される場合に限り、腰椎骨盤帯の回旋UCMのテストは陽性となる。

腰椎回旋UCMのレーティングと診断

（T27.1、T27.2）

修正

　患者は、体幹を壁で支持した、広い足幅のSKB位で立つ。姿勢（位置）が崩れることへのフィードバックのために、両方の腸骨稜を触診し、腰椎骨盤帯の回旋制御をモニターすべきである。制御が失われていないかを見るために、鏡も利用する必要のある人もいる。患者は、とくに膝をスイングさせている方向と反対側で、腰椎を平坦にし、腰椎骨盤帯の回旋に抵抗するために、自動的に外側の腹筋群（とくに胸郭の下制による外腹斜筋）を収縮しなければならない（もし必要であれば、折ったタオルを使って腰椎をニュートラル姿勢に支えてもよい）。

　そして、骨盤を壁に水平に固定し、代償や代替的な動きなしで背中を壁に維持できる範囲内のみで、横へ側屈するように支持される。腰椎骨盤帯が回旋の制御を失う時点で、脊柱の側屈の動きは止めるべきであり、

腰椎骨盤帯の姿勢は再度スタビライズされ、腰椎骨盤帯の回旋UCMを制御しながら体幹は開始姿勢に戻る。骨盤や体幹の回旋は起こるべきでない。同様に、腰椎の伸展や骨盤の前傾、体幹の屈曲、骨盤の前方スウェー、骨盤の側方ティルトやシフトは起こるべきでない。

　側屈はUCMを自動的に制御でき、制限が許す範囲内のみを通して行われる。対称的な可動域において、楽に制御できることが目標である。UCMを制御することがより簡単になり、分離パターンも不自然に感じなくなったら、エクササイズを壁から離れた、自立した支持のない姿勢へと漸増していくことができる。患者は、腰椎骨盤帯のアライメントをセルフモニターすべきであり、さまざまな選択肢のフィードバックを用いて制御すべきである（T27.3）。回旋UCMが制御できる範囲内では、何の症状も誘発されないはずである。

T27.1　体幹側屈（trunk side-bend）テストの低閾値動員効率の評価とレーティング

体幹側屈（trunk side-bend）テスト──立位：壁

評価

制御のポイント：
- 腰椎骨盤帯の回旋を防ぐ

動作の課題：脊柱の側屈（立位：壁）

ベンチマーク可動域：独立した 30°側屈（胸骨の中間線）

方向の制御のための低閾値動員効率のレーティング

	✓または✗		✓または✗
• テスト方向への「UCM」を防ぐことができる動作の分離パターンを修正する 以下の腰椎 UCM を防ぐ 　回旋と脊柱の側屈 　股関節を屈曲する	☐	• 簡単そうに見え、自信をもって行っているという評価者の意見	☐
		• 簡単に感じ、被験者は十分に動作のパターンへの意識があり、自信を持ってテスト方向における「UCM」を防ぐ	☐
• ベンチマーク可動域全体を通した分離動作：30°側屈（胸骨の中間線） **ベンチマーク基準を超えた範囲も可能である場合、自動的な制御を必要とするのはベンチマーク可動域のみである**	☐	• コンセントリックおよびエキセントリックな動作の間、分離のパターンはスムーズである	☐
		• UCM を防ぐために、反対方向への最終域の動きを（継続的に）使わない	☐
• 呼吸を止めずに（代替的な呼吸ストラテジーを使うことは許容される）	☐	• 特別なフィードバック（**触覚的、視覚的、言語的な指示**）は必要ない	☐
• エキセントリック運動中の制御	☐	• 外的な支持や負荷をなくすことなく	☐
• コンセントリック運動中の制御	☐	• リラックスした自然な呼吸（たとえ理想的でなかったとしても──自然なパターンが変化しない限り）	☐
		• 疲労がない	☐

分離パターンを修正　　　　　　　**動員の効率**

T27.2　体幹側屈（trunk side-bend）テストによる UCM の部位と方向の診断

体幹側屈（trunk side-bend）テスト──立位：壁

部位	方向	骨盤から左（左）	骨盤から右（右）
		（チェックボックス）	（チェックボックス）
腰椎骨盤帯	回旋（オープンチェーン）	☐	☐

T27.3　再トレーニングをモニターするフィードバックのツール

フィードバックのツール	過程
自己触診	関節姿勢（位置）の触診によるモニタリング
視覚的な観察	鏡を見て、あるいは直接動きを観察する
粘着テープ	触覚的なフィードバックのために皮膚に張力をかける
指示と口頭による修正	ほかの観察者からのフィードバックを聞く

T28　立位：骨盤側方移動（pelvic side-shift）テスト（腰椎骨盤帯の回旋UCMのためのテスト）

この分離テストは、腰椎骨盤帯の回旋を自動的に分離し制御する能力を評価するものであり、立位で骨盤を側方移動（side-shift）させる。非対称、あるいは、矢状面以外の体幹の動作において、回旋の力が腰椎骨盤帯に伝達される。

テスト手順

患者は、壁に背中をつけて立ち、両足の間は少なくとも肩幅に広げ、両膝は軽く曲げる（股関節屈曲筋は無負荷状態で、基底面を広くする）。手は反対側の肩に触れるように、両腕を交差させ、背中を壁に平坦に

するために、骨盤を丸める（図5.137）。そして、両肩を水平に保ち、壁に固定し、壁に沿って最初は片方に、次に反対側に骨盤を側方移動するよう指示される。理想的には、腰椎骨盤帯の回旋や、肩の側方へのティルト、胸の側方移動を伴わず、骨盤を少なくとも5cm、側方へ動かすことができるべきである（図5.138）。5cm骨盤側方移動を行うために、脊柱の屈曲や伸展が一切増加すべきではない。また、左右それぞれに良好な対称的があるべきである。代償とUCMを特定するために、この手順においては、UCMのテストの際、骨盤を少なくとも5cm、両側へ側方移動することが求められる。

このテストは、フィードバック（被験者自身による触診、視覚など）なしで行われるべきである。テストのためのフィードバックを取り除き、セラピストは、腰椎骨盤帯の回旋の制御が十分かどうかを判断するた

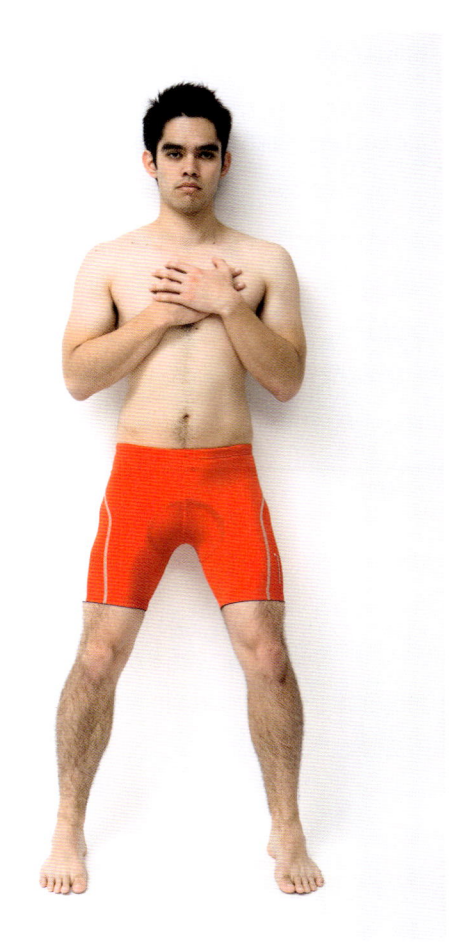

図5.137　骨盤側方移動テストの開始姿勢

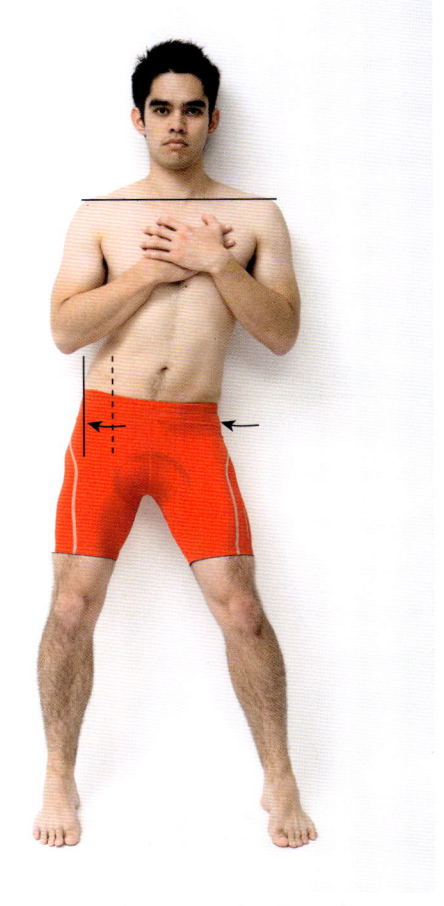

図5.138　骨盤側方移動テストのベンチマーク

めに、壁に対する相対的な骨盤の視覚的な観察を行うべきである。どちらの方向も評価する。

腰椎骨盤領域の回旋UCM

　患者は、腰椎骨盤帯における片側性の症状を訴えている。壁に対して独立した骨盤の側方移動が5cmに達する前に、腰椎骨盤帯の回旋あるいは胸部の側方ティルトが起こる。腰椎骨盤帯には、側方移動の負荷下において、体幹に対して相対的に回旋方向へのUCMがある。（注意──急性の椎間板症状が、防御反応を誘発することがあり、これが解釈の誤りとなることがある）。

　制御されていない腰椎骨盤帯の回旋は、腹斜筋あるいは股関節回旋スタビライザーのスタビリティ機能の非効率性と、ほとんどの場合に関連している。腰椎骨盤帯の回旋スタビリティ筋群が、この回旋負荷を制御する。体幹の回旋をスタビライズする腹斜筋、大腰筋の前部、多裂筋表層線維が、コンセントリック、またエキセントリックに骨盤の回旋を下から制御し、体重支持側の股関節深部筋群と協調する必要がある。

　側屈動作において、腰部方形筋あるいは腸肋筋の長さの非対称や筋筋膜性の制限、もしくは、スタビライザー筋群による制御の非対称性への適応の一手段として、顕著な代償が起こることがある。もし腰椎骨盤帯の回旋のスタビライザーが、効率的にこの回旋の力を制御することができない場合、脊柱の側屈において、以下のような不適応性の代替的なストラテジーが多く観察される可能性がある。

- 骨盤の側方移動に伴う、顕著な頭部および肩の側方移動。これにより体重が片方の脚に移動する。
- 骨盤の側方移動に適応するための、骨盤の側方移動方向と反対側への、顕著な肩のティルト（下降）と体幹上部の側屈。
- 体幹の回旋スタビライザー筋群の代わりとなる、腰方形筋や腸肋筋というモビライザー筋による過剰な代替によって起こる、骨盤の側方移動方向への骨盤の顕著な骨盤の上方へのティルト（挙上）。
- 最も一般的に起こる代償は、骨盤を回旋させて体幹を伸展させる、あるいは骨盤を回旋させて体幹を屈曲させて側方移動機能とするものである。

　背中を壁に平坦（またはニュートラル）にして骨盤

の側方移動をする際、患者はこの動作の間、背中を壁に平坦にしておく能力を失っている。多様な代替的機能不全の代償パターンがある。骨盤が回旋して壁から離れる。両肩が壁に沿って過剰に側方にティルトする。腰椎が伸展して壁から離れる。骨盤が前方へスウェーして壁から離れる。上背部が屈曲し丸まるように壁から離れる。骨盤が正中線から側方移動したときに起こる、これらの代償のすべては、バイオメカニクス的に制御されていない腰椎骨盤帯の回旋と関連している。

　腰椎骨盤帯の回旋を骨盤の側方移動と分離させようとする際、患者はUCMを制御することができない、もしくは、腰椎骨盤帯の回旋を制御させることに集中し、必死に努力する必要がある。動作は、両側を評価しなければいけない。回旋を制御することができない方向を観察する（例：制御されていない腰椎骨盤帯の回旋が右方向と左方向のどちらなのか）。片側であることもあり、両側であることもある。腰椎骨盤帯の回旋UCMが両側性の場合、片方が反対側に比べて、よりよい、または悪いかもしれない。

方向に特異的な運動制御テストにおける臨床的評価の注意点

　回旋制御の運動制御（分離）テストにおいて、他の動作（例：わずかな屈曲や伸展）が観察された場合、これを制御されていない回旋として記録しない。屈曲と伸展の運動制御テストによって、観察された動作が制御されていないかどうか特定されるだろう。制御されていない腰椎骨盤帯の回旋が示される場合に限り、腰椎骨盤帯の回旋UCMのテストは陽性となる。

腰椎回旋UCMのレーティングと診断
（T28.1、T28.2）

修正

　患者は、体幹を壁で支持した、広い足幅のSKB位で立つ。姿勢（位置）を崩すことに対するフィードバックのために、両方の腸骨稜を触診し、腰椎骨盤帯の回旋制御をモニターすべきである。制御が失われていないかを見るために、鏡も利用する必要のある人もいる。患者は、とくに膝をスイングさせている方向と反対側で、腰椎を平坦にし、腰椎骨盤帯の回旋に抵抗するために、自動的に外側の腹筋群（とくに胸郭の下制

T28.1　骨盤側方移動（pelvic side-shift）テストの低閾値動員効率の評価とレーティング

骨盤側方移動（pelvic side-shift）テスト──立位：壁

評価

制御のポイント：
- 腰椎骨盤帯の回旋を防ぐ

動作の課題：骨盤の側方移動（立位：壁）

ベンチマーク可動域：5cm の独立した外側への骨盤の側方移動

方向の制御のための低閾値動員効率のレーティング

	✓または✗		✓または✗
• テスト方向への「UCM」を防ぐことができる動作の分離パターンを修正する 以下の腰椎 UCM を防ぐ 　回旋と外側への骨盤の側方移動 股関節を屈曲する	☐	• 簡単そうに見え、自信をもって行っているという評価者の意見	☐
		• 簡単に感じ、被験者は十分に動作のパターンへの意識があり、自信を持ってテスト方向における「UCM」を防ぐ	☐
• ベンチマーク可動域全体を通した分離動作：5cmの独立した外側への骨盤の体重移動（側方移動） **ベンチマーク基準を超えた範囲も可能である場合、自動的な制御を必要とするのはベンチマーク可動域のみである**	☐	• コンセントリックおよびエキセントリックな動作の間、分離のパターンはスムーズである	☐
		• UCM を防ぐために、反対方向への**最終域**の動きを（継続的に）使わない	☐
		• 特別なフィードバック（触覚的、視覚的、言語的な指示）は必要ない	☐
• 呼吸を止めずに（代替的な呼吸ストラテジーを使うことは許容される）	☐	• 外的な支持や負荷をなくすことなく	☐
• エキセントリック運動中の制御	☐	• リラックスした自然な呼吸（たとえ理想的でなかったとしても──自然なパターンが変化しない限り）	☐
• コンセントリック運動中の制御	☐	• 疲労がない	☐
分離パターンを修正		**動員の効率**	

T28.2　骨盤側方移動（pelvic side-shift）テストによる UCM の部位と方向の診断

骨盤側方移動（pelvic side-shift）テスト──立位：壁

部位	方向	骨盤から左（左）	骨盤から右（右）
		（チェックボックス）	（チェックボックス）
腰椎骨盤帯	回旋（オープンチェーン）	☐	☐

T28.3　再トレーニングをモニターするフィードバックのツール

フィードバックのツール	過程
自己触診	関節姿勢（位置）の触診によるモニタリング
視覚的な観察	鏡を見て、あるいは直接動きを観察する
粘着テープ	触覚的なフィードバックのために皮膚に張力をかける
指示と口頭による修正	ほかの観察者からのフィードバックを聞く

による外腹斜筋）を収縮しなければならない（もし必要であれば、折ったタオルを使って腰椎をニュートラル姿勢に支えてもよい）。

そして、両肩を水平に保ち、頭と胸を壁に固定し、代償や代替的なしで背中を壁に維持できる範囲で骨盤を横に側方移動するように指示される。腰椎骨盤帯が回旋の制御を失う時点で、骨盤の側方移動の動きは止めるべきであり、腰椎骨盤帯の姿勢は再度スタビライズされ、腰椎骨盤帯の回旋UCMを制御しながら体幹は開始姿勢に戻る。骨盤や体幹の回旋は起こるべきでない。同様に、腰椎の伸展や骨盤の前傾、体幹の屈曲、骨盤の前方スウェー、肩および頭部の側方ティルトは起こるべきでない。

骨盤の側方移動はUCMが自動的に制御でき、制限が許す範囲内のみを通して行われる。対称的な可動域で、楽に制御できることが目標である。UCMを制御することがより簡単になり、分離パターンも不自然に感じなくなったら、エクササイズを壁から離れた、自立した支持のない姿勢へと漸増していくことができる。患者は、腰椎骨盤帯のアライメントをセルフモニターすべきであり、さまざまな選択肢のフィードバックを用いて制御すべきである（T28.3）。回旋UCMが制御できる範囲内では、何の症状も誘発されないはずである。

回旋（片側の）UCMのまとめ
（表5.6、5.7）

表5.6　オープンチェーン回旋テストのまとめとレーティング		
UCMの診断とテスト		
部位： 腰椎	方向： 回旋（オープン）	臨床的優先性 □
テスト	レーティング（✓✓または✓✗または✗✗）と理論的な根拠	
	（左）	（右）
仰臥位：片足踵スライド		
仰臥位：屈曲膝の側方下制（bent knee fall out）		
側臥位：上の脚外旋（top leg turn out）		
腹臥位：片側股関節回旋（single hip rotation）		
腹臥位：片膝屈曲（single knee flexion）		
腹臥位（テーブル）：股関節伸展挙上（hip extension lift）		
座位：片膝伸展（single knee extension）		

表5.7　クローズドチェーン回旋テストのまとめとレーティング

UCM の診断とテスト

部位： 腰椎	方向： 回旋（クローズド）	臨床的優先性 ☐
テスト	レーティング（✓✓ または ✓✗ または ✗✗）と 理論的な根拠	
	（左）	（右）
仰向け膝立て位：片脚ブリッジ伸展（single leg bridge extension）		
立位：胸椎回旋		
立位：両膝スイング（double knee swing）		
立位：体幹側屈（trunk side-bend）		
立位：骨盤側方移動（pelvic side-shift）		

参考文献

Airaksinen, O., Brox, J.I., Cedraschi, C., Hildebrandt, J., Klaber-Moffett, J., Kovacs, F., et al., 2006. COST B13 Working Group on Guidelines for Chronic Low Back Pain. Chapter 4. European guidelines for the management of chronic nonspecific low back pain. European Spine Journal 15 (Suppl. 2), S192–S300.

Bogduk, N., 1997. Clinical anatomy of the lumbar spine and sacrum, ed 3. Churchill Livingstone, Edinburgh.

Cibulka, M.T., 2002. Understanding sacroiliac joint movement as a guide to the management of a patient with unilateral low back pain. Manual Therapy 7 (4), 215–221.

Dankaerts, W., O'Sullivan, P., Burnett, A., Straker, L., 2006. Altered patterns of superficial trunk muscle activation during sitting in nonspecific chronic low back pain patients: importance of subclassification. Spine 31 (17), 2017–2023.

Dankaerts, W., O'Sullivan, P.B., Burnett, A.F., Straker, L.M., 2007. The use of a mechanism-based classification system to evaluate and direct management of a patient with non-specific chronic low back pain and motor control impairment – a case report. Manual Therapy 12 (2), 181–191.

Fritz, J.M., Cleland, J.A., Childs, J.D., 2007. Subgrouping patients with low back pain: evolution of a classification approach to physical therapy. Journal of Orthopaedic and Sports Physical Therapy 37 (6), 290–302.

Gombatto, S.P., Collins, D.R., Sahrmann, S.A., Engsberg, J.R.,

Van Dillen, L.R., 2007. Patterns of lumbar region movement during trunk lateral bending in 2 subgroups of people with low back pain. Physical Therapy 87 (4), 441–454.

Greenman, P.E., 2003. Principles of manual medicine, 3rd ed. Lippincott Williams & Wilkins.

Hall, L., Tsao, H., Macdonald, D., Coppieters, M., Hodges, P.W., 2007. Immediate effects of co-contraction training on motor control of the trunk muscles in people with recurrent low back pain. Journal of Electromyography and Kinesiology 19 (5), 763–773.

Hamilton, C., Richardson, C., 1998. Active control of the neutral lumbopelvic posture: a comparison between back pain and non back pain subjects. In: Vleeming, A., Mooney, V., Tilsher, H., Dorman, T., Snijders, C. (Eds.), 3rd Interdisciplinary World Congress on low back pain and pelvic pain, Vienna, Austria.

Hides, J.A., Jull, G.A., Richardson, C.A., 2001. Long-term effects of specific stabilizing exercises for first-episode low back pain. Spine 26 (11), E243–E248.

Hodges, P.W., 2003. Core stability exercise in chronic low back pain. Orthopedic Clinics of North America 34 (2), 245–254.

Hungerford, B., Gilleard, W., Hodges, P., 2003. Evidence of altered lumbopelvic muscle recruitment in the presence of sacroiliac joint pain. Spine 28 (14), 1593–1600.

Hungerford, B., Gilleard, W., Lee, D., 2004. Altered patterns of pelvic bone motion determined in subjects with posterior pelvic pain using skin markers. Clinical Biomechanics (Bristol, Avon) 19 (5), 456–464.

Hungerford, B.A., Gilleard, W., Moran, M., Emmerson, C., 2007. Evaluation of the ability of physical therapists to palpate intrapelvic motion with the Stork test on the support side. Physical Therapy 87 (7), 879–887.

Jull, G., Richardson, C.A., Toppenberg, R., Comerford, M., Bui, B., 1993. Towards a measurement of active muscle control for lumbar stabilisation. Australian Journal of Physiotherapy 39, 187–193.

Laslett, M., Aprill, C.N., McDonald,

B., Young, S.B., 2005. Diagnosis of sacroiliac joint pain: validity of individual provocation tests and composites of tests. Manual Therapy 10 (3), 207–218.

Lee, D., 2004. The pelvic girdle. Elsevier, Edinburgh.

Luomajoki, H., Kool, J., de Bruin, E.D., Airaksinen, O., 2007. Reliability of movement control tests in the lumbar spine. BMC Musculoskeletal Disorders 8, 90.

Luomajoki, H., Kool, J., de Bruin, E.D., Airaksinen, O., 2008. Movement control tests of the low back: evaluation of the difference between patients with low back pain and healthy controls. BMC Musculoskeletal Disorders 9, 170.

Luomajoki, H., Kool, J., de Bruin, E.D., Airaksinen, O., 2010. Improvement in low back movement control, decreased pain and disability, resulting from specific exercise intervention. Sports Medicine, Arthroscopy, Rehabilitation, Therapy and Technology 23 (2), 11.

Macedo, L.G., Maher, C.G., Latimer, J., McAuley, J.H., 2009. Motor control exercise for persistent, nonspecific low back pain: a systematic review. Physical Therapy 89 (1), 9–25. Epub 2008.

Maitland, G., Hengeveld, E., Banks, K., English, K., 2005. Maitland's vertebral manipulation. Butterworth Heinemann, Oxford.

Maluf, K.S., Sahrmann, S.A., Van Dillen, L.R., 2000. Use of a classification system to guide nonsurgical management of a patient with chronic low back pain. Physical Therapy 80 (11), 1097–1111.

Mens, J.M., Vleeming, A., Snijders, C.J., Koes, B.W., Stam, H.J., 2002. Validity of the active straight leg raise test for measuring disease severity in patients with posterior pelvic pain after pregnancy. Spine (Phila Pa 1976) 27 (2), 196–200.

Mitchell, F., Moran, P., Pruzzo, N., 1979. An evaluation and treatment manual of osteopathic muscle energy procedures. Mitchell Moran and Pruzzo Associates, Missouri.

Morrissey, D., Morrissey, M.C., Driver, W., King, J.B., Woledge, R.C., 2008. Manual landmark identification and tracking during the medial rotation test of the shoulder: an accuracy study using three dimensional ultrasound and motion analysis measures. Manual Therapy 13 (6), 529–535.

Moseley, L., 2002. Combined physiotherapy and education is efficacious for chronic low back pain. Australian Journal of Physiotherapy 48 (4), 297–302.

O'Sullivan, P., 2005. Diagnosis and classification of chronic low back pain disorders: maladaptive movement and motor control impairments as underlying mechanism. Manual Therapy 10 (4), 242–255.

O'Sullivan, P.B., Beales, D.J., 2007a. Changes in pelvic floor and diaphragm kinematics and respiratory patterns in subjects with sacroiliac joint pain following a motor learning intervention: a case series. Manual Therapy 12 (3), 209–218.

O'Sullivan, P.B., Beales, D.J., 2007b. Diagnosis and classification of pelvic girdle pain disorders. Part 2: illustration of the utility of a classification system via case studies. Manual Therapy 12 (2), e1–e12.

O'Sullivan, P.B., Grahamslaw, K.M., Kendell, M., Lapenskie, S.C., Möller, N.E., Richards, K.V., 2002a. The effect of different standing and sitting postures on trunk muscle activity in a pain-free population. Spine 27 (11), 1238–1244.

O'Sullivan, P.B., Beales, D.J., Beetham, J.A., Cripps, J., 2002b. Altered motor control strategies in subjects with sacroiliac joint pain during the active straight leg raise test. Spine 27 (1), E1–E8.

O'Sullivan, P.B., Burnett, A., Floyd, A.N., Gadsdon, K., Logiudice, J., Miller, D., et al., 2003. Lumbar repositioning in a specific low back pain population. Spine 28 (10), 1074–1079.

O'Sullivan, P.B., Grahamslaw, K.M., Kendell, M., Lapenskie, S.C., Moller, N.E., Richards, K.V., 2002. The effect of different standing and sitting postures on trunk muscle activity in a pain-free population. Spine 27 (11), 1238–1244.

O'Sullivan, P.B., Mitchell, T., Bulich, P., Waller, R., Holte, J., 2006. The relationship between posture and back muscle endurance in industrial workers with flexion-related low back pain. Manual Therapy 11 (4), 264–271.

O'Sullivan, P.B., Twomey, L., Allison, G., 1997. Evaluation of specific stabilising exercises in the treatment of chronic low back pain with radiological diagnosis of spondylosis or spondylolisthesis. Spine 22 (24), 2959–2967.

Oh, J.S., Cynn, H.S., Won, J.H., Kwon, O.Y., Yi, C.H., 2007. Effects of performing an abdominal drawing-in maneuver during prone hip extension exercises on hip and back extensor muscle activity and amount of anterior pelvic tilt. Journal of Orthopaedic and Sports Physical Therapy 37 (6), 320–324.

Panjabi, M.M., 1992. The stabilising system of the spine. Part II. Neutral zone and instability hypothesis. Journal of Spinal Disorders 5 (4), 390–397.

Pool-Goudzwaard, A.L., Vleeming, A., Stoeckart, R., Snijders, C.J., Mens, J.M., 1998. Insufficient lumbopelvic stability: a clinical, anatomical and biomechanical approach to 'a-specific' low back pain. Manual Therapy 3 (1), 12–20.

Richardson, C.A., Jull, G.A., Toppenberg, R., Comerford, M.J., 1992. Techniques for active lumbar stabilisation for spinal protection: a pilot study. Australian Journal of Physiotherapy 38, 105–112.

Richardson, C.A., Snijders, C.J., Hides, J.A., 2002. The relationship between the transversus abdominis muscles sacroiliac joint mechanics and low back pain. Spine 27 (4), 399–405.

Riddle, D.L., Freburger, J.K., 2002. Evaluation of the presence of sacroiliac joint region dysfunction using a combination of tests: a multicenter intertester reliability study. Physical Therapy 82 (8), 772–781.

Roussel, N.A., Nijs, J., Mottram, S., van Moorsel, A., Truijen, S., Stassijns, G., 2009. Altered lumbopelvic movement control but not generalised joint hypermobility is associated with increased injury in dancers. A prospective study. Manual Therapy 14 (6), 630–635.

Sahrmann, S.A., 2002. Diagnosis and treatment of movement impairment syndromes. Mosby, St Louis.

Stuge, B., Veierod, M.B., Laerum, E., Vollestad, N., 2004. The efficacy of a treatment program focusing on specific stabilizing exercises for pelvic girdle pain after pregnancy: a two-year follow-up of a randomized clinical trial. Spine 29 (10), E197–E203.

Sturesson, B., Selvic, G., Uden, A., 1989. Movements of the sacroiliac joints: a roentgen stereophotogrammetric analysis. Spine 14 (2), 162–165.

Teyhen, D.S., Flynn, T.W., Childs, J.D., Abraham, L.D., 2007. Arthrokinematics in a subgroup of patients likely to benefit from a lumbar stabilization exercise program. Physical Therapy 87 (3), 313–325.

Trudelle-Jackson, E., Sarvaiya-Shah, S.A., Wang, S.S., 2008. Interrater reliability of a movement impairment-based classification system for lumbar spine syndromes in patients with chronic low back pain. Journal of Orthopaedic and Sports Physical Therapy 38 (6), 371–376.

Tsao, H., Hodges, P.W., 2008. Persistence of improvements in postural strategies following motor control training in people with recurrent low back pain. Journal of Electromyography and Kinesiology 18 (4), 559–567.

Van Dillen, L.R., Maluf, K.S., Sahrmann, S.A., 2009. Further examination of modifying patient-preferred movement and alignment strategies in patients with low back pain during symptomatic tests. Manual Therapy 14 (1), 52–60.

Vibe Fersum, K., O'Sullivan, P.B., Kvåle, A., Skouen, J.S., 2009. Inter-examiner reliability of a classification system for patients with non-specific low back pain. Manual Therapy 4 (5), 555–561.

CHAPTER 6
THE CERVICAL SPINE

頸椎
The cervical spine

イントロダクション

　過去20年にわたって、頸椎の筋骨格系の傷害に関する研究は増加してきており、引き続いて動作不全や病態生理学的傷害が特定されてきた。これには、むち打ち症、頭痛、首の痛みに伴う感覚系や運動系、感覚運動機能、心理学的機能の変化が含まれている（Jull et al 2008）。首の痛みのマネジメントには、筋機能の評価と再トレーニングが含まれているが、筋骨格系障害の明らかな要因であると知られている動的な動作不全の評価は、頸椎において記述や利用、研究が不十分である（Jull et al 2008）。Fritz & Brennan（2007）は首に痛みを持つ患者のサブグループのための分類システムを構築することの重要性について強調した。本章では、頸椎における制御されていない動作（UCM）の評価と再トレーニングについて探求する。頸部のUCMの再トレーニングの評価の詳細を解説する前に、頸椎の構造と機能、この領域における筋機能と動作、姿勢制御の変化について簡潔なレビューを紹介する。

頸椎の筋機能

　頸椎は頭部を支持し、胸郭に対し相対的に空間において頭部の方向づけを行う（Jull et al 2008）。これを効果的かつ効率的に行うために、深部および表層の両方で構成されている頸椎の筋系は、相乗的に働き、動作とスタビリティを生み出さなくてはならない。深部のセグメントごとに付着している筋群として特徴づけられる「スタビリティシステム」は、低負荷の姿勢制御課題や機能的動作、高負荷の疲労するような活動において頸椎の複数のセグメントの制御をすることができるべきである。スタビリティ筋の共収縮により、動

作セグメントにおいて異常なセグメント間の並進運動が制御され、脊柱のニュートラルな彎曲にセグメントの支持が与えられ、頸椎上部に対して頭部のバランスを維持し、ダイナミックに頭部と頸部を体幹に対してバランスをとるはずである。頸椎と顎関節、胸椎と肩甲帯の間の、筋骨格系と神経血管系の構造による解剖学的な結合が、動作の制御機能を複雑にしている。さらに呼吸機能からの影響を受ける。

　頸部に痛みのある人たちにおいて、頸椎と肩甲胸郭の筋機能の変化を示すエビデンスがある。Falla & Farina（2007）は、持久力を制限し、疲労しやすくし、筋力を弱め、固有受容覚を変化させ、筋の協調性の再組織化を引き起こす、頸部の筋における制御ストラテジーの変化と末梢の変化について詳細に記述している。図6.1に、頸部の筋群における、痛み、制御ストラテジーの変化、末梢の変化の相互関係について示している（Falla & Farina 2007）。同様に、頸部に痛みのある人たちにおける肩甲胸郭の筋の動員（Nederhand et al 2000; Falla et al 2004b; Szeto et al 2005a; Johnston et al 2008b; Szeto et al 2008）が、僧帽筋上部の組織学的変化（Lindman 1991a, b）とともに、特定されている。

頸椎におけるUCM

　最近の文献では、頸部に痛みを持つ人たちにおいて、動作制御ストラテジーの変化があり、それは痛みや障害に関連していることが示唆されている（Falla et al 2004b; Johnston et al 2008a, b）。動作ストラテジーの変化は、むち打ち（Nederhand et al 2002; Jull et al 2004; Sterling et al 2003, 2005）、頸原性（cervicogenic）頭痛（Jull et al 2002; Fernández-de-las-Peñas et al 2008）、頸部痛（Jull et al 2004;

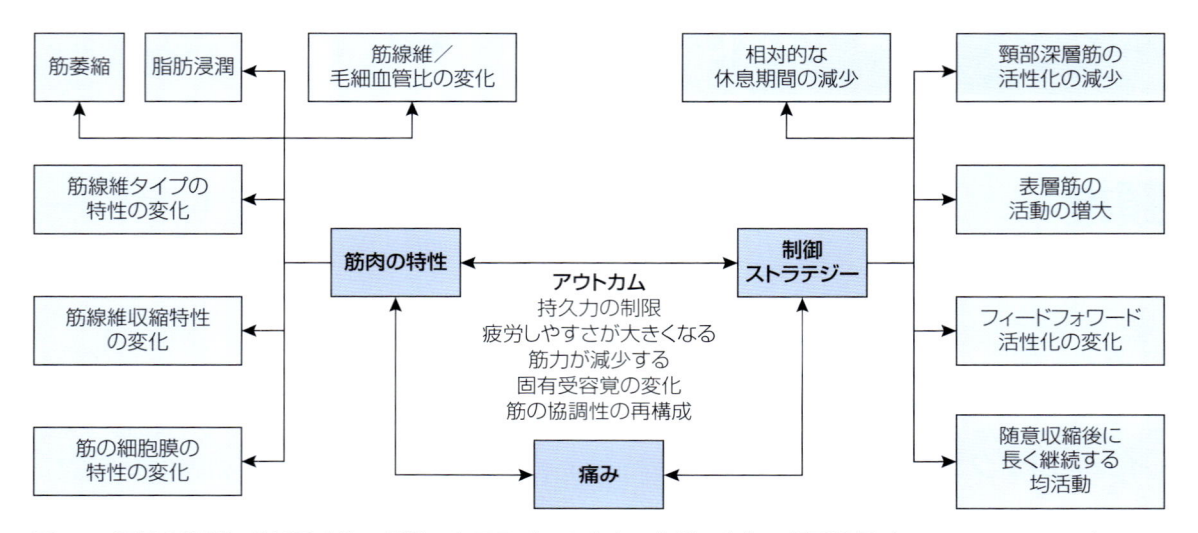

図6.1 頸部の筋群における痛み、制御ストラテジーの変容、末梢の変化の相互関係（Falla & Farina 2007）

O'Leary et al 2007; Falla et al 2004a, b）、仕事と関連した筋骨格系の障害（Johnston 2008a, b; Szeto et al 2008）の臨床症状と関連している。頸部に痛みを持つ人たちにおいて特定されている、これらの病態生理学的および心理社会的メカニズムが、呼吸障害の原因であると提案されている（Kapreli et al 2008）。

　これらストラテジーの変化が、動作の制御に影響を与え、制御されていない並進運動と、制御されていない可動域あるいは生理学的動作の両方が現れることがある。どちらの動作の機能不全も、臨床的に相対的柔軟性のある部位として現れる。椎間板変性を持つ患者において、C4–5間およびC5–6間における並進運動の増加が明らかになっている（Miyazaki et al 2008）。椎間板変性により、セグメント間の動作が通常な状態から不安定期へ変化し、変性段階の後期においては、スタビリティの増加と機能の喪失を伴う癒着期（ankylosed stage）に続く。さらなる文献では、頸部に痛みを持つ人たちにおいて、どのような頸椎の動作の変化がセグメントにおいてみられるかについて示されている（White et al 1975; Amevo et al 1992; Panjabi 1992; Singer et al 1993; Dvorak et al 1998; Cheng et al 2007; Grip et al 2008）。

　頸椎のアライメントの変化が、頸椎下部の屈曲の増加を示す、頭部前方位姿勢（forward head posture position）、結果をもたらすことがある（Szeto et al 2005b; Falla et al 2007; Fernández-de-las-Peñas et al 2007; Straker et al 2008）。Yipら（2008）は、頭部前方位姿勢がより大きいと障害が大きくなると記述している。臨床的に相対的スティフネス領域として現れる、可動性が制限された領域とセグメントが、頸椎において確認されている（Dall' Alba et al 2001, Dvorak et al 1988）。

頸椎機能不全へのリハビリテーションの概論

　システマティックレビューは、異なる治療方法が頸部の障害に効果があり、エクササイズが痛みや障害、機能不全のマネジメントにおいて鍵となる要素であるということが示されている（Kjellman et al 1999; Gross et al 2004; Verhagen et al 2004）。それに加えて、頸部の痛みのマネジメントにおけるエクササイズの有効性を支持するエビデンスが増えている（Jull et al 2002; Falla et al 2006, 2007）。動作制御の機能不全を特定し、修正するとともに、変化した制御ストラテジーと、頸部の筋群の末梢における変化へ対処することが重要である（Jull et al 2008、第4章）。心理社会的および生理学的因子もまた、頸部の痛みの発生と持続において役割を果たしており（Jull et al 2008、第7章）、頸部の痛みをいかに適切にマネジメントするかに影響する。

　良好な腰椎の姿勢の促進による、姿勢に関わる頸部筋群のよりよい動員が示されるように、首の動作の制

御の再トレーニングにおいて、他の姿勢的影響を考慮することは重要である（Falla et al 2007）。研究者らは、胸椎と頭部、頸部の姿勢的なアライメントを改善することが、首の深部スタビリティ筋群の動員に有用であるということをさらに示している。機能的な活動における筋機能の変化は特定されており、動作制御のリハビリテーションと機能的活動を関連づける重要性を強調している（Falla et al 2004b; Szeto et al 2008）。

頸椎におけるUCMの特定

この一連のエビデンスは、頸部に痛みを持つ人における制御不全を特定し、それを現れている症状や能力障害と関連づけできることが重要であることを示す。UCMの部位と方向での分類が提案されており（Mottram 2003; Comerford & Mottram 2011）、診断は運動機能障害に基づいている（Sahrmann 2002; McDonnell et al 2005; Caldwell et al 2007）。頸椎におけるUCMの治療においては、肩甲骨が頸部の症状と可動域に対して与える影響を考慮する必要がある。受動的な肩甲骨の挙上が頸部の症状を軽減し、可動域を増加させることが示されている（Van Dillen et al 2007）。本章では、頸部におけるUCMの評価について、また再トレーニングストラテジーについて詳しく述べる。

頸椎におけるUCMの部位と方向の診断

頸椎におけるUCMの部位と方向の診断は、部位、すなわち頸椎上部、頸椎中部、頸椎下部、そして、方向、すなわち屈曲や伸展、回旋、非対称性によって特定される（表6.1）。すべてのUCMと同様に、運動制御不全は、制御されていない並進運動（例：C4/5、

Cheng et al 2007）、あるいは制御されていない関節運動として現れる（例：頸椎下部の屈曲、Straker et al 2008）。

UCMの診断には、その臨床的優先性の評価が必要となる。これは、UCMと現れている症状との間の関係に基づいている。セラピストは、UCMの方向と、症状を誘発する方向との関連を探す必要がある。すなわち、a）UCMの部位は患者が症状の根源として訴えている部位または関節と関連しているか、b）動作の方向または負荷テストが症状を誘発する方向または姿勢と関連しているか、である。これによって臨床的優先性が特定される。

頸椎におけるUCMの部位と方向は、異なる臨床症状や姿勢、症状を悪化させる活動と関連することがある。表6.2に、頸椎における典型的な評価の知見を挙げた。

頸椎におけるUCMの部位と方向の特定

UCMの評価と分類で鍵となる原則は、すでに第3章で述べた。すべての分離テストは、頸椎のニュートラルなトレーニング域で行われる。

頸椎をニュートラル、すなわち頸椎と肩甲骨、顎をニュートラルにする

- 頸椎下部を評価し、位置をニュートラルに戻すうえでのガイドライン

頸椎下部の線が立位もしくは座位で垂直に、あるいは仰向けのときに水平になるように、適当な厚さに折り重ねたタオルを後頭部の下に置き、中-低部頸椎ニュートラルラインをニュートラルなアライメントの姿勢にする。頸椎下部のニュートラルラインが立位・座

表6.1	頸椎におけるUCMの部位と方向		
	頸椎上部	頸椎中部	頸椎下部
方向	・伸展 ・屈曲 ・回旋・側屈	・伸展 ・回旋・側屈	・屈曲 ・回旋・側屈

表6.2　頚椎における UCM の部位と方向、異なる臨床的な症状との間の関連

UCM の部位と方向	臨床的な症状の例	引き起こされる動作、姿勢、活動
頚椎下部の屈曲 以下のように現れることがある。 • 単セグメントにおける制御されていない並進運動、または制御されていない頚胸部の屈曲の範囲（±屈曲の過剰な可動性）	• 頚椎下部や頚胸部、肩の後方の症状 • ±筋筋膜、関節、神経構造からの関連痛 • セグメントの痛みのパターンを示すかもしれない	屈曲動作および姿勢により引き起こされる症状（とくに継続されると）、たとえば読書、運転、オフィス仕事、継続して座ること、前屈
頚椎上部の伸展 以下のように現れることがある。 • 単セグメントにおける制御されていない並進運動、または制御されていない頚胸部の伸展の範囲（±伸展の過剰な可動性）	• 局所化された頚椎上部の痛み • 頭痛——頭部と顔に関連する • ±顎関節の徴候と症状 • しばしば胸郭出口症候群を伴う	頚椎上部に対する伸展ストレスにより引き起こされる症状（とくに継続されると）、たとえば読書、運転、オフィス仕事、継続して座ること、見上げること、継続して伸展すること
頚椎上部屈曲 以下は一般的でない。 • 通常は以下のケガのメカニズムに基づく屈曲を示す。たとえば、落馬、浅い水への飛び込み、屈曲へのムチ打ち、病理学的な不安定性（例：リウマチ関節炎）	• 局所化された頚椎上部の痛み • ±頚椎上部の不安定性の徴候と症状、たとえば、片方の下の無感覚、一定の、あるいは悪化する神経根によるものでない首の深部の痛み、めまい	しばしば屈曲および伸展の活動や姿勢により引き起こされる症状、たとえば物を持ち上げる、仰臥位から頭を上げる、継続して回旋すること、継続して腕に負荷がかかること、見下ろすこと
頚椎中部の並進運動（伸展へ） 以下のように現れることがある。 • とくに C3-4-5 における制御されていない並進運動（剪断）、制御されていない頚胸の伸展の範囲（±伸展の過剰な可動性）	• 局所化された頚椎中部の痛み • ±関連痛（筋筋膜、関節、神経）	頚椎上部に対する伸展ストレスにより引き起こされる症状（とくに継続されると）、たとえば読書、運転、オフィス仕事、継続して座ること、見上げること、継続して伸展すること
回旋・側屈の非対称性（上記の UCM のいずれにも重なる） 以下のように現れることがある。 • 頚椎上部あるいは中部、頚椎下部における、制御されていない回旋または制御されていない側屈。回旋または側屈 UCM は通常、明らかにより右または左のどちらかである	• 片側性の症状±片側性の神経根症状 • 症状は局所化された上部あるいは中部、頚椎下部の痛みであることがある。 • 上記のいずれか（上部、中部、下部の頚椎）と組み合わさる UCM	片側性の症状が、中間線から離れた動作または継続的な姿勢によって引き起こされる。たとえば、回旋または側屈で、通常、片側が反対側より悪い症状を伴う。 片側性の症状が、上の UCM と関連した屈曲または伸展の活動または継続的な姿勢によって引き起こされる。

位で垂直から（あるいは仰向けで水平から）10°以内
であれば、許容範囲である（ニュートラル±10°とい
うのは正常な人たちの分布において許容範囲内のばら
つきである）。

　一般的に、後頭部は、仙骨と胸椎の後彎を結んだ直
線から約1〜2cm前に位置するべきである。つまり、
壁を背にして立って（座って）約1〜2cm前に、ある
いは仰臥位の場合には台座の約1〜2cm前に位置する
ということになる。頸椎下部が最終伸展域にあると感
じるべきではない。**もし、胸椎の後彎が少ない（平坦
化している）と、後頭部は立位や座位では壁につき、
仰臥位では台座につくことになるかもしれない。もし、
胸椎が過度に後彎していると、後頭部は壁や台座から
3〜5cmの距離となるかもしれない。**

　図6.2を参照のこと。首の上部を横切る線を想像し
（A）、これは顎のラインからC2へと伸びる。この線を
2つに分ける（i）。首の下部を横切る2つ目の線を想
像し（B）、これは鎖骨のラインから、頸胸移行部へと
伸びる。この線を2つに分ける（ii）。直線（C）は2

等分点（i）と（ii）と交わり、理想的には立位ある
いは座位で垂直（仰臥位で水平）から10°以内の傾き
であるべきである。

**・頸椎上部を評価し、位置をニュートラルに戻すう
えでのガイドライン**

　頸椎上部ニュートラルラインを、中-低部頸椎ニュ
ートラルラインと平行になるような位置にする。頸椎
上部が最終屈曲域すなわち「チンタック（chin
tuck）」（訳注：顎を引いた姿勢のこと）にあると感じ
るべきではない。

　図6.2を参照のこと。顔の面のラインを想像する
（D）。この線は、理想的には頸椎下部ニュートラルラ
インと平行または10°以内であるべきである。

**・肩甲骨を評価し、位置をニュートラルに戻すうえ
でのガイドライン**

　肩甲骨を挙上と下制の中間の位置にし、リラックス
させて壁を背に立位または座位、もしくは背中を台座

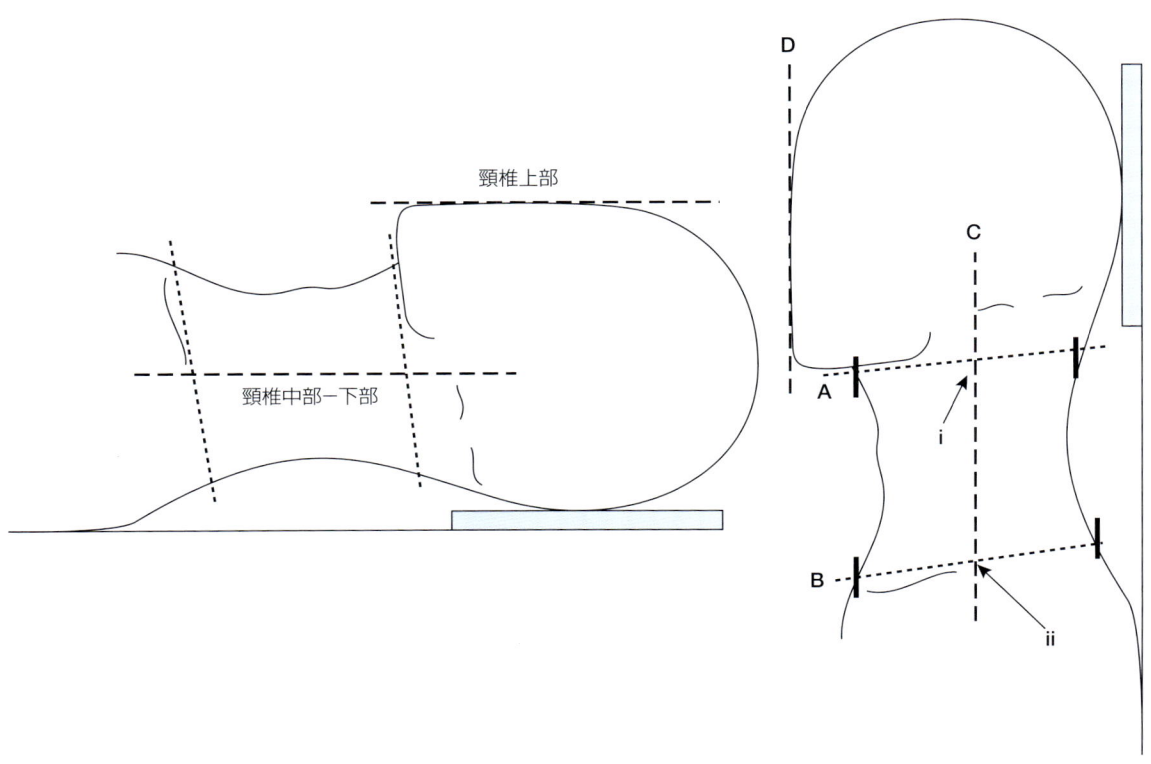

図6.2　頸椎上部および下部のニュートラルなアライメントを決定するためのガイドライン
（Movement Performance Solutionsの許可を得て再掲）

につけて仰臥位になる。

• 顎関節を評価し、位置をニュートラルに戻すうえ
でのガイドライン

舌の先端を歯列の後ろの口蓋につけ、舌の残りの部
分を硬口蓋の下壁に静止させる。その後、顎をリラッ
クスさせて開くようにする。理想的には、上下の歯間
が約1cm開くべきである。強制的に顎を開いてはな
らない。一度顎がリラックスして開いたら、舌は自然
に休ませる。舌骨の遠位への固定（distal fixation for
the hyoids）を増加し、これらの頸椎のモビライザー
からの代替を促進するので、口蓋に舌をつけたままに
しておかない。

1つの領域がそれ以外の領域に影響を及ぼすことが
あるので、頸椎のニュートラルポジションは座位や立
位、機能的な姿勢において、胸椎と腰椎の姿勢を考慮
して観察される必要がある（Straker et al 2008）。頸
椎の姿勢的な機能不全は、座位においてしばしば最も
明らかであるが、座位と立位の両方において、頸胸部
のアライメントに影響を起こし得る顕著な腰椎骨盤帯
のアライメントの異常を示す。腰椎骨盤帯と胸腰部の
ニュートラルアライメントの促進が、頸椎の姿勢をう
まく変化させるかもしれない。機能において症状を誘
発する姿勢を考慮することが重要である。

安静時の姿勢は人によってそれぞれであり、制限の
ある人たちにとっては「理想的」な安静時姿勢を示さ
ないことがある。その代わり、彼らのもつ制限にどの
ように適応しているかを反映する、安静時姿勢や「理
想的」なアライメントを示す。たとえば、もし顕著な
頸椎下部の伸展制限があった場合、利用可能なニュー
トラル領域内における中間位置を適応的にみつけ（最
終域と中間の間のどこか）、頭部前方位姿勢になる。
もし頸椎下部の線を「理想的」なニュートラルに位置
しようとすることが、頸椎下部の各関節が制限された
伸展の最終域に維持される結果となる場合、頸椎下部
を中間域に戻す必要がある；できればニュートラルラ
インに近く。ボックス6.1に、ニュートラルなトレーニ
ング姿勢を取る際に臨床家の助けとなる、いくつかの
臨床的なポイントを示す。

**ボックス6.1　ニュートラルなトレーニング姿勢を
取る際に臨床家の助けとなる臨床的なポイント**

• 耳たぶから下ろした垂線は肩甲骨のすぐ後ろに（肩
甲骨がニュートラルな位置で）。垂線が鎖骨上もしく
は鎖骨の前方に位置する場合、頭部前方位姿勢を示
す。

• 横から見たとき、首の前の平面と下顎のラインは明
確に別である（すなわち、つながった曲線にならな
い）。

• 顎を引いた姿勢（正常な前彎が失われる）がし
ばしば防御および保護のスパズム（guarding or
protective spasm）を示す。

• 安静時の頸椎中部の皮膚のしわは、頸椎中部の並進
運動性のピボットを示す。

• 胸椎中部領域から仙骨へと伸ばす線は、後頭の少し
後ろになるべきである（1～2cm）。

• 非対称性を評価するとき（回旋・側屈）、その人に修
正されたニュートラル姿勢をどのように感じるかを
聞く——もし「違和感」を感じる場合、非対称なア
ライメントを示す。

• T2からT6までの平坦な多セグメント領域は、神経
反応を表すだろう。不十分な肩甲骨の制御を示す、
過剰に活性化したもしくは短縮した菱形筋や前鋸筋
上部、胸椎の伸展が大きくなることで代償される頸
胸セグメントのスティフネスの増加である。

• 腰椎骨盤帯のアライメントの修正により、頸椎の姿
勢にどのような影響があるかをチェックする。

• 神経の感受性の問題が姿勢のアライメントに影響す
るかもしれない。安静時に肩甲帯が挙上することは
よく起こる。

• アライメントの評価は、頸椎上部の伸展（顎の突き
出し（chin poke））と頸椎中部の伸展（頭部が後ろ
に動いた姿勢（head back posture））を区別すべき
である（両方が一緒に起こることもしばしばあるが）。

• 乳様突起、肩峰、坐骨は垂直なアライメントで並ぶ
べきである。

頸椎のUCMテスト

頸椎屈曲制御

頸部の屈曲の観察と分析

理想的なパターンの解説

　両脚が支持されず、背筋を伸ばして座り、骨盤をニュートラルな位置にして、頸椎下部および上部はニュートラルなトレーニング域になるような姿勢を取る。肩甲骨と顎関節も、ニュートラルな位置にする。頭部を前方へ屈曲させ、足のほうを見下ろすように指示されたとき、上部および中部の頸椎の前彎が平坦となって（もしくは少し屈曲して）スムーズで均等な頸胸部の屈曲が観察されるべきである。上部および下部の頸椎の動きは同時に起こるべきである。代償を起こすことなく顎が胸骨から2横指以内にくる可動域があるべきである。

頸椎屈曲に関連する動作不良

　屈曲の評価で、UCMは単セグメントまたは多セグメントとして特定されるかもしれない。もし棘突起が1つだけ突出し、それ以外の椎骨と比べて「列からはみ出して」飛び出していれば、UCMは**単セグメント的屈曲ヒンジ**として解釈される。その特定のヒンジする（折れ曲がる）セグメントを確認し、記録しなければならない。一方で、もし過剰な頸胸部の屈曲が観察されたものの、隣接した椎骨からの棘突起の突出が1つもない場合、UCMは**多セグメント的過屈曲**として解釈される。

相対的スティフネス（制限）

・**上部または頸椎中部の屈曲制限**──頸椎上部・中部

が屈曲の間、前彎を維持する。首の屈曲の最終域において、頸椎の前彎が平坦にならない、もしくは逆にならない。制限は、関節運動の喪失あるいは筋筋膜構造の伸展性の喪失によるのかもしれない。頸椎屈曲の関節可動性は受動的にテストでき、受動的な徒手的評価によって顕著な関節のセグメントの屈曲可動域の制限を特定できる。屈曲の背部筋筋膜による制限は、後頭下部の伸展筋群、胸鎖乳突筋、頭板状筋、肩甲挙筋、項靭帯の受動的な伸展性によりテストできる。

・**胸椎の屈曲制限**──胸椎中部や上部の屈曲制限は一般的ではないが、もし存在すれば簡単にテストできる。

相対的柔軟性（潜在的UCM）

・**頸胸屈曲**──頸椎下部から屈曲の動作が始まる、あるいは、ニュートラルに戻るとき、頭部が頭部前方位姿勢に留まるかもしれない。これによってもたらされる姿勢は、頸胸部の隆起（cervicothoracic bump）、あるいは「気品ある老婦人のこぶ（dowager's hump、老人性円背）」としばしば表現され、過剰な突起あるいはC6–T1の棘突起の「段（step）」として観察されることがある。

・**頸椎上部屈曲**──これは一般的ではないが、通常は外傷性の強制的な屈曲事故に関連する（頸椎上部の不安定性を評価することが必要）。

非対称性

・非対称性は、回旋や側屈方向へのUCMに伴う特徴であろう。もし、矢状面における伸展あるいは屈曲制御のテストにおいて、回旋や側屈への逸脱がみられたら、回旋や側屈制御の詳細な評価テストを独立して行うべきである。

頸椎下部屈曲制御のテスト

T29　後頭部挙上テスト──うなずき（頸椎下部の屈曲UCMのためのテスト）

この分離テストは、頸椎下部の屈曲を自動的に分離し制御する能力を評価するものであり、頸椎上部を屈曲させる。

テスト手順

患者は両足を支えなく、背筋を伸ばして座り、骨盤はニュートラルな位置を取る。頸椎下部および上部は、ニュートラルなトレーニング域に位置するようにする。肩甲骨と顎関節も、ニュートラルな位置にする（図

6.3）。患者は、頭部を前方へ動かすことなく、部分的な頸椎上部の伸展となるよう顎を挙上し、その後、頭の後ろに（実際には存在しない）壁を想像し、その壁に沿って後頭部を垂直に上へとスライドさせるのを想像することによって、独立して頸椎上部を屈曲する。これは「うなずき」の動作となるはずである（頸椎上部の横軸を通して行われるもので、チンタック（chin tuck）やリトラクション（retraction、訳者注：頭部を後方へ引く動作）動作ではない。頸椎下部の屈曲は起こるべきではなく（頭部が前方に動く）、また肩甲骨の位置は変化しない（肩甲骨の挙上、前方ティルト、下方回旋を観察する）。顎はリラックスを保つべきである（図6.4）。理想的には、頭部の「うなずき」動作を用いて自動的に頸椎上部を伸展から屈曲の可動域を通じて（顎上げと顎下ろし）動かしている際、簡単に頸椎下部のニュートラルなアライメントを維持し、頭

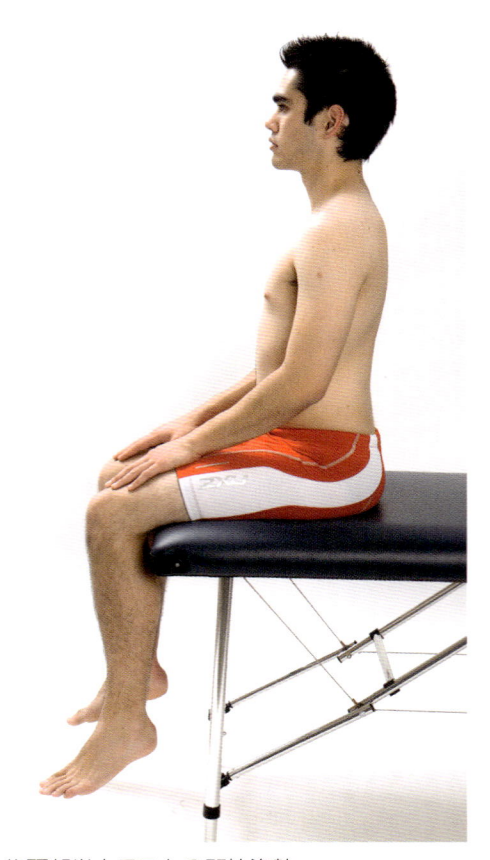

図6.3　後頭部挙上テストの開始姿勢

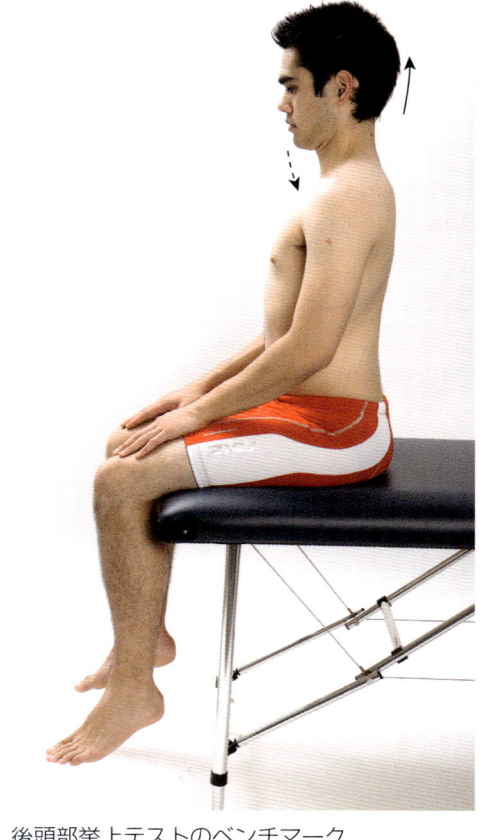

図6.4　後頭部挙上テストのベンチマーク

部の前方への動きを防げるべきである。

　指導している間、最初に壁やセラピストの手を使ったフィードバックを用いてテスト動作を学び、練習することは許される。修正された動作への意識が得られるまで、頸椎下部がニュートラルな位置にあることをモニターし、制御するために、後頭部を支持面に接触させたままにする。セラピストは、頸椎下部のニュートラルな位置の制御をモニターするべきである。肩甲骨の制御は重要である。肩甲骨を上方回旋方向に支持することによって、神経および筋筋膜構造への負荷を取り除く必要があるかもしれない。もし頸椎上部が同時にUCMを有している場合、頸椎上部の症状が引き起こされるのを避けるために、頸椎上部のみを、ニュートラルから屈曲へ動かす（伸展しない）。

頸椎下部屈曲UCM

　患者は、頸胸部における屈曲に関連した症状を訴えている。屈曲負荷下において、頸椎下部は、頸椎上部セグメントよりもより大きな屈曲方向への動作を行う。自動的に頸椎上部が屈曲している間、頸胸部において、頸椎下部の制御されていない屈曲が起こる。頸椎下部を独立した頸椎上部の屈曲から分離させようとする際、患者は動作を制御することができない、あるいは、制御するために集中し多大な努力をする必要がある。

- もし棘突起が1つだけ突出し、それ以外の椎骨と比べて「列からはみ出して」飛び出していれば、UCM は**単セグメント的屈曲ヒンジ**として解釈される。その特定のヒンジする（折れ曲がる）セグメントを確認し、記録しなければならない。
- もし過剰な頸胸の屈曲が観察されたものの、隣接した椎骨からの棘突起の突出が1つもない場合、UCM は**多セグメント的過屈曲**として解釈される。

方向に特異的な運動制御テストにおける臨床的評価の注意点

　頸椎下部の屈曲の運動制御（分離）テストにおいて、もしいくつかのほかの動作（例：わずかな頸椎の回旋）が観察された場合、これを制御されていない頸椎の屈曲として記録しない。頸椎回旋の運動制御テストによって、観察された動作が制御されていないかどうか特定されるだろう。**制御されていない頸椎下部の屈曲**が示された場合に限り、頸椎下部屈曲 UCM のテストが陽性となる。

頸椎屈曲UCMのレーティングと診断

（T29.1、T29.2）

修正

　最初に、頭部を支持し、頸椎下部および上部をニュートラルな姿勢（位置）にする。座位または立位で胸椎と頭部の後ろを壁につけることで、これができる（図6.5）。フィードバックと、支持面によるサポートを用いて、独立した頸椎上部の屈曲（うなずき）を行うことでトレーニングされる。頸椎上部は、頸椎下部の屈曲がなく、肩甲骨と顎関節がニュートラルな姿勢を失わない範囲においてのみ、屈曲することが許される。もし制御が不十分であるなら、仰臥位となり後頭部を折ったタオルで支えた姿勢から始める（図6.6）。最初は肩甲骨を支える必要があるかもしれない。頸椎上部の伸展を制御することがより簡単になり、分離パターンも不自然に感じなくなったら、エクササイズは頭部と肩甲帯が支えられた姿勢から、支持のない姿勢へと漸増していくことができる。

　立位で前腕を壁に鉛直につけて行うことが、有用な漸増である。肩甲骨を中間位に位置し、身体と頭を壁から離すように押す（図6.7）。肩の上に頭を維持し、独立した頸椎上部の屈曲（うなずき）を行う（図6.8）。頸椎上部は、頸椎下部の屈曲がなく、肩甲骨がニュートラルな姿勢を失わない範囲においてのみ、屈曲することが許される。

　患者は、頸椎下部の屈曲UCMの制御をさまざまなフィードバックの方法を用いてセルフモニターすべきである（T29.3）。屈曲UCMが制御可能である可動域範囲内においては、何の症状も誘発されないはずである。

　一度分離パターンに慣れてきたら、さまざまな機能的姿勢に統合すべきである。T29.4に、いくつかの再トレーニングの選択肢を示す。

T29.1　後頭部挙上テストの低閾値動員効率の評価とレーティング

後頭部挙上テスト──うなずきのレーティングと診断

評価

制御のポイント：
- 頸椎下部の屈曲を防ぐ

動作の課題：頸椎上部の屈曲（うなずき）（座位）
ベンチマーク可動域：顔の面は垂直よりも傾く

方向の制御のための低閾値動員効率のレーティング

	✓または✗		✓または✗
• テスト方向への「UCM」を防ぐことができる　正しい動作の分離パターン 頸椎下部（頸胸部）における以下の方向へのUCMを防ぐ： • 屈曲（多セグメント） • 屈曲（単セグメント） そして頸椎上部を屈曲する	☐	• 簡単そうに見え、自信をもって行っているという評価者の意見	☐
		• 簡単に感じ、被験者は十分に動作のパターンへの意識があり、自信を持ってテスト方向における「UCM」を防ぐ	☐
• ベンチマーク可動域全体を通じて動作を分離する：顔の面は垂直よりも傾く **ベンチマーク基準を超えた利用可能な可動域がある場合、自動的な制御を必要とするのはベンチマーク可動域のみである**	☐	• コンセントリックおよびエキセントリックな動作において、分離のパターンはスムーズである	☐
		• UCMを防ぐために、反対方向への**最終域**の動きを（継続的に）使わない	☐
• 呼吸を止めずに（代替的な呼吸ストラテジーを使うことは許容される）	☐	• 追加のフィードバック（触覚的、視覚的、言語的指示）は必要ない	☐
• エキセントリック運動中の制御	☐	• 外的な支持や負荷をなくすことなく	☐
• コンセントリック運動中の制御	☐	• リラックスした自然な呼吸（たとえ理想的でなかったとしても──自然なパターンが変化しない限り）	☐
		• 疲労がない	☐

分離パターンを修正　　　　　　　　　　動員の効率

T29.2　後頭部挙上テストによるUCMの部位と方向の診断

後頭部挙上テスト──うなずき

部位	方向	単セグメント・多セグメント	
頸椎下部	屈曲	単セグメント屈曲ヒンジ（レベルを明示）	☐
		多セグメント過屈曲	☐

T29.3　再トレーニングをモニターするフィードバックのツール

フィードバックのツール	過程
自己触診	関節姿勢（位置）の触診によるモニタリング
視覚的な観察	鏡を見て、あるいは直接動きを観察する
粘着テープ	触覚的なフィードバックのために皮膚に張力をかける
指示と口頭による修正	ほかの観察者からのフィードバックを聞く

T29.4　頸椎下部の屈曲制御の再トレーニングのための機能的な姿勢

- 座位
- 立位
- 仰臥位（前方の筋群にバイアスする）
- 座位で後傾する（前方の筋群にバイアスする）
- 側臥位
- 腹臥位（後方の筋群にバイアスする）
- 4点支持の膝立ち位（後方の筋群にバイアスする）
- 座位で前傾する（後方の筋群にバイアスする）
- 立位で前傾する（後方の筋群にバイアスする）
- 機能的活動

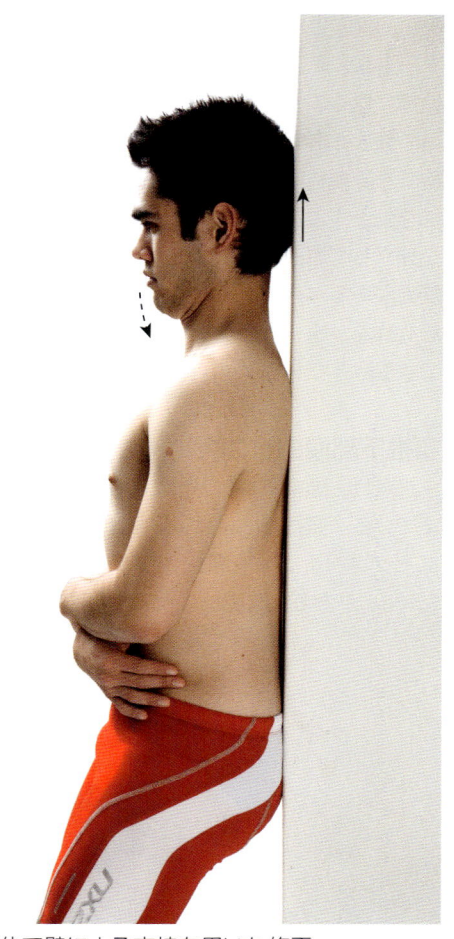

図6.5 立位で壁による支持を用いた修正

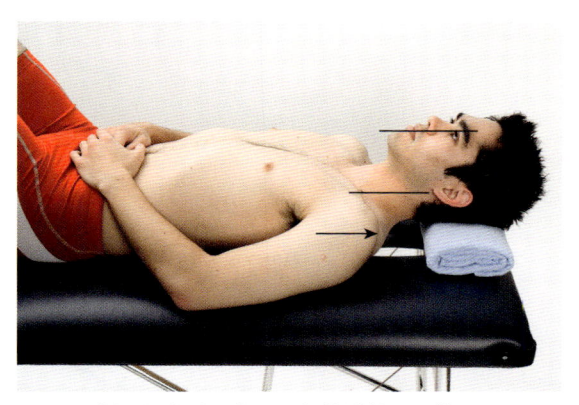

図6.6 折ったタオルを用いた仰臥位での修正

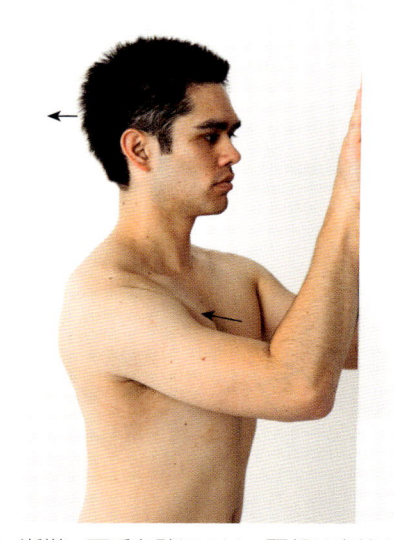

図6.7 漸増：両手を壁につけ、頭部は支持されず頸椎下部を制御する――開始姿勢

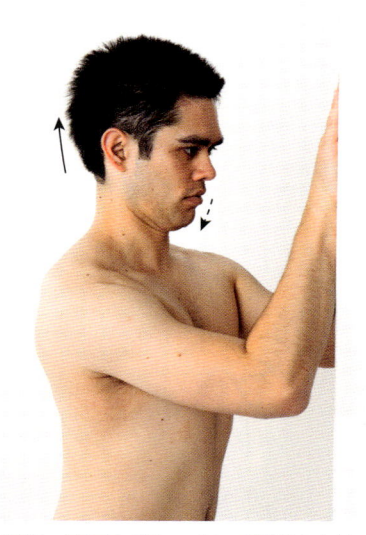

図6.8 漸増：両手を壁につけ、頭部は支持されない――修正

T30　胸椎屈曲テスト（頸椎下部の屈曲UCMのためのテスト）

この分離テストは、頸椎下部の屈曲を自動的に分離し制御する能力を評価するものであり、胸椎を屈曲させる。

テスト手順

患者は、頸椎下部や頭部をニュートラルに制御しながら、自動的に胸椎を屈曲する能力を持っているべきである。患者は、両足を支えなく、背筋を伸ばして座り、骨盤はニュートラルな位置を取る。頸椎下部および上部は、ニュートラルなトレーニング域に位置するようにする。肩甲骨と顎関節も、ニュートラルな位置にする。顔面のラインは垂直になるべきである（図6.9）。胸腰部の動きは、片手を胸骨に置くことでモニターされ、頭部と頸椎の動きは親指を顎に、中指を前頭部に置くことでモニターされる。頭部の前方や下方への動きを出すことなく（顎と前頭部をモニターする）、胸骨を骨盤に向かって下げる。理想的には、患者は頭部を動かすことなく、伸展位から屈曲域を通じて胸部を独立して屈曲させる間、頭部をニュートラルに保つ能力があるべきである。理想的には、患者は、この分離動作を、手によるフィードバックなしに行うことができるべきである（図6.10）。

頸椎下部屈曲UCM

患者は、頸椎下部における屈曲に関連した症状を訴えている。頸椎下部には、屈曲負荷下において、胸腰部セグメントよりも屈曲方向への大きな折れ曲がり（give）がある。自動的に胸椎が屈曲している間、頸

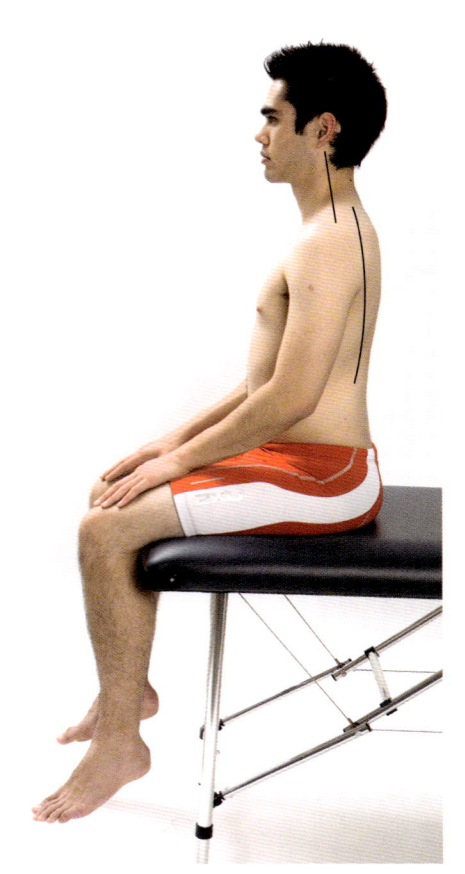

図6.9　胸椎屈曲テストの開始姿勢

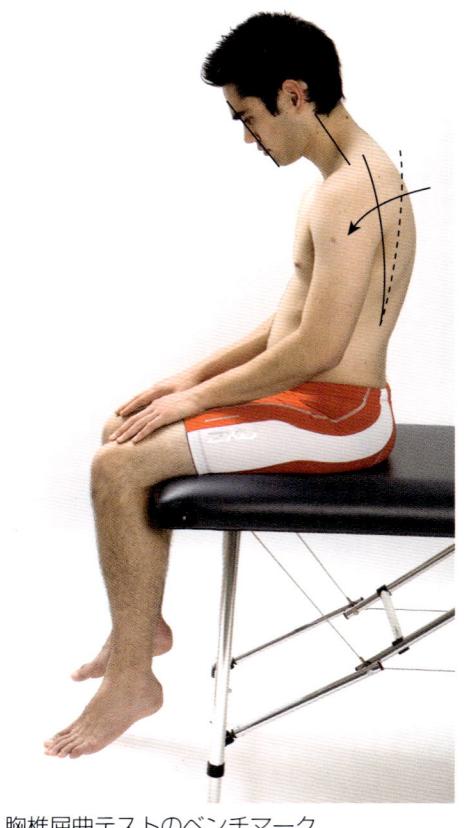

図6.10　胸椎屈曲テストのベンチマーク

椎下部は、屈曲方向へ過剰に折れ曲がる。頸椎下部を独立した胸椎の屈曲から分離させようとする際、患者はUCMを制御することができない、あるいは、制御するために集中し多大な努力をする必要がある。

- もし棘突起が1つだけ突出し、それ以外の椎骨と比べて「列からはみ出して」飛び出していれば、UCMは**単セグメント的屈曲ヒンジ**として解釈される。その特定のヒンジする（折れ曲がる）セグメントを確認し、記録しなければならない。
- もし過剰な頸胸の屈曲が観察されたものの、隣接した椎骨からの棘突起の突出が1つもない場合、UCMは**多セグメント的過屈曲**として解釈される。

方向に特異的な運動制御テストにおける臨床的評価の注意点

　頸椎下部の屈曲の運動制御（分離）テストにおいて、もしいくつかのほかの動作（例：わずかな頸椎の回旋）が観察された場合、これを制御されていない頸椎の屈曲として記録しない。頸椎回旋の運動制御テストによって、観察された動作が制御されていないかどうか特定されるだろう。**制御されていない頸椎下部の屈曲**が示された場合に限り、頸椎下部屈曲UCMのテストが陽性となる。

頸椎屈曲UCMのレーティングと診断
（T30.1、T30.2）

修正

　患者は、両足を支えなく、背筋を伸ばして座り、骨盤はニュートラルな位置を取る。頸椎下部および上部は、ニュートラルなトレーニング域に位置するようにする。肩甲骨と顎関節も、ニュートラルな位置にする。顔面のラインは垂直になるべきである。片手を胸骨に置き、胸腰椎の動作をモニターする。親指を顎に、中指を前頭部に置くことで、頭部と頸椎の動きをモニターする。頭部の前方や下方への動きを出すことなく（顎と前頭部をモニターする）、胸骨を骨盤に向かって下げる。理想的には、患者は頭部を動かすことなく、伸展位から屈曲域を通じて胸部を独立して屈曲させる間、頭部をニュートラルに保つ能力があるべきである。頸椎下部の動きを独立して制御することがより簡単になり、分離パターンも不自然に感じなくなったら、エクササイズは触診によるフィードバックのないものへと漸増していくことができる。

　患者は、頸椎下部の屈曲UCMの制御をさまざまなフィードバックの方法を用いてセルフモニターすべきである（T30.3）。屈曲UCMが制御可能である可動域範囲内においては、何の症状も誘発されないはずである。

　一度分離パターンに慣れてきたら、さまざまな機能的姿勢に統合すべきである。T30.4に、いくつかの再トレーニングの選択肢を示す。

T30.1　胸椎屈曲テストの低閾値動員効率の評価とレーティング

胸椎屈曲テスト

評価

制御のポイント：
• 頸椎下部の屈曲を防ぐ
動作の課題：胸椎屈曲（座位）
ベンチマーク可動域：最終域を通じて独立した胸椎屈曲

方向の制御のための低閾値動員効率のレーティング

	✓または✗		✓または✗
• テスト方向への「UCM」を防ぐことができる正しい動作の分離パターン 頸椎下部（頸胸部）における以下の方向へのUCMを防ぐ： • 屈曲（多セグメント） • 屈曲（単セグメント） そして胸椎を屈曲する	☐	• 簡単そうに見え、自信をもって行っているという評価者の意見	☐
		• 簡単に感じ、被験者は十分に動作のパターンへの意識があり、自信を持ってテスト方向における「UCM」を防ぐ	☐
		• コンセントリックおよびエキセントリックな動作において、分離のパターンはスムーズである	☐
• ベンチマーク可動域全体を通じて動作を分離する：最終域を通じて独立した胸椎屈曲 **ベンチマーク基準を超えた利用可能な可動域がある場合、自動的な制御を必要とするのはベンチマーク可動域のみである**	☐	• UCMを防ぐために、反対方向への**最終域**の動きを（継続的に）使わない	☐
		• 追加のフィードバック（触覚的、視覚的、言語的な指示）は必要ない	☐
		• 外的な支持や負荷をなくすことなく	☐
• 呼吸を止めずに（代替的な呼吸ストラテジーを使うことは許容される）	☐	• リラックスした自然な呼吸（たとえ理想的でなかったとしても──自然なパターンが変化しない限り）	☐
• エキセントリック運動中の制御	☐	• 疲労がない	☐
• コンセントリック運動中の制御	☐		

分離パターンを修正 　　　　　　　　　　　　　　動員の効率

T30.2　胸椎屈曲テストによるUCMの部位と方向の診断

胸椎屈曲テスト

部位	方向	単セグメント・多セグメント	
頸椎下部	屈曲	単セグメント屈曲ヒンジ（レベルを明示）	☐
		多セグメント過屈曲	☐

T30.3　再トレーニングをモニターするフィードバックのツール

フィードバックのツール	過程
自己触診	関節姿勢（位置）の触診によるモニタリング
視覚的な観察	鏡を見て、あるいは直接動きを観察する
粘着テープ	触覚的なフィードバックのために皮膚に張力をかける
指示と口頭による修正	ほかの観察者からのフィードバックを聞く

T30.4　頸椎下部の屈曲制御の再トレーニングのための機能的な姿勢

• 座位
• 仰臥位（前方の筋群にバイアスする）
• 座位で後傾する（後方の筋群にバイアスする）
• 側臥位
• 腹臥位（後方の筋群にバイアスする）
• 4点支持の膝立ち位（後方の筋群にバイアスする）
• 座位で前傾する（後方の筋群にバイアスする）
• 機能的活動

T31　頭上への腕挙上（Overhead Arm Lift）テスト（頸椎下部の屈曲UCMのためのテスト）

この分離テストは、両肩の頭上への屈曲動作を通して、頸椎下部の屈曲を自動的に分離し制御する能力を評価するものである。

テスト手順

患者は、同時に頸椎下部や頭部をニュートラルに制御しながら、自動的に肩を可動域全体にわたって屈曲できる能力を持っているべきである。患者は肩甲骨をニュートラル位置にして、両腕をニュートラルに回旋させて（手のひらが内側）体側に静止させる。頸椎下部および上部は、ニュートラルなトレーニング域に位置するようにする。肩甲骨と顎関節も、ニュートラルな位置にする。顔面のラインは垂直になるべきである（図6.11）。

患者は、頸椎下部と頭部をニュートラルに維持し、頭部を前方へ動かしたり、下を見ることなく、両腕を180°の屈曲を通じて頭上に挙上し、両腕を下に下げて体側に戻すよう指示される。両腕のニュートラルな回旋（手のひらが内側）は維持されるべきである。理想的には、患者は頭部を動かすことなく、独立に両腕を頭上に挙上し（180°屈曲）、下に下げて体側に戻す間、頭部をニュートラルに保つ能力があるべきである（図6.12）。

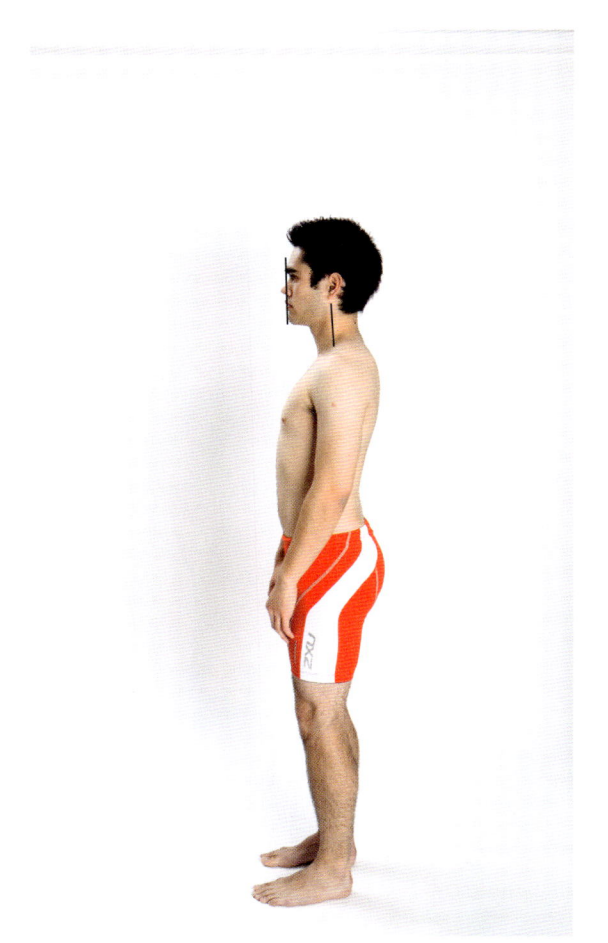

図6.11　頭上への腕挙上（オーバーヘッド・アームリフト）テストの開始姿勢

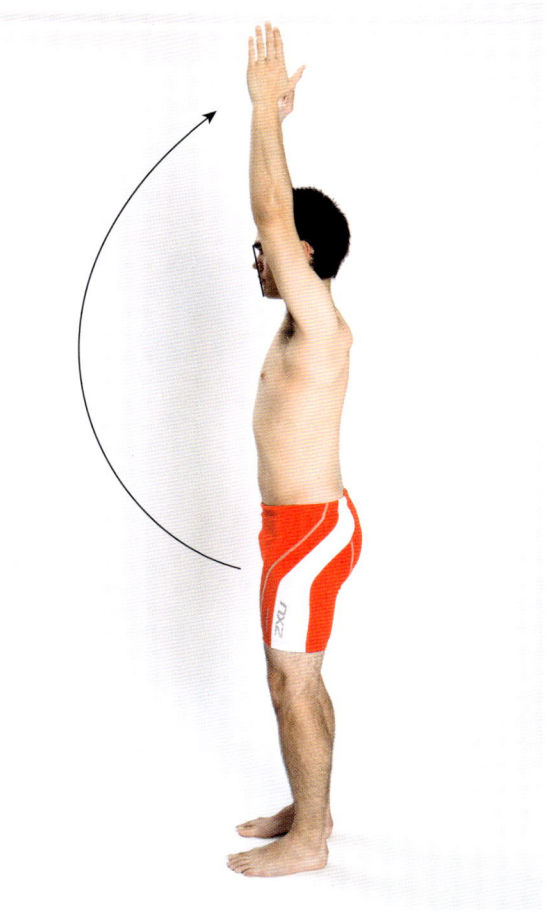

図6.12　頭上への腕挙上（オーバーヘッド・アームリフト）テストのベンチマーク

頸椎下部屈曲UCM

患者は、頸椎下部における屈曲に関連した症状を訴えている。頸椎下部には、腕の屈曲負荷下において、肩甲帯よりも屈曲方向への大きな折れ曲がり（give）がある。自動的に肩が屈曲している間、頸椎下部は、屈曲方向へ過剰に折れ曲がる。頸椎下部を独立した肩の屈曲から分離させようとする際、患者はUCMを制御することができない、あるいは、制御するために集中し多大な努力をする必要がある。

- もし棘突起が１つだけ突出し、それ以外の椎骨と比べて「列からはみ出して」飛び出していれば、UCMは**単セグメント的屈曲ヒンジ**として解釈される。その特定のヒンジする（折れ曲がる）セグメントを確認し、記録しなければならない。
- もし過剰な頸胸の屈曲が観察されたものの、隣接した椎骨からの棘突起の突出が１つもない場合、UCMは**多セグメント的過屈曲**として解釈される。

方向に特異的な運動制御テストにおける臨床的評価の注意点

頸椎下部の屈曲の運動制御（分離）テストにおいて、もしいくつかのほかの動作（例：わずかな頸椎の回旋）が観察された場合、これを制御されていない頸椎の屈曲として記録**しない**。頸椎回旋の運動制御テストによって、観察された動作が制御されていないかどうか特定されるだろう。制御されていない**頸椎下部の屈曲**が示された場合に限り、頸椎下部屈曲 UCM のテストが陽性となる。

頸椎屈曲UCMのレーティングと診断

（T31.1、T31.2）

修正

患者は肩甲骨はニュートラル位置にして、両腕をニュートラルに回旋させて（手のひらが内側）体側に静

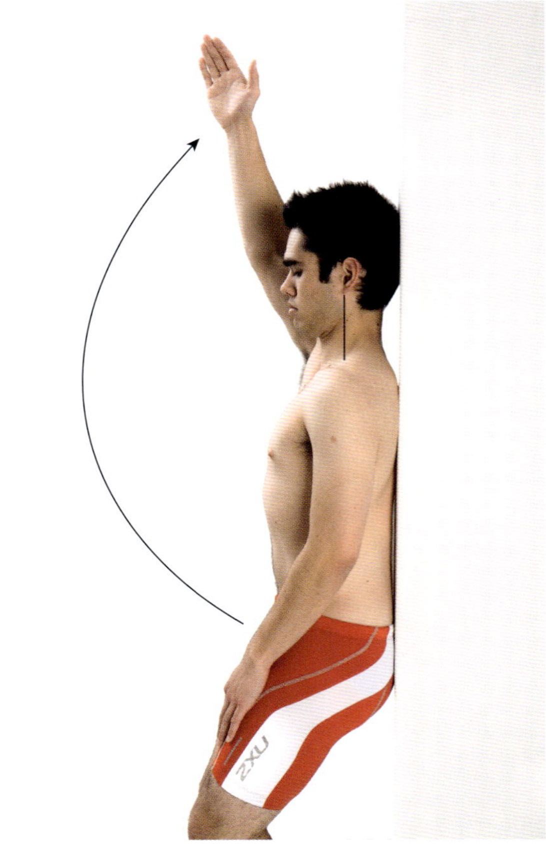

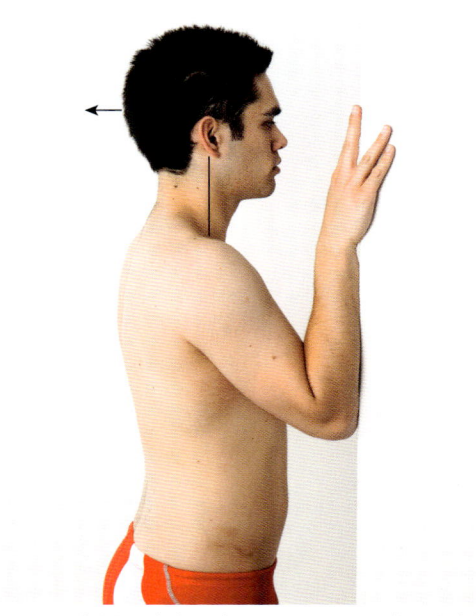

図6.13 立位で壁による支持を用いた部分的な範囲での修正

図6.14 漸増：前腕を壁につける——頸椎下部制御の開始姿勢

止させる。頸椎下部および上部は、ニュートラルなトレーニング域に位置するようにする。肩甲骨と顎関節も、ニュートラルな位置にする。顔面のラインは垂直になるべきである。

　患者は、頭部を前方へ動かしたり、下を見ることなく、両腕を頭上に垂直になる位置に挙上する（180°の肩関節屈曲）。患者は、独立して肩を屈曲させる間、頭部をニュートラルに保つ能力があるべきである。もし制御が不十分である場合、フィードバックとサポートのために、頭部と胸椎を壁につけて立つ。片腕の挙上から始め（図6.13）、制御が改善されるにつれて両腕の挙上へと漸増させる。最初は、テコを短くして（肘を曲げる）挙上することで腕の負荷を軽減し、挙上も限られた可動域のみとする（例：90°、それから120°というように）。頸椎下部の動きを独立して制御することがより簡単になり、分離パターンも不自然に感じなくなったら、エクササイズはテコのレバーアー

ムが長く、頭上への可動域全体を使った軽い抵抗を用いたものへと漸増していくことができる。

　代替的な漸増としては、壁に向かい、前腕を壁に鉛直につける方法がある。肩甲骨を中間位置に位置し、身体と頭を壁から離すように押す（図6.14）。肩の上に頭を維持し、頸椎下部が屈曲しない限り、ゆっくりと片方の前腕を壁に沿って垂直方向へとスライドさせる（図6.15、6.16）。

　患者は、頸椎下部の屈曲UCMの制御をさまざまなフィードバックの方法を用いてセルフモニターすべきである（T31.3）。屈曲UCMが制御可能である可動域範囲内においては、何の症状も誘発されないはずである。

　一度分離パターンに慣れてきたら、さまざまな機能的姿勢に統合すべきである。T31.4に、いくつかの再トレーニングの選択肢を示す。

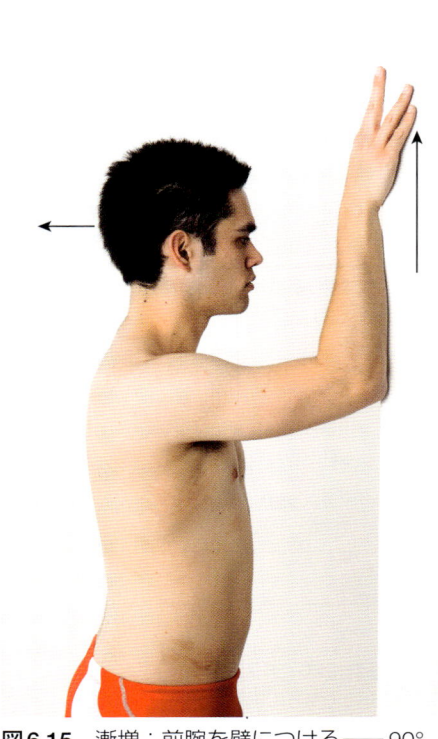

図6.15　漸増：前腕を壁につける——90°

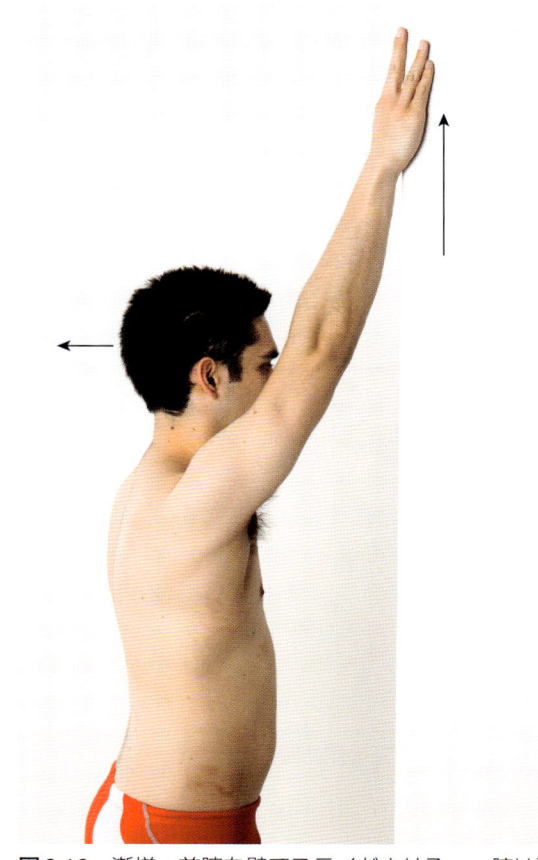

図6.16　漸増：前腕を壁でスライドさせる——腕は頭上

T31.1　頭上への腕挙上（オーバーヘッド・アームリフト）テストの低閾値動員効率の評価とレーティング

頭上への腕挙上（オーバーヘッド・アームリフト）テスト

評価

制御のポイント：
- 頸椎下部の屈曲を防ぐ

動作の課題：肩屈曲（立位）

ベンチマーク可動域：両肩の 180°屈曲（頭上へ垂直に）

方向の制御のための低閾値動員効率のレーティング

	✓または✗		✓または✗
• テスト方向への「UCM」を防ぐことができる正しい動作の分離パターン 頸椎下部（頸胸部）における以下の方向への UCM を防ぐ： • 屈曲（多セグメント） • 屈曲（単セグメント） そして肩を屈曲する	☐	• 簡単そうに見え、自信をもって行っているという評価者の意見 • 簡単に感じ、被験者は十分に動作のパターンへの意識があり、自信を持ってテスト方向における「UCM」を防ぐ • コンセントリックおよびエキセントリックな動作において、分離のパターンはスムーズである	☐ ☐ ☐
• ベンチマーク可動域全体を通じて動作を分離する：両肩の 180°屈曲（頭上へ垂直に） **ベンチマーク基準を超えた利用可能な可動域がある場合、自動的な制御を必要とするのはベンチマーク可動域のみである**	☐	• UCM を防ぐために、反対方向への**最終域**の動きを（継続的に）使わない • 追加のフィードバック（触覚的、視覚的、言語的な指示）は必要ない • 外的な支持や負荷をなくすことなく	☐ ☐ ☐
• 呼吸を止めずに（代替的な呼吸ストラテジーを使うことは許容される）	☐	• リラックスした自然な呼吸（たとえ理想的でなかったとしても──自然なパターンが変化しない限り）	☐
• エキセントリック運動中の制御 • コンセントリック運動中の制御	☐ ☐	• 疲労がない	☐

分離パターンを修正　　　　　　　　　　　　　　　動員の効率

T31.2　頭上への腕挙上（オーバーヘッド・アームリフト）テストによる UCM の部位と方向の診断

頭上への腕挙上（オーバーヘッド・アームリフト）テスト

部位	方向	単セグメント・多セグメント	
頸椎下部	屈曲	単セグメント屈曲ヒンジ（レベルを明示）	☐
		多セグメント過屈曲	☐

T31.3　再トレーニングをモニターするフィードバックのツール

フィードバックのツール	過程
自己触診	関節姿勢（位置）の触診によるモニタリング
視覚的な観察	鏡を見て、あるいは直接動きを観察する
粘着テープ	触覚的なフィードバックのために皮膚に張力をかける
指示と口頭による修正	ほかの観察者からのフィードバックを聞く

T31.4　頸椎下部の屈曲制御の再トレーニングのための機能的な姿勢

- 座位
- 立位
- 仰臥位（前方の筋群にバイアスする）
- 座位で後傾する（後方の筋群にバイアスする）
- 腹臥位（後方の筋群にバイアスする）
- 4 点支持の膝立ち位（後方の筋群にバイアスする）
- 座位で前傾（後方の筋群にバイアスする）
- 機能的活動

T32　頭部前傾テスト
（頸椎上部の屈曲制御のテスト）

　この分離テストは、頸椎上部の屈曲を自動的に分離し制御する能力を評価するものであり、頸椎下部を屈曲方向へ動かす。

テスト手順

　患者は、両足を支えなく、背筋を伸ばして座り、骨盤はニュートラルな位置を取る。頸椎下部および上部は、ニュートラルなトレーニング域に位置するようにする。肩甲骨と顎関節も、ニュートラルな位置にする（図6.17）。セラピストは、頸椎上部のニュートラルな位置（姿勢）を、後頭部を1本の指で触診し、C2の棘突起をもう1本の指で触診することによってモニター

する（図6.19）。テストにおいて、もし触診している指が動かなければ、頸椎上部の領域はニュートラルを維持できている。もし、触診している指と指の間が離れて行くようなら、制御されていない頸椎上部の屈曲が特定される。

　患者は、顎を下げたり引いたりすることなく、首の根元から頭部をティルトし、前傾させることによって頸椎下部を屈曲可動域を通じて動かすよう指示される。患者は、頸椎上部を制御する能力が効率的な可動域を通じてのみ動かす（図6.18）。頸椎上部の屈曲（触診している指と指の間が離れたり、顎が下がったりリトラクションすることがみられる）、もしくは、肩甲骨の位置の変化（とくに肩甲骨の挙上、内転、前方ティルトを観察する）が起こるべきではない。顎はリラックスした状態を保つ。

　理想的には、患者は、独立して頸椎下部を伸展から

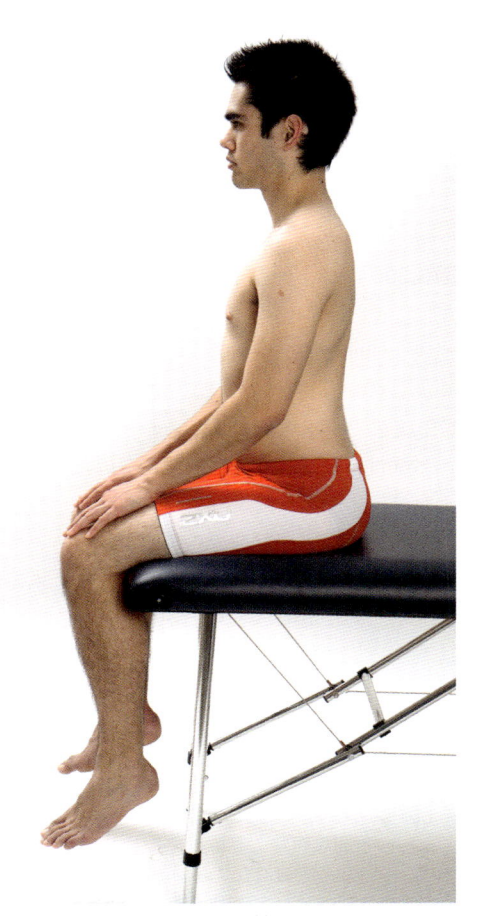

図6.17　頭部前傾テストの開始姿勢

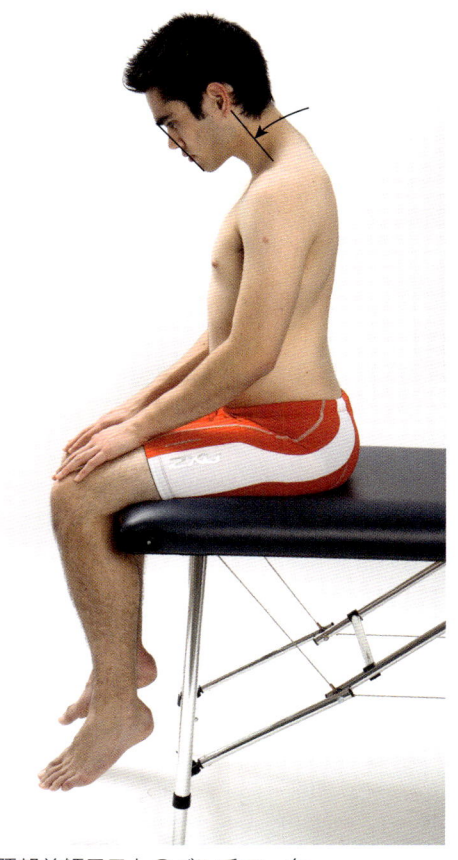

図6.18　頭部前傾テストのベンチマーク

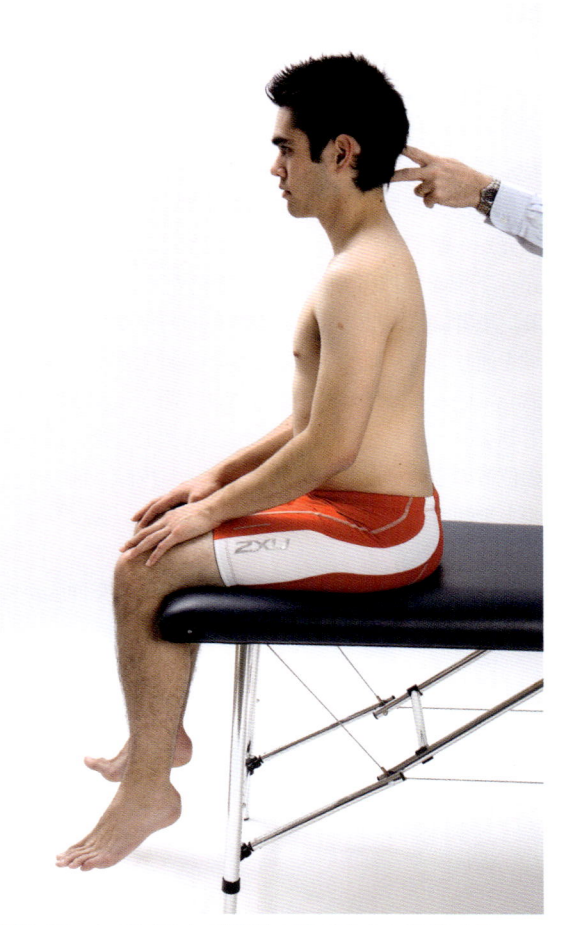

図6.19 セラピストが頸椎上部の動きを触診する

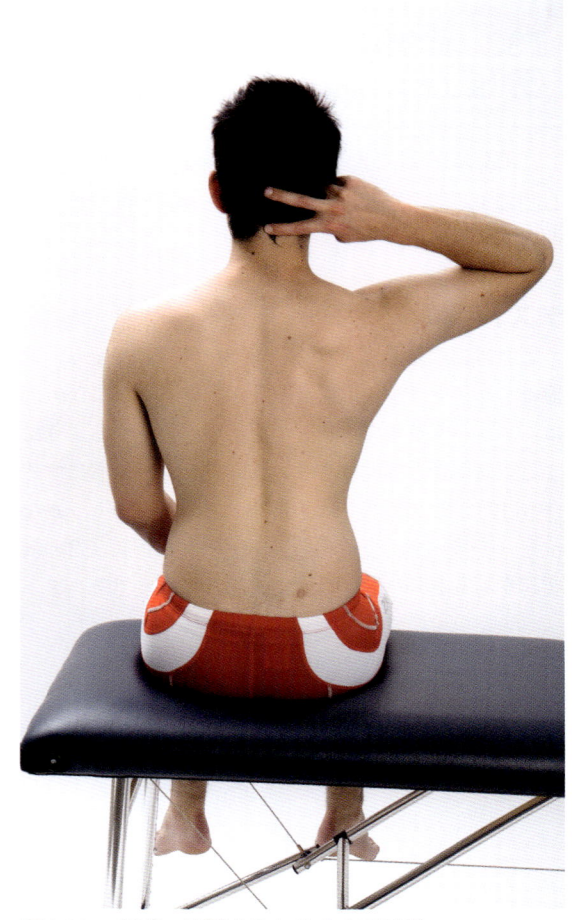

図6.20 学び、練習するための自己触診

屈曲の可動域を通じて（頭部は直立から始まり、前傾する）動かす間、顎を引いたり下がったりすることを簡単に防ぐことができ、頸椎上部をニュートラルに維持する（触診している指が離れていかない）ことができるべきである。

　指導している間、最初は、頸椎上部をニュートラルな位置にすることをモニターし制御するために、自分自身の指を用いた触診によるフィードバックを用いてテスト動作を学び練習することは、修正動作への意識が得られるまで許容される（図6.20）。

頸椎上部屈曲UCM

　患者は、頸椎上部における屈曲に関連した症状を訴えている。頸椎上部は、屈曲負荷下において、頸椎下部よりも**屈曲方向へ大きく折れ曲がる**。自動的に頸椎下部が屈曲している間、頸椎上部は、**セグメントでの**

過剰な**屈曲と並進性剪断**（translational shear）を示す。この制御されていない屈曲は、C0–1、C1–2、C2–3のセグメントで起こることがある。セグメントの弛緩性は徒手的な関節評価あるいは頸椎上部靭帯スタビリティテストによって確認される。頸椎上部を独立した頸椎下部の屈曲から分離させようとする際、患者はUCMを制御することができない、あるいは、制御するために集中し多大な努力をする必要がある。

- もし棘突起が1つだけ突出し、それ以外の椎骨と比べて「列からはみ出して」飛び出していれば、UCMは**単セグメント的屈曲ヒンジ**として解釈される。その特定のヒンジする（折れ曲がる）セグメントを確認し、記録しなければならない。
- もし過剰な頸胸の屈曲が観察されたものの、隣接した椎骨からの棘突起の突出が1つもない場合、UCMは**多セグメント的過屈曲**として解釈される。

方向に特異的な運動制御テストにおける臨床的評価の注意点

　頸椎上部の屈曲の運動制御（分離）テストにおいて、もしいくつかのほかの動作（例：わずかな頸椎の回旋）が観察された場合、これを制御されていない頸椎の屈曲として記録しない。頸椎回旋の運動制御テストによって、観察された動作が制御されていないかどうか特定されるだろう。**制御されていない頸椎上部の屈曲**が示された場合に限り、頸椎上部屈曲UCMのテストが陽性となる。

頸椎屈曲UCMのレーティングと診断

（T32.1、T32.2）

修正

　最初は、座位または立位で、胸椎と頭部の後ろを壁につけて支持されるべきである。頸椎下部は軽い伸展となる。頸椎上部の動作の可動域全体を通じて、自動的に顎を挙上し下ろすことで頸椎上部をニュートラルな位置にし、その後、可動域の中間に位置するようにする。理想的には、顔面のラインは約45°前方へと傾くべきである（図6.21）。後頭部に1本の指を置き、C2にもう1本の指を置いて触診することから得られるフィードバックを用いて、頸椎下部を独立して屈曲させることをトレーニングされる。

　患者は、独立して頸椎下部を伸展から屈曲する（頭部は直立し、前傾する）間、顎を引いたり引き込むことを防ぎ、頸椎上部をニュートラルに維持することができるべきである（触診している指が離れていかない）。頸椎上部が屈曲せず、肩甲骨と顎関節がニュートラルな姿勢を失わない限り、頸椎下部を屈曲し、頭部を首の根元から前傾させることができる。頸椎上部の伸展を制御することがより簡単になり、分離パターンも不自然に感じなくなったら、エクササイズは頭部と肩甲帯が支えられた姿勢から、支持のない姿勢へと漸増していくことができる（図6.22）。

　患者は、頸椎下部の屈曲UCMの制御をさまざまなフィードバックの方法を用いてセルフモニターすべきである（T32.3）。屈曲UCMが制御可能である可動域範囲内においては、何の症状も誘発されないはずである。

　一度分離パターンに慣れてきたら、さまざまな機能的姿勢に統合すべきである。T32.4に、いくつかの再トレーニングの選択肢を示す。

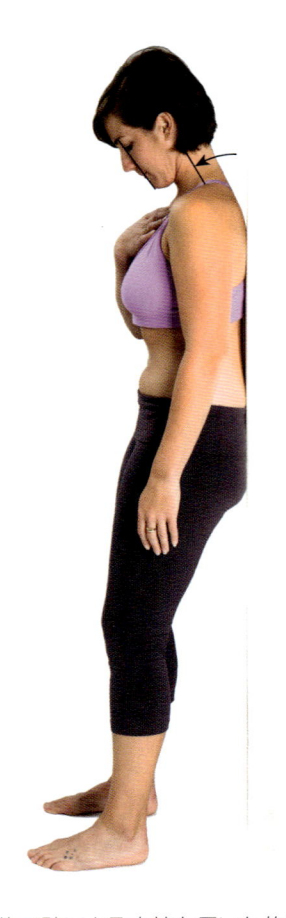

図6.21 立位で壁による支持を用いた修正

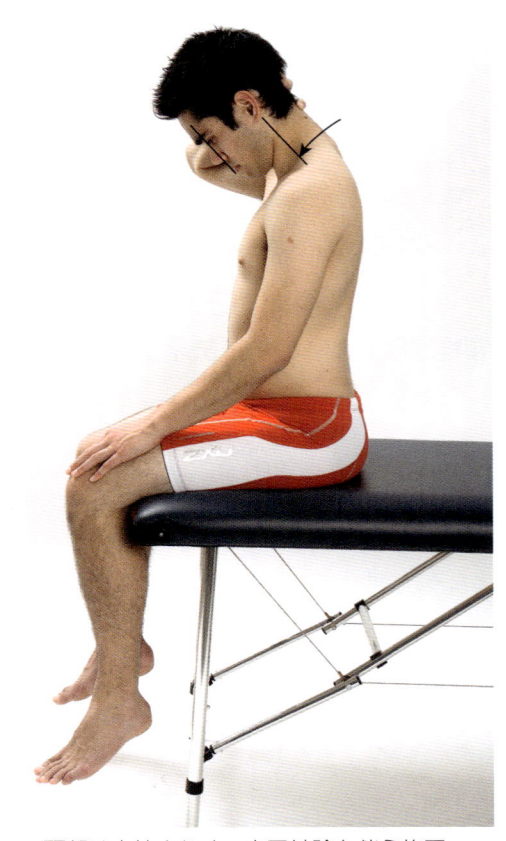

図6.22 頭部は支持されず、自己触診を伴う修正

T32.1　頭部前傾テストの低閾値動員効率の評価とレーティング

頭部前傾テスト
評価

制御のポイント：
- 頸椎下部の屈曲を防ぐ

動作の課題：頸椎下部の屈曲（座位）

ベンチマーク可動域：顔の面は 45°よりも傾く

方向の制御のための低閾値動員効率のレーティング

	✓または✗		✓または✗
• テスト方向への「UCM」を防ぐことができる 　正しい動作の分離パターン 頸椎上部における以下の方向への UCM を防ぐ： • 屈曲（多セグメント） • 屈曲（単セグメント） そして頸椎上部を屈曲する	☐	• 簡単そうに見え、自信をもって行っているという評 　価者の意見	☐
		• 簡単に感じ、被験者は十分に動作のパターンへの 　意識があり、自信を持ってテスト方向における 　「UCM」を防ぐ	☐
• ベンチマーク可動域全体を通じて動作を分離する： 　顔の面は 45°よりも傾く 　**ベンチマーク基準を超えた利用可能な可動域があ 　る場合、自動的な制御を必要とするのはベンチマー 　ク可動域のみである**	☐	• コンセントリックおよびエキセントリックな動作にお 　いて、分離のパターンはスムーズである	☐
		• UCM を防ぐために、反対方向への**最終域**の動きを 　（継続的に）使わない	☐
		• 追加のフィードバック（触覚的、視覚的、言語的な 　指示）は必要ない	☐
• 呼吸を止めずに（代替的な呼吸ストラテジーを使う 　ことは許容される）	☐	• 外的な支持や負荷をなくすことなく	☐
• エキセントリック運動中の制御	☐	• リラックスした自然な呼吸（たとえ理想的でなかっ 　たとしても──自然なパターンが変化しない限り）	☐
• コンセントリック運動中の制御	☐	• 疲労がない	☐
分離パターンを修正		動員の効率	

T32.2　頭部前傾テストによる UCM の部位と方向の診断

頭部前傾テスト			
部位	方向	単セグメント・多セグメント	
頸椎上部	屈曲	単セグメント屈曲ヒンジ （レベルを明示）	☐
		多セグメント過屈曲	☐

T32.3　再トレーニングをモニターするフィードバックのツール

フィードバックの ツール	過程
自己触診	関節姿勢（位置）の触診によるモニタリング
視覚的な観察	鏡を見て、あるいは直接動きを観察する
指示と口頭による修正	ほかの観察者からのフィードバックを聞く

T32.4　頸椎上部の屈曲制御の再トレーニングのための機能的な姿勢

- 座位
- 立位
- 座位で後傾する（後方の筋群にバイアスする）
- 4 点支持の膝立ち位（後方の筋群にバイアスする）
- 座位で前傾する（後方の筋群にバイアスする）
- 立位で前傾する（後方の筋群にバイアスする）
- 機能的活動

T33 腕伸展テスト（頸椎上部の屈曲UCMのためのテスト）

この分離テストは、頸椎上部の屈曲および頭部のリトラクションを自動的に分離し制御する能力を評価するもので、両肩を伸展へと動かす。

テスト手順

患者は、同時に頸椎や頭部をニュートラルに制御しながら、自動的に肩を可動域全体にわたって伸展できる能力を持っているべきである。患者は肩甲骨をニュートラル位置にして、両腕をニュートラルに回旋させて（手のひらが内側）体側に静止させる。頸椎下部および上部は、ニュートラルなトレーニング域に位置するようにする。肩甲骨と顎関節も、ニュートラルな位置にする。顔面のラインは垂直になるべきである（図6.23）。

患者は、顎を首へと引くことなく、また肩甲骨は前方へとティルトまたは内転することなく、頸椎と頭部をニュートラルな位置に維持し、15〜20°の肩の伸展域を通じて両腕を後ろに伸ばすよう指示される。両腕のニュートラルな回旋（手のひらが内側）は維持すべきである。理想的には、患者は、独立して肩を伸展し、最終域まで腕を後ろに伸ばす間、頭部と肩甲骨をニュートラルに保つ能力があるべきである（図6.24）。

頸椎上部屈曲UCM

患者は、頸椎上部における屈曲に関連した症状を訴えている。頸椎上部には、腕の伸展負荷下において、肩甲帯よりも屈曲方向への大きな折れ曲がり（give）がある。自動的に肩が伸展している間、頸椎上部は屈曲方向に過剰に折れ曲がる、あるいは頭部が過剰にリトラクションする。頸椎上部を、独立した肩の伸展か

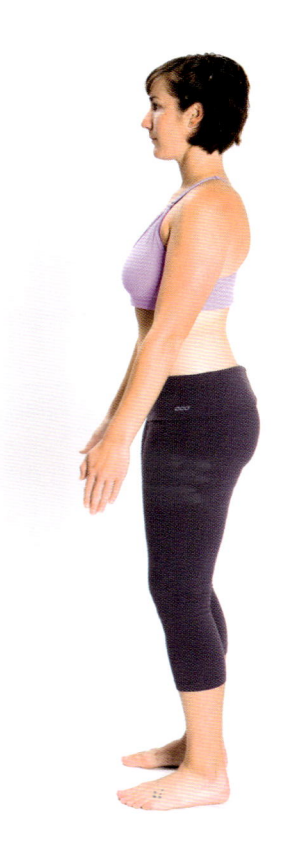

図6.23 腕伸展テストの開始姿勢

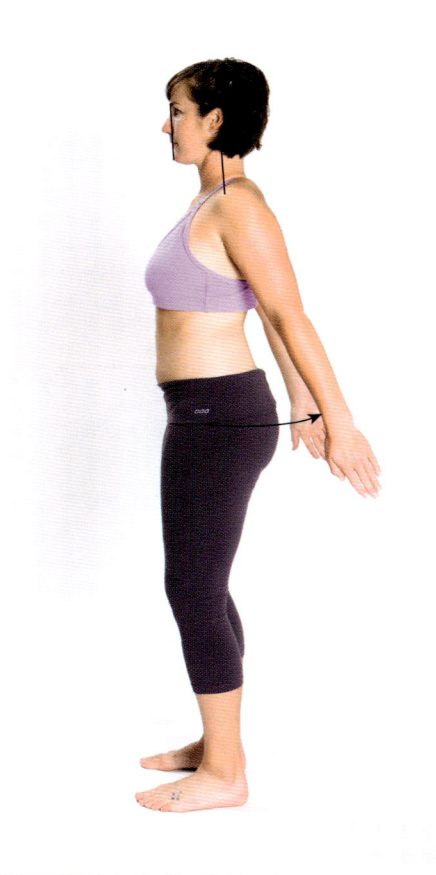

図6.24 腕伸展テストのベンチマーク

ら分離させようとする際、患者はUCMを制御することができない、あるいは、制御するために集中し多大な努力をする必要がある。

- もし棘突起が1つだけ突出し、それ以外の椎骨と比べて「列からはみ出して」飛び出していれば、UCMは**単セグメント的屈曲ヒンジ**として解釈される。その特定のヒンジする（折れ曲がる）セグメントを確認し、記録しなければならない。
- もし過剰な頚胸の屈曲が観察されたものの、隣接した椎骨からの棘突起の突出が1つもない場合、UCMは**多セグメント的過屈曲**として解釈される。

方向に特異的な運動制御テストにおける臨床的評価の注意点

　頚椎上部の屈曲の運動制御（分離）テストにおいて、もしいくつかのほかの動作（例：わずかな頚椎の回旋）が観察された場合、これを制御されていない頚椎の屈曲として記録**しない**。頚椎回旋の運動制御テストによって、観察された動作が制御されていないかどうか特定されるだろう。制御されていない頚椎上部の**屈曲**が示された場合に限り、頚椎上部屈曲UCMのテストが陽性となる。

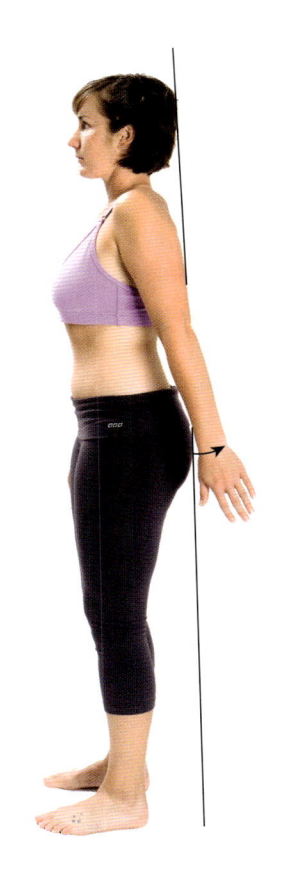

図6.25　片方の腕の伸展の修正

頚椎屈曲UCMのレーティングと診断

（T33.1、T33.2）

修正

　患者は肩甲骨をニュートラル位置にして、両腕をニュートラルに回旋させて（手のひらが内側）体側に静止させる。頚椎下部および上部は、ニュートラルなトレーニング域に位置するようにする。肩甲骨と顎関節も、ニュートラルな位置にする。顔面のラインは垂直になるべきである。

　患者は、顎を首へと引くことなく、また肩甲骨は前方へとティルトまたは内転することなく、頚椎と頭部をニュートラルな位置に維持し、15〜20°の肩の伸展域を通じて両腕を後ろに伸ばすよう指示される。患者は、独立して肩を伸展させる間、頭部をニュートラルに保つ能力があるべきである。もし制御が不十分である場合、フィードバックとサポートのために、頭部と胸椎を壁につけて立つ。片方の腕の伸展から始め（図

6.25）、制御が改善されるにつれて両方の腕の伸展へと漸増させる。最初は、テコを短くして（肘を曲げる）挙上することで腕の負荷を軽減し、限られた範囲で行う（例：5°、それから10°というように）。頚椎上部および下部の動きを独立して制御することがより簡単になり、分離パターンも不自然に感じなくなったら、エクササイズはテコのレバーアームが長く、可動域全体を使った軽い抵抗を用いたものへと漸増していくことができる。

　患者は、頚椎下部の屈曲UCMの制御をさまざまなフィードバックの方法を用いてセルフモニターすべきである（T33.3）。屈曲UCMが制御可能である可動域範囲内においては、何の症状も誘発されないはずである。

　一度分離パターンに慣れてきたら、さまざまな機能的姿勢に統合すべきである。T33.4に、いくつかの再トレーニングの選択肢を示す。

T33.1　腕伸展テストの低閾値動員効率の評価とレーティング

腕伸展テスト

評価

制御のポイント：
- 頸椎上部の屈曲と頭部のリトラクションを防ぐ

動作の課題： 肩の伸展（立位）

ベンチマーク可動域： 両肩の 15 ～ 20°伸展

方向の制御のための低閾値動員効率のレーティング

	✓または✗		✓または✗
• テスト方向への「UCM」を防ぐことができる正しい動作の分離パターン 頸椎上部における以下の方向へのUCMを防ぐ： • 屈曲（多セグメント） • 屈曲（単セグメント） そして肩を伸展する	☐	• 簡単そうに見え、自信をもって行っているという評価者の意見	☐
		• 簡単に感じ、被験者は十分に動作のパターンへの意識があり、自信を持ってテスト方向における「UCM」を防ぐ	☐
• ベンチマーク可動域全体を通じて動作を分離する： 両肩の 15 ～ 20°伸展 **ベンチマーク基準を超えた利用可能な可動域がある場合、自動的な制御を必要とするのはベンチマーク可動域のみである**	☐	• コンセントリックおよびエキセントリックな動作において、分離のパターンはスムーズである	☐
		• UCMを防ぐために、反対方向への**最終域**の動きを（継続的に）使わない	☐
		• 追加のフィードバック（触覚的、視覚的、言語的な指示）は必要ない	☐
• 呼吸を止めずに（代替的な呼吸ストラテジーを使うことは許容される）	☐	• 外的な支持や負荷をなくすことなく	☐
		• リラックスした自然な呼吸（たとえ理想的でなかったとしても──自然なパターンが変化しない限り）	☐
• エキセントリック運動中の制御	☐	• 疲労がない	☐
• コンセントリック運動中の制御	☐		

分離パターンを修正　　　　　　　　　**動員の効率**

T33.2　腕伸展テストによるUCMの部位と方向の診断

腕伸展テスト

部位	方向	単セグメント・多セグメント	
頸椎上部	屈曲	単セグメント屈曲ヒンジ（レベル表示）	☐
		多セグメント過屈曲	☐

T33.3　再トレーニングをモニターするフィードバックのツール

フィードバックのツール	過程
自己触診	関節姿勢（位置）の触診によるモニタリング
視覚的な観察	鏡を見て、あるいは直接動きを観察する
指示と口頭による修正	ほかの観察者からのフィードバックを聞く

T33.4　頸椎下部の屈曲制御の再トレーニングのための機能的な姿勢

- 座位
- 立位
- 座位で後傾する（後方の筋群にバイアスする）
- 腹臥位（後方の筋群にバイアスする）
- 4点支持の膝立ち位（後方の筋群にバイアスする）
- 座位で前傾する（後方の筋群にバイアスする）
- 機能的活動

頸椎伸展制御

頸部の伸展の観察と分析

理想的なパターンの解説

　両脚を支持されず、背筋を伸ばして立ち、骨盤はニュートラルな位置を取り、頸椎下部および上部はニュートラルなトレーニング域になるような姿勢を取る。肩甲骨と顎関節も、ニュートラルな位置にする。頭部を後方へ伸展させ、天井のほうを見上げるように指示されたとき、首のスムーズで均等な伸展パターンが観察されるべきである。上部および下部の頸椎の動きは同時に起こるべきである。その際の顔面のラインは、代償を起こすことなく水平から15〜20°以内であるべきである。

　自動的な首の伸展の間、並進運動が過剰でなければ触診での所見は正常となる。セラピストは棘突起の先端を触診する。伸展の最初で、いくらかの正常な前方への並進運動を感じるが、これは早い段階で止まり、首が伸展を続けると、頭部が肩よりも後ろへ動くにつれて、セラピストは椎骨が後方へ動くのを感じるはずである。

頸椎伸展に関連する動作不良

　並進運動が過剰である場合、セラピストは初期の前方への並進運動が止まらず、むしろ前方へ動き続けることを感じる。触診している指の先端が、棘突起と棘突起の間に挟まるように思われるかもしれない。前方への並進運動が習慣的に過剰である場合、皮膚のしわが、首の背面にUCMのある高さで横向きにできる。このしわは、首が安静あるいはニュートラルな姿勢においても確認できる（注意：正常な後方のしわは、伸展の最終域で常に現れる）。

　伸展の評価で、UCMは単セグメントまたは多セグメントとして特定されるかもしれない。もし過剰な頸椎上部および中部の伸展が観察されたものの、隣接した椎骨から一つの特定の棘突起が過剰に前方にずれていない場合、UCMは**多セグメント的過伸展**として解釈される。一方で、もし棘突起が1つだけ過剰に前方にずれ、それ以外の椎骨と比べて「列からはみ出して」前方に並進運動していれば、UCMは**単セグメント的**

伸展ヒンジとして解釈される。その特定のヒンジする（折れ曲がる）セグメントを確認し、記録しなければならない。

相対的スティフネス（制限）

- **頸胸上部の伸展制限**——これは受動的な頸椎下部の伸展によって評価することができる。T2より下の上背部を支持し安定させ、頸椎上部を屈曲した姿勢にする（図6.26）。頸胸部を伸展するために、受動的に頭部を肩よりも後ろへ動かす。理想的には、中-低頸椎ニュートラルラインが垂直から10〜15°の角度になるべきである（図6.27）。
- **関節の制限**——受動的な徒手的評価によって顕著な伸展可動域のセグメント的関節制限を特定できる。
- **筋筋膜による制限**——斜角筋の相対的スティフネスとタイトネスにより、頸椎下部の伸展が制限され得る。後斜角筋の伸展性が不足していると、頸椎下部の伸展が制限される。頸椎下部の受動的な伸展の評価は、斜角筋における相対的スティフネスと長さの変化と共に、頸胸部の神経筋構造への負荷をなくして再評価されるべきである。舌骨筋の伸展性が不足していると、顎関節が開いている場合しか伸展の最終域へは到達できない。顎が閉じている場合に、首の最大伸展域が失われることにが確認される。

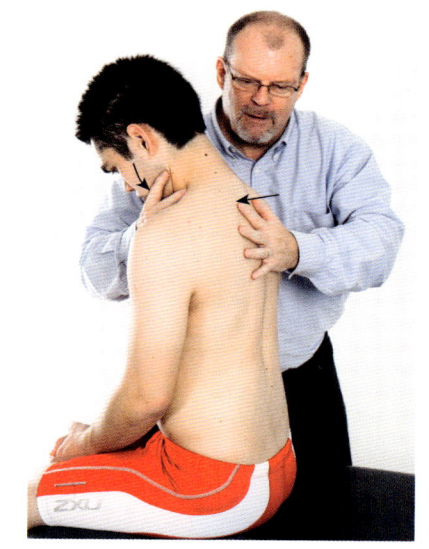

図6.26　頸椎下部伸展可動域の受動的テスト——手の位置

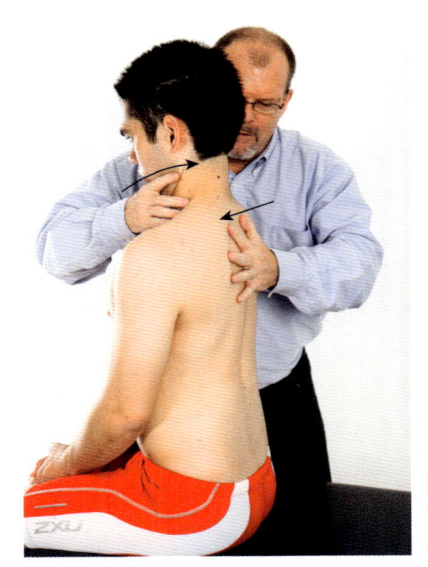

図6.27　頸椎下部伸展可動域の受動的テスト──理想的な範囲

- **伸展の膜性（Fascial）制限**──もし後頸部の膜（posterior neck fascias）（後頭部から肩峰後方、T4まで）が姿勢的に短いと、頸胸部を屈曲方向に圧縮し、正常な伸展を制限し得る。

相対的柔軟性（潜在的UCM）

- **頸椎上部の伸展**。頸椎上部は、動作の伸展の最初に動き始めることがある。頸胸部の伸展は制限された

り遅れることがしばしばある。伸展位からニュートラルに戻る際、頭部において顎の突き出しを伴い、頸椎上部が伸展位に留まることがある。過剰な頸椎上部および中部の伸展が観察されるものの、ある一つの椎間関節の突出が大きいということはない。この場合、UCMは**多セグメント的過伸展**として解釈される。これによってもたらされる姿勢は、顎が突き出た姿勢（chin poke posture）としばしば表現される。

- **頸椎中部の剪断**。観察することはさらに困難であるが、自動的な伸展運動における、C3–4–5での前方への並進運動の増加と痛みの誘発を特定するために触診が有用である。自動的な首の伸展において、1つの棘突起が過剰に前方にずれてそれ以外の伸展している椎骨と比べて「列からはみ出して」いることが触診されていれば、UCMは**単セグメント的伸展ヒンジ**として解釈される。その特定のヒンジする（折れ曲がる）セグメントを確認し、記録しなければならない。

非対称性

- 非対称性は、回旋や側屈方向へのUCMに伴う特徴であろう。もし、矢状面における伸展あるいは屈曲制御のテストにおいて、回旋や側屈への逸脱がみられたら、回旋や側屈制御の詳細な評価テストを独立して行うべきである。

頸椎上部の伸展制御のテスト

T34　頭部後方挙上テスト（頸椎上部の伸展制御のテスト）

　この分離テストは、頸椎上部の伸展を自動的に分離し制御する能力を評価するものであり、頸椎下部を伸展へと動かす。

テスト手順

　両脚を支持されず、背筋を伸ばして座り、骨盤はニュートラルな位置を取り、肩甲骨と顎関節はニュートラルなトレーニング域になるような姿勢を取る。頭部を前方へ完全に垂らすことで頸椎下部を屈曲の姿勢にする。頸椎上部の動作の可動域全体を通じて、自動的に顎を頸椎上部の可動域全体を通じて挙上し下ろし、その後、可動域の中間に位置するようにすることで、頸椎上部をニュートラルな位置にする（図6.28）。

　セラピストは、頸椎上部のニュートラルな位置（姿勢）を、後頭部に1本の指を置き、C2の棘突起にもう1本の指を置くことによってモニターする。テストにおいて、もし触診している指が動かなければ、頸椎上部の領域はニュートラルを維持できている。もし、触診している指と指の間が近づいていくようなら、制御されていない頸椎上部の伸展が特定される。

　患者は、顎を挙上したりリトラクトすることなく、頭部をまっすぐに持ち上げることにより、頸椎下部を伸展するよう指示される。頸椎上部の制御が十分な範囲でのみ、頭部を首の根元から後方へ動かすべきである。頸椎上部の伸展（触診している指と指が近づいたり、顎が上がったり、リトラクションすることがみられる）は起こるべきではなく、また肩甲骨の位置は変化しない（とくに肩甲骨の挙上、内転、前方ティルトを観察する）。顎はリラックスを保つべきである（図6.29）。

　理想的には、患者は、独立して頸椎下部を屈曲から伸展を通じて動かし（頭部は前方から挙上し、直立する）戻す間、楽に顎を挙上したり引き込まれることを防ぎ、頸椎上部をニュートラルに維持する（触診している指が近づかないように）ことができるべきである。

　指導している間、最初は、頸椎上部をニュートラル

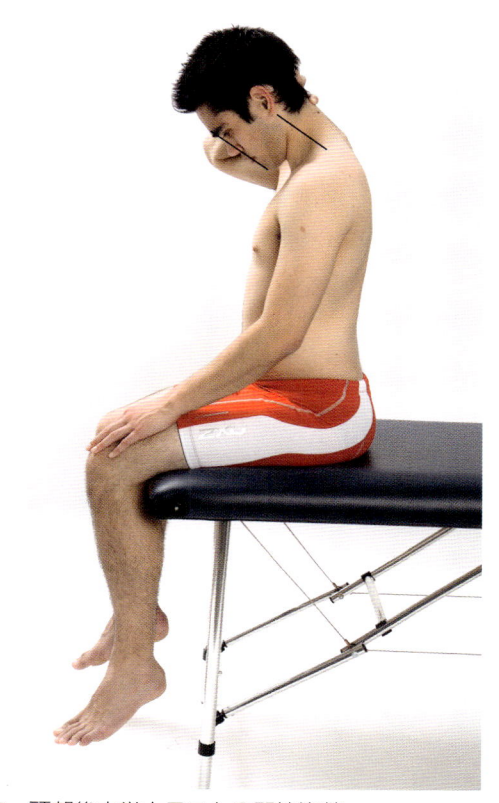

図6.28　頭部後方挙上テストの開始姿勢

な位置にすることをモニターし、制御するために、自分自身の指を用いた触診によるフィードバックを用いてテスト動作を学び練習することは、修正動作への意識が得られるまで許容される（図6.30）。

頸椎上部の伸展UCM

　患者は、頸椎上部における伸展に関連した症状を訴えている。頸椎上部には、伸展負荷下において、頸椎下部よりも伸展方向への大きな折れ曲がり（give）がある。自動的に頸椎下部が伸展している際、頸椎上部では、セグメント的伸展と並進運動的な剪断が過剰に起こる（主にC0-1-2だが、もしかするとC2-3もある）、あるいは頸椎上部が過剰に伸展する。頸椎上部を独立した頸椎下部の伸展から分離させようとする際、患者はUCMを制御することができない、あるいは、制御するために集中し多大な努力をする必要がある。

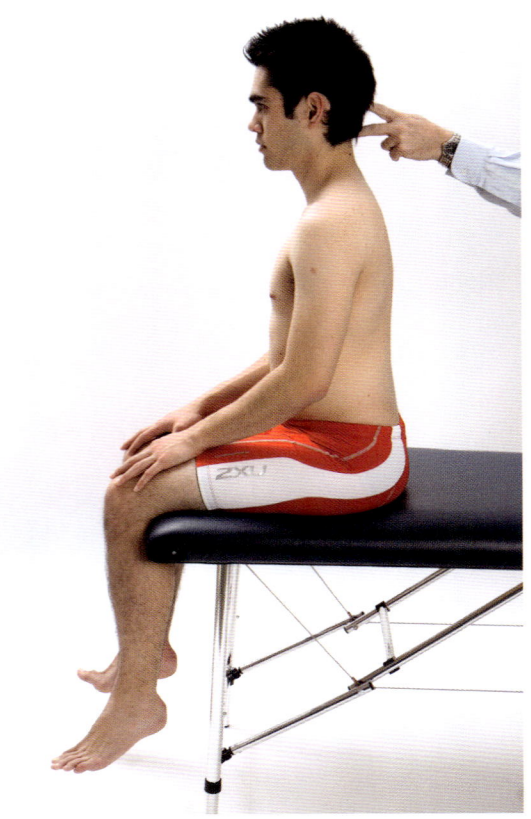

図6.29　セラピストの触診を伴う頭部後方挙上テストのベンチマーク

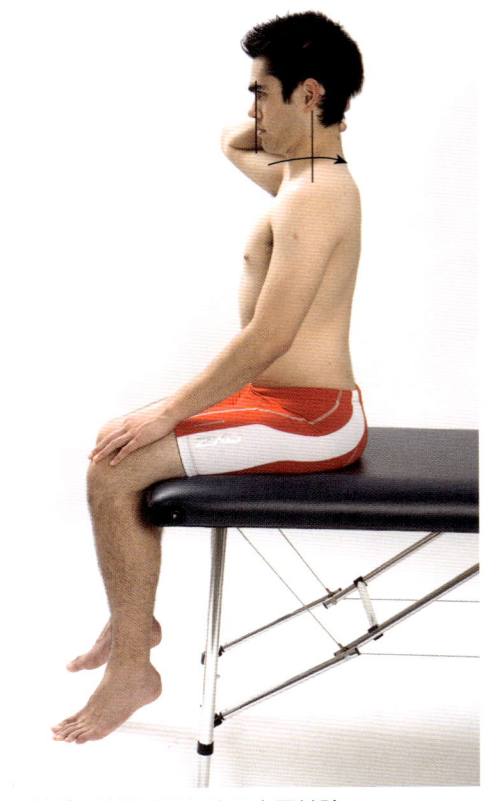

図6.30　学び、練習するための自己触診

- もし棘突起が1つだけ突出し、それ以外の椎骨と比べて「列からはみ出して」飛び出していれば、UCMは**単セグメント的伸展ヒンジ**として解釈される。その特定のヒンジする（折れ曲がる）セグメントを確認し、記録しなければならない。
- もし過剰な頸胸の屈曲が観察されたものの、隣接した椎骨からの棘突起の突出が1つもない場合、UCMは**多セグメント的過伸展**として解釈される。

方向に特異的な運動制御テストにおける臨床的評価の注意点

　頸椎上部の伸展の運動制御（分離）テストにおいて、もしいくつかのほかの動作（例：わずかな頸椎の回旋）が観察された場合、これを制御されていない頸椎の伸展として記録しない。頸椎回旋の運動制御テストによって、観察された動作が制御されていないかどうか特定されるだろう。**制御されていない頸椎上部の伸展**が示された場合に限り、頸椎上部伸展UCMのテストが陽性となる。

頸椎伸展UCMのレーティングと診断
（T34.1、T34.2）

修正

　最初は、座位または立位で、胸椎と頭部の後ろを壁につけ、頭部を完全に前方へと垂らすことで頸椎下部は屈曲の姿勢となる。頸椎上部の動作の可動域全体を通じて、自動的に顎を頸椎上部の可動域全体を通じて挙上し下ろし、その後、可動域の中間に位置するようにすることで、頸椎上部をニュートラルな位置にする。後頭部に1本の指を置き、C2にもう1本の指を置いて触診することから得られるフィードバックを用いて、頸椎下部を独立して伸展させることがトレーニングされる。

　患者は、独立して頸椎下部を屈曲から伸展する（頭部は前方から挙上し、直立する）間、顎を挙上したりリトラクションすることを防ぎ、頸椎上部をニュート

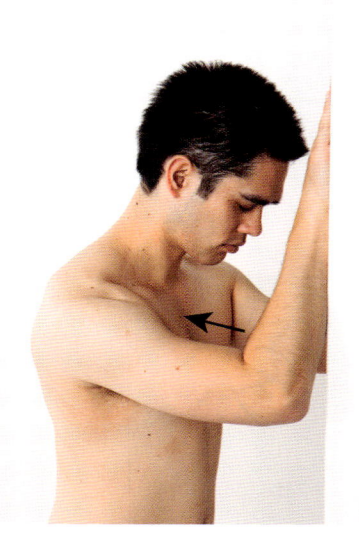

図6.31 漸増：両手を壁につけ、頭部は支持されず頸椎上部を制御する──開始姿勢

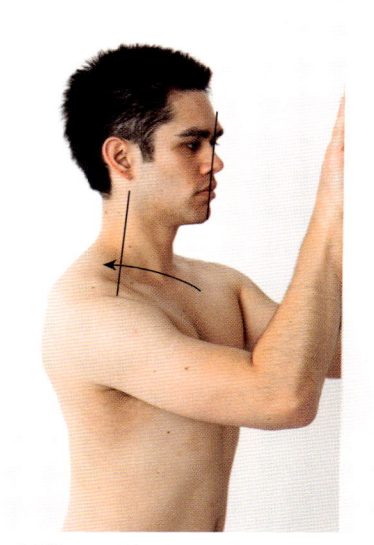

図6.32 漸増：両手を壁につけ、頭部は支持されない──修正

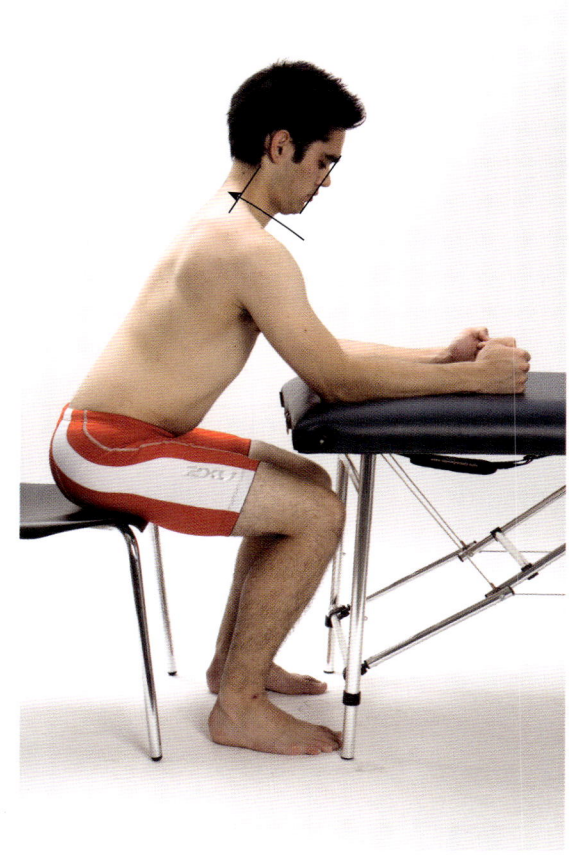

図6.33 テーブルの支持を用いた前傾の修正

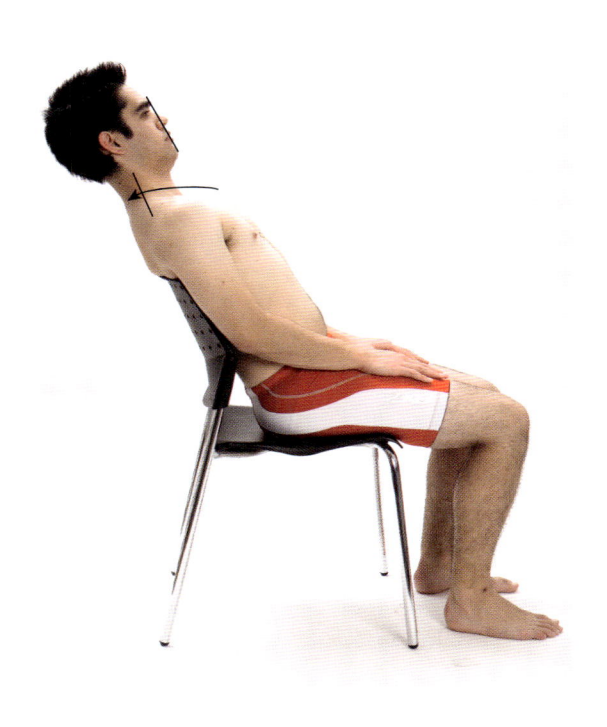

図6.34 椅子の支持を用いた後傾の修正

T34.1　頭部後方挙上テストの低閾値動員効率の評価とレーティング

頭部後方挙上テスト

評価

制御のポイント：
- 頸椎上部の伸展を防ぐ

動作の課題：頸椎上部の伸展（座位）
ベンチマーク可動域：頸椎下部のニュートラルラインは垂直から10°後方へと傾く

方向の制御のための低閾値動員効率のレーティング

	✓または✗		✓または✗
• テスト方向への「UCM」を防ぐことができる正しい動作の分離パターン	☐	• 簡単そうに見え、自信をもって行っているという評価者の意見	☐
頸椎上部における以下の方向へのUCMを防ぐ：		• 簡単に感じ、被験者は十分に動作のパターンへの意識があり、自信を持ってテスト方向における「UCM」を防ぐ	☐
• 伸展（多セグメント）		• コンセントリックおよびエキセントリックな動作において、分離のパターンはスムーズである	☐
• 伸展（単セグメント）			
そして肩を伸展する		• UCMを防ぐために、反対方向への**最終域**の動きを（継続的に）使わない	☐
• ベンチマーク可動域全体を通じて動作を分離する：頸椎下部のニュートラルラインは垂直から10°後方へと傾く	☐	• 追加のフィードバック（触覚的、視覚的、言語的な指示）は必要ない	☐
ベンチマーク基準を超えた利用可能な可動域がある場合、自動的な制御を必要とするのはベンチマーク可動域のみである		• 外的な支持や負荷をなくすことなく	☐
• 呼吸を止めずに（代替的な呼吸ストラテジーを使うことは許容される）	☐	• リラックスした自然な呼吸（たとえ理想的でなかったとしても──自然なパターンが変化しない限り）	☐
• エキセントリック運動中の制御	☐	• 疲労がない	☐
• コンセントリック運動中の制御	☐		
分離パターンを修正		**動員の効率**	

T34.2　頭部後方挙上テストによるUCMの部位と方向の診断

頭部後方挙上テスト

部位	方向	単セグメント・多セグメント	
頸椎上部	伸展	単セグメント伸展ヒンジ（レベルを明示）	☐
		多セグメント過伸展	☐

T34.3　再トレーニングをモニターするフィードバックのツール

フィードバックのツール	過程
自己触診	関節姿勢（位置）の触診によるモニタリング
視覚的な観察	鏡を見て、あるいは直接動きを観察する
指示と口頭による修正	ほかの観察者からのフィードバックを聞く

T34.4　頸椎下部の伸展制御の再トレーニングのための機能的な姿勢

- 座位
- 立位
- 仰臥位（前方の筋群にバイアスする）
- 4点支持の膝立ち位（後方の筋群にバイアスする）
- 座位で前傾する（後方の筋群にバイアスする）
- 立位で前傾する（後方の筋群にバイアスする）
- 機能的活動

ラルに維持することができるべきである（触診している指が近づかない）。頸椎上部の伸展がなく、肩甲骨と顎関節がニュートラルな姿勢を失わない限り、頸椎下部を伸展し、頭部を首の根元から後方へ挙上させることができる。頸椎上部の伸展を制御することがより簡単になり、分離パターンも不自然に感じなくなったら、エクササイズは頭部と肩甲帯が支えられた姿勢から、支持のない姿勢へと漸増していくことができる。

　代替的な漸増としては、壁に向かい、前腕を壁に鉛直につける方法がある。肩甲骨を中間の位置にし、身体を押し、頭部を前方へ垂らすようにする。頸椎上部

をニュートラルな中間姿勢にする（図6.31）。頸椎上部をニュートラルに保ち、頸椎上部の伸展がない限り、また顎が突き出さない限り、ゆっくりと頭部を両肩の上に挙上する（図6.32）。

　患者は、頸椎上部の伸展UCMをさまざまなフィードバックの方法を用いてセルフモニターすべきである（T34.3）。伸展UCMが制御可能である可動域範囲内において、何の症状も誘発されないはずである。

　一度分離パターンに慣れてきたら、さまざまな機能的姿勢に統合すべきである（図6.33、6.34）。T34.4に、いくつかの再トレーニングの選択肢を示す。

T35 水平（肩甲骨）内転テスト（頸椎上部の伸展UCMのためのテスト）

この分離テストは、両肩の水平伸展と（肩甲骨の）内転動作を通して、頸椎上部の伸展を自動的に分離し制御する能力を評価するものである。

テスト手順

患者は、同時に頸椎や頭部をニュートラルに制御しながら、自動的に肩を可動域全体にわたって水平伸展できる能力を持っているべきである。患者は肩甲骨をニュートラル位置にして、両腕を前に伸ばして（90°屈曲で）立つ。頸椎下部および上部は、ニュートラルなトレーニング域に位置するようにする。肩甲骨と顎関節も、ニュートラルな位置にする。顔面のラインは垂直になるべきである（図6.35）。

患者は、顎を前方へと突き出したり（頸椎上部伸展）、頭部を前方へ動かす（頸椎下部屈曲）ことなく、頸椎と頭部をニュートラルな位置に維持し、両腕を後ろに引くよう指示される。肘は曲げ、前腕は水平にしておき、肩甲骨は肩が水平伸展から15〜20°になるように内転すべきである。理想的には、患者は頭部を動かすことなく、独立して肩を後ろに水平伸展させ、最終域まで腕を後ろに伸ばして体側に戻す間、頭部をニュートラルに保つ能力があるべきである（図6.36）。

頸椎上部の伸展UCM

患者は、頸椎上部における伸展に関連した症状を訴えている。頸椎上部には、腕の伸展負荷下において、肩甲帯よりも伸展への大きな折れ曲がりがある。自動

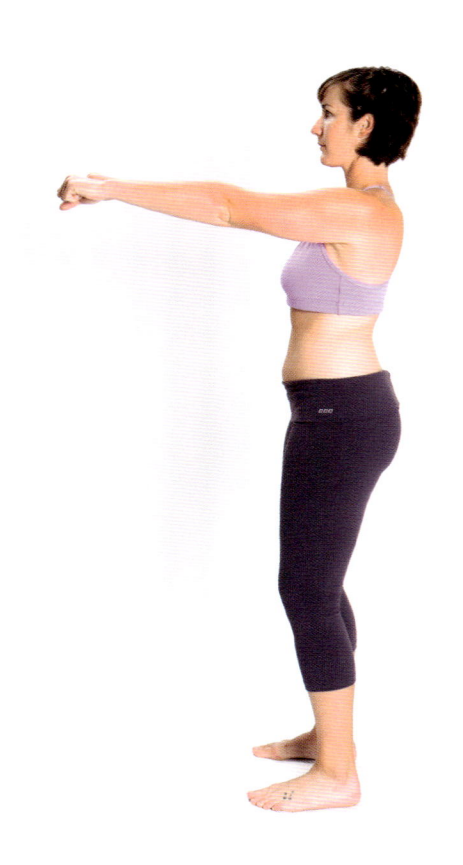

図6.35 水平（肩甲骨）内転テストの開始姿勢

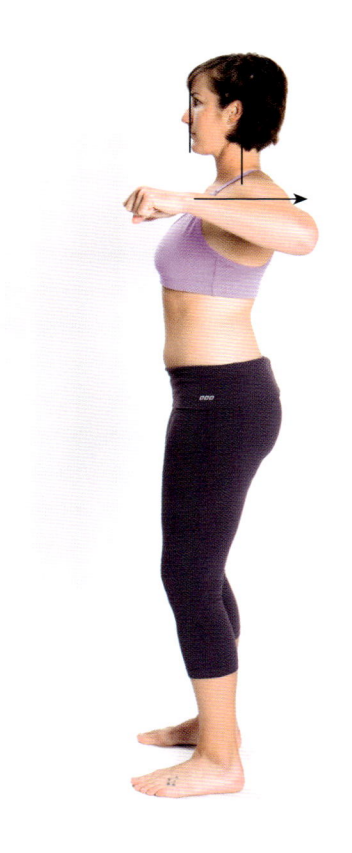

図6.36 水平（肩甲骨）内転テストのベンチマーク

的に肩が水平伸展している際、頸椎上部では過剰な伸展が起こる。頸椎上部を独立した肩の水平伸展から分離させようとする際、患者はUCMを制御することができない、あるいは、制御するために集中し多大な努力をする必要がある。

> ・もし棘突起が1つだけ突出し、それ以外の椎骨と比べて「列からはみ出して」飛び出していれば、UCMは**単セグメント的伸展ヒンジ**として解釈される。その特定のヒンジする（折れ曲がる）セグメントを確認し、記録しなければならない。
> ・もし過剰な頸胸の伸展が観察されたものの、隣接した椎骨からの棘突起の突出が1つもない場合、UCMは**多セグメント的過伸展**として解釈される。

方向に特異的な運動制御テストにおける臨床的評価の注意点

　頸椎上部の伸展の運動制御（分離）テストにおいて、もしいくつかのほかの動作（例：わずかな頸椎の回旋）が観察された場合、これを制御されていない頸椎の伸展として記録**しない**。頸椎回旋の運動制御テストによって、観察された動作が制御されていないかどうか特定されるだろう。**制御されていない頸椎上部の伸展が示された場合に限り、頸椎上部伸展UCMのテストが陽性となる。**

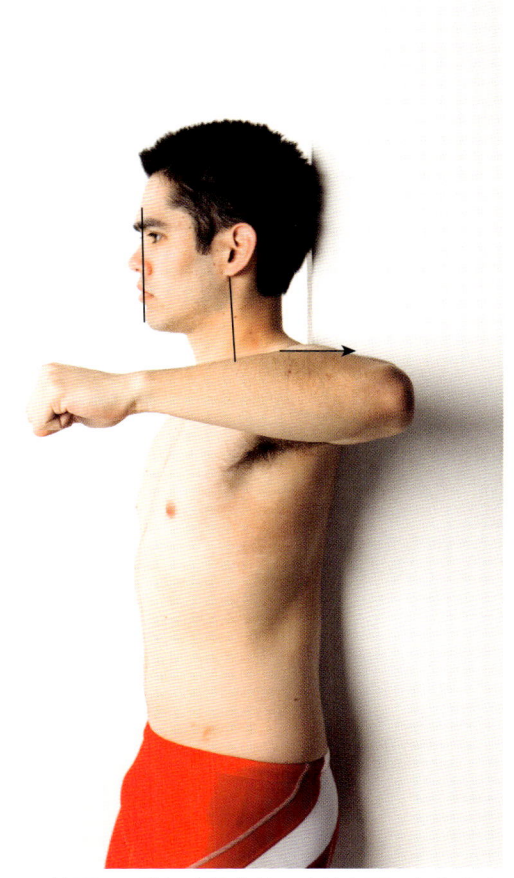

図6.37　修正──壁による体幹の支持を用いた片方の水平伸展

頸椎伸展UCMのレーティングと診断

（T35.1、T35.2）

修正

　患者は、肩甲骨をニュートラル位置にして、両腕を前に伸ばして（90°屈曲で）立つ。頸椎下部および上部は、ニュートラルなトレーニング域に位置するようにする。肩甲骨と顎関節も、ニュートラルな位置にする。顔面のラインは垂直になるべきである。

　患者は、顎を前方へと突き出したり（頸椎上部伸展）、頭部を前方へ動かす（頸椎下部屈曲）ことなく、両腕を後ろに引くよう指示される。肘は曲げ、前腕は水平にしておき、肩甲骨は肩が水平伸展から15〜20°になるように内転すべきである。もし制御が不十分である場合、頭部と胸椎を壁（角になったところ）につけて立ち、フィードバックと支持を得る（図6.37）。片方の水平伸展から始め、制御が改善されるにつれて両方の腕の動作へと漸増させる。最初は、限られた範囲のみとする（例：5°、それから10°というように）。頸椎上部および下部の動きを独立して制御することがより簡単になり、分離パターンも不自然に感じなくなったら、エクササイズはテコのレバーアームが長く、可動域全体を使った軽い抵抗を用いたものへと漸増していくことができる。

　患者は、頸椎上部の伸展UCMをさまざまなフィードバックの方法を用いてセルフモニターすべきである（T35.3）。伸展UCMが制御可能である可動域範囲内においては、何の症状も誘発されないはずである。

　一度分離パターンに慣れてきたら、さまざまな機能的姿勢に統合すべきである。T35.4に、いくつかの再トレーニングの選択肢を示す。

T35.1　水平（肩甲骨）内転テストの低閾値動員効率の評価とレーティング

水平（肩甲骨）内転テスト

評価

制御のポイント：
• 頸椎上部の伸展を防ぐ
動作の課題：肩の水平内転・伸展（座位）
ベンチマーク可動域：両肩の 15 〜 20°水平内転・伸展

方向の制御のための低閾値動員効率のレーティング

	✓または✗		✓または✗
• テスト方向への「UCM」を防ぐことができる 　正しい動作の分離パターン 頸椎上部における以下の方向への UCM を防ぐ： • 伸展（多セグメント） • 伸展（単セグメント） そして肩を水平内転・伸展する	☐	• 簡単そうに見え、自信をもって行っているという評価者の意見	☐
		• 簡単に感じ、被験者は十分に動作のパターンへの意識があり、自信を持ってテスト方向における「UCM」を防ぐ	☐
• ベンチマーク可動域全体を通じて動作を分離する： 両肩の 15 〜 20°水平内転・伸展 **ベンチマーク基準を超えた利用可能な可動域がある場合、自動的な制御を必要とするのはベンチマーク可動域のみである**	☐	• コンセントリックおよびエキセントリックな動作において、分離のパターンはスムーズである	☐
		• UCM を防ぐために、反対方向への**最終域の動き**を（継続的に）使わない	☐
		• 追加のフィードバック（触覚的、視覚的、言語的な指示）は必要ない	☐
• 呼吸を止めずに（代替的な呼吸ストラテジーを使うことは許容される）	☐	• 外的な支持や負荷をなくすことなく	☐
• エキセントリック運動中の制御	☐	• リラックスした自然な呼吸（たとえ理想的でなかったとしても——自然なパターンが変化しない限り）	☐
• コンセントリック運動中の制御	☐	• 疲労がない	☐
分離パターンを修正		動員の効率	

T35.2　水平（肩甲骨）内転テストによる UCM の部位と方向の診断

水平（肩甲骨）内転テスト

部位	方向	単セグメント・多セグメント	
頸椎上部	伸展	単セグメント伸展ヒンジ （レベルを明示）	☐
		多セグメント過伸展	☐

T35.3　再トレーニングをモニターするフィードバックのツール

フィードバックのツール	過程
自己触診	関節姿勢（位置）の触診によるモニタリング
視覚的な観察	鏡を見て、あるいは直接動きを観察する
粘着テープ	触覚的なフィードバックのために皮膚に張力をかける
指示と口頭による修正	ほかの観察者からのフィードバックを聞く

T35.4　頸椎下部の屈曲制御の再トレーニングのための機能的な姿勢

• 座位
• 立位
• 座位で後傾する（後方の筋群にバイアスする）
• 腹臥位（後方の筋群にバイアスする）
• 4 点支持の膝立ち位（後方の筋群にバイアスする）
• 座位で前傾する（後方の筋群にバイアスする）
• 機能的活動

頚椎中部の伸展（並進運動）制御のテスト

T36　頭部後方ヒンジテスト（頚椎中部の並進運動・伸展制御のテスト）

この分離テストは、伸展において、頚椎中部の並進運動を自動的に分離し制御する能力を評価するものであり、頚椎下部を伸展させる。

テスト手順

両脚を支持されず、背筋を伸ばして座り、骨盤はニュートラルな位置を取り、肩甲骨と顎関節はニュートラルなトレーニング域になるような姿勢を取る。頭部を完全に前方へと垂らすことで頚椎下部は屈曲の姿勢となる。頚椎上部の動作の可動域全体を通じて、自動的に顎を挙上し下ろし、その後、可動域の中間に位置するようにすることで頚椎上部および中部をニュートラルな位置にする。セラピストは、頚椎中部のニュートラルな位置（姿勢）を、折れ曲がる点（hinge point）であるC3またはC4の棘突起を触診する（一本の指先で）ことによってモニターする（図6.38）。

患者は、頚椎中部が制御されている範囲内のみで、顎を挙上したり下制したりすることなく、頭部を首の根元から後ろへ動かすことを通して、頭部を挙上し直立させるよう指示される。自動的な頚椎下部の伸展の間、制御されていない頚椎中部の折れ曲がりや、触診可能な棘突起の前方への並進運動は起こるべきではない。患者は、頭部を挙上し、棘突起上で触診している指を押し返すことによって直立位置に戻すよう指示される（図6.39）。触診している指は、頭部が挙上し、上部セグメントの関節面が下部セグメントに対して後ろに滑走するにつれてC3あるいはC4の棘突起が後方および下方へ動いていることを感じるべきである（ボックス6.2）。顎の挙上やリトラクションは起こるべきではなく、また肩甲骨の位置は変化しない（とくに肩甲骨の挙上、下制、前方ティルトを観察する）。顎はリラックスした状態を保つ。

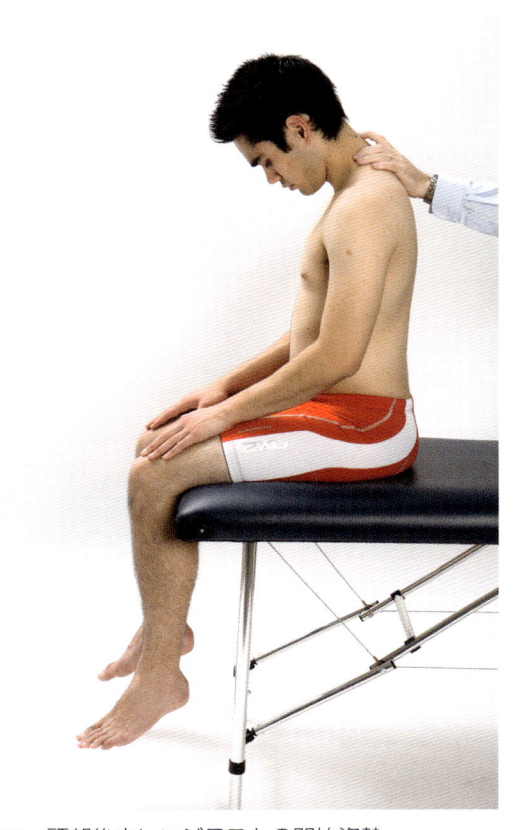

図6.38　頭部後方ヒンジテストの開始姿勢

頚椎中部の、伸展における制御されていない前方への並進運動

患者は、頚椎中部における伸展に関連した症状を訴えている。頚椎中部には、頚椎下部での伸展負荷下において、頚椎下部よりも**前方への並進運動・伸展方向への大きな折れ曲がり**がある。自動的に頚椎下部が伸展している際、頚椎中部セグメントは、**セグメントでの過剰な伸展ヒンジと並進運動的な剪断**を示す（主にC3-4とC4-5だが、潜在的にC5-6もある）。頚椎中部のヒンジを独立した頚椎下部の伸展から分離させようとする際、患者はUCMを制御することができない、あるいは、制御するために集中し多大な努力をする必要がある。

もし伸展の間に、制御されていない頚椎中部の折れ曲がりや、前方への並進運動が起こる場合、頭部が挙上するにつれて、C3あるいはC4の棘突起を触診して

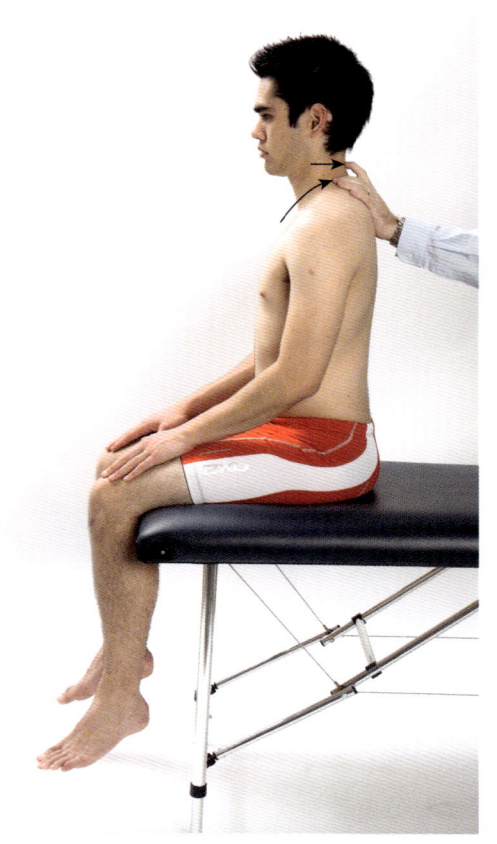

図6.39 セラピストの触診を伴う頭部後方ヒンジテストのベンチマーク

いる指は、頭部と隣接した椎骨が後方へ動く代わりに、突然に首のほうへ落ち込む。時折、顎の挙上やリトラクション、また肩甲骨の位置の変化（とくに肩甲骨の挙上、内転、前方ティルト）が観察される。顎はリラックスした状態を保つ。

方向に特異的な運動制御テストにおける臨床的評価の注意点

　頸椎中部の伸展ヒンジの運動制御（分離）テストにおいて、もしいくつかのほかの動作（例：わずかな頸椎の回旋）が観察された場合、これを制御されていない頸椎中部の伸展ヒンジとして記録しない。頸椎回旋の運動制御テストによって、観察された動作が制御されていないかどうか特定されるだろう。**制御されていない頸椎中部の伸展ヒンジが示された場合に限り、頸椎中部伸展ヒンジ UCM のテストが陽性となる。**

ボックス6.2　頸椎中部が伸展しているときの触診

自動的な伸展における正常な並進運動

　自動的な伸展の開始において、触診している指は、C3 あるいは C4 の棘突起が少し前方への移動（関節面同士が近づき、圧縮するとともに）を感じるべきである。この前方への移動は、伸展可動域の早期に止まるべきである。頭部が挙上し、肩の上で後ろへ動くにつれて、上部セグメントの関節面が下部セグメントに対して後ろに滑るとともに、棘突起が後方および下方へ動き始めるべきである。

自動的な伸展における異常な並進運動

　異常な頸椎中部の並進運動的な剪断、あるいは「ヒンジ」は、自動的伸展における、触診している１つの棘突起が、過剰に前方への移動（棘突起前方へ動きすぎる）していることによって特定される。棘突起が過剰に首のほうへ「沈む」ようであり、隣接する上下のレベルは沈まない。可動域を通して自動的な首の伸展が続くにつれて、前方への並進運動に対する抵抗が欠如している、そして、伸展が続くにつれて正常な後方の並進運動を感じ取ることができない。

　これは、C3 あるいは C4 において最も一般的に観察される。前方への並進運動が習慣的に過剰である場合、皮膚のしわが、首の後ろに UCM の高さで横向きにできる。このしわは、首が静止状態あるいはニュートラルな位置にあっても現れる（注意：正常な後方のしわは、伸展の最終域で常に現れる）。

　理想的には、独立して頸椎上部を屈曲から伸展し、そして戻す間、患者は楽に頸椎中部の過剰な前方への並進運動を防ぐ（指が首のほうに落ち込んでいかない）ことができるべきであり、また、独立して頸椎下部を屈曲から伸展し（頭部は前方から挙上し、直立する）、また戻す間、楽に顎を挙上したり下制したりすることを防ぐことができるべきである。

　指導している間、最初は、頸椎中部の並進運動（ヒンジ）をモニターし、制御するために、自分自身の指を用いた触診によるフィードバックを用いてテスト動作を学び練習することを、修正動作への意識が得られるまで許容する。

頸椎伸展 UCM のレーティングと診断
（T36.1、T36.2）

修正

　最初は、座位または立位で、胸椎を壁につけて真っ直ぐに支持されるべきである。頭部を完全に前方へと垂らすことで頸椎下部は屈曲の姿勢となる。頸椎上部の動作の可動域全体を通じて、自動的に顎を挙上し下ろし、その後、可動域の中間に位置するようにするこ

患者は顎を挙上したり下制したりすることを防げるべきであり、また頸椎中部のヒンジの制御を維持できるべきである。独立して頸椎下部が屈曲から伸展する（頭部は前方から挙上し、直立する）間、棘突起において後方への圧力を維持する（触診している指を押し返す）。頸椎中部のヒンジがない限り、また肩甲骨と顎関節がニュートラルな姿勢を失わない限り、頸椎下部は伸展させることができ、頭部は首の根元から後方へ挙上させることができる。

頸椎上部の伸展を制御することがより簡単になり、分離パターンも不自然に感じなくなったら、エクササイズは頭部と肩甲帯が支えられた姿勢から、支持のない姿勢へと漸増していくことができる。

患者は、さまざまなフィードバックの方法を用いて、頸椎中部の伸展UCMに見られる並進運動の制御をセルフモニターすべきである（T36.3）。伸展UCMが制御可能である可動域範囲内においては、何の症状も誘発されないはずである。

一度分離パターンに慣れてきたら、さまざまな機能的姿勢に統合すべきである。T36.4に、いくつかの再トレーニングの選択肢を示す。

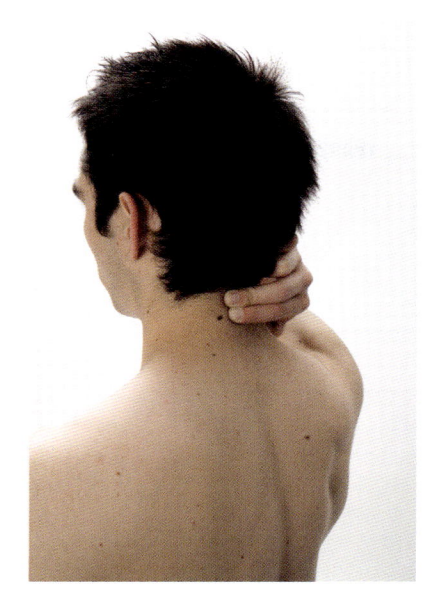

図6.40　学び、練習するための自己触診

とで上部および頸椎中部をニュートラルな位置にする。C3またはC4に指を置いて触診することから得られるフィードバックを用いて、頸椎下部を独立して伸展させることがトレーニングされる（図6.40）。

T36.1　頭部後方ヒンジテストの低閾値動員効率の評価とレーティング

頭部後方ヒンジテスト

評価

制御のポイント：
- 頸椎中部の伸展における前方並進運動を防ぐ

動作の課題： 頸椎下部の伸展（座位）

ベンチマーク可動域： 頸椎下部のニュートラルラインは、垂直よりも 10°後方へ傾く

方向の制御のための低閾値動員効率のレーティング

	✓または✗			✓または✗
• テスト方向への「UCM」を防ぐことができる正しい動作の分離パターン	☐		• 簡単そうに見え、自信をもって行っているという評価者の意見	☐
頸椎中部における以下の方向への UCM を防ぐ：			• 簡単に感じ、被験者は十分に動作のパターンへの意識があり、自信を持ってテスト方向における「UCM」を防ぐ	☐
• 伸展におけるヒンジまたは前方並進運動（単セグメント）			• コンセントリックおよびエキセントリックな動作において、分離のパターンはスムーズである	☐
そして頸椎下部を伸展する				
• ベンチマーク可動域全体を通じて動作を分離する：頸椎下部のニュートラルラインは、垂直よりも 10°後方へ傾く	☐		• UCM を防ぐために、反対方向への**最終域**の動きを（継続的に）使わない	☐
ベンチマーク基準を超えた利用可能な可動域がある場合、自動的な制御を必要とするのはベンチマーク可動域のみである			• 追加のフィードバック（触覚的、視覚的、言語的な指示）は必要ない	☐
• 呼吸を止めずに（代替的な呼吸ストラテジーを使うことは許容される）	☐		• 外的な支持や負荷をなくすことなく	☐
• エキセントリック運動中の制御	☐		• リラックスした自然な呼吸（たとえ理想的でなかったとしても──自然なパターンが変化しない限り）	☐
• コンセントリック運動中の制御	☐		• 疲労がない	☐

分離パターンを修正　　　　　　　　　　　　　　　**動員の効率**

T36.2　頭部後方ヒンジテストによる UCM の部位と方向の診断

頭部後方ヒンジテスト

部位	方向	単セグメント・多セグメント	
頸椎中部	並進運動 伸展	単セグメント伸展ヒンジ（レベルを明示）	☐

T36.3　再トレーニングをモニターするフィードバックのツール

フィードバックのツール	過程
自己触診	関節姿勢（位置）の触診によるモニタリング
視覚的な観察	鏡を見て、あるいは直接動きを観察する
粘着テープ	触覚的なフィードバックのために皮膚に張力をかける
指示と口頭による修正	ほかの観察者からのフィードバックを聞く

T36.4　頸椎中部の（伸展における）並進運動制御の再トレーニングのための機能的な姿勢

- 座位
- 立位
- 仰臥位（前方の筋群にバイアスする）
- 座位で後傾する（後方の筋群にバイアスする）
- 側臥位
- 座位で前傾する（後方の筋群にバイアスする）
- 立位で前傾する（後方の筋群にバイアスする）
- 機能的活動

T37　顎挙上ヒンジテスト
（頸椎中部の並進運動・
伸展UCMのためのテスト）

　この分離テストは、頸椎中部が伸展している際、並進運動を自動的に分離し制御する能力を評価するものであり、頸椎中部を伸展させる。

テスト手順

　患者は、両足を支えなく、背筋を伸ばして座り、骨盤はニュートラルな位置を取る。頸椎下部および上部は、ニュートラルなトレーニング域に位置するようにする。肩甲骨と肩関節も、ニュートラルな位置にする。セラピストは、頸椎中部のニュートラルな位置（姿勢）を、折れ曲がる点（hinge point）であるC3またはC4の棘突起を触診する（一本の指先で）ことによってモニターする（図6.41）。

　患者は、頭部を前方へ動かしたり顎を前方へ突き出すことなく、頭の後ろに（実際には存在しない）仮想的な壁に沿って前彎を平坦にすることをイメージすることによって、頸椎上部の伸展を通して独立して顎を（垂直に）挙上するよう指示される。自動的な頸椎上部の伸展において、制御されていない頸椎中部のヒンジや、触診可能な前方への並進運動は起こるべきではない。患者は、棘突起上を触診している指を押し返すことによって、顎を挙上し、引く（上方や前方ではない）、また首の後ろを長く伸ばすよう指示される（図6.42）。触診している指は、顎が挙上するにつれてC3あるいはC4の棘突起が前方へ動いて（首のほうへ「沈

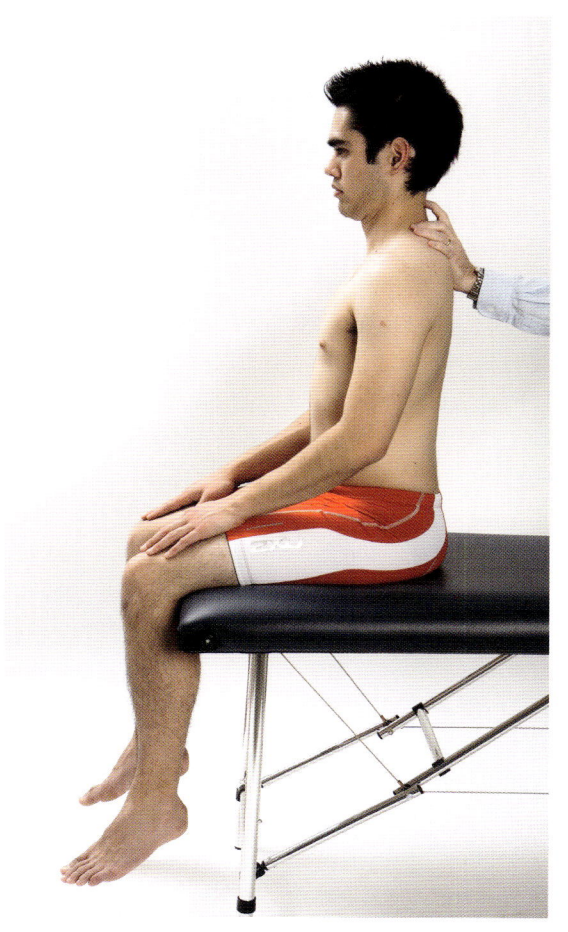

図6.41　顎挙上ヒンジテストの開始姿勢

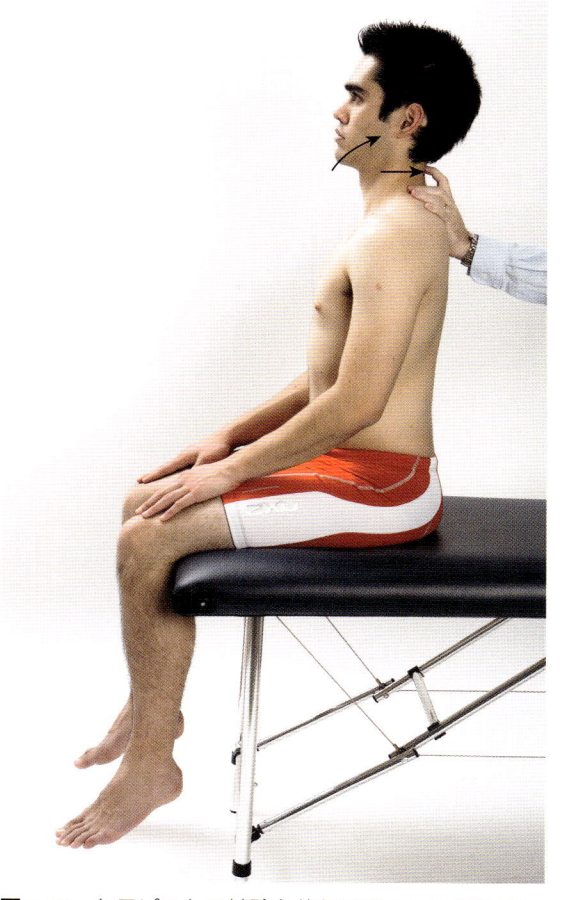

図6.42　セラピストの触診を伴う顎挙上ヒンジテストのベンチマーク

む」）いないことを感じるべきである（前のセクションのT36.1を参照）。頸椎下部の屈曲（頭部は前方に動く）や、顎の前方突き出しは起こるべきでなく、肩甲骨の位置は変化しない（とくに肩甲骨の挙上、前方ティルトを観察する）。顎はリラックスした状態を保つ。

理想的には、独立して頸椎上部を屈曲から伸展、そして戻す間、患者は楽に頸椎中部の過剰な前方への並進運動を防ぐ（触診している指が首のほうに沈んでいかない）ことができるべきである。

指導している間、最初は、頸椎中部の並進運動（ヒンジ）をモニターし制御するために、自分自身の指による触診からのフィードバックを用いてテスト動作を学び練習することを、修正動作への意識が得られるまで許容する。

頸椎中部の、伸展における制御されていない前方への並進運動

患者は、頸椎中部における伸展に関連した症状を訴えている。頸椎中部は、伸展負荷下において、頸椎上部よりも**前方への並進運動・伸展への大きな折れ曲がり**がある。自動的に頸椎上部が伸展している際、頸椎中部セグメントには、**セグメントでの過剰な伸展ヒンジと並進運動的な剪断**が起こる（主にC3-4とC4-5だが、潜在的にC5-6もある）。頸椎中部のヒンジを独立した頸椎上部の伸展から分離させようとする際、患者はUCMを制御することができない、あるいは、制御するために集中し多大な努力をする必要がある。

もし伸展の間に、制御されていない頸椎中部の折れ曲がりや、前方への並進運動が起こる場合、頭部が挙上するにつれて、C3あるいはC4の棘突起を触診している指は、頭部と隣接した椎骨が後方へ動く代わりに、突然首のほうへ「沈む」。時折、顎の突き出しや頭部の前方への動作、また肩甲骨の位置に変化（とくに肩甲骨の挙上、内転、前方ティルト）が観察される。顎はリラックスした状態を保つ。

方向に特異的な運動制御テストにおける臨床的評価の注意点

頸椎中部の伸展ヒンジの運動制御（分離）テストにおいて、もしいくつかのほかの動作（例：わずかな頸椎の回旋）が観察された場合、これを制御されていない頸椎中部の伸展ヒンジとして記録しない。頸椎回旋

の運動制御テストによって、観察された動作が制御されていないかどうか特定されるだろう。**制御されていない頸椎中部の伸展ヒンジが示された場合に限り、頸椎中部伸展ヒンジUCMのテストが陽性となる。**

頸椎伸展UCMのレーティングと診断
（T37.1、T37.2）

修正

最初に、頭部を支持され、頸椎下部および上部をニュートラルな姿勢（位置）にし、顎を喉の前へ下ろすことで頸椎上部を少し屈曲させる。座位または立位で胸椎と頭部の後ろを壁につけることで、これができる。フィードバックと、支持面による支持を用いて、独立した頸椎上部の伸展（顎を垂直に挙上）を行うことでトレーニングされる。患者は、棘突起を触診している指を押し返すことによって、顎を挙上し、後方へと移動し（上方や前方ではない）、また首の後ろを長く伸ばすよう指示される。触診している指は、顎が挙上するにつれてC3あるいはC4の棘突起が前方へ動いていないこと（首のほうへ「沈んで」いかない）を感じるべきである。

頭部の前方への動きや、顎の前方への突き出しがない限り、また肩甲骨と顎関節がニュートラルな姿勢を失わない限り、頸椎上部は伸展させることができる。C3またはC4に指を置いて触診することから得られるフィードバックを用いて、頸椎上部を頸椎中部の並進運動から独立して伸展させることがトレーニングされる。もし制御が不十分であるなら、仰臥位となり後頭部を折ったタオルで支えた姿勢から始める。患者は、顎の前方への突き出しや、頭部の前方への動きを防げるべきであり、また、頸椎中部のヒンジの制御を維持できるべきである。独立して頸椎上部が屈曲から伸展する（顎が垂直に挙上する）間、棘突起において後方への圧力を維持する（触診している指を押し返す）。頸椎中部のヒンジがない限り、また肩甲骨と顎関節がニュートラルな姿勢を失わない限り、動作をさせることができる。

頸椎上部の伸展を制御することがより簡単になり、分離パターンも不自然に感じなくなったら、エクササイズは頭部と肩甲帯が支えられた姿勢から、支持のな

い姿勢へと漸増していくことができる（図6.43）。

　患者は、さまざまなフィードバックの方法を用いて、頸椎中部の伸展UCMの間、並進運動をセルフモニターすべきである（T37.3）。伸展UCMが制御可能である可動域範囲内においては、何の症状も誘発されない

はずである。

　一度分離パターンに慣れてきたら、さまざまな機能的姿勢に統合すべきである。T37.4に、いくつかの再トレーニングの選択肢を示す。

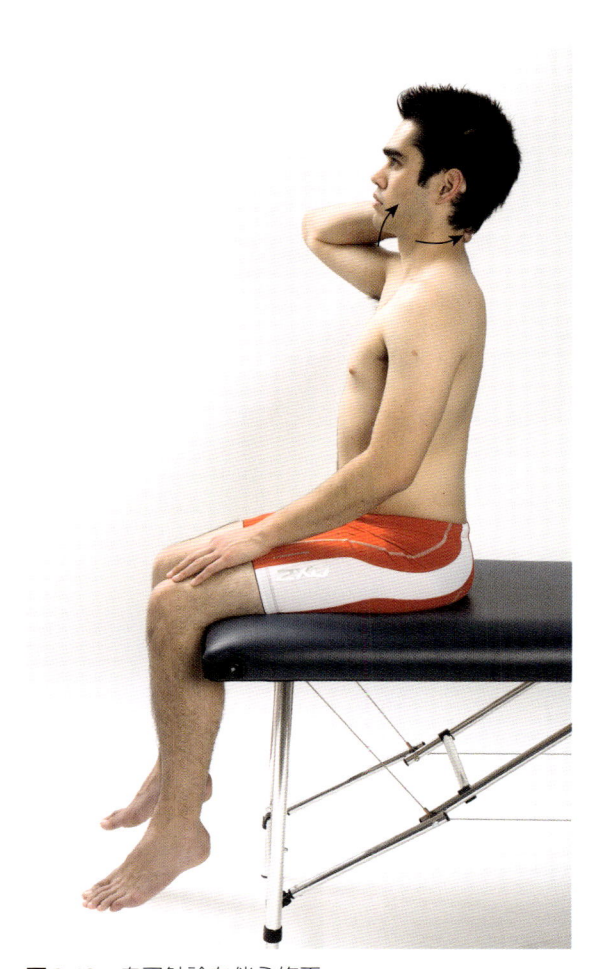

図6.43　自己触診を伴う修正

T37.1　顎挙上ヒンジテストの低閾値動員効率の評価とレーティング

顎挙上ヒンジテスト
評価

制御のポイント：
- 頸椎中部の伸展における前方並進運動を防ぐ

動作の課題：頸椎上部の伸展（座位）

ベンチマーク可動域：顔面（頸椎上部のニュートラルライン）は、垂直よりも 10 〜 15°後方へ傾く

方向の制御のための低閾値動員効率のレーティング

	✓または✗			✓または✗
• テスト方向への「UCM」を防ぐことができる 正しい動作の分離パターン	☐		• 簡単そうに見え、自信をもって行っているという評価者の意見	☐
頸椎中部における以下の方向へのUCMを防ぐ：			• 簡単に感じ、被験者は十分に動作のパターンへの意識があり、自信を持ってテスト方向における「UCM」を防ぐ	☐
• 伸展におけるヒンジまたは前方並進運動（単セグメント）			• コンセントリックおよびエキセントリックな動作において、分離のパターンはスムーズである	☐
そして頸椎上部を伸展する				
• ベンチマーク可動域全体を通じて動作を分離する： 頸椎下部のニュートラルラインは、垂直よりも 10°後方へ傾く **ベンチマーク基準を超えた利用可能な可動域がある場合、自動的な制御を必要とするのはベンチマーク可動域のみである**	☐		• UCMを防ぐために、反対方向への**最終域**の動きを（継続的に）使わない	☐
			• 追加のフィードバック（触覚的、視覚的、言語的な指示）は必要ない	☐
• 呼吸を止めずに（代替的な呼吸ストラテジーを使うことは許容される）	☐		• 外的な支持や負荷をなくすことなく	☐
			• リラックスした自然な呼吸（たとえ理想的でなかったとしても——自然なパターンが変化しない限り）	☐
• エキセントリック運動中の制御	☐		• 疲労がない	☐
• コンセントリック運動中の制御	☐			

分離パターンを修正			動員の効率

T37.2　顎挙上ヒンジテストによるUCMの部位と方向の診断

顎挙上ヒンジテスト			
部位	方向	単セグメント・多セグメント	
頸椎中部	並進運動	単セグメント伸展ヒンジ（レベルを明示）	☐
	伸展	多セグメント過伸展	☐

T37.3　再トレーニングをモニターするフィードバックのツール

フィードバックのツール	過程
自己触診	関節姿勢（位置）の触診によるモニタリング
視覚的な観察	鏡を見て、あるいは直接動きを観察する
指示と口頭による修正	ほかの観察者からのフィードバックを聞く

T37.4　頸椎中部の（伸展における）並進運動制御の再トレーニングのための機能的な姿勢

- 座位
- 立位
- 仰臥位（前方の筋群にバイアスする）
- 座位で後傾する（後方の筋群にバイアスする）
- 側臥位
- 座位で前傾する（後方の筋群にバイアスする）
- 立位で前傾する（後方の筋群にバイアスする）
- 機能的活動

片側性の動作の制御──
回旋（±側屈）

ニュートラルな頚部の回旋の
観察と分析

理想的なパターンの解説

　両脚を支持されず、背筋を伸ばして立ち、骨盤はニュートラルな位置を取り、頚椎下部および上部はニュートラルなトレーニング域になるような姿勢を取る。肩甲骨と顎関節も、ニュートラルな位置にする。頭部を横に回転させて肩越しに後ろを見るように指示されたとき、スムーズで均等な頚椎の回旋が観察されるべきである。上部および下部の頚椎の動きは同時に起こ

るべきである。両目は水平に、顔面は垂直を保つべきであり、ティルトして側屈の代償をしたり、顎を突き出して頚椎上部を伸展させて代償するということは起こるべきでない（図6.44）。

　頭部の可動域は中間線から70〜80°、代償が起こることなく回旋できるべきである。両側に対称的な回旋の可動域となるべきである（Kapandji 1982）（図6.45）。

頚椎回旋に関連する動作不良
相対的スティフネス（制限）

・これは代償や制御されていない動きが自動的にあるいは受動的に制御されているとき（図6.46）、顕著な非対称的な可動域や、標準的な正常な可動域が明らかに減少していることによって認識されるもので

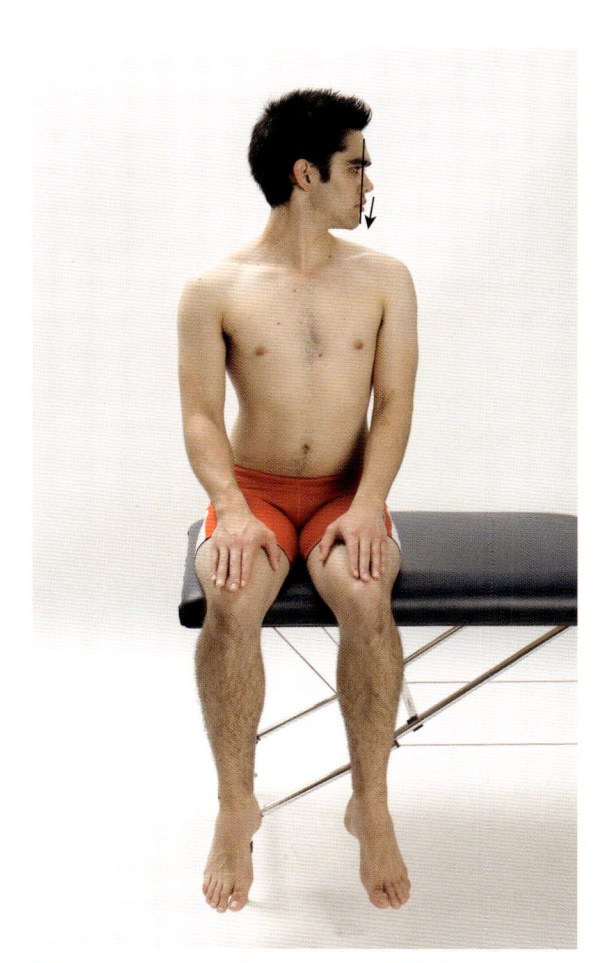

図6.44　顎の突き出しを伴わない理想的な回旋

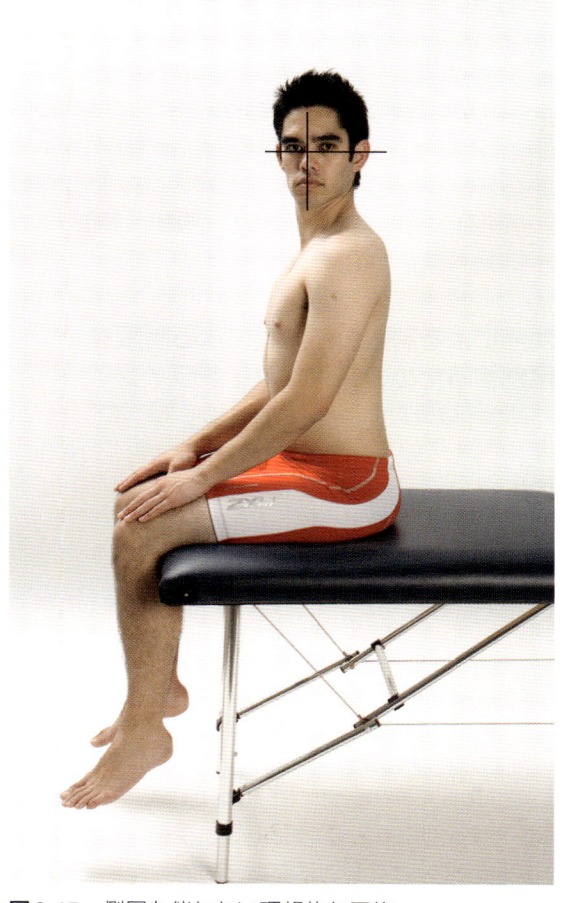

図6.45　側屈を伴わない理想的な回旋

263

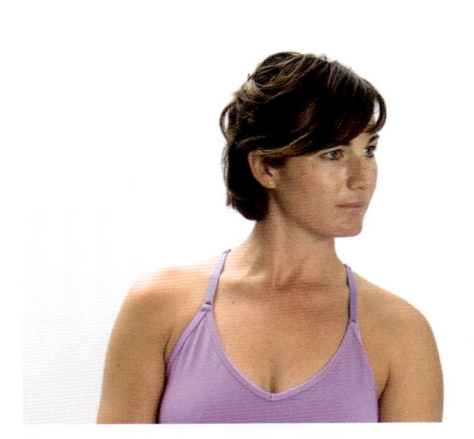

図6.46 首の回旋の顕著な制限

ある。もし自然な頭部の回転が妥当な可動域で示されたものの、頭部の後方ティルトや顎の突き出しといった観察可能な代償があったら、セラピストは受動的に支持し、患者が自動的に回旋することに再び挑戦することによって動作の修正を行うべきである。回旋の制限は、可動域が70〜80°よりも小さいことによって、または左右で顕著な非対称性があることによって特定される。これは、この制限が関節の影響によるものか、もしくは筋筋膜の影響によるものか特定しない。

関節による制限と筋筋膜による制限を区別するための有用なガイドライン

これらの構造を完全に区別することは不可能である。しかしながら、この臨床的分析は、機能的動作に影響を与えている異なる組織を区別するのを助ける有用なものである。

- **関節の制限。**肩甲骨を受動的に上方へ回旋して挙上することによって、同側の頸椎の筋筋膜組織と神経構造から負荷を取り除いた上で、回旋が最大可動域（70〜80°）に達しない（回旋の可動域はないかわずかしかない）場合、関節構造は制限の根源として示唆される。このことは徒手的なセグメント評価によって裏付けられ（例：Maitland 受動的生理学的椎間動作または受動的椎間副運動的動作）、治療は、セグメント的関節制限に対しての徒手的モビライゼ

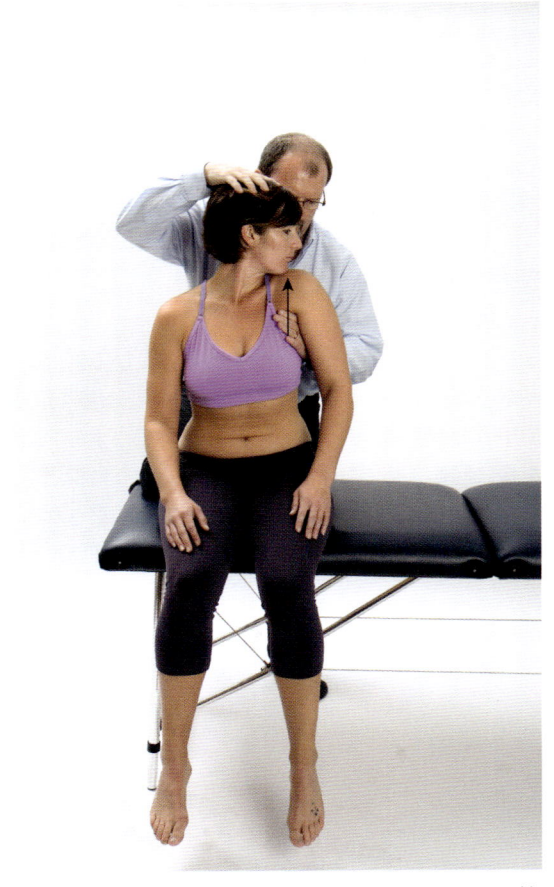

図6.47 同側の肩甲骨に負荷がかからないことは、首の回旋の可動域の増加を示す

ーションあるいはマニピュレーション（徒手的操作）が行われる。

- **筋筋膜・神経の制限。**肩を下げた姿勢から肩甲骨を受動的に挙上し、上方へ回旋・挙上することによって、回旋が最大可動域に戻る、あるいは可動域の顕著な増加が達成されると、筋筋膜もしくは神経組織が機能的な制限の根源として示唆される（図6.47）。肩甲骨を受動的に上方へ回旋して挙上することによって、同側の頸椎の筋筋膜組織と神経構造から負荷を取り除いた上で、回旋が最大可動域（70〜80°）が回復する、もしくは顕著な可動域が回復する（回旋の可動域はないかわずかしかない）場合、筋筋膜組織と神経構造が制限の根源として示唆される。このことは、同側の肩甲骨の下制により、それらの構造に再度負荷をかけることで回旋の可動域が顕著に

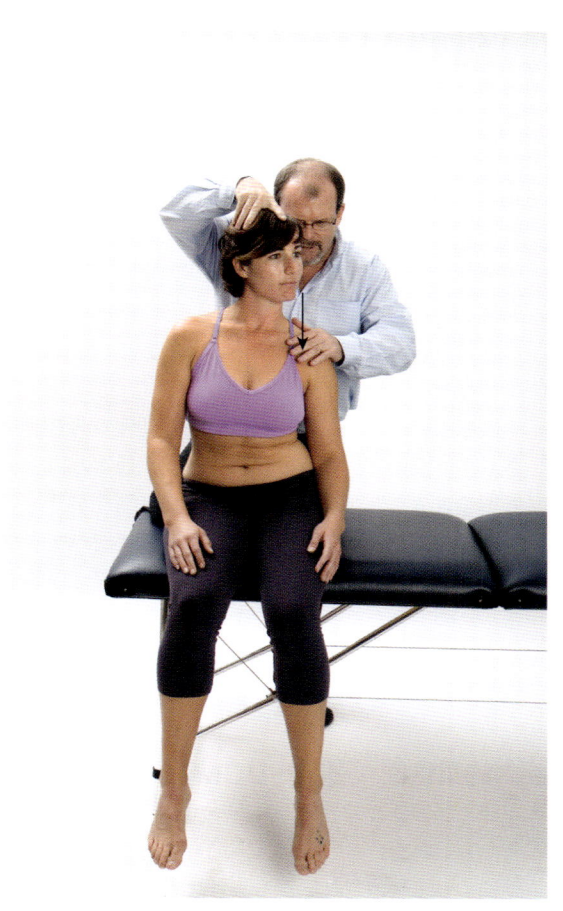

図6.48　同側の肩甲骨の下制は、首の回旋の可動域の減少を示す

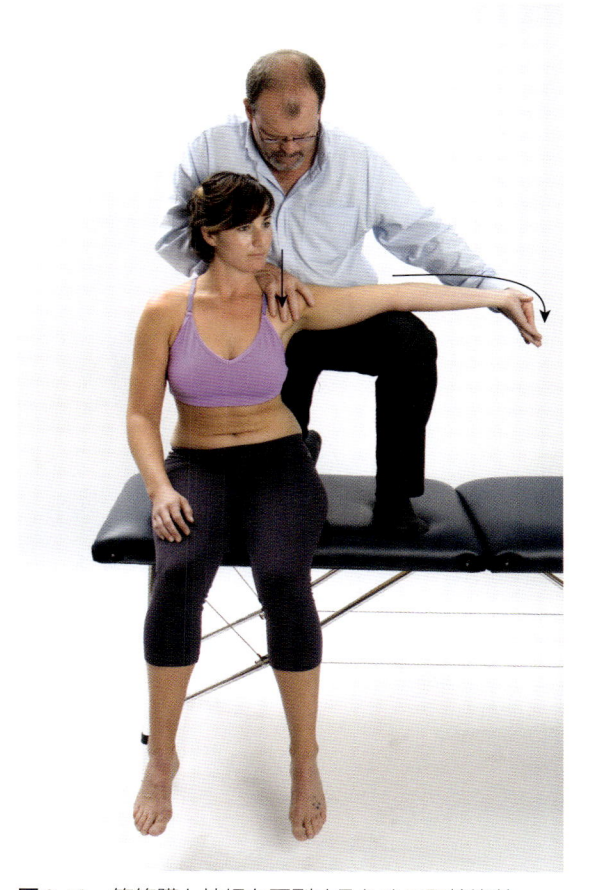

図6.49　筋筋膜と神経を区別するための開始姿勢

減少することが確認されることによって裏付けられる（図6.48）。

　同側の肩甲挙筋（頸椎上部に付着）あるいは斜角筋（頸椎下部に付着）の両方ににかかる過剰な張力は、側屈と回旋のカップリングメカニズムの変化を示唆し、機能的な頭部の回旋の喪失を生み出す。過剰な張力は、異常に短縮した筋が頸椎の付着部を引っ張ることによって、あるいは異常に落ち込んだ肩甲骨（下方回旋あるいは下制）が、正常な筋を通して首の側部に過剰な張力を加えることによって引き起こされる。治療は、肩甲骨のスタビリティのリハビリテーションに加えて、神経系の感受性の対処を伴う、もしくは伴わずに（±）行われる。受動的な肩甲骨の挙上が、頸部の回旋に伴う痛みの症状を減少させることが示されている（Van Dillen et al 2007）。

- **機能的（関節ではない）制限において、筋筋膜が主である場合と、神経系メカニズムが主である場合の区別。** もし、筋筋膜あるいは神経系の関与が機能制限に寄与している場合、主なメカニズムが神経系の感受性あるいは保護の問題なのか、あるいは主なメカニズムが筋筋膜の伸展性と肩甲骨の制御の問題なのかを区別する上で、有用な臨床試験が助けとなる。

　肩甲骨の下制に加え、90°の肩の外転と外旋、リラックスした肘の伸展および前腕の回外、手首と指の軽い伸展により、同側の筋筋膜と神経構造両方一緒に負荷を加える。

　これには、上肢の張力テスト1（ULTT1; upper limb tension test 1）の基本的な要素が含まれている（Butler 2000）。そして、頭部を同側の肩に向かって回旋し、制限される時点まで動かす（図6.49）。肩甲骨の下制を維持することで、筋筋膜への負荷の

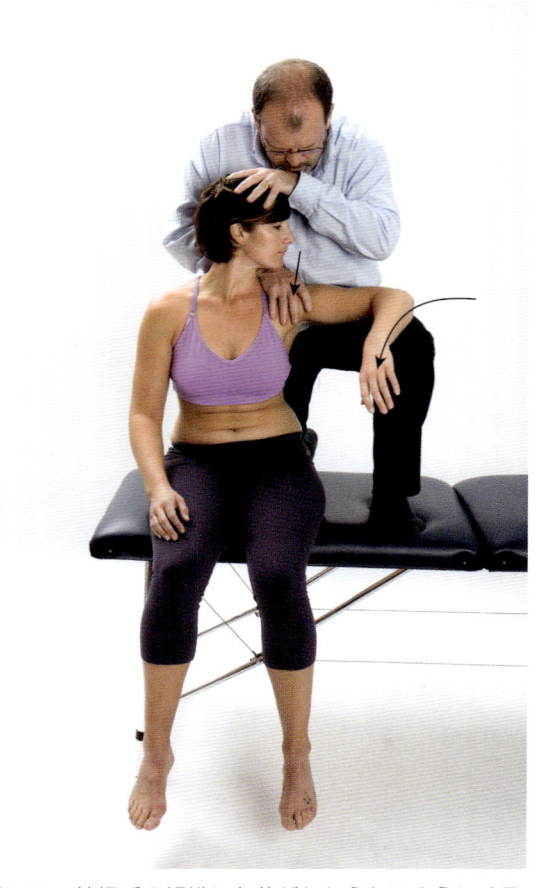

図6.50　神経系の組織に負荷がかからないようにする
間、筋筋膜の負荷を維持する

要素を維持しながら、ULTT1の遠位コンポーネン
トを解放する（肘を屈曲し、肩を内旋し、手首と指
は屈曲へリラックスさせる）ことで、神経系の負荷
の要素を解放する（図6.50）。神経系から負荷を取
り除いた際、症状が軽減するのは正常であるが、も
し、神経系だけから負荷を取り除いた場合に、可動
域が顕著に増加したならば、神経の可動性や感受性
が主な機能不全であると示唆され、さらなる評価を
考慮する必要がある（Butler 2000; Shacklock
2005）。

　神経系から負荷を取り除いた際、回旋の可動域が
制限されたままであれば、筋筋膜系が主な機能不全
であると示唆される。もし、示唆された制限におい
て、筋筋膜組織の変化が主なメカニズムとして特定
された場合、これは肩甲挙筋あるいは斜角筋の張力

の増加と伸展性の欠如と関連しているかもしれな
い。これは、筋の長さのテストにより、確認される。
肩甲挙筋と斜角筋において増加した張力と、結果と
しての機能的な制限もまた、下制した肩甲骨により、
正常な長さの筋に張力が加わることによるかもしれ
ない。肩甲帯が首から垂れるにつれて、不十分な肩
甲骨の制御や下制した肩甲骨位置により、これらの
筋群に受動的な張力がかかり、張力の増加につなが
る。肩甲骨の制御を分析することで、これを区別す
ることができる（第8章を参照）。

　臨床上の注意：ときどき、過剰可動性のある制御
されていないセグメントがあるとき、動作の制限が
観察されることがある。この過剰な可動性が、結果
として痛みを起こし、引き続き保護・防御の反応を
生み出す相対的なインピンジメントの過程に寄与す
る。この過剰な可動性は、深部屈筋群により自動的
に支持され、あるいは受動的に支持されたとき、症
状の誘発は制御され、可動域は増大する。

相対的柔軟性（潜在的UCM）

- **頸椎上部伸展。**頸椎上部が回旋の制限を代償してい
  るかもしれない。回旋は、関節もしくは筋筋膜の影
  響によって制限されるかもしれない。回旋の機能的
  可動域を増加するための、頸椎上部の過剰な伸展あ
  るいは顎の突き出し姿勢による代償が観察される
  （図6.51）。
- **頸椎側屈。**回旋の制限は、機能的可動域を増加する
  ために、側屈方向へ頭部をティルトすることによっ
  て代償されるかもしれない（図6.52）。
- **セグメントの制御されていない関節の回旋。**これは、
  セグメント間の関節モビリティの受動的な徒手的評
  価（例：Maitland 受動的生理学的椎間動作または
  受動的付属的椎間動作）において、過剰可動性の回
  旋として特定される。
- **肩甲骨の代償。**肩甲骨もまた、首の回旋に関連する
  さまざまな代償のストラテジーを示す。

　理想的には、肩甲骨は相対的にニュートラルある
いは可動域の中間の位置（姿勢）を維持できるべき
であり、完全な制限されない機能的な頭部回旋の可
動域が許容されるべきである。もし肩甲骨が下制ま
たは下方回旋していると、肩甲帯から首の筋群での、
増加した受動的な引っ張りの負荷が筋筋膜性の制限

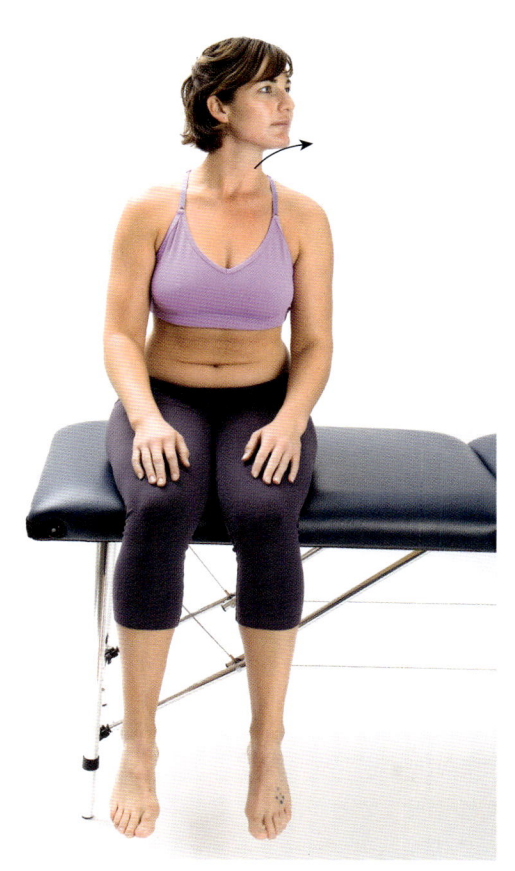

図6.51　頸椎上部の伸展・顎の突き出しを伴う回旋における代償

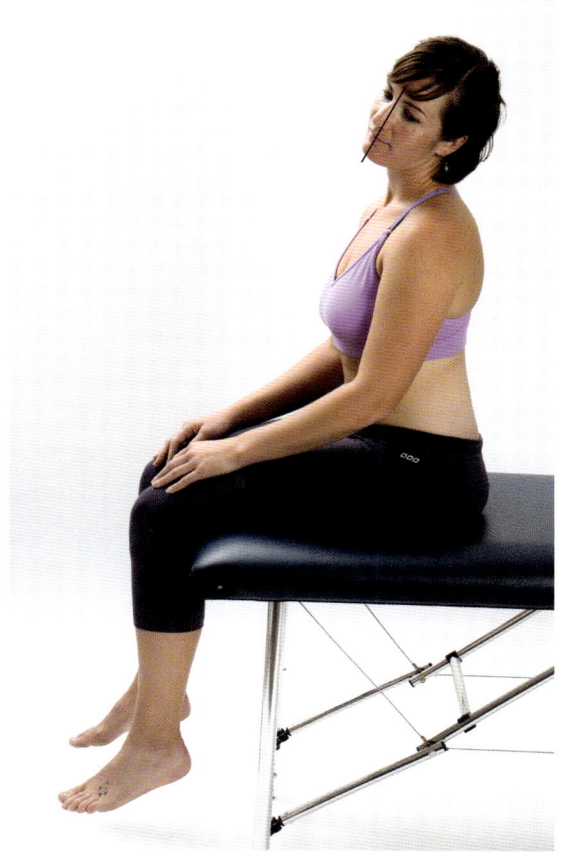

図6.52　側屈を伴う回旋における代償

と、首における二次的な代償に寄与する。首の回旋を開始する、あるいは補助するために、過剰な肩甲骨の内転を自動的に用いる人もいる。このストラテジーにおいてはとくに菱形筋と肩甲挙筋が優勢である。また、より大きな機能的な可動域のために、肩甲骨を挙上し、肩甲帯を引き上げ相対的な筋筋膜性の制限を取り除く人もいる。頭部回旋に関連するUCMでは、制御されていない肩甲骨は頭部回旋方向と同側である。

片側性の動作の制御——側屈

ニュートラルな頸部の側屈の観察と分析

理想的なパターンの解説

　両脚を支持されず、背筋を伸ばして立ち、骨盤はニュートラルな位置を取り、頸椎下部および上部はニュートラルなトレーニング域になるような姿勢を取る。肩甲骨と顎関節も、ニュートラルな位置にする。耳の先端を肩に向かって動かすように頭部を側方にティルトさせるように指示されたとき、スムーズで均等な頸椎の側屈が観察されるべきである。上部および下部の頸椎の動きは同時に起こるべきである。顔面は前を向

けたままに（前額面で）すべきであり、回旋の代償へとターンしたり、顎を突き出しや頸椎上部を伸展による代償は起こるべきでない。

　頭部の可動域は中間線から40〜45°、代償が起こることなく側屈できるべきである。両側に対称的な側屈の可動域となるべきである（Kapandji 1982）。

頸椎側屈に関連する動作不良
相対的スティフネス（制限）

- これは代償や制御されていない動きが自動的にあるいは受動的に制御されているとき、顕著な非対称的な側屈の可動域や、標準的な正常な可動域が明らかに減少していることによって認識されるものである。もし自然な頭部の側屈が妥当な可動域で示されたものの、頭部の回転や顎の突き出しといった観察可能な代償があったら、セラピストは受動的に支持し、患者が自動的に側屈することに再び挑戦することによって動作の修正を行うべきである。側屈の制限は、可動域が40〜45°よりも小さいことによって、または左右で顕著な非対称性があることによって特定される。これは、この制限が関節の影響によるものか、もしくは筋筋膜の影響によるものか特定しない。

関節による制限と筋筋膜による制限を区別するための有用な関するガイドライン

　これらの構造を完全に区別することは不可能である。しかしながら、この臨床的分析は、機能的動作に影響を与えている異なる構成要素を区別するのを助ける有用なものである。

- **関節の制限**。肩甲骨を受動的に上方回旋して挙上することによって、反対側の頸椎の筋筋膜組織と神経構造から負荷を取り除いた上で、側屈が最大可動域（40〜45°）に達しない（側屈の可動域はないかわずかな増加しかない）場合、関節構造は制限の根源として示唆される。このことは側屈を伴う徒手的なセグメント評価によって裏付けられ（例：Maitland受動的生理学的椎間動作または受動的椎間副運動的動作）、治療は、セグメント的関節制限に対しての徒手的モビライゼーションあるいはセグメントの関節制限のマニピュレーション（徒手的操作）が行われる。

- **筋筋膜・神経の制限**。肩を下げた姿勢から肩甲骨を受動的に挙上し、上方へ回旋・挙上することによって、反対側の頸椎の筋筋膜組織と神経構造から負荷を取り除いた上で、回旋が最大可動域に戻る、あるいは可動域の顕著な増加が達成される場合、筋筋膜もしくは神経組織が機能的な制限の根源として示唆される。このことは、反対側の肩甲骨を下制し、それらの構造に再度負荷をかけることで側屈の可動域が顕著に減少することによって裏付けられる。

　反対側の肩甲挙筋（頸椎上部に付着）あるいは斜角筋（頸椎下部に付着）の両方にかかる過剰な張力は、側屈と回旋のカップリングメカニズムの変化を示唆し、機能的な頭部の回旋の喪失を生み出す。過剰な張力は、異常に短縮した筋が頸椎の付着部を引っ張ることによって、あるいは異常に落ち込んだ肩甲骨（下方回旋あるいは下制）が、正常な筋を通して首の側部に過剰な張力を加えることによって引き起こされる。治療は、肩甲骨のスタビリティのリハビリテーションに加えて、神経系の感受性の対処を伴う、もしくは伴わずに（±）行われる。受動的な肩甲骨の挙上が、頸部の回旋に伴う痛みの症状を減少させることが示されている（Van Dillen et al 2007）。

- **機能的（関節ではない）制限において、筋筋膜が主である場合と、神経系メカニズムが主である場合の区別**。もし、筋筋膜あるいは神経系の関与が機能制限に寄与している場合、主なメカニズムが神経系の感受性あるいは保護の問題なのか、あるいは主なメカニズムが筋筋膜の伸展性と肩甲骨の制御の問題なのか、区別する上で、有用な臨床試験が、助けとなる。

　肩甲骨の下制に加え、90°の肩の外転と外旋、リラックスした肘の伸展および前腕の回外、手首と指の軽い伸展により、反対側の筋筋膜と神経構造両方一緒に負荷を加える。これには、上肢の張力テスト1（ULTT1; upper limb tension test 1）の基本的な要素が含まれている（Butler 2000）。

　そして、側屈が制限される時点まで、頭部を（反対側の肩に向かって）外側にティルトする。肩甲骨を下制によって、筋筋膜への負荷の要素を維持しながら、ULTT1の遠位コンポーネントを解放する

（肘を屈曲し、肩を内旋し、手首と指は屈曲へリラックスさせる）ことで神経系の負荷の要素を解放する。神経系から負荷を取り除いた際、症状が軽減するのは正常であるが、もし、神経系だけから負荷を取り除いた場合に、側屈の可動域が顕著に増加したならば、神経の可動性や感受性が主な機能不全であると示唆され、さらなる評価を考慮する必要がある（Butler 2000; Shacklock 2005）。

神経系から負荷を取り除いた際、側屈の可動域が制限されたままであれば、筋筋膜系が主な機能不全であると示唆される。

もし、示唆された制限において、筋筋膜組織の変化が主なメカニズムとして特定された場合、これは肩甲挙筋あるいは斜角筋の張力の増加と伸展性の欠如と関連しているかもしれない。これは、筋の長さのテストにより、確認される。肩甲挙筋と斜角筋において増加した張力と、結果としての機能的な制限もまた、下制した肩甲骨により、正常な長さの筋に張力が加わることによるかもしれない。肩甲帯が首から垂れるにつれて、不十分な肩甲骨の制御や下制した肩甲骨位置により、これらの筋群に受動的な張力がかかり、張力の増加につながる。肩甲骨の制御を分析することで、これを区別することができる（第8章を参照）。

臨床上の注意：ときどき、過剰可動性のある制御されていないセグメントがあるとき、動作の制限が観察されることがある。この過剰な可動性が、結果として痛みを起こし、引き続き保護・防御の反応を生み出す相対的なインピンジメントの過程に寄与する。この過剰な可動性は、深部屈筋群により自動的に支持され、あるいは受動的に支持されたとき、症状の誘発は制御され、可動域は増大する。

相対的柔軟性（潜在的UCM）

- **頸椎上部の伸展。**頸椎上部が側屈の可動域の制限を代償しているかもしれない。側屈は、関節もしくは筋筋膜の影響によって制限されるかもしれない。側屈の機能的可動域を増加するための、頸椎上部の過剰な伸展あるいは顎の突き出し姿勢による代償が観察される。

- **頸椎回旋。**側屈の制限は、機能的可動域を増加するために、回旋方向へ頭部をターンすることによって代償されるかもしれない。

- **セグメントの制御されていない関節の側屈。**これは、セグメント間の関節モビリティの受動的な徒手的モビリティ評価（例：Maitland 受動的生理学的椎間動作または受動的椎間副運動的動作）において、過剰可動性の関節の側屈として特定される。

- **頸椎上部セグメント。**頸椎上部の側屈の増加は、頸椎下部の側屈の関節もしくは筋筋膜制限の代償として観察されることがある。

- **頸椎下部セグメント。**頸椎下部の側屈の増加は、頸椎上部の側屈の関節もしくは筋筋膜制限の代償として観察されることがある。

- **肩甲骨の代償。**肩甲骨もまた、首の側屈に関連するさまざまな代償のストラテジーを示す。理想的には、肩甲骨は相対的にニュートラルあるいは可動域の中間の位置（姿勢）を維持できるべきであり、完全な制限されない機能的な頭部側屈の可動域が許容されるべきである。もし肩甲骨が下制または下方へ回旋していると、肩甲帯から首の筋群での、増加した受動的な引っ張りの負荷が筋筋膜性の制限と、首における二次的な代償に寄与する。また、より大きな機能的な可動域のために、肩甲骨を挙上し、肩甲帯を引き上げ相対的な筋筋膜性の制限を取り除く人もいる。頭部回旋に関連するUCMでは、制御されていない肩甲骨は頭部側屈方向と反対側である。

回旋・側屈制御のテスト

T38　頭部回旋テスト（回旋・側屈UCMのためのテスト）

この分離テストは、頸椎の側屈を自動的に分離し制御する能力を評価するものであり、頸椎を回旋させる。

テスト手順

患者は、両足を支えなく、背筋を伸ばして座り、骨盤はニュートラルな位置を取る。頸椎下部および上部は、ニュートラルなトレーニング域に位置するようにする。肩甲骨は、自動的にニュートラルなトレーニング域に位置するようにする。肩甲骨がニュートラルな

位置になるよう制御することは、もし機能的な頭部の回旋において、筋筋膜による制限が特定された場合、とくに重要となる。顎関節もまたニュートラルな姿勢とし、顎はリラックスを保つべきである（図6.53）。

患者は、頭部を完全に回旋させ、肩越しに見て、その後反対側を見るよう指示される。これは純粋な軸の回旋であるべきで、患者は両目を水平に保ちながら、約70〜80°の回旋をさせることを通して頭部を回転させることができるべきである（図6.54）。側屈（外側への屈曲によって不十分な回旋の制御を代償する）は起こるべきでなく、また顎の突き出し（上部の伸展によって不十分な回旋の制御を代償する）や、頸椎中部の伸展（並進運動）は起こるべきでない。不十分な回旋の制御を代償する、頭部の前方への動きは起こるべきではない（頸椎下部の屈曲）。肩甲骨と体幹の間の筋

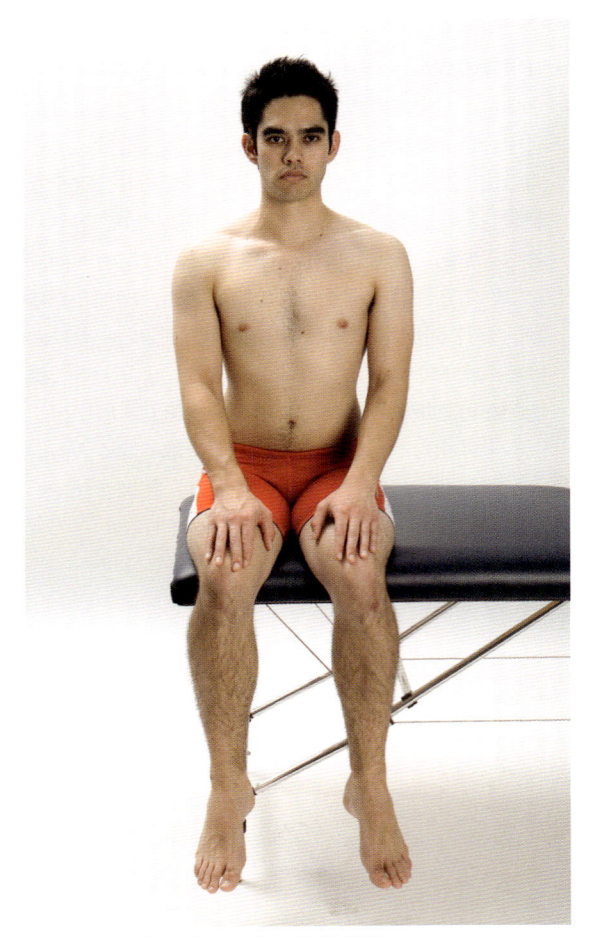

図6.53　頭部回旋テストの開始姿勢

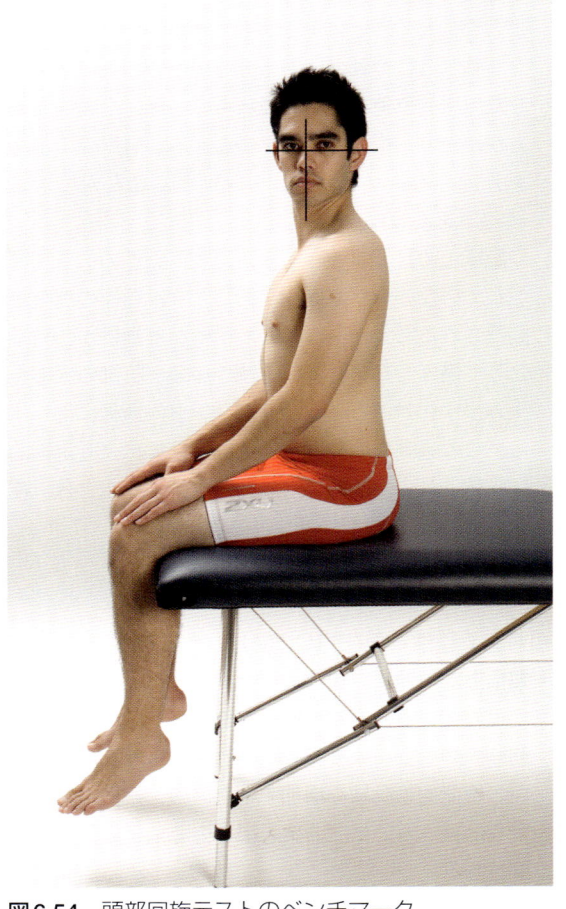

図6.54　頭部回旋テストのベンチマーク

群が、肩甲骨と首の間の筋群よりも優勢であることによって、肩甲骨は、自動的にニュートラルな姿勢を維持するべきである。理想的には、患者は楽に代償やUCMを防ぎ、頭部を70〜80°の範囲で回旋できるべきである。

　指導している間、最初は、テスト動作を学び練習するために、頭を壁につけることから得られるフィードバック、もしくは鏡によって観察することは許容される。頭部が回旋へとターンし（軸の動き）、ロール（側屈）しないようにモニターし、制御するために、後頭部を支持している支持面に接触させたままにする。壁を用いることもまた、頭部を回旋させているときの肩甲骨の位置と制御について、支持とフィードバックを提供する。

回旋におけるUCM

　患者は、首における片側性の症状を訴えている。頸椎は、首の回旋に伴うさまざまな代償のストラテジーに起因するUCMを示す（表6.3）。自動的な回旋中に、これら代償のストラテジーを防ぐことができないということによって、UCMが特定される。

　これらUCMを独立した頸椎の軸の回旋から分離させようとする際、患者はUCMを制御することができない、あるいは、制御するために集中し多大な努力をする必要がある。

　頭部回旋におけるUCMの特定には、両側を評価する必要がある。回旋を制御することができない方向を認識する（例：回旋における顎の突き出しまたは側屈が右方向と左方向のどちらなのか）。片側であることもあり、両側であることもある。

　制限された動作の評価は、代償やUCMが自動的にあるいは受動的に制御されているときにのみ、信頼できる。代償を取り除いた状態での、頭部の70〜80°回旋可動域の喪失によって、「本当の」制限（筋筋膜ま

たは関節による、またはそれら両方の組み合わせによる可能性がある）が特定される。制御されていない頭部の回旋は、肩甲骨と体幹の間の筋群（前鋸筋前部と僧帽筋の中部および下部）のスタビリティ機能の非効率性によって引き起こされる、筋筋膜の制限によって肩甲骨を下制または下方回旋に維持している筋筋膜の制限に関連しているかもしれない。

> **方向に特異的な運動制御テストにおける臨床的評価の注意点**
>
> 　頸椎の側屈の運動制御（分離）テストにおいて、もしいくつかのほかの動作（例：わずかな胸椎の屈曲）が観察された場合、これを制御されていない頸椎の側屈として記録しない。胸椎屈曲の運動制御テストによって、観察された動作が制御されていないかどうか特定されるだろう。制御されていない頸椎の**側屈**が示された場合に限り、頸椎側屈UCMのテストが陽性となる。

頸椎回旋・側屈UCMのレーティングと診断

（T38.1、T38.2）

修正

　座位または立位で、胸椎と頭部の後ろを壁につける。壁を用いることもまた、頭部を回旋させているときの肩甲骨の位置と制御について、支持とフィードバックを提供する。人によっては、支持された仰臥位の姿勢における最初のトレーニングが、好みの開始のレベル

表6.3　制御されていない頭部の回旋に伴うさまざまな代償のストラテジー	
• 頸椎の側屈	• 肩甲骨の下制
• 頸椎上部の伸展	• 肩甲骨の下方回旋
• 頸椎下部の屈曲	• 肩甲骨の内転
• 頸椎中部のヒンジ	• 肩甲骨の挙上

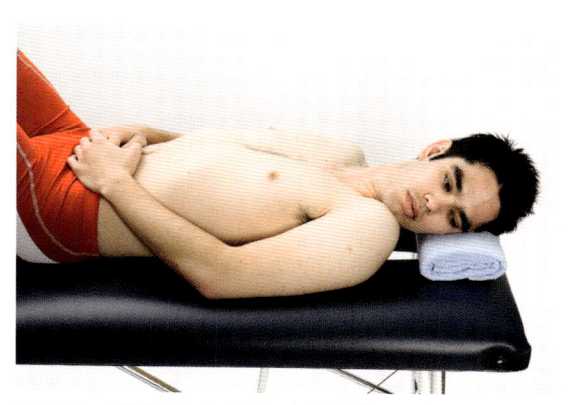

図6.55　頭部の支持を用いた仰臥位での修正

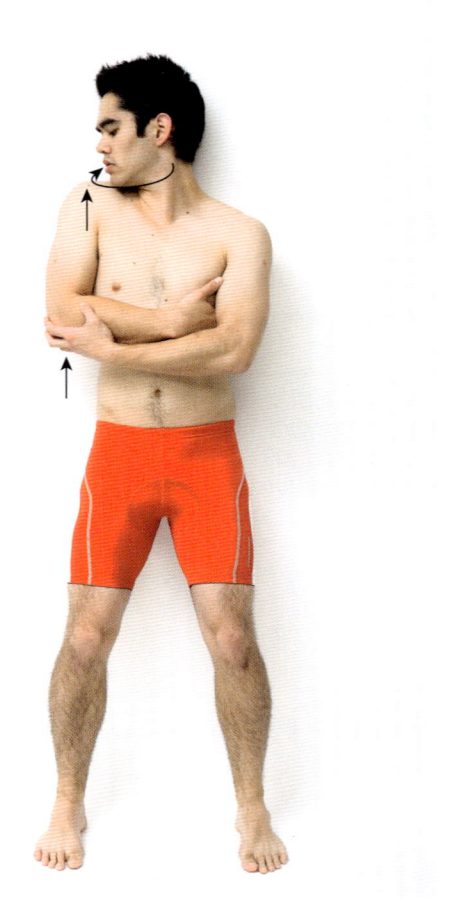

図6.56　立位で壁による支持を用い、肩甲帯への負荷がかからないようにした修正

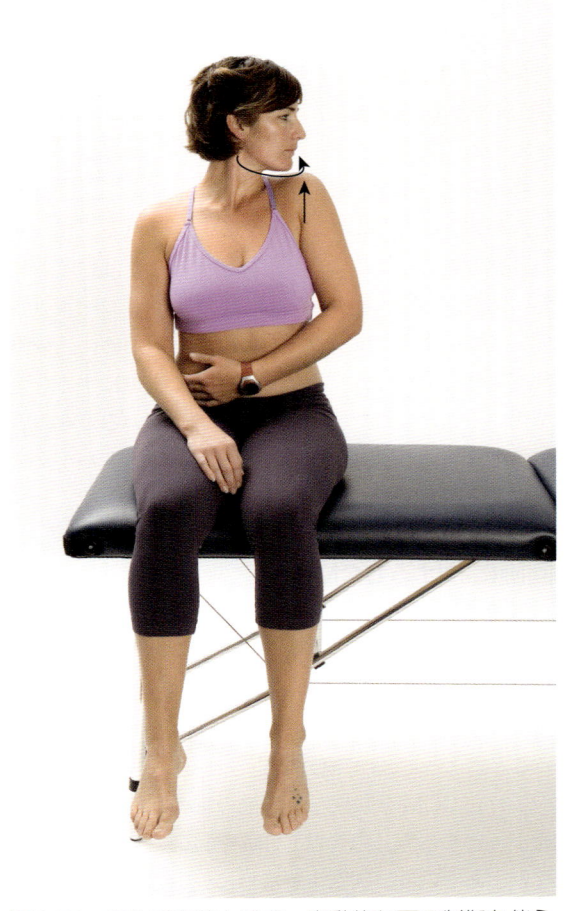

図6.57　座位で支持されず、自動的な肩の制御を伴う修正

であるだろう（図6.55）。頸椎下部および上部は、ニュートラルなトレーニング域に位置するようにする。顎関節もまたニュートラルな姿勢とし、顎はリラックスを保つべきである。

　筋筋膜による制限を取り除くために、同側の肩甲骨は最初に受動的に上方回旋位に加えて、挙上、または挙上を伴わない姿勢にする。支持とフィードバックを得るため、肩甲骨は自動的に壁に保持される。肩甲骨がニュートラルな位置になるよう制御することは、もし機能的な頭部の回旋において、筋筋膜による制限が特定された場合、とくに重要となる。同側の前鋸筋や肩甲挙筋の張力や、筋筋膜による制限が増加することを防ぐために、中には、受動的に同側の肩甲帯を反対側の手で肘を（スリングのように）支えて支持する、あるいは肩甲帯への負荷を取り除くために椅子の肘掛

けを用いる、あるいはテーピングを用いる必要がある人がいるかもしれない。

　患者は、頭部を完全に回旋させ、肩越しに見て、その後反対側を見るよう指示される（図6.56）。これは純粋な軸の回旋であるべきで、患者は両目を水平に保ちながら、約70〜80°の回旋をさせることを通して頭部を回転させることができるべきである。側屈（側方への屈曲によって不十分な回旋の制御を代償する）は起こるべきでなく、また顎の突き出し（上部の伸展によって不十分な回旋の制御を代償する）は起こるべきでない。不十分な回旋の制御を代償する、頭部の前方への動きは起こるべきではない（頸椎下部の屈曲）。頭部が回旋までターンし（軸の動き）、回旋までロール（側屈）しないということをモニターし、制御するために、後頭部を壁に接触させたままにする。肩甲骨

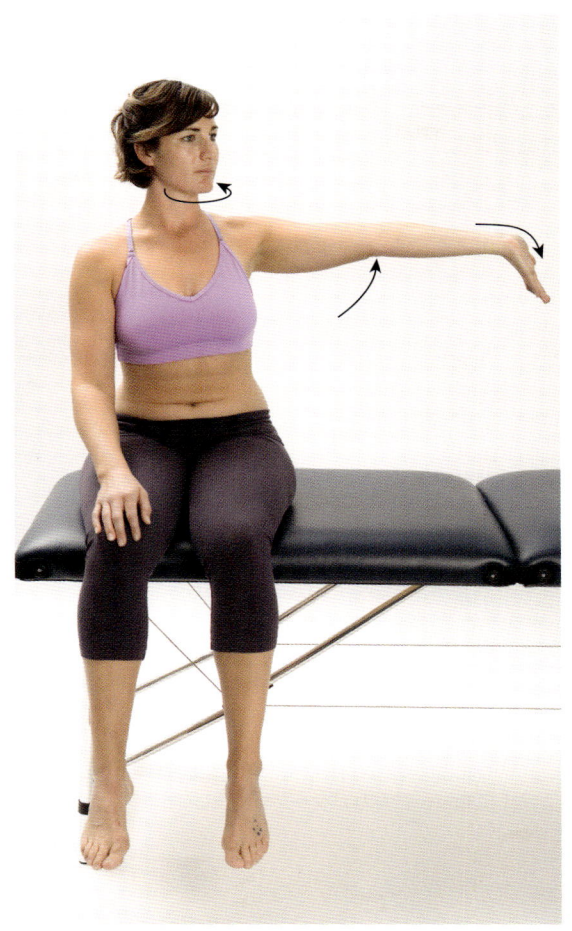

図6.58 支持されず、神経的負荷（neural load）による修正

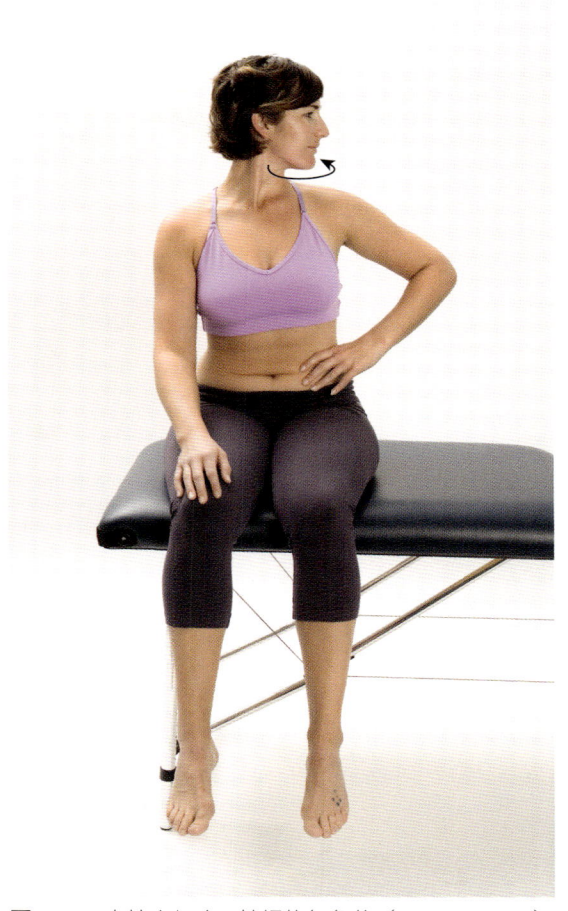

図6.59 支持されず、神経的無負荷（neural unload）による修正

は下制や下方回旋、内転、挙上することなく、自動的にニュートラルな姿勢を維持するべきである。

　制御が改善し、症状が軽減するにつれて、患者は首の回旋の分離をしている間、自動的に壁で肩甲骨の姿勢を支持することを始めるべきである。患者は最終的に、首の回旋の分離エクササイズを70〜80°の可動域を通してトレーニングする際、壁から離した支持されていない肩甲帯を、自動的に制御することに漸増させていくべきである。

　頸椎の回旋を制御することがより簡単になり、分離パターンも不自然に感じなくなったら、エクササイズ

は頭部と肩甲帯が支えられた姿勢から、支持のない姿勢へと漸増していくことができる（図6.57）。

　患者は、頸椎の側屈UCMの制御をさまざまなフィードバックの方法を用いてセルフモニターすべきである（T38.3）。側屈UCMが制御可能である可動域範囲内においては、何の症状も誘発されないはずである。

　一度分離パターンに慣れてきたら、さまざまな機能的姿勢に統合すべきである。T38.4、図6.58、6.59に、再トレーニングの姿勢を示している（図6.58＋神経的負荷（neural load）、図6.59＋神経的無負荷（neural unload））。

T38.1　頭部回旋テストの低閾値動員効率の評価とレーティング

頭部回旋テスト

評価

制御のポイント：
- 頸椎において、以下を防ぐ：頸椎上部の伸展、頸椎下部の屈曲、頸椎中部のヒンジ
- 肩甲骨において、以下を防ぐ：下制、下方回旋、内転、挙上

動作の課題：頭部の回転（座位）

ベンチマーク可動域：両目は水平にして、頭部を正中線から 70 〜 80°回旋する

方向の制御のための低閾値動員効率のレーティング

	✓または✗		✓または✗
• テスト方向への「UCM」を防ぐことができる正しい動作の分離パターン	☐	• 簡単そうに見え、自信をもって行っているという評価者の意見	☐
頸椎における以下の方向への UCM を防ぐ：		• 簡単に感じ、被験者は十分に動作のパターンへの意識があり、自信を持ってテスト方向における「UCM」を防ぐ	☐
• 頸椎の側屈		• コンセントリックおよびエキセントリックな動作において、分離のパターンはスムーズである	☐
• 頸椎上部の伸展			
• 頸椎下部の屈曲		• UCM を防ぐために、反対方向への**最終域**の動きを（継続的に）使わない	☐
• 頸椎中部のヒンジ			
肩甲骨における以下の方向への UCM を防ぐ：		• 追加のフィードバック（**触覚的、視覚的、言語的**な指示）は必要ない	☐
• 下制		• 外的な支持や負荷をなくすことなく	☐
• 下方回旋		• リラックスした自然な呼吸（たとえ理想的でなかったとしても——自然なパターンが変化しない限り）	☐
• 内転			
• 挙上		• 疲労がない	☐
そして頭部を回転する			
• ベンチマーク可動域全体を通じて動作を分離する：両目は水平にして、頭部を中線から 70 〜 80°回転する **ベンチマーク基準を超えた利用可能な可動域がある場合、自動的な制御を必要とするのはベンチマーク可動域のみである**	☐		
• 呼吸を止めずに（代替的な呼吸ストラテジーを使うことは許容される）	☐		
• エキセントリック運動中の制御	☐		
• コンセントリック運動中の制御	☐		

分離パターンを修正　　　　　　　　　　　　　　**動員の効率**

T38.2　頭部回旋テストによる UCM の部位と方向の診断

頭部回旋テスト

部位	方向	左へ	右へ
頸椎	• 側屈	☐	☐
頸椎上部	• 伸展	☐	☐
頸椎中部	• ヒンジ（伸展へ）	☐	☐
頸椎下部	• 屈曲	☐	☐
肩甲骨	• 下制	☐	☐
	• 下方回旋	☐	☐
	• 内転	☐	☐
	• 挙上	☐	☐

T38.3　再トレーニングをモニターするフィードバックのツール

フィードバックのツール	過程
自己触診	関節姿勢（位置）の触診によるモニタリング
視覚的な観察	鏡を見て、あるいは直接動きを観察する
指示と口頭による修正	ほかの観察者からのフィードバックを聞く

T38.4　頸椎の回旋制御の再トレーニングのための機能的な姿勢

- 座位
- 立位
- 仰臥位（前方の筋群にバイアスする）
- 座位で後傾する（後方の筋群にバイアスする）
- 側臥位
- 4点支持の膝立ち位（後方の筋群にバイアスする）
- 座位で前傾する（後方の筋群にバイアスする）
- 立位で前傾する（後方の筋群にバイアスする）
- 機能的活動

T39　頭部ティルトテスト（回旋と側屈のどちらか、または両方のUCMのためのテスト）

この分離テストは、頸椎と肩甲骨の代償を自動的に分離し制御する能力を評価するものであり、頸椎を側屈させる。

テスト手順

患者は、両足を支えなく、背筋を伸ばして座り、骨盤はニュートラルな位置を取る。頸椎下部および上部は、ニュートラルなトレーニング域に位置するようにする。肩甲骨は、自動的にニュートラルなトレーニング域に位置するようにする。肩甲骨がニュートラルな位置になるよう制御することは、もし機能的な頭部の回旋において、筋筋膜による制限が特定された場合、とくに重要となる。顎関節もまたニュートラルな姿勢とし、顎はリラックスを保つべきである（図6.60）。

患者は、頭部を片方の肩に向けて傾け（ティルトさせ）完全に側屈させ、その後反対側に側屈するよう指示される。これは純粋な前額面上での側屈であるべきで、患者は顔面を前に向けたまま（前額面で）、約40°の側屈ができるべきである（図6.61）。回旋（回旋することによって不十分な側屈の制御を代償）は起こるべきでなく、また顎の突き出し（頸椎上部が伸展することによって不十分な回旋の制御を代償）や、頸椎中部の並進運動は起こるべきでない。不十分な側屈の制御を代償する、頭部の前方への動き（頸椎下部の屈曲）は起こるべきではない。肩甲骨と体幹の間の筋群が、肩甲骨と首の間の筋群よりも優勢であることによって、肩甲骨は、自動的にニュートラルな姿勢を維持するべ

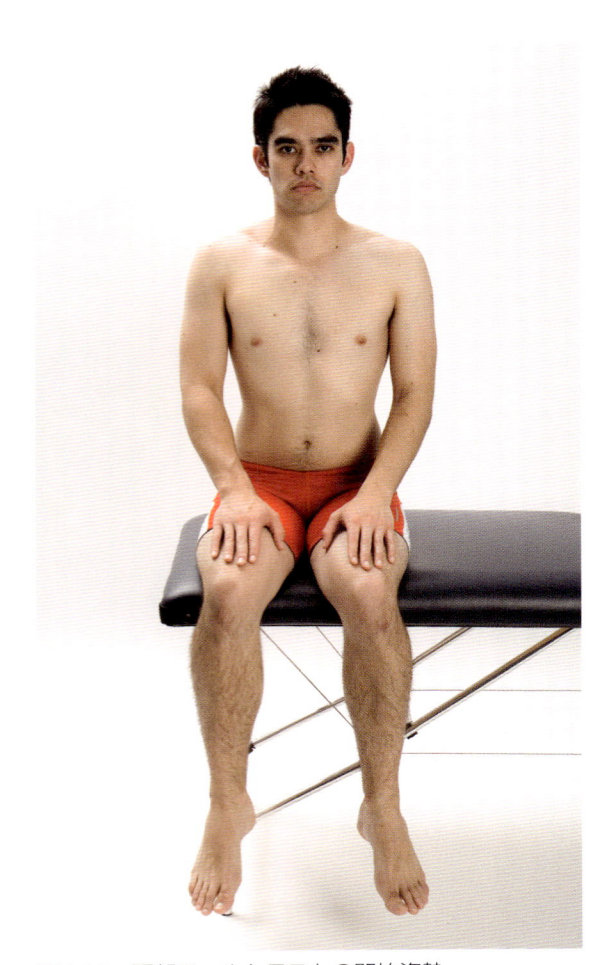

図6.60　頭部ティルトテストの開始姿勢

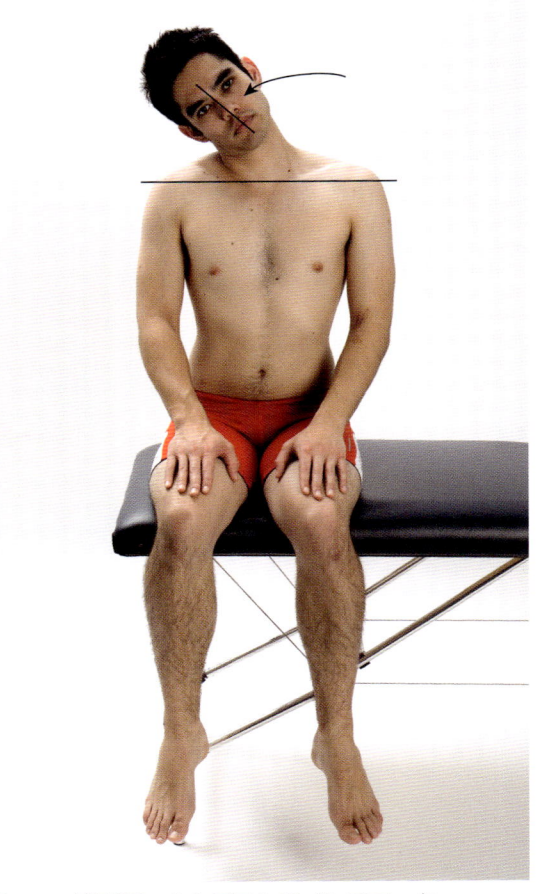

図6.61　頭部ティルトテストのベンチマーク

表6.4　制御されていない頭部の側屈に伴うさまざまな代償のストラテジー	
• 頸椎の回旋	• 肩甲骨の下制
• 頸椎上部の伸展	• 肩甲骨の下方回旋
• 頸椎下部の屈曲	• 肩甲骨の挙上
• 頸椎中部のヒンジ	

きである。

　理想的には、患者は、楽にニュートラルな肩甲骨の姿勢で顎の突き出しや回旋、頭部の前方への代償を防ぎ、頭部を約40°の可動域を通じて側屈できるべきである。

　指導している間、最初は、テスト動作を学び練習するために、頭を壁につけることから得られるフィードバック、もしくは鏡による観察することは許容される。頭部が側屈へティルトし（前額面上での動き）、回旋へと移行しないようにモニターするために、後頭部を支持している支持面に接触させたままにする。壁を用いることもまた、頭部を回旋させているときの肩甲骨の位置と制御について、支持とフィードバックを提供する。

側屈におけるUCM

　患者は、腰椎における片側性の症状を訴えている。頸椎は、首の側屈に伴うさまざまな代償のストラテジーに起因するUCMを示す（表6.4）。自動的な側屈中に、これら代償のストラテジーを防ぐことができないということによって、UCMが特定される。

　これらUCMを独立した頸椎の前額面上の側屈から分離させようとする際、患者はUCMを制御することができない、あるいは、制御するために集中し多大な努力をする必要がある。

　頸椎および、頭部の側屈におけるUCMの特定には、両側を評価する必要がある。側屈を制御することができない方向を認識する（例：側屈における顎の突き出しまたは回旋が右方向と左方向のどちらなのか）。片側であることもあり、両側であることもある。

　制限された動作の評価は、代償やUCMが自動的にあるいは受動的に制御されているときにのみ、信頼できる。代償を取り除いた状態での、頭部の40°側屈可動域の喪失によって、「本当の」制限（筋筋膜または

関節による、またはそれら両方の組み合わせによる可能性がある）、が特定される。制御されていない頭部の回旋は、肩甲骨と体幹の間の筋群（前鋸筋前部と僧帽筋の中部および下部）のスタビリティ機能の非効率性によって引き起こされる、肩甲骨を下制または下方回旋に維持している筋筋膜の制限に関連しているかもしれない。

方向に特異的な運動制御テストにおける臨床的評価の注意点

　頸椎の回旋の運動制御（分離）テストにおいて、もしいくつかのほかの動作（例：わずかな胸椎の屈曲）が観察された場合、これを制御されていない頸椎の回旋として記録しない。胸椎屈曲の運動制御テストによって、観察された動作が制御されていないかどうか特定されるだろう。制御されていない頸椎の**回旋**が示された場合に限り、頸椎回旋 UCM のテストが陽性となる。

頸椎回旋・側屈UCMのレーティングと診断

（T39.1、T39.2）

修正

　座位または立位で、胸椎と頭部の後ろを壁につける。壁を用いることもまた、頭部を側屈させているときの肩甲骨の位置と制御について、支持とフィードバックを提供する。頸椎下部および上部は、ニュートラルなトレーニング域に位置するようにする。顎関節もまたニュートラルな姿勢とし、顎はリラックスを保つべきである。

　筋筋膜による制限を取り除くために、反対側の肩甲骨は最初に受動的に上方回旋位に加えて、挙上、または挙上を伴わない姿勢にする。支持とフィードバックを得るため、肩甲骨は自動的に壁に保持される（図6.62）。肩甲骨がニュートラルな位置になるよう制御することは、もし機能的な頭部の側屈において、筋筋膜による制限が特定された場合、とくに重要となる。同側の前鋸筋や肩甲挙筋の張力や、筋筋膜による制限が増加することを防ぐために、中には、受動的に反対側の肩甲帯を反対側の手で肘を（スリングのように）支えて支持する、あるいは肩甲帯への負荷を取り除くた

めに椅子の肘掛けを用いる、あるいはテーピングを用いる必要がある人がいるかもしれない。

　患者は、頭部を片方の肩に向けて傾け（ティルトさせ）完全に側屈させ、その後反対側に側屈するよう指示される。これは純粋な前額面上の側屈であるべきで、患者は顔面を前に向けたまま（前額面で）、約40°の側屈ができるべきである。回転（回旋することによって不十分な側屈の制御を代償）は起こるべきでなく、また顎の突き出し（頸椎上部および中部が伸展することによって不十分な回旋の制御を代償）は起こるべきでない。不十分な側屈の制御を代償する、頭部の前方への動き（頸椎下部の屈曲）は起こるべきではない。頭部が側屈へティルトし（前額面上での動き）、回旋へと移行しないようにモニターし、後頭部を壁に接触させたままにする。肩甲骨は下制や下方回旋、内転、挙上することなく、自動的にニュートラルな姿勢を維持

するべきである。

　制御が改善し、症状が軽減するにつれて、患者は首の側屈の分離をしている間、自動的に壁で肩甲骨の姿勢を支持することを始めるべきである。患者は最終的に、首の側屈の分離エクササイズを40°の可動域を通してトレーニングする際、壁から離した支持されていない肩甲帯を、自動的に制御することに漸増させていくべきである。

　頸椎の側屈を制御することがより簡単になり、分離パターンも不自然に感じなくなったら、エクササイズは頭部と肩甲帯が支えられた姿勢から、支持のない姿勢へと漸増していくことができる（図6.63）。

　患者は、頸椎の側屈UCMの制御をさまざまなフィードバックの方法を用いてセルフモニターすべきである（T39.3）。回旋UCMが制御可能である可動域範囲内においては、何の症状も誘発されないはずである。

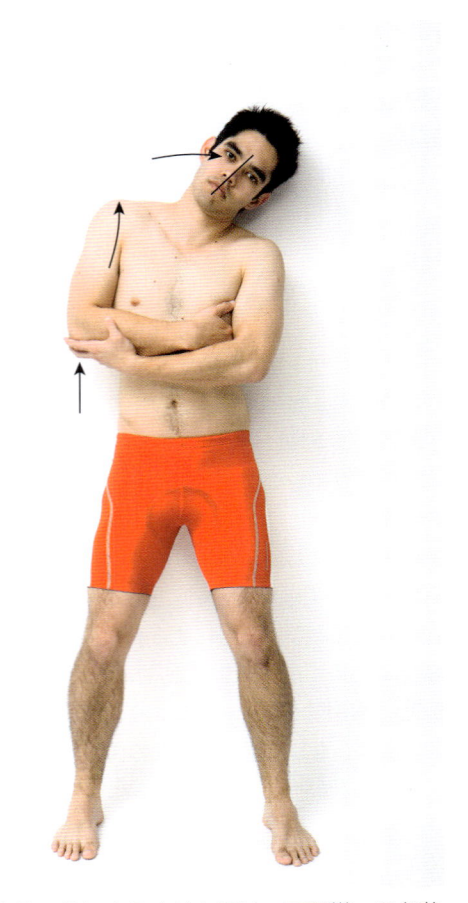

図6.62　立位で壁による支持を用い、肩甲帯への負荷がかからないようにした修正

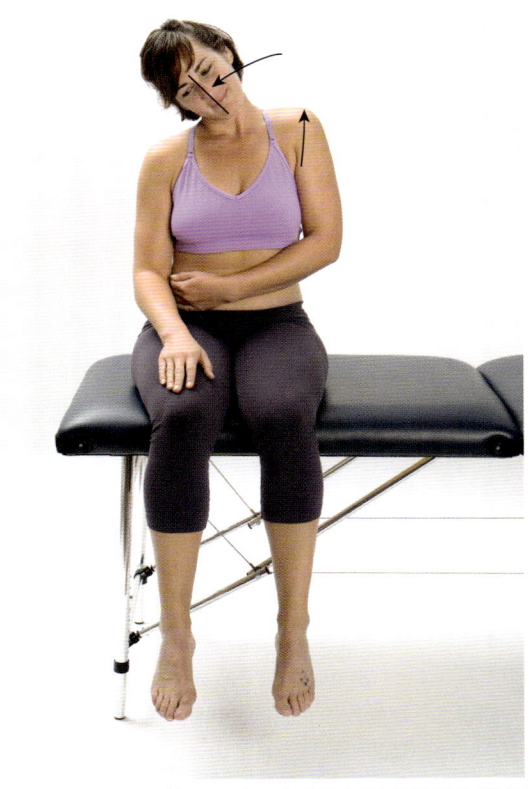

図6.63　座位で支持されず、自動的な肩の制御を伴う修正

T39.1　頭部ティルトテストの低閾値動員効率の評価とレーティング

頭部ティルトテスト

評価

制御のポイント：
- 頸椎において、以下を防ぐ：回旋、頸椎上部の伸展、頸椎下部の屈曲、頸椎中部のヒンジ
- 肩甲骨において、以下を防ぐ：下制、下方回旋、内転、挙上

動作の課題： 頭部の側屈（座位）

ベンチマーク可動域： 顔面は前額面のまま、頭部を中線から 40°側屈する

方向の制御のための低閾値動員効率のレーティング

✓または✗　　　　　　　　　　　　　　　　　　　　　　　　✓または✗

- テスト方向への「UCM」を防ぐことができる 正しい動作の分離パターン ☐

頸椎における以下の方向への UCM を防ぐ：
- 頸椎の回旋
- 頸椎上部の伸展
- 頸椎下部の回旋
- 頸椎中部のヒンジ

肩甲骨における以下の方向への UCM を防ぐ：
- 下制
- 下方回旋
- 挙上

そして頭部を側屈する
- ベンチマーク可動域全体を通じて動作を分離する： ☐ 顔面は前額面のまま、頭部を中線から 40°側屈する

  ベンチマーク基準を超えた利用可能な可動域がある場合、自動的な制御を必要とするのはベンチマーク可動域のみである
- 呼吸を止めずに（代替的な呼吸ストラテジーを使うことは許容される） ☐
- エキセントリック運動中の制御 ☐
- コンセントリック運動中の制御 ☐

- 簡単そうに見え、自信をもって行っているという評価者の意見 ☐
- 簡単に感じ、被験者は十分に動作のパターンへの意識があり、自信を持ってテスト方向における「UCM」を防ぐ ☐
- コンセントリックおよびエキセントリックな動作において、分離のパターンはスムーズである ☐
- UCM を防ぐために、反対方向への**最終域の動き**を（継続的に）使わない ☐
- 追加のフィードバック（**触覚的、視覚的、言語的**な指示）は必要ない ☐
- 外的な支持や負荷をなくすことなく ☐
- リラックスした自然な呼吸（たとえ理想的でなかったとしても——自然なパターンが変化しない限り） ☐
- 疲労がない ☐

分離パターンを修正	動員の効率

T39.2　頭部ティルトテストによる UCM の部位と方向の診断

頭部ティルトテスト			
部位	方向	左へ	右へ
頸椎	• 回旋	☐	☐
頸椎上部	• 伸展	☐	☐
頸椎中部	• ヒンジ（伸展へ）	☐	☐
頸椎下部	• 屈曲	☐	☐
肩甲骨	• 下制	☐	☐
	• 下方回旋	☐	☐
	• 挙上	☐	☐

T39.3　再トレーニングをモニターするフィードバックのツール	
フィードバックのツール	**過程**
自己触診	関節姿勢（位置）の触診によるモニタリング
視覚的な観察	鏡を見て、あるいは直接動きを観察する
指示と口頭による修正	ほかの観察者からのフィードバックを聞く

T39.4　頸椎の側屈制御の再トレーニングのための機能的な姿勢

- 座位
- 立位
- 座位で後傾する（後方の筋群にバイアスする）
- 側臥位
- 4点支持の膝立ち位（後方の筋群にバイアスする）
- 座位で前傾する（後方の筋群にバイアスする）
- 立位で前傾する（後方の筋群にバイアスする）
- 機能的活動

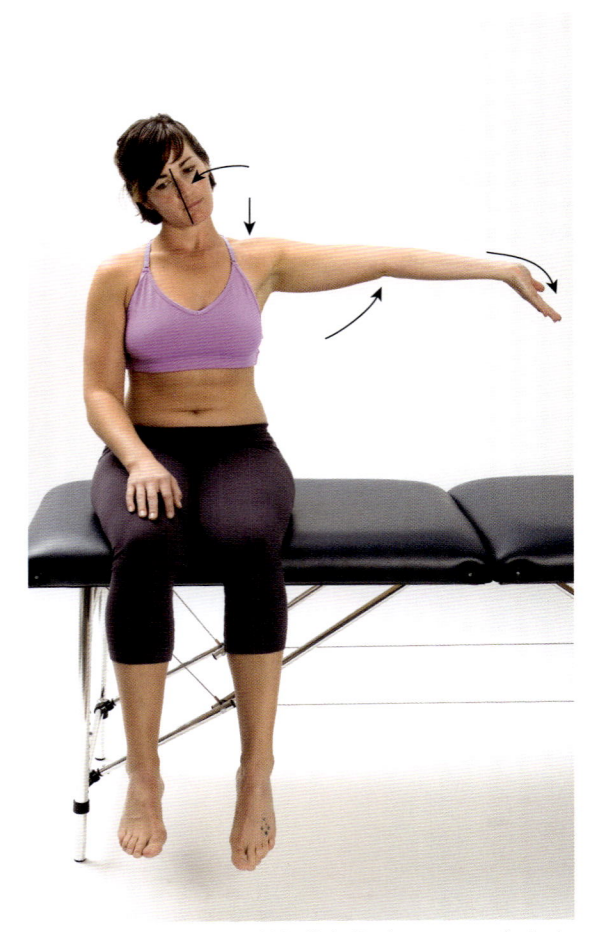

図6.64　支持されず、神経的負荷（neural load）による修正

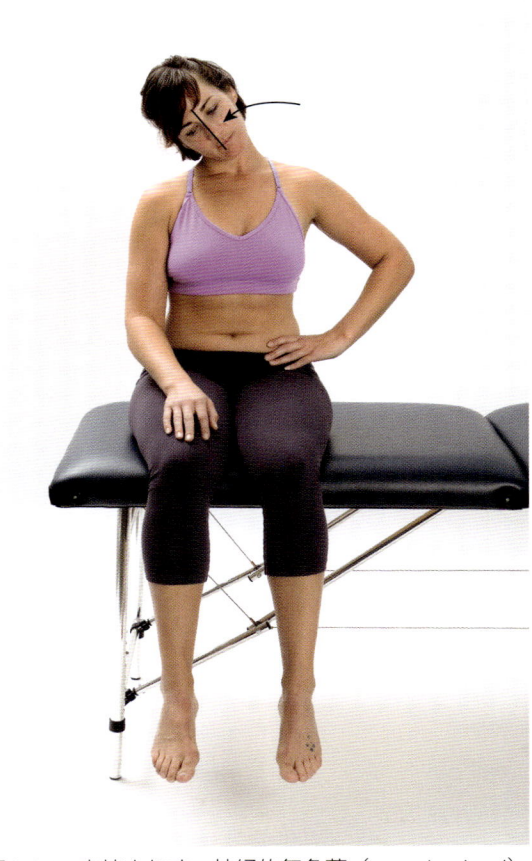

図6.65　支持されず、神経的無負荷（neural unload）による修正

一度分離パターンに慣れてきたら、さまざまな機能的姿勢に統合すべきである（図6.64＋神経的負荷（neural load）、図6.65＋神経的無負荷（neural unload））。T39.4に、いくつかの再トレーニングの選択肢を示す。

T40　首の上部のティルトテスト（回旋・側屈UCMのためのテスト）

この分離テストは、頸椎下部の側屈を自動的に分離し制御する能力を評価するものであり、頸椎上部を側屈させる。

テスト手順

患者は、両足を支えなく、背筋を伸ばして座り、骨盤はニュートラルな位置を取る。頸椎下部および上部は、ニュートラルなトレーニング域に位置するようにする。肩甲骨は、自動的にニュートラルなトレーニング域に位置するようにする。肩甲骨がニュートラルな位置になるよう制御することは、もし機能的な頭部の回旋において、筋筋膜による制限が特定された場合、とくに重要となる。顎関節もまたニュートラルな姿勢とし、顎はリラックスを保つべきである（図6.66）。セラピストは、頸椎下部の側屈の制御を、C4-7の棘突起を触診することによってモニターする。

患者は、頸椎下部の側屈を防ぎ（首の根元で動かさない）、その後頭蓋骨の根元からティルトさせることによって、頸椎上部の利用可能な側屈の可動域を通して、頭部を自動的にティルトさせるよう指示される。耳を肩のほうへ近づけるにつれて、顎は反対側に向かって動くべきである（図6.67）。頸椎下部の側屈（C4-7の横突起または棘突起をモニターする）、あるいは制御されていない代償（例：頭部の回旋あるいは顎の突き

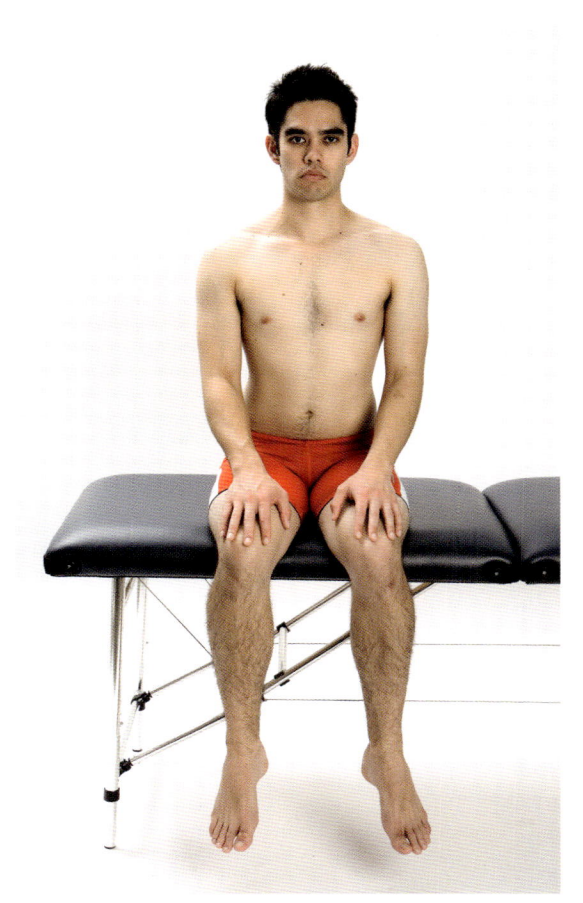

図6.66　首の上部のティルトテストの開始姿勢

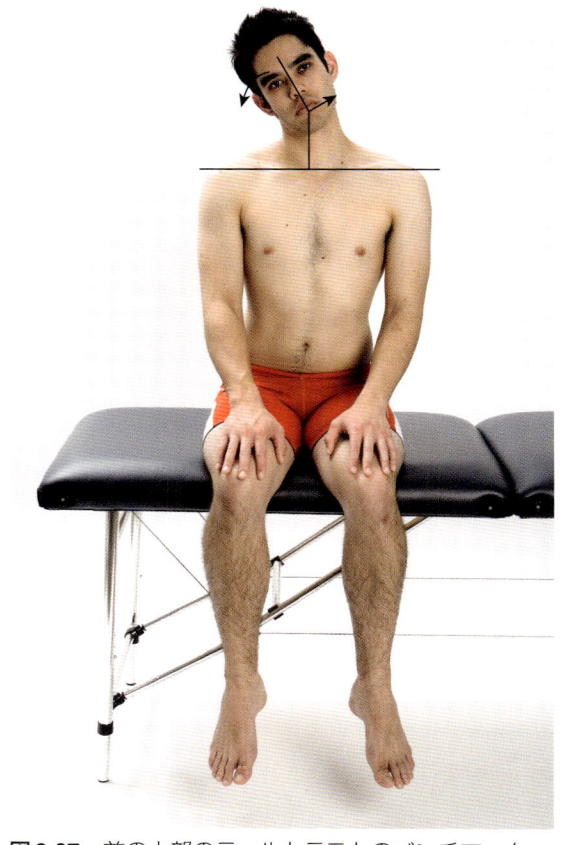

図6.67　首の上部のティルトテストのベンチマーク

表6.5 制御されていない側屈に伴うさまざまな代償のストラテジー

- 頸椎下部の側屈
- 頸椎上部の伸展
- 頸椎上部の回旋
- 肩甲骨の挙上

出し）は起こるべきではない。これは純粋な前額面上の側屈であるべきで、顔面を前に向けたまま（前額面で）にするべきである。肩甲骨は、自動的にニュートラルな姿勢を維持するべきである。

頸椎下部の側屈UCM

　患者は、首の根元と頸椎下部に片側性の症状を訴えている。頸椎下部と上部体幹には、頭部が側屈あるいは片側の腕の負荷下において、頸椎上部と頭部に対して**側屈方向**に相対的に大きな折れ曲がりがある。

　患者は、首の下部と、肩の最上部を横切るように片側性の症状を訴えている。頸椎は、首の側屈に伴うさまざまな代償のストラテジーに起因する、UCMを示す（表6.5）。自動的な側屈中に、これら代償のストラテジーを防ぐことができないということによって、UCMが特定される。

　これらUCMを独立した頸椎上部の側屈（顔面は前額面）から分離させようとする際、患者はUCMを制御することができない、あるいは、制御するために集中し多大な努力をする必要がある。

　頸椎上部および、頭部の側屈におけるUCMの特定には、両側を評価する必要がある。側屈を制御することができない方向を認識する（例：側屈における顎の突き出しまたは回旋が右方向と左方向のどちらなのか）。片側であることもあり、両側であることもある。

　制限された動作の評価は、代償やUCMが自動的にあるいは受動的に制御されているときにのみ、信頼できる。代償を取り除いた状態での、頸椎上部の側屈の最終域の喪失によって、「本当の」制限（筋筋膜または関節による、またはそれら両方の組み合わせによる可能性がある）が特定される。制御されていない頸椎上部の側屈は、肩甲骨と体幹の間の筋群（前鋸筋前部と僧帽筋の中部および下部）のスタビリティ機能の非効率性によって引き起こされる、肩甲骨を下制または下方回旋に維持している筋筋膜の制限に関連しているかもしれない。

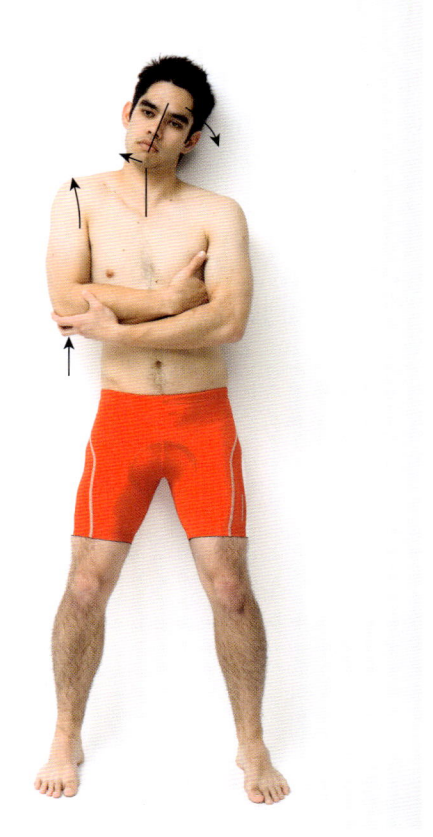

図6.68 立位で壁による支持を用い、肩甲帯への負荷がかからないようにした修正

方向に特異的な運動制御テストにおける臨床的評価の注意点

　頸椎の側屈の運動制御（分離）テストにおいて、もしいくつかのほかの動作（例：わずかな胸椎の屈曲）が観察された場合、これを制御されていない頸椎の側屈として記録**しない**。胸椎屈曲の運動制御テストによって、観察された動作が制御されていないかどうか特定されるだろう。**制御されていない頸椎下部の側屈**が示された場合に限り、頸椎下部側屈UCMのテストが陽性となる。

頸椎回旋・側屈UCMのレーティングと診断

（T40.1、T40.2）

修正

　座位または立位で、胸椎と頭部の後ろを壁につける。

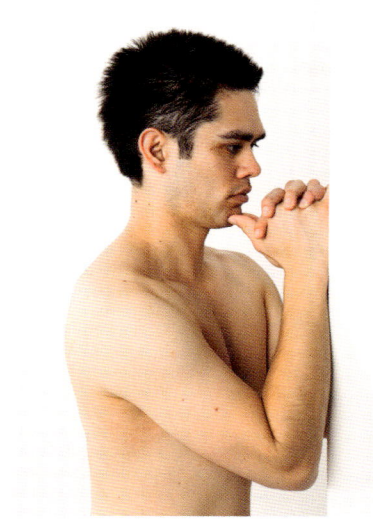

図6.69 修正——フィードバックのための手の位置

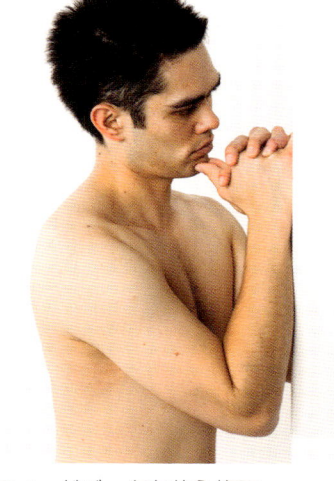

図6.70 フィードバックを伴う修正

壁を用いることもまた、頭部を側屈させているときの肩甲骨の位置と制御について、支持とフィードバックを提供する。頸椎下部および上部は、ニュートラルなトレーニング域に位置するようにする。顎関節もまたニュートラルな姿勢とし、顎はリラックスを保つべきである。

筋筋膜による制限を取り除くために、反対側の肩甲骨は最初に受動的に上方回旋位に加えて、挙上、または挙上を伴わない姿勢にする。支持とフィードバックを得るため、肩甲骨は自動的に壁に保持される（図6.68）。同側の前鋸筋や肩甲挙筋の張力や、筋筋膜による制限が増加することを防ぐために、中には、受動的に反対側の肩甲帯を反対側の手で肘を（スリングのように）支えて支持する、あるいは肩甲帯への負荷を取り除くために椅子の肘掛けを用いる、あるいはテーピングを用いる必要がある人がいるかもしれない。

患者は、頸椎下部の側屈の制御を、C4-7の横突起と棘突起を触診することによってモニターする。患者は、必要であれば、自らの手を使って、頸椎下部に対して徒手的な固定と支持をもたらすことができる。その後、患者は、頸椎下部の側屈を防ぎながら、頭蓋骨の根元からティルトさせることによって、頸椎上部の利用可能な側屈可動域を通して、頭部を自動的にティルトさせるよう指示される。耳を肩のほうに近づけるにつれ

て、顎は反対側に向かって動くべきである。

制御が改善し、症状が軽減するにつれて、患者は首の側屈の分離をしている間、自動的に壁で肩甲骨の姿勢を支持することを始めるべきである。患者は最終的に、首の側屈の分離エクササイズをトレーニングする際、壁から離した支持されていない肩甲帯を、自動的に制御することに漸増させていくべきである。

代替的な漸増としては、壁に向かい、前腕を壁に鉛直につける方法がある。肩甲骨を中間の位置にし、身体を押し、頭部を壁から離すようにし、その後、両手を握って両方の親指を外転させて顎につけ、フィードバックと支持を得る（図6.69）。肘を壁につけておき、頭部は肩より後ろにし、顎は親指と接触させておき、頸椎下部の側屈が起こらない限り、ゆっくりと頭部を片方からもう一方へ動かす（図6.70）。顎をピボットさせて両方の親指から離し、動作が頸椎上部に局所化されることを確実にする。

患者は、頸椎の下部側屈UCMをさまざまなフィードバックの方法を用いてセルフモニターすべきである（T40.3）。側屈UCMが制御可能である可動域範囲内においては、何の症状も誘発されないはずである。

一度分離パターンに慣れてきたら、さまざまな機能的姿勢に統合すべきである。T40.4に、いくつかの再トレーニングの選択肢を示す。

T40.1　首の上部のティルトテストの低閾値動員効率の評価とレーティング

首の上部のティルトテスト

評価

制御のポイント：
- 頸椎下部の回旋を防ぐ
- 頸椎上部の回旋と伸展を防ぐ
- 肩甲骨の挙上を防ぐ

動作の課題：頸椎上部の側屈（座位）
ベンチマーク可動域：顔面は前額面のまま、頭部を正中線から可動域全体を通して側屈する

方向の制御のための低閾値動員効率のレーティング

	✓または✗		✓または✗
• テスト方向への「UCM」を防ぐことができる正しい動作の分離パターン 頸椎下部における以下の方向へのUCMを防ぐ： • 頸椎下部の側屈 • 頸椎上部の伸展 • 頸椎下部の回旋 肩甲骨における以下の方向へのUCMを防ぐ： • 下制 • 下方回旋 • 挙上 そして頸椎上部を側屈する	☐	• 簡単そうに見え、自信をもって行っているという評価者の意見	☐
		• 簡単に感じ、被験者は十分に動作のパターンへの意識があり、自信を持ってテスト方向における「UCM」を防ぐ	☐
		• コンセントリックおよびエキセントリックな動作において、分離のパターンはスムーズである	☐
		• UCMを防ぐために、反対方向への**最終域の動き**を（継続的に）使わない	☐
• ベンチマーク可動域全体を通じて動作を分離する：顔面は前額面のまま、頭部を中線から可動域全体を通して側屈する **ベンチマーク基準を超えた利用可能な可動域がある場合、自動的な制御を必要とするのはベンチマーク可動域のみである**	☐	• 追加のフィードバック（触覚的、視覚的、言語的な指示）は必要ない	☐
		• 外的な支持や負荷をなくすことなく	☐
		• リラックスした自然な呼吸（たとえ理想的でなかったとしても——自然なパターンが変化しない限り）	☐
• 呼吸を止めずに（代替的な呼吸ストラテジーを使うことは許容される）	☐	• 疲労がない	☐
• エキセントリック運動中の制御	☐		
• コンセントリック運動中の制御	☐		

分離パターンを修正　　　　　　　　　　　　　　動員の効率

T40.2　首の上部のティルトテストによるUCMの部位と方向の診断

首の上部のティルトテスト

部位	方向	左へ	右へ
頸椎下部	• 側屈	☐	☐
頸椎上部	• 回旋	☐	☐
	• 伸展	☐	☐
肩甲骨	• 挙上	☐	☐

T40.3　再トレーニングをモニターするフィードバックのツール

フィードバックのツール	過程
自己触診	関節姿勢（位置）の触診によるモニタリング
視覚的な観察	鏡を見て、あるいは直接動きを観察する
指示と口頭による修正	ほかの観察者からのフィードバックを聞く

T40.4　頸椎下部の側屈制御の再トレーニングのための機能的な姿勢

- 座位
- 立位
- 座位で後傾する（後方の筋群にバイアスする）
- 側臥位
- 4点支持の膝立ち位（後方の筋群にバイアスする）
- 座位で前傾する（後方の筋群にバイアスする）
- 立位で前傾する（後方の筋群にバイアスする）
- 機能的活動

T41　首の下部の側屈テスト（回旋・側屈UCMのためのテスト）

この分離テストは、頚椎上部の側屈を自動的に分離し制御する能力を評価するものであり、頚椎下部を側屈させる。

テスト手順

患者は、両足を支えなく、背筋を伸ばして座り、骨盤はニュートラルな位置を取る。頚椎下部および上部は、ニュートラルなトレーニング域に位置するようにする。肩甲骨は、自動的にニュートラルなトレーニング域に位置するようにする。肩甲骨がニュートラルな位置になるよう制御することは、もし機能的な頭部の回旋において、筋筋膜による制限が特定された場合、

とくに重要となる。顎関節もまたニュートラルな姿勢とし、顎はリラックスを保つべきである（図6.71）。セラピストは、頚椎上部の側屈の制御を、C1-3の横突起と棘突起を触診することによってモニターする。

患者は、頚椎上部の側屈を防ぎ（頭蓋骨の根元で動かさない）、その後頭部を首の根元からティルトさせることによって、頚椎下部の利用可能な側屈の可動域を通して、頭部を自動的に側屈させるよう指示される。頭部が肩のほうに向かって傾いていくにつれて、顎は同側に向かって動くべきである（図6.72）。頚椎上部の側屈（C1-3の棘突起をモニターする）、あるいは制御されていない代償（頚椎上部の回旋あるいは伸展、頚椎下部の屈曲）は起こるべきではない。これは純粋な前額面上の側屈であるべきで、顔面を前に向けたまま（前額面で）にするべきである。肩甲骨と体幹の間の筋群が肩甲骨と首の間の筋群よりも優勢であること

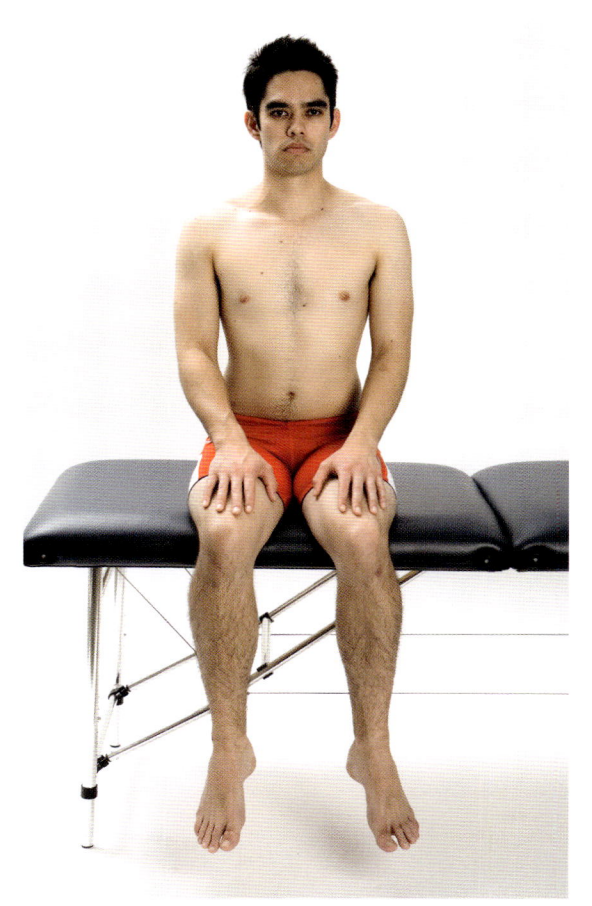

図6.71　首の下部の側屈テストの開始姿勢

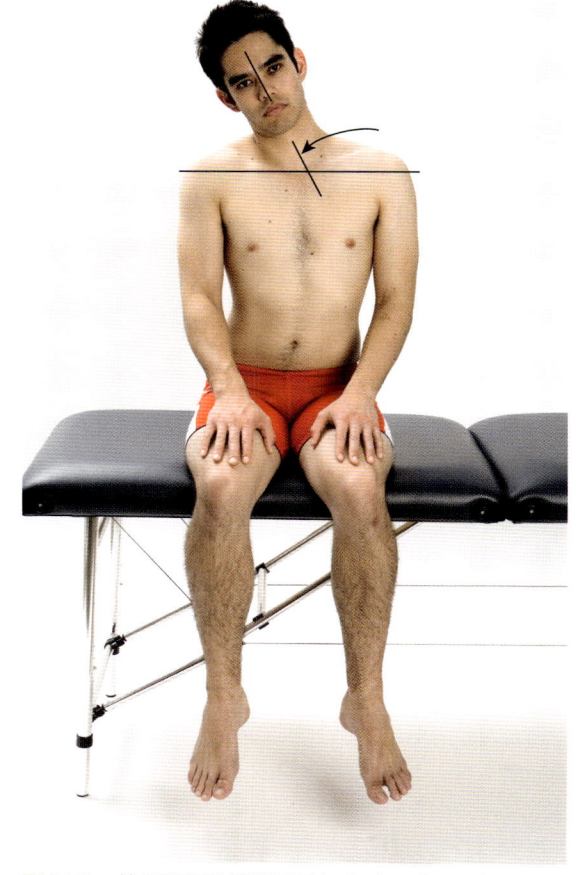

図6.72　首の下部の側屈テストのベンチマーク

表6.6 制御されていない側屈に伴うさまざまな代償のストラテジー

- 頸椎上部の側屈
- 頸椎上部の回旋
- 頸椎下部の屈曲
- 肩甲骨の挙上

によって、肩甲骨は、自動的にニュートラルな姿勢を維持するべきである。

頸椎上部の側屈UCM

　患者は、頸椎上部あるいは頭蓋骨の根元に片側性の症状を訴えている。頸椎上部は、頭部が側屈あるいは片側の腕の負荷下において、頸椎下部と頭部と比較して相対的により大きく**側屈**する。

　患者は、首の下部と、肩の最上部を横切るように片側性の症状を訴えている。頸椎は、首の側屈に伴うさまざまな代償のストラテジーに起因する、UCMを示す（表6.6）。

　自動的な側屈中に、これら代償のストラテジーを防ぐことができないということによって、UCMが特定される。

　これらUCMを独立した頸椎下部の側屈（顔面は前額面）から分離させようとする際、患者はUCMを制御することができない、あるいは、制御するために集中し多大な努力をする必要がある。頸椎下部側屈におけるUCMの特定には、両側を評価する必要がある。側屈を制御することができない方向を認識する（例：側屈における回旋または顎の突き出しが右方向と左方向のどちらなのか）。片側であることもあり、両側であることもある。

　制限された動作の評価は、代償やUCMが自動的にあるいは受動的に制御されているときにのみ、信頼できる。代償を取り除いた状態での、頸椎下部の側屈の喪失によって、「本当の」制限（筋筋膜または関節による、またはそれら両方の組み合わせによる可能性がある）が特定される。制御されていない頭部の頸椎での側屈は、肩甲骨と体幹の間の筋群（前鋸筋前部と僧帽筋の中部および下部）のスタビリティ機能の非効率性によって引き起こされる、肩甲骨を下制または下方回旋に維持している筋筋膜の制限に関連しているかもしれない。

方向に特異的な運動制御テストにおける臨床的評価の注意点

　頸椎の側屈の運動制御（分離）テストにおいて、もしいくつかのほかの動作（例：わずかな胸椎の屈曲）が観察された場合、これを制御されていない頸椎の側屈として記録しない。胸椎屈曲の運動制御テストによって、観察された動作が制御されていないかどうか特定されるだろう。制御されていない頸椎上部の**側屈**が示された場合に限り、頸椎側屈UCMのテストが陽性となる。

頸椎回旋・側屈UCMのレーティングと診断

（T41.1、T41.2）

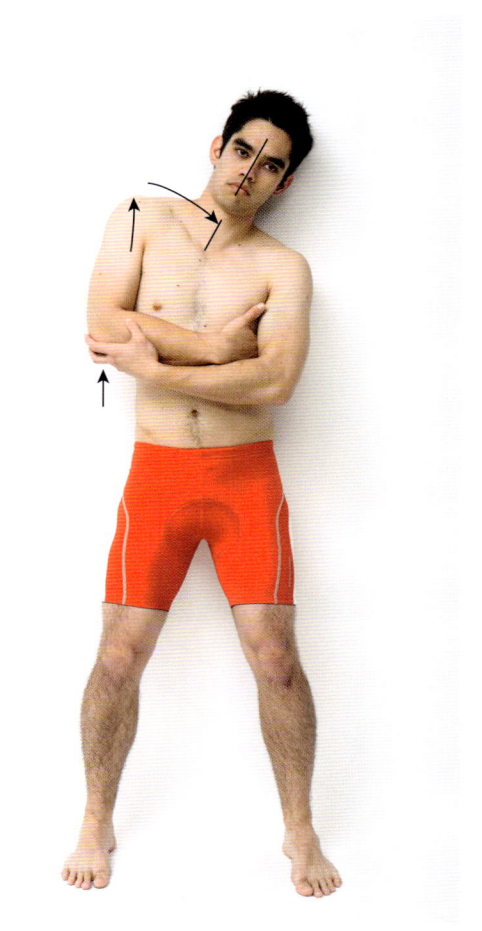

図6.73 立位で壁による支持を用い、肩甲帯への負荷がかからないようにした修正

修正

　座位または立位で、胸椎と頭部の後ろを壁につける。壁を用いることもまた、頭部を側屈させているときの肩甲骨の位置と制御について、支持とフィードバックを提供する。頸椎下部および上部は、ニュートラルなトレーニング域に位置するようにする。顎関節もまたニュートラルな姿勢とし、顎はリラックスを保つべきである。

　筋筋膜による制限を取り除くために、反対側の肩甲骨は最初に受動的に上方回旋位に加えて、挙上、または挙上を伴わない姿勢にする。支持とフィードバックを得るため、肩甲骨は自動的に壁に保持される（図6.73）。同側の前鋸筋や肩甲挙筋の張力や、筋筋膜による制限が増加することを防ぐために、中には、受動的に反対側の肩甲帯を反対側の手で肘を（スリングのように）支えて支持する、あるいは肩甲帯への負荷を取り除くために椅子の肘掛けを用いる、あるいはテーピングを用いる必要がある人がいるかもしれない。

　患者は、頸椎上部の側屈の制御を、C0-3の横突起と棘突起を触診することによってモニターする。患者は、必要があれば、自らの手を使って、頸椎上部に対して徒手的な固定と支持をもたらすことができる。その後、患者は、頸椎上部の側屈を防ぎながら、首の根元から頭部をティルトさせることによって、頸椎下部の利用可能な側屈の可動域を通して、頭部を自動的にティルトさせるよう指示される。耳を肩のほうに近づけるにつれて、顎は同側に向かって動くべきである。

　制御が改善し、症状が軽減するにつれて、患者は首の側屈の分離をしている間、自動的に壁で肩甲骨の姿勢を支持することを始めるべきである。患者は最終的に、首の側屈の分離エクササイズをトレーニングする際、壁から離した支持されていない肩甲帯を、自動的に制御することに漸増させていくべきである。

　患者は、頸椎の上部側屈UCMをさまざまなフィードバックの方法を用いてセルフモニターすべきである（T41.3）。側屈UCMが制御可能である可動域範囲内においては、何の症状も誘発されないはずである。

　一度分離パターンに慣れてきたら、さまざまな機能的姿勢に統合すべきである。T41.4に、いくつかの再トレーニングの選択肢を示す。

T41.1　首の下部の側屈テストの低閾値動員効率の評価とレーティング

首の下部の側屈テスト

評価

制御のポイント：
- 頸椎上部の側屈と回旋を防ぐ
- 頸椎下部の屈曲を防ぐ
- 肩甲骨の挙上を防ぐ

動作の課題：頸椎下部の側屈（座位）

ベンチマーク可動域：顔面は前額面のまま、頭部を正中線から利用可能な可動域全体を通して側屈する

方向の制御のための低閾値動員効率のレーティング

	✓または✗		✓または✗
• テスト方向への「UCM」を防ぐことができる正しい動作の分離パターン 頸椎下部における以下の方向へのUCMを防ぐ： • 頸椎下部の側屈 • 頸椎上部の伸展 • 頸椎下部の回旋 肩甲骨における以下の方向へのUCMを防ぐ： • 挙上 そして頸椎下部を側屈する • ベンチマーク可動域全体を通じて動作を分離する：顔面は前額面のまま、頭部を中線を超えて、最終域全体の15°を側屈する **ベンチマーク基準を超えた利用可能な可動域がある場合、自動的な制御を必要とするのはベンチマーク可動域のみである** • 呼吸を止めずに（代替的な呼吸ストラテジーを使うことは許容される） • エキセントリック運動中の制御 • コンセントリック運動中の制御	☐ ☐ ☐ ☐ ☐	• 簡単そうに見え、自信をもって行っているという評価者の意見 • 簡単に感じ、被験者は十分に動作のパターンへの意識があり、自信を持ってテスト方向における「UCM」を防ぐ • コンセントリックおよびエキセントリックな動作において、分離のパターンはスムーズである • UCMを防ぐために、反対方向への**最終域**の動きを（継続的に）使わない • 追加のフィードバック（触覚的、視覚的、言語的な指示）は必要ない • 外的な支持や負荷をなくすことなく • リラックスした自然な呼吸（たとえ理想的でなかったとしても——自然なパターンが変化しない限り） • 疲労がない	☐ ☐ ☐ ☐ ☐ ☐ ☐ ☐
分離パターンを修正		動員の効率	

T41.2　首の下部の側屈テストによるUCMの部位と方向の診断

首の下部の側屈テスト

部位	方向	左へ	右へ
頸椎上部	• 回旋	☐	☐
	• 伸展	☐	☐
頸椎下部	• 側屈	☐	☐
肩甲骨	• 挙上	☐	☐

T41.3　再トレーニングをモニターするフィードバックのツール

フィードバックのツール	過程
自己触診	関節姿勢（位置）の触診によるモニタリング
視覚的な観察	鏡を見て、あるいは直接動きを観察する
指示と口頭による修正	ほかの観察者からのフィードバックを聞く

T41.4　頸椎上部の側屈制御の再トレーニングのための機能的な姿勢

- 座位
- 立位
- 座位で後傾する（後方の筋群にバイアスする）
- 側臥位
- 4点支持の膝立ち位（後方の筋群にバイアスする）
- 座位で前傾する（後方の筋群にバイアスする）
- 立位で前傾する（後方の筋群にバイアスする）
- 機能的活動

頸椎のスタビリティ機能障害のまとめ

（表6.7）

表6.7　頸椎テストのレーティングのまとめ		
UCM の診断とテスト		
スタビリティ制御のテスト （部位と方向）	レーティング（✓✓または✓✗または✗✗）と 理論的な根拠	
部位：頸椎下部	**方向：屈曲**	**臨床的優先性** ☐
後頭部挙上テスト		
胸椎屈曲テスト		
頭上への腕挙上テスト		
部位：頸椎上部	**方向：屈曲**	**臨床的優先性** ☐
頭部前傾テスト		
腕伸展テスト		
部位：頸椎上部	**方向：伸展**	**臨床的優先性** ☐
頭部後方挙上テスト		
水平（肩甲骨）内転テスト		
部位：頸椎中部	**方向：並進運動（伸展の間）**	**臨床的優先性** ☐
頭部後方ヒンジテスト		
顎挙上ヒンジテスト		
部位：頸椎	**方向：側屈**	**臨床的優先性** ☐
頭部回旋テスト	（左）	（右）
部位：頸椎	**方向：回旋**	**臨床的優先性** ☐
頭部ティルトテスト	（左）	（右）
部位：頸椎下部	**方向：側屈**	**臨床的優先性** ☐
首の上部のティルトテスト	（左）	（右）
部位：頸椎上部	**方向：側屈**	**臨床的優先性** ☐
首の下部の側屈テスト	（左）	（右）

参考文献

Amevo, B., Aprill, C., Bogduk, N., 1992. Abnormal instantaneous axes of rotation in patients with neck pain. Spine 54 (2), 213–217.

Butler, D., 2000. The sensitive nervous system. NOI Publications, Adelaide, Australia.

Caldwell, C., Sahrmann, S., Van, D., 2007. Use of a movement system impairment diagnosis for physical therapy in the management of a patient with shoulder pain. Journal of Orthopaedic and Sports Physical Therpay 37 (9), 551–563.

Cheng, J.S., Liu, F., Komistek, R.D., Mahfouz, M.R., Sharma, A., Glaser, D., 2007. Comparison of cervical spine kinematics using a fluoroscopic model for adjacent segment degeneration. Invited submission from the Joint Section on Disorders of the Spine and Peripheral Nerves, March 2007. Journal of Neurosurgery, Spine 7 (5), 509–513.

Comerford, M.J., Mottram, S.L., 2011. Diagnosis of uncontrolled movement, subgroup classification and motor control retraining of the neck. Kinetic Control, UK.

Dall'Alba, P.T., Sterling, M.M., Treleaven, J.M., Edwards, S.L., Jull, G.A., 2001. Cervical range of motion discriminates between asymptomatic persons and those with whiplash. Spine 26 (19), 2090–2094.

Dvorak, J., Froehlich, D., Penning, L., Baumgartner, H., Panjabi, M.M., 1998. Functional radiographic diagnosis of the cervical spine: flexion/extension. Spine 13, 748–755.

Falla, D., Farina, D., 2007. Neural and muscular factors associated with motor impairment in neck pain. Current Rheumatology Reports 9 (6), 497–502.

Falla, D., Bilenkij, G., Jull, G., 2004b. Patients with chronic neck pain demonstrate altered patterns of muscle activation during performance of a functional upper limb task. Spine 29, 1436–1440.

Falla, D., Jull, G., Hodges, P., 2004a. Patients with neck pain demonstrate reduced electromyographic activity of the deep cervical flexor muscles during performance of the craniocervical flexion test. Spine 29, 2108–2114.

Falla, D., Jull, G., Hodges, P., Vicenzino, B., 2006. An endurance-strength training regime is effective in reducing myoelectric manifestations of cervical flexor muscle fatigue in females with chronic neck pain. Clinical Neurophysiology 117, 828–837.

Falla, D., Jull, G., Russell, T., Vicenzino, B., Hodges, P., 2007. Effect of neck exercise on sitting posture in patients with chronic neck pain. Physical Therapy 87, 408–417.

Fernández-de-las-Peñas, C., Falla, D., Arendt-Nielsen, L., Farina, D., 2008. Cervical muscle co-activation in isometric contractions is enhanced in chronic tension-type headache patients. Cephalalgia 28 (7), 744–751.

Fernández-de-las-Peñas, C., Pérez-de-Heredia, M., Molero-Sánchez, A., Miangolarra-Page, J.C., 2007. Performance of the craniocervical flexion test, forward head posture, and headache clinical parameters in patients with chronic tension-type headache: a pilot study. Journal of Orthopaedic and Sports Physical Therapy 37 (2), 33–39.

Fritz, J.M., Brennan, G.P., 2007. Preliminary examination of a proposed treatment-based classification system for patients receiving physical therapy interventions for neck pain. Physical Therapy 87 (5), 513–524.

Grip, H., Sundelin, G., Gerdle, B., Karlsson, J.S., 2008. Cervical helical axis characteristics and its center of rotation during active head and upper arm movements – comparisons of whiplash-associated disorders, non-specific neck pain and asymptomatic individuals. Journal of Biomechanics doi:10.1016/j.jbiomech.2008.07.005.

Gross, A.R., Hoving, J.L., Haines, T.A., Goldsmith, C.H., Kay, T., Aker, P., et al., 2004. Cervical, Overview Group. A Cochrane review of manipulation and mobilization for mechanical neck disorders. Spine 29, 1541–1548.

Johnston, V., Jull, G., Darnell, R., Jimmieson, N.L., Souvlis, T., Jull, G., et al., 2008b. Alterations in cervical muscle activity in functional and stressful tasks in female office workers with neck pain. European Journal of Applied Physiology 103 (3), 253–264.

Johnston, V., Jull, G., Souvlis T., Jimmieson, N.L., 2008a. Neck movements and muscle activity characteristics in office workers with neck pain. Spine 33 (5), 555–563.

Jull, G., Kristjansson, E., Dall'Alba, P., 2004. Impairment in the cervical flexors: a comparison of whiplash and insidious onset neck pain patients. Manual Therapy 9, 89–94.

Jull, G., Sterling, M., Falla, D., Treleaven, J., O'Leary, S., 2008. Whiplash, headache and neck pain. Elsevier, Edinburgh.

Jull, G., Trott, P., Potter, H., Zito, G., Niere, K., Shirley, D., et al., 2002. A randomized controlled trial of exercise and manipulative therapy for cervicogenic headache. Spine 27, 1835–1843.

Kapandji, I.A., 1982. The physiology of the joints, 5th edn. Vol 3. The trunk and vertebral column. Churchill Livingstone, Edinburgh.

Kapreli, E., Vourazanis, E., Strimpakos, N., 2008. Neck pain causes respiratory dysfunction. Medical Hypotheses 70 (5), 1009–1013.

Kjellman, G.V., Skargren, E.I., Oberg, B.E., 1999. A critical analysis of randomised clinical trials on neck pain and treatment efficiency. A review of the literature. Scandinavian Journal of Rehabilitation Medicine 31, 139–152.

Lindman, R., Eriksson, A., Thornell, L.E., 1991a. Fiber type composition of the human female trapezius muscle: enzyme – histochemical characteristics. American Journal of Anatomy 190 (4), 385–392.

Lindman, R., Hagberg, M., Karl-Axis, A., Soderlund, K., Hultman, E., Thornell, L.E., 1991b. Changes in muscle morphology in chronic trapezius myalgia. Scandinavian Journal of Work, Environment and Health 17 (5), 347–355.

McDonnell, M.K., Sahrmann, S.A., Van Dillen, L., 2005. A specific exercise program and modification of postural alignment for treatment of cervicogenic headache: a case report. Journal of Orthopaedic and Sports Physical Therapy 35, 3–15.

Miyazaki, M., Hong, S.W., Yoon, S.H., Zou, J., Tow, B., Alanay, A., et al., 2008. Kinematic analysis of the relationship between the grade of disc degeneration and motion unit of the cervical spine. Spine 33 (2), 187–193.

Mottram, S.L., 2003. Dynamic stability of the scapula. In: Beeton, K.S. (Eds), Manual therapy masterclasses – the peripheral joints. Churchill Livingstone, Edinburgh.

Nederhand, M.J., Hermens, H.J., IJzerman, M.J., Turk, D.C., Zilvold, G., 2002. Cervical muscle dysfunction in chronic whiplash-associated disorder grade 2: the relevance of the trauma. Spine 27 (10), 1056–1061.

Nederhand, M.J., Ijzerman, M.J., Hermens, H., Baten, C.T., Zilvold, G., 2000. Cervical muscle dysfunction in the chronic whiplash associated disorder grade II (WAD-II). Spine 25 (15), 1938–1943.

O'Leary, S., Jull, G., Kim, M., Vicenzino, B., 2007. Cranio-cervical flexor muscle impairment at maximal, moderate, and low loads is a feature of neck pain. Manual Therapy 12, 34–39.

Panjabi, M.M., 1992. The stabilising system of the spine. Part II. Neutral zone and instability hypothesis. Journal of Spinal Disorders 5 (4), 390–397.

Sahrmann, S.A., 2002. Diagnosis and treatment of movement impairment syndromes. Mosby, St Louis, MO.

Shacklock, M., 2005. Clinical neurodynamics: a new system of neuromusculoskeletal treatment. Butterworth Heinmann, Edinburgh.

Singer, K.P., Fitzgerald, D., Milne, N., 1993. Neck retraction exercises and cervical disk disease. MPAA Conference proceedings, Australia.

Sterling, M., Jull, G., Vicenzino, B., Kenardy, J., Darnell, R., 2003. Development of motor system dysfunction following whiplash injury. Pain 103 (1–2), 65–73.

Sterling, M., Jull, G., Vicenzino, B., Kenardy, J., Darnell, R., 2005. Physical and psychological factors predict outcome following whiplash injury. Pain 114 (1–2), 141–148.

Straker, L.M., O'Sullivan, P.B., Smith, A.J., Perry, M.C., 2008. Relationships between prolonged neck/shoulder pain and sitting spinal posture in male and female adolescents. Manual Therapy, doi:10.1016/j.math.2008.04.004.

Szeto, G.P.Y., Straker, L., O'Sullivan, P., 2005a. A comparison of symptomatic and asymptomatic office workers performing monotonous keyboard work. 1: Neck and shoulder muscle recruitment patterns. Manual Therapy 10, 270–280.

Szeto, G.P.Y., Straker, L., O'Sullivan, P., 2005b. A comparison of symptomatic and asymptomatic office workers performing monotonous keyboard work. 2: Neck and shoulder kinematics. Manual Therapy 10, 281–291.

Szeto, G.P., Straker, L.M., O'Sullivan, P.B., 2008. Neck-shoulder muscle activity in general and task-specific resting postures of symptomatic computer users with chronic neck pain. Doi:10.1016/j.math.2008.05.001.

Van Dillen, L.R., McDonnell, M.K., Susco, T.M., Sahrmann, S.A., 2007. The immediate effect of passive scapular elevation on symptoms with active neck rotation in patients with neck pain. Clinical Journal of Pain 23 (8), 641–647.

Verhagen, A.P., Scholten-Peeters, G.G., de Bie, R.A., Bierma-Zeinstra, S.M., 2004. Conservative treatments for whiplash. Cochrane Database Syst. Rev. 1, CD003338.

White, 3rd., A.A., Johnson, R.M., Panjabi, M.M., Southwick, W.O., 1975. Biomechanical analysis of clinical stability in the cervical spine. Clinical Orthopaedics and Related Research (109), 85–96.

Yip, C.H., Chiu, T.T., Poon, A.T., 2008. The relationship between head posture and severity and disability of patients with neck pain. Manual Therapy 13 (2), 148–154.

CHAPTER 7
THE CERVICAL SPINE

胸椎
The thoracic spine

イントロダクション

　胸椎についての研究もしくはレビューは、腰椎や頸椎と比較するとわずかであり、注意が向けられてこなかった。これは、一部は胸椎の痛みの症状が発生する頻度が低いこと、また一部は胸部は胸郭によって、また肋骨が胸椎と関節を形成することによって、十分に支持されているためであろう（Watkins et al 2005）。胸椎に関連する利用可能な研究のほぼすべてとレビュー文献は、骨と靭帯、筋筋膜が関節機能の解剖学的およびバイオメカニクス的分析に基づいている（Edmondston & Singer 1997; Maitland et al 2005）。胸椎における痛みと機能不全に関連した神経生理学的な運動制御の変化の研究と分析は不足している。

胸椎における動作と姿勢制御の変化

　胸椎における運動制御機能不全に対する臨床的介入のほとんどは、腰椎と頸椎から派生した最近の研究から推定されたものである（Carrière 1996; Lee 1996, 2003; Lee et al 2005）。

　現時点では、胸椎の制御されていない動作（UCM）を測定した目立った研究は公表されていない。胸椎UCMの観察のほとんどは経験・事例に基づいているもの（anecdotal）であり、マネジメントガイドラインは腰椎と首を対象に行われた大々的な研究から構築された原則やストラテジーに基づく。本章では、胸椎の部位におけるUCMの評価について、また再トレーニングストラテジーについて詳しく述べる。

胸椎におけるUCMの部位と方向の診断

　胸椎におけるUCMの部位と方向の診断は、**部位**（胸椎）と**方向**（屈曲や伸展、回旋といった方向、さらに呼吸運動）によって特定される（表7.1）。

UCMの部位と、現れている症状の関連づけ

　UCMの診断には、その臨床的優先性の評価が必要となる。これは、UCMと現れている症状との間の関係に基づいている。セラピストは、UCMの方向と引き起こされる症状の方向との関連を探す必要がある。すなわち、i）UCMの部位は患者が症状の根源として訴えている部位または関節と関連しているか、ii）動作の方向または負荷テストが症状を誘発する方向または姿勢と関連しているか、である。**これによって臨床的優先性が特定される。**

　胸椎におけるUCMの部位と方向は、異なる臨床症状や、症状を悪化させる姿勢や活動と関連することがある。表7.2に、胸椎における典型的な評価の所見を挙げた。

　以下のセクションでは、胸椎におけるUCMのテストの特定の手順を示す。

表7.1	胸椎におけるUCMの部位と方向
部位	方向
胸椎	・屈曲 ・伸展 ・回旋 ・呼吸・肋骨

表7.2　異なる臨床症状と関連した、胸椎における UCM の部位と方向

UCM の部位と方向	現れている症状	症状を誘発する動作、姿勢、活動
胸椎屈曲 UCM 以下のように現れることがある。 • 制御されていない胸椎の屈曲（屈曲の過剰な可動性を伴う、または伴わない）	• 胸部背面および胸郭側部の両方またはどちらかの症状を示す • 局所化された痛みのパターンを示すかもしれない • ±筋筋膜と関節構造からの神経根痛	屈曲動作および姿勢により引き起こされる症状（とくに繰り返し、あるいは継続されると）、たとえば継続して座ること（とくにデスクで猫背になると）、前屈する、運転、見下ろす、前方へ手を伸ばす
胸椎伸展 UCM 以下のように現れることがある。 • 制御されていない胸椎の伸展（伸展の過剰な可動性を伴う、または伴わない）	• 胸部の背面および胸郭側部の両方またはどちらかの症状を示す • 局所化された痛みのパターンを示すかもしれない • ±筋筋膜と関節構造からの神経根痛	胸椎伸展動作および姿勢により引き起こされる症状（とくに繰り返し、あるいは継続されると）、たとえば継続して立つこと、後屈する、見上げる、頭上へ手を伸ばす、後方へ手を伸ばす
胸椎回旋 UCM 以下は一般的でない。 • 制御されていない胸椎の回旋（回旋の過剰な可動性を伴う、または伴わない） • 片側または両側	• 胸部の背面および胸郭側部の両方またはどちらかの症状を示す • 局所化された痛みのパターンを示すかもしれない • ±筋筋膜と関節構造からの神経根痛	胸椎回旋動作および姿勢により引き起こされる症状（とくに繰り返し、あるいは継続されると）、たとえば片側に身体をツイストすること、肩越しに後ろを振り返る、片腕を前方や後方あるいは横に伸ばす、投げること、片腕で体重を支える、あるいは押すこと
胸椎・肋骨の呼吸 UCM 以下のように現れることがある。 • 制御されていない胸椎や肋骨の吸気あるいは呼気の動作 • 片側または両側	• 胸部の背面および胸郭側部の両方またはどちらか、あるいは胸郭前面および胸骨の症状を示す • 局所化された痛みのパターンを示すかもしれない • ±筋筋膜と関節構造からの神経根痛	胸椎あるいは肋骨の呼吸動作（吸気あるいは呼気）により引き起こされる症状、たとえばツイストあるいは片方への側屈、深い吸気（息を吸い込む）、完全な呼気（吐き出す）、咳やくしゃみ、押したり、引いたり、重い負荷を挙上するために胸郭を固める（bracing）

胸椎のUCMテスト

胸椎の屈曲制御

胸椎の屈曲制御テストと
屈曲制御リハビリテーション

　これら屈曲制御テストは、胸椎における屈曲UCMの程度を評価し、ダイナミックスタビリティシステムが適切に屈曲負荷やひずみ（strain）を制御する能力を評価する。患者が屈曲に関連した症状や能力障害を訴える、もしくは示す場合には、屈曲UCMのための評価が優先である。機能不全を特定するテストは、リハビリテーションストラテジーをガイドしたり、方向づけるために用いられる。

胸椎屈曲に関連する動作不良
相対的スティフネス（制限）
- **腰椎骨盤帯の屈曲制限**──腰椎骨盤帯の屈曲制限は、胸椎屈曲可動域の代償的な増加の一因になるかもしれない。このことは腰椎骨盤関節の徒手的なセグメント評価によって裏付けられる（例：Maitland受動的生理学的椎間動作または受動的付属的椎間動作）。前彎姿勢が過剰である場合は、腰椎背側の筋筋膜の伸展性の喪失もあるかもしれない。
- **頸椎の屈曲制限**──頸椎の屈曲制限は、胸椎屈曲可動域の代償的な増加の一因になるかもしれない。これは、一般的に関節の屈曲制限と関連しない。しかしながら、顎を突き出した首の姿勢（chin poke neck posture）は、頸椎の前彎を増加させる可能性

があり、また頸椎後部の筋筋膜や項靭帯の伸展性を喪失させる可能性がある。
- **肩甲骨の外転制限**──動員の過剰活性、あるいは姿勢の変化により、菱形筋の伸展性が失われる可能性がある。結果としての肩甲骨の外転制限は、胸椎屈曲可動域の代償的な増加の一因になるかもしれない。

相対的柔軟性（潜在的UCM）
- **胸椎屈曲**──屈曲への動作が胸椎からはじまり、胸椎が前屈運動により大きく寄与する一方で、腰椎と股関節は遅れて屈曲し始めて、寄与はより小さいかもしれない。前屈の最終域において、胸椎屈曲の過剰な、あるいは過剰可動性の可動域が観察されるかもしれない。ニュートラルへと戻る際、胸椎屈曲が持続し、増加した胸椎後彎として現れる。

胸椎屈曲UCMのテストの適応
以下を観察または触診する。

1. 胸椎屈曲可動域の過剰な可動性
2. 前屈または前傾動作における胸椎屈曲による過剰な始動
3. 前屈または前方へ腕を伸ばす動作での胸椎屈曲に伴う症状（痛み、不快感、つっぱり）

　患者は、胸郭における屈曲に関連した症状を訴えている。屈曲負荷下において、胸椎には腰椎や頭部、肩に比べて、**屈曲方向への**より大きな折れ曲がり（give）がある。機能不全は、屈曲分離の運動制御テストによって裏付けられる。

胸椎屈曲制御のテスト

T42　立位：背中を平らにする（back flattening test）テスト（胸椎屈曲UCMのためのテスト）

　この分離テストは、胸椎屈曲を自動的に分離し制御する能力を評価するものであり、壁を背にして立ち、腰椎の前彎を反転し、背中が平らになった姿勢にする（すなわち、腰椎を屈曲させ、骨盤を後傾させる）。

テスト手順

　患者は、骨盤と胸椎上部、頭の後ろを壁につけて立ち、肩と腕はリラックスさせる。踵の間は約20cm壁から離し、両足の間は少なくとも肩幅に広げ、両膝を軽く曲げる（股関節屈曲筋から負荷を取り除き、広い基底面）（図7.1）。次に、胸椎と頭部を壁に固定し、患者は壁に沿って骨盤を後傾へとロールして、腰椎を壁に平らにするよう指示される。腰椎全体が壁に接触するように腰椎の前彎が反転すべきである（図7.2）。胸椎の屈曲は起こるべきでなく、頭部や両肩は壁から離れるべきではない。

　このテストは、修正のための追加のフィードバック（被験者自身による触診、視覚など）やキュー（cue）なしで行われるべきである。テストのためにフィードバックを取り除き、セラピストは胸椎屈曲の制御が十分かどうかを判断するために、壁に対する相対的な頭部と胸郭の視覚的な観察を用いるべきである。

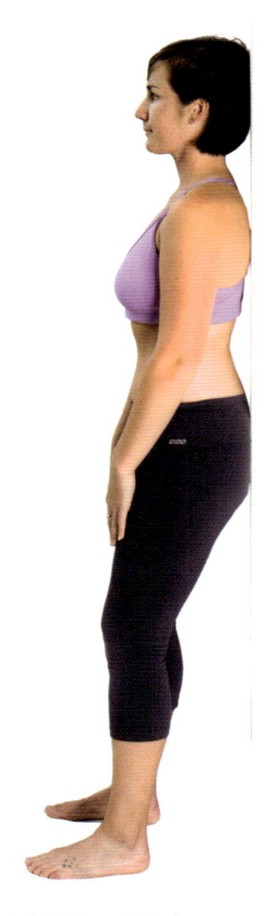

図7.1　背中を平らにする（back flattening）テストの開始姿勢

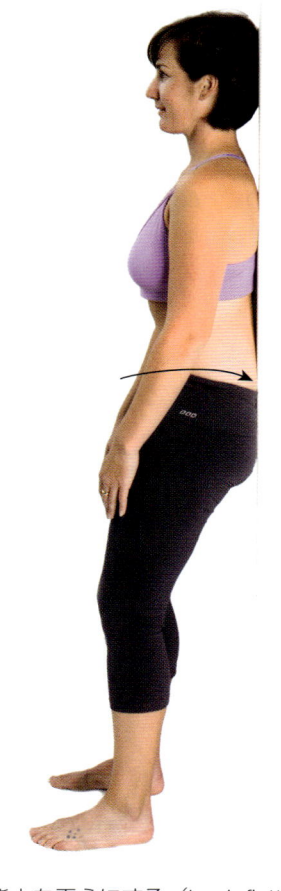

図7.2　背中を平らにする（back flattening）テストのベンチマーク

胸椎屈曲テスト

　患者は、胸椎における屈曲に関連した症状を訴えている。胸郭には、屈曲負荷下において、腰椎に対して相対的に屈曲方向へのUCMがある。背中が完全に平らになって後傾が達成される前に、頭部と胸椎が屈曲して壁から離れ始める。胸椎屈曲を独立した骨盤の後傾と腰椎屈曲から分離させようとする際、患者はUCMを制御することができない、あるいは、制御するために集中し多大な努力をする必要がある。

方向に特異的な運動制御テストにおける臨床的評価の注意点

　胸椎屈曲の運動制御（分離）テストにおいて、もしいくつかのほかの動作（例：わずかな胸椎の回旋）が観察された場合、これを制御されていない胸椎の屈曲として記録しない。胸椎回旋の運動制御テストによって、観察された動作が制御されていないかどうか特定されるだろう。制御されていない胸椎の屈曲が示された場合に限り、胸椎屈曲 UCM のテストが陽性となる。

胸椎屈曲UCMのレーティングと診断

（T42.1、T42.2）

修正

　制御が不十分である場合、再トレーニングは、腰椎と胸椎両方を屈曲させてスタートし、次に胸椎を壁に対して伸展方向へと展開する（unroll）ことで、機能不全動作を逆に行う。踵の間は約20cm壁から離し、両足の間は少なくとも肩幅に広げ、両膝は軽く曲げて（股関節屈曲筋から負荷を取り除き、広い基底面）、壁の前に立つ。骨盤を壁につけ、脊柱全体を屈曲へと丸め、骨盤を後傾へとロールしし、腰椎を壁に平らにする（図7.3）。骨盤と腰椎を壁に接触させたら、ゆっくりと頭と胸部を挙上し、壁に胸椎を展開する（unroll）（図7.4）。腰椎骨盤帯を壁に対して平らに保持しながら、胸椎の伸展筋が胸椎を伸展させることができる範囲においてのみ動作を行う。

　患者は、胸椎の屈曲UCMの制御をさまざまなフィ

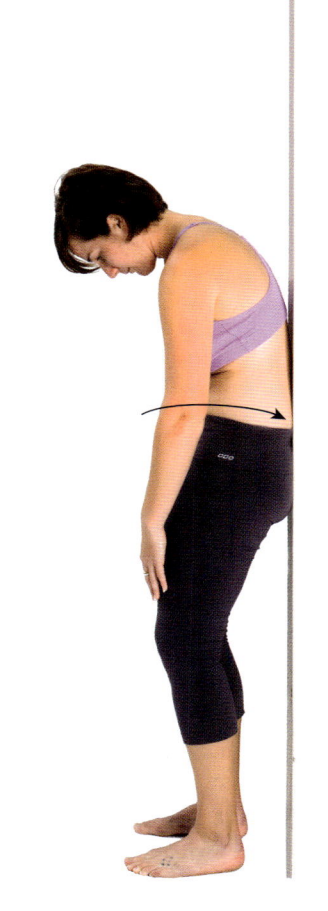

図7.3　修正のための開始姿勢

ードバックの方法を用いてセルフモニターすべきである（T42.3）。屈曲UCMが制御可能である可動域範囲内においては、何の症状も誘発されないはずである。

　セグメントの展開（unrolling）と胸椎屈曲制御が改善されたら、エクササイズは元々の開始姿勢に戻す。患者は、骨盤と胸椎上部、頭の後ろを壁につけて立つ。次に、胸椎と頭部を壁に固定し、患者は壁に沿って骨盤を後傾へとロールして、腰椎を平らにする。頭部と胸椎を壁に維持できる範囲においてのみ、骨盤を後傾へとロールするべきである（図7.5）。頭部と胸椎が屈曲して壁から離れ始める時点で、動きを止めるべきである。

T42.1 背中を平らにする（back flattening test）テストの低閾値動員効率の評価とレーティング

背中を平らにする（back flattening test）テスト——立位（壁）

評価

制御のポイント：
• 胸椎の屈曲を防ぐ
動作の課題：骨盤後傾と腰椎屈曲（立位——壁）
ベンチマーク可動域：独立して骨盤を後傾させて、腰椎の彎曲を反対にし、壁に対して背中を平らにする

方向の制御のための低閾値動員効率のレーティング

✓または✗		✓または✗	
• テスト方向への「UCM」を防ぐことができる正しい動作の分離パターン 胸椎における以下の方向へのUCMを防ぐ： • 屈曲 そして骨盤を後傾させ、腰椎を屈曲する	☐	• 簡単そうに見え、自信をもって行っているという評価者の意見	☐
		• 簡単に感じ、被験者は十分に動作のパターンへの意識があり、自信を持ってテスト方向における「UCM」を防ぐ	☐
• ベンチマーク可動域全体を通じて動作を分離する：独立して骨盤を後傾させて、壁に対して背中を平らにする **ベンチマーク基準を超えた利用可能な可動域がある場合、自動的な制御を必要とするのはベンチマーク可動域のみである**	☐	• コンセントリックおよびエキセントリックな動作の間、分離のパターンはスムーズである	☐
		• UCMを防ぐために、反対方向への**最終域**の動きを（継続的に）使わない	☐
		• 特別なフィードバック（触覚的、視覚的、言語的な指示）は必要ない	☐
• 呼吸を止めずに（代替的な呼吸ストラテジーを使うことは許容される）	☐	• 外的な支持や負荷をなくすことなく	☐
		• リラックスした自然な呼吸（たとえ理想的でなかったとしても——自然なパターンが変化しない限り）	☐
• エキセントリック運動中の制御	☐		
• コンセントリック運動中の制御	☐	• 疲労がない	☐
分離パターンを修正		動員の効率	

T42.2 背中を平らにするテスト(back flattening test）によるUCMの部位と方向の診断

背中を平らにする（back flattening test）テスト——立位（壁）

部位	方向	✗✗または✓✓
		（チェックボックス）
胸椎	屈曲	☐

T42.3 再トレーニングをモニターするフィードバックのツール

フィードバックのツール	過程
自己触診	関節姿勢（位置）の触診によるモニタリング
視覚的な観察	鏡を見て、あるいは直接動きを観察する
粘着テープ	触覚的なフィードバックのために皮膚に張力をかける
指示と口頭による修正	ほかの観察者からのフィードバックを聞く

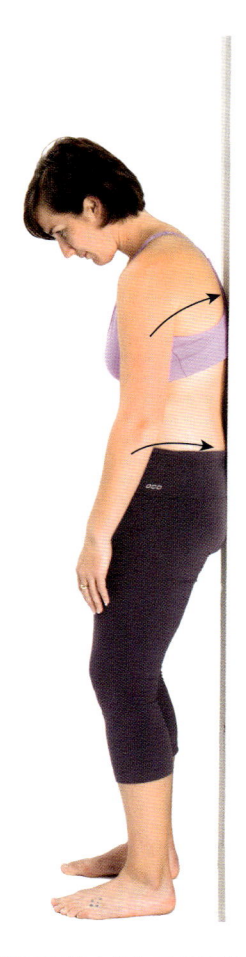
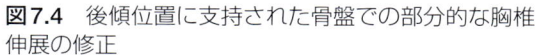
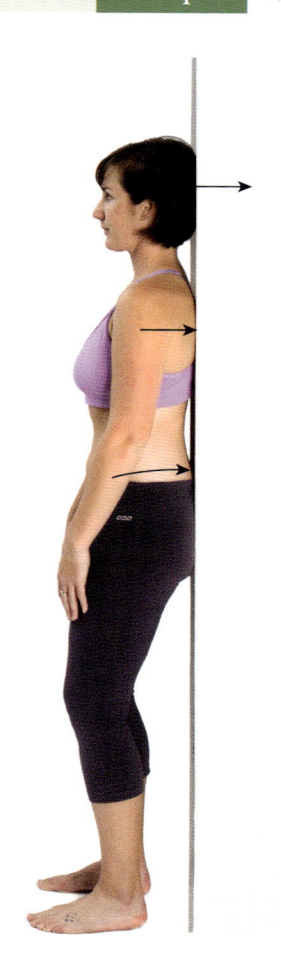

図7.4　後傾位置に支持された骨盤での部分的な胸椎伸展の修正

図7.5　支持された頭部と胸椎での部分的な後傾の修正

T43　座位：頭部ハング（hang）テスト（胸椎屈曲UCMのためのテスト）

この分離テストは、胸椎屈曲を自動的に分離し制御する能力を評価するものであり、寄りかからずに姿勢を正して座り、頭部の下のほうを胸に向かって下ろす（すなわち頸椎を屈曲させる）。

テスト手順

患者は、胸椎を制御して胸椎屈曲を防ぎながら、頭部を胸骨に向かって自動的に下ろす（頸椎を屈曲する）ことができる能力を持っているべきである。患者は、両足を床につけずに背筋を伸ばして座り、脊柱と頭部はニュートラルな位置を取る。頭を、顎が突き出すことなく両肩の真上にくるように位置する（図7.6）。頸椎や両肩の動きを出すことなく、頭部を、胸骨に向かって下げる。胸骨あるいは両肩を前方に下げることは許容されない。これは独立した頸椎の屈曲である。理想的には、患者は独立に頸部を完全屈曲可動域を通して顎が胸骨上部から2〜3cm以内になるまで屈曲させる際、胸椎をニュートラルに保ち、胸椎の屈曲を防げる能力があるべきである（図7.7）。

このテストは、修正のための追加のフィードバック（被験者自身による触診、視覚など）やキューなしで行われるべきである。テストのためにフィードバックを取り除き、セラピストは、胸椎屈曲の制御が十分かどうかを判断するために、頭部と胸椎の壁に対する視覚的な観察を用いるべきである。

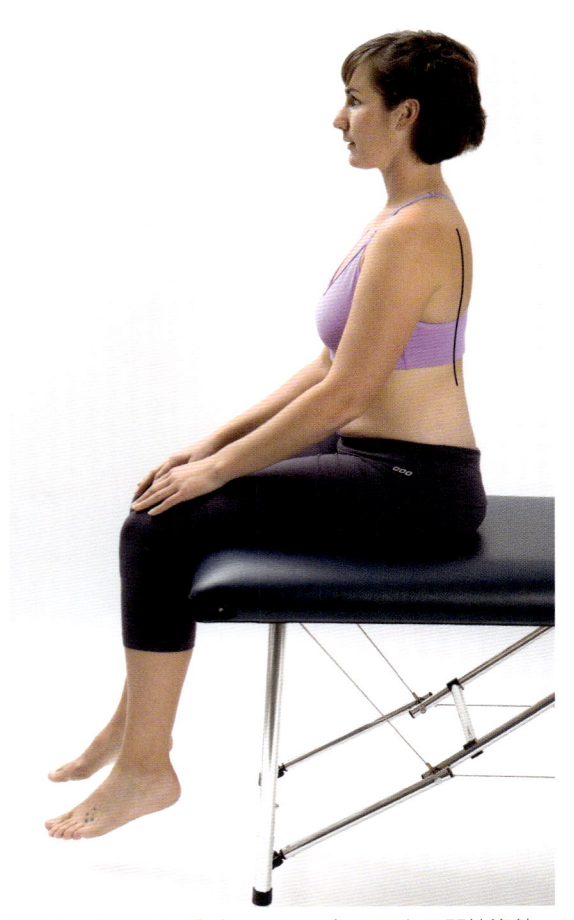

図7.6　頭部ハング（head hang）テストの開始姿勢

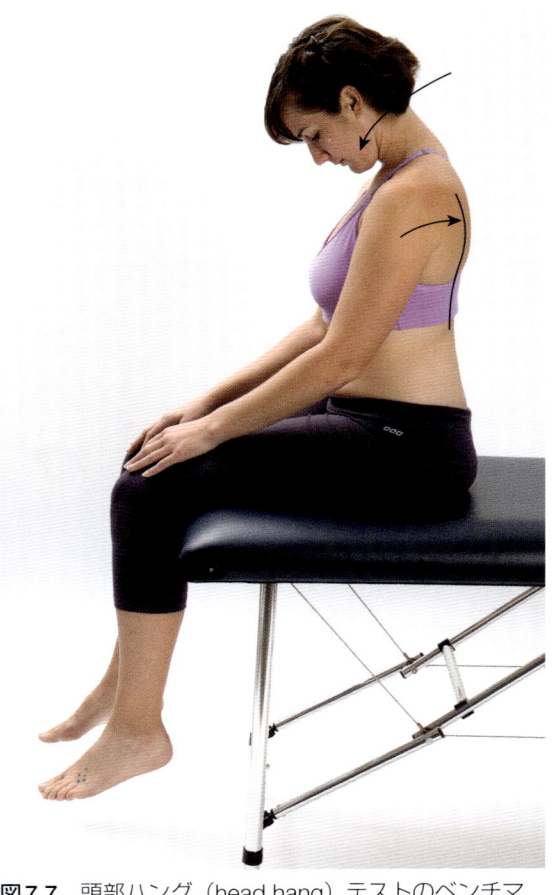

図7.7　頭部ハング（head hang）テストのベンチマーク

胸椎屈曲UCM

　患者は、胸椎における屈曲に関連した症状を訴えている。胸郭には、屈曲負荷下において、頸椎に対して相対的に屈曲方向へのUCMがある。胸椎は、頸椎が最大屈曲（頭部は前方に下がり、顎は胸骨から2～3cm以内）に達する前に屈曲を始める。胸椎屈曲を独立した頸椎屈曲から分離させようとする際、患者はUCMを制御することができない、あるいは、制御するために集中し多大な努力をする必要がある。

方向に特異的な運動制御テストにおける臨床的評価の注意点

　胸椎屈曲の運動制御（分離）テストにおいて、もしいくつかのほかの動作（例：わずかな胸椎の回旋）が観察された場合、これを制御されていない胸椎の屈曲として記録しない。胸椎回旋の運動制御テストによって、観察された動作が制御されていないかどうか特定される。**制御されていない胸椎の屈曲が示された場合に限り、胸椎屈曲UCMのテストが陽性となる。**

胸椎屈曲UCMのレーティングと診断

（T43.1、T43.2）

修正

　制御が不十分である場合、再トレーニングは、壁で胸椎を支持し、限定した可動域を通じて頸椎を屈曲させることで始めるのが最もよい。踵の間は約20cm壁から離し、両足の間は少なくとも肩幅に広げ、両膝は軽く曲げて、壁の前に立つ。

　胸椎と頭部の後ろを壁につけて支持する（図7.8）。患者は、胸骨と鎖骨を触診することによって胸椎の屈曲の制御をモニターすべきである。胸骨あるいは鎖骨の前方へ、あるいは下方への動作は、制御されていない胸椎の屈曲を示す。患者は、ゆっくりと頭部が壁から離れていくように屈曲することを指示される。胸椎の屈曲が起こらない範囲のみにおいて、頭部を前方へ下げる（胸骨を手で触診してモニターする）。胸骨を触診することから得られるフィードバックを用いて、患者は胸椎の屈曲を制御し、防ぎ、頸椎下部を独立して屈曲させることを訓練される（図7.9）。

　患者は、胸椎の屈曲UCMの制御をさまざまなフィードバックの方法を用いてセルフモニターすべきである（T43.3）。屈曲UCMが制御可能である可動域範囲内においては、何の症状も誘発されないはずである。

　胸椎伸展の制御が改善したら、患者は壁から離れ、胸椎の支持なしで（壁からの支持なし）胸骨を触診することによって胸椎屈曲をセルフモニターしながらエクササイズを行う。

T43.1 頭部ハング（hang）テストの低閾値動員効率の評価とレーティング

<table>
<tr><td colspan="2" align="center">頭部ハング（hang）テスト──座位</td></tr>
<tr><td colspan="2" align="center">評価</td></tr>
</table>

制御のポイント：
• 胸椎の屈曲を防ぐ
動作の課題：頸椎屈曲（座位）
ベンチマーク可動域：独立した頸椎の屈曲（顎を胸骨から2横指以内にする）

<table>
<tr><td colspan="2" align="center">方向の制御のための低閾値動員効率のレーティング</td></tr>
<tr><td align="center">✓または✗</td><td align="center">✓または✗</td></tr>
<tr>
<td>
• テスト方向への「UCM」を防ぐことができる正しい動作の分離パターン ☐
胸椎における以下の方向への UCM を防ぐ：
• 屈曲
そして頸椎を屈曲する
• ベンチマーク可動域全体を通じて動作を分離する： ☐
頭部を垂らし、顎が胸骨から2横指の距離になるまで頸椎の完全屈曲を行う
ベンチマーク基準を超えた利用可能な可動域がある場合、自動的な制御を必要とするのはベンチマーク可動域のみである
• 呼吸を止めずに（代替的な呼吸ストラテジーを使うことは許容される） ☐
• エキセントリック運動中の制御 ☐
• コンセントリック運動中の制御 ☐
</td>
<td>
• 簡単そうに見え、自信をもって行っているという評価者の意見 ☐
• 簡単に感じ、被験者は十分に動作のパターンへの意識があり、自信を持ってテスト方向における「UCM」を防ぐ ☐
• コンセントリックおよびエキセントリックな動作の間、分離のパターンはスムーズである ☐
• UCM を防ぐために、反対方向への**最終域**の動きを（継続的に）使わない ☐
• 特別なフィードバック（触覚的、視覚的、言語的な指示）は必要ない ☐
• 外的な支持や負荷をなくすことなく ☐
• リラックスした自然な呼吸（たとえ理想的でなかったとしても──自然なパターンが変化しない限り） ☐
• 疲労がない ☐
</td>
</tr>
<tr><td>分離パターンを修正</td><td>動員の効率</td></tr>
</table>

T43.2 頭部ハング（hang）テストによる UCM の部位と方向の診断

頭部ハング（hang）テスト──座位

部位	方向	✗✗または✓✓
		（チェックボックス）
胸椎	屈曲	☐

T43.3 再トレーニングをモニターするフィードバックのツール

フィードバックのツール	過程
自己触診	関節姿勢（位置）の触診によるモニタリング
視覚的な観察	鏡を見て、あるいは直接動きを観察する
粘着テープ	触覚的なフィードバックのために皮膚に張力をかける
指示と口頭による修正	ほかの観察者からのフィードバックを聞く

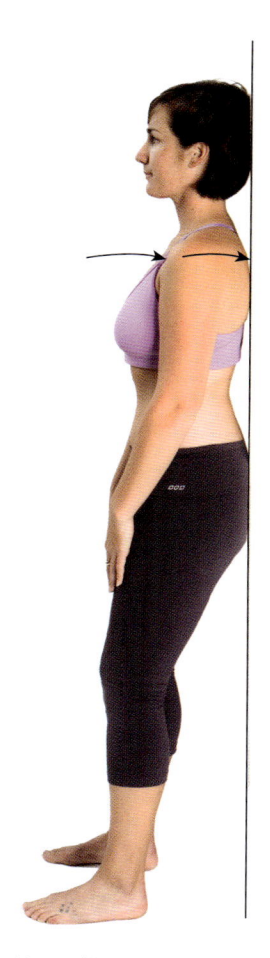

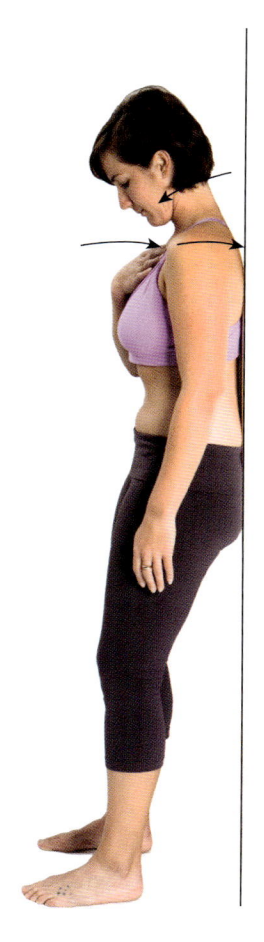

図7.8 壁を使った修正のための開始姿勢

図7.9 壁による胸椎の支持姿勢での部分的な頭部の屈曲を用いた修正

T44　座位：骨盤テイルタック（tail tuck）テスト（胸椎屈曲UCMのためのテスト）

この分離テストは、座位で胸椎屈曲を自動的に分離し制御する能力を評価するものであり、寄りかからずに姿勢を正して座り、骨盤を後方へロールする（例：「テイルタック（tail tuck、訳注：骨盤の後傾により、尾骶骨をたくし込み、座面に近づける）」、あるいは骨盤を後傾する）。

テスト手順

患者は、胸椎屈曲を制御し防ぎながら、自動的に骨盤を後傾へと後方へロールすることができる能力を持っているべきである。患者は、両足を床から離し、背

筋を伸ばして座り、腰椎と骨盤はニュートラルな位置を取る。セラピストは、受動的に胸椎を支持し、受動的に骨盤を後方へロールすることで、胸椎屈曲と独立した骨盤後傾の利用可能な可動域を評価する。これにより、患者は、テストされるであろう動作パターンの経験と学習することができる。

次に、患者は、正常な脊柱をカーブを引き伸ばしたS字にするために、脊柱をできるだけ高く、あるいはできるだけ長くするように指示される。頭を、顎が突き出すことなく両肩の真上にくるように位置する（図7.10）。次に、胸椎を屈曲させることなく（胸骨は下がったり前方へ動いたりしない）、利用可能な骨盤の後傾の最大可動域まで自動的に骨盤を後ろにロールする（尻尾を骨盤の下にたくし込む）。患者は、セラピストが受動的評価で特定したのと同じ可動域の骨盤後傾を行うことが求められる。

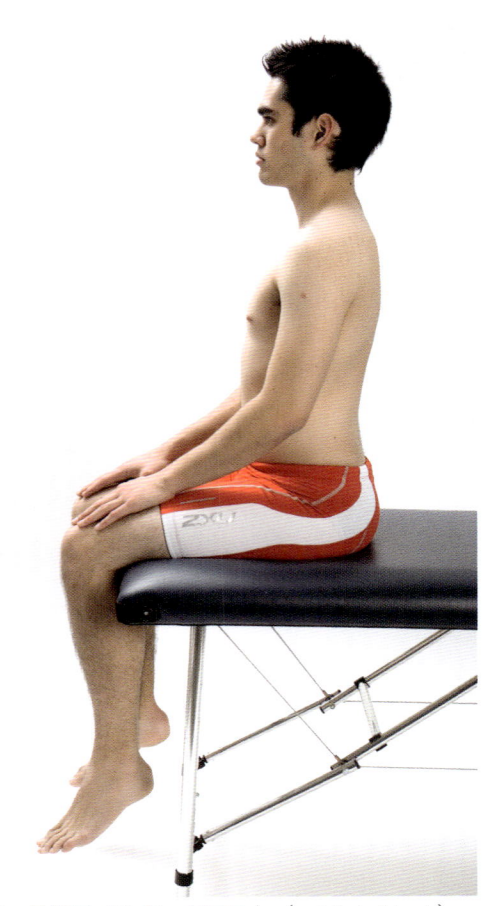

図7.10　骨盤テイルタックテスト（pelvic tail tuck）の開始姿勢

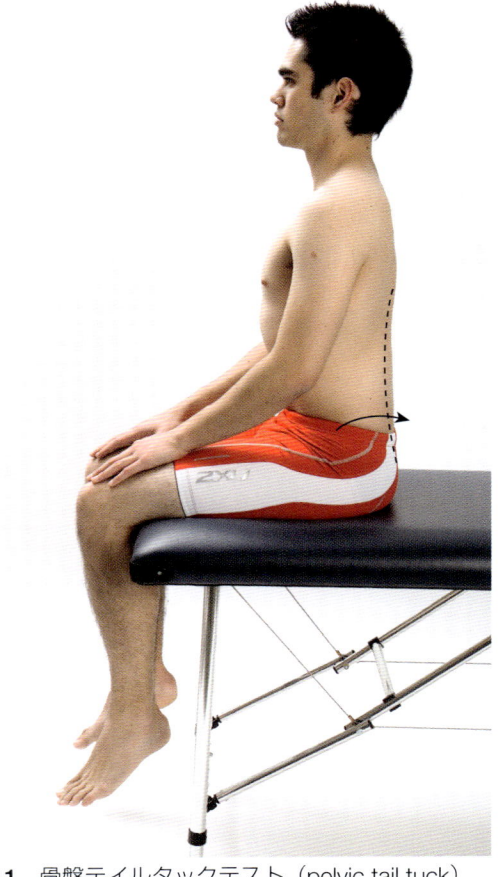

図7.11　骨盤テイルタックテスト（pelvic tail tuck）のベンチマーク

　理想的には、胸椎の屈曲を防ぐ能力が明らかなように、独立して骨盤が後方へロールする際、患者は胸椎を骨盤の後傾から分離させる能力があるべきである（図7.11）。胸椎の屈曲への動きは生じるべきではない。後傾（屈曲）の負荷下において、胸椎屈曲UCMが制御されている限り、何の症状も誘発されないはずである。

　このテストは、修正のための追加のフィードバック（被験者自身による触診、視覚など）もしくはキューなしで行われるべきである。テストのためにフィードバックを取り除き、セラピストは胸椎屈曲の制御が十分かどうかを判断するために、骨盤に対する相対的な胸椎の視覚的な観察を用いるべきである。

胸椎屈曲UCM

　患者は、胸椎における屈曲に関連した症状を訴えている。胸郭には、屈曲負荷下において、骨盤の後傾に対して相対的に屈曲方向へのUCMがある。胸椎は、骨盤が独立した最大の後傾（「テイルタック」）に達する前に屈曲を始める。胸椎屈曲を独立した骨盤の後傾から分離させようとする際、患者はUCMを制御することができない、あるいは、制御するために集中し多大な努力をする必要がある。

方向に特異的な運動制御テストにおける臨床的評価の注意点

　胸椎屈曲の運動制御（分離）テストにおいて、もしいくつかのほかの動作（例：わずかな胸椎の回旋）が観察された場合、これを制御されていない胸椎の屈曲として記録しない。胸椎回旋の運動制御テストによって、観察された動作が制御されていないかどうか特定されるだろう。**制御されていない胸椎の屈曲が示された場合に限り、胸椎屈曲UCMのテストが陽性となる。**

胸椎屈曲UCMのレーティングと診断

（T44.1、T44.2）

修正

　再トレーニングは、胸椎を壁につけて胸椎の支持とフィードバックを増加させ、骨盤の後傾を限定した可動域を通じて始めるのが最もよい。患者は、骨盤と胸椎上部、頭の後ろを壁につけて立ち、肩と腕はリラッ

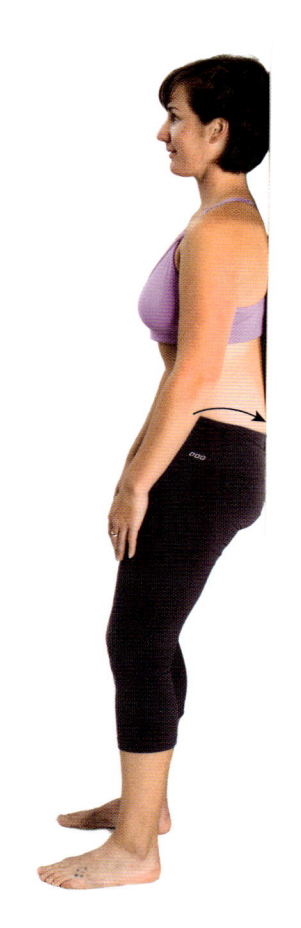

図7.12　胸椎の支持姿勢での部分的な後傾の修正

クスさせる。トレーニングを始めるために骨盤を、前傾させた姿勢にする。これは、低い椅子に座り床に足をつけて、胸椎と頭部の後ろを壁につけて行うこともできる。次に、胸椎と頭部を壁に固定し、骨盤を後傾へと後ろにロールするよう指示される（図7.12）。想像上の尻尾を骨盤の下にたくし込むことをイメージするのも有用かもしれない。他のイメージのキューには、骨盤を水が満杯に入ったバケツとし、胸郭をバケツのハンドルとするという視覚化の方法がある。この目的は、バケツの後ろから水をこぼす能力をイメージし、胸椎屈曲へとハンドルを前方に倒させない。

　もし制御が不十分な場合、自己触診を用いてエクササイズを正しく行うことをモニターすることも推奨される。片手を胸骨または鎖骨に置き、胸椎の屈曲の制御をモニターする。もう一方の手を仙骨に置き、腰椎骨盤の動作をモニターする（図7.13）。胸椎を屈曲さ

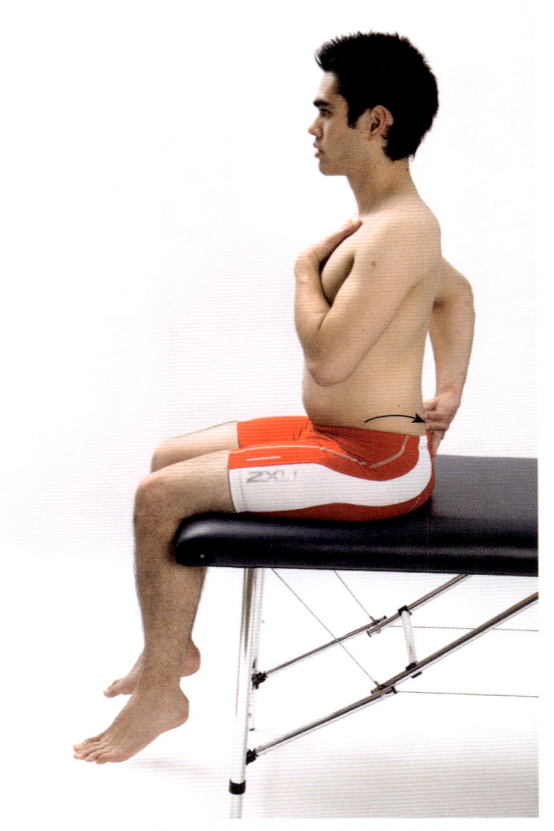

図7.13　自己触診を伴う部分的な後傾の修正

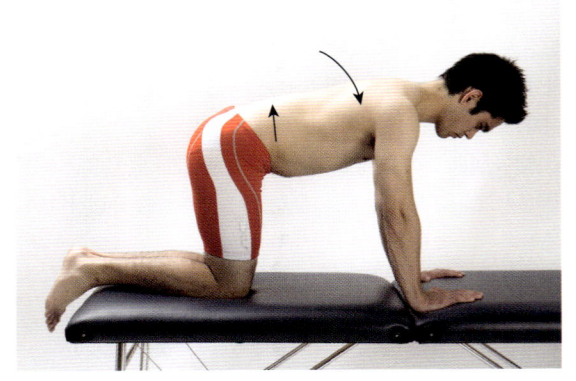

図7.14　修正（骨盤の後傾に続く胸椎伸展）

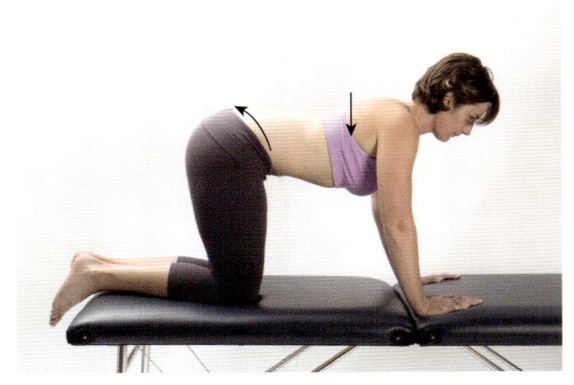

図7.15　修正（胸椎伸展に続く骨盤の後傾）

せることなく（胸骨は下がったり前方へ動いたりしない）、利用可能な骨盤の後傾の最大可動域まで自動的に骨盤を後方へロールする（すなわち尻尾を骨盤の下にたくし込む）。胸骨を触診することから得られるフィードバックを用いて、患者は胸椎の屈曲を制御し、防ぎ、骨盤を独立して後傾することを訓練される。胸椎の屈曲が起こらない範囲においてのみ（胸骨を手で触診してモニターする）、骨盤を後傾（テイルタック）させる。胸椎の屈曲においてUCMは生じるべきではない。屈曲負荷下において、屈曲UCMが制御されている限り、何の症状も誘発されないはずである。

　患者は、胸椎の屈曲UCMの制御をさまざまなフィードバックの方法を用いてセルフモニターすべきである（T44.3）。屈曲UCMが制御可能である可動域範囲内においては、何の症状も誘発されないはずである。

　ある患者にとっては、制御が不十分な場合、特異的な分離を行うよりは、逆動員エクササイズ（recruitment reversal exercise）を使うほうがより

簡単である。上半身と体幹の重さは両手と両膝で支持されることができる。骨盤をニュートラルなティルトにし、腰椎と胸椎、頭部をニュートラルなアライメントにする（頭の後ろが仙骨と胸椎中部を結ぶ想像上の線に接するようにする）。2つの適切な動員逆動員ストラテジー（recruitment reversal strategies）がある。

1. 最初に、自動的に骨盤を最終域まで自動的に後傾し、次に、後傾を失うことなく胸椎を伸展させる（図7.14）。
2. この同じパターンの反対の順番も、用いられるかもしれない。すなわち、最初に、自動的に胸椎をできるだけ伸展させ、次に骨盤を後傾する（図7.15）。

　この逆の順番での動員が楽に感じられるようになったとき、座位での分離エクササイズに漸増させることができる。

T44.1　骨盤テイルタック（tail tuck）テストの低閾値動員効率の評価とレーティング

骨盤テイルタック（tail tuck）テスト──座位

評価

制御のポイント：
- 胸椎の屈曲を防ぐ

動作の課題：骨盤後傾（座位）

ベンチマーク可動域：可動域全体を通じた、独立した自動的な骨盤後傾（受動的に評価した可動域と同じ）

方向の制御のための低閾値動員効率のレーティング

	✓または✗		✓または✗
• テスト方向への「UCM」を防ぐことができる正しい動作の分離パターン 胸椎における以下の方向への UCM を防ぐ： • 屈曲 そして骨盤を後傾する	☐	• 簡単そうに見え、自信をもって行っているという評価者の意見 • 簡単に感じ、被験者は十分に動作のパターンへの意識があり、自信を持ってテスト方向における「UCM」を防ぐ	☐ ☐
• ベンチマーク可動域全体を通じて動作を分離する：可動域全体を通じた、独立した骨盤後傾（受動的に評価した可動域と比較して） **ベンチマーク基準を超えた利用可能な可動域がある場合、自動的な制御を必要とするのはベンチマーク可動域のみである**	☐	• コンセントリックおよびエキセントリックな動作の間、分離のパターンはスムーズである • UCM を防ぐために、反対方向への**最終域の動き**を（継続的に）使わない • 特別なフィードバック（触覚的、視覚的、言語的な指示）は必要ない	☐ ☐ ☐
• 呼吸を止めずに（代替的な呼吸ストラテジーを使うことは許容される） • エキセントリック運動中の制御 • コンセントリック運動中の制御	☐ ☐ ☐	• 外的な支持や負荷をなくすことなく • リラックスした自然な呼吸（たとえ理想的でなかったたとしても──自然なパターンが変化しない限り） • 疲労がない	☐ ☐ ☐
分離パターンを修正		動員の効率	

T44.2　骨盤テイルタック（tail tuck）テストによる UCM の部位と方向の診断

骨盤テイルタック（tail tuck）テスト──座位

部位	方向	✗✗または✓✗
		（チェックボックス）
胸椎	屈曲	☐

T44.3　再トレーニングをモニターするフィードバックのツール

フィードバックのツール	過程
自己触診	関節姿勢（位置）の触診によるモニタリング
視覚的な観察	鏡を見て、あるいは直接動きを観察する
粘着テープ	触覚的なフィードバックのために皮膚に張力をかける
指示と口頭による修正	ほかの観察者からのフィードバックを聞く

T45　座位：両腕前方リーチ（bilateral forward reach）テスト（胸椎屈曲UCMのためのテスト）

この分離テストは、胸椎屈曲を自動的に分離し制御する能力を評価するものであり、寄りかからずに姿勢を正して座り、両腕を身体の前方に伸ばす（すなわち両側の肩甲骨は外転させる）。

テスト手順

患者は、胸椎を制御して胸椎屈曲を防ぎながら、肩甲骨の完全外転へと自動的に両腕を前に伸ばすことができる能力を持っているべきである。患者は、両足を床につけずに背筋を伸ばして座る。次に、患者は、脊柱をニュートラルで正常なカーブにして姿勢を正して座り、顎を突き出すことなく、頭が両肩の真上にくるように指示される。両腕は肩の屈曲90°に保ち、肩甲骨はニュートラルな中間位でリラックスさせる（図7.16）。次に、胸椎を屈曲させることなく（胸骨は下がったり前方へ動いたりしない）、あるいは頭部は前方へ動くことなく、利用可能な完全な肩甲骨の外転へと、両腕を自動的に前に伸ばす。

理想的には、胸椎の屈曲を防ぐ能力が明らかなように、独立して腕を前方に伸ばす際、患者は腰椎を肩甲骨の外転から分離させる能力があるべきである（図7.17）。胸椎の屈曲への動きは生じるべきではない。屈曲負荷下において、屈曲UCMが制御されている限り、何の症状も誘発されないはずである。

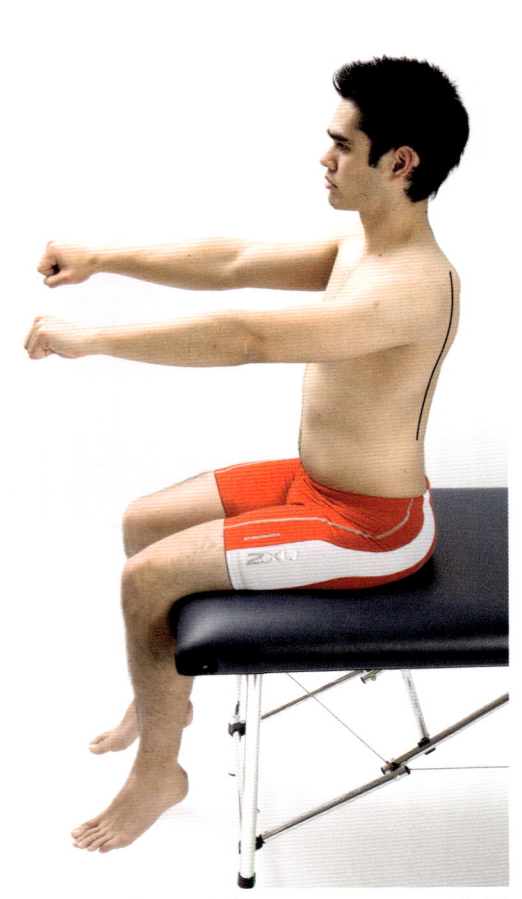

図7.16　両腕前方リーチ（bilateral forward reach）テストの開始姿勢

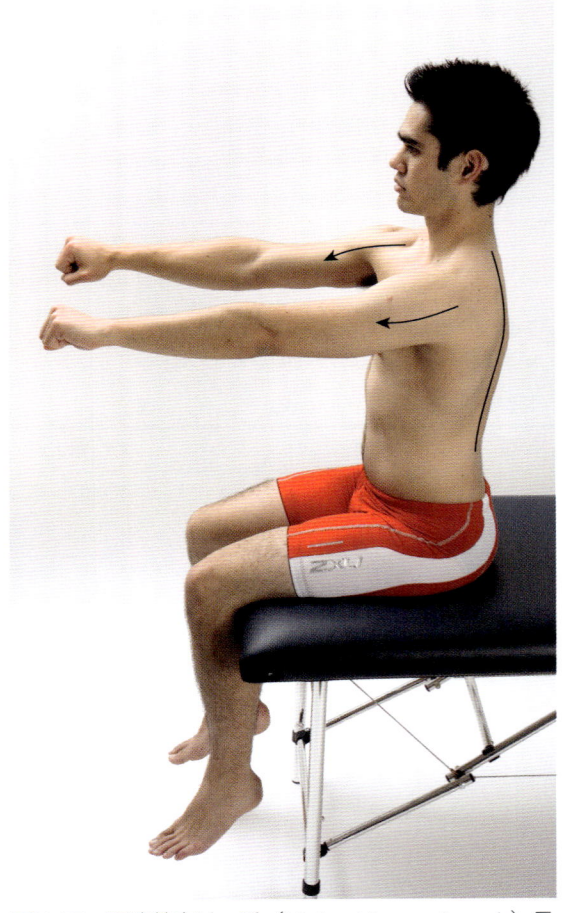

図7.17　両腕前方リーチ（bilateral forward reach）テストのベンチマーク

このテストは、修正のための追加のフィードバック（被験者自身による触診、視覚など）もしくはキューなしで行われるべきである。テストのためにフィードバックを取り除き、セラピストは胸椎屈曲の制御が十分かどうかを判断するために、両肩に対する相対的な頭部と胸郭の視覚的な観察を用いるべきである。

胸椎の屈曲UCM

患者は、胸椎における屈曲に関連した症状を訴えている。胸郭は、肩甲骨の外転に対して相対的に屈曲方向へのUCMがある。胸椎は、独立して肩甲骨が最大の外転（前方へ腕を伸ばす）に達する前に屈曲を始める。胸椎屈曲を独立した肩甲骨の外転から分離させようとする際、患者はUCMを制御することができない、あるいは、制御するために集中し多大な努力をする必要がある。

方向に特異的な運動制御テストにおける臨床的評価の注意点

胸椎屈曲の運動制御（分離）テストにおいて、もしいくつかのほかの動作（例：わずかな胸椎の回旋）が観察された場合、これを制御されていない胸椎の屈曲として記録しない。胸椎回旋の運動制御テストによって、観察された動作が制御されていないかどうか特定されるだろう。制御されていない胸椎の**屈曲**が示された場合に限り、胸椎屈曲UCMのテストが陽性となる。

胸椎屈曲UCMのレーティングと診断
（T45.1、T45.2）

修正

制御が不十分である場合、胸椎を壁につけて支持し、限定した可動域を通じて前方へ腕を伸ばすことで（肩甲骨を外転させる）再トレーニングを始めるのが最もよい。踵の間は約20cm壁から離し、両足の間は少なくとも肩幅に広げ、両膝は軽く曲げて、壁の前に立つ。

胸椎と頭部の後ろを壁につけて支持される。患者は、片手を用いて胸骨あるいは鎖骨を触診することによって胸椎の屈曲の制御をモニターすべきである。胸骨あるいは鎖骨の前方へ、あるいは下方への動作は、制御されていない胸椎の屈曲を示す。患者は、ゆっくりと一方の腕を前に伸ばすように指示される。腕を伸ばすのは、胸椎の屈曲が起こらない範囲だけである（胸骨を手で触診してモニターする）（図7.18）。胸骨を触診することから得られるフィードバックを用いて、患者は胸椎の屈曲を制御し、防ぎ、肩甲骨を独立して外転することを訓練される。

患者は、胸椎の屈曲UCMの制御をさまざまなフィードバックの方法を用いてセルフモニターすべきである（T45.3）。屈曲UCMが制御可能である可動域範囲内においては、何の症状も誘発されないはずである。

胸椎伸展の制御が改善したら、患者は壁による胸椎の支持とフィードバックを利用し、両腕を前に伸ばすべきである（図7.19）。最終的には、患者は壁から離れ、胸椎への支持なしで（壁からの支持がない）エクササイズを行うことができるべきである。

胸椎屈曲UCMのまとめ
（表7.3）

表7.3　胸椎屈曲テストのレーティングのまとめ		
UCM の診断とテスト		
部位：胸椎	方向：屈曲	臨床的優先性 ☐
テスト	レーティング（✓✓または✓✗または✗✗）と理論的な根拠	
立位：背中を平らにする（back flattening test）		
座位：頭部ハング（hang）		
座位：骨盤テイルタック（tail tuck）		
座位：両腕前方リーチ（bilateral forward reach）		

T45.1　両腕前方リーチ（bilateral forward reach）テストの低閾値動員効率の評価とレーティング

両腕前方リーチ（bilateral forward reach）テスト──座位
評価

制御のポイント：
- 胸椎の屈曲を防ぐ

動作の課題：肩甲骨の外転（座位）

ベンチマーク可動域：可動域全体を通じた、独立した自動的な肩甲骨の外転

方向の制御のための低閾値動員効率のレーティング

✓または✗		✓または✗	
• テスト方向への「UCM」を防ぐことができる正しい動作の分離パターン 胸椎における以下の方向へのUCMを防ぐ： • 屈曲 そして両側の肩甲骨を外転する	☐	• 簡単そうに見え、自信をもって行っているという評価者の意見	☐
		• 簡単に感じ、被験者は十分に動作のパターンへの意識があり、自信を持ってテスト方向における「UCM」を防ぐ	☐
• ベンチマーク可動域全体を通じて動作を分離する：可動域全体を通じて独立した肩甲骨の外転（両肩を90°屈曲させて前方リーチ） **ベンチマーク基準を超えた利用可能な可動域がある場合、自動的な制御を必要とするのはベンチマーク可動域のみである**	☐	• コンセントリックおよびエキセントリックな動作の間、分離のパターンはスムーズである	☐
		• UCMを防ぐために、反対方向への**最終域の動き**を（継続的に）使わない	☐
		• 特別なフィードバック（触覚的、視覚的、言語的な指示）は必要ない	☐
• 呼吸を止めずに（代替的な呼吸ストラテジーを使うことは許容される）	☐	• 外的な支持や負荷をなくすことなく	☐
• エキセントリック運動中の制御	☐	• リラックスした自然な呼吸（たとえ理想的でなかったとしても──自然なパターンが変化しない限り）	☐
• コンセントリック運動中の制御	☐	• 疲労がない	☐
分離パターンを修正		動員の効率	

T45.2　両腕前方リーチ（bilateral forward reach）テストによるUCMの部位と方向の診断

両腕前方リーチ（bilateral forward reach）テスト──座位		
部位	方向	✗✗または✓✗
		（チェックボックス）
胸椎	屈曲	☐

T45.3　再トレーニングをモニターするフィードバックのツール

フィードバックのツール	過程
自己触診	関節姿勢（位置）の触診によるモニタリング
視覚的な観察	鏡を見て、あるいは直接動きを観察する
粘着テープ	触覚的なフィードバックのために皮膚に張力をかける
指示と口頭による修正	ほかの観察者からのフィードバックを聞く

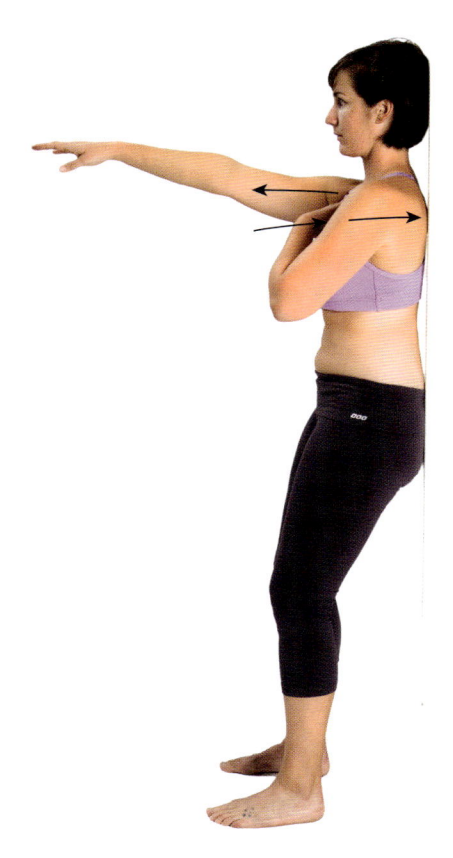

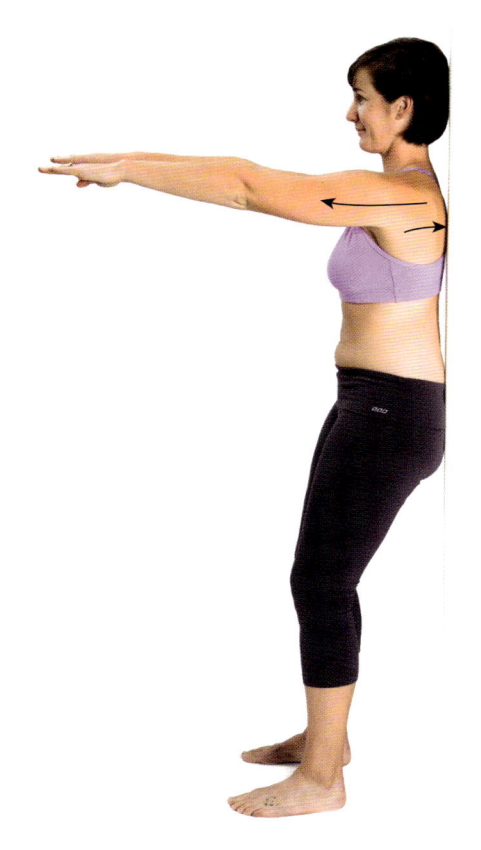

図7.18 壁による胸椎の支持姿勢での片腕前方リーチの修正

図7.19 壁による胸椎の支持姿勢での両腕前方リーチの修正

胸椎の伸展制御

伸展制御テストと
伸展制御リハビリテーション

　これら伸展制御テストは、胸椎における伸展UCM
の程度を評価し、ダイナミックスタビリティシステム
が適切に伸展負荷やひずみ（strain）を制御する能力
を評価する。患者が伸展に関連した症状や能力障害を
訴える、もしくは示す場合には、伸展UCMのための
評価が優先である。機能不全を特定するテストは、リ
ハビリテーションストラテジーをガイドしたり、方向
づけるために用いられる。

胸椎伸展UCMのテストの適応

　以下を観察または触診する。

1. 胸椎伸展の範囲の過可動性
2. 見上げる、または挙上動作における胸椎伸展による
　 過剰な始動
3. 胸椎屈曲に伴う、見上げる、または挙上動作に伴う
　 症状（痛み、不快感、つっぱり）

　患者は、胸郭における伸展に関連した症状を訴えて
いる。伸展負荷下において、胸椎には腰椎や頭部、肩
に比べて、**伸展方向への**より大きな折れ曲がり（give）
がある。機能不全は、伸展分離の運動制御テストによ
って裏付けられる。

胸椎伸展制御のテスト

T46　立位：両腕オーバーヘッドリーチ（bilateral overhead reach）テスト（胸椎伸展UCMのためのテスト）

　この分離テストは、胸椎伸展を自動的に分離し制御する能力を評価するものであり、寄りかからずに姿勢を正して立ち、両腕を身体の頭上に伸ばす（すなわち肩は屈曲させる）。

テスト手順

　患者は、脊柱をニュートラルで正常なカーブにして姿勢を正して立ち、顎を突き出すことなく、頭が両肩の真上にくるようにし、肩はニュートラルな姿勢にして、両腕を体側に位置させる（図7.20）。次に、患者は、ゆっくりと両腕を屈曲に向けて挙上するように指示される。胸椎を伸展することなく（胸骨は挙上したり後方へ動いたりしない）、あるいは頭部は後方へ動くことなく、両腕を肩屈曲の最終域まで自動的に頭上に伸ばすことができるべきである。

　理想的には、胸椎の伸展を防ぐ能力が明らかなように、独立して両腕を少なくとも160°肩を屈曲まで頭上に伸ばす際、患者は腰椎を頭上への肩の屈曲から分離させる能力があるべきである（図7.21）。胸椎の伸展の動作は起こるべきではない。頭上の負荷下において、胸椎伸展UCMが制御されている限り、何の症状も誘発されないはずである。

　このテストは、修正のための追加のフィードバック（被験者自身による触診、視覚など）もしくはキューな

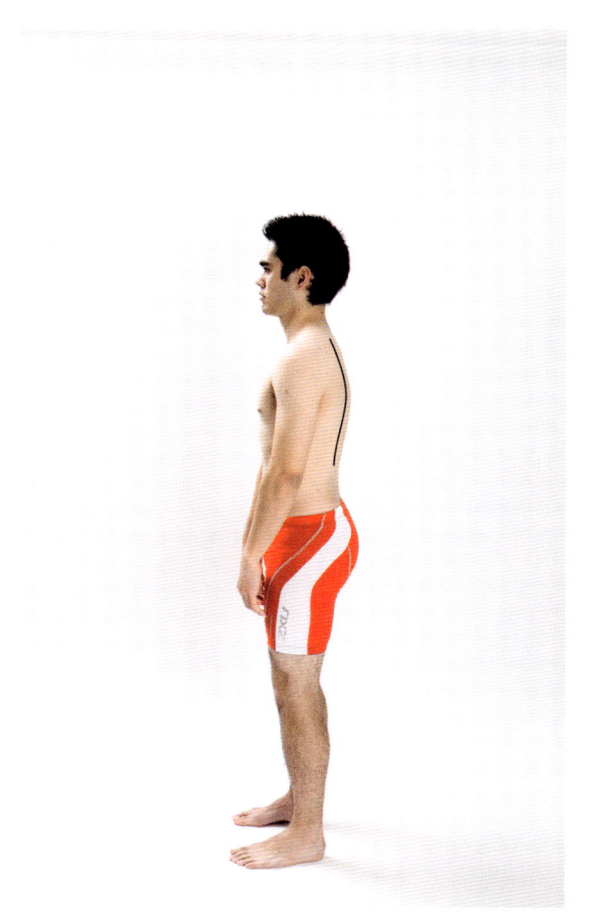

図7.20　両腕オーバーヘッドリーチ（bilateral overhead reach）テストの開始姿勢

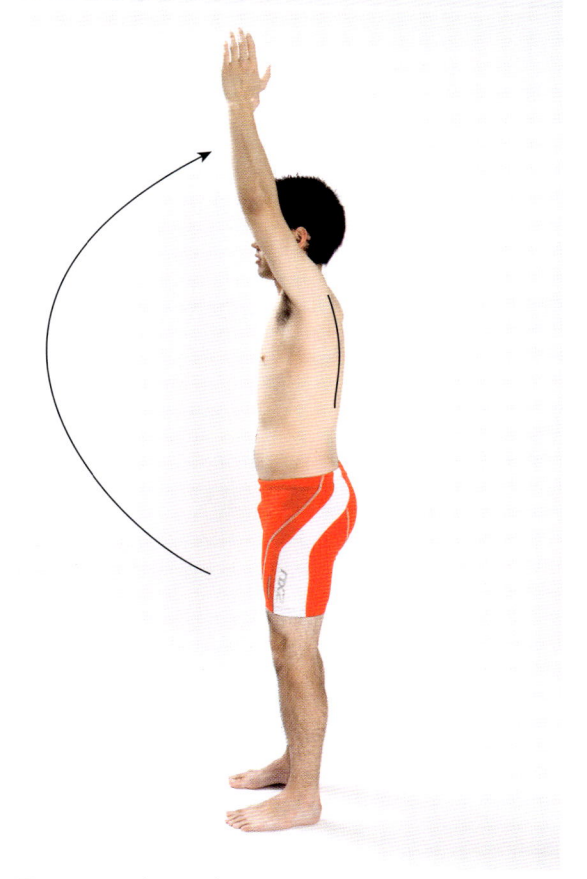

図7.21　両腕オーバーヘッドリーチ（bilateral overhead reach）テストのベンチマーク

しで行われるべきである。テストのためにフィードバックを取り除き、セラピストは胸椎伸展の制御が十分かどうかを判断するために、両肩に対する相対的な頭部と胸郭の視覚的な観察を用いるべきである。

胸椎伸展UCM

患者は、胸椎における伸展に関連した症状を訴えている。胸郭は、頭上の肩屈曲に対して相対的に伸展方向へのUCMがある。胸椎は、独立して肩が160°の屈曲（頭上へ腕を伸ばす）に達する前に伸展を始める。胸椎伸展を、独立した頭上へ腕を伸ばす動きから分離させようとする際、患者はUCMを制御することができない、あるいは、制御するために集中し多大な努力をする必要がある。

方向に特異的な運動制御テストにおける臨床的評価の注意点

胸椎伸展の運動制御（分離）テストにおいて、もしいくつかのほかの動作（例：わずかな胸椎の回旋）が観察された場合、これを制御されていない胸椎の伸展として記録**しない**。胸椎回旋の運動制御テストによって、観察された動作が制御されていないかどうか特定されるだろう。制御されていない胸椎の**伸展**が示された場合に限り、胸椎伸展UCMのテストが陽性となる。

胸椎伸展UCMのレーティングと診断

（T46.1、T46.2）

修正

制御が不十分である場合、胸椎を壁につけて支持し、限定した可動域を通じて片腕で頭上へ腕を伸ばすことで（肩を屈曲させる）再トレーニングを始めるのが最もよい。患者は、胸椎と頭の後ろを壁につけて姿勢を正して立つ。患者は、追加のフィードバックと胸椎の伸展を防ぐ能力をサポートするために、腰椎を壁に平らにするべきである。もし制御されていない胸椎の伸展が起こったら、胸腰部が壁から離れることに気づくだろう（伸展に向かって弓なりになる）。その代わり、患者は、片手を用いて胸骨あるいは鎖骨を触診することによって胸椎の伸展の制御をモニターすることもできる。胸骨あるいは鎖骨の挙上の動作は、制御されていない胸椎の伸展を示す。

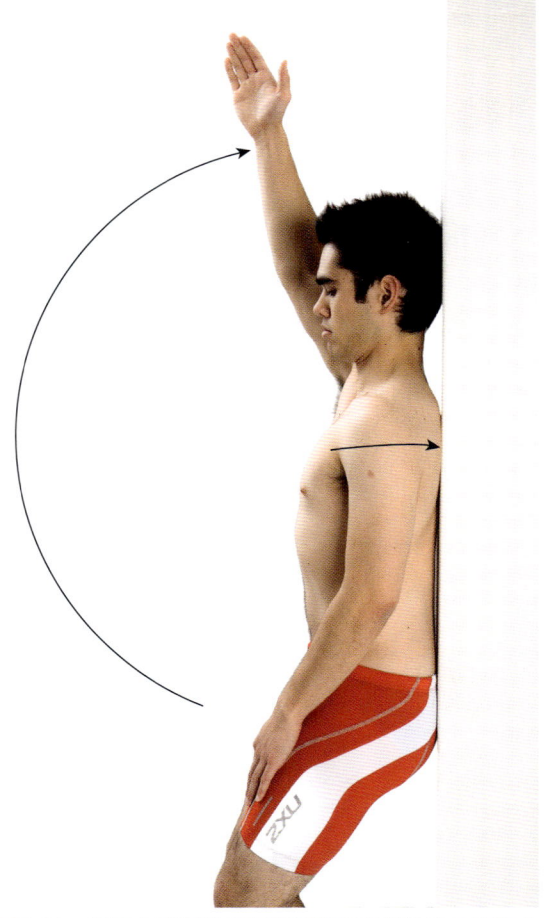

図7.22 壁による胸椎の支持姿勢での部分的な片腕オーバーヘッドリーチの修正

患者は、ゆっくりと片腕を屈曲し、頭上に伸ばすように指示される。腕を伸ばすのは、胸椎の伸展が起こらない範囲だけである（図7.22）。背中を壁につける（胸骨を触診する）ことから得られるフィードバックを用いて、患者は胸椎の伸展を制御し、防ぎ、肩を独立して頭上へ屈曲することを訓練される。

患者は、胸椎の伸展UCMの制御をさまざまなフィードバックの方法を用いてセルフモニターすべきである（T46.3）。伸展UCMが制御可能である可動域範囲内においては、何の症状も誘発されないはずである。

胸椎伸展の制御が改善したら、患者は壁による胸椎の支持とフィードバックを利用し、両腕を頭上に伸ばすべきである。最終的には、患者は壁から離れ、胸椎への支持なしで（壁からの支持がない）エクササイズを行うことができるべきである。

T46.1 両腕オーバーヘッドリーチ（bilateral overhead reach）テストの低閾値動員効率の評価とレーティング

両腕オーバーヘッドリーチ（bilateral overhead reach）テスト——立位
評価

制御のポイント：
• 胸椎の伸展を防ぐ
動作の課題：頭上への両肩の屈曲（立位）
ベンチマーク可動域：独立した自動的な肩の 160°屈曲

方向の制御のための低閾値動員効率のレーティング			
	✓または✗		✓または✗
• テスト方向への「UCM」を防ぐことができる正しい動作の分離パターン 胸椎における以下の方向への UCM を防ぐ： • 伸展 そして両肩を頭上へ屈曲する	☐	• 簡単そうに見え、自信をもって行っているという評価者の意見	☐
		• 簡単に感じ、被験者は十分に動作のパターンへの意識があり、自信を持ってテスト方向における「UCM」を防ぐ	☐
• ベンチマーク可動域全体を通じて動作を分離する：160°の可動域にわたる、独立した自動的な肩の頭上への屈曲 **ベンチマーク基準を超えた利用可能な可動域がある場合、自動的な制御を必要とするのはベンチマーク可動域のみである**	☐	• コンセントリックおよびエキセントリックな動作の間、分離のパターンはスムーズである	☐
		• UCM を防ぐために、反対方向への**最終域**の動きを（継続的に）使わない	☐
		• 特別なフィードバック（触覚的、視覚的、言語的な指示）は必要ない	☐
• 呼吸を止めずに（代替的な呼吸ストラテジーを使うことは許容される）	☐	• 外的な支持や負荷をなくすことなく	☐
• エキセントリック運動中の制御	☐	• リラックスした自然な呼吸（たとえ理想的でなかったとしても——自然なパターンが変化しない限り）	☐
• コンセントリック運動中の制御	☐	• 疲労がない	☐
分離パターンを修正		動員の効率	

T46.2 両腕オーバーヘッドリーチ（bilateral overhead reach）テストによる UCM の部位と方向の診断

両腕オーバーヘッドリーチ（bilateral overhead reach）テスト——立位

部位	方向	✗✗または✓✓
		（チェックボックス）
胸椎	伸展	☐

T46.3 再トレーニングをモニターするフィードバックのツール

フィードバックのツール	過程
自己触診	関節姿勢（位置）の触診によるモニタリング
視覚的な観察	鏡を見て、あるいは直接動きを観察する
粘着テープ	触覚的なフィードバックのために皮膚に張力をかける
指示と口頭による修正	ほかの観察者からのフィードバックを聞く

T47　座位：頭部挙上（head raise）テスト（胸椎伸展UCMのためのテスト）

この分離テストは、胸椎伸展を自動的に分離し制御する能力を評価するものであり、寄りかからずに姿勢を正して座り、頭部を屈曲させた姿勢から、肩の上へと後方へ挙上することにより頚椎下部を伸展に向かって動かす。

テスト手順

患者は、胸椎屈曲を制御し、防ぎながら、頚椎下部を自動的に伸展することができる能力を持っているべきである。患者は、両足を床につけずに背筋を伸ばして座り、脊柱はニュートラルなカーブの姿勢を取る。頭部を前方へと下げる頚椎下部は屈曲の姿勢となる（図7.23）。胸骨が挙上したり、胸椎が伸展することなく、肩の上へと後方へ挙上することにより頚椎下部を伸展を通じて動かすよう指示される。

理想的には、胸椎の伸展を防ぐ能力が明らかなように、独立して頭部を屈曲した姿勢から頚椎下部が少なくとも垂直の姿勢になるまで両腕を伸ばす際、患者は腰椎伸展を頚椎下部の伸展から分離させる能力があるべきである（図7.24）。胸椎の伸展の動作は起こるべきではない。伸展負荷下において、伸展UCMが制御されている限り、何の症状も誘発されないはずである。

このテストは、修正のための追加のフィードバック（被験者自身による触診、視覚など）もしくはキューなしで行われるべきである。テストのためにフィードバ

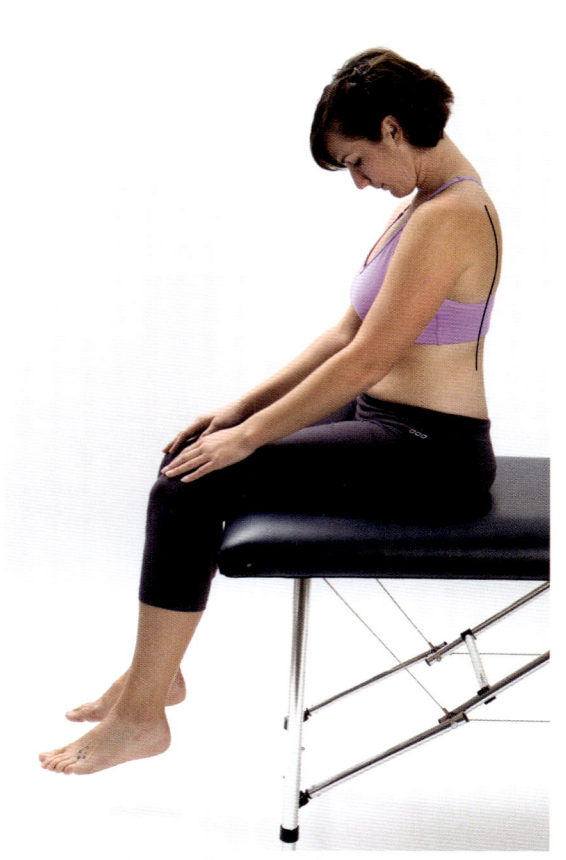

図7.23　頭部挙上（head raise）テストの開始姿勢

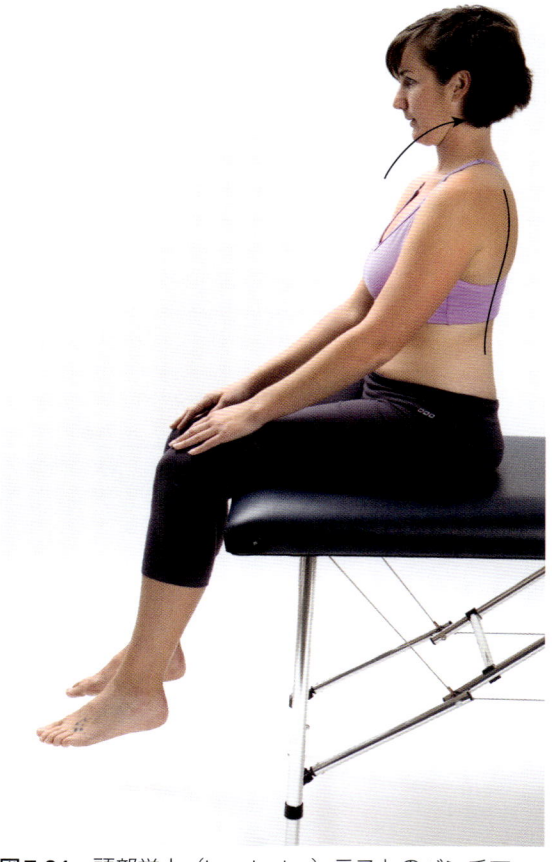

図7.24　頭部挙上（head raise）テストのベンチマーク

ックを取り除き、セラピストは、胸椎伸展の制御が十分かどうかを判断するために、頭部に対する相対的な胸郭の視覚的な観察を用いるべきである。

胸椎伸展UCM

患者は、胸椎における伸展に関連した症状を訴えている。胸郭は、頭を屈曲させた姿勢から上げるとき、相対的に伸展方向へのUCMがある。胸椎は、頸椎下部が垂直に達する前に伸展を始める。胸椎伸展を、独立した頭頸椎下部の伸展（頭部を挙げる）から分離させようとする際、患者はUCMを制御することができない、あるいは、胸椎伸展を制御するために集中し多大な努力をする必要がある。

方向に特異的な運動制御テストにおける臨床的評価の注意点

胸椎伸展の運動制御（分離）テストにおいて、もしいくつかのほかの動作（例：わずかな胸椎の回旋）が観察された場合、これを制御されていない胸椎の伸展として記録しない。胸椎回旋の運動制御テストによって、観察された動作が制御されていないかどうか特定されるだろう。**制御されていない胸椎の伸展が示された場合に限り、胸椎伸展UCMのテストが陽性となる。**

胸椎伸展UCMのレーティングと診断

（T47.1、T47.2）

修正

制御が不十分である場合、再トレーニングは、両腕で体重を支えることで胸椎を支持し、頭部を屈曲した姿勢から後方へと挙上することで始めるのが最もよい。

患者はテーブルに座り、前傾して両肘で体重を支える。両方の肩甲骨は、挙上と下制の中間に位置させ、頭は首の屈曲へと前に下げる。次に、患者は肩甲骨を外転するために胸を肘から遠ざけ、胸郭を支持し、胸椎伸展を制御するために、前鋸筋を用いる。

胸を肘に向かって落ち込ませたり、胸骨を胸椎伸展に向かって挙上させることなく、患者は、ゆっくりと頭部を後ろのほうへ肩の上へと上げるよう指示され

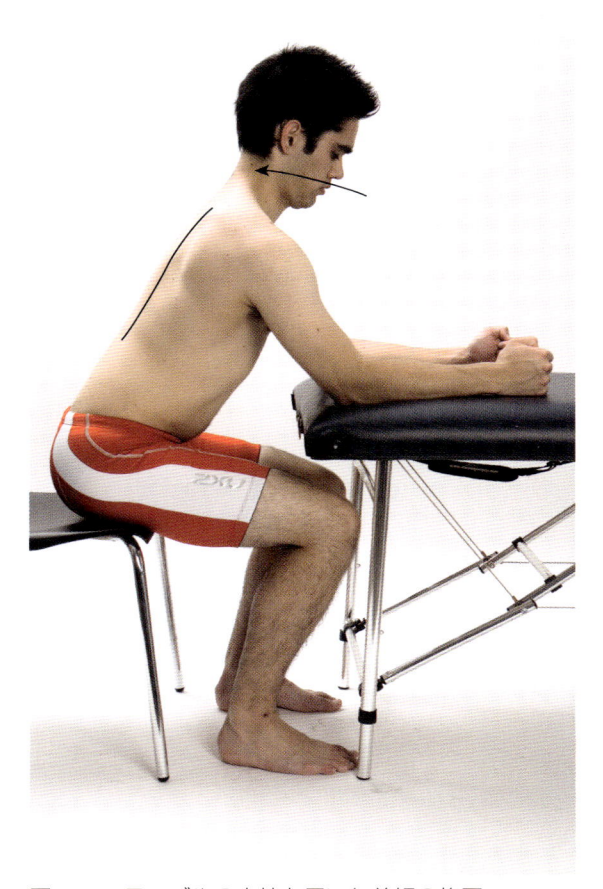

図7.25 テーブルの支持を用いた前傾の修正

る。顎の突き出しは起こるべきでなく、動作は頸椎下部に局所化されるべきである。胸椎伸展が起こらない範囲内のみで、頭部を上げる（図7.25）。患者は胸椎の伸展を制御し、防ぎ、独立して頸椎下部を伸展することを訓練される。

患者は、胸椎の伸展UCMの制御をさまざまなフィードバックの方法を用いてセルフモニターすべきである（T47.3）。伸展UCMが制御可能である可動域範囲内においては、何の症状も誘発されないはずである。

胸椎伸展の制御が改善したら、胸椎への支持なしで（体重支持による肩甲骨支持がない）、エクササイズを行うことができる。

T47.1　頭部挙上（head raise）テストの低閾値動員効率の評価とレーティング

頭部挙上（head raise）テスト――座位

評価

制御のポイント：
- 胸椎の伸展を防ぐ

動作の課題：頸椎下部の伸展（頭部を屈曲から後ろへ挙上する）（座位）

ベンチマーク可動域：独立して頸椎下部を垂直な姿勢へと伸展

方向の制御のための低閾値動員効率のレーティング

	✓または✗		✓または✗
• テスト方向への「UCM」を防ぐことができる正しい動作の分離パターン 胸椎における以下の方向への UCM を防ぐ： • 伸展 そして頸椎下部を伸展する	☐	• 簡単そうに見え、自信をもって行っているという評価者の意見 • 簡単に感じ、被験者は十分に動作のパターンへの意識があり、自信を持ってテスト方向における「UCM」を防ぐ	☐
• ベンチマーク可動域全体を通じて動作を分離する：頸椎下部が垂直なアライメントになるまで、頭部を独立して挙上 **ベンチマーク基準を超えた利用可能な可動域がある場合、自動的な制御を必要とするのはベンチマーク可動域のみである**	☐	• コンセントリックおよびエキセントリックな動作の間、分離のパターンはスムーズである • UCM を防ぐために、反対方向への**最終域**の動きを（継続的に）使わない • 特別なフィードバック（**触覚的、視覚的、言語的**な指示）は必要ない	☐
• 呼吸を止めずに（代替的な呼吸ストラテジーを使うことは許容される）	☐	• 外的な支持や負荷をなくすことなく • リラックスした自然な呼吸（たとえ理想的でなかったとしても――自然なパターンが変化しない限り）	☐
• エキセントリック運動中の制御	☐		☐
• コンセントリック運動中の制御	☐	• 疲労がない	☐
分離パターンを修正		動員の効率	

T47.2　頭部挙上（head raise）テストによる UCM の部位と方向の診断

頭部挙上（head raise）テスト――座位		
部位	方向	✗✗または✓✗
		（チェックボックス）
胸椎	伸展	☐

T47.3　再トレーニングをモニターするフィードバックのツール

フィードバックのツール	過程
自己触診	関節姿勢（位置）の触診によるモニタリング
視覚的な観察	鏡を見て、あるいは直接動きを観察する
粘着テープ	触覚的なフィードバックのために皮膚に張力をかける
指示と口頭による修正	ほかの観察者からのフィードバックを聞く

T48　座位：骨盤テイルリフト（pelvic tail lift test）テスト（胸椎伸展UCMのためのテスト）

　この分離テストは、胸椎伸展を自動的に分離し制御する能力を評価するものであり、寄りかからずに姿勢を正して座り、骨盤を前方へロールする（すなわち「テイルリフト（訳注：尾骶骨を持ち上げる）」、もしくは骨盤を前傾する）。

テスト手順

　患者は、胸椎伸展を制御し防ぎながら、自動的に骨盤を前傾へと前方へロールすることができる能力を持っているべきである。患者は、両足を床から離し、背筋を伸ばして座り、腰椎と骨盤はニュートラルな位置を取る。セラピストは、受動的に胸椎を支持し、受動的に骨盤の前方へとロールすることで胸椎伸展と独立した骨盤前傾の利用可能な可動域を評価する。これにより、患者は、テストされるであろう動作パターンの経験と学習することができる。

　次に、患者は、正常な脊柱をカーブを引き伸ばしたS字にするために、脊柱をできるだけ高く、あるいはできるだけ長くするように指示される。頭を、顎が突き出すことなく両肩の真上にくるように位置する（図7.26）。次に、胸椎を伸展することなく（胸骨は上がったり後方へ動いたりしない）、利用可能な骨盤の前傾の最大可動域まで自動的に骨盤を前方へとロールする（尻尾を骨盤から持ち上げる）。患者は、セラピストが受動的評価で特定したのと同じ可動域の骨盤前傾を行うことが求められる。

　理想的には、胸椎の伸展を防ぐ能力が明らかなよう

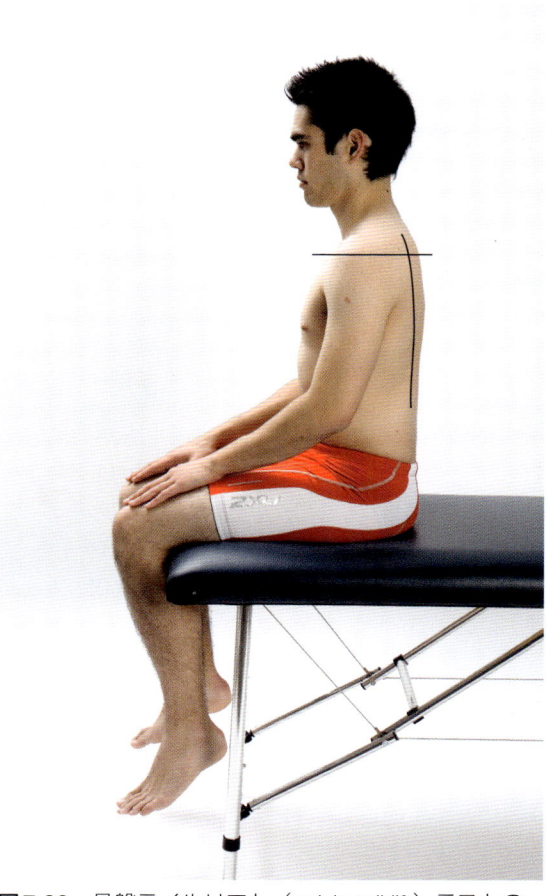

図7.26　骨盤テイルリフト（pelvic tail lift）テストの開始姿勢

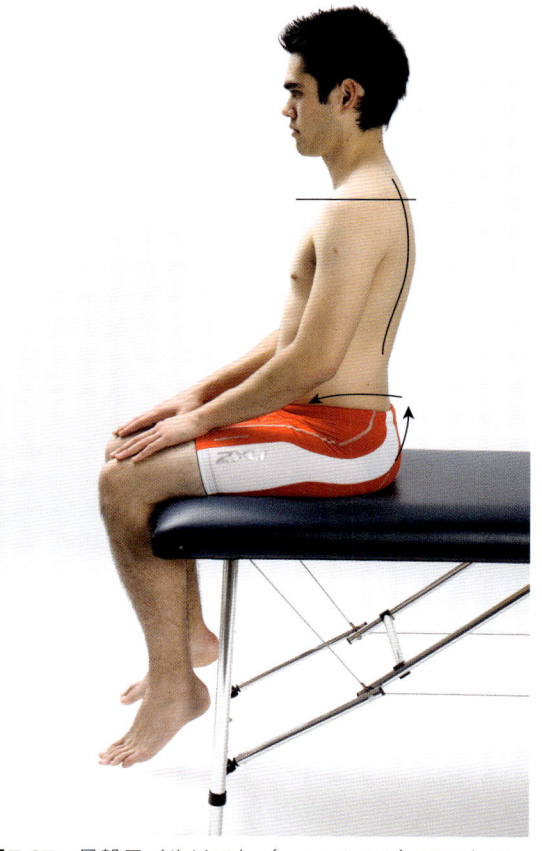

図7.27　骨盤テイルリフト（pelvic tail lift）テストのベンチマーク

に、独立して骨盤が前方へロールしていく際、患者は胸椎を骨盤の前傾から分離する能力があるべきである（図7.27）。胸椎の伸展の動作は起こるべきではない。前傾（伸展）負荷下において、伸展UCMが制御されている限り、何の症状も誘発されないはずである。

このテストは、修正のための追加のフィードバック（被験者自身による触診、視覚など）もしくはキューなしで行われるべきである。テストのためにフィードバックを取り除き、セラピストは、胸椎伸展の制御が十分かどうかを判断するために、骨盤に対する相対的な胸郭の視覚的な観察を用いるべきである。

胸椎伸展UCM

患者は、胸椎における伸展に関連した症状を訴えている。胸郭は、伸展負荷下において、骨盤の前傾に対して相対的に伸展方向へのUCMがある。胸椎は、骨盤が最大の前傾（「テイルリフト」）に達する前に伸展を始める。胸椎伸展を、独立した骨盤の前傾の動きから分離させようとする際、患者はUCMを制御することができない、あるいは、制御するために集中し多大な努力をする必要がある。

方向に特異的な運動制御テストにおける臨床的評価の注意点

胸椎伸展の運動制御（分離）テストにおいて、もしいくつかのほかの動作（例：わずかな胸椎の回旋）が観察された場合、これを制御されていない胸椎の伸展として記録しない。胸椎回旋の運動制御テストによって、観察された動作が制御されていないかどうか特定されるだろう。**制御されていない胸椎の伸展が示された場合に限り、胸椎伸展 UCM のテストが陽性となる。**

胸椎伸展UCMのレーティングと診断

（T48.1、T48.2）

修正

再トレーニングは、胸椎を壁につけて胸椎の支持とフィードバックを増加させ、骨盤の前傾を限定した可動域を通じて始めるのが最もよい。患者は、骨盤と胸椎上部、頭の後ろを壁につけて立ち、肩と腕はリラックスさせる。骨盤は、後傾させた姿勢を取ってトレーニングを始める。これは、低い椅子に座り床に足をつ

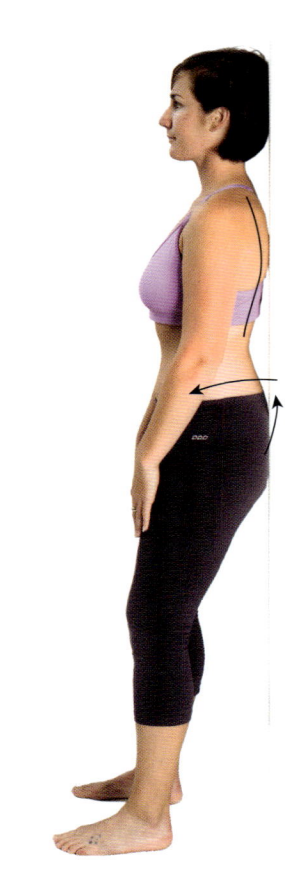

図7.28 壁による胸椎の支持姿勢での骨盤の部分的な前傾

けて、骨盤と胸椎上部、頭の後ろを壁につけて行うこともできる。次に、胸椎と頭部を壁に固定し、骨盤を骨盤前傾へと前方にロールするよう指示される（図7.28）。想像上の尻尾を骨盤の後ろから持ち上げることをイメージするのも有用かもしれない。他のイメージのキューには、骨盤を水が満杯に入ったバケツとし、胸郭をバケツのハンドルとするという視覚化の方法がある。この目的は、バケツの前から水をこぼす能力をイメージし、胸椎伸展へとハンドルを後方に倒させない。

もし制御が不十分な場合、自己触診を用いてエクササイズを正しく行うことをモニターすることも推奨される。片手を胸骨または鎖骨に置き、胸椎の屈曲の制御をモニターする。もう一方の手を仙骨に置き、腰椎骨盤の動作をモニターする（図7.29）。胸椎を伸展させることなく（胸骨は上がったり後方へ動いたりしな

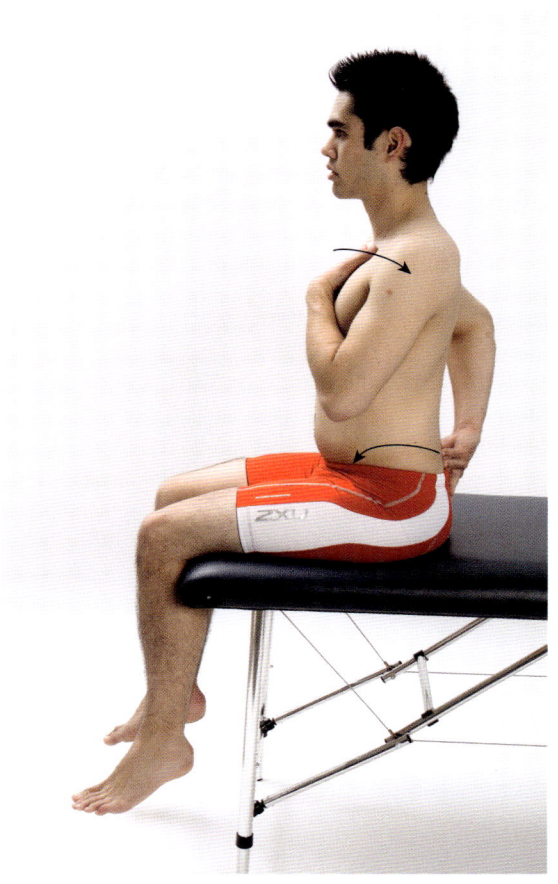

図7.29　自己触診を伴う部分的な前傾の修正

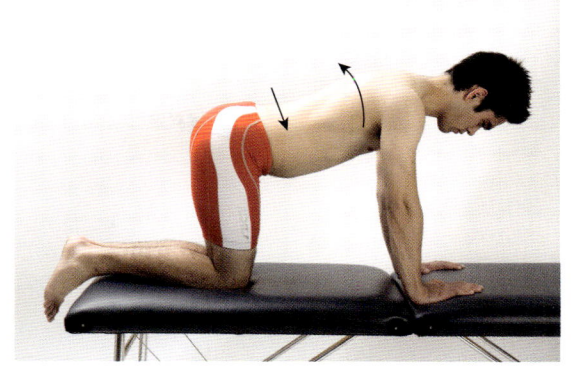

図7.30　修正（骨盤の前傾に続く胸椎屈曲）

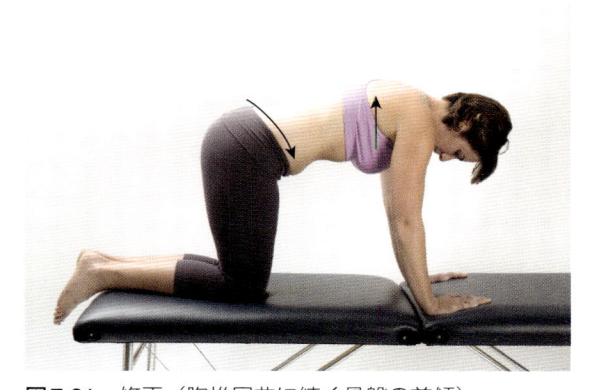

図7.31　修正（胸椎屈曲に続く骨盤の前傾）

い）、利用可能な骨盤の前傾の最大可動域まで自動的に骨盤を前方へロールする（尻尾を骨盤から持ち上げる）。胸骨を触診することから得られるフィードバックを用いて、患者は胸椎の伸展を制御し、防ぎ、骨盤を独立して前傾することを訓練される。胸椎の伸展が起こらない範囲においてのみ（胸骨を手で触診してモニターする）骨盤を前傾（テイルリフト）させる。胸椎の伸展UCMは起こるべきではない。伸展負荷下において、伸展UCMが制御されている限り、何の症状も誘発されないはずである。

　患者は、胸椎の伸展UCMの制御をさまざまなフィードバックの方法を用いてセルフモニターすべきである（T48.3）。伸展UCMが制御可能である可動域範囲内においては、何の症状も誘発されないはずである。

　ある患者にとっては、制御が不十分な場合、特異的な分離を行うよりは、逆動員エクササイズ（recruitment reversal exercise）を使うほうがより

簡単である。上半身と体幹の重さは両手と両膝で支持されることができる。骨盤をニュートラルなティルトにし、腰椎と胸椎、頭部をニュートラルなアライメントにする（頭の後ろが仙骨と胸椎中部を結ぶ想像上の線に接するようにする）。2つの適切な逆動員ストラテジー（recruitment reversal strategies）がある。

1.最初に、自動的に骨盤を最終域まで自動的に前傾し、次に、前傾を失うことなく胸椎を屈曲させる（図7.30）。
2.この同じパターンの反対の順番も、用いられるかもしれない。すなわち、最初に自動的に胸椎をできるだけ屈曲させ、次に骨盤を前傾する（図7.31）。

　この逆の順番での動員が楽に感じられるようになったとき、座位での分離エクササイズに漸増させることができる。

T48.1　骨盤テイルリフト（pelvic tail lift）テストの低閾値動員効率の評価とレーティング

骨盤テイルリフト（pelvic tail lift）テスト——座位

評価

制御のポイント：
- 胸椎の伸展を防ぐ

動作の課題：骨盤の後傾（座位）

ベンチマーク可動域：自動的な独立した可動域全体にわたる骨盤後傾（受動的に評価した可動域と同じ）

方向の制御のための低閾値動員効率のレーティング

	✓ または ✗		✓ または ✗
• テスト方向への「UCM」を防ぐことができる　正しい動作の分離パターン	☐	• 簡単そうに見え、自信をもって行っているという評価者の意見	☐
胸椎における以下の方向へのUCMを防ぐ： • 伸展 そして骨盤を後傾する		• 簡単に感じ、被験者は十分に動作のパターンへの意識があり、自信を持ってテスト方向における「UCM」を防ぐ	☐
• ベンチマーク可動域全体を通じて動作を分離する：独立した可動域全体にわたる骨盤後傾（受動的に評価した可動域と比較して） **ベンチマーク基準を超えた利用可能な可動域がある場合、自動的な制御を必要とするのはベンチマーク可動域のみである**	☐	• コンセントリックおよびエキセントリックな動作の間、分離のパターンはスムーズである	☐
		• UCMを防ぐために、反対方向への**最終域**の動きを（継続的に）使わない	☐
		• 特別なフィードバック（触覚的、視覚的、言語的指示）は必要ない	☐
• 呼吸を止めずに（代替的な呼吸ストラテジーを使うことは許容される）	☐	• 外的な支持や負荷をなくすことなく	☐
• エキセントリック運動中の制御	☐	• リラックスした自然な呼吸（たとえ理想的でなかったとしても——**自然なパターンが変化しない限り**）	☐
• コンセントリック運動中の制御	☐	• 疲労がない	☐
分離パターンを修正		動員の効率	

T48.2　骨盤テイルリフト（pelvic tail lift）テストによるUCMの部位と方向の診断

骨盤テイルリフト（pelvic tail lift）テスト——座位

部位	方向	✗✗ または ✓✗
		（チェックボックス）
胸椎	伸展	☐

T48.3　再トレーニングをモニターするフィードバックのツール

フィードバックのツール	過程
自己触診	関節姿勢（位置）の触診によるモニタリング
視覚的な観察	鏡を見て、あるいは直接動きを観察する
粘着テープ	触覚的なフィードバックのために皮膚に張力をかける
指示と口頭による修正	ほかの観察者からのフィードバックを聞く

T49　立位：両腕後方リーチ（bilateral backward reach）テスト（胸椎伸展UCMのためのテスト）

この分離テストは、胸椎伸展を自動的に分離し制御する能力を評価するものであり、寄りかからずに姿勢を正して立ち、両腕を身体の後方に伸ばす（すなわち両肩の伸展）。

テスト手順

患者は、脊柱をニュートラルで正常なカーブにして姿勢を正して立ち、顎を突き出すことなく、頭が両肩の真上にくるようにし、肩はニュートラルな姿勢にし

て、両腕を体側に位置させる（図7.32）。次に、患者は、ゆっくりと両肩の伸展へと後方へ両腕を伸ばすように指示される。胸椎を伸展することなく（胸骨は挙上したり後方へ動いたりしない）、あるいは頭部は後方へ動くことなく、両手を肩伸展の最終域まで自動的に後方に伸ばすことができるべきである。

理想的には、胸椎の伸展を防ぐ能力が明らかなように、独立して両腕を少なくとも10〜15°肩関節伸展まで後方へ伸ばす際、患者は胸椎を肩の伸展から分離する能力があるべきである（図7.33）。胸椎の伸展の動作は起こるべきではない。伸展負荷下において、伸展UCMが制御されている限り、何の症状も誘発されないはずである。

このテストは、修正のための追加のフィードバック（被験者自身による触診、視覚など）もしくはキューな

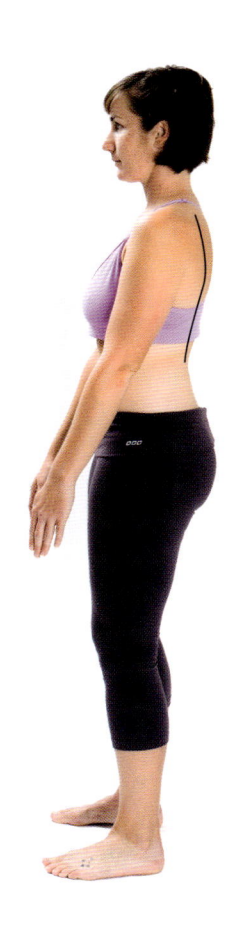

図7.32　両腕後方リーチ（bilateral reach back）テストの開始姿勢

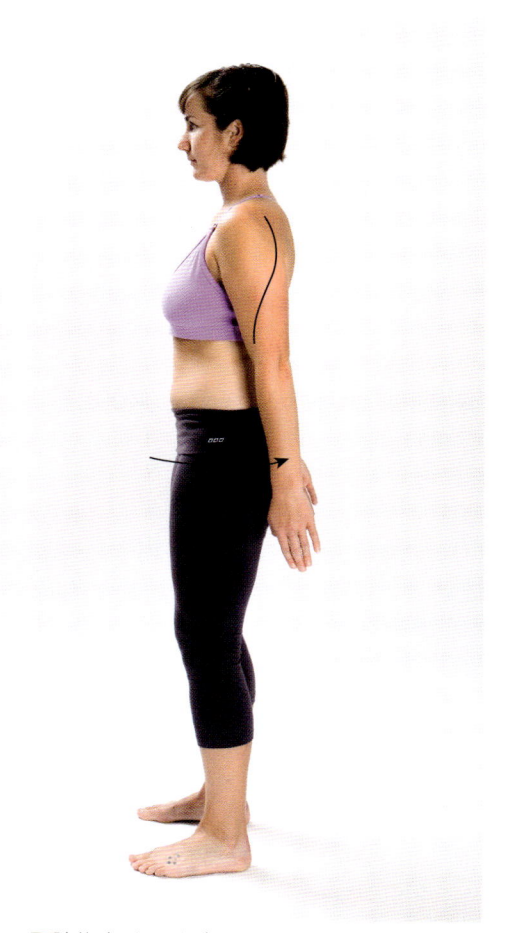

図7.33　両腕後方リーチ（bilateral reach back）テストのベンチマーク

しで行われるべきである。テストのためにフィードバックを取り除き、セラピストは、胸椎伸展の制御が十分かどうかを判断するために、頭部と胸郭の両肩に対する相対的な視覚的な観察を用いるべきである。

胸椎伸展UCM

患者は、胸椎における伸展に関連した症状を訴えている。胸郭は、両方の肩伸展（後方へ腕を伸ばす）に対して相対的に伸展方向へのUCMがある。胸椎は、独立して肩が10〜15°の伸展に達する前に伸展を始める。胸椎伸展を、独立した後方へ腕を伸ばす動きから分離させようとする際、患者はUCMを制御することができない、あるいは、制御するために集中し多大な努力をする必要がある。

方向に特異的な運動制御テストにおける臨床的評価の注意点

胸椎伸展の運動制御（分離）テストにおいて、もしいくつかのほかの動作（例：わずかな胸椎の回旋）が観察された場合、これを制御されていない胸椎の伸展として記録しない。胸椎回旋の運動制御テストによって、観察された動作が制御されていないかどうか特定されるだろう。制御されていない胸椎の**伸展**が示された場合に限り、胸椎伸展 UCM のテストが陽性となる。

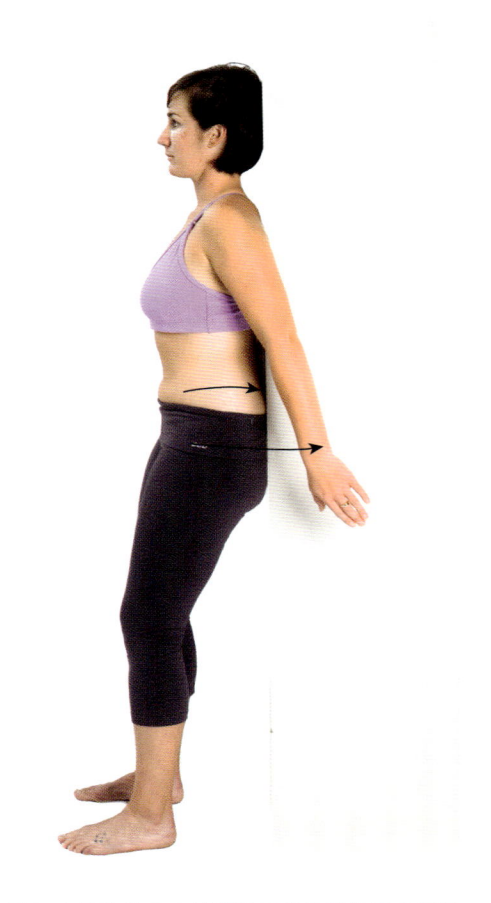

図7.34　壁による胸椎の支持姿勢での片腕伸展の修正

胸椎伸展UCMのレーティングと診断

（T49.1、T49.2）

修正

制御が不十分である場合、胸椎を壁につけて支持し、限定した可動域を通じて片腕を後方へ伸ばすことで（肩の伸展）再トレーニングを始めるのが最もよい。患者は、胸椎と頭の後ろを壁につけて姿勢を正して立つ。患者は、追加のフィードバックと胸椎の伸展を防ぐ能力をサポートするために、腰椎を壁に平らにするべきである。もし制御されていない胸椎の伸展が起こったら、胸腰部が壁から離れていることに気づくだろう（伸展に向かって弓なりになる）。その代わり、患者は、片手を用いて胸骨あるいは鎖骨を触診することによって胸椎の伸展の制御をモニターすることもできる。胸骨あるいは鎖骨の挙上の動作は、制御されていない胸椎の伸展を示す。

患者は、ゆっくりと片腕を伸展し、後方に伸ばすように指示される。腕を後方へ伸ばすのは、胸椎の伸展が起こらない範囲だけである（図7.34）。背中を壁につける（胸骨を触診する）ことから得られるフィードバックを用いて、患者は胸椎の伸展を制御し、防ぎ、肩を独立して頭上へ伸展することを訓練される。

患者は、胸椎の伸展UCMの制御をさまざまなフィードバックの方法を用いてセルフモニターすべきである（T49.3）。伸展UCMが制御可能である可動域範囲内においては、何の症状も誘発されないはずである。

胸椎伸展の制御が改善したら、患者はドアの出入り口または柱による胸椎の支持とフィードバックを利用し、両腕を後方へ伸ばすべきである。最終的には、患者は壁から離れ、胸椎への支持なしで（壁からの支持

T49.1　両腕後方リーチ（bilateral backward reach）テストの低閾値動員の効率と評価とレーティング

両腕後方リーチ（bilateral backward reach）テスト──立位

評価

制御のポイント：
- 胸椎の伸展を防ぐ

動作の課題：両肩の伸展（立位）

ベンチマーク可動域：独立した肩の自動的な 10 〜 15°伸展

方向の制御のための低閾値動員効率のレーティング

✔または✘			✔または✘	
• テスト方向への「UCM」を防ぐことができる正しい動作の分離パターン 胸椎における以下の方向への UCM を防ぐ： • 伸展 そして肩を伸展する	☐	• 簡単そうに見え、自信をもって行っているという評価者の意見 • 簡単に感じ、被験者は十分に動作のパターンへの意識があり、自信を持ってテスト方向における「UCM」を防ぐ		☐
• ベンチマーク可動域全体を通じて動作を分離する：独立した両肩の自動的な 10 〜 15°伸展（後方へリーチする） **ベンチマーク基準を超えた利用可能な可動域がある場合、自動的な制御を必要とするのはベンチマーク可動域のみである**	☐	• コンセントリックおよびエキセントリックな動作の間、分離のパターンはスムーズである • UCM を防ぐために、反対方向への最終域の動きを（継続的に）使わない • 特別なフィードバック（触覚的、視覚的、言語的な指示）は必要ない		☐ ☐ ☐
• 呼吸を止めずに（代替的な呼吸ストラテジーを使うことは許容される） • エキセントリック運動中の制御 • コンセントリック運動中の制御	☐ ☐ ☐	• 外的な支持や負荷をなくすことなく • リラックスした自然な呼吸（たとえ理想的でなかったとしても──自然なパターンが変化しない限り） • 疲労がない		☐ ☐ ☐
分離パターンを修正		**動員の効率**		

T49.2　両腕後方リーチ（bilateral backward reach）テストによる UCM の部位と方向の診断

両腕後方リーチ（bilateral backward reach）テスト──立位

部位	方向	✘✘または✔✔
		（チェックボックス）
胸椎	伸展	☐

T49.3　再トレーニングをモニターするフィードバックのツール

フィードバックのツール	過程
自己触診	関節姿勢（位置）の触診によるモニタリング
視覚的な観察	鏡を見て、あるいは直接動きを観察する
粘着テープ	触覚的なフィードバックのために皮膚に張力をかける
指示と口頭による修正	ほかの観察者からのフィードバックを聞く

がない）エクササイズを行うことができるべきである。

胸椎伸展UCMのまとめ

（表7.4）

表7.4　胸椎伸展テストのレーティングのまとめ		
UCM の診断とテスト		
部位：胸椎	方向：伸展	臨床的優先性 ☐
テスト	レーティング（✓✓ または ✓✗ または ✗✗）と 理論的な根拠	
立位：両腕オーバーヘッドリーチ（bilateral overhead reach）		
座位：頭部挙上（head raise）		
座位：骨盤テイルリフト（pelvic tail lift test）		
立位：両腕後方リーチ（bilateral backward reach）		

胸椎回旋制御

胸椎の回旋制御テストと回旋制御リハビリテーション

　これら回旋制御テストは、胸椎における回旋UCMの程度を評価し、ダイナミックスタビリティシステムが適切に回旋負荷やひずみ（strain）を制御する能力を評価する。患者が回旋に関連した症状や能力障害を訴える、もしくは示す場合には、回旋UCMのための評価が優先である。機能不全を特定するテストは、リハビリテーションストラテジーをガイドしたり、方向づけるために用いられる。

胸椎回旋UCMのテストの適応

　以下を観察または触診する。

1. 胸椎回旋可動域の過剰可動性
2. 回転または捻り動作における胸椎回旋による過剰な始動
3. 胸椎回旋に伴う、回転または捻りに伴う症状（痛み、不快感、つっぱり）

　患者は、胸郭における回旋に関連した症状を訴えている。回旋負荷下において、胸椎には腰椎や頭部、肩に比べて、**回旋方向へのより大きな折れ曲がり（give）**がある。機能不全は、回旋分離の運動制御テストによって裏付けられる。

胸椎回旋制御のテスト

T50　座位：頭部回転（head turn）テスト（胸椎回旋UCMのためのテスト）

この分離テストは、胸椎の回旋を自動的に分離し制御する能力を評価するものであり、座位で自動的に首を可動域全体を通じて回旋し頭部を回転させる。非対称的な、あるいは矢状面以外での体幹もしくは頭部の動作において、回旋の力が胸郭に伝達される。

テスト手順

患者は、両足を支持されず、脊柱をニュートラルで正常なカーブにして姿勢を正して座り、肩甲骨はニュートラルな中間の範囲にし、頭部と首はニュートラルなアライメントにする（図7.35）。患者は、両眼と両肩を水平に保ちながら、肩越しに後ろを振り返ることで頭部を完全に回旋させるように指示される。胸椎を回旋あるいは側方へ傾けることなく、約70〜80°の回旋を通して自動的に頭部を回転させることができるべきである。

理想的には、胸椎の回旋を防ぐ能力が明らかなように、独立して頭部を約70〜80°回転させる際、患者は胸椎を頭部の回旋から分離する能力があるべきである（図7.36）。胸椎回旋への動きは生じるべきではない。頭部の回旋負荷下において、胸椎回旋UCMが制御されている限り、何の症状も誘発されないはずである。

このテストは、修正のための追加のフィードバック（被験者自身による触診、視覚など）もしくはキューなしで行われるべきである。テストのためにフィードバ

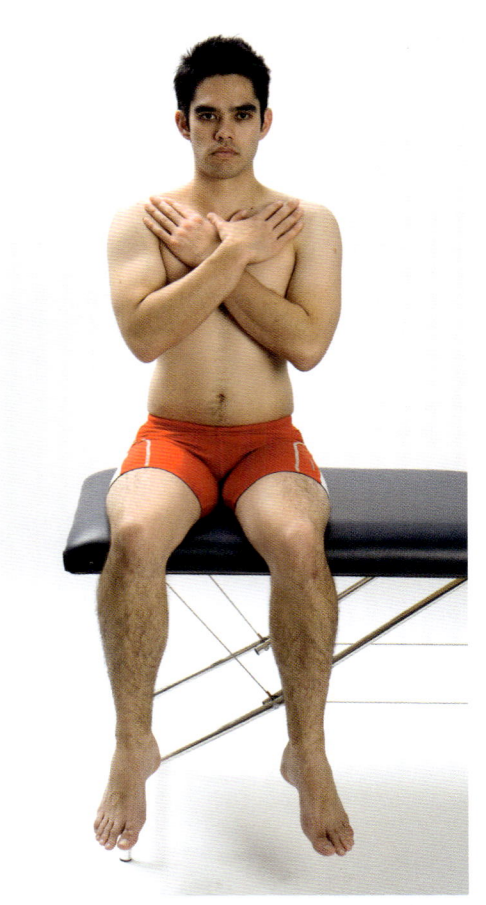

図7.35　頭部回転（head turn）テストの開始姿勢

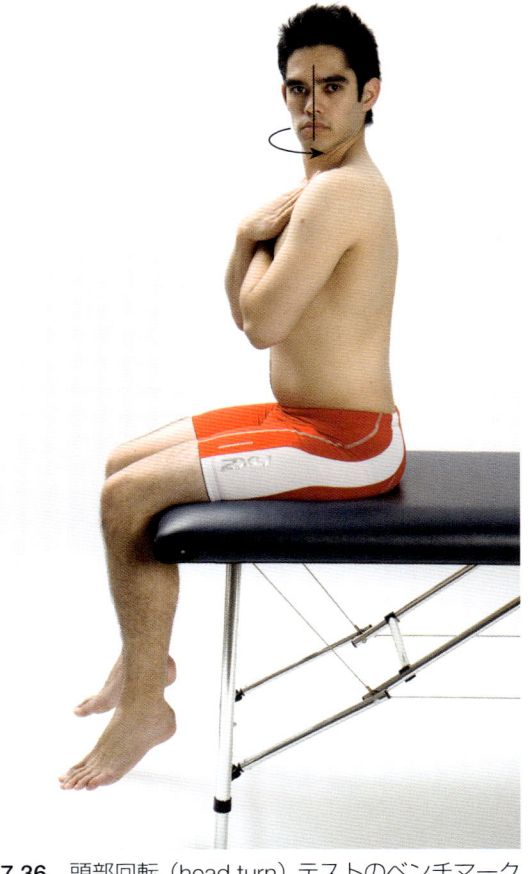

図7.36　頭部回転（head turn）テストのベンチマーク

ックを取り除き、セラピストは、胸椎回旋の制御が十分かどうかを判断するために、胸郭の頭部に対する相対的な視覚的な観察を用いるべきである。両側の回旋を別々に評価する。

胸椎回旋UCM

　患者は、胸椎における回旋に関連した症状を訴えている。胸郭は、頸椎回旋に対して相対的に回旋方向へのUCMがある（肩越しに後ろを振り返るために頭部を回転する）。胸椎は、独立して頭部が70～80°の回旋に達する前に回旋（または側屈へと傾く）を始める。胸椎回旋を、独立した頭部の回旋から分離させようとする際、患者はUCMを制御することができない、あるいは、制御するために集中し多大な努力をする必要がある。

方向に特異的な運動制御テストにおける臨床的評価の注意点

　胸椎の回旋の運動制御（分離）テストにおいて、もしいくつかのほかの動作（例：わずかな胸椎の屈曲）が観察された場合、これを制御されていない胸椎の回旋として記録しない。胸椎屈曲の運動制御テストによって、観察された動作が制御されていないかどうか特定されるだろう。制御されていない胸椎の**回旋**が示された場合に限り、胸椎回旋UCMのテストが陽性となる。

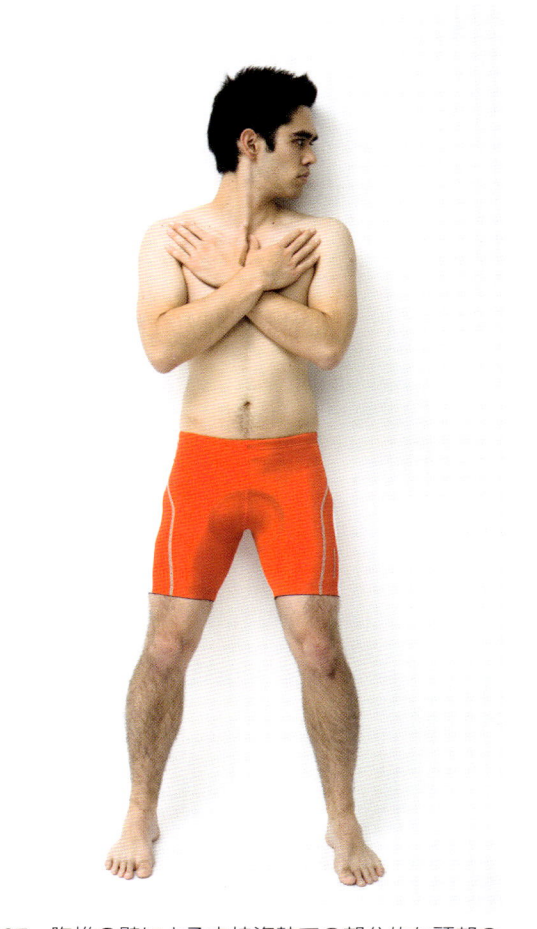

図7.37　胸椎の壁による支持姿勢での部分的な頭部の回旋を用いた修正

胸椎回旋UCMのレーティングと診断
（T50.1、T50.2）

修正

　再トレーニングは、胸椎を壁につけて胸椎の支持とフィードバックを増加させ、頭部の回転を限定した可動域を通じて始めるのが最もよい。患者は、骨盤と胸椎上部、頭の後ろを壁につけて立ち、肩はリラックスさせ、両腕は胸の前で交差させる。両方の肩甲骨は、壁に均等に接触するべきである。。これは、低い椅子に座り床に足をつけて、胸椎上部と頭を壁につけて行うこともできる。次に、胸が頭につられて回旋したり（胸椎の回旋）、両肩を側屈へと下げることなく、患者は、ゆっくりと肩越しに後ろを振り返るために頭部を回旋するように指示される。患者は、頭部が回旋方向へ回転し（軸の動き）、回旋方向へロール（側屈）しないことをモニターするために、後頭部を壁に接触させたままにする。両方の肩甲骨は、壁への対称的な接触を自動的に維持し、胸椎は動くべきではない。胸椎回旋が起こらない範囲内のみで、頭部を回転させる（図7.37）。患者は胸椎の回旋を制御し、防ぎ、独立して頸椎を回旋することを訓練される。

　患者は、胸椎の回旋UCMの制御をさまざまなフィードバックの方法を用いてセルフモニターすべきである（T50.3）。回旋UCMが制御可能である可動域範囲内においては、何の症状も誘発されないはずである。

　胸椎回旋の制御が改善したら、胸椎への支持なしで（壁からの支持がない）、エクササイズを行うことができる。

T50.1　頭部回転（head turn）テストの低閾値動員効率の評価とレーティング

頭部回転（head turn）テスト──座位

評価

制御のポイント：
- 胸椎の回旋を防ぐ

動作の課題：頸椎の回旋（座位）

ベンチマーク可動域：独立した自動的な 70 ～ 80°の頭部回旋

方向の制御のための低閾値動員効率のレーティング

	✓または✗		✓または✗
• テスト方向への「UCM」を防ぐことができる正しい動作の分離パターン 胸椎における以下の方向への UCM を防ぐ： • 回旋 そして頸椎を回旋する	☐	• 簡単そうに見え、自信をもって行っているという評価者の意見	☐
		• 簡単に感じ、被験者は十分に動作のパターンへの意識があり、自信を持ってテスト方向における「UCM」を防ぐ	☐
• ベンチマーク可動域全体を通じて動作を分離する：独立した 70 ～ 80°の頭部回旋（肩越しに見る） **ベンチマーク基準を超えた利用可能な可動域がある場合、自動的な制御を必要とするのはベンチマーク可動域のみである**	☐	• コンセントリックおよびエキセントリックな動作の間、分離のパターンはスムーズである	☐
		• UCM を防ぐために、反対方向への最終域の動きを（継続的に）使わない	☐
• 呼吸を止めずに（代替的な呼吸ストラテジーを使うことは許容される）	☐	• 特別なフィードバック（触覚的、視覚的、言語的な指示）は必要ない	☐
• エキセントリック運動中の制御	☐	• 外的な支持や負荷をなくすことなく	☐
• コンセントリック運動中の制御	☐	• リラックスした自然な呼吸（たとえ理想的でなかったとしても──自然なパターンが変化しない限り）	☐
		• 疲労がない	☐
分離パターンを修正		動員の効率	

T50.2　頭部回転（head turn）テストによる UCM の部位と方向の診断

頭部回転（head turn）テスト──座位			
部位	方向	左へ（左）	右へ（右）
		（チェックボックス）	（チェックボックス）
胸椎	回旋	☐	☐

T50.3　再トレーニングをモニターするフィードバックのツール

フィードバックのツール	過程
自己触診	関節姿勢（位置）の触診によるモニタリング
視覚的な観察	鏡を見て、あるいは直接動きを観察する
粘着テープ	触覚的なフィードバックのために皮膚に張力をかける
指示と口頭による修正	ほかの観察者からのフィードバックを聞く

T51　座位：骨盤ツイスト（pelvic twist）（回転椅子）テスト（胸椎回旋UCMのためのテスト）

この分離テストは、胸椎の回旋と骨盤の回転を自動的に分離し制御する能力を評価するものであり、回転椅子に座って骨盤を可動域全体にわたって回旋させる。非対称的な、あるいは矢状面以外での体幹もしくは骨盤の動作において、回旋の力が胸郭に伝達される。

テスト手順

患者は、両足を支持されず、脊柱をニュートラルで正常なカーブにして姿勢を正して回転椅子に座り（高さは足がつかないよう調整する）、肩甲骨はニュートラルな中間の範囲にし、頭部と首はニュートラルなアライメントにする。椅子を回転させるときの支持点とするために、指先を身体の前のテーブルの端に接触させる（図7.38）。次に、患者は、椅子を片方に回旋させるよう指示されるが、胸郭上部、肩と頭部を前に向けておく。両眼と両肩は水平のアライメントを維持すべきである。両肩や胸部の上のほうを回旋あるいは側方へ傾けることなく、椅子を約45°回転させることができるべきである。

理想的には、胸椎上部の回旋を防ぐ能力が明らかなように、独立して椅子を回転させて約45°の骨盤を回旋させる際、患者は胸椎上部を骨盤の回旋から分離する能力があるべきである（図7.39）。胸椎回旋への動きは生じるべきではない。頭部の回旋負荷下において、胸椎回旋UCMが制御されている限り、何の症状も誘

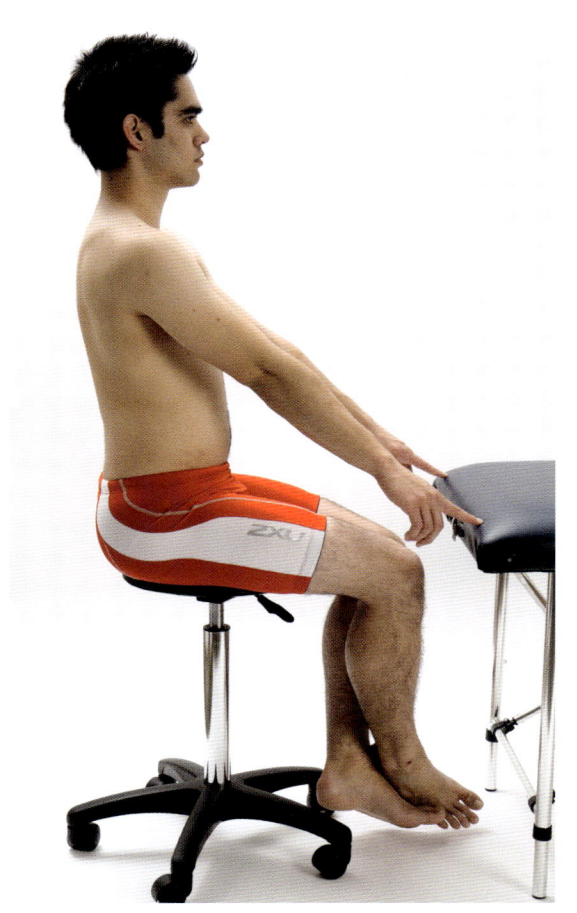

図7.38　骨盤ツイスト（pelvic twist）テストの開始姿勢

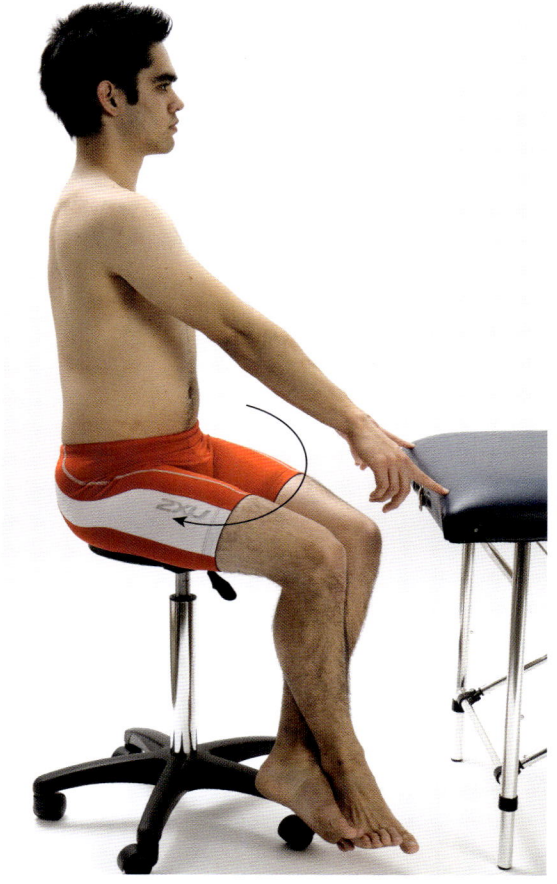

図7.39　骨盤ツイスト（pelvic twist）テストのベンチマーク

発されないはずである。

　このテストは、追加のフィードバック（被験者自身による触診、視覚など）もしくはキューなしで行われるべきである。テストのためにフィードバックを取り除き、セラピストは、胸椎回旋の制御が十分かどうかを判断するために、骨盤に対する相対的な胸郭の視覚的な観察を用いるべきである。両側の骨盤のツイストを別々に評価する。

胸椎回旋UCM

　患者は、胸椎における回旋に関連した症状を訴えている。胸郭には、骨盤回旋に対して相対的に回旋方向へのUCMがある（椅子を側方に回転させる）。胸椎は、独立して椅子が45°の回旋に達する前に回旋（または側屈へと傾く）を始める。胸椎上部の回旋を、独立した骨盤の回旋から分離させようとする際、患者はUCMを制御することができない、あるいは、制御するために集中し多大な努力をする必要がある。

方向に特異的な運動制御テストにおける臨床的評価の注意点

　胸椎の回旋の運動制御（分離）テストにおいて、もしいくつかのほかの動作（例：わずかな胸椎の屈曲）が観察された場合、これを制御されていない胸椎の回旋として記録しない。胸椎屈曲の運動制御テストによって、観察された動作が制御されていないかどうか特定されるだろう。**制御されていない胸椎の回旋が示された場合に限り、胸椎回旋UCMのテストが陽性となる。**

胸椎回旋UCMのレーティングと診断
（T51.1、T51.2）

修正

　再トレーニングは、テーブルをよりしっかり握り、肩甲帯で胸椎を支持して（胸椎支持の固定を強める）、限定した可動域を通じて椅子の回転を行うことで始めるのが最もよい。患者は、両足を支持されず姿勢を正して回転椅子に座り（高さは足がつかないよう調整する）、脊柱はニュートラルなカーブになるようにする。頭部と肩はニュートラルなアライメントにし、椅子を回転させるときの支持点とするために、両手でテーブルの端をしっかりと握る。

　次に、胸が骨盤につられて回旋したり、両肩を側屈へと下げることなく、患者は、ゆっくりと椅子を側方に回転させるように指示される。胸郭上部、両肩、顔は前方に向けておく。胸椎回旋が起こらない範囲内のみで、椅子と骨盤を回転させる。患者は胸椎上部の回旋を制御し、防ぎ、独立して骨盤を回旋することを訓練される。

　患者は、胸椎の回旋UCMの制御をさまざまなフィードバックの方法を用いてセルフモニターすべきである（T51.3）。回旋UCMが制御可能である可動域範囲内においては、何の症状も誘発されないはずである。

　胸椎回旋の制御が改善したら、胸椎がより少なく支持（指先だけを支持に用いる）された状態で、エクササイズを行うことができる。

T51.1　骨盤ツイスト（pelvic twist）テストの低閾値動員効率の評価とレーティング

骨盤ツイスト（pelvic twist）テスト──座位（回転椅子）

評価

制御のポイント：
- 胸椎上部の回旋を防ぐ

動作の課題：骨盤の回旋（座位─座位回転椅子）

ベンチマーク可動域：独立した自動的な 45°の骨盤および回転椅子の回旋

方向の制御のための低閾値動員効率のレーティング

✓または✗		✓または✗	
• テスト方向への「UCM」を防ぐことができる 正しい動作の分離パターン 胸椎における以下の方向への UCM を防ぐ： • 回旋 そして骨盤を回旋する	☐	• 簡単そうに見え、自信をもって行っているという評価者の意見	☐
		• 簡単に感じ、被験者は十分に動作のパターンへの意識があり、自信を持ってテスト方向における「UCM」を防ぐ	☐
• ベンチマーク可動域全体を通じて動作を分離する： 独立した自動的な 45°の骨盤の回旋（回転椅子を横へ回転） **ベンチマーク基準を超えた利用可能な可動域がある場合、自動的な制御を必要とするのはベンチマーク可動域のみである**	☐	• コンセントリックおよびエキセントリックな動作の間、分離のパターンはスムーズである	☐
		• UCM を防ぐために、反対方向への**最終域**の動きを（継続的に）使わない	☐
		• 特別なフィードバック（**触覚的、視覚的、言語的**な指示）は必要ない	☐
• 呼吸を止めずに（代替的な呼吸ストラテジーを使うことは許容される）	☐	• 外的な支持や負荷をなくすことなく	☐
• エキセントリック運動中の制御	☐	• リラックスした自然な呼吸（たとえ理想的でなかったとしても──自然なパターンが変化しない限り）	☐
• コンセントリック運動中の制御	☐	• 疲労がない	☐
分離パターンを修正		動員の効率	

T51.2　骨盤ツイスト（pelvic twist）テストによる UCM の部位と方向の診断

骨盤ツイスト（pelvic twist）テスト──座位（回転椅子）

部位	方向	左へ（左）	右へ（右）
		（チェックボックス）	（チェックボックス）
胸椎	回旋	☐	☐

T51.3　再トレーニングをモニターするフィードバックのツール

フィードバックのツール	過程
自己触診	関節姿勢（位置）の触診によるモニタリング
視覚的な観察	鏡を見て、あるいは直接動きを観察する
粘着テープ	触覚的なフィードバックのために皮膚に張力をかける
指示と口頭による修正	ほかの観察者からのフィードバックを聞く

T52　立位：骨盤側方シフト（pelvic side-shift）テスト（胸椎の回旋UCMのためのテスト）

この分離テストは、胸椎の回旋を自動的に分離し制御する能力を評価するものであり、立位で支持なく骨盤を側方骨盤シフトの可動域全体を通じて側方移動（側方シフト）させる。非対称的な、あるいは矢状面以外での体幹あるいは骨盤の動作において、回旋の力が胸郭に伝達される。

テスト手順

患者は、姿勢を正して立ち（支持なし）、両足の間は少なくとも肩幅に広げ、両膝は軽く曲げる（股関節屈曲筋から負荷を取り除き、広い基底面）。両腕は胸の前で交差させ、両肩と骨盤を水平にする（図7.40）。次に、骨盤を水平に保ち、固定し、最初は片方に側方シフトするよう指示される。胸椎を回旋あるいは側方へ傾けることなく、あるいは側方へ動かすことなく、少なくとも5cm、骨盤を自動的に側方シフトさせることができるべきである（図7.41）。

理想的には、胸椎の回旋あるいは側屈を防ぐ能力が明らかなように、独立して骨盤が側方シフトする際、患者は胸椎を骨盤の側方シフトから分離する能力があるべきである。胸椎回旋への動きは生じるべきではない。骨盤側方シフトの負荷下において、胸椎回旋UCMが制御されている限り、何の症状も誘発されないはずである。

このテストは、修正のための追加のフィードバック

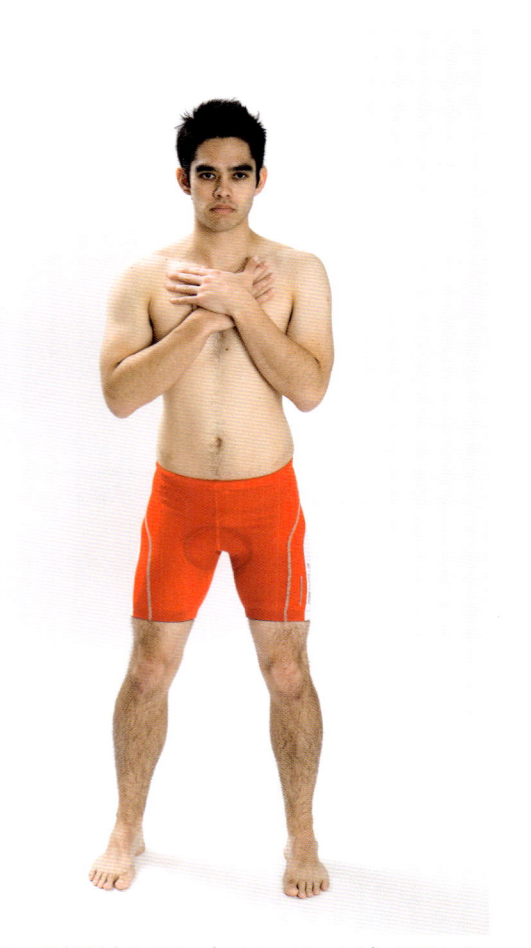

図7.40　骨盤側方シフト（pelvic side shift）テストの開始姿勢

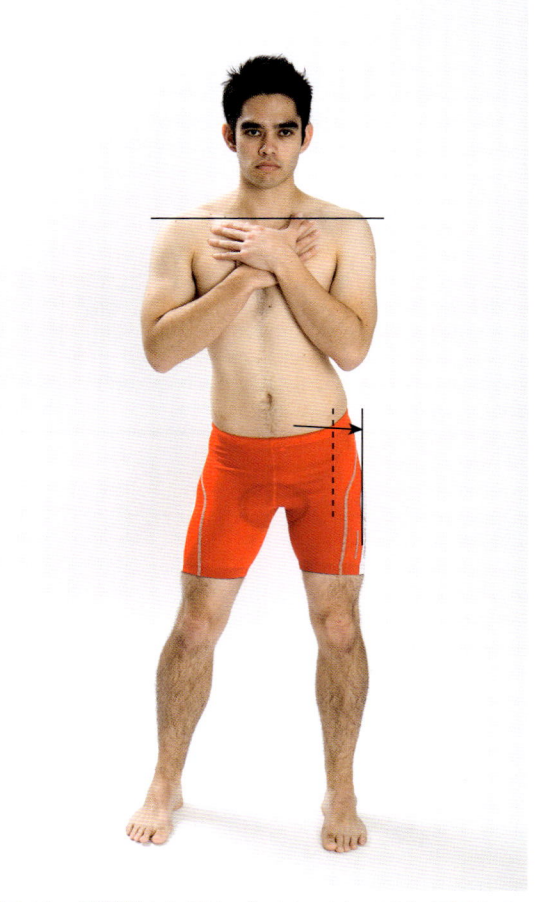

図7.41　骨盤側方シフト（pelvic side shift）テストのベンチマーク

（被験者自身による触診、視覚など）もしくはキューな
しで行われるべきである。テストのためにフィードバ
ックを取り除き、セラピストは、胸椎回旋の制御が十
分かどうかを判断するために、骨盤に対する相対的な
胸郭の視覚的な観察を用いるべきである。両側の側方
シフトを別々に評価する。また、左右のどちらへも、
良好な対称性があるべきである。

胸椎回旋UCM

　患者は、胸椎における回旋に関連した症状を訴えて
いる。胸郭には、骨盤の側方シフトに対して相対的に
回旋方向へのUCMがある。胸椎は、5cmの独立した
側方シフトに達する前に回旋（または側屈へと傾く）
を始める。胸椎回旋を、独立した骨盤の側方シフトか
ら分離させようとする際、患者はUCMを制御するこ
とができない、あるいは、制御するために集中し多大
な努力をする必要がある。

方向に特異的な運動制御テストにおける臨床的評価の注意点

　胸椎の回旋の運動制御（分離）テストにおいて、も
しいくつかのほかの動作（例：わずかな胸椎の屈曲）
が観察された場合、これを制御されていない胸椎の回
旋として記録しない。胸椎屈曲の運動制御テストによ
って、観察された動作が制御されていないかどうか特定
されるだろう。**制御されていない胸椎の回旋が示され
た場合に限り、胸椎回旋UCMのテストが陽性となる。**

胸椎回旋UCMのレーティングと診断

（T52.1、T52.2）

修正

　再トレーニングは、胸椎を壁につけて胸椎の支持と
フィードバックを増加させ、頭部の回転を限定した可
動域を通じて始めるのが最もよい。患者は、骨盤と胸
椎上部、頭の後ろを壁につけて立ち、肩はリラックス
させ、両腕は胸の前で交差させる。両方の肩甲骨は、
壁に均等に接触するべきである。これは、低い椅子に
座り床に足をつけて、胸椎と頭部を壁につけて行うこ
ともできる。

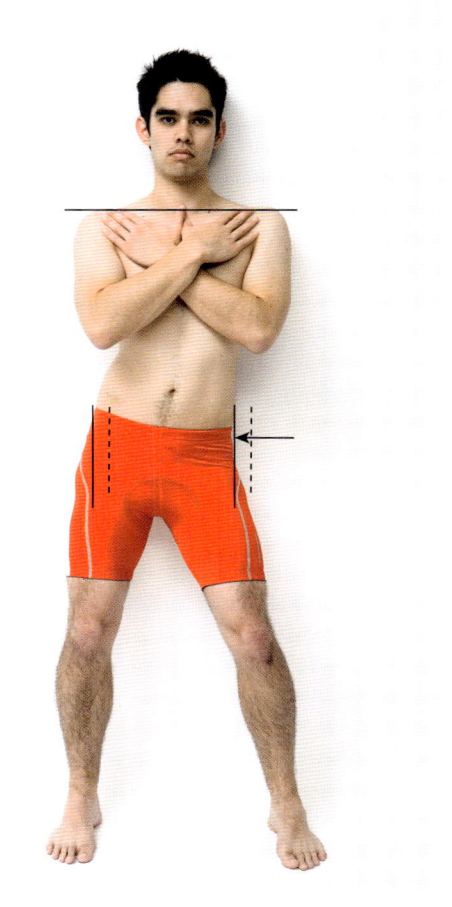

図7.42　壁による胸椎の支持姿勢での骨盤の部分的な
側方シフト

　次に、胸が骨盤につられて回旋したり（胸椎の回
旋）、両肩を側屈へと下げることなく、患者は、ゆっく
りと壁に沿って骨盤を側方へスライドするよう指示さ
れる。両方の肩甲骨は、壁への対称的な接触を自動的
に維持し、胸椎は動くべきではない。胸椎回旋が起こ
らない範囲内のみで、骨盤を側方シフトさせる（図
7.42）。患者は胸椎の回旋を制御し、防ぎ、独立して骨
盤を側方シフトすることを訓練される。

　患者は、胸椎の回旋UCMの制御をさまざまなフィ
ードバックの方法を用いてセルフモニターすべきであ
る（T52.3）。回旋UCMが制御可能である可動域範囲
内においては、何の症状も誘発されないはずである。

　胸椎回旋の制御が改善したら、胸椎への支持なしで
（壁からの支持がない）、エクササイズを行うことがで
きる。

T52.1　骨盤側方シフト（pelvic side-shift）テストの低閾値動員効率の評価とレーティング

骨盤側方シフト（pelvic side-shift）テスト——立位

評価

制御のポイント：
• 胸椎の回旋を防ぐ
動作の課題：骨盤の側方シフト（立位）
ベンチマーク可動域：独立した自動的な 5 cm の骨盤の側方シフト

方向の制御のための低閾値動員効率のレーティング

	✓または✗		✓または✗
• テスト方向への「UCM」を防ぐことができる　正しい動作の分離パターン 胸椎における以下の方向への UCM を防ぐ： • 回旋 そして骨盤を側方シフトする	☐	• 簡単そうに見え、自信をもって行っているという評価者の意見	☐
		• 簡単に感じ、被験者は十分に動作のパターンへの意識があり、自信を持ってテスト方向における「UCM」を防ぐ	☐
• ベンチマーク可動域全体を通じて動作を分離する： 独立した自動的な 5 cm の骨盤の側方シフト **ベンチマーク基準を超えた利用可能な可動域がある場合、自動的な制御を必要とするのはベンチマーク可動域のみである**	☐	• コンセントリックおよびエキセントリックな動作の間、分離のパターンはスムーズである	☐
		• UCM を防ぐために、反対方向への**最終域**の動きを（継続的に）使わない	☐
		• 特別なフィードバック（**触覚的、視覚的、言語的な**指示）は必要ない	☐
• 呼吸を止めずに（代替的な呼吸ストラテジーを使うことは許容される）	☐	• 外的な支持や負荷をなくすことなく	☐
• エキセントリック運動中の制御	☐	• リラックスした自然な呼吸（たとえ理想的でなかったとしても——**自然なパターンが変化しない限り**）	☐
• コンセントリック運動中の制御	☐	• 疲労がない	☐
分離パターンを修正		動員の効率	

T52.2　骨盤側方シフト（pelvic side-shift）テストによる UCM の部位と方向の診断

骨盤側方シフト（pelvic side-shift）テスト——立位

部位	方向	左へ（左）	右へ（右）
		（チェックボックス）	（チェックボックス）
胸椎	回旋	☐	☐

T52.3　再トレーニングをモニターするフィードバックのツール

フィードバックのツール	過程
自己触診	関節姿勢（位置）の触診によるモニタリング
視覚的な観察	鏡を見て、あるいは直接動きを観察する
粘着テープ	触覚的なフィードバックのために皮膚に張力をかける
指示と口頭による修正	ほかの観察者からのフィードバックを聞く

T53　立位：片腕壁プッシュ（one arm wall push）テスト（腰椎の回旋UCMのためのテスト）

この分離テストは、胸椎の回旋を自動的に分離し制御する能力を評価するものであり、立位で壁に向かって片腕「プッシュアップ」を行う。片側の、あるいは非対称的な上肢の動作において、回旋の力が胸郭に伝達される。

テスト手順

患者は、壁に向かって姿勢を正して立ち、片腕を水平に保って（90°の肩屈曲）、手首を伸展させ、手のひらは前方に向ける。両肩はニュートラルに保つ（挙上と下制の中間）。身体は壁から腕の長さに位置するようにし、手のひらは肩の高さで壁につけて、指は鉛直にする（図7.43）。

次に、患者は体重を手に乗せ、前腕を壁に向かって下げるために、肘をゆっくりを曲げるよう指示される。前腕は手の下で鉛直に位置する（外側に外れない）。「片腕壁プッシュ」において身体が壁に傾く際、身体は足首から股関節、そして頭部と肩まで真っ直ぐな線を維持するべきである。胸椎が回旋したり、肩甲骨が「翼」のように胸郭から離れることなく、患者は自動的に壁に向かって身体を傾け、鉛直な前腕で全体重を支え、壁を押して元の姿勢に戻ることができるべきである。

理想的には、胸椎の回旋を防ぐ能力が明らかなように、独立して片腕壁プッシュを行う際、患者は胸椎を

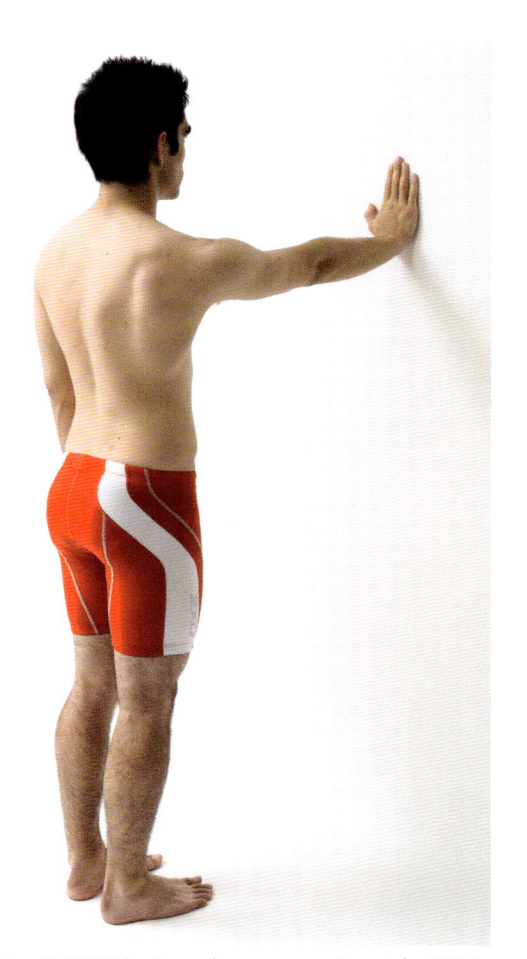

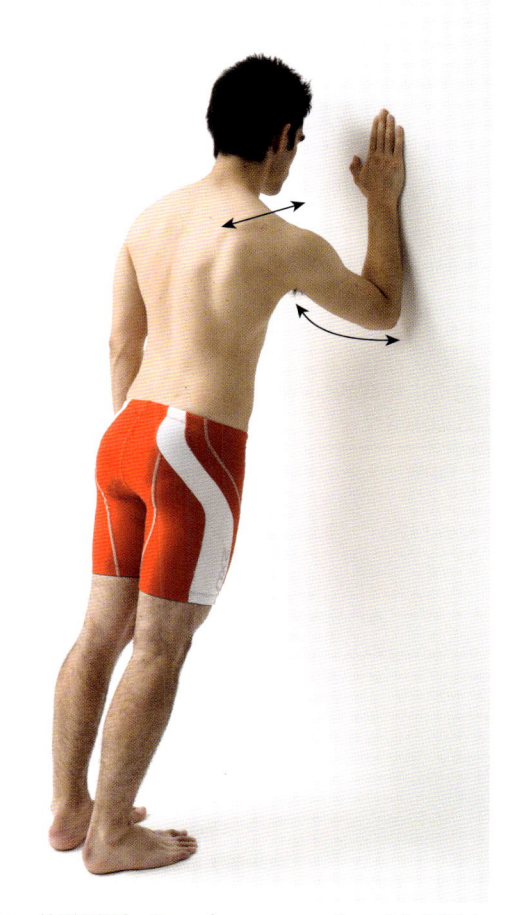

図7.43　片腕壁プッシュ（one arm wall push）テストの開始姿勢

図7.44　片腕壁プッシュ（one arm wall push）テストのベンチマーク

片側性の腕への負荷から分離する能力があるべきである（図7.44）。胸椎回旋への動きは生じるべきではない。片側性の腕への負荷下において、胸椎の回旋UCMが制御されている限り、何の症状も誘発されないはずである。

このテストは、修正のための追加のフィードバック（被験者自身による触診、視覚など）もしくはキューなしで行われるべきである。テストのためにフィードバックを取り除き、セラピストは胸椎回旋の制御が十分かどうかを判断するために、肩と腕に対する相対的な胸椎の視覚的な観察を用いるべきである。両側の片腕壁プッシュを別々に評価する。左右対称的に行うことができるべきである。

胸椎回旋UCM

患者は、胸椎における回旋に関連した症状を訴えている。胸郭には、片腕での体重負荷に対して相対的に回旋方向へのUCMがある。前腕が体重を壁へと降ろしプッシュし元の姿勢に戻る前に、胸椎が回旋を開始する（あるいは肩甲骨がウィングする（訳注：肩甲骨が「翼（wing）」のように胸郭から離れる））。胸椎の回旋を、独立した片側性の腕への負荷から分離させようとする際、患者はUCMを制御することができない、あるいは、制御するために集中し多大な努力をする必要がある。

方向に特異的な運動制御テストにおける臨床的評価の注意点

胸椎の回旋の運動制御（分離）テストにおいて、もしいくつかのほかの動作（例：わずかな胸椎の屈曲）が観察された場合、これを制御されていない胸椎の回旋として記録しない。胸椎屈曲の運動制御テストによって、観察された動作が制御されていないかどうか特定されるだろう。制御されていない胸椎の**回旋**が示された場合に限り、胸椎回旋UCMのテストが陽性となる。

胸椎回旋UCMのレーティングと診断

（T53.1、T53.2）

修正

再トレーニングは、片腕壁プッシュにおいて、壁に近づき体重の負荷を軽減させて始めるのが最もよい。患者は壁に向かって姿勢を正して立ち、手のひらは肩の高さで壁につける（指は鉛直）。身体は壁から腕の長さよりも近いところに位置するようにする。この位置では、肘は部分的に屈曲することになるだろう。

次に、体重を手に乗せ、前腕は手の下に鉛直に維持してゆっくりと壁に向かって下げていくように指示される。身体は足首から頭まで真っ直ぐなラインを維持すべきである。次に、胸椎を回旋させることなく（もしくは肩甲骨が「翼」のように胸郭から離れることなく）、患者はゆっくりと前腕を壁に向かって下げるように指示される。壁に向かって傾くのは、胸椎の回旋の起こらない範囲のみである。患者は胸椎の回旋を制御し、防ぎ、独立して片腕壁プッシュを行うことを訓練される。

患者は、胸椎の回旋UCMの制御をさまざまなフィードバックの方法を用いてセルフモニターすべきである（T53.3）。回旋UCMが制御可能である可動域範囲内においては、何の症状も誘発されないはずである。

胸椎回旋の制御が改善したら、壁からより離れたところに立って（片側性体重支持での負荷が高まる）、エクササイズを行うことができる。

T53.1　片腕壁プッシュ（one arm wall push）テストの低閾値動員効率の評価とレーティング

片腕壁プッシュ（one arm wall push）テスト──立位（壁）

評価

制御のポイント：
- 胸椎の回旋を防ぐ

動作の課題： 矢状面において肘と肩で体重支持した片腕を独立して動かす（立位─壁）

ベンチマーク可動域： 腕の長さと同じだけ壁から離れて立ち、前腕を壁に対して下げて垂直にし（片手で体重支持）、胸椎の代償運動を起こすことなく戻る

方向の制御のための低閾値動員効率のレーティング

✔または✗		✔または✗	
• テスト方向への「UCM」を防ぐことができる正しい動作の分離パターン 胸椎における以下の方向へのUCMを防ぐ： • 回旋 そして片腕で体重支持＋矢状面において肘と肩を動かす	☐	• 簡単そうに見え、自信をもって行っているという評価者の意見	☐
		• 簡単に感じ、被験者は十分に動作のパターンへの意識があり、自信を持ってテスト方向における「UCM」を防ぐ	☐
• ベンチマーク可動域全体を通じて動作を分離する：片手で体重支持し、前腕を壁に対して下げて垂直にする（腕の長さと同じだけ壁から離れて立つ） **ベンチマーク基準を超えた利用可能な可動域がある場合、自動的な制御を必要とするのはベンチマーク可動域のみである**	☐	• コンセントリックおよびエキセントリックな動作の間、分離のパターンはスムーズである	☐
		• UCMを防ぐために、反対方向への最終域の動きを（継続的に）使わない	☐
		• 特別なフィードバック（触覚的、視覚的、言語的な指示）は必要ない	☐
• 呼吸を止めずに（代替的な呼吸ストラテジーを使うことは許容される）	☐	• 外的な支持や負荷をなくすことなく	☐
		• リラックスした自然な呼吸（たとえ理想的でなかったとしても──自然なパターンが変化しない限り）	☐
• エキセントリック運動中の制御	☐	• 疲労がない	☐
• コンセントリック運動中の制御	☐		
分離パターンを修正		動員の効率	

T53.2　片腕壁プッシュ（one arm wall push）テストによるUCMの部位と方向の診断

片腕壁プッシュ（one arm wall push）テスト──立位（壁）

部位	方向	左へ（左）	右へ（右）
		（チェックボックス）	（チェックボックス）
胸椎	回旋	☐	☐

T53.3　再トレーニングをモニターするフィードバックのツール

フィードバックのツール	過程
自己触診	関節姿勢（位置）の触診によるモニタリング
視覚的な観察	鏡を見て、あるいは直接動きを観察する
粘着テープ	触覚的なフィードバックのために皮膚に張力をかける
指示と口頭による修正	ほかの観察者からのフィードバックを聞く

T54　4点支持：片腕挙上（one arm lift）テスト（胸椎の回旋UCMのためのテスト）

この分離テストは、胸椎回旋を自動的に分離し制御する能力を評価するものであり、4点支持の膝立ち位（両手両膝）で片腕を身体の前に挙上する。片側の、あるいは非対称的な上肢の動作において、回旋の力が胸郭に伝達される。

テスト手順

患者は、片腕で体重支持をしながら、また胸椎回旋を制御しながら、自動的に反対の腕を身体の前に挙上する能力を持っているべきである。患者は、骨盤と肩甲骨をニュートラルな（中間位）アライメントにし、両手を両肩の下に置いて（90°屈曲で体重を支える）、4点支持の膝立ち位（両手両膝）の姿勢を取る（図7.45、7.46）。次に、患者は体重を片手に乗せ、反対の腕を肩の屈曲へと挙上し、身体の前へと伸ばすよう指示される。胸椎が回旋したり、肩甲骨が「翼」のように胸郭から離れたり、挙上方向へと動かすことなく、患者は片方の腕で体重を支え制御を維持しながら、自動的に体重を支えていない腕を、150°屈曲へと身体の前へ伸ばすことができるべきである。

理想的には、胸椎の回旋を防ぐ能力が明らかなように、独立して片方の腕で体重を支え、もう片方の腕を150°屈曲まで前方に伸ばす際、患者は胸椎を非対称的な肩の負荷から分離する能力があるべきである（図7.47）。胸椎回旋への動きは生じるべきではない。非対称的な片腕での負荷下において、胸椎の回旋UCMが制御されている限り、何の症状も誘発されないはずである。

このテストは、修正のための追加のフィードバック（被験者自身による触診、視覚など）もしくはキューな

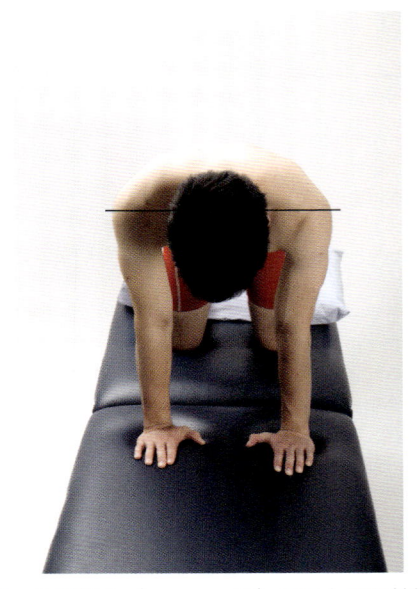

図7.46　片腕挙上（one arm lift）テストの開始姿勢（前方から見たところ）

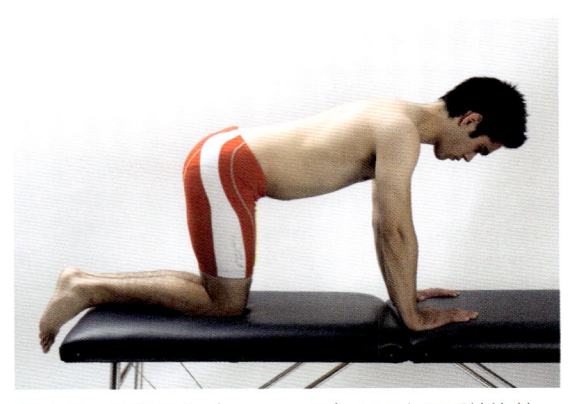

図7.45　片腕挙上（one arm lift）テストの開始姿勢（側方から見たところ）

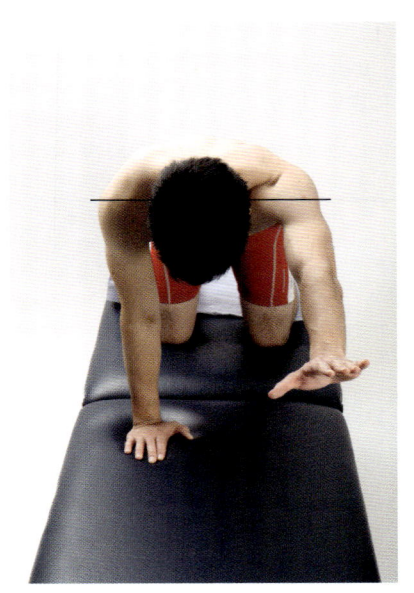

図7.47　片腕挙上（one arm lift）テストのベンチマーク

しで行われるべきである。テストのためにフィードバックを取り除き、セラピストは、胸椎回旋の制御が十分かどうかを判断するために、両肩に対する相対的な胸郭の視覚的な観察を用いるべきである。両側の片腕挙上を別々に評価する。左右対称的に行うことができるべきである。

胸椎回旋UCM

患者は、胸椎における回旋に関連した症状を訴えている。胸郭には、非対称的な腕の負荷に対して相対的に回旋方向へのUCMがある。体重が片方の腕に乗り、反対の腕が150°の屈曲に挙上する前に、胸椎が回旋（もしくは肩甲骨がウィングする、あるいは胸郭で挙上する）を始める。胸椎の回旋を、独立した非対称的な腕の負荷から分離させようとする際、患者はUCMを制御することができない、あるいは、制御するために集中し多大な努力をする必要がある。

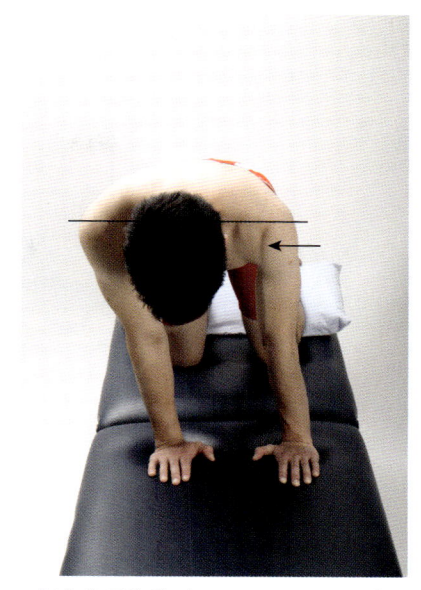

図7.48 側方体重移動（lateral weight shift）の修正

方向に特異的な運動制御テストにおける臨床的評価の注意点

胸椎の回旋の運動制御（分離）テストにおいて、もしいくつかのほかの動作（例：わずかな胸椎の屈曲）が観察された場合、これを制御されていない胸椎の回旋として記録しない。胸椎屈曲の運動制御テストによって、観察された動作が制御されていないかどうか特定されるだろう。制御されていない胸椎の**回旋**が示された場合に限り、胸椎回旋UCMのテストが陽性となる。

胸椎回旋UCMのレーティングと診断
（図54.1、図54.2）

修正

再トレーニングは、完全に体重を片腕に乗せずに体重を移動する運動において、胸椎の回旋を制御して始めるのが最もよい。

患者は、骨盤と肩甲骨をニュートラルな（中間位）アライメントにし、両手を両肩の下に置いて（90°屈曲で体重を支える）、4点支持の膝立ち位（両手両膝）

の姿勢を取る。次に、胸椎を回旋させることなく、患者はゆっくりと体重を片腕へと側方に移動するが、完全にその手に移動させないよう指示される。もう片方の腕は、体重を部分的に支持し続ける。

胸椎回旋が起こらない範囲内のみで、体重を移動させる。患者は胸椎の回旋を制御し、防ぎ、独立して部分的な体重移動を片腕からもう一方の腕に行うことを訓練される（図7.48）。

代替となる漸増は、肘と膝をついたプッシュアップの姿勢から始める（図7.49）。肩甲骨と胸部を中間位に保ち、胸椎回旋が制御されている範囲でのみ、ゆっくりと上半身の体重を片方の腕に移動させる（図7.50）。

患者は、胸椎の回旋UCMの制御をさまざまなフィードバックの方法を用いてセルフモニターすべきである（T54.3）。回旋UCMが制御可能である可動域範囲内においては、何の症状も誘発されないはずである。

胸椎回旋の制御が改善したら、全体重を移動し、片腕を挙上へと屈曲させるエクササイズを行うことができる。

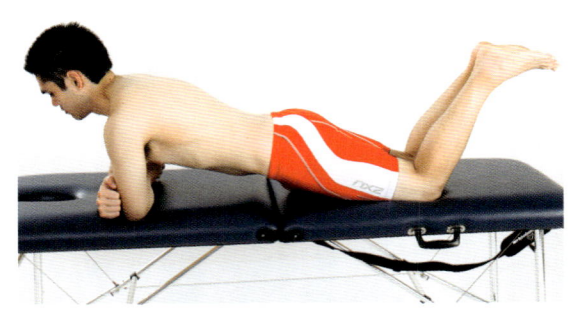

図7.49　修正──肘をついたプッシュアップ姿勢
（push up position off elbows）：開始姿勢

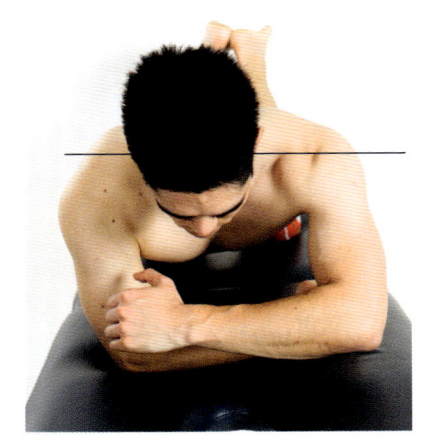

図7.50　修正──肘をついた体重移動（lateral weight shift off elbows）

T54.1 片腕挙上（one arm lift）テストの低閾値動員効率の評価とレーティング

片腕挙上（one arm lift）テスト──4点支持の膝立ち位

評価

制御のポイント：
・胸椎の回旋を防ぐ
動作の課題：独立した非対称的な肩の負荷：体重支持した片腕と、反対の非体重支持側の腕の屈曲（4点支持）
ベンチマーク可動域：胸椎の代償なく、90°屈曲位の片腕で体重支持＋反対の非体重支持側の腕の前方への150°屈曲

方向の制御のための低閾値動員効率のレーティング

	✓または✗		✓または✗
・テスト方向への「UCM」を防ぐことができる 　正しい動作の分離パターン 胸椎における以下の方向へのUCMを防ぐ： ・回旋 そして非対称的な腕の負荷：体重支持した片腕と、反対の非体重支持側の腕の動き	☐	・簡単そうに見え、自信をもって行っているという評価者の意見 ・簡単に感じ、被験者は十分に動作のパターンへの意識があり、自信を持ってテスト方向における「UCM」を防ぐ ・コンセントリックおよびエキセントリックな動作の間、分離のパターンはスムーズである	☐ ☐ ☐
・ベンチマーク可動域全体を通じて動作を分離する： 　片腕の独立した150°の前方への屈曲＋反対の腕の90°屈曲における体重支持 **ベンチマーク基準を超えた利用可能な可動域がある場合、自動的な制御を必要とするのはベンチマーク可動域のみである**	☐	・UCMを防ぐために、反対方向への最終域の動きを（継続的に）使わない ・特別なフィードバック（触覚的、視覚的、言語的な指示）は必要ない	☐ ☐
・呼吸を止めずに（代替的な呼吸ストラテジーを使うことは許容される）	☐	・外的な支持や負荷をなくすことなく ・リラックスした自然な呼吸（たとえ理想的でなかったとしても──自然なパターンが変化しない限り）	☐ ☐
・エキセントリック運動中の制御	☐	・疲労がない	☐
・コンセントリック運動中の制御	☐		
分離パターンを修正		動員の効率	

T54.2 片腕挙上（one arm lift）テストによるUCMの部位と方向の診断

片腕挙上（one arm lift）テスト──4点支持の膝立ち位

部位	方向	左へ（左）	右へ（右）
		（チェックボックス）	（チェックボックス）
胸椎	回旋	☐	☐

T54.3 再トレーニングをモニターするフィードバックのツール

フィードバックのツール	過程
自己触診	関節姿勢（位置）の触診によるモニタリング
視覚的な観察	鏡を見て、あるいは直接動きを観察する
粘着テープ	触覚的なフィードバックのために皮膚に張力をかける
指示と口頭による修正	ほかの観察者からのフィードバックを聞く

T55 側臥位：腕の側方挙上（lateral arm lift）テスト（胸椎の回旋UCMのためのテスト）

この分離テストは、胸椎の回旋を自動的に分離し制御する能力を評価するものであり、側臥位で片腕を外側、後方へ向かって（水平面上で片側で水平外転させる）挙上する。片側の、あるいは非対称的な上肢の動作において、回旋の力が胸郭に伝達される。

テスト手順

患者は、両方の股関節と両膝を屈曲し、脊柱をニュートラルなアライメントにして側臥位の姿勢を取る。骨盤、胸郭、頭部はニュートラルな位置を取る（すべて前方を向く）。上になっている側の腕を床に対して水平に維持し、90°屈曲にする（図7.51）。患者は、胸椎のニュートラルな姿勢を維持し、上側の腕を後方へ（水平面上を天井へ向けて）挙上するよう指示される。この動作は立位で行われる場合、しばしば「水平外転」と呼ばれる。

理想的には、胸椎の回旋を防ぐ能力が明らかなように、独立して片腕を後方へ挙上する際、患者は胸椎を片側の肩の「水平」外転から分離する能力があるべきである。腕の動きに続いて胸椎が回旋することなく、肩甲骨は独立して内転し、腕は後方へ鉛直になるまで挙上（水平面上で外転）できるべきである（図7.52）。非対称的な片腕での負荷下において、胸椎の回旋UCMが制御されている限り、何の症状も誘発されないはずである。

このテストは、修正のための追加のフィードバック（被験者自身による触診、視覚など）もしくはキューな

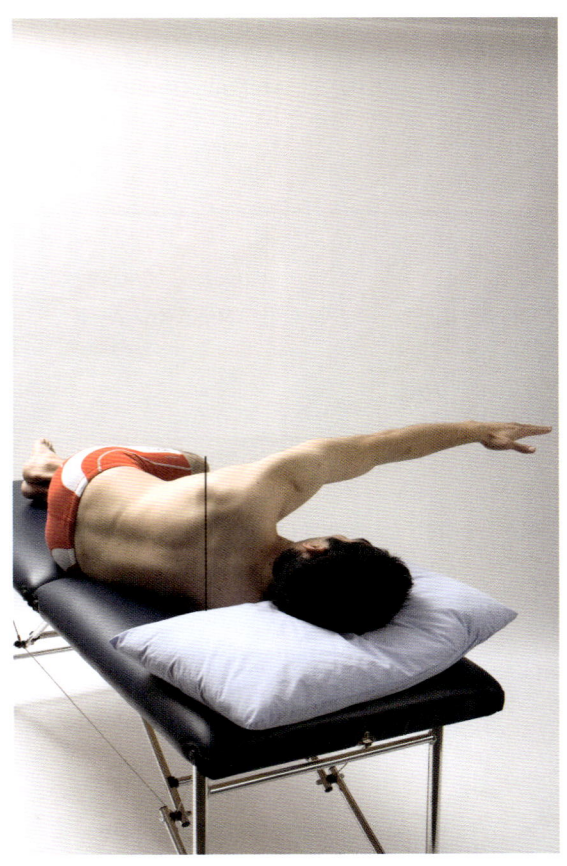

図7.51 腕の側方挙上（lateral arm lift）テストの開始姿勢

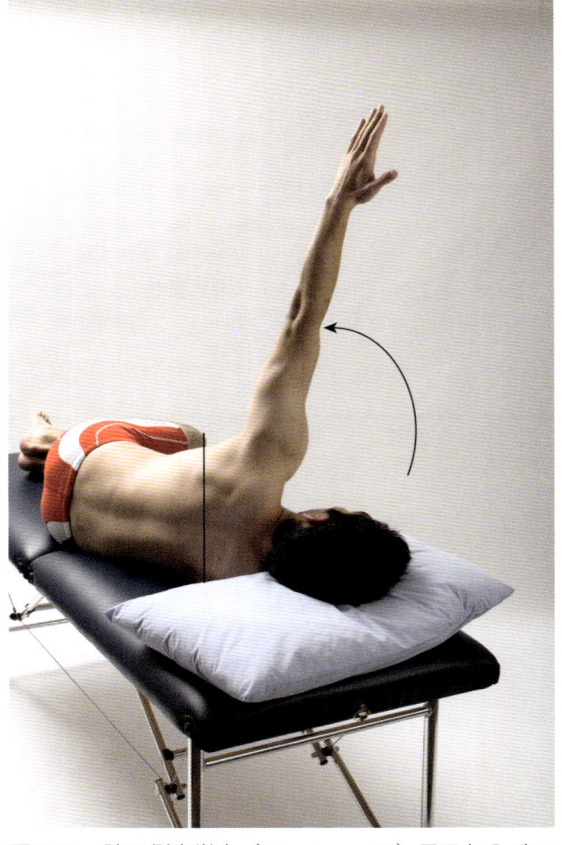

図7.52 腕の側方挙上（lateral arm lift）テストのベンチマーク

しで行われるべきである。テストのためにフィードバックを取り除き、セラピストは、胸椎回旋の制御が十分かどうかを判断するために、肩に対する相対的な胸郭の視覚的な観察を用いるべきである。側方への片腕の挙上を別々に評価する。左右対称的に行うことができるべきである。

胸椎回旋UCM

患者は、胸椎における回旋に関連した症状を訴えている。胸郭には、非対称的な腕の負荷に対して相対的に回旋方向へのUCMがある。胸椎は、腕が水平面上で後方へ垂直になるまで挙上（鉛直へと外転）に達する前に回旋を始める。胸椎の回旋を、独立した片腕の外転から分離させようとする際、患者はUCMを制御することができない、あるいは、制御するために集中し多大な努力をする必要がある。

方向に特異的な運動制御テストにおける臨床的評価の注意点

胸椎の回旋の運動制御（分離）テストにおいて、もしいくつかのほかの動作（例：わずかな胸椎の屈曲）が観察された場合、これを制御されていない胸椎の回旋として記録しない。胸椎屈曲の運動制御テストによって、観察された動作が制御されていないかどうか特定されるだろう。制御されていない胸椎の**回旋**が示された場合に限り、胸椎回旋 UCM のテストが陽性となる。

胸椎回旋UCMのレーティングと診断
（T55.1、T55.2）

修正

再トレーニングは、胸椎を壁につけて胸椎の支持とフィードバックを増加させ、腕の挙上を限定した可動域を通じて始めるのが最もよい。患者は、両方の股関節と両膝を屈曲し、脊柱をリラックスしたニュートラルなアライメントにして側臥位の姿勢を取り、背中は壁に平らになるようにして背中を支持する。骨盤や胸郭、頭部はニュートラルな位置を取る（すべて前方を向く）。上になっている側の腕を床に対して水平に維持し、90°屈曲にする。

患者は、壁を支持とフィードバックに用いて、胸椎のニュートラルな姿勢を維持し、上側の腕を後方へ（水平面上を天井へ向けて）挙上するよう指示される。胸椎回旋が起こらない範囲内のみで、腕を挙上させる。患者は胸椎の回旋を制御し、防ぎ、独立して腕の側方挙上を行うことを訓練される。

患者は、胸椎の回旋UCMの制御をさまざまなフィードバックの方法を用いてセルフモニターすべきである（T55.3）。回旋UCMが制御可能である可動域範囲内においては、何の症状も誘発されないはずである。

胸椎回旋の制御が改善したら、胸椎への支持なしで（壁からの支持がない）、エクササイズを行うことができる。

T55.1 腕の側方挙上（lateral arm lift）テストの低閾値動員効率の評価とレーティング

腕の側方挙上（lateral arm lift）テスト──側臥位

評価

制御のポイント：
• 胸椎の回旋を防ぐ

動作の課題： 水平面上において、片腕を「水平」外転（肩甲骨の外転）（側臥位）

ベンチマーク可動域： 胸椎の代償なく、水平面上において、垂直なアライメントになるまで独立した肩甲骨の外転と肩の外転

方向の制御のための低閾値動員効率のレーティング

	✓または✗		✓または✗
• テスト方向への「UCM」を防ぐことができる正しい動作の分離パターン 胸椎における以下の方向へのUCMを防ぐ： • 回旋 そして水平面上で、片方の肩甲骨の外転と腕の外転	☐	• 簡単そうに見え、自信をもって行っているという評価者の意見	☐
		• 簡単に感じ、被験者は十分に動作のパターンへの意識があり、自信を持ってテスト方向における「UCM」を防ぐ	☐
• ベンチマーク可動域全体を通じて動作を分離する：独立した「水平」外転──後方へ腕が垂直な姿勢になるように **ベンチマーク基準を超えた利用可能な可動域がある場合、自動的な制御を必要とするのはベンチマーク可動域のみである**	☐	• コンセントリックおよびエキセントリックな動作の間、分離のパターンはスムーズである	☐
		• UCMを防ぐために、反対方向への**最終域**の動きを（継続的に）使わない	☐
		• 特別なフィードバック（触覚的、視覚的、言語的な指示）は必要ない	☐
• 呼吸を止めずに（代替的な呼吸ストラテジーを使うことは許容される）	☐	• 外的な支持や負荷をなくすことなく	☐
		• リラックスした自然な呼吸（たとえ理想的でなかったとしても──自然なパターンが変化しない限り）	☐
• エキセントリック運動中の制御	☐		
• コンセントリック運動中の制御	☐	• 疲労がない	☐
分離パターンを修正		**動員の効率**	

T55.2 腕の側方挙上（lateral arm lift）テストによるUCMの部位と方向の診断

腕の側方挙上（lateral arm lift）テスト──側臥位

部位	方向	左へ（左）	右へ（右）
		（チェックボックス）	（チェックボックス）
胸椎	回旋	☐	☐

T55.3 再トレーニングをモニターするフィードバックのツール

フィードバックのツール	過程
自己触診	関節姿勢（位置）の触診によるモニタリング
視覚的な観察	鏡を見て、あるいは直接動きを観察する
粘着テープ	触覚的なフィードバックのために皮膚に張力をかける
指示と口頭による修正	ほかの観察者からのフィードバックを聞く

T56　側臥位：サイドブリッジ（side bridge）テスト（胸椎の回旋UCMのためのテスト）

　この分離テストは、胸椎の回旋を自動的に分離し制御する能力を評価するものであり、側臥位で「サイドブリッジ（side bridge）」あるいは「サイドプランク（side plank）」（片側を外転させる）姿勢となり、片腕で側方で体重を支持する。片側の、あるいは非対称的な上肢の動作において、回旋の力が胸郭に伝達される。

テスト手順

　患者は、脊柱をニュートラルなアライメントにして両脚を真っ直ぐにし（体幹と一直線になる）、側臥位の姿勢を取る。骨盤や胸郭、頭部はニュートラルな位置を取る（すべて前方を向く）。体重を肩の下に位置した下側の肘で支え、前腕は前方を向く。上側の手は骨盤の外側に位置させる（図7.53）。患者は、胸椎のニュートラルな姿勢を維持し、頭部と脊柱、両脚が一直線上になるように骨盤と股関節を挙上する（床から離れる）ように指示される。体重は足と体重を支持している肘で支えられている。体重を支えている肩は90°の外転位であるべきである。この動作は、しばしば「サイドブリッジ」あるいは「サイドプランク」と呼ばれる。

　理想的には、体重を支え、胸椎の回旋（そして翼状肩甲骨）を防ぐ能力が明らかなように、独立して骨盤を「サイドブリッジ」へと挙上する際、患者は胸椎を

体重を支持している片方の肩の外転から分離する能力があるべきである（図7.54）。体重負荷下での片側の肩を外転において、胸椎の回旋UCMが制御されている限り、何の症状も誘発されないはずである。

　このテストは、修正のための追加のフィードバック（被験者自身による触診、視覚など）もしくはキューなしで行われるべきである。テストのためにフィードバックを取り除き、セラピストは胸椎回旋の制御が十分かどうかを判断するために、肩に対する相対的な胸椎の視覚的な観察を用いるべきである。両側のサイドブリッジを別々に評価する。左右対称的に行うことができるべきである。

胸椎回旋UCM

　患者は、胸椎における回旋に関連した症状を訴えている。胸郭には、片方の体重を支持している肩の外転に対して相対的に回旋方向へのUCMがある。胸椎は、サイドプランクの姿勢で体重を支えている肩が90°の外転に達する前に回旋を始める。胸椎の回旋を、独立した体重を支えている肩の外転から分離させようとする際、患者はUCMを制御することができない、あるいは、制御するために集中し多大な努力をする必要がある。

方向に特異的な運動制御テストにおける臨床的評価の注意点

　胸椎の回旋の運動制御（分離）テストにおいて、もしいくつかのほかの動作（例：わずかな胸椎の屈曲）

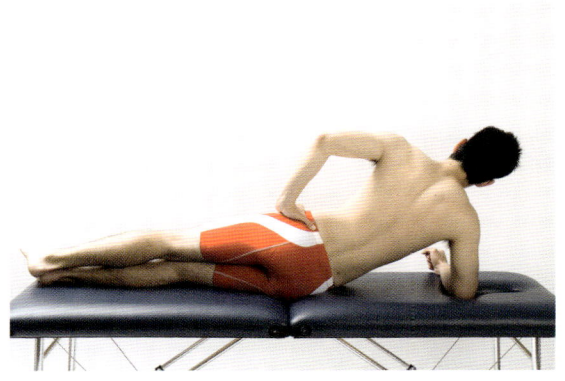

図7.53　サイドブリッジ（side bridge）テストの開始姿勢

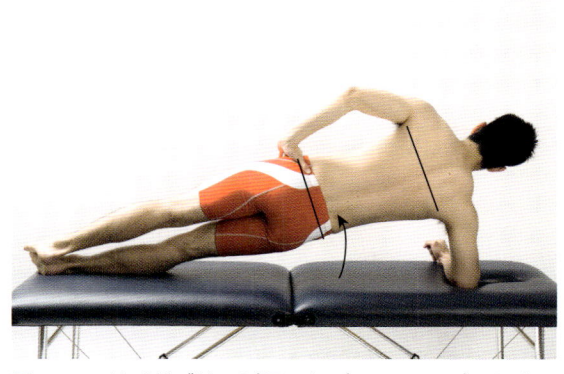

図7.54　サイドブリッジテスト（side bridge）のベンチマーク

が観察された場合、これを制御されていない胸椎の回旋として記録しない。胸椎屈曲の運動制御テストによって、観察された動作が制御されていないかどうか特定されるだろう。**制御されていない胸椎の回旋が示された場合に限り、胸椎回旋 UCM のテストが陽性となる。**

胸椎回旋UCMのレーティングと診断
（T56.1、T56.2）

修正

再トレーニングは、（足と肘の間の代わりに）両膝を曲げ体重の負荷を軽減させて、両膝と体重を支える肘の間でサイドブリッジを行うことから始めるのが最もよい。患者は、脊柱をリラックスしたニュートラルなアライメントにして両方の股関節を真っ直ぐにして（体幹と一直線に）、両膝を90°屈曲させた側臥位の姿勢を取る。骨盤や胸郭、頭部はニュートラルな位置を取る（すべて前方を向く）。体重を肩の下に位置した下側の肘で支え、前腕は前方を向く。

軽減させた体重負荷を用いて、患者は胸椎のニュートラルな姿勢を維持し、頭部と脊柱、両脚が一直線上になるように骨盤と股関節を挙上（床から離れる）するように指示される。体重は両膝と体重を支持している肘で支えられる（図7.55）。胸椎回旋が起こらない範囲内のみで、骨盤を挙上させる。患者は胸椎の回旋を制御し、防ぎ、独立して膝のサイドブリッジを行う

ことを訓練される。

患者は、胸椎の回旋UCMの制御をさまざまなフィードバックの方法を用いてセルフモニターすべきである（T56.3）。回旋UCMが制御可能である可動域範囲内においては、何の症状も誘発されないはずである。

もし制御が非常に不十分である場合、支持とバランスのために上側の手を用いて床につけてもよい。胸椎回旋の制御が改善したら、全体重でエクササイズを行うことができる（足で支持するレバーの長いサイドブリッジ）。

胸椎回旋UCMのまとめ
（表7.5）

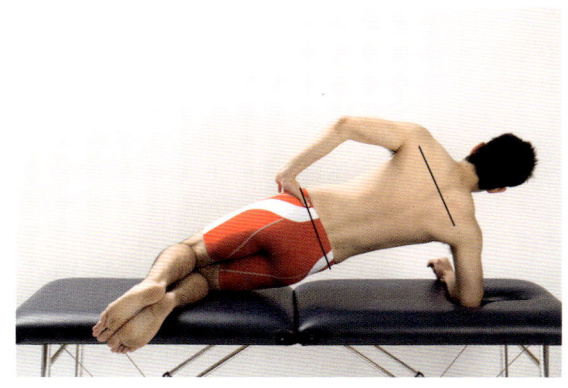

図7.55 膝をついて負荷を軽減したサイドブリッジの修正

表7.5　胸椎回旋テストのレーティングのまとめ		
UCM の診断とテスト		
部位：胸椎	方向：回旋	臨床的優先性 ☐
テスト	レーティング（✓✓または✓✗または✗✗）と理論的な根拠 胸郭（左へ）	胸郭（右へ）
座位：頭部回転（head turn）		
座位：骨盤ツイスト（pelvic twist）（回転椅子）		
立位：骨盤側方シフト（pelvic side-shift）		
立位：片腕壁プッシュ（one arm wall push）		
4点支持：片腕挙上（one arm lift）		
側臥位：腕の側方挙上（lateral arm lift）		
側臥位：サイドブリッジ（side bridge）		

T56.1　サイドブリッジ（side bridge）テストの低閾値動員効率の評価とレーティング

サイドブリッジ（side bridge）テスト──側臥位

評価

制御のポイント：
• 胸椎の回旋を防ぐ
動作の課題： 水平面上において、片腕を「水平」外転（肩甲骨の外転）（側臥位）
ベンチマーク可動域： 胸椎の代償なく、水平面上において、垂直なアライメントになるまで独立した肩甲骨の外転と肩の外転

方向の制御のための低閾値動員効率のレーティング

✓または ✗		✓または ✗	
• テスト方向への「UCM」を防ぐことができる正しい動作の分離パターン 胸椎における以下の方向へのUCMを防ぐ： • 回旋 そして片腕で体重支持し、肩を外転する	☐	• 簡単そうに見え、自信をもって行っているという評価者の意見	☐
		• 簡単に感じ、被験者は十分に動作のパターンへの意識があり、自信を持ってテスト方向における「UCM」を防ぐ	☐
• ベンチマーク可動域全体を通じて動作を分離する：サイドブリッジで、独立した肩の90°外転（体重支持：体重は足と片方の肘で支持される） **ベンチマーク基準を超えた利用可能な可動域がある場合、自動的な制御を必要とするのはベンチマーク可動域のみである**	☐	• コンセントリックおよびエキセントリックな動作の間、分離のパターンはスムーズである	☐
		• UCMを防ぐために、反対方向への**最終域**の動きを（継続的に）使わない	☐
		• 特別なフィードバック（触覚的、視覚的、言語的な指示）は必要ない	☐
• 呼吸を止めずに（代替的な呼吸ストラテジーを使うことは許容される）	☐	• 外的な支持や負荷をなくすことなく	☐
• エキセントリック運動中の制御	☐	• リラックスした自然な呼吸（たとえ理想的でなかったとしても──自然なパターンが変化しない限り）	☐
• コンセントリック運動中の制御	☐	• 疲労がない	☐

分離パターンを修正	動員の効率

T56.2　サイドブリッジ（side bridge）テストによるUCMの部位と方向の診断

サイドブリッジ（side bridge）テスト──側臥位			
部位	方向	左へ（左）	右へ（右）
		（チェックボックス）	（チェックボックス）
胸椎	回旋	☐	☐

T56.3　再トレーニングをモニターするフィードバックのツール

フィードバックのツール	過程
自己触診	関節姿勢（位置）の触診によるモニタリング
視覚的な観察	鏡を見て、あるいは直接動きを観察する
粘着テープ	触覚的なフィードバックのために皮膚に張力をかける
指示と口頭による修正	ほかの観察者からのフィードバックを聞く

胸椎と肋骨の呼吸制御

胸椎と肋骨の呼吸制御テストと、呼吸制御のリハビリテーション

これら呼吸制御テストは、胸椎における呼吸UCMの程度を評価し、ダイナミックスタビリティシステムが適切に呼吸負荷やひずみ（strain）を制御する能力を評価する。患者が呼吸に関連した症状や能力障害を訴える、もしくは示す場合には、呼吸UCMのための評価が優先である。機能不全を特定するテストは、リハビリテーションストラテジーをガイドしたり、方向づけるために用いられる。

胸椎呼吸UCMのテストの適応

以下を観察または触診する。

1. 肋骨の過剰な可動性
2. 肋骨、あるいは肺尖部、腹部の動きに関連する胸郭の過剰な始動あるいは優勢な上昇あるいは下制。
3. 吸気あるいは呼気に伴う症状（痛み、不快感、つっぱり）、あるいは胸椎あるいは胸郭の動作に伴う肋骨の痛み

患者は、胸郭における呼吸または肋骨に関連した症状を訴えている。呼吸の負荷下において、胸椎と胸郭には吸気や呼気に比べて、**胸郭の挙上あるいは下制方向へのより大きな折れ曲がり（give）**がある。機能不全は、呼吸分離の運動制御テストによって裏付けられる。

胸椎と胸郭の呼吸制御のテスト

T57　肺尖部下制＋吸気（apical drop + inspiration）テスト（腰椎の呼吸UCMのためのテスト）

この分離テストは、肋骨の肺尖部の挙上を自動的に分離し制御する能力を評価するものであり、寄りかからずに姿勢を正して立ち、息を吸い込む。

テスト手順

患者は、脊柱をニュートラルで正常なカーブにして姿勢を正して立ち、頭が両肩の真上にくるようにし、肩はニュートラルな姿勢にして、両腕を体側に位置させる。リラックスして息を吸い、次に、肋骨の肺尖部が完全に下制するように完全に息を吐ききる（図7.56）。この姿勢をテストのための開始姿勢として保持する。次に、肋骨の肺尖部の下制を維持しながら、患者はゆっくりと息を吸い込むように指示される。正常な吸気において、肋骨は自然に挙上する。しかしながら、肋骨の肺尖部の過剰な挙上は、しばしば頸椎上部や肋骨上部、腕、首に痛みと関係する。この過剰な肋骨の肺尖部の挙上を制御する能力は、これらの症状をマネジメントする上で有用かもしれない。

理想的には、肋骨の肺尖部の（完全に下制した姿勢からの）挙上を防ぐ能力が明らかなように、独立して正常な吸気量の約半分に至るまで息を吸い込む際、患者は肋骨の肺尖部の挙上を吸気から分離する能力があ

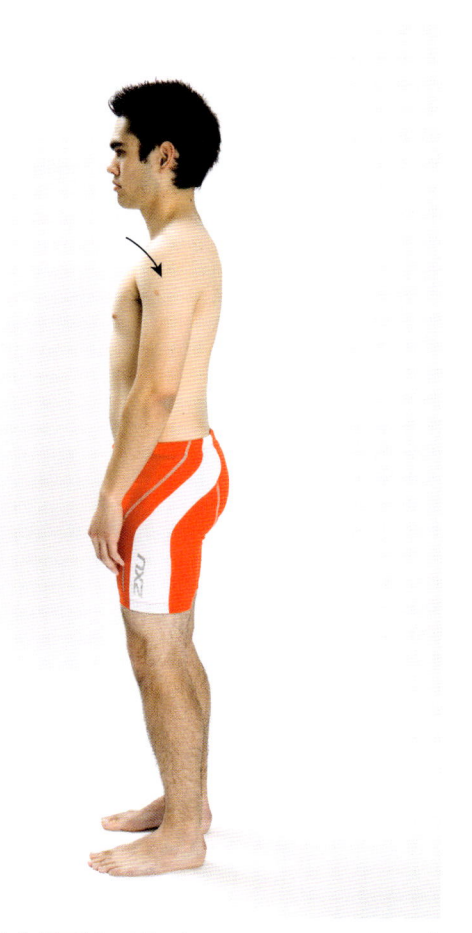

図7.56　肺尖部下制＋吸気（apical drop + inspiration）テストの開始姿勢

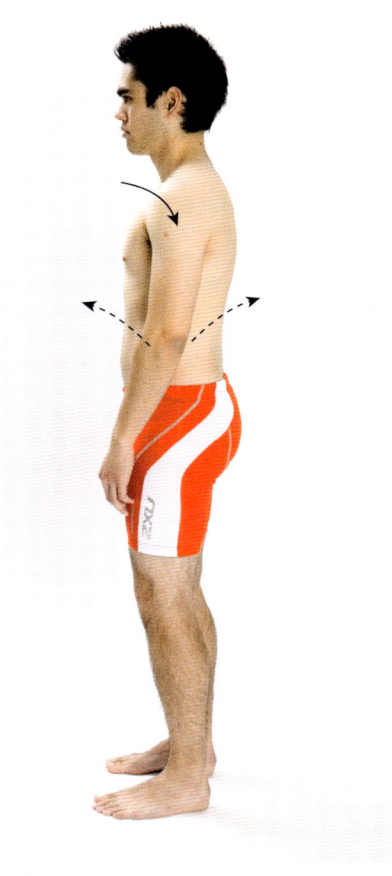

図7.57　肺尖部下制＋吸気（apical drop + inspiration）テストのベンチマーク

るべきである（図7.57）。肋骨の肺尖部の挙上は起こるべきではない。このテストの正しい動作では、一般的に肋骨や胸郭基部の背面外側の拡張が観察される。息を吸い込む努力をしているとき、肺尖部挙上のUCMが制御されている限り、何の症状も誘発されないはずである。

このテストは、修正のための追加のフィードバック（被験者自身による触診、視覚など）もしくはキューなしで行われるべきである。テストのためにフィードバックを取り除き、セラピストは胸椎の呼吸制御が十分かどうかを判断するために、呼吸運動に対する相対的な胸郭の視覚的な観察を用いるべきである。

胸椎呼吸（胸郭肺尖部挙上）UCM

患者は、胸郭における呼吸または胸郭に関連した症状を訴えている。胸郭肺尖部は、呼吸動作に対して相対的に挙上へのUCMを有している。胸郭肺尖部は、十分な呼吸の吸入が達成される前に挙上を始める。胸郭肺尖部を独立した吸気から分離させようとする際、患者はUCMを制御することができない、あるいは、制御するために集中し多大な努力をする必要がある。

方向に特異的な運動制御テストにおける臨床的評価の注意点

胸椎の呼吸の運動制御（分離）テストにおいて、もしいくつかのほかの動作（例：わずかな胸椎の回旋）が観察された場合、これを制御されていない胸椎の呼吸として記録**しない**。胸椎回旋の運動制御テストによって、観察された動作が制御されていないかどうか特定されるだろう。制御されていない**胸椎呼吸**が示された場合に限り、**胸椎呼吸 UCM のテストが陽性となる**。

胸椎屈曲UCMのレーティングと診断
（T57.1、T57.2）

修正

再トレーニングは、吸気量を軽減させて、フィードバックのために胸郭上部の自己触診を使用して始めるのが最もよい。患者は、脊柱をニュートラルで正常なカーブにして姿勢を正して立ち、胸郭上部を触診する。リラックスして呼吸し、次に、完全に息を吐ききって肋骨の肺尖部が完全に下制するようにする。次に、肋骨の肺尖部の下制を維持しながら、患者はゆっくりと息を吸い込むように指示される。胸郭肺尖部の挙上が起こらない範囲で呼吸をする。患者は胸郭肺尖部の挙上を制御し、防ぎ、独立して息を吸い込むことを訓練される。

患者は、胸椎の呼吸UCMの制御をさまざまなフィードバックの方法を用いてセルフモニターすべきである（T57.3）。胸郭肺尖部の挙上UCMが制御可能である可動域範囲内においては、何の症状も誘発されないはずである。

胸郭肺尖部の挙上の制御が改善したら、より多量の吸気を行うことができる。

T57.1 肺尖部下制＋吸気（apical drop + inspiration）テストの低閾値動員効率の評価とレーティング

肺尖部下制＋吸気（apical drop + inspiration）テスト——立位

評価

制御のポイント：
- 胸郭肺尖部の挙上を防ぐ

動作の課題： 吸気（息を吸い込む）（立位）

ベンチマーク可動域： 独立した可動域全体にわたる肺尖部の下制＋肺尖部の挙上を伴わない半分量の吸気

方向の制御のための低閾値動員効率のレーティング

	✓または✗		✓または✗
• テスト方向への「UCM」を防ぐことができる 　正しい動作の分離パターン 胸椎（胸郭肺尖部）における以下の方向への UCM を 防ぐ： • 挙上 そして吸気（息を吸い込む）する	☐	• 簡単そうに見え、自信をもって行っているという評 　価者の意見 • 簡単に感じ、被験者は十分に動作のパターンへの 　意識があり、自信を持ってテスト方向における 　「UCM」を防ぐ	☐ ☐
• ベンチマーク可動域全体を通じて動作を分離する： 　独立した可動域全体にわたる肺尖部の下制＋肺尖 　部の挙上を伴わない半分量の吸気 　**ベンチマーク基準を超えた利用可能な可動域があ 　る場合、自動的な制御を必要とするのはベンチマー 　ク可動域のみである**	☐	• コンセントリックおよびエキセントリックな動作の 　間、分離のパターンはスムーズである • UCM を防ぐために、反対方向への**最終域**の動きを 　（継続的に）使わない • 特別なフィードバック（**触覚的、視覚的、言語的な** 　指示）は必要ない	☐ ☐ ☐
• 呼吸を止めずに（代替的な呼吸ストラテジーを使う 　ことは許容される） • エキセントリック運動中の制御 • コンセントリック運動中の制御	☐ ☐ ☐	• 外的な支持や負荷をなくすことなく • リラックスした自然な呼吸（たとえ理想的でなかっ 　たとしても——自然なパターンが変化しない限り） • 疲労がない	☐ ☐ ☐
分離パターンを修正		動員の効率	

T57.2 肺尖部下制＋吸気（apical drop + inspiration）テストによる UCM の部位と方向の診断

肺尖部下制＋吸気（apical drop + inspiration）テスト——立位		
部位	**方向**	**✗✗**または**✓✓**
		（チェックボックス）
胸郭肺尖部 （胸椎）	下制（呼吸）	☐

T57.3 再トレーニングをモニターするフィードバックのツール

フィードバックの ツール	過程
自己触診	関節姿勢（位置）の触診によるモニ タリング
視覚的な観察	鏡を見て、あるいは直接動きを観察 する
粘着テープ	触覚的なフィードバックのために皮 膚に張力をかける
指示と口頭に よる修正	ほかの観察者からのフィードバック を聞く

T58　立位：前方肋骨挙上＋呼気（anterior costal lift + expiration）テスト（胸椎の呼吸UCMのためのテスト）

　この分離テストは、胸郭前部と胸骨の下制を自動的に分離し制御する能力を評価するものであり、寄りかからずに姿勢を正して立ち、息を吐き出す。

テスト手順

　患者は、脊柱をニュートラルで正常なカーブにして姿勢を正して立ち、頭が両肩の頭が両肩の真上にくるようにする。リラックスして呼吸し、息を吐いて、次に、胸郭前部と胸骨を完全に挙上するために完全に息を吸い込む（図7.58）。この姿勢をテストのための開始姿勢として保持する。次に、胸郭前部と胸骨の挙上を維持しながら、患者はゆっくりと息を吐き出すように指示される。正常な呼気において、肋骨は自然に下制する。しかしながら、過剰な胸郭前部の下制は、しばしば胸椎下部、腰椎、骨盤の痛みと関連して観察される。この過剰な前部胸郭の下制を制御する能力は、これらの症状をマネジメントする上で有用かもしれない。

　理想的には、胸郭前部の下制を防ぐ能力が明らかなように、独立して正常な呼気量の約半分に至るまで息を吐き出す際、患者は胸郭前部の下制を呼気から分離する能力があるべきである（図7.59）。前部胸郭の下制は起こるべきではない。息を吐き出す努力をしているとき、胸郭前部の下制UCMが制御されている限り、

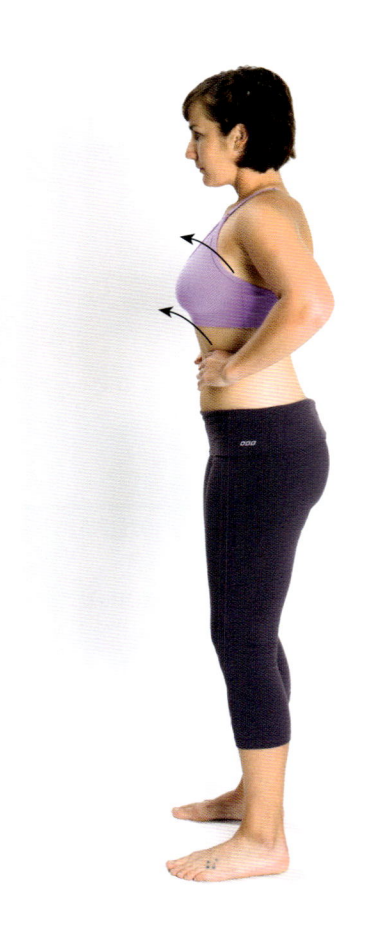

図7.58　前方肋骨挙上＋呼気（anterior costal lift + expiration）テストの開始姿勢

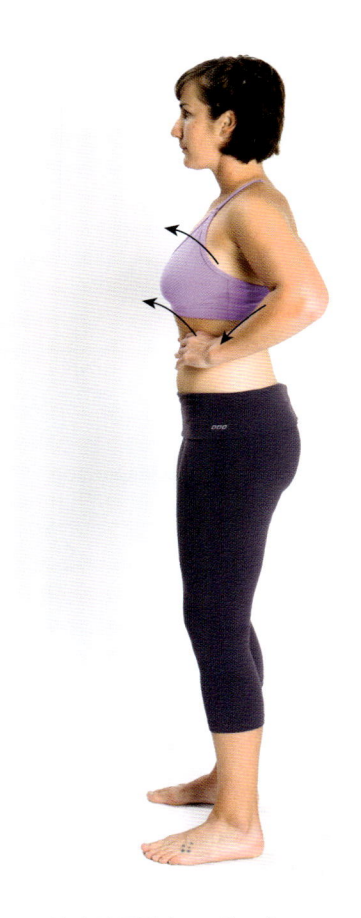

図7.59　前方肋骨挙上＋呼気（anterior costal lift + expiration）テストのベンチマーク

何の症状も誘発されないはずである。

このテストは、修正のための追加のフィードバック（被験者自身による触診、視覚など）もしくはキューなしで行われるべきである。テストのためにフィードバックを取り除き、セラピストは胸椎の呼吸制御が十分かどうかを判断するために、呼吸運動に対する相対的な胸椎の視覚的な観察を用いるべきである。

胸椎呼吸（胸郭下制）UCM

患者は、胸郭における呼吸または胸郭に関連した症状を訴えている。胸郭前部は、呼気動作に対して相対的に下制のUCMを有している。胸郭は、十分な呼吸の呼気が達成する前に下制を始める。胸郭前部の下制を独立した呼気から分離させようとする際、患者はUCMを制御することができない、あるいは、制御するために集中し多大な努力をする必要がある。

方向に特異的な運動制御テストにおける臨床的評価の注意点

胸椎の呼吸の運動制御（分離）テストにおいて、もしいくつかのほかの動作（例：わずかな胸椎の回旋）が観察された場合、これを制御されていない胸椎の呼吸として記録しない。胸椎回旋の運動制御テストによって、観察された動作が制御されていないかどうか特定されるだろう。**制御されていない胸椎呼吸が示された場合に限り、胸椎呼吸 UCM のテストが陽性となる。**

胸椎屈曲UCMのレーティングと診断
（T58.1、T58.2）

修正

再トレーニングは、呼気量を軽減させて、フィードバックのために胸郭上部を自己触診しを使用して始めるのが最もよい。患者は、脊柱をニュートラルで正常なカーブにして姿勢を正して立ち、胸郭前部を触診する。完全に息を吸い込み、胸郭前部が完全に挙上するようにする。次に、胸郭前部の挙上を維持しながら、患者はゆっくりと息を吐き出すように指示される。胸郭前部の下制が起こらない範囲で呼吸をする。患者は胸郭前部の下制を制御し、防ぎ、独立して息を吐き出すことを訓練される。

患者は、胸椎の呼吸UCMの制御をさまざまなフィードバックの方法を用いてセルフモニターすべきである（T58.3）。胸郭前部の下制UCMが制御可能である可動域範囲内においては、何の症状も誘発されないはずである。

胸郭前部の回旋の制御が改善したら、より多量の呼気を行うことができる。

T58.1 前方肋骨挙上＋呼気（Anterior Costal Lift + Expiration）テストの低閾値動員効率の評価とレーティング

前方肋骨挙上＋呼気（Anterior Costal Lift + Expiration）テスト──立位
評価

制御のポイント：
• 肋骨前方の胸郭の下制を防ぐ
動作の課題：呼気（息を吐き出す）（立位）
ベンチマーク可動域：独立した可動域全体にわたる肋骨胸郭および胸骨の挙上＋肋骨前方の下制を伴わない半分量の呼気

方向の制御のための低閾値動員効率のレーティング

	✓または✗		✓または✗
• テスト方向への「UCM」を防ぐことができる 正しい動作の分離パターン	☐	• 簡単そうに見え、自信をもって行っているという評価者の意見	☐
胸椎（肋骨前方の胸郭）における以下の方向へのUCMを防ぐ：		• 簡単に感じ、被験者は十分に動作のパターンへの意識があり、自信を持ってテスト方向における「UCM」を防ぐ	☐
• 下制 そして吸気（息を吸い込む）する			
• ベンチマーク可動域全体を通じて動作を分離する：独立した可動域全体にわたる肋骨胸郭および胸骨の挙上＋肋骨前方の下制を伴わない半分量の呼気 **ベンチマーク基準を超えた利用可能な可動域がある場合、自動的な制御を必要とするのはベンチマーク可動域のみである**	☐	• コンセントリックおよびエキセントリックな動作の間、分離のパターンはスムーズである	☐
		• UCMを防ぐために、反対方向への**最終域**の動きを（継続的に）使わない	☐
		• 特別なフィードバック（触覚的、視覚的、言語的な指示）は必要ない	☐
		• 外的な支持や負荷をなくすことなく	☐
• 呼吸を止めずに（代替的な呼吸ストラテジーを使うことは許容される）	☐	• リラックスした自然な呼吸（たとえ理想的でなかったとしても──自然なパターンが変化しない限り）	☐
• エキセントリック運動中の制御	☐	• 疲労がない	☐
• コンセントリック運動中の制御	☐		
分離パターンを修正		動員の効率	

T58.2 前方肋骨挙上＋呼気（Anterior Costal Lift + Expiration）テストによるUCMの部位と方向の診断

前方肋骨挙上＋呼気（Anterior Costal Lift + Expiration）テスト──立位

部位	方向	✗✗または✓✗
		（チェックボックス）
肋骨前方の胸郭（胸椎）	挙上（呼吸）	☐

T58.3 再トレーニングをモニターするフィードバックのツール

フィードバックのツール	過程
自己触診	関節姿勢（位置）の触診によるモニタリング
視覚的な観察	鏡を見て、あるいは直接動きを観察する
粘着テープ	触覚的なフィードバックのために皮膚に張力をかける
指示と口頭による修正	ほかの観察者からのフィードバックを聞く

T59　立位：腹部ホローイング＋呼気（abdominal hollowing + expiration）テスト（胸椎の呼吸UCMのためのテスト）

　この分離テストは、腹部のブレーシング（bulge）と側方肋骨基部の下制を自動的に分離し制御する能力を評価するものであり、寄りかからずに姿勢を正して立ち、息を吐き出す。

テスト手順

　患者は、脊柱をニュートラルで正常なカーブにして姿勢を正して立ち、頭が両肩の真上にくるようにする。リラックスして、息を吐き出す。息を吸い込むように指示され、側方胸郭基部が完全に挙上するようにする。吸気と同時に、腹壁の上部および下部を「引き込む（hollow）」（pull in）（図7.60）。この姿勢をテストのための開始姿勢として保持する。腹壁の引き込みを維持し、側方胸郭基部の挙上を維持しながら、患者はゆっくりと息を吐き出すように指示される。腹部の引き込みを失うことなく、また側方胸郭基部を下制させることなく、息を吐き出す。

　正常な呼気の間、肋骨は自然に下制する。しかしながら、過剰な腹部のブレーシング（bracing）は、しばしば胸椎下部、背部の痛みと関連して観察される。この過剰な側方胸郭基部の下制と腹部のブレーシング（bulge）を制御する能力は、これらの症状をマネジメントする上で有用かもしれない。理想的には、側方胸郭基部の下制を（完全に挙上された位置から）防ぐ能力が明らかなように、独立して正常な呼気量の約半分に至るまで息を吐き出す際、患者は腹部のブレーシングと側方胸郭基部の下制を、呼気から分離する能力があるべきである（図7.61）。

　腹部のブレーシングや側方胸郭基部の下制の動きは現れるべきではない。このテストの正しい動作では、一般的に胸郭肺尖部の下制の増加が観察される。息を吐き出す努力をしているとき、側方胸郭の下制UCMが制御されている限り、何の症状も誘発されないはずである。

　このテストは、修正のための追加のフィードバック（被験者自身による触診、視覚など）もしくはキューな

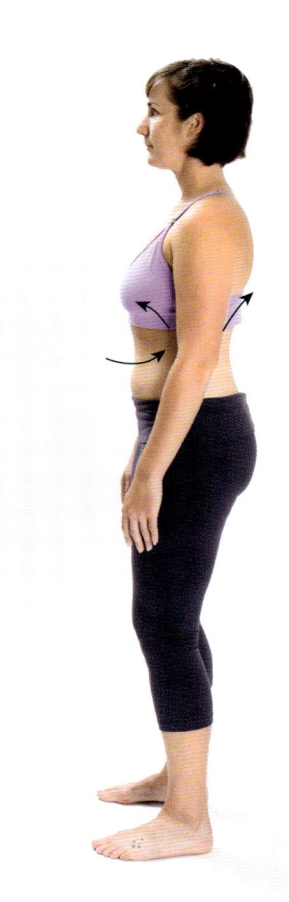

図7.60　腹部ホローイング＋呼気（abdominal hollowing + expiration）テストの開始姿勢

しで行われるべきである。テストのためにフィードバックを取り除き、セラピストは胸椎の呼吸制御が十分かどうかを判断するために、呼吸運動に対する相対的な腹壁と胸郭の視覚的な観察を用いるべきである。

胸椎呼吸（胸郭下制）UCM

　患者は、胸郭における呼吸または胸郭に関連した症状を訴えている。外側胸郭基部は、呼気動作に対する相対的な下制のUCMを有している。外側胸郭基部あるいは胸椎は、十分な呼気に達する前に、下制を開始し、また腹壁はブレーシング動作に膨らみ始める（bulges out）を始める。外側胸郭基部の下制を独立した呼気から分離させようとする際、患者はUCMを制御することができない、あるいは、制御するために集中し多大な努力をする必要がある。

胸椎屈曲UCMのレーティングと診断
（T59.1、T59.2）

修正

再トレーニングは、呼気量を軽減させて、フィードバックのために外側胸郭下部を自己触診して始めるのが最もよい。患者は、脊柱をニュートラルで正常なカーブにして姿勢を正して立ち、外側胸郭下部を触診する。リラックスして息を吐き、次に、完全に息を吸い込み、外側胸郭基部が完全に挙上し、同時に腹壁を引き込む（hollow）ようにする。次に、腹壁の引き込みを維持し、側方胸郭基部の挙上を維持しながら、患者はゆっくりと息を吐き出すように指示される。腹部の引き込みを失うことなく、また側方胸郭基部を下制させることのない範囲で、息を吐き出す。患者は、外側胸郭基部の下制を制御し、防ぎ、独立して息を吐き出すことを訓練される。

患者は、胸椎の呼吸UCMの制御をさまざまなフィードバックの方法を用いてセルフモニターすべきである（T59.3）。側方胸郭基部の下制UCMが制御可能である可動域範囲内においては、何の症状も誘発されないはずである。

側方胸郭基部の下制の制御が改善したら、より多量の呼吸を行うことができる。

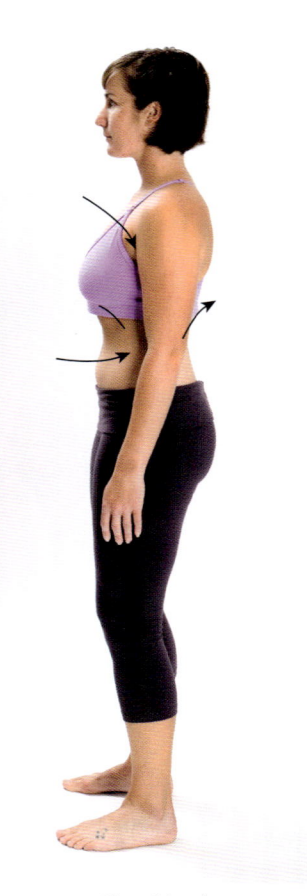

図7.61 腹部ホローイング＋呼気（abdominal hollowing + expiration）テストのベンチマーク

方向に特異的な運動制御テストにおける臨床的評価の注意点

胸椎の呼吸の運動制御（分離）テストにおいて、もしいくつかのほかの動作（例：わずかな胸椎の回旋）が観察された場合、これを制御されていない胸椎の呼吸として記録しない。胸椎回旋の運動制御テストによって、観察された動作が制御されていないかどうか特定されるだろう。制御されていない**胸椎呼吸**が示された場合に限り、胸椎呼吸 UCM のテストが陽性となる。

T59.1　腹部 hollowing ＋呼気（abdominal hollowing + expiration）テストの低閾値動員効率の評価とレーティング

腹部 hollowing ＋呼気（abdominal hollowing + expiration）テスト──立位

評価

制御のポイント：
- 腹部のブレーシングと外側胸郭基部の下制を防ぐ

動作の課題：呼気（息を吐き出す）（立位）

ベンチマーク可動域：独立した腹部のホローイングと外側胸郭基部の挙上＋腹部の膨らみ（bulge）あるいは外側胸郭基部の下制を伴わない半分量の呼気

方向の制御のための低閾値動員効率のレーティング

✔または✘　／　✔または✘

- テスト方向への「UCM」を防ぐことができる正しい動作の分離パターン　☐

胸椎（外側胸郭基部）における以下の方向への UCM を防ぐ：
- 下制
- 腹部のブレーシング

そして呼気（息を吐き出す）する
- ベンチマーク可動域全体を通じて動作を分離する：独立した腹部のホローイングと外側胸郭基部の挙上＋半分量の呼気　☐
  ベンチマーク基準を超えた利用可能な可動域がある場合、自動的な制御を必要とするのはベンチマーク可動域のみである
- 呼吸を止めずに（代替的な呼吸ストラテジーを使うことは許容される）　☐
- エキセントリック運動中の制御　☐
- コンセントリック運動中の制御　☐

- 簡単そうに見え、自信をもって行っているという評価者の意見　☐
- 簡単に感じ、被験者は十分に動作のパターンへの意識があり、自信を持ってテスト方向における「UCM」を防ぐ　☐
- コンセントリックおよびエキセントリックな動作の間、分離のパターンはスムーズである　☐
- UCM を防ぐために、反対方向への**最終域**の動きを（継続的に）使わない　☐
- 特別なフィードバック（**触覚的、視覚的、言語的**な指示）は必要ない　☐
- 外的な支持や負荷をなくすことなく　☐
- リラックスした自然な呼吸（たとえ理想的でなかったとしても──自然なパターンが変化しない限り）　☐
- 疲労がない　☐

分離パターンを修正	動員の効率

T59.2　腹部 hollowing ＋呼気（abdominal hollowing + expiration）テストによる UCM の部位と方向の診断

腹部 hollowing ＋呼気（abdominal hollowing + expiration）テスト──立位

部位	方向	✘✘または✔✔
		（チェックボックス）
外側胸郭基部（胸椎）	挙上（呼吸）	☐

T59.3　再トレーニングをモニターするフィードバックのツール

フィードバックのツール	過程
自己触診	関節姿勢（位置）の触診によるモニタリング
視覚的な観察	鏡を見て、あるいは直接動きを観察する
粘着テープ	触覚的なフィードバックのために皮膚に張力をかける
指示と口頭による修正	ほかの観察者からのフィードバックを聞く

胸椎の呼吸UCMのまとめ

（表7.6）

表7.6　胸椎呼吸テストのレーティングのまとめ		
UCMの診断とテスト		
部位：胸椎・肋骨	方向：呼吸	**臨床的優先性** ☐
テスト	レーティング（✓✓または✓✗または✗✗）と理論的な根拠	
立位：肺尖部下制＋吸気（apical drop + inspiration）		
立位：前方肋骨挙上＋呼気（anterior costal lift + expiration）		
立位：腹部ホローイング＋呼気（abdominal hollowing + expiration）		

参考文献

Carrière, B., 1996. Therapeutic exercise and self correction. In: Flynn, T.W. (Ed.), The thoracic spine and rib cage: musculoskeletal evaluation and treatment. Butterworth-Heinemann, Boston.

Edmondston, S.J., Singer, K.P., 1997. Thoracic spine: anatomical and biomechanical considerations for manual therapy. Manual Therapy 2 (3), 132–143.

Lee, D., 2003. The thorax: an integrated approach. In: Diane, G. (Ed.), Lee Physiotherapist Corporation. Surrey, Canada.

Lee, D.G., 1996. Rotational stability of the mid-thoracic spine: assessment and management. Manual Therapy 1 (5), 234–241.

Lee, L.J., Coppieters, M.W., Hodges, P.W., 2005. Differential activation of the thoracic multifidus and longissimus thoracic during trunk rotation. Spine 30 (8), 870–876.

Maitland, G., Hengeveld, E., Banks, K., English, K., 2005. Maitland's vertebral manipulation. Butterworth Heinemann, Oxford.

Watkins 4th, R., Watkins 3rd, R., Williams, L., Ahlbrand, S., Garcia, R., Karamanian, A., et al., 2005. Stability provided by the sternum and ribcage in the thoracic spine. Spine 30 (11), 1283–1286.

CHAPTER 8
THE SHOULDER GIRDLE

Chapter | 8 |

肩甲帯
The shoulder girdle

イントロダクション

インピンジメントやフローズンショルダー（四十肩など）といった一般的な診断の定義は明確ではなく、また一貫性がなく、信頼できない中で、肩甲帯の機能不全の複雑さは、診断を難しくしている（Schellingerhout et al 2008）。1960人を対象とした疫学研究では、現在および過去の肩の問題について特定したものの、個別的な肩の病態を区別することはできなかった（Walker-Bone et al 2004）。肩甲帯における臨床的診断への従来のアプローチが、しばしば肩の機能不全に関係している重要な要因である、動的な動作不全の評価を軽視してきたのに対して、肩甲帯の痛みや障害に対する治療は、診断的なラベルづけをするというよりは、最適な動作と機能を回復するということについて主に考慮している（Lukasiewicz et al 1999; Ludewig & Cook 2000; Lin et al 2006; Tate et al 2008）。肩甲帯における動作制御不全の分類は、認知を得つつあり、Kibler & McMullen（2003）は肩甲骨の運動障害（dyskinesis）の臨床的分類（肩甲骨の運動の制御不全）について述べた。制御されていない動作（UCM）の部位と方向による分類（Mottram 2003; Mottram et al 2009a; Comerford & Mottram 2011）、また動作不全に基づく診断（Sahrmann 2002; Caldwell et al 2007）が提案されている。最近の肩甲骨サミットにおけるコンセンサスステートメント（訳注：研究者らが集まり、専門分野において、その時点での知見を集めた文書を公表することがあり、これをステートメント、声明と呼ぶ。サミットは代表者が集まる会議である）は、肩甲骨の運動障害の観察と、症状を変化させるような臨床的なテストが肩甲骨の評価の基礎をなすべきであると合意した（Kibler et al 2009）。

本章では、肩におけるUCMの評価と再トレーニングについて探求する。肩領域のUCMの再トレーニングの評価の詳細を解説する前に、機能、筋機能の変化、そしてこの領域での動作と姿勢制御の変化について簡潔なレビューを紹介する。

肩甲骨の機能と肩甲上腕関節の スタビリティ

肩甲骨の方向づけと動作を制御する能力は、最適な腕の機能のために不可欠である。肩甲胸郭「関節」における骨性の、また関節包や靭帯の制限は最小限であり、スタビリティは自動的な筋の制御に依存している。肩甲骨の動作不全と筋機能の変化は肩の症状と関連している（Lukasiewicz et al 1999; Ludewig & Cook 2000; Lin et al 2006; Roy et al 2008; Tate et al 2008）。

肩関節は、人間の関節の中で最も大きな可動域を持っている。この可動性は上肢の機能において不可欠であり、その役割は体重支持から、その可動域の両極端における高いスピードの加速と減速に及ぶ。この可動性の機能を得るために、かなりの程度で安定性が犠牲となっている。肩甲骨は、肩甲上腕関節を動かす筋の付着の基礎を提供している。肩甲骨は、それらの筋の長さ−張力関係を最適化するために正しい位置にあるべきである（van der Helm 1994）、そして、肩甲上腕関節における近位の関節面（関節窩）を提供し、関節窩を方向づけして上肢の利用可能な可動域を大きくしている。肩甲骨は、上腕骨頭との最適な接触を促進している——関節の適合性（joint congruency）とスタビリティを高める（Saha 1971）。多方向性不安定性

を持つ人たちにおいて、異常な肩甲骨のキネマティクスが特定されている（Ogston & Ludewig 2007）。関節窩が完全に上方回旋することで、上腕骨頭の直下に関節窩がくるようにして、関節の力学的スタビリティを促進し（Lucas 1973）、肩峰下および烏口肩峰アーチ下でのインピンジメントを防ぐ。肩甲上腕関節の機能は、肩甲窩の位置および方向、すなわち肩甲骨のスタビリティに大きな影響を受けるが、肩甲上腕関節には、受動的スタビリティメカニズムと自動的スタビリティメカニズムを含む、機能的動作における関節の適合性を保つための多くのメカニズムがある。受動的スタビリティメカニズムには、関節包および靭帯による抑制力、関節窩唇、そして、並進運動に抵抗するための関節内の陰圧（negative intra-articular pressure）を作り出すメカニズムが含まれる。

肩の筋機能の変化

肩甲胸郭および肩甲上腕関節において、筋のスティフネスはスタビリティを促進するうえで必要となる。中程度の筋収縮によって肩甲上腕関節のスティフネスとスタビリティが顕著に増加するということが示されている（Huxel et al 2008）。非特異的なローテーターカフおよび上腕二頭筋のプレセット活動（pre-setting action、訳注：あらかじめの筋活動）は、肩関節の回旋に先立って観察され、この動員は主に関節の「スティフネス」、すなわちそのスタビリティを高めることを目的としている（David et al 2000）。同様の動作が、僧帽筋上部においてもみられ（Wadsworth & Bullock-Saxton 1997）、肩甲骨におけるプレセット活動の役割を持っていることを示唆している。肩甲帯周辺の筋機能が痛みや症状により障害を受けることが、エビデンスで示唆されている。筋電図活動のタイミング異常（latency、訳注：レイテンシー、遅れ）が、肩甲骨の筋（Wadsworth & Bullock-Saxton 1997; Cools et al 2003; Lin et al 2005; Falla et al 2007; Moraes et al 2008）、また肩甲上腕関節の筋（Hess et al 2005）において特定されている。興味深いことに、筋機能（あるいは機能障害）は動作不良と関連している。たとえば、前鋸筋前部の活動低下は、肩甲骨の前傾の増加と関連している（Ludewig & Cook 2000; Lin et al 2005）。この文献は、個別のリハビリテーションストラテジーを実行に移すための、動作不良の特異的な評価の必要性を支持するものである。動作の異常性と症状、筋機能の間の関係を探求するためのさらなる研究が必要である。

肩甲帯におけるUCMの特定

動作分析研究により、肩甲骨の異常な動作が特定されており、これには肩甲骨の内旋（Ludewig & Cook 2000; Nawoczenski et al 2003; Tsai et al 2003; Borstad & Ludewig 2005; Borstad 2006）、肩甲骨の下方回旋（Ludewig & Cook 2000; Tsai et al 2003; Lin et al 2006）、肩甲骨の前傾（Lukasiewicz et al 1999; Ludewig & Cook 2000; Nawoczenski et al 2003; Borstad & Ludewig 2005; Lin et al 2005; Morrissey 2005）、挙上（Lukasiewicz et al 1999; Tsai et al 2003; Lin et al 2005）が含まれる。肩甲上腕関節のUCMについては特定されてきており、並進運動（Baeyens et al 2001; Ruediger et al 2002; von Eisenhart-Rothe et al 2002, Ludewig and Cook 2002）と、外旋（Baeyens et al 2001）が含まれる。

最近の文献では、肩甲上腕関節および肩甲胸郭関節の動的な制御異常が、肩の病態において重要な要因であるということは明確である（Ludewig and Cook 2000; Morrissey 2005; Alexander 2007; Ogston & Ludewig 2007）。これらの研究によって、症状がある肩の動作パターンに明確な違いが示されているにもかかわらず、臨床の環境においてその異常性を検出するためのテスト手法を述べていない、したがって、評価の重要な構成要素を軽視している。本章では、肩の領域におけるUCMの評価について、また再トレーニングストラテジーについて詳しく述べる。

肩甲帯におけるUCMの部位と方向の診断

肩甲帯におけるUCMの部位と方向の診断は、下方回旋、前傾、ウイ ンギング（winging）（内旋）、挙上、内転、外転という肩甲骨の動き、また前方、下方、後方への並進運動、そして内旋という肩甲上腕関節の動きとして観察されるだろう（表8.1）。

表8.1	肩甲帯における UCM の部位と方向	
部位	肩甲骨	肩甲上腕関節
方向	・下方回旋 ・前傾 ・ウインギング（winging） ・挙上 ・内転 ・外転	・前方並進運動 ・下方並進運動 ・後方並進運動 ・内旋

UCMの部位と、現れている症状の関連づけ

UCMの診断には、その臨床的優先性の評価が必要となる。これは、UCMと現れている症状との間の関係に基づいている。セラピストは、UCMの方向と引き起こされる症状の方向との関連を探す必要がある。すなわち、a）UCMの部位は患者が症状の根源として訴えている部位または関節と関連しているか、b）動作の方向または負荷テストが症状を誘発する方向または姿勢と関連しているか、である。**これによって臨床的優先性が特定される。**

肩甲骨と肩甲上腕関節におけるUCMの部位と方向は、異なる臨床症状や姿勢、症状を誘発する活動と関係していることがある（表8.2）。

インピンジメントと不安定性の徴候と症状がある肩関節には、症状と機能不全をマネジメントするために効果的な動作の制御が必要である。これらのメカニズムは、表8.3にまとめられており、これらのメカニズムの評価は、肩甲帯の総合的な評価において重要な側面となる。

肩甲帯におけるUCMの部位と方向は、肩のインピンジメント症候群や肩甲上腕関節の不安定性の異なる臨床症状と関係していることがある。表8.4に、インピンジメントと不安定性のための臨床的なガイドラインを示す。

肩甲胸郭関節および肩甲上腕関節におけるUCMの部位と方向の特定

UCMの評価と分類で鍵となる原則は、すでに第3章で述べた。すべての分離テストは、肩甲骨と肩甲上腕関節のニュートラルなトレーニング域において行われる。これはテストに先立って、セラピストによって受動的に姿勢を取らされることもある。患者は、テストと使用される適切な促通のためのストラテジー（これには認知的、触覚的、視覚的、技術的なフィードバック、固有受容器の入力を含む）を明確に理解しておく必要がある。

肩甲骨と肩甲上腕関節のニュートラルなトレーニング域

肩甲帯のニュートラルな安静位は、最適なトレーニング姿勢（位置）から外れることがしばしばある。もし抗重力の姿勢制御が不十分であると、肩甲骨は下方回旋あるいは前傾した姿勢となる。もし制限がある場合（例：小胸筋のより高いスティフネス）、肩甲骨は理想よりも相対的に前方へティルトする。セラピストは受動的に肩甲帯を「ニュートラルトレーニング域」の姿勢を取らせ、次に、テストと動作制御の再トレーニングのための最適なニュートラルなアライメントであることを確実にするために、解剖学的指標（ランドマーク）を触診する。

肩甲骨を**ニュートラルトレーニング域**に戻すための有用なガイドとして、セラピストは患者の肩の側に立ち、片手の豆状骨と尺骨縁を、患者の肩甲骨下角の内側になるように置く。次に、セラピストは反対の手の尺骨縁を患者の烏口に、手のひらの凹部を上腕骨頭に置く。セラピストの両手の指は天井を向くようにして、セラピストは、両方の前腕が一直線になるように両肘を挙上する。次に、セラピストは肩峰が上がり、上腕骨頭が後ろへ動き、肩甲骨下角は胸壁に沿って外側へ回るように、両手を優しく「スクイズ（'squeezes'）」する（図8.2）。この位置でセラピストが受動的に肩を支持している間に、患者は肩をリラックスさせ、次に「最小限の」努力感でこの姿勢を自動的に維持するよう求められる（図8.3）。自動的にこの肩甲骨の姿勢を維持されている状態で、セラピストは一連の指標（ランドマーク）を触診し（ボックス8.1）、必要となる微調整を行う。

受動的に肩の姿勢を取らせ、視覚的および触診によるフィードバックを用いて、患者がニュートラルな姿勢を、挙上と下制の中間、また前方および後傾の中間、上方および下方回旋の中間、内転と外転の中間として

表8.2　肩におけるUCMの部位と方向と、異なる臨床的な症状との間の関連

UCMの部位と方向	臨床的な症状の例	症状を誘発する動作、姿勢、活動
肩甲骨 • 下方回旋 • 前傾 • ウインギング（winging） • 挙上 • 内転 • 外転 以下のように現れることがある。 • 肩甲骨の、これらのどの方向への制御されていない動作が、下前方節窩の下前方への方向付け（IAG、inferior–anterior orientation of the glenoid）の増加という結果をもたらす （±過剰可動性の可動域）	• 肩峰下あるいは烏口肩峰インピンジメントの症状、すなわち、肩の先端（肩の烏口や三角筋の前方や後方領域）における痛み • ±筋筋膜、関節、神経構造からの関連痛	60°を超える挙上方向への腕の動作や姿勢（とくに継続したり負荷がかかったとき）、たとえば、物を持ち上げる、前方へ手を伸ばす、頭上へ手を伸ばす、肩の高さ以上で押したり引いたりする、肩甲骨が下がった状態での継続した静的な姿勢
肩甲上腕関節 以下のように現れることがある。 • 内旋への上腕骨の制御されていない可動域 （±内旋可動域の過剰可動性）	• 烏口肩峰インピンジメントの症状、すなわち、烏口や三角筋の前方および後方領域での痛み • ±筋筋膜、関節、神経構造からの関連痛	60°を超える前方への挙上動作や姿勢（とくに継続したり負荷がかかったとき）、たとえば、物を持ち上げる、前方へ手を伸ばす、頭上へ手を伸ばす、肩の高さ以上で押したり引いたりする、肩甲骨が下がった状態での継続した静的な姿勢
肩甲上腕関節 • 前方並進運動 • 下方並進運動 • 後方並進運動 以下のように現れることがある。 • 上記のいずれかの方向への制御されていない上腕骨頭の並進運動（前方が最も一般的） （±過剰可動性の並進運動）	• 肩甲上腕関節の不安定性の症状、すなわち肩の前方と後方、肩の先端での痛み、そして腋窩深部の痛み • ±筋筋膜、関節、神経構造からの関連痛	最終域位への挙上動作や姿勢（とくに継続したり負荷がかかったとき）、たとえば、物を持ち上げる、前方へ手を伸ばす、頭上へ手を伸ばす、肩の高さ以上で押したり引いたりする、肩甲骨が下がった状態での継続した静的な姿勢

表8.3　腕の挙上において、インピンジメントと不安定性を最小限にする正常なメカニズム

インピンジメント	不安定性
• 関節窩の上方回旋 • 肩甲上腕関節の外旋のタイミング • 上腕骨頭の下方へのグライド	• 関節包や靭帯の受動的な制限 • 動的な（自動的な）並進運動の制御 • 肩甲上腕関節の回線筋群の理想的な長さと動員 • 肩甲上腕関節の動きのためのバイオメカニクス的にしっかりとした土台を提供する、安定した肩甲骨

表8.4　インピンジメントと不安定性のための臨床的なガイドライン

インピンジメント	不安定性
• 触診できる圧痛＋＋ • 中間位の彎曲あるいは痛みの発生 • 静的な特定の筋の負荷による痛み • 弱化と抑制関係 • インピンジメントテストが陽性 • 痛みに敏感な肩峰下あるいは烏口肩峰の構造の圧縮を示唆する徒手療法のストレステストが陽性 • 動作の機能障害がインピンジメントを示す、すなわちキネティック内旋テストが陽性（肩甲骨）	• 完全な、あるいは過剰可動性の可動域 • 可動域の最終域（多くの場合ストレスの点においてのみ）における痛み（もしあれば） • 不安定性、亜脱臼、脱臼、クリック音（clicking）、機能障害、能力障害（パフォーマンスの低下）の症状 • 多くの場合回旋への抵抗には痛みがない • 良好な筋力（中間位） • 不安定性テスト陽性 • 痛みに敏感な関節包のひずみ（strain）と靭帯の緩みを示唆する徒手療法のストレステストが陽性 • 動作の機能障害が不安定性を示す、すなわちキネティック内旋テストが陽性（肩甲上腕関節）

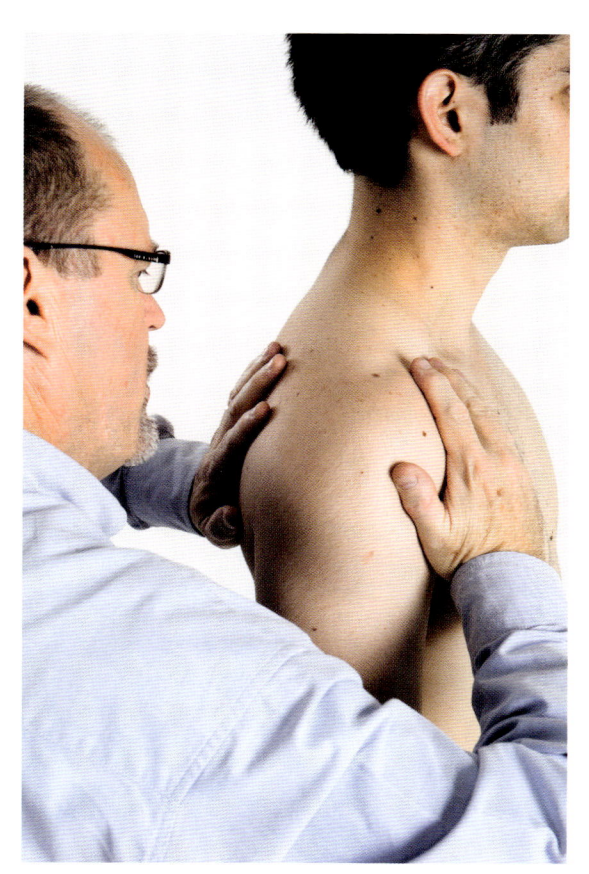

図8.1　肩甲骨の「ニュートラル」な姿勢の方向づけのためのセラピストの手の位置

感じることが、有用なガイドとなる。次に、彼らはニュートラル姿勢から離れるように動き、そして、フィードバックを用いて自動的にニュートラルに戻すことで、姿勢を戻すことが正確であることを確実にする。

関節窩前下縁
（IAG、Inferior anterior glenoid）

肩甲骨のニュートラルの喪失においてよくみられる機能不全パターンは、関節窩の方向が下前方を向いた下前方節窩（IAG）である（図8.4）。これは、肩甲骨を冠状面（coronal plane）上で回旋させることで修正できる——これは、下角が側方へ動く間、肩峰が上方へ動くことで観察できる（矢状面における肩甲骨の上方回旋）。肩甲骨は、IAGから離れるように上方および後方（後傾）へ動く（Mottram et al 2009b）。

セグメント的並進運動UCMと
グローバルな可動域に特異なUCM

方向に特異なUCMが肩において観察される場合、2種類があり得る。UCMは、セグメント的並進運動UCM（主に上腕骨頭）あるいはグローバルな可動域UCM（肩甲骨または肩甲上腕関節）のどちらかとして現れることがある。

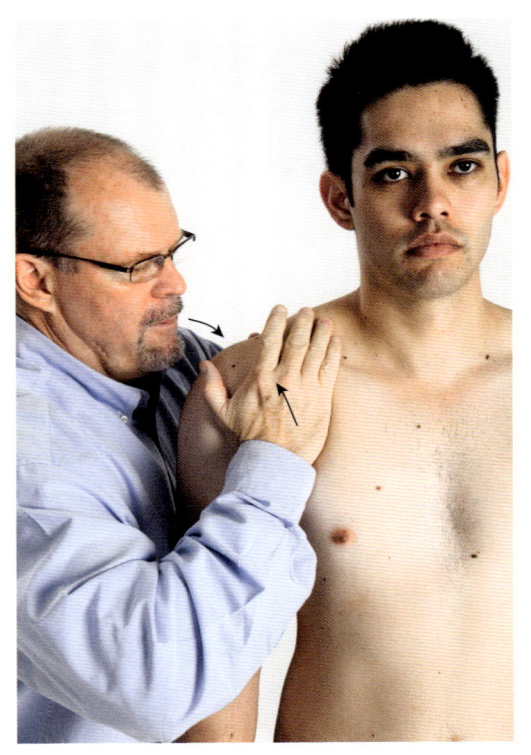

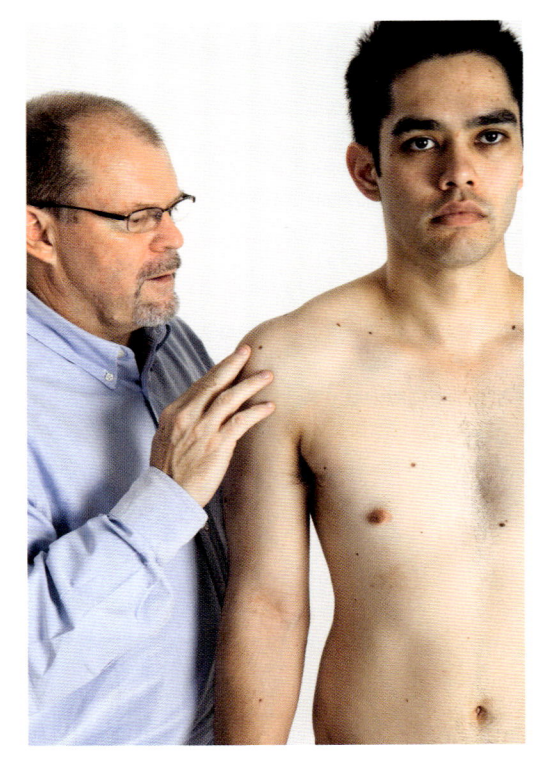

図8.2 受動的に肩甲骨をニュートラルな位置（姿勢）にする

図8.3 肩甲骨を自動的に制御し、ニュートラルにする

ボックス8.1　ニュートラルな肩甲帯の触診の参照ガイドライン

ニュートラルな肩甲帯の触診ガイドライン
- 肩甲骨の上方内側縁の高さは T2 となる。
- 肩甲棘の内側縁の高さは T3 となる。
- 肩甲棘の延長線は T4 と交わる。
- 肩甲骨下角の高さは T7 となる。
- 肩峰は、肩甲骨の上方内側縁よりも高く、肩甲棘は上方へと傾斜しているべきである。
- 肩甲棘の面は冠状面から 15 〜 30°前方を向く。
- 両方の肩峰の高さは水平である。
- 両方の烏口は対称である。
- 両方の鎖骨は対称であり、やや上方に傾斜している。
- 肩甲骨下角は胸郭と接触している（すなわち、前傾や「擬似ウィンギング」をしない）。

- 肩甲骨内側縁は胸郭と接触している（すなわち、ウィンギングをしない）。
- 肩甲骨内側縁は脊柱の棘突起から約 5 〜 6 cm 外側となる。
- 上腕骨頭の 1/3 以上が肩峰前方へ突出すべきではない。
- 上腕骨の回旋の評価の前に肩甲骨をニュートラルなアライメントにしなくてはならない、また前腕の位置を評価するときには上腕骨をニュートラルなアライメントにしなくてはならない。
- 肘頭は後方を向き、肘窩は前方を向く（前腕の回内とは区別する）。

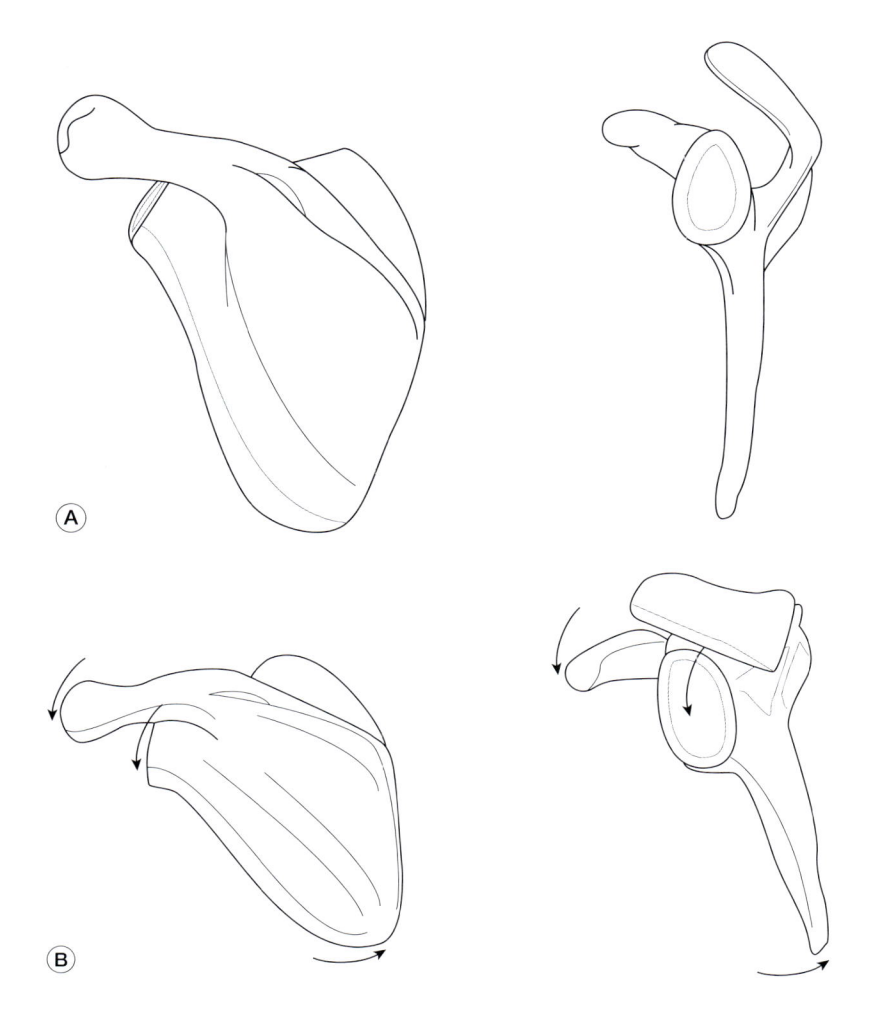

図8.4 A 肩甲骨のニュートラルな方向。B 肩甲骨は下方・前方を向いている下前方節窩（IAG）

セグメント的並進運動UCM

　内旋、外旋、屈曲、外転、伸展動作のテストに関連し、上腕骨頭が過剰な前方、下方あるいは後方への並進運動へと「前方へグライド（glide）」するのがセグメント的UCMである。制御されていない上腕骨頭の前方への並進運動が、動作テストにおいて特定され得る。肩の内旋、外旋、伸展動作において、上腕骨頭の前方隆起（prominence）を触診することが、過剰な前方への並進運動を特定するために用いられる。自動的な内旋および外旋、伸展を行っている間、ニュートラルな軸を維持し、上腕骨頭の前方隆起の過剰な前方へのグライドを防ぐ能力が評価される。

グローバルな特異的可動域でのUCM

　グローバルな特異的可動域でのUCMは、肩甲骨あるいは肩甲上腕関節のUCM（これに過剰可動性の可動域を伴うまたは伴わない）を示す。これは、動作の始動における過剰なあるいは優勢な肩甲骨あるいは肩甲上腕関節の動き、あるいはこの動作を完了するための過剰可動性のある可動域である。

　グローバルな特異的可動域での**肩甲骨**UCMは、動作テストにより特定され得る。腕の機能的動作において、以下の制御されていない肩甲骨の動きを観察または触診する。

- 下方回旋
- 前傾
- ウイングギング（winging）
- 挙上
- 外転
- 内転

　グローバルな特異的可動域での**肩甲上腕関節**UCMは動作テストにより特定される。腕の機能的動作において、制御されていない肩甲上腕関節の内旋の動きを観察または触診する。

　以降のセクションでは、肩甲帯におけるUCMのテストの特定の手順を示す。

UCMのための肩甲帯テスト

肩の内旋制御

肩の内旋の観察と分析

理想的なパターンの解説

　仰臥位または立位で、肩の90°外転位（肩甲面）において、上腕骨には顕著な肩甲胸郭関節の動きあるいは肩甲上腕関節での前方並進運動なしで60°内旋の可動域がある。

　セラピストは、受動的に肩甲骨と肩甲骨上腕関節をスタビライズし、代償なしで受動的な肩甲上腕関節の回旋を評価する（図8.5）。

肩甲上腕関節の内旋に関係する動作不全
相対的スティフネス（制限）

- **制限——腕の外転位での肩甲上腕関節の内旋の減少。** 肩甲胸郭関節での動きあるいは肩甲上腕関節での前方並進運動を制御するために、肩甲骨と上腕骨頭が受動的に支持されると、肩甲上腕関節における内旋の顕著な減少がしばしば観察される。理想的な受動的な内旋可動域は60°である。内旋可動域の減少は、いくつかの理由によって起こる。

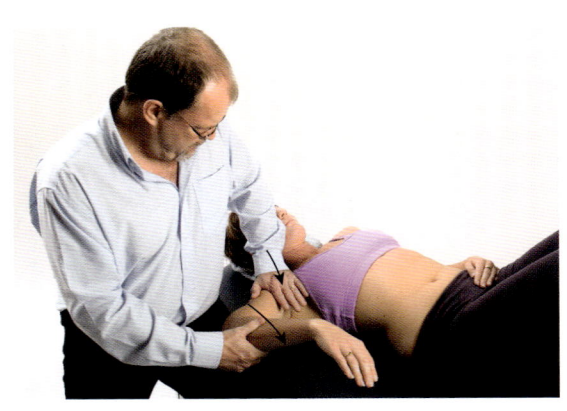

図8.5　受動的なスタビリゼーションを伴う肩甲上腕関節の内旋可動域の評価

- **関節包による制限。** 関節包の短縮が、内旋の減少に寄与するかもしれないが、これは一般的な原因ではない。関節包の短縮がある場合、通常、最初に外転位において外旋が90°以下という顕著な外旋の減少が観察される。
- **筋筋膜による制限。** 肩甲上腕の外旋筋の過剰な活動、優位性（dominance）あるいは相対的スティフネス、すなわち内旋の減少に関係する一般的な所見は、外旋筋群（棘下筋と小円筋）の過剰な活動と短縮である。収縮組織と結合組織の短縮、両方の評価が行われ、適切な軟部組織への介入が適用される。
- **共収縮性硬直。** 時折、肩甲上腕関節における自動的な内旋可動域が共収縮性硬直（co-contraction rigidity）によって制限されることがある。内旋しようとしたとき、肩甲上腕関節の筋のすべてが過剰に共収縮し、肩が完全に回旋する前に「ギプス固定」のようにしてしまうようである。これは不安定性あるいは急性の病態、急性の炎症エピソードにおける防御的な「スパズム」と関係している防御反応であることがほとんどである。

相対的柔軟性（潜在的UCM）

- **UCM——肩甲上腕関節の内旋の制限に関係する代償ストラテジー。** 制限に対するさまざまな代償ストラテジーが、機能的な可動域を維持するために用いられる。肩甲上腕関節が制限されている場合、代償的な動作が肩甲骨と上腕骨頭の両方で起こり得る（Sahrmann 2002; Morrissey 2005）。

▪ **制御されていない肩甲骨の前傾、下方回旋、挙上。** 肩甲骨は、失われた内旋を代償するために前傾あるいは下方回旋、挙上する。この触診の正確さは、三次元超音波および動作分析という手法によって検証されている（Morrissey et al 2008）。陽性テスト（肩甲骨の動作）は、インピンジメントと症状のリスクと関連している（Morrissey 2005）。このテストは診断に有用であり、その他のインピンジメントテストと一緒に用いられると、とくにインピンジメントに有用である（Morrissey 2005）。

▪ **制御されていない肩甲上腕関節の並進運動のUCM。** 過剰な上腕骨頭の前方への並進運動によって、肩甲上腕関節の内旋の欠如は代償される。テストが陽性であること（肩甲上腕関節の動作）は、不安定性の症状とリスクと関連している（Morrissey 2005）。

肩の内旋UCMのテストの適応

　以下を観察または触診する。

1. 内旋可動域の過剰可動性
2. 異なる腕の挙上の位置における肩の内旋可動域の相違
3. 肩の内旋における、肩甲骨による代償の過剰な始動
4. 内旋における肩甲上腕関節の過剰な並進運動
5. 肩の内旋動作に伴う症状（痛み、不快感、つっぱり）

　患者は、肩における回旋に関連した症状を訴えている。肩の内旋負荷下、あるいは内旋動作において、肩甲骨または肩甲上腕関節には、体幹あるいは腕と比較して相対的により大きな「折れ曲がり（give）」あるいは代償がある。機能不全は、肩の内旋分離の運動制御テストによって裏付けられる。

肩の内旋制御のテスト

T60　キネティック内旋テスト（KMRT、Kinetic medial rotation test）（肩甲骨と肩甲上腕関節のUCMのためのテスト）

この分離テストは、肩甲上腕関節の内旋において、肩甲骨の動作と肩甲上腕関節の並進運動を自動的に分離し制御する能力を評価する。

テスト手順

仰臥位で上腕骨が90°外転させて（手は天井に向ける）開始姿勢とし、上腕骨は肩甲面で支持される。セラピストは、この手順において、烏口と上腕骨頭を触診する（図8.6）。この触診の正確さは測定されている（Morrissey et al 2008）。上腕骨の内旋は、肩甲骨あるいは肩甲上腕関節における代償なしに起こるべきである。肩甲骨は、前傾や下方回旋、挙上へと動くべきでなく、また上腕骨頭は前方への並進運動が起こるべきではない（Morrissey 2005）。自動的な60°の内旋があるべきである（図8.7）。代替となるテスト姿勢は、立位で、壁による肩甲骨の支持を伴う、あるいは伴わ

ない姿勢である。

肩甲帯UCMのレーティングと診断

（T60.1、T60.2）

これらのUCMは症状と関連している。肩甲骨は、失われた内旋を代償するために前傾あるいは下方回旋、挙上する。陽性テスト（肩甲骨のUCM）は、インピンジメントと症状のリスクと関連している（Morrissey 2005）。このテストは診断に有用であり、その他のインピンジメントテストと一緒に用いられると、とくにインピンジメントに有用である（Morrissey 2005）。制御されていない上腕骨頭の前方への並進運動が、肩甲上腕関節の内旋の欠如を代償する。テストが陽性であること（肩甲上腕関節のUCM）は、不安定性の症状とリスクと関連している（Morrissey 2005）。

修正

視覚的、触覚的、動作感覚的なキューを用いて、患者は肩甲骨を動かすことなく、また肩甲上腕関節が並進運動することなく、肩甲上腕関節を60°まで内旋するタスクに慣れる。有用な臨床的なキューのいくつかを、ボックス8.2にまとめた。

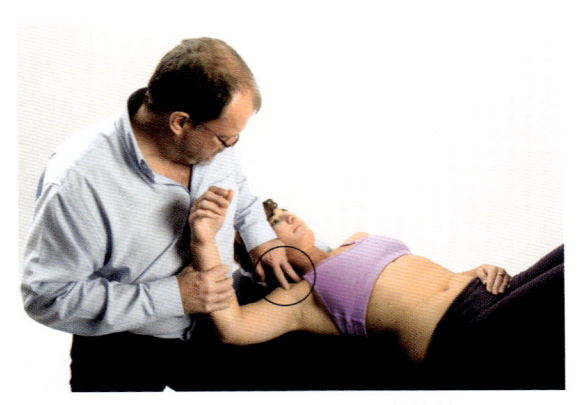

図8.6　キネティック内旋テストの開始姿勢

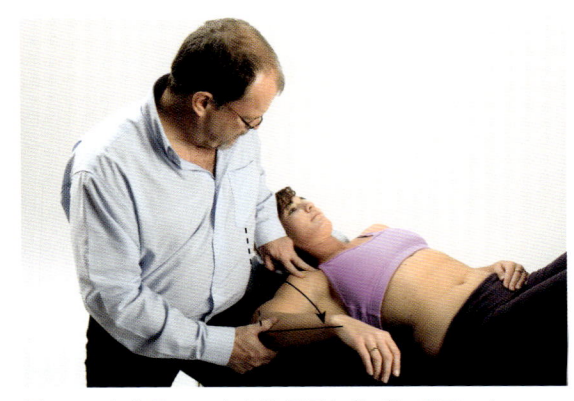

図8.7　キネティック内旋テストのベンチマーク——理想的な動き

T60.1　キネティック内旋テストの低閾値動員効率の評価とレーティング

キネティック内旋テスト

評価

制御のポイント：
- 肩甲骨の前傾、下方回旋、挙上を防ぐ
- 肩甲上腕関節の前方への並進運動を防ぐ

動作の課題：肩甲上腕関節の内旋（仰臥位—腕を 90°外転）

ベンチマーク可動域：肩甲上腕関節の 60°内旋

方向の制御のための低閾値動員効率のレーティング

	✔または✘		✔または✘
• テスト方向への「折れ曲がり (give)」を防ぐことができる 　正しい動作の分離パターン 肩甲骨における以下の方向への「折れ曲がり」を防ぐ： • 前傾 • 下方回旋 • 挙上 肩甲上腕関節における以下の方向への「折れ曲がり」を防ぐ： • 前方への並進運動 そして肩甲上腕関節を内旋する	☐	• 簡単そうに見え、自信をもって行っているという評価者の意見 • 簡単に感じ、被験者は十分に動作のパターンへの意識があり、自信を持ってテスト方向における「折れ曲がり」を防ぐ • コンセントリックおよびエキセントリックな動作の間、分離のパターンはスムーズである • 「折れ曲がり」を防ぐために、反対方向への最終域の動きを（継続的に）使わない • 特別なフィードバック（触覚的、視覚的、言語的な指示）は必要ない	☐ ☐ ☐ ☐ ☐
• ベンチマーク可動域全体を通じて動作を分離する： 　肩甲上腕関節の 60°内旋（腕を 90°外転） 　**ベンチマーク基準を超えた利用可能な可動域がある場合、自動的な制御を必要とするのはベンチマーク可動域のみである**	☐	• 外的な支持や負荷をなくすことなく • リラックスした自然な呼吸（たとえ理想的でなかったとしても——自然なパターンが変化しない限り） • 疲労がない	☐ ☐ ☐
• 呼吸を止めずに（代替的な呼吸ストラテジーを使うことは許容される）	☐		
• エキセントリック運動中の制御	☐		
• コンセントリック運動中の制御	☐		
分離パターンを修正		動員の効率	

T60.2　キネティック内旋テストによる UCM の部位と方向の診断

キネティック内旋テスト

部位	方向	（左へ）	（右へ）
肩甲骨	前傾	☐	☐
	下方回旋	☐	☐
	挙上	☐	☐
肩甲上腕関節	前方への並進運動	☐	☐

T60.3　UCM の部位と方向をインピンジメントと不安定性に関連づける

キネティック内旋テストに関連するリスク

理想	肩甲骨の動きや上腕骨の前方並進運動を伴わない肩甲上腕関節の 60°内旋。烏口や上腕骨頭の前方への変位は起こらない（図 8.7）
インピンジメントのリスク	肩甲上腕関節の内旋が 60°に到達する前に、肩甲骨の前傾、下方回旋、挙上が起こる。上腕骨頭に比例して「くっついて」起こる、（安定した）烏口の前方変位に注意する（図 8.8） • インピンジメントテストと触診によって、インピンジメントのリスクを確認する
不安定性のリスク	肩甲上腕関節の内旋が 60°に到達する前に、上腕骨頭の前方への並進運動が起こる。（安定した）烏口を安定した姿勢に維持した際の、上腕骨頭の前方変位に注意する（図 8.9） • 不安定性テストにおける不安定性の方向（複数）を確認する
インピンジメントと不安定性の組み合わさったリスク	肩甲上腕関節の内旋が 60°に到達する前に、肩甲骨の前傾、下方回旋、挙上が起こる。しかし、過剰な上腕骨頭の前方への並進運動も、肩甲上腕関節の内旋が 60°に到達する前に起こる。（不安定な）烏口であっても上腕骨頭をさらに前方へ動かした際の、烏口の前方変位に注意する • 症状が主にインピンジメントによるものか、あるいは不安定性によるものかを区別する

ボックス8.2　臨床において有用な促通と再トレーニングのキュー

指導と動作の再トレーニングを向上するための促通とフィードバックのためのキュー

- UCM をモニターするために肩甲骨または肩甲上腕関節を触診する。
- 冠軸 coronal axis における肩甲上腕関節の回旋の想像（固有受容覚のフィードバックは、肘頭を通して得られる）。
- 両方の烏口を開き、広く維持する。
- 肩峰・烏口を触診する。
- 紐が肩峰を持ち上げていることを視覚化する。
- 受動的に負荷を取り除く。
- テープ（固有受容覚的な皮膚の張力）。
- 烏口と耳の距離を同じに保つ。
- 肩甲骨を広く維持する。

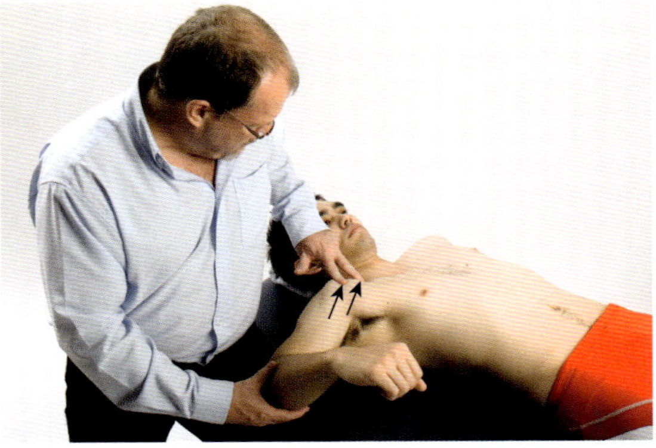

図8.8　キネティック内旋テスト――制御されていない肩甲骨の動き

KMRTの再トレーニングのための代替的な姿勢

　壁にもたれ、壁で肩甲骨を支持する姿勢となる。肩甲骨と上腕が壁に平坦について支持されるように、上半身を15〜30°壁から離れるように回転する。肩甲骨がニュートラルに制御されている範囲でのみ、肩を前方へ回旋させる（図8.10）。壁についた状態で回旋の制御が効率的になれば、同じ動作を、壁から離れ支持のない状態で行うよう漸増させる（図8.11）。

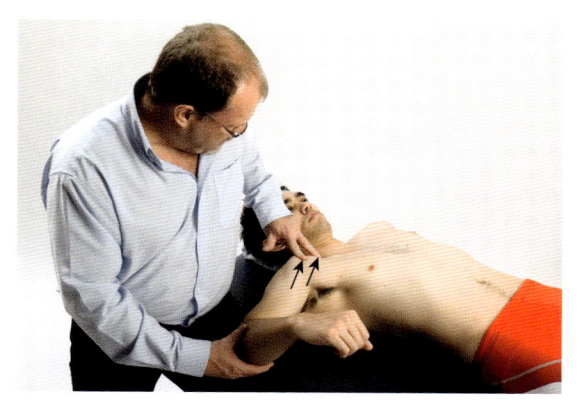

図8.9　キネティック内旋テスト——制御されていない肩甲上腕関節の動き

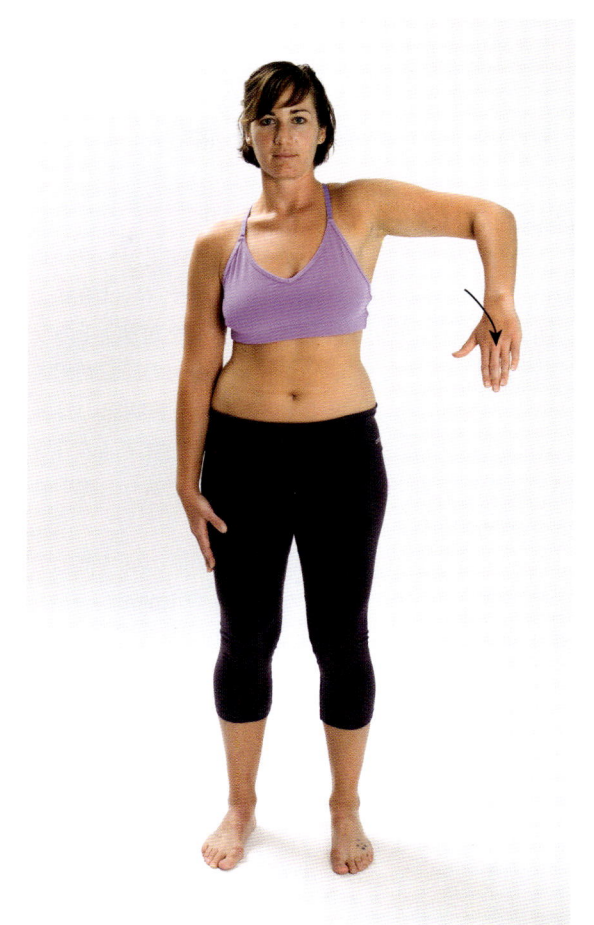

図8.11　立位での修正——支持を用いずに行う

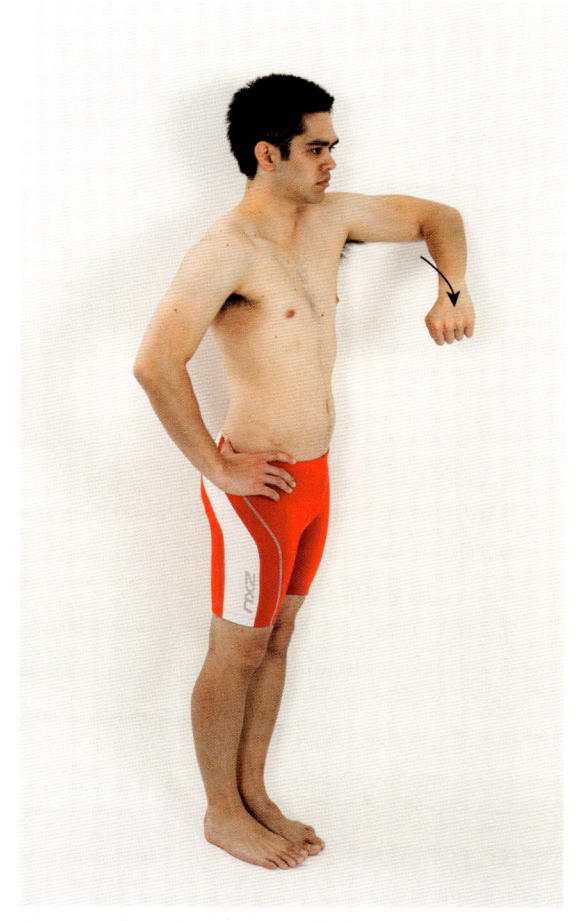

図8.10　壁による支持を用いた修正

肩の外旋制御

肩の外旋の観察と分析

理想的なパターンの解説

これは立位または仰臥位で観察することができる。立位で上腕骨を肩甲面で体側に位置させ（肘は腋窩線前方）、肘は90°の屈曲位で（手は前方を向き、手のひらは内側）、約60°の機能的な外側への腕の回転が起こるべきである（少なくとも45°の肩甲上腕関節の外転と約15°は肩甲骨の内転による）。肩甲上腕関節の外旋が、動作の初期に優先して起こるべきであり、肩甲骨は可動域の最後に寄与すべきである。

セラピストは、受動的に肩甲上腕関節の外旋可動域を評価する。独立した45°の受動的な外旋可動域があるべきである。独立した45°の肩甲上腕関節の外旋を肩甲骨の動作から分離することは、比較的簡単であるべきである（図8.12）。

肩甲上腕関節の外旋に関係する動作不全

機能的な腕の側方への回転（訳注：肩の外旋）可動域の初期において、肩甲骨が始動、もしくは優勢である。これは肩甲上腕関節の外旋の制限（相対的スティフネス）あるいは肩甲骨の内転の代償（相対的な柔軟性）を示す。

相対的スティフネス（制限）

- **肘を体側に位置したときの肩甲上腕関節の外旋の減少**。肩甲上腕関節の外旋の機能的な制限は、肩甲骨をスタビライズさせ、腕を体側に位置して特定される。腕を体側に位置した姿勢における、肩甲上腕関節の外旋の顕著な欠如は頻繁に特定される。この機能的な外旋可動域の減少は、以下のいくつかの理由によるものである。
  - **関節包による制限**。関節包による制限は、肘を体側に位置させた姿勢での外旋可動域の欠如の原因となり得るが、腕を90°まで挙上させた場合、顕著な（そうでなければ、より大きな）外旋可動域の欠如となるだろう。肩の「クワッドラント（quadrant）」テスト（Maitland et al 2005）、関節包の制限の陽性を示すだろう。もし腕を90°外

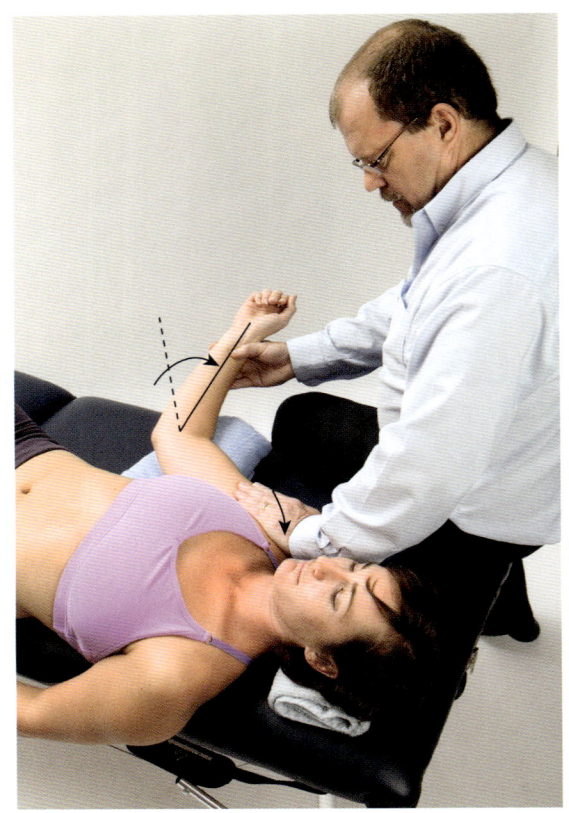

図8.12 受動的なスタビリゼーションを伴う肩甲上腕関節の外旋可動域の評価

転させたときに外旋可動域が通常であれば、関節包が制限の根源である可能性は極めて低い。

- **外旋の最終域における上腕骨の後方への並進運動の欠如**。自動的あるいは受動的な外旋の最終域において、関節包前方に張力がかかり、完全な可動域に達するために、上腕骨頭は後方へ並進運動を強いられる（Moseley et al 1992; Wilk et al 1997）。この外旋の最終域における上腕骨の後方への並進運動の欠如は、肘が体側にある際、肩における自動的・受動的外旋可動域が完全に到達する能力を顕著に減少させる。これは、外旋の最終域における関節の遊びの減少と、上腕骨頭の後方への並進運動のエンドフィール（end feel）の制限によって特定される。このような場合、この関節制限への適切なモビライゼーション（例：生理学的な外旋の最終域における肩甲上腕関節の副運動的な前方—後方グライド）が、多くの場合適切である。

- ▪ **筋筋膜構造の伸展性の喪失**。筋筋膜構造の過剰な短縮が外旋可動域を制限している可能性がある。大胸筋と広背筋は、腕を頭上へ高く挙げた姿勢において外旋を制限するかもしれないが、外旋は腕が体側にある姿勢で外旋が制限される場合、肩甲下筋と大円筋が非常に短縮しているという可能性が高い。臨床的には、これは稀であるが、長期にわたる固定、手術や関節包の短縮に関係するだろう。

- ▪ **共収縮の硬直**。時折、肩甲上腕関節における自動的な外旋可動域が共収縮性硬直（co-contraction rigidity）によって制限されることがある。これは不安定性あるいは急性の病態、急性の炎症エピソードにおける防御的な「スパズム」と関係している防御反応であることがほとんどである。

- • **UCM**——肩甲上腕関節の外旋の制限に関係する代償ストラテジー。もし外旋が制限されると、以下のような異なる代償ストラテジーがみられることがある。

  - ▪ **制御されていない肩甲骨の内転**（肩甲上腕関節の外旋を肩甲骨の内転が先行する、あるいは優勢である）。これは、立位で腕を体側に位置させて評価することができる。これはもっとも頻繁に機能的な肩甲上腕関節の外旋可動域の喪失、そして肩甲胸郭関節における、より大きな相対的柔軟性の増大と関係している。肩甲上腕関節が外旋を終えた後で、肩甲骨の内転が追加的な動きを提供する代わりに、非効率的な肩甲上腕関節の動作を代償するために肩甲骨の内転が増加する。極端な場合では、肩甲骨内転の動員が肩甲上腕関節の外旋に先行する。

  - ▪ **制御されていない肩甲骨の下方回旋**。顕著な外旋の減少が関節窩をニュートラルなアライメントに位置させる能力の欠如によるのは、非常に一般的である。もし関節窩が下方回旋していると、外旋は制限されることがある。これは受動的に肩甲骨を正しいアライメントに位置させることによって裏付けられる。肩甲骨（と関節窩）がニュートラルなアライメントにあると、自動的な外旋動作は正常に戻る。

- ▪ **制御されていない肩甲骨の前傾**。これは前述のものと類似している。もし関節窩が前下方に向いていると、外旋は制限されることがある。これは受動的に肩甲骨を正しいアライメントに位置させることによって確かめられる。肩甲骨（と関節窩）がニュートラルなアライメントにあるとき、自動的な外旋動作は正常に戻る。

- ▪ **制御されていない上腕骨頭の前方への並進運動**。顕著な外旋の減少は、不安定な肩甲上腕関節と関連しているかもしれない。肩甲上腕関節の前方への並進運動が過剰な場合（関節包前面の弛緩性あるいは不安定性による）、回旋の軸は変位し、正常な外旋が完了しない。肩関節が外旋の最終域で静止している状態で、上腕骨頭を触診した場合、上腕骨頭が前方に隆起しているのが観察される。この姿勢での後方の並進運動のグライドの評価により、顕著な関節の遊びの増加とゆるくて柔らかい最終域感が特定される。この機能不全の原因は、上腕骨が受動的に後方へグライドされ、ニュートラルな姿勢を維持するときに完全な外旋可動域が回復することによって裏付けられる。

肩の外旋UCMのテストの適応

以下を観察または触診する。

1. 外旋可動域の過剰可動性
2. 異なる腕の挙上の位置における肩の外旋可動域の相違
3. 肩の外旋における、肩甲骨による代償の過剰な始動
4. 外旋における肩甲上腕関節の過剰な並進運動
5. 肩の外旋動作に伴う症状（痛み、不快感、つっぱり）

患者は、肩における回旋に関連した症状を訴えている。肩の外旋負荷下、あるいは外旋動作において、肩甲骨または肩甲上腕関節には、体幹あるいは腕と比較して相対的により大きな「折れ曲がり（give）」あるいは代償がある。機能不全は、肩の外旋分離の運動制御テストによって裏付けられる。

肩の外旋制御のテスト

T61 キネティック外旋テスト（KLRT、Kinetic medial rotation test）（肩甲骨と肩甲上腕関節のUCMのためのテスト）

　この分離テストは、肩甲上腕関節の外旋において、肩甲骨の動作と肩甲上腕関節の並進運動を自動的に分離し制御する能力を評価する。

テスト手順

　これは2つの部分に分かれるテストである。

KLRTパート1

　立位で肘を肩甲面で体側に位置させ（肘は腋窩線前方）、肘は90°の屈曲位（手は前方を向き、手のひらは内側）で開始する（図8.13）。セラピストは、この手順の間、烏口・肩峰（あるいは肩甲骨下角）と上腕骨頭を触診する。患者は、肩甲骨のニュートラルな姿勢を維持し、腕を外旋させるように指示される。肩甲骨は、前傾や下方回旋、内転へと動くべきでなく、また上腕骨頭は前方への並進運動が起こるべきではない。肩甲骨あるいは肩甲上腕関節における代償なしに、自動的な45°の上腕骨の内旋があるべきである（図8.14、8.15）。

KLRTパート2

　患者を仰臥位で肘を肩甲面で体側に位置させ（肘は

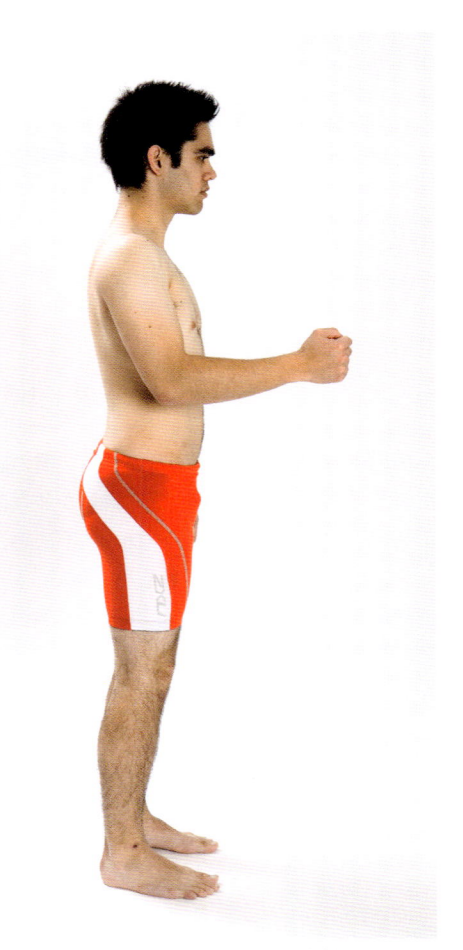

図8.13 キネティック外旋テストの開始姿勢

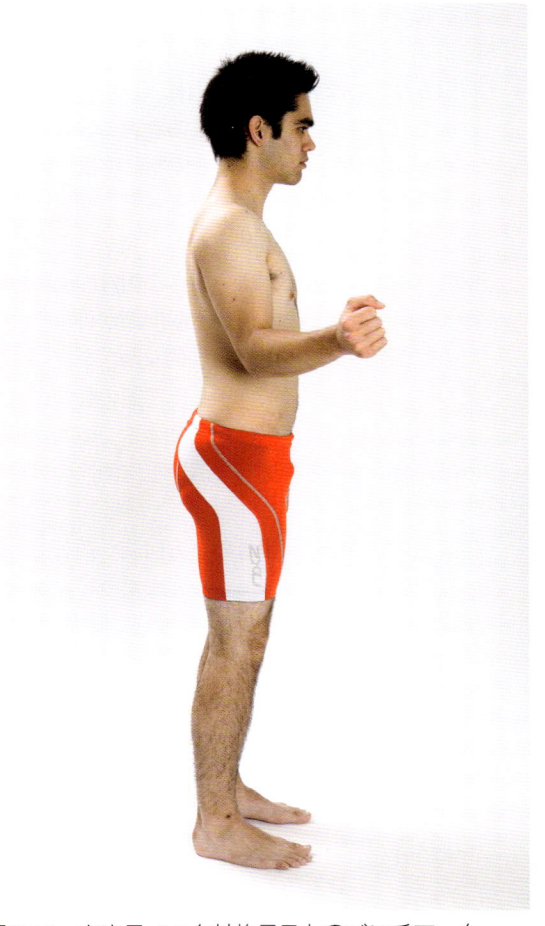

図8.14 キネティック外旋テストのベンチマーク

正しいアライメントにあるとき、自動的な外旋動作が正常に戻ることが裏付けられる。（図8.16）。

肩甲上腕関節UCM

顕著な外旋の減少は、不安定な肩甲上腕関節と関連しているかもしれない。肩甲上腕関節の前方への並進運動が過剰な場合（関節包前面の弛緩性あるいは不安定性による）、回旋の軸は変位し、正常な外旋が完了しない。この機能不全の原因は、上腕骨が受動的に後方へグライドされ、正常な姿勢を維持するときに完全な外旋可動域が回復することによって裏付けられる（図8.17）。

肩甲帯の制御機能不全

45°のベンチマークまで自動的に肩甲上腕関節を外旋する際、患者は以下を維持することができない。
- 肩甲骨の前傾、下方回旋、内転
- 肩甲上腕関節の前方並進運動

肩甲帯UCMのレーティングと診断
（T61.1、T61.2）

これらのUCMは病態と関連しているかもしれない。肩甲骨のUCMテストが陽性であることは、インピンジメントと症状のリスクと関連している可能性がある。このテストは診断に有用であり、その他のインピンジメントテストと一緒に用いられると、とくにインピンジメントに有用である。肩甲上腕関節のUCMテストが陽性であることは、不安定性の症状とリスクと関連している可能性がある（T61.3）。

修正

初期の修正は、仰臥位になり、腕を体側で支持して行うことができる。自動的な外旋は、肩甲骨を上方回旋でスタビライズし（肩甲骨を身体の下にして横たわる）、上腕骨頭を後方へグライドにより（自己触診）安定させて部分的な可動域において行われる（図8.23）。KMLTの再トレーニングのための代替的な姿勢は、壁にもたれ、壁で肩甲骨を支持する姿勢である。肩甲骨と上腕が壁に平坦について支持されるように、上半身を15〜30°壁から離れるように回転する。肩甲骨がニュートラルに制御されている範囲でのみ、肩を後方へ回旋させる（図8.24）。制御が改善するにつれ

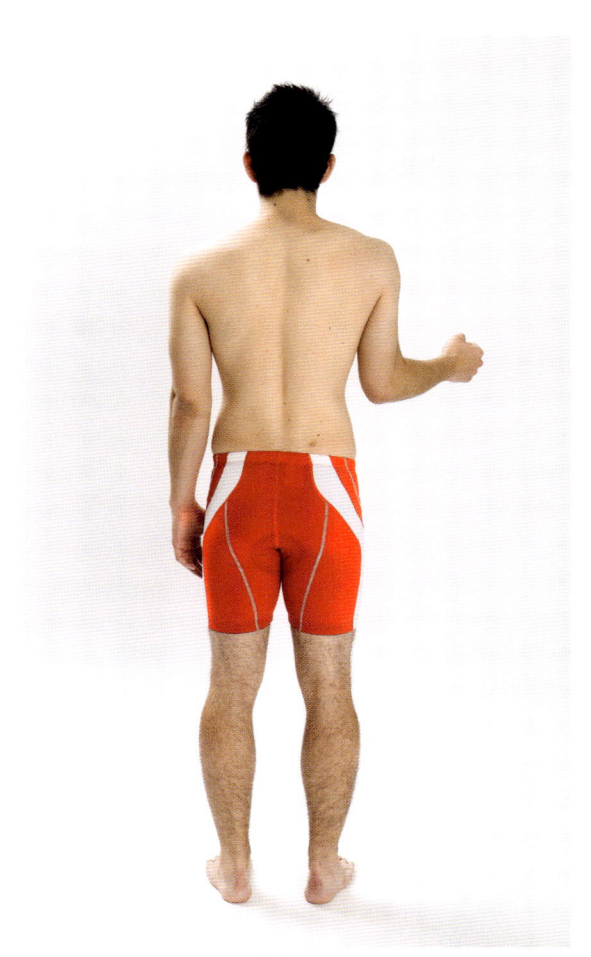

図8.15 キネティック外旋テストで肩甲骨がよく制御されていることを示す

腋窩線前方）、肘は90°の屈曲位（手は前方を向き、手のひらは内側）にする。肩甲骨を下にして横たわることで肩甲骨が安定させられた状態で、自動的な45°の上腕骨の内旋があるべきである。この姿勢で外旋の制限がある場合、セラピストは制限が実際にあるのか、あるいは制御されていない肩甲骨あるいは肩甲上腕関節の動きの結果なのかを決定しなければならない。

明らかに制限された可動域に対する、肩甲骨と肩甲上腕関節の寄与の区別
肩甲骨のUCM

顕著な外旋の減少が関節窩をニュートラルなアライメントに位置させる能力の欠如によるのは、非常に一般的である。これは受動的に肩甲骨を上方回旋へ位置させることによって、そして、肩甲骨（と関節窩）が

T61.1 キネティック外旋テストの低閾値動員効率の評価とレーティング

キネティック外旋テスト
評価

制御のポイント：
- 肩甲骨の前傾、下方回旋、内転を防ぐ
- 肩甲上腕関節の前方への並進運動を防ぐ

動作の課題：肩甲上腕関節の外旋（立位―腕を体側）

ベンチマーク可動域：肩甲上腕関節の45°外旋

方向の制御のための低閾値動員効率のレーティング			
✔または✘		✔または✘	
• テスト方向への「折れ曲がり (give)」を防ぐことができる 　正しい動作の分離パターン 肩甲骨における以下の方向への「折れ曲がり」を防ぐ： • 前傾 • 下方回旋 • 内転 肩甲上腕関節における以下の方向への「折れ曲がり」を防ぐ： • 前方への並進運動 そして肩甲上腕関節を外旋する	☐	• 簡単そうに見え、自信をもって行っているという評価者の意見	☐
		• 簡単に感じ、被験者は十分に動作のパターンへの意識があり、自信を持ってテスト方向における「折れ曲がり」を防ぐ	☐
		• コンセントリックおよびエキセントリックな動作の間、分離のパターンはスムーズである	☐
		• 「折れ曲がり」を防ぐために、反対方向への**最終域**の動きを（継続的に）使わない	☐
		• 特別なフィードバック（**触覚的、視覚的、言語的な指示**）は必要ない	☐
• ベンチマーク可動域全体を通じて動作を分離する： 　肩甲上腕関節の45°外旋（腕を体側） 　**ベンチマーク基準を超えた利用可能な可動域がある場合、自動的な制御を必要とするのはベンチマーク可動域のみである**	☐	• 外的な支持や負荷をなくすことなく	☐
		• リラックスした自然な呼吸（たとえ理想的でなかったとしても――自然なパターンが変化しない限り）	☐
		• 疲労がない	☐
• 呼吸を止めずに（代替的な呼吸ストラテジーを使うことは許容される）	☐		
• エキセントリック運動中の制御	☐		
• コンセントリック運動中の制御	☐		
分離パターンを修正		動員の効率	

T61.2 キネティック外旋テストによるUCMの部位と方向の診断

キネティック外旋テスト			
部位	方向	（左へ）	（右へ）
肩甲骨	前傾	☐	☐
	下方回旋	☐	☐
	内転	☐	☐
肩甲上腕関節	前方への並進運動	☐	☐

T61.3　UCMの部位と方向をインピンジメントと不安定性に関連づける	
キネティック外旋テストに関係するリスク	
理想	肩甲骨の動きや上腕骨の前方並進運動を伴わない肩甲上腕関節の45°外旋。烏口や上腕骨頭の前方への変位は起こらない（図8.18）
インピンジメントのリスク	肩甲骨の顕著な内転が起こる（図8.19）。徒手的な受動的な肩甲骨の再ポジショニング（位置直し）（過剰に下方回旋・前傾した安静位の修正）の結果、自動的に完全なベンチマーク可動域である45°の外旋ができるようになる（図8.20） 上腕骨頭に比例して「くっついて」起こる、（安定した）烏口の前方変位に注意する（図8.8） ・肩甲骨を受動的に下方回旋および前傾した位置にし、顕著な自動的な肩の外旋可動域の制限を観察することによって、肩甲骨の制御の機能不全を確認する ・インピンジメントテストと触診によって、インピンジメントのリスクを確認する
不安定性のリスク	肩の外旋の顕著な制限が確認される（図8.21）。徒手による受動的な2本の指を用いた上腕骨頭の後方並進運動への軽い後方への圧力（過剰な前方並進運動した安静位の修正）により、自動的に完全なベンチマーク可動域である45°の外旋ができるという結果になる（図8.22）。 ・上腕骨頭を受動的に前方並進運動した位置にし、顕著な自動的な肩の外旋可動域の制限を観察することによって、肩甲上腕関節の並進運動制御の機能不全を確認する ・不安定性テストにおける不安定性の方向（複数）を確認する

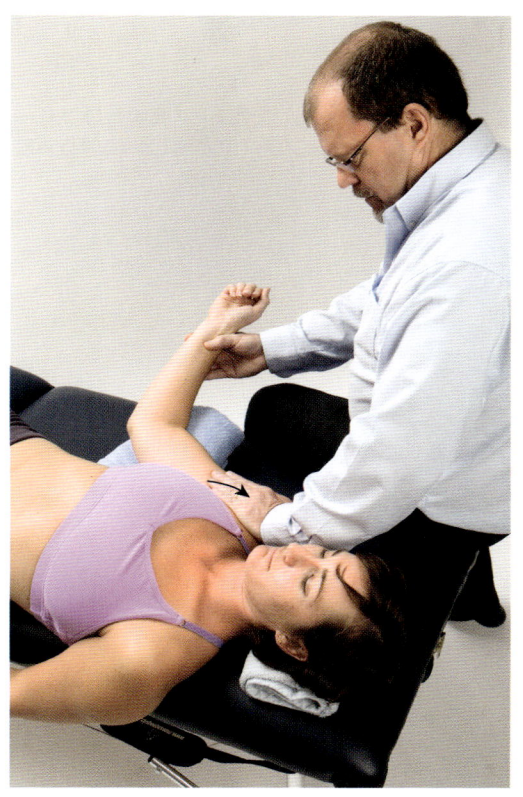

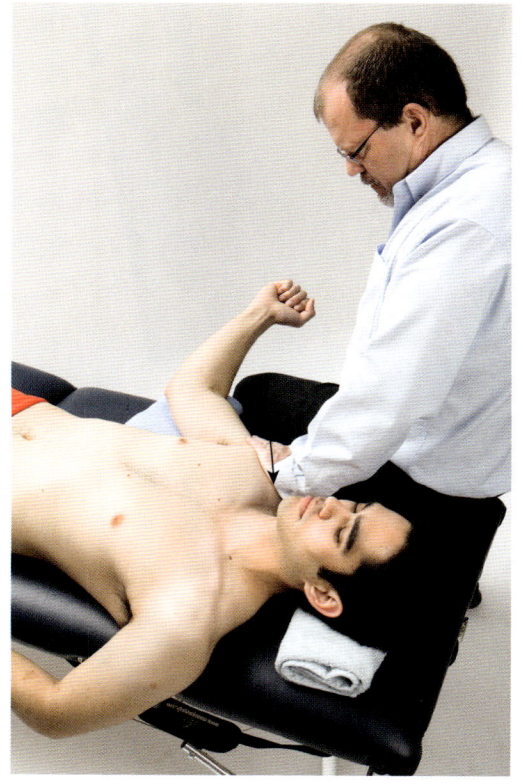

図8.16　受動的な肩甲骨上方回旋の再スタビライゼーションによって、UCMが制限された機能的な可動域に寄与していないかを確認する

図8.17　受動的な上腕骨頭の後方へのグライドの再スタビライゼーションによって、UCMが制限された機能的な可動域に寄与していないかを確認する

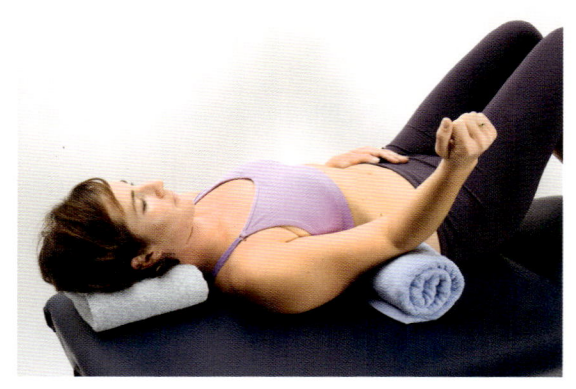

図8.18 キネティック外旋テストのベンチマーク──
理想的な自動的制御

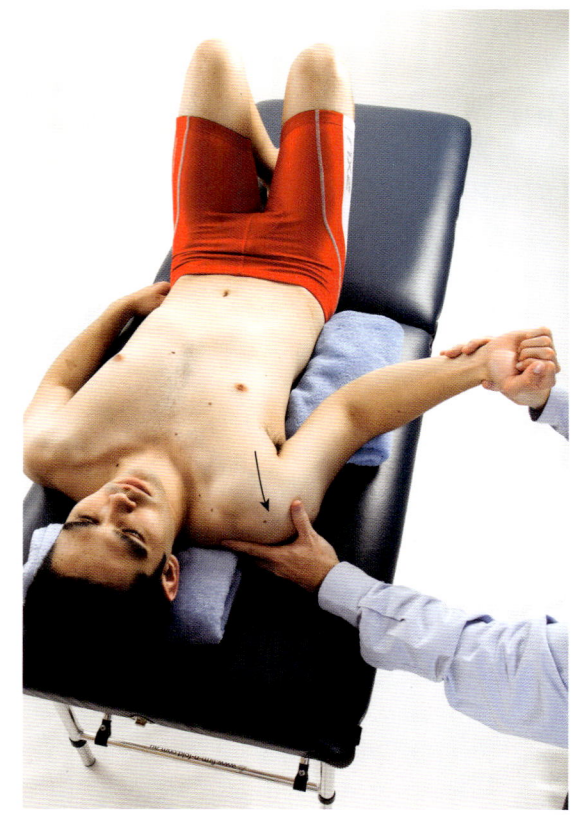

図8.20 キネティック外旋テスト（肩甲骨UCM）──
肩甲骨の再ポジショニング（位置直し）に伴う外旋の
増加

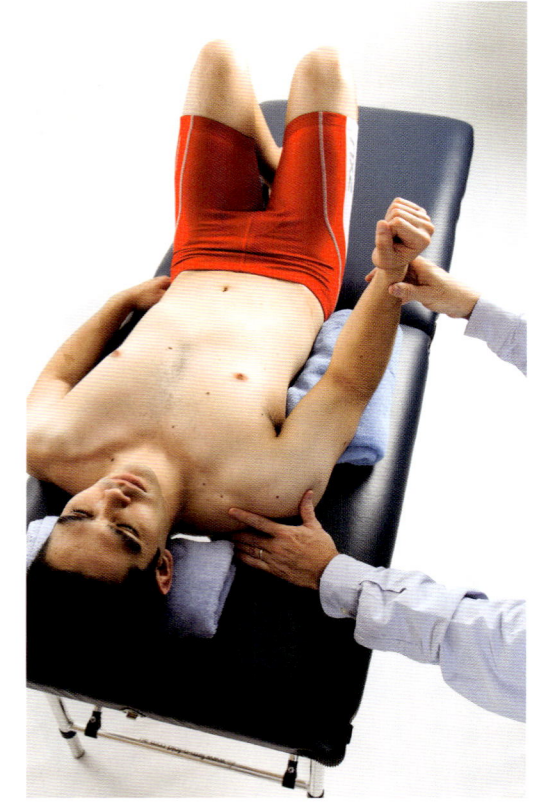

図8.19 キネティック外旋テスト（肩甲骨UCM）──
肩甲骨の下方回旋に伴う外旋の制限

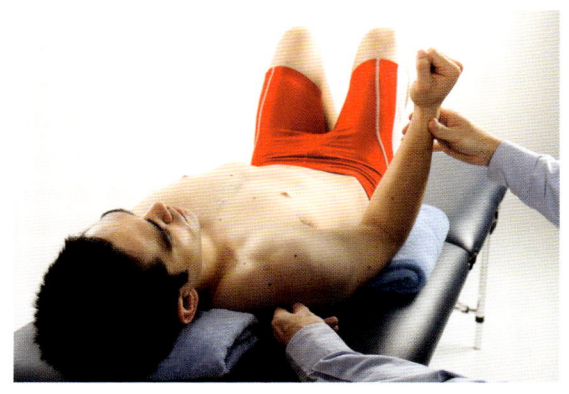

図8.21　キネティック外旋テスト（上腕骨UCM）——上腕骨頭の前方並進運動を伴う外旋の制限

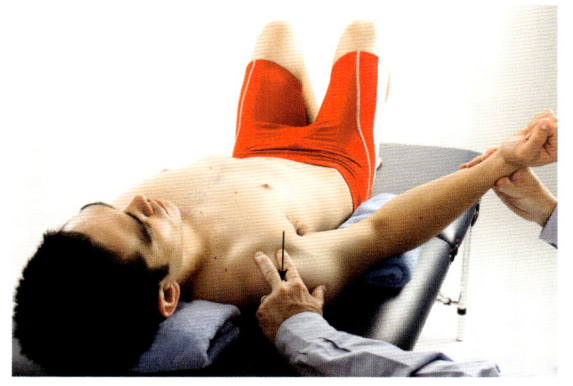

図8.22　キネティック外旋テスト（上腕骨UCM）——上腕骨頭の再ポジショニングを伴う外旋の増加

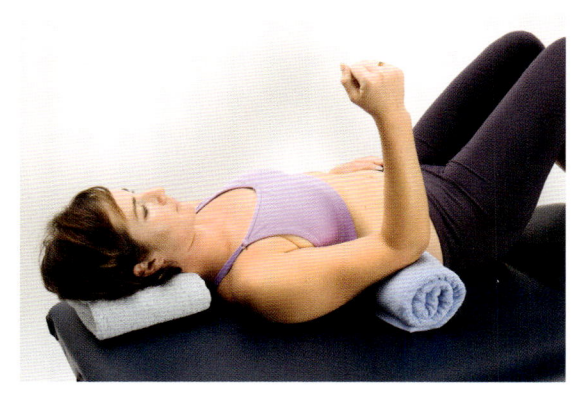

図8.23　肩甲骨と肩甲上腕関節への支持を用いた部分的な外旋可動域での修正

て、肩甲骨と上腕骨頭を支持されずに、立位で自動的な外旋が行われる（図8.25）。視覚的、触覚的、動作感覚的なキューを用いて、患者は肩甲骨を動かすことなく、また肩甲上腕関節が並進運動することなく、肩甲上腕関節を45°まで外旋するタスクに慣れる。有用な臨床的なキューのいくつかについて、ボックス8.3にまとめた。

ボックス8.3　臨床において有用な促通と再トレーニングのキュー

指導と動作の再トレーニングを向上するための促通とフィードバックのためのキュー

- UCMをモニターするために肩甲骨または肩甲上腕関節を触診する。
- 肩甲上腕関節を冠軸（coronal axis）においての回旋するイメージ（肘頭を通して固有受容覚的フィードバックを使うことができる）。
- 両方の烏口を開き、広く維持する。
- 肩峰・烏口・肩甲骨下角を触診する。
- 紐を使って、肩峰を高く保つことを視覚化する。
- 受動的に負荷を取り除く。
- テープ（固有受容覚的な皮膚の張力）。
- 烏口と耳の距離を同じに保つ。
- 肩甲骨を広く維持する。

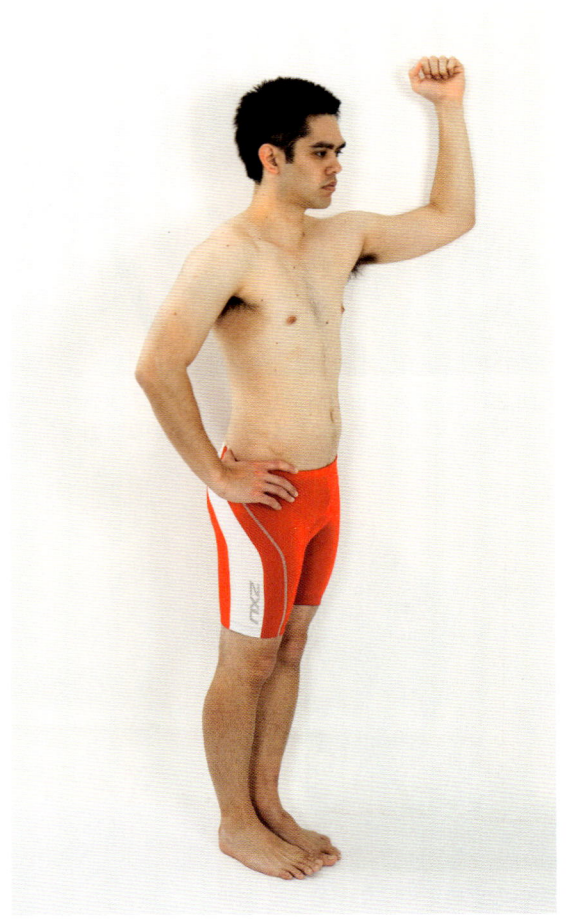

図8.24　壁による支持を用いた修正

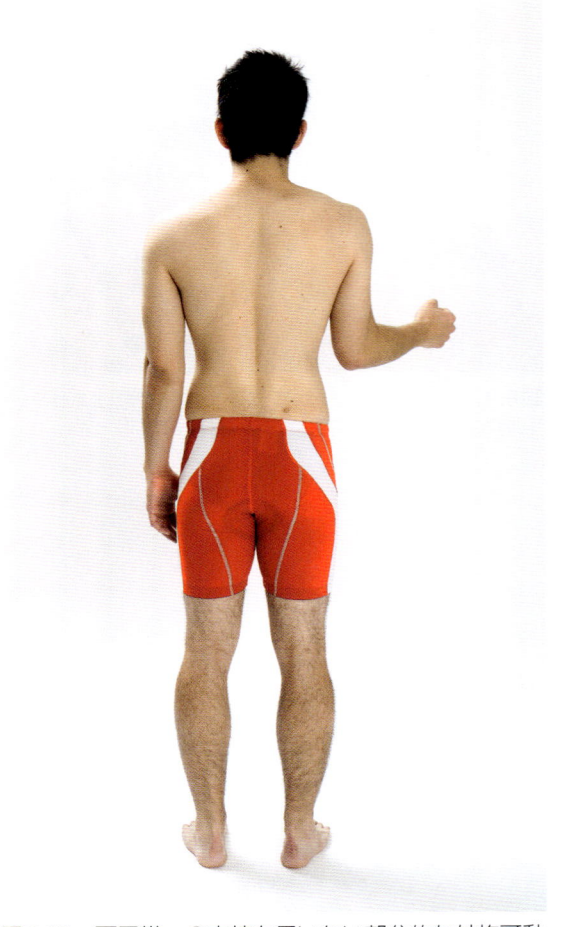

図8.25　肩甲帯への支持を用いない部分的な外旋可動域での修正

肩の屈曲制御

肩の屈曲の観察と分析

理想的なパターンの解説

　頭上への腕の挙上において、正常な肩甲上腕リズムは、上腕：肩甲骨の動きが、およそ2：1、あるいは3：2となる。挙上において、以下の3つに分かれた過程が起こるべきである。

1. 肩甲上腕関節の挙上
2. 関節窩の上方回旋と肩甲骨のわずかな挙上
3. 体幹のわずかな動き

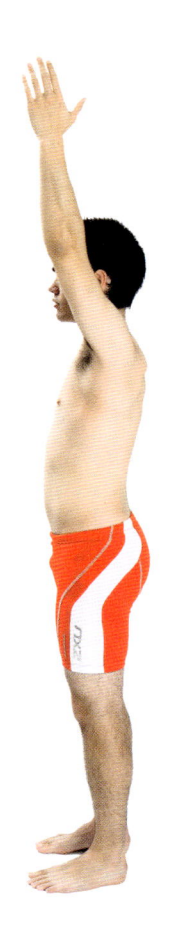

図8.26　肩を頭上へ屈曲──側面から見たところ

　肩甲上腕関節と肩甲骨の両方の動きが同時に起こるべきであるが、初期においては肩甲上腕関節の挙上が優勢で、肩甲骨は相対的に安定している。これが屈曲における最初の約90°まで起こるべきである。屈曲の間、腕の内旋は過剰であるべきではない。上腕骨頭の下方への並進運動はこの段階で始まるべきである。第二期は、肩甲骨関節窩の上方回旋（わずかな肩甲骨の挙上を伴う）と、同時に起こる肩甲上腕関節の腕の挙上へのローリング（rolling）が主である。完全で適切な肩甲骨の回旋には、鎖骨の回旋が不可欠である。この期においては、上腕骨頭は関節窩に対し下方へグライドし続けるべきである。屈曲において、肩甲骨の過剰な挙上や外転は起こるべきではない。160°の腕の挙上の後、わずかな体幹の動きが起こるかもしれない。しかし、これは最小限であるべきで、肩甲上腕関節と肩甲骨の動きの最後にのみ起こるべきである。腕の屈曲において胸郭の伸展が起こり、胸郭の側屈が片側の腕の屈曲において起こる。コンセントリック、あるいはエキセントリックな動作において、肩甲骨はウィング（wing）すべきではなく、外転は最小限であるべきである。完全な腕の挙上・屈曲において、肩甲骨下角は胸壁から1.5cm以上側方に突出するべきではないが、胸壁に沿って腋窩の中心線に届くように回旋すべきである（図8.26、8.27）。

腕の屈曲に関係する動作不良

　これらの動作不良は、頭上への腕の屈曲完全可動域を通じた胸郭-肩甲骨上腕骨の自然な動作パターンによって観察することができる。

肩甲胸郭関節の制御の機能不全

- **制御されていない肩甲骨の下方回旋**。これは肩甲骨の下方回旋と非効率的な上方回旋の両方またはどちらかの優勢性として現れ、以下のいくつかの方法で観察されることがある。
  - 肩甲骨の動作局面の初期で、肩甲骨が上方回旋する代わりに下方回旋する。これは、肩甲骨が外側に動く前に、肩甲骨下角の内側への動きとして観察される。
  - 肩甲骨の動作局面の完了時の、肩甲骨の上方回旋の減少。これは、肩甲骨下角の側方への動作の欠如として観察される──挙上時に腋窩の中心線に

ションと制御の不足（僧帽筋と前鋸筋のスタビリティ機能の不足）が存在する。

- **制御されていない肩甲骨の挙上（頭上）——屈曲において、肩甲骨の挙上が制御されていないか、最初に起こる。**これは、腕の屈曲における、肩甲骨の挙上筋群（とくに菱形筋と肩甲挙筋）と釣り合いを取るための、僧帽筋下部の非効率な活動と関係している。肩甲骨の挙上が、上方回旋に代わって優勢な動きとなる。これは頭上への屈曲の最終域において最も明らかである。

- **屈曲における制御されていない肩甲骨の外転。**これは、腕の屈曲における、肩甲骨の外転筋群（前鋸筋と過剰な小胸筋の活動釣り合いを取るための、肩甲骨スタビライザー（僧帽筋中部および下部）の非効率な活動と関係している。肩甲骨の外転（と挙上）が、上方回旋に代わって優勢な動きとなる。これは、エキセントリックに下げていく際、動作のほとんどを通して肩甲骨が前方で外転位に保たれ、下降の最後の45°で突然「フリック（flicks）」（跳ねること）して戻る。

- **制御されていない肩甲骨のウインギング（winging）（肩甲骨の内側縁全体が胸郭から離れて浮き上がる）。**
  - 腕をコンセントリックに挙上していくとき、また静的な静止姿勢において、非効率的な前鋸筋と関係している。
  - 腕をエキセントリックに下ろしていくとき、肩甲上腕関節筋群が肩甲骨-体幹の筋群と同じくらいに素早く弛緩しない、タイミングの問題と関係している。肩甲上腕関節筋群が相対的にスティフネスが高く、肩甲骨-体幹筋群が相対的に柔軟性が高い。
  - 上肢の体重支持において、「長く（訳注：筋の長さが）」また非効率的な肩甲骨内側のスタビライザーと前鋸筋が関係している。

- **制御されていない肩甲骨の前傾。**しばしば肩甲骨の下方回旋を同時に起こる、肩甲骨下角の隆起や肋骨下部の突出を観察する。これは、小胸筋の過剰な短縮や、上方回旋位の喪失と共に起こる肩甲骨の下方回旋、そして、僧帽筋下部および前鋸筋による不十分な制御に関連している。

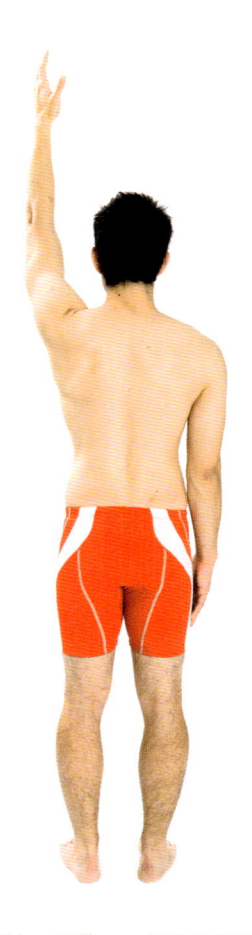

図8.27　肩を頭上へ屈曲——後ろから見たところ

届かない。これはしばしば、菱形筋と小胸筋の短縮と相対的スティフネス（これらにより上方回旋が制限される）、非効率的な前鋸筋（肩甲骨を上方回旋できない）と関係している。

- エキセントリックに腕と肩甲骨を下げる際、制御されていない肩甲骨の下方回旋が起こる。これは90°屈曲における肩甲骨の下方回旋した位置、あるいは腕が体側へ戻る際、肩甲骨下角が肩甲骨の「正常な静止姿勢」を超えて内側への動きとして観察される（Mottram et al 2009a）。

制御されていない肩甲骨の下方回旋は、肩甲骨の回旋筋群の筋の長さあるいは動員の異常と関連している。下方回旋筋（菱形筋、小胸筋、肩甲挙上筋）の顕著な優勢性または短縮と、上方回旋のスタビライゼー

肩甲上腕関節の制御の機能不全

- **腕の屈曲における制御されていない肩甲上腕関節の内旋**。屈曲において制御されていない内旋が起こる。大まかなガイドとして、手が体側にあるとき、腕はニュートラルに回旋させ（親指が前方を向く）、腕が屈曲する際ニュートラルを保ち、内旋するべきではない。内旋は、内旋筋群（大胸筋や広背筋）の過剰な活動や優勢性、また広背筋の短縮に関係し、完全な頭上への挙上位にするために腕の内旋が強いられる。

- **制御されていない肩甲上腕関節の下方への並進運動——頭上への挙上において、上腕骨の過剰な下方への並進運動グライド**。不十分な肩甲骨の上方回旋と肩甲上腕関節の不良な回旋のタイミングが、代償的な肩甲上腕関節の下方への並進運動という結果をしばしばもたらす。腕が最大挙上位にある際、小さなしわの代わりに、肩峰背部の深い凹み、もしくは「窪み」、そして、腋窩における上腕骨頭の「隆起（bulge）」を観察する。

肩の屈曲UCMのテストの適応

　以下を観察または触診する。

1. 屈曲可動域の過剰可動性
2. 肩の屈曲における、肩甲骨による代償の過剰な始動
3. 肩の屈曲における肩甲上腕関節の過剰な並進運動
4. 肩の屈曲動作に伴う症状（痛み、不快感、つっぱり）

　患者は、肩における屈曲に関連した症状を訴えている。肩への屈曲負荷下、あるいは屈曲動作において、肩甲骨または肩甲上腕関節には、体幹あるいは腕と比較して相対的により大きな「折れ曲がり（give）」あるいは代償がある。機能不全は、肩の屈曲分離の運動制御テストによって裏付けられる。

肩の屈曲制御のテスト

T62　肩の屈曲テスト（Arm flexion test）（肩甲骨と肩甲上腕関節のUCMのためのテスト）

この分離テストは、肩甲上腕関節の屈曲において、肩甲骨の動作と肩甲上腕関節の内旋を自動的に分離し制御する能力を評価する。

テスト手順

患者は立位で、肩甲骨をニュートラル位置、肩甲上腕関節をニュートラルに回旋させ（手のひらが内側）、両腕を体側に位置する（図8.28）。患者は、肩甲骨を

ニュートラルな位置に保ちながら、腕を90°の肩の屈曲を通して挙上し、腕を下ろして体側に戻すよう指示される（図8.29）。理想的には、腕を90°屈曲に向けて挙上する際、肩甲骨はニュートラルな位置を維持すべきであり、挙上すべきではなく、また、体側に下ろしていく際、下方回旋や、前傾、下制へと落ちるべきではない。

ウインギング（winging）は起こるべきではない。ニュートラルな回旋（手のひらが内側、親指を上に向ける）は維持すべきである。UCMは観察または触診でモニターすることができる。すなわち、肩峰の落ち込み（下方回旋）、烏口が下方へ動き、肩甲骨下角が後方に動く（前傾）、肩甲骨内側縁が胸部から離れる（ウインギングwinging）、肩峰の引き上がり（挙上）である。

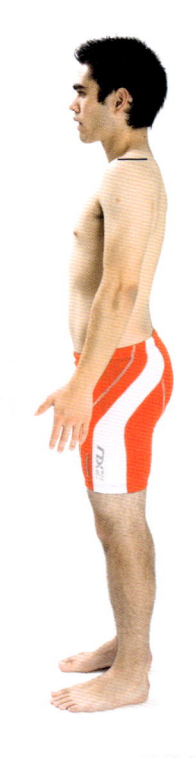

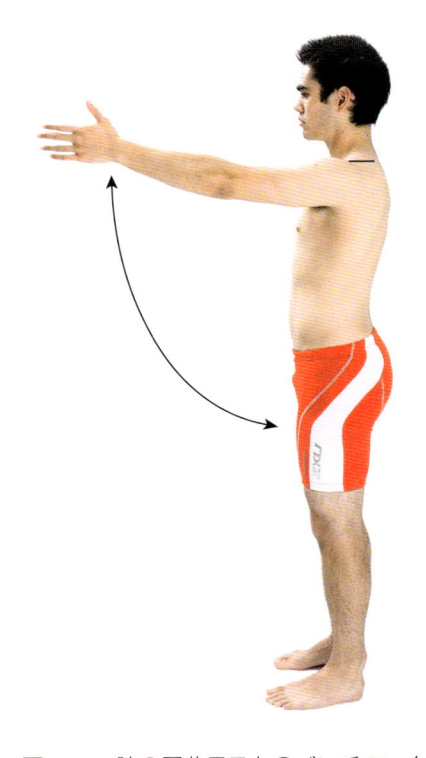

図8.28　腕の屈曲テストの開始姿勢

図8.29　腕の屈曲テストのベンチマーク

T62.1　腕の屈曲テストの低閾値動員効率の評価とレーティング

腕の屈曲テスト
評価

制御のポイント：
- 肩甲骨の下方回旋、前傾、ウインギング、挙上、外転を防ぐ
- 肩甲上腕関節の内旋を防ぐ

動作の課題： 肩甲上腕関節の屈曲（立位―腕を身体の前で水平に）
ベンチマーク可動域： 肩甲上腕関節の90°屈曲

方向の制御のための低閾値動員効率のレーティング	
✔または✘	✔または✘
• テスト方向への「折れ曲がり（give）」を防ぐことができる　☐ 　正しい動作の分離パターン 肩甲骨における以下の方向への「折れ曲がり」を防ぐ： • 下方回旋 • 前傾 • ウインギング • 挙上 • 外転 肩甲上腕関節における以下の方向への「折れ曲がり」を防ぐ： • 内旋 そして肩甲上腕関節を屈曲する • ベンチマーク可動域全体を通じて動作を分離する：　☐ 　肩甲上腕関節の90°屈曲（腕を身体の前で水平に） 　**ベンチマーク基準を超えた利用可能な可動域がある場合、自動的な制御を必要とするのはベンチマーク可動域のみである** • 呼吸を止めずに（代替的な呼吸ストラテジーを使う　☐ 　ことは許容される） • エキセントリック運動中の制御　☐ • コンセントリック運動中の制御　☐	• 簡単そうに見え、自信をもって行っているという評　☐ 　価者の意見 • 簡単に感じ、被験者は十分に動作のパターンへの　☐ 　意識があり、自信を持ってテスト方向における「折 　れ曲がり」を防ぐ • コンセントリックおよびエキセントリックな動作の　☐ 　間、分離のパターンはスムーズである • 「折れ曲がり」を防ぐために、反対方向への**最終域**　☐ 　の動きを（継続的に）使わない • 特別なフィードバック（触覚的、視覚的、言語的な　☐ 　指示）は必要ない • 外的な支持や負荷をなくすことなく　☐ • リラックスした自然な呼吸（たとえ理想的でなかっ　☐ 　たとしても――自然なパターンが変化しない限り） • 疲労がない　☐
分離パターンを修正	動員の効率

T62.2　腕の屈曲テストによるUCMの部位と方向の診断

腕の屈曲テスト			
部位	方向	（左へ）	（右へ）
肩甲骨	下方回旋	☐	☐
	前傾	☐	☐
	ウインギング	☐	☐
	挙上	☐	☐
	外転	☐	☐
肩甲上腕関節	内旋	☐	☐

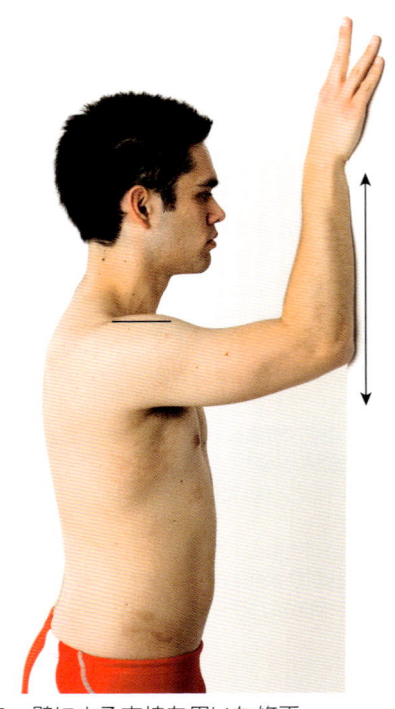

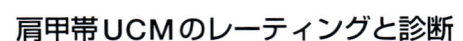

図8.30　壁による支持を用いた修正

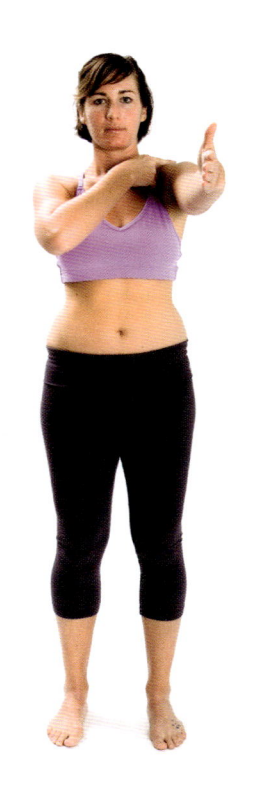

図8.31　自己触診を伴う腕の屈曲の修正

肩甲帯UCMのレーティングと診断

（T62.1、T62.2）

修正

　初期の修正は、立位で、肘を屈曲させて腕の梃子を短くし、負荷を軽減させ、壁にもたれて肩甲骨を支持して行うことができる（図8.30）。制御が改善するにつれて、腕の屈曲は指示なしで、自己触診によって十分制御されることができる部分的な可動域で行われる。これは最終的に肘を真っ直ぐにし、ベンチマーク可動域全体にわたって行われるように漸増させる（図8.31）。視覚的、触覚的、動作感覚的なキューを用いて、患者は肩甲骨を動かすことなく、また肩甲上腕関節が並進運動することなく、肩甲上腕関節を90°まで屈曲するタスクに慣れる。有用な臨床的なキューのいくつかについて、ボックス8.4にまとめた。

肩の外転の制御

肩の外転の観察と分析

理想的なパターンの解説

　肩甲面における、完全な腕の頭上までの外転を通しての自然な胸郭-肩甲骨上腕骨動作のパターンを観察する。理想的なパターンは、屈曲の場合と類似しているが（以前のセクションを参照）、いくつかの点は外転に特有である。肩甲上腕関節と肩甲骨の両方の動きが同時に起こるべきであるが、初期においては肩甲上腕関節の挙上が優勢で、外転の最初の60°を通じて肩甲骨は相対的に安定している。外転において、肩甲上腕関節の外旋は、この初期段階の最初に始動し、可動域全体にわたって継続すべきである。胸郭のわずかな側屈が、片側の腕の屈曲において起こる（図8.32、8.33、8.34）。

腕の外転に関係する動作不良

　これらの動作不良は、頭上への腕の外転完全可動域を通じた胸郭-肩甲骨上腕骨の自然な動作パターンによって観察することができる。

肩甲胸郭関節の制御の機能不全

- **制御されていない肩甲骨の下方回旋**。これは肩甲骨の下方回旋と非効率的な上方回旋の両方またはどちらかの優勢性として現れ、前述の屈曲のパターンにおいて描写されている。

- **制御されていない肩甲骨の挙上（頭上）——外転において、肩甲骨の挙上が過剰に起こるか、最初に起こる。**これは、頭上への完全挙上位においてより一

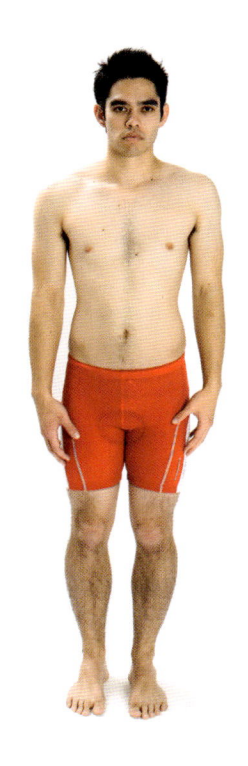

図8.32　肩の静止姿勢

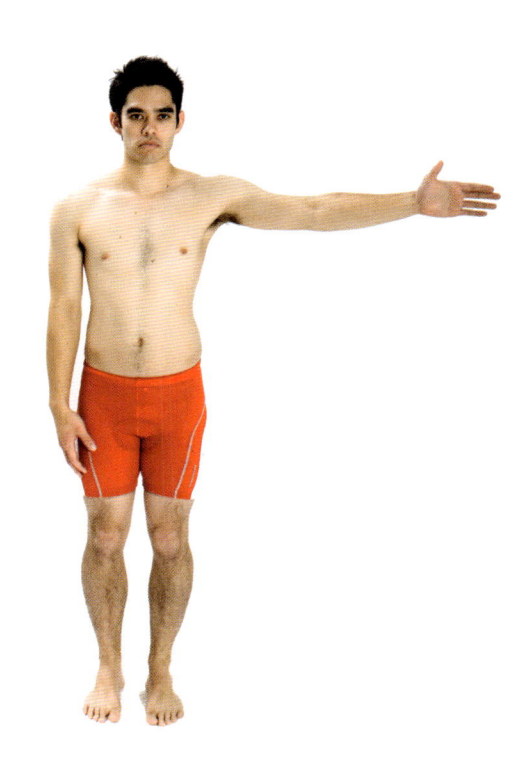

図8.33　肩甲上腕関節を外旋させ、肩を中間位に外転

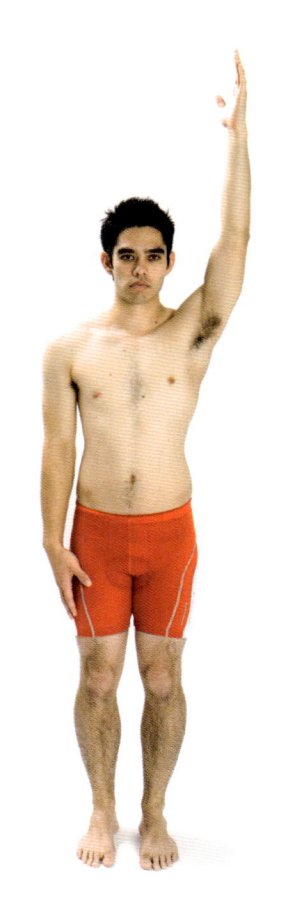

図8.34 肩甲上腕関節を外旋させ、肩を頭上に外転

肩甲上腕関節の制御の機能不全

- **制御されていない肩甲上腕関節の回旋──腕の外旋における肩甲上腕関節の外旋の遅れまたは欠如。** 外転において、必要な外旋動作が欠如するまたは遅れる。手が体側にあるとき、腕はニュートラルに回旋させ（親指が前方を向く）、腕が屈曲する際ニュートラルを保ち、腕が外旋可動域を通して大結節を後方へ自動的に外旋すべきである。大まかなガイドとして、60°において親指は上方へ回転し始めるべきである。少なくとも120°において親指は天井を指し、180°において親指は後方を指し、両方の手のひらはお互いに向かい合う。90°の外旋時に、もし両手が床を向き、親指が前方を向いていたら、タイミングが遅れている。

- **制御されていない肩甲上腕関節の下方への並進運動──頭上への挙上における、上腕骨の過剰な下方への並進運動グライド。** 不十分な肩甲骨の上方回旋と不十分な肩甲上腕関節の回旋のタイミングが、代償的な肩甲上腕関節の下方への並進運動という結果をしばしばもたらす。腕が最大挙上位にある際、小さなしわの代わりに、肩峰背部の窪み、そして、腋窩における上腕骨頭の「隆起（bulge）」を観察する。

肩の外転UCMのテストの適応

以下を観察または触診する。

1. 外転可動域の過剰可動性
2. 肩の外転における、肩甲骨による代償の過剰な始動
3. 肩の外転における肩甲上腕関節の過剰な並進運動
4. 肩の外転動作に伴う症状（痛み、不快感、つっぱり）

患者は、肩における外転に関連した症状を訴えている。肩への外転負荷下、あるいは外転動作において、肩甲骨または肩甲上腕関節には、体幹あるいは腕と比較して相対的により大きな「折れ曲がり（give）」あるいは代償がある。機能不全は、肩の外転分離の運動制御テストによって裏付けられる。

貫して現れる（140°以上）。両腕を完全に頭上にし、患者は両肩をリラックスすると同時に両手を頭上に維持するように指示されると、肩甲骨は、過剰な挙上位置（姿勢）から落ちる。

- **制御されていない肩甲骨のウインギング（winging）（肩甲骨の内側縁全体が胸郭から離れて浮き上がる）。** これは、エキセントリックに腕を頭上から下ろしていくときに最も一貫して現れる。

- **制御されていない肩甲骨の前傾（肩甲骨の「ティッピング（tipping）」（訳注：傾くこと））。** これは、エキセントリックに腕を頭上から下ろしていくときに最も一貫して現れる。

肩の外転制御のテスト

T63 肩の外転テスト（Arm abduction test）（肩甲骨と肩甲上腕関節のUCMのためのテスト）

この分離テストは、肩甲上腕関節の外転において、肩甲骨の動作と肩甲上腕関節の内旋を自動的に分離し制御する能力を評価する。

テスト手順

患者は立位で、肩甲骨をニュートラル位置、肩甲上腕関節をニュートラルに回旋させ（手のひらが内側）、両腕を体側に位置する。患者は、肩甲骨をニュートラルな位置に保ちながら、腕を90°の肩の外転（肩甲面上で）を通して挙上し、腕を下ろして体側に戻すよう指示される（図8.35）。

理想的には、腕を90°外転に向けて挙上する際、肩甲骨はニュートラルな位置を維持すべきであり、挙上すべきではなく、また、体側に下ろしていく際、下方回旋や下制へと落ちるべきではない。腕は、この可動域（手のひらが前方へ向き始め、維持されるべきである）を通して自動的な外旋を始めるべきである（図8.36）。

肩甲帯UCMのレーティングと診断

（T63.1、T63.2）

修正

初期の修正は、立位で、肘を屈曲させて腕の梃子を

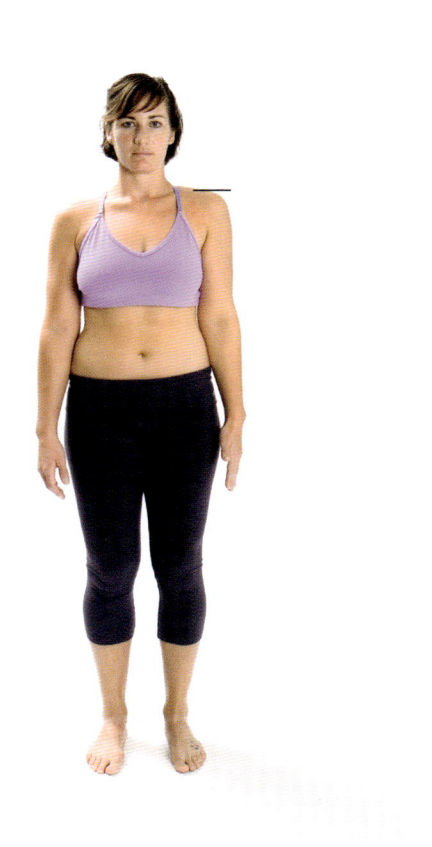

図8.35 腕の外転テストの開始姿勢

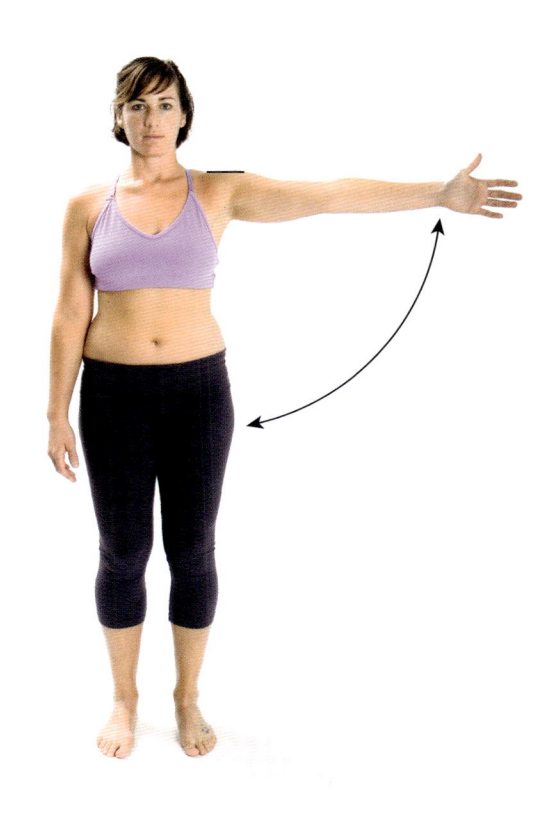

図8.36 腕の外転テストのベンチマーク

T63.1　腕の外転テストの低閾値動員効率の評価とレーティング

腕の外転テスト

評価

制御のポイント：
- 肩甲骨の下方回旋、前傾、ウインギング、挙上を防ぐ
- 肩甲上腕関節の内旋を防ぐ

動作の課題：肩甲上腕関節の外転（立位―肩甲骨面で腕を水平に）
ベンチマーク可動域：肩甲上腕関節の90°外転

方向の制御のための低閾値動員効率のレーティング			
	✓または✗		✓または✗
• テスト方向への「折れ曲がり（give）」を防ぐことができる 　正しい動作の分離パターン 肩甲骨における以下の方向への「折れ曲がり」を防ぐ： • 下方回旋 • 前傾 • ウインギング • 挙上 肩甲上腕関節における以下の方向への「折れ曲がり」を防ぐ： • 内旋 そして肩甲上腕関節を外転する	☐	• 簡単そうに見え、自信をもって行っているという評価者の意見 • 簡単に感じ、被験者は十分に動作のパターンへの意識があり、自信を持ってテスト方向における「折れ曲がり」を防ぐ • コンセントリックおよびエキセントリックな動作の間、分離のパターンはスムーズである • 「折れ曲がり」を防ぐために、反対方向への**最終域**の動きを（継続的に）使わない • 特別なフィードバック（触覚的、視覚的、言語的な指示）は必要ない • 外的な支持や負荷をなくすことなく • リラックスした自然な呼吸（たとえ理想的でなかったとしても――自然なパターンが変化しない限り） • 疲労がない	☐ ☐ ☐ ☐ ☐ ☐ ☐ ☐
• ベンチマーク可動域全体を通じて動作を分離する： 　肩甲上腕関節の90°外転（肩甲骨面で腕を水平に） 　**ベンチマーク基準を超えた利用可能な可動域がある場合、自動的な制御を必要とするのはベンチマーク可動域のみである**	☐		
• 呼吸を止めずに（代替的な呼吸ストラテジーを使うことは許容される）	☐		
• エキセントリック運動中の制御	☐		
• コンセントリック運動中の制御	☐		
分離パターンを修正		動員の効率	

T63.2　腕の外転テストによるUCMの部位と方向の診断

腕の外転テスト			
部位	方向	（左へ）	（右へ）
肩甲骨	下方回旋 前傾 ウインギング 挙上	☐ ☐ ☐ ☐	☐ ☐ ☐ ☐
肩甲上腕関節	内旋	☐	☐

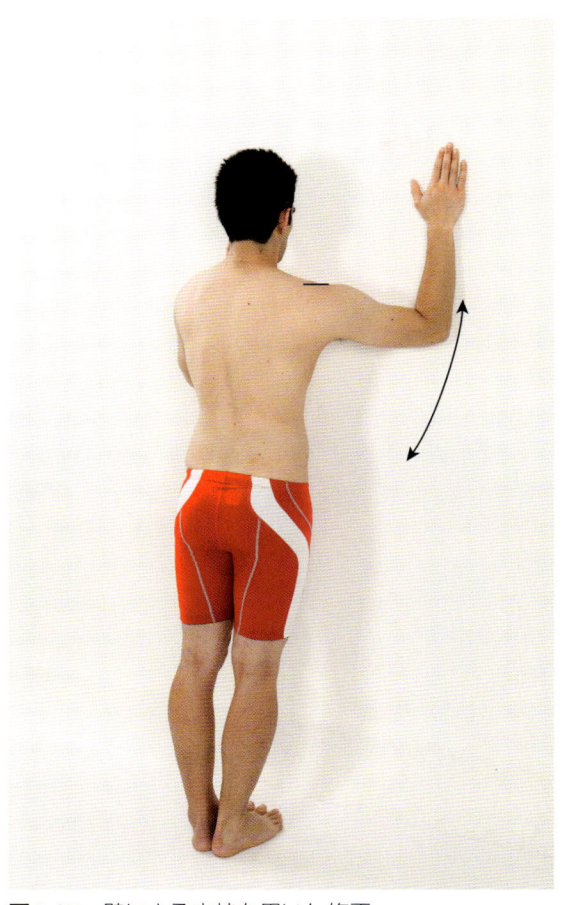
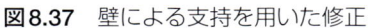

図8.37　壁による支持を用いた修正

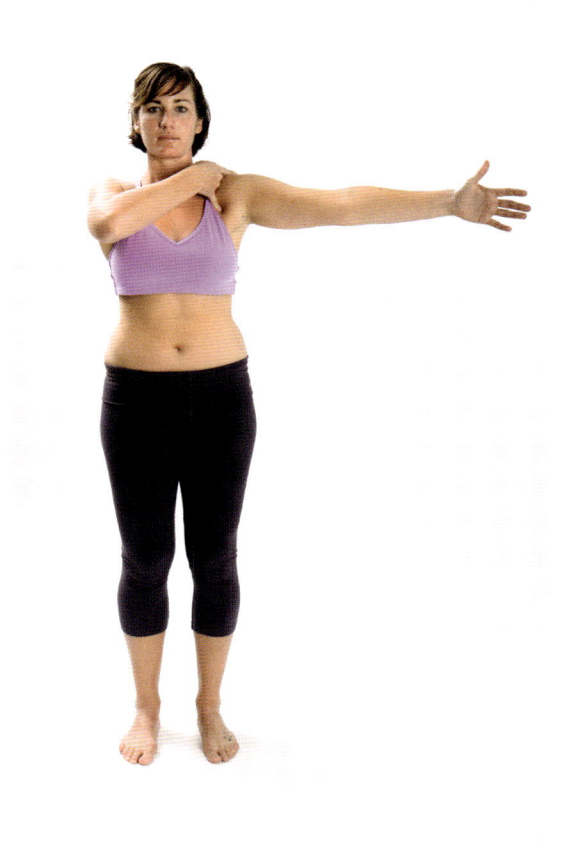

図8.38　自己触診を伴う腕の外転の修正

**指導と動作の再トレーニングを向上するための促通と
フィードバックのためのキュー**
- UCM をモニターするために肩甲骨または肩甲上腕関節を触診する。
- 腕を下げながら肩甲骨を持ち上げることをイメージする。
- 手を回転させ、可動域を通して外旋することを確実にする。

- 両方の烏口を開き、広く維持する。
- 肩峰・烏口・肩甲骨下角を触診する。
- 紐が肩峰を持ち上げていることを視覚化する。
- 受動的に負荷を取り除く。
- テープ（固有受容覚的な皮膚の張力）。
- 烏口と耳の距離を同じに保つ。
- 肩甲骨を広く維持する。

短くし、負荷を軽減させ、壁にもたれて肩甲骨を支持して行うことができる（図8.37）。制御が改善するにつれて、腕の外転は指示なしで、自己触診によって十分制御されることができる部分的な可動域で行われる。（図8.38）。これは最終的に肘を真っ直ぐにし、ベンチマーク可動域全体にわたって行われるように漸増させる。

視覚的、触覚的、動作感覚的なキューを用いて、患者は肩甲骨を動かすことなく、また肩甲上腕関節が並進運動することなく、肩甲上腕関節を90°まで外転するタスクに慣れる。有用な臨床的なキューのいくつかについて、ボックス8.5にまとめた。

肩の伸展の制御

肩の伸展の観察と分析

理想的なパターンの解説

　完全な腕の伸展を通しての自然な胸郭-肩甲骨上腕骨動作のパターンを観察する。肩甲上腕関節と肩甲骨の両方の動きが同時に起こるべきであるが、初期においては肩甲上腕関節の伸展が優勢で、伸展の最初の15°を通じて肩甲骨は相対的に安定している。伸展において、過剰な内旋は起こるべきではない。ある程度の上腕の前方並進運動は、この初期段階で始まるべきであるが、過剰になるべきではない。

　2つ目の段階は、肩甲骨の内転が優勢となる。両腕の伸展が最終域付近で胸郭の屈曲が起こり、胸郭の回旋が片側の腕の伸展の最終域付近で起こる。

　コンセントリックな、あるいはエキセントリックな動作中、肩甲骨は下方回旋すべきではなく、また前傾すべきではなく、内転は可動域の後のほうで起こるべきである。最大伸展時、上腕骨頭前方の1/3以上が肩峰の前側の端から突出すべきではない（Sahrmann 2002）。胸椎の動作は腕の伸展において最初に起きるべきではなく、優勢であるべきではない（図8.39）。

伸展に関係する動作不良
肩甲胸郭関節の制御の機能不全

- **制御されていない肩甲骨の下方回旋。** 制御されていない下方回旋が、腕の伸展が完了する前に起こる。これは、腕が体幹の中間線の後ろへ動く際に、肩甲骨下角の内側への動きとして観察される。これは肩甲骨の回旋筋群の筋の長さあるいは動員の異常と関連している。下方回旋筋群（菱形筋、小胸筋、肩甲挙上筋）の顕著な優勢性または短縮と、上方回旋のスタビライゼーションと制御の不足（僧帽筋と前鋸筋の非効率的な機能）が存在する。
- **制御されていない肩甲骨の内転——肩甲骨の内転が、肩甲上腕関節の伸展に先行する、あるいは優勢となる。** これはもっとも頻繁に肩の後方の筋群（肩甲下筋と小円筋）の伸展性の機能的な喪失と関連し、そして肩甲胸郭関節における、より大きな相対的柔軟性の増大と関係している。肩甲上腕関節が伸展を

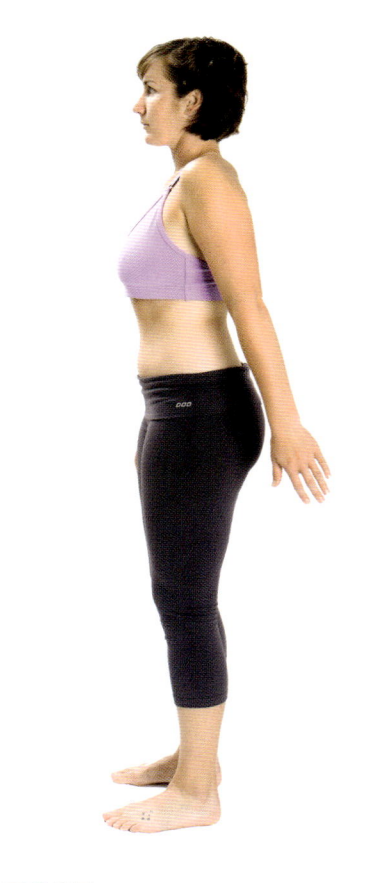

図8.39　肩の伸展

終えた後で、肩甲骨の内転が追加的な動作を提供する代わりに、非効率的な肩甲上腕関節の動作を代償するために肩甲骨の内転が増加する。場合によっては、腕の伸展が体幹のニュートラルな中間線を通過する前に、肩甲骨の内転の動員が観察されることがある。

- **制御されていない肩甲骨のウイングギング（winging）——本当の肩甲骨のウイングギング。** ウインギング（winging）は以下のように、肩甲骨の内側縁全体の隆起が胸郭から離れて浮き上がることで観察される。

  - 腕をコンセントリックに挙上していくとき、また静的な静止姿勢において、前鋸筋の不十分な機能を伴う。
  - 腕を屈曲した姿勢から伸展していくとき、肩甲上

腕関節の筋群が肩甲胸郭間の筋群と同じくらいに素早く弛緩しないことと関係する、タイミングの問題。

- 伸展動作での上肢による体重支持（例：椅子の肘掛けを下に押す）。非効率的な肩甲骨内側のスタビライザーと前鋸筋と関係している。

• **制御されていない肩甲骨の前傾──肩甲骨の前傾（あるいは肩甲骨の「ティッピング」）**。前傾は、肩甲骨下角の隆起が肋骨下部から持ち上がっているように観察され、肩甲骨の下方回旋を伴うことがしばしばであり、肩甲窩を下前方位にする。これはもっとも頻繁に、小胸筋の過剰な短縮と、肩甲骨の下方回旋と同時に起こる上方回旋位置の欠如、また、僧帽筋下部および前鋸筋による不十分な制御、そして肩甲胸郭関節における、より大きな相対的柔軟性の増大と関係している。肩甲上腕関節が伸展を終えた後で、肩甲骨の内転が追加的な動作を提供する代わりに、非効率的な肩甲上腕関節の動作を代償するために肩甲骨の内転が増加する。

肩甲上腕関節の制御の機能不全

• **制御されていない肩甲上腕関節の内旋**。伸展において、制御されていない内旋が起こることがある。大まかなガイドとして、手が体側にあるとき、腕はニュートラルに回旋させ（親指が前方を向く）、腕が進展する際ニュートラルを保ち、内旋するべきではない。制御されていない、あるいは過剰な内旋は、しばしば広背筋が優勢であることに関係する。

• **制御されていない上腕骨頭の前方への並進運動**。制御されていない上腕骨頭の前方への並進運動は、しばしば肩甲上腕関節の伸展の欠如、あるいは伸展における肩甲上腕関節の外旋の制限を代償する。

肩の伸展UCMのテストの適応

以下を観察または触診する。

1. 伸展可動域の過剰可動性
2. 肩の伸展における、肩甲骨による代償の過剰な始動
3. 肩の伸展における肩甲上腕関節の過剰な並進運動
4. 肩の伸展動作に伴う症状（痛み、不快感、つっぱり）

　患者は、肩における伸展に関連した症状を訴えている。肩への伸展負荷下、あるいは伸展動作において、肩甲骨または肩甲上腕関節は、体幹あるいは腕と比較して相対的により大きな「折れ曲がり（give）」あるいは代償がある。機能不全は、肩の伸展分離の運動制御テストによって裏付けられる。

肩の伸展制御のテスト

T64　肩の伸展テスト（肩甲骨と肩甲上腕関節のUCMのためのテスト）

この分離テストは、肩甲上腕関節を伸展している際、肩甲骨の動作と肩甲上腕関節の並進運動を自動的に分離し制御する能力を評価する。

テスト手順

患者は立位で、肩甲骨をニュートラル位置、肩甲上腕関節をニュートラルに回旋させ（手のひらが内側）、両腕を体側に位置する（図8.40）。患者は、肩甲骨と肩甲上腕関節をニュートラルな位置に保ちながら、腕を15°の肩の伸展を通して伸展し、体側に戻すよう指示される（図8.41）。理想的には、腕を伸展する際、肩甲骨はニュートラルな位置を維持すべきであり、挙上あるいは前傾すべきではなく、また、体側に戻していく際、下方回旋や内転へと落ちるべきではない。肩甲上腕関節は、触診可能な前方並進運動を示すべきではない。腕の内旋は増加すべきである。ニュートラルな回旋（手のひらが内側）で開始すべきであり、この動きを通してニュートラルな回旋のままであるべきである。

肩甲帯UCMのレーティングと診断

（T64.1、T64.2）

修正

初期の修正は、立位で、肘を屈曲させて腕の梃子を

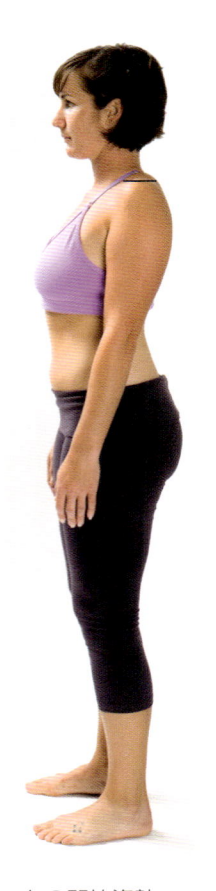

図8.40　腕伸展テストの開始姿勢

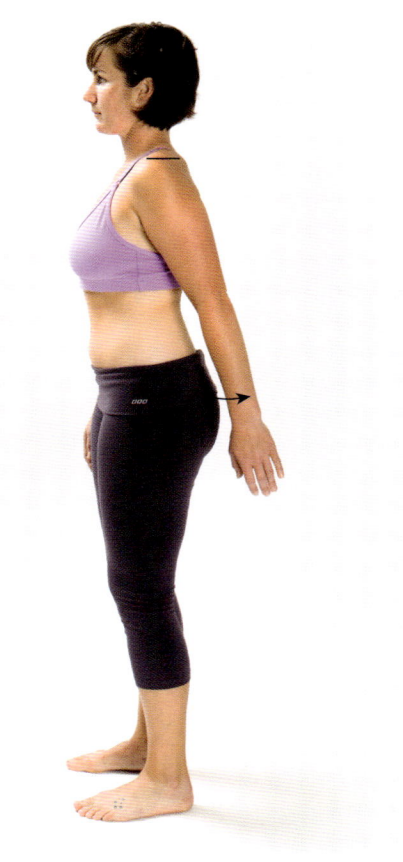

図8.41　腕伸展テストのベンチマーク

T64.1 腕伸展テストの低閾値動員効率の評価とレーティング

腕伸展テスト

評価

制御のポイント：
- 肩甲骨の下方回旋、前傾、ウインギング、内転を防ぐ
- 肩甲上腕関節の前方並進運動と内旋を防ぐ

動作の課題：肩甲上腕関節の伸展（立位―腕を身体の後方へ）

ベンチマーク可動域：肩甲上腕関節の 15°伸展

方向の制御のための低閾値動員効率のレーティング

	✓ または ✗		✓ または ✗
• テスト方向への「折れ曲がり（give）」を防ぐことができる 正しい動作の分離パターン 肩甲骨における以下の方向への「折れ曲がり」を防ぐ： • 下方回旋 • 前傾 • ウインギング • 内転 肩甲上腕関節における以下の方向への「折れ曲がり」を防ぐ： • 前方並進運動 • 内旋 そして肩甲上腕関節を伸展する	☐	• 簡単そうに見え、自信をもって行っているという評価者の意見	☐
		• 簡単に感じ、被験者は十分に動作のパターンへの意識があり、自信を持ってテスト方向における「折れ曲がり」を防ぐ	☐
		• コンセントリックおよびエキセントリックな動作の間、分離のパターンはスムーズである	☐
		• 「折れ曲がり」を防ぐために、反対方向への**最終域**の動きを（継続的に）使わない	☐
		• 特別なフィードバック（触覚的、視覚的、言語的な指示）は必要ない	☐
• ベンチマーク可動域全体を通じて動作を分離する： 肩甲上腕関節の 15°伸展（腕を身体の後方へ） **ベンチマーク基準を超えた利用可能な可動域がある場合、自動的な制御を必要とするのはベンチマーク可動域のみである**	☐	• 外的な支持や負荷をなくすことなく	☐
		• リラックスした自然な呼吸（たとえ理想的でなかったとしても――自然なパターンが変化しない限り）	☐
• 呼吸を止めずに（代替的な呼吸ストラテジーを使うことは許容される）	☐	• 疲労がない	☐
• エキセントリック運動中の制御	☐		
• コンセントリック運動中の制御	☐		
分離パターンを修正		動員の効率	

T64.2 腕伸展テストによる UCM の部位と方向の診断

腕伸展テスト

部位	方向	（左へ）	（右へ）
肩甲骨	下方回旋	☐	☐
	前傾	☐	☐
	ウインギング	☐	☐
	内転	☐	☐
肩甲上腕関節	前方並進運動	☐	☐
	内旋	☐	☐

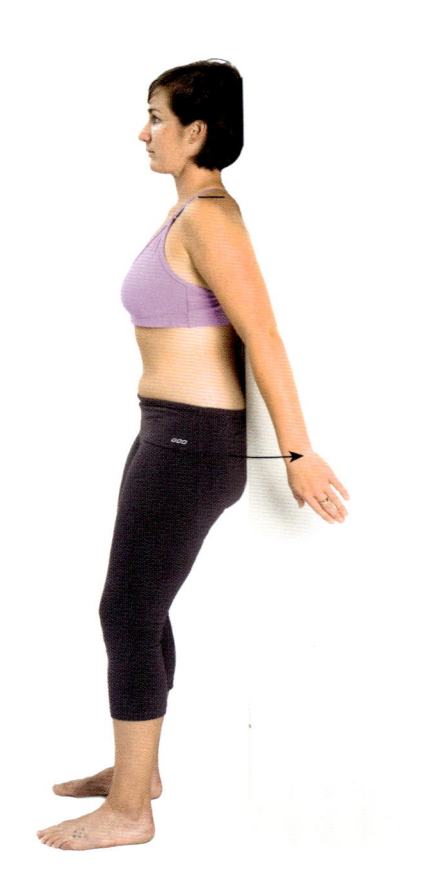

図8.42　壁の角による支持を用いた修正

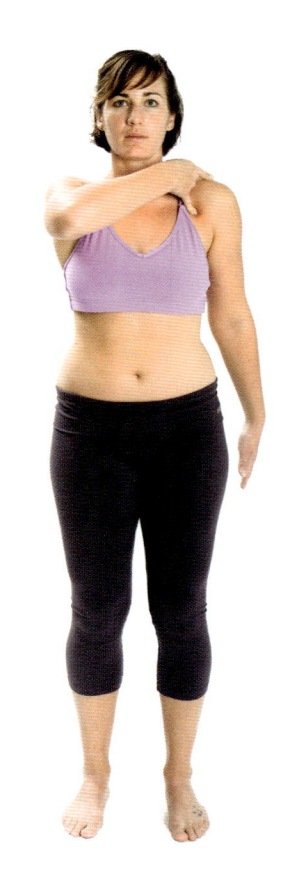

図8.43　支持なしで自己触診を用いた腕の伸展の修正

短くし、負荷を軽減させ、壁にもたれて肩甲骨を支持して行うことができる（図8.42）。制御が改善するにつれて、腕の伸展は指示なしで、自己触診によって十分制御されることができる部分的な可動域で行われる。これは最終的に肘を真っ直ぐにし、ベンチマーク可動域全体を通して行われるように漸増させる（図8.43）。

　代替的な漸増としては、片腕を水平伸展することで

ある。最初は壁によって肩甲骨を支持し（図8.44）、最終的に支持なしで行う（図8.45）。

　視覚的、触覚的、動作感覚的なキューを用いて、患者は肩甲骨を動かすことなく、また肩甲上腕関節が並進運動することなく、肩甲上腕関節を15°まで伸展するタスクに慣れる。有用な臨床的なキューのいくつかについて、ボックス8.6にまとめた。

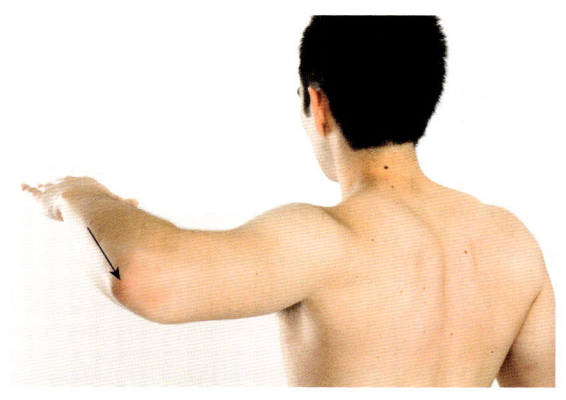

図8.45　支持を用いない腕の水平伸展の修正

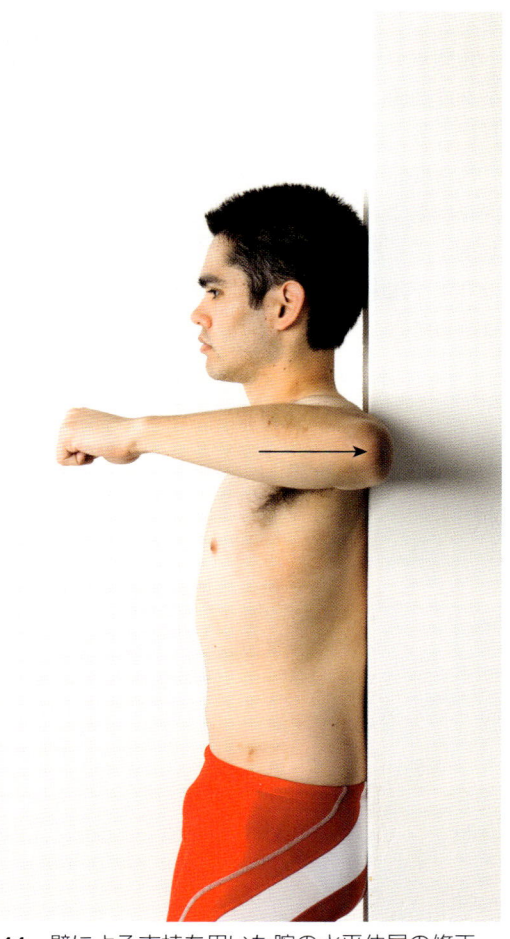

図8.44　壁による支持を用いた腕の水平伸展の修正

ボックス8.6　**臨床において有用な促通と再トレーニングのキュー**

指導と動作の再トレーニングを向上するための促通とフィードバックのためのキュー

- UCMをモニターするために肩甲骨または肩甲上腕関節を触診する。
- 腕を下げながら肩甲骨を持ち上げることをイメージする。
- 手を回転させ（手のひらを内側に）、手のひらを内向きに保つ。
- 両方の烏口を開き、広く維持する。
- 肩峰・烏口・肩甲骨下角を触診する。
- 紐が肩峰を持ち上げていることを視覚化する。
- 受動的に負荷を取り除く。
- テープ（固有受容覚的な皮膚の張力）。
- 烏口と耳の距離を同じに保つ。
- 肩甲骨を広く維持する。

そのほかの有用な肩甲帯の分離動作

ほかの部位と同様に、分離の原則が適用される。肩甲骨と肩甲上腕関節はニュートラルに維持され、近位もしくは遠位での動作、または同じ領域における異なる方向への動作を行う。ほかのテスト、また引き続いて行われる再トレーニングエクササイズは、個別の症例において有用であり、表8.5に追加的な分離テスト

を示す。

現時点では、これらUCMの分離テストのベンチマーク可動域について、決定的な測定方法やピアレビューによる一致したコンセンサスが存在しない。症状がこれら機能的動作と関連しており、UCMの部位と方向を制御する（あるいは防ぐ）能力が不十分な場合、制御することができる可動域を通した再トレーニングは有用な臨床上の選択肢であるということを、著者らは勧めている。

表8.5　肩のUCMのための潜在的な追加テスト

テスト（症状のある機能に関係する）	動作の課題	制御のポイント──UCM（部位と方向）を観察し、防ぐ
肩の頭上への腕伸ばし	90°の位置から頭上への完全な挙上位への腕の屈曲・外転（立位）（図 8.46）	• 肩甲骨の挙上 • 肩甲上腕関節の下方への並進運動 • 肩甲上腕関節の内旋
肩の前方への腕伸ばし	腕の水平屈曲位での肩甲骨の内転（立位）（図 8.47）	• 肩甲骨の前傾 • 肩甲骨の下方回旋 • 肩甲上腕関節の内旋
肘でのショルダープレス	肩の内転（腹臥位となり、肘で体重を支える）（図 8.48）	• 肩甲骨のウインギング（winging、肩甲骨が「翼（wing）」のように胸郭から離れる） • 肩甲骨の前傾
肘を真っ直ぐにする	上腕を体側にして肘の屈曲と伸展（立位）	• 肩甲上腕関節の前方並進運動 • 肩甲上腕関節の内旋
前腕のツイスト（捻り）	上腕を体側にして前腕の回外（回内した姿勢から）	• 肩甲骨の内転 • 肩甲骨の下方回旋
首の屈曲	両腕を体側に置いた姿勢での頸椎胸椎屈曲（立位）	• 肩甲骨の下方回旋 • 肩甲骨の前傾
完全な頭部の回転	両腕を体側に置いた姿勢での頸部の回旋（座位）	• 肩甲骨の挙上（同側の肩） • 肩甲骨の内転（同側の肩） • 肩甲骨の前傾（同側の肩） • 肩甲骨の下方回旋（同側の肩）
完全な胸部の回転	両腕を体側に置いた姿勢での胸椎の回旋（座位）	• 肩甲骨の内転（同側の肩） • 肩甲骨の挙上（同側の肩） • 肩甲骨の前傾（反対側の肩） • 肩甲骨の下方回旋（反対側の肩）

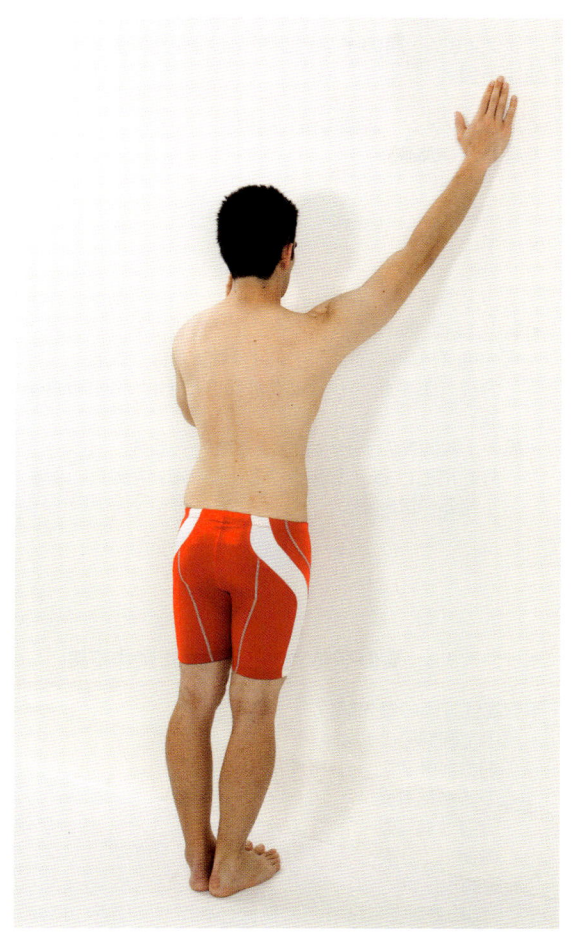

図8.46　壁を用いた頭上への腕外転の修正

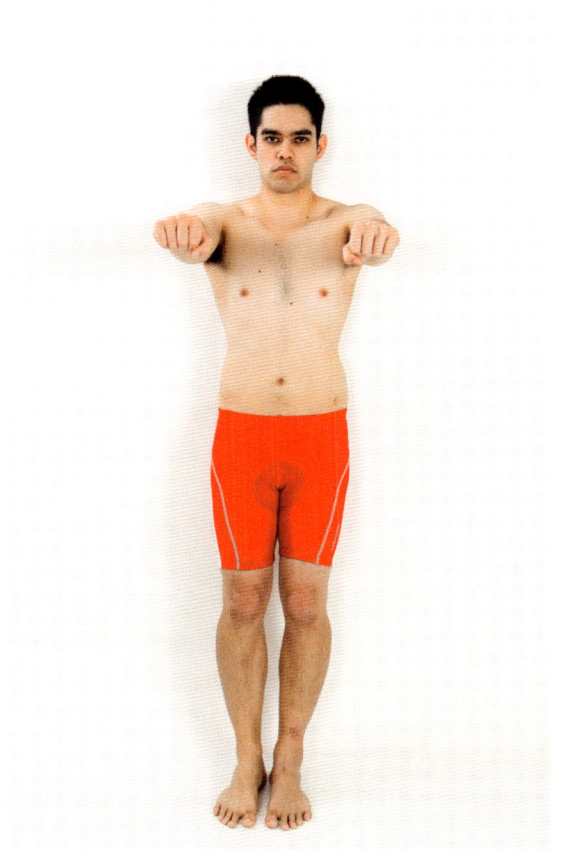

図8.47　腕の水平屈曲の修正

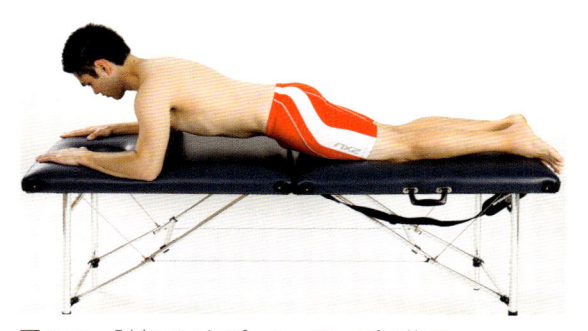

図8.48　肘をついたプッシュアップの修正

UCMとインピンジメントと不安定性

主なUCMの部位は、このテストによって確定する必要がある。UCMは、主に肩甲上腕関節または肩甲胸郭関節において起こる。これはキネティック内旋テストによって特定され得る。インピンジメントと不安定性に関連した特徴のある動作不全が存在し、これらはボックス8.7と8.8で述べている。インピンジメントのリハビリテーションは、通常、肩甲骨の動的な制御と、肩甲上腕関節の内旋の制御の向上がターゲットである。不安定性のリハビリテーションは、通常、上腕骨の並進運動の動的な制御と、上腕骨の回旋の制御がターゲットである。

修正

患者が一般的な診断的なラベルを示すものの異なる力学的なメカニズムを示すように、病態の診断的分類のみではなく、エビデンスに基づく評価に基づき、肩の動作不全を修正することを目的とするリハビリテーションストラテジーは、認知を得ている。動作パターンの変化は肩の徴候に影響を与え得る（Caldwell et al 2007; Tate et al 2008）ものの、動作不良の明確な診断を確立し、そして、この基礎から適切なリハビリテーションストラテジーを実行していくことが重要である。

さまざまな物理療法——例を挙げると超音波、鍼、徒手療法、ストレッチング——を含む理学療法が、肩周囲の痛みと能力障害に影響を与えていることがエビデンスによって示されている（Ginn et al 1997; Johansson et al 2005; Nawoczenski et al 2006）。肩甲骨の再トレーニングを強調したトリートメントプログラムの効果について、多くの支持がある（Ginn et al 1997; Nawoczenski et al 2006）。「肩甲骨の安定」が役立つことは明確であるものの、セラピストは具体的な肩甲骨の運動制御の低下を特定する必要がある。これは、より徹底した動作不全の理解と評価によってのみ向上され得る、そして、治療が個別のニーズに焦点を合わせることができる。これは、UCMの部位と方向の特定に基づいた機械的な肩の機能不全の診断として分類することができる。テストについては本

ボックス8.7 肩のインピンジメントと関連した動作不良

インピンジメント評価の優先順位

- 肩甲骨 UCM
  - 下方回旋
  - 前傾
  - 挙上
  - 外転
  - ウインギング（winging）
- 肩甲上腕関節の外旋のタイミングの UCM
  - 内旋（外転における外旋の遅れまたは欠如）
  - 内旋（エキセントリックな屈曲における過剰な内旋）
- 肩甲上腕関節の下方への並進運動——制限
  - 外転における、上腕骨頭の下方へのグライドの限定あるいは制限。

ボックス8.8 肩の不安定性と関連した動作不良

不安定性評価の優先順位

- 肩甲上腕関節の UCM
  - 前方並進運動
  - 下方並進運動
  - 後方並進運動
  - 内旋
  受動的
  - （関節運動を制限する）関節包靱帯や関節唇の損傷あるいは潜行性の緩み
- 肩甲骨の UCM が、最適な肩甲上腕関節のスタビリティのための関節窩の方向づけを不適切にしている
  - 下方回旋
  - 前傾
  - 挙上
  - 外転
  - ウインギング（winging）

章で述べられており、これらの再トレーニングのためのストラテジーから肩甲帯の運動制御が行われる。テストの結果に基づき、再トレーニングは処方的である必要がある。

再トレーニングの提言と選択肢

肩甲帯周辺のUCMに対処する上で利用できる、さまざまな再トレーニングストラテジーがある。成功において不可欠なのは、患者が動作不良を理解すること

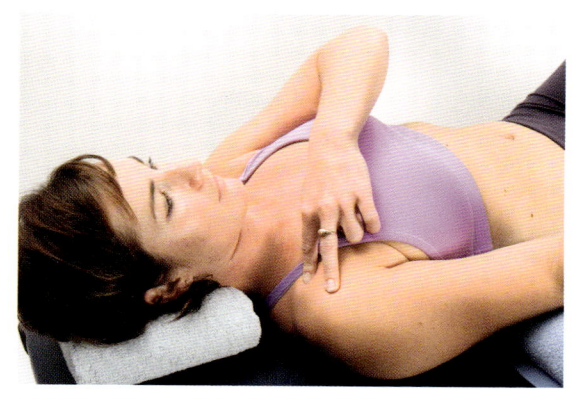

図8.49 フィードバック：自己触診

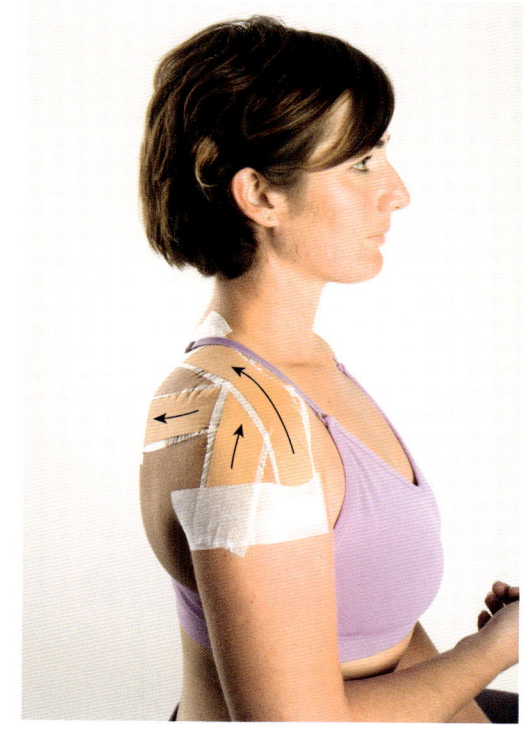

図8.51 フィードバック：テープ

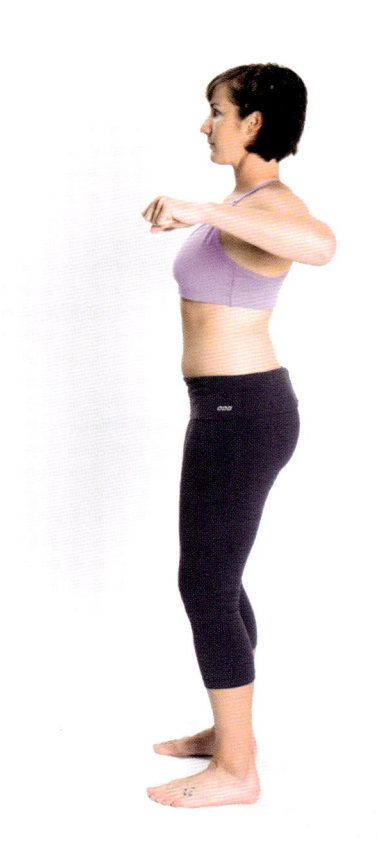

図8.50 フィードバック：短い梃子

と、セラピストが適切な制御のパターンを促進することである。肩のための有用なストラテジーには、以下が含まれる。

- フィードバックのための動作不良の触診（例：図8.49）
- 梃子を短くする（例：図8.50）
- 動作不良の制御を促通するためにテープを使用する（例：図8.51）
- 重力に対する肢の負荷を軽減するために開始姿勢を変える（例：図8.52）
- フィードバックと支持を得るために壁を用いる（例：図8.53）

　肩甲骨と肩甲上腕関節の制御を再トレーニングする上で有用なエクササイズの選択肢を、ボックス8.9と8.10に述べている。機能的なタスクに制御を統合することは不可欠である。機能的統合を促す原理とストラテジーについては、第4章で述べた。

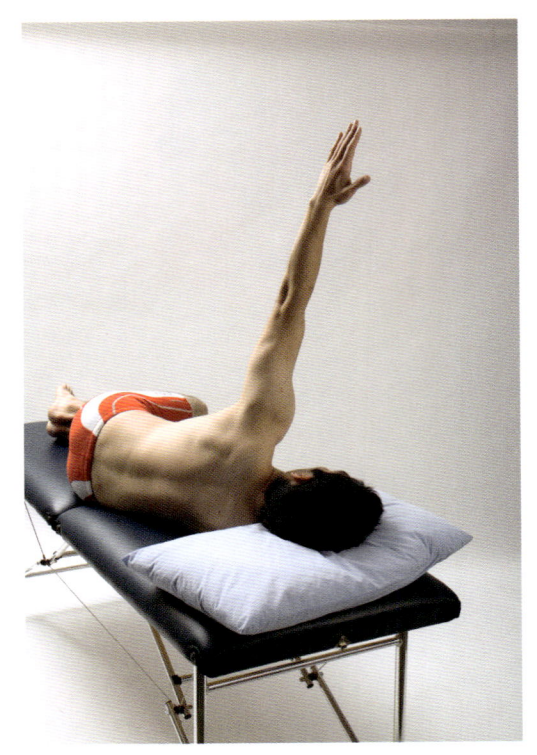

図8.52　再トレーニング：重力モーメントアームの軽減

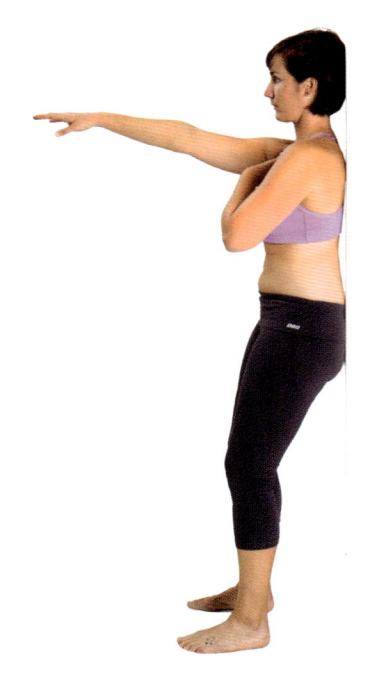

図8.53　フィードバック：壁による支持

ボックス8.9　**肩甲骨の制御に有用な再トレーニングエクササイズ**

- 90°への屈曲を分離（図 8.54）。
- 90°への外転を分離＋回旋のタイミング（図 8.55）。
- 内旋を分離——仰臥位で腕の 90°外転位（図 8.56）。
- 外旋を分離——立位で腕を体側に位置（図 8.57）。
- 15°への伸展を分離＋回旋のタイミング（図 8.58）。
- 外旋を分離——腹臥位で腕を頭上に位置（手首を挙上）（図 8.59）。
- 内旋を分離——腹臥位で腕を頭上に位置（肘を挙上）（図 8.60）。
- 完全な可動域を通じての頭上への動き——屈曲と外転（図 8.61）。

ボックス8.10　**肩甲上腕関節の制御に有用な再トレーニングエクササイズ**

- 外旋を分離——立位で腕は体側に（図 8.62）。
- 内旋を分離——仰臥位で腕を 90°外転位に（図 8.63）。
- 15°への伸展を分離（図 8.64）。
- 外旋を分離——腹臥位で手首を挙上（図 8.65）。
- 内旋を分離——腹臥位で肘を挙上（図 8.66）。
- 完全な頭上へ可動域を通じての動き——屈曲と外転（図 8.67）。

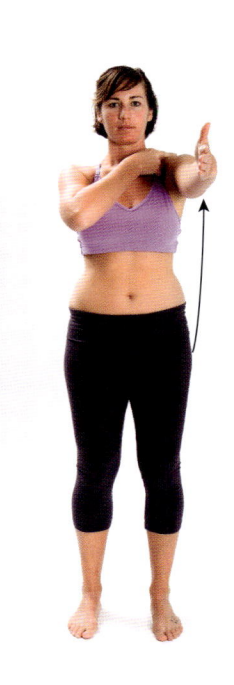

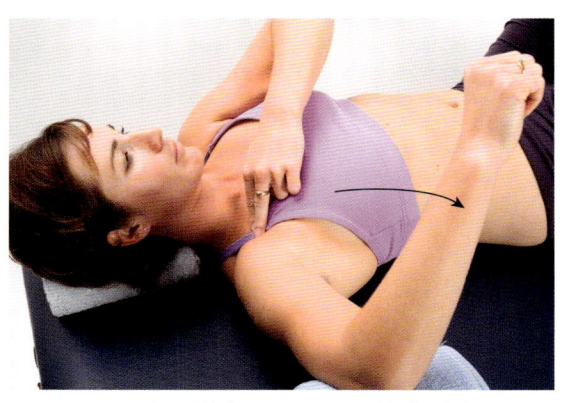

図8.56 　肩甲骨の触診によるフィードバックを用いた内旋の分離

図8.54 　肩甲骨の触診によるフィードバックを用いた屈曲の分離

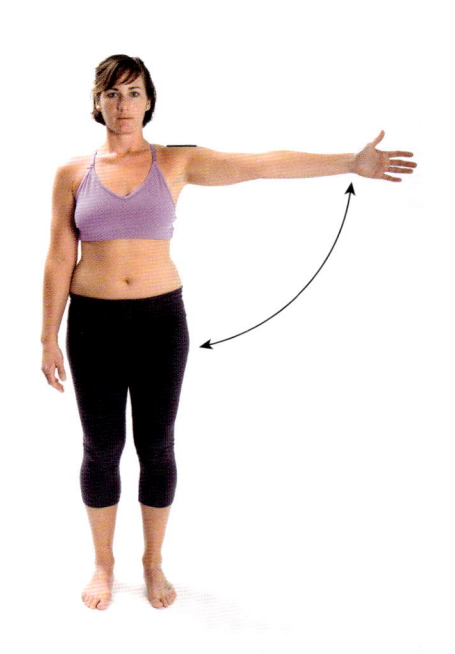

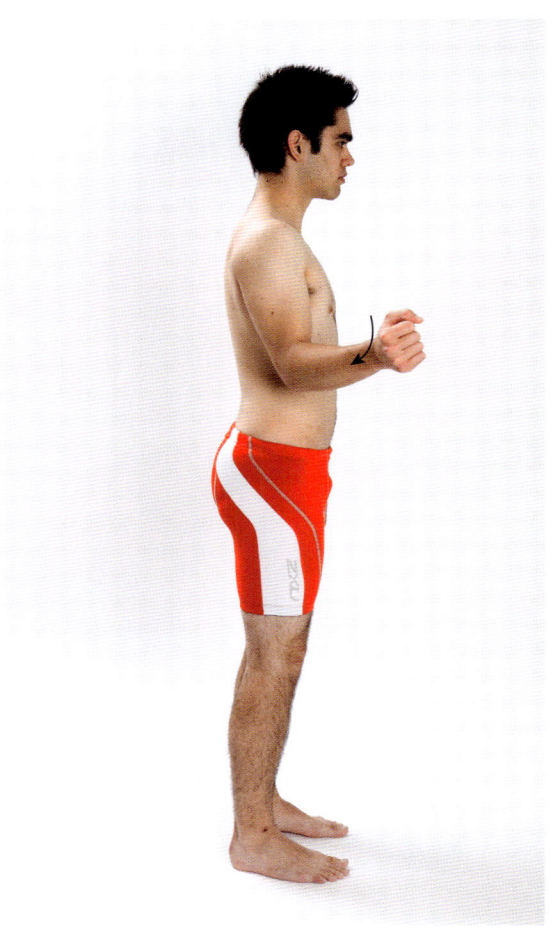

図8.57 　外旋を伴う肩甲骨の制御の分離

図8.55 　肩甲骨の触診によるフィードバックを用いた外転の分離

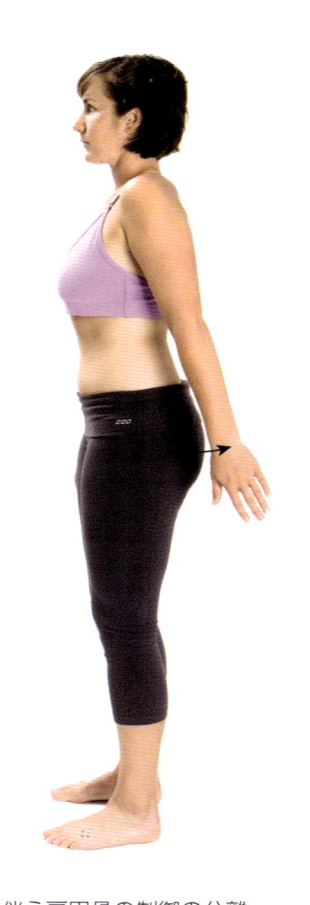

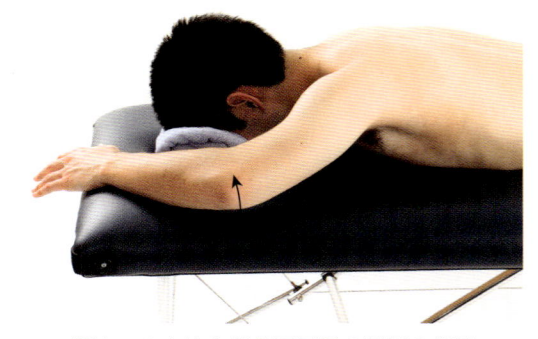

図8.60 頭上での内旋を伴う肩甲骨の制御の分離

図8.58 伸展を伴う肩甲骨の制御の分離

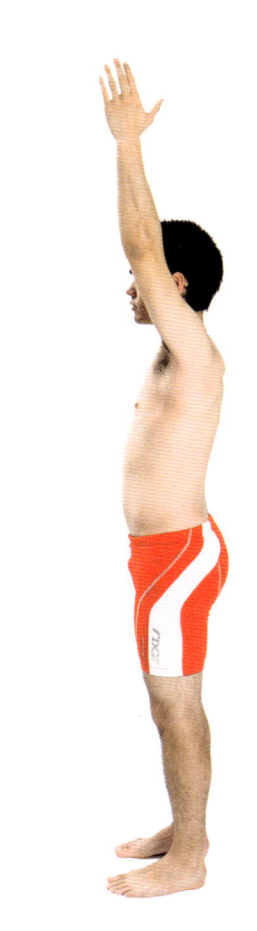

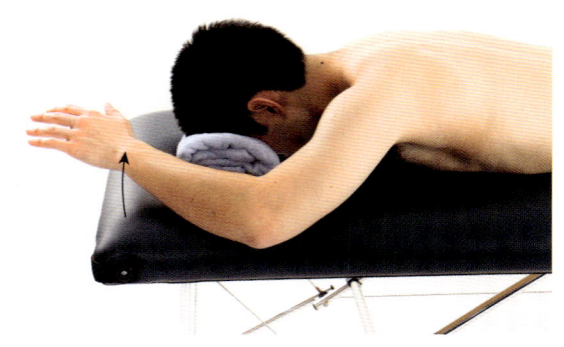

図8.59 頭上での外旋を伴う肩甲骨の制御の分離

図8.61 頭上での屈曲または外転を伴う肩甲骨の制御の分離

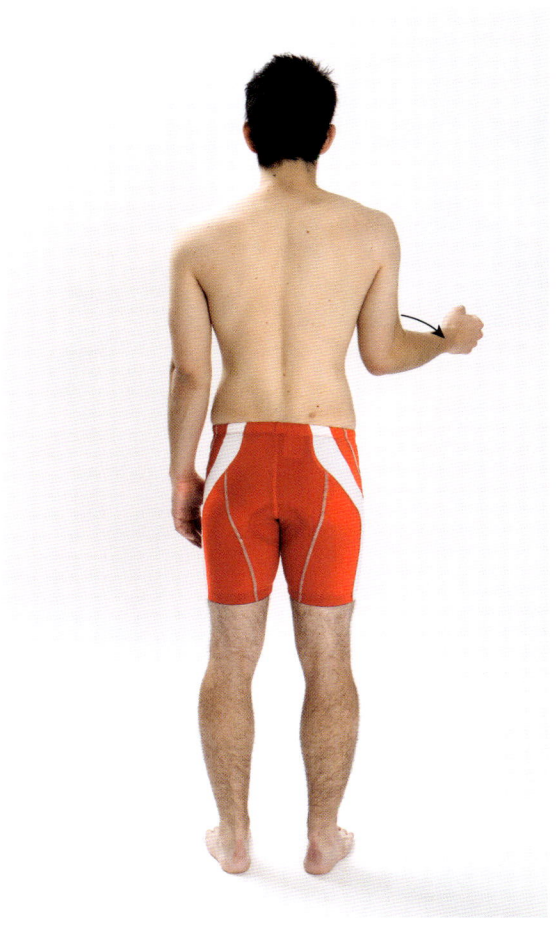

図8.62　立位での外旋の分離

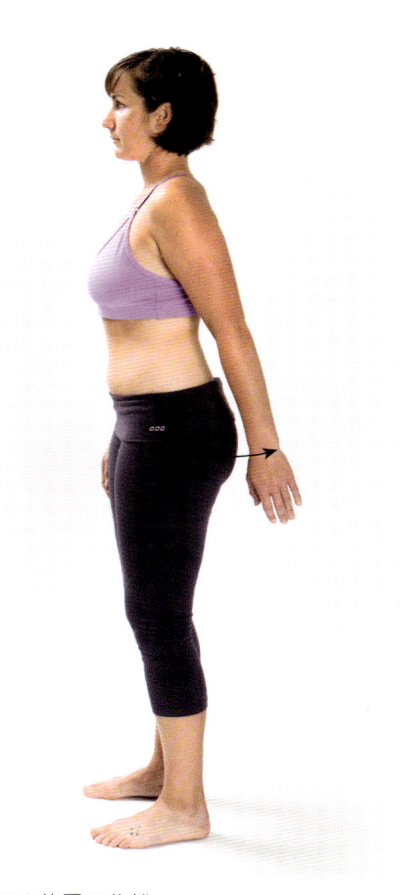

図8.64　立位での伸展の分離

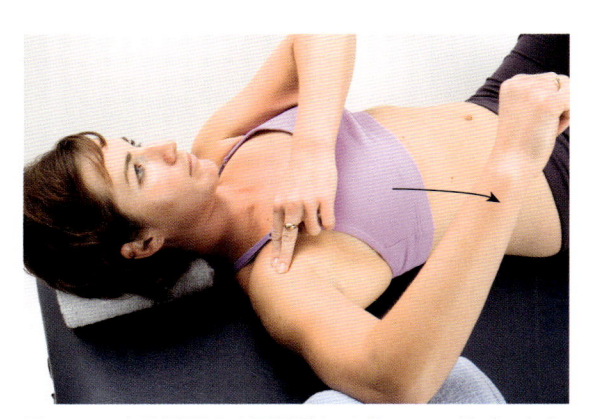

図8.63　上腕骨頭の自己触診によるフィードバックを用いた内旋の分離

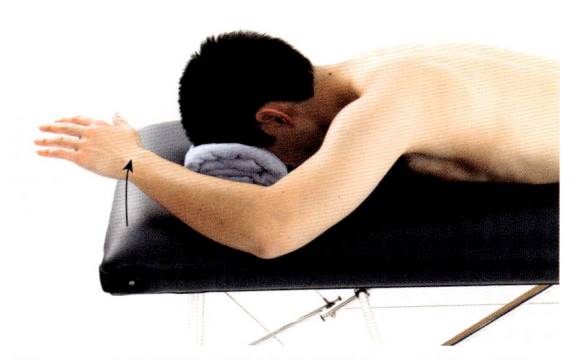

図8.65　上腕骨頭の制御を伴う頭上での外旋の分離

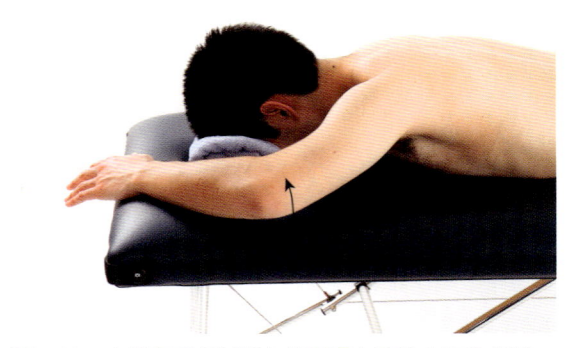

図8.66 上腕骨頭の制御を伴う頭上での内旋の分離

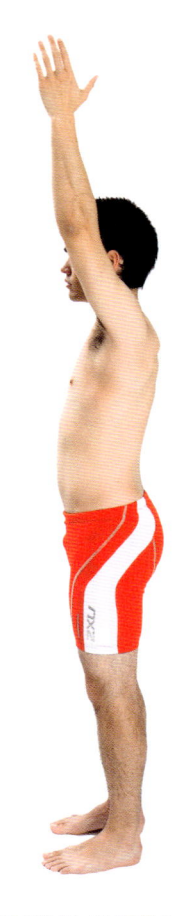

図8.67 上腕骨頭の制御を伴う頭上での完全な屈曲あるいは外転の分離

表8.6 肩甲帯テストのまとめとレーティング

UCMの診断とテスト

部位	方向		臨床的優先性 □
スタビリティ制御のテスト	レーティング (✓✓ または ✓X または ✓XX) と理論的な根拠		
肩甲骨	**下方回旋**		
キネティック内旋テスト	(右)	(左)	
キネティック外旋テスト			
腕の屈曲テスト			
腕の外転テスト			
腕の伸展テスト			
肩甲骨	**前傾**		
キネティック内旋テスト	(右)	(左)	
キネティック外旋テスト			
腕の屈曲テスト			
腕の外転テスト			
腕の伸展テスト			
肩甲骨	**ウイングギング (winging)**		
腕の屈曲テスト	(右)	(左)	
腕の外転テスト			
腕の伸展テスト			
肩甲骨	**挙上**		
キネティック内旋テスト	(右)	(左)	
腕の屈曲テスト			
腕の伸展テスト			
肩甲骨	**内転**		
キネティック外旋テスト	(右)	(左)	
腕の伸展テスト			
肩甲骨	**外転**		
腕の屈曲テスト	(右)	(左)	
肩甲上腕関節	**前方並進運動**		
キネティック内旋テスト	(右)	(左)	
キネティック外旋テスト			
腕の伸展テスト			
肩甲上腕関節	**内旋**		
腕の屈曲テスト	(右)	(左)	
腕の外転テスト			
腕の伸展テスト			

参考文献

Alexander, C.M., 2007. Altered control of the trapezius muscle in subjects with non-traumatic shoulder instability. Clinical Neurophysiology 118, 2664–2671.

Baeyens, J., Roy, P.V., Schepper, A.D., Declercq, G., Clarijs, J., 2001. Glenohumeral joint kinematics related to minor anterior instability of the shoulder at the end of the late preparatory phase of throwing. Clinical Biomechanics 16, 752–757.

Borstad, J.D., 2006. Resting position variables at the shoulder: evidence to support a posture-impairment association. Physical Therapy 86 (4), 549–557.

Borstad, J.D., Ludewig, P.M., 2005. The effects of long versus short pectoralis minor resting length on scapular kinematics in healthy individuals. Journal of Orthopaedic and Sports Physical Therapy 35, 227–238.

Caldwell, C., Sahrmann, S., Van Dillen, L., 2007. Use of a movement system impairment diagnosis for physical therapy in the management of a patient with shoulder pain. Journal of Orthopaedic and Sports Physical Therapy 37 (9), 551–563.

Comerford, M.J., Mottram, S.L., 2011. Diagnosis, subgroup classification and motor control retraining of the shoulder girdle. Kinetic Control, UK.

Cools, A.M., Witvrouw, E.E., Declercq, G.A., Danneels, L.A., Cambier, D.C., 2003. Scapular muscle recruitment patterns: trapezius muscle latency with and without impingement symptoms. American Journal of Sports Medicine 31, 542–549.

David, G., Magarey, M., Jones, M.A., Dvir, Z., Turker, K.S., Sharpe, M., 2000. EMG and strength correlates of selected shoulder muscles during rotations of the glenohumeral joint. Clinical Biomechanics 15, 95–102.

Falla, D., Farina, D., Graven-Nielsen, T., 2007. Experimental muscle pain results in reorganization of coordination among trapezius muscle subdivisions during repetitive shoulder flexion. Experimental Brain Research 178 (3), 385–393.

Ginn, K.A., Herbert, R.D., Khouw, W., Lee, R., 1997. A randomized, controlled clinical trial of a treatment for shoulder pain. Physical Therapy 77, 802–809.

Hess, S.A., Richardson, C., Darnell, R., Friis, P., Lisle, D., Myers, P., 2005. Timing of rotator cuff activation during shoulder external rotation in throwers with and without symptoms of pain. Journal of Orthopaedic and Sports Physical Therapy 35 (12), 812–820.

Huxel, K.C., Swanik, C.B., Swanik, K.A., Bartolozzi, A.R., Hillstrom, H.J., Sitler, M.R., et al., 2008. Stiffness regulation and muscle-recruitment strategies of the shoulder in response to external rotation perturbations. Journal of Bone and Joint Surgery. American volume 90 (1), 154–162.

Johansson, K.M., Adolfsson, L.E., Foldevi, M.O., 2005. Effects of acupuncture versus ultrasound in patients with impingement syndrome: randomized clinical trial. Physical Therapy 85, 490–501.

Kibler, B.W., Ludewig, P.M., McClure, P., Uhl, T.L., Sciascia, A., 2009. Scapular summit 2009. Journal of Orthopaedic and Sports Physical Therapy 39 (11), A1–A8.

Kibler, W.B., McMullen, J., 2003. Scapular dyskinesis and its relation to shoulder pain. Journal of the American Academy of Orthopedic Surgeons 11, 142–151.

Lin, J.J., Hanten, W.P., Olson, S.L., Roddey, T.S., Soto-quijano, D.A., Lim, H.K., et al., 2005. Functional activity characteristics of individuals with shoulder dysfunctions. Journal of Electromyography and Kinesiology 15, 576–586.

Lin, J., Hanten, W.P., Olson, S.L., Roddey, T.S., Soto-quijano, D.A., Lim, H.K., et al., 2006. Shoulder dysfunction, assessment: self-report and impaired scapular movements. Physical Therapy 86, 1065–1074.

Lucas, D., 1973. Biomechanics of the shoulder joint. Archives of Surgery 107, 425–432.

Ludewig, P.M., Cook, T.M., 2000. Alterations in shoulder kinematics and associated muscle activity in people with symptoms of shoulder impingement. Physical Therapy 80, 276–291.

Ludewig, P.M., Cook, T.A., 2002. Translations of the humerus in persons with shoulder impingement symptoms. Journal of Orthopaedic and Sports Physical Therapy 32, 248–259.

Lukasiewicz, A.C., McClure, P., Michener, L., Pratt, N.A., Sennett, B., 1999. Comparison of 3-dimensional scapular position and orientation between subjects with and without shoulder impingement. Journal of Orthopaedic and Sports Physical Therapy 29, 574–583.

Maitland, G., Hengeveld, E., Banks, K., English, K., 2005. Maitland's vertebral manipulation. Butterworth Heinemann, Oxford.

Moseley, J.B., Jobe, F.W., Pink, M., Perry, J., Tibone, J., 1992. EMG analysis of the scapula muscles during a shoulder rehabilitation program. American Journal of Sports Medicine 20 (2), 128–134.

Moraes, G.F., Faria, C.D., Teixeira-Salmela, L.F., 2008. Scapular muscle recruitment patterns and isokinetic strength ratios of the shoulder rotator muscles in individuals with and without impingement syndrome. Journal of Shoulder and Elbow Surgery 17, 48S–53S.

Morrissey, D., 2005. Development of the kinetic medial rotation test of the shoulder: a dynamic clinical test of shoulder instability and impingement. PhD thesis, University of London.

Morrissey, D., Morrissey, M.C., Driver, W., King, J.B., Woledge, R.C., 2008. Manual landmark identification and tracking during the medial rotation test of the shoulder: an accuracy study using three-dimensional ultrasound and motion analysis measures. Manual Therapy 13 (6), 529–535.

Mottram, S.L., 2003. Dynamic stability of the scapula. In: Beeton, K.S. (Ed.), Manual therapy masterclasses – the peripheral joints. Churchill Livingstone, Edinburgh, pp. 3–17.

Mottram, S., Warner, M., Chappell, P., Morrissey, D., Stokes, M., 2009a. Impaired control of scapular rotation during a clinical dissociation test in people with a history of shoulder pain. 2009 3rd International Conference on Movement Dysfunction, Edinburgh, UK.

Mottram, S.L., Wolege, R., Morrissey, D., 2009b. Motion analysis study of a scapular orientation exercise and subjects' ability to learn the exercise. Manual Therapy 14 (1), 13–18.

Ogston, J.B., Ludewig, P.M., 2007. Differences in 3-dimensional shoulder kinematics between persons with multidirectional instability and asymptomatic controls. American Journal of Sports Medicine 35 (8), 1361–1370.

Nawoczenski, D.A., Clobes, S.M., Gore, S.L., Neu, J.L., Olsen, J.E., Borstad, J.D., et al., 2003. Three-dimensional shoulder kinematics during a pressure relief technique and wheelchair transfer. Archives of Physical Medicine and Rehabilitation 84, 1293–1300.

Nawoczenski, D.A., Ritter-Soronen, J.M., Wilson, C.M., Howe, B.A., Ludewig, P.M., 2006. Clinical trial of exercise for shoulder pain in chronic spinal injury. Physical Therapy 86 (12), 1604–1618.

Roy, J.-S., Moffet, H., McFadyen, B.J., 2008. Upper limb motor strategies in persons with and without shoulder impingement syndrome across different speeds of movement. Clinical Biomechanics 23 (10), 1227–1236.

Ruediger, M.O., von Eisenhart-Rothe, R.M., Jäger, A., Englmeier, K., Vogl, T., Graichen, H., 2002. Relevance of arm position and muscle activity on three-dimensional glenohumeral translation in patients with traumatic and atraumatic shoulder instability. American Journal of Sports Medicine 30, 514–522.

Saha, A.K., 1971. Dynamic stability of the glenohumeral joint. Acta Orthopaedica Scaninavica 42, 491–495.

Sahrmann, S.A., 2002. Diagnosis and treatment of movement impairment syndromes. Mosby, St Louis.

Schellingerhout, J.M., Verhagen, P.A., Thomas, S., Koes, B.W., 2008. Lack of uniformity in diagnostic labeling of shoulder pain: time for a different approach. Manual Therapy 13 (6), 478–483.

Tate, A.R., McClure, P., Kareha, S., Irwin, D., 2008. Effect of the scapula reposition test on shoulder impingement symptoms and elevation in overhead athletes. Journal of Orthopaedic and Sports Physical Therapy 38 (1), 4–11.

Tsai, N.-T., McClure, P.W., Karduna, A.R., 2003. Effects of muscle fatigue on 3-dimensional scapular kinematics.

Archives of Physical Medicine and Rehabilitation 84, 1000–1005.

van der Helm, F.C.T., 1994. Analysis of the kinematic and dynamic behaviour of the shoulder mechanism. Journal of Biomechanics 27 (5), 527–550.

von Eisenhart-Rothe, R.M., Jäger, A., Englmeier, K.H., Vogl, T.J., Graichen, H., 2002. Relevance of arm position and muscle activity on three-dimensional glenohumeral translation in patients with traumatic and atraumatic shoulder instability. American Journal of Sports Medicine 30 (4), 514–522.

Wadsworth, D.J., Bullock-Saxton, J.E., 1997. Recruitment patterns of the scapular rotator muscles in freestyle swimmers with subacromial impingement. International Journal of Sports Medicine 18 (8), 618–624.

Walker-Bone, K., Palmer, K.T., Reading, I. Coggon, D. Cooper, C., 2004. Prevalence and impact of musculoskeletal disorders of the upper limb in the general population. Arthritis and Rheumatism 51, 642–651.

Wilk, K.E., Arrigo, C.A., Andrews, J.R., 1997. Current concepts: the stabilizing structures of the glenohumeral joint. Journal of Orthopaedic and Sports Physical Therapy 25 (6), 364–379.

CHAPTER 9
THE HIP

股関節

The hip

イントロダクション

　股関節の痛みについての研究や臨床的な文献のほとんどは、この痛みを主に股関節の変形性関節症と関連づけている。この痛みは一般的に、鼠蹊部に由来し、転子領域への一貫性のない放散性、関連性の症状を伴う。そして、動作の制限や機能の喪失を示す。Simms（1999）は、股関節の痛みは通常、股関節の特定の動作あるいは持続的な姿勢をとることと関連していると述べている。変形性でない要因に関連した股関節の痛みは、文献上、大部分は過小な報告となっている。変形性ではない要因による股関節の痛みは、しばしば十分に診断されず、頻繁に潜在的な腰椎と仙腸関節の関連性メカニズムに起因するとされている。

　鼠蹊部、転子、殿部の痛みが股関節から生じているのか、もしくは対照的に、腰椎あるいは仙腸関節から生じているのかを区別するために臨床推論過程が必要である（Sahrmann 2002; Lee 2011）。Sahrmann（2002）とLee（2001）のどちらも、股関節の機能不全を分類するために異常な筋機能（筋のバランス不良）のパターンについて述べている。彼らは、これらの異常な筋機能のパターンの存在は、痛みのある、もしくは機能不全のある股関節の動作に関連づけられたとき、股関節に関係する痛みを腰椎あるいは仙腸関節に起因するものから評価、区別するために用いることができるということを主張している。股関節の変形性関節症における、徒手療法（マニピュレーションとモビライゼーション）と運動療法を比較した研究では、徒手療法プログラムのほうが運動療法プログラムより優れているということが示されている（Hoeksma et al 2004）。しかしながら、運動制御の

問題については、この論文ではとくに特定もしくは対処されていない。

　本章では、股関節における制御されていない動作（UCM）の評価と再トレーニングについて探求する。股関節領域のUCMの再トレーニングの評価の細部を説明する前に、この領域に現れる筋機能と動作、制御の変化について簡潔なレビューを紹介する。

股関節周辺の筋機能の変化

　Hardcastle & Nade（1985）は、股関節の機能障害の最も一貫したマーカーの1つは、片足立ち位での股関節と骨盤の横方向の制御であると述べている。いくつかの研究は、股関節の痛みと異常な殿部筋群の機能の関連づけを試みてきた。これらの研究のほとんどが、筋力テストにおける筋力低下を計測することに注目している。筋力不足が共通して報告されている。いくつかの研究では、筋サイズや外見の変化と、痛みや筋機能の異常について評価している。Arokoskiら（2002）は、股関節の変形性関節症患者は外転筋力が対照群と比較して31％も減少していることを示した。しかしながら、骨盤と大腿部の筋断面積は、両群の間で有意な差はみられなかった。それら股関節の変形性関節症患者では、より健常な股関節に比べて、より病態に冒された股関節において殿筋群と内転筋群が13％の筋断面積の減少を示した。興味深いことに、内転筋および外転筋の筋断面積の減少は、筋力不足の直接的な指標ではなかった。

　Robinson et al（2005）は、股関節痛を持つ被験者の8つの症例報告を示した。すべての症例で梨状筋や下双子筋、外閉鎖筋それぞれの、またはこれらの筋のいくつかの組み合わせで筋断面積の減少がみられた。Grimaldi et al（2009）は、片側の股関節に症状のあ

る被験者において大殿筋と大腿筋膜張筋の筋量を評価した。筋量を測定し12人の対照群と比較するために、関節唇の病変から進行した変形性関節症まで多岐にわたる股関節痛をもつ12人の患者がMRIで評価された。MRIによる大殿筋の評価は、大殿筋内に2つの機能的に区分されたのコンパートメントを特定した。すなわち、上部（表層で外側）コンパートメント（UGM、Upper Gluteus Maximus）と、下部（深層で内側）のコンパートメント（LGM、Lower Gluteus Maximus）である。これらの結果は、痛みや変形性関節症に伴って下部コンパートメントにおける明らかな筋量の減少を示す一方で、変形性関節症で股関節に痛みがある場合、腸脛靭帯に停止する大腿筋膜張筋と上部コンパートメント両方において筋量が維持された。このような研究知見は、全体の筋力低下それ自体の評価は、股関節の機能不全を特定するには適切ではないことを示唆している。

さまざまな股関節の筋の活性化のタイミングと順序のばらつきが、幾人かの著者によって報告されている。多くの著者（Janda 1983; Long et al 1993; Sahrmann 2002）が、大腿筋膜張筋と中殿筋の神経－筋の協調の変化について報告している。彼らは、ある被験者において大腿筋膜張筋における活動の増加、早期の動員、伸展性の喪失を示している。腹臥位での股関節伸展動作において、中殿筋の活動の遅れ、あるいは内側の可動域での効果的な張力の保持ができないといったことが報告されている（Janda 1983; Richardson & Sims 1991; Bullock-Saxton et al 1994; Sahrmann 2002; Lehman et al 2004）。

股関節におけるUCM

大腿骨の並進運動と回旋制御の異常は、股関節前方の痛みや関節唇や股関節の関節包、前方の筋群の病態と関連している（Sahrmann 2002; Lee 2001; Shindle et al 2006; Lewis et al 2007）。著者らは、組織への負荷や病態は、機械的なインピンジメントや回旋ひずみ、不安定性を含む、さまざまなバイオメカニクス的なメカニズムの結果であると仮定している。Lewis et al（2007）は、（股関節伸展における）殿部筋群による力の貢献の減少と、（股関節屈曲における）腸腰筋による力の貢献の減少の結果、前方への股関節の負荷が増加するというバイオメカニクス的モデルを構築し

た。彼らは、これらの動作が股関節の伸展位から始まる場合、股関節の負荷がより大きくなることも報告した。

Sahrmann（2002）は、股関節屈曲と股関節伸展の動作における、過剰な、または制御されていない大腿骨頭の前方グライドの存在を触診するための臨床的なテストを説明している。Sahrmann（2002）は、過剰な股関節内旋の発生が股関節前方の構造への異常な負荷を引き起こし、結果として股関節の痛みや病態が起こると仮定している。Levinger et al（2007）は、片脚スクワットにおける、過剰な、また制御されていない股関節の内旋を明らかにした。Lewis et al（2007）は、腸腰筋の力が減少し、大腿筋膜張筋の力が増加すると、股関節が内旋の増加を示し、またこの「バランス不良」が過剰な股関節前方への負荷を増加することを報告している。

股関節の機械的な機能不全は、一般的にインピンジメントや不安定性、旋回のひずみの機能不全のコンビネーションとして現れる――これらすべてが、変形性の症状の発生へとつながり得る。股関節のローカルおよびグローバル筋群における運動制御の機能障害は、これら股関節の問題の潜行性の発症、慢性、再発の明らかな一因である。機械的な機能障害によって、その領域の組織に症状が起こったとき、一貫した筋動員パターンの異常が明らかである。これらの動員パターンは、筋機能が運動制御抑制や、運動のバランス不良（motor imbalance）という形で現れる。本章では、股関節領域におけるUCMの評価について、また再トレーニングストラテジーについて詳しく述べる。

股関節におけるUCMの部位と方向の診断

股関節におけるUCMの部位と方向の診断は、部位（股関節）と内旋、外旋、屈曲、伸展、前方グライドといった方向によって特定される（ボックス9.1）。すべてのUCMと同様に、運動制御不全は、制御されない並進運動動作（例：前方グライド）、あるいは制御されない機能的動作（例：股関節）の可動域として現れる（Sahrmann 2002）。

UCMの部位と、現れている症状の関連づけ

　UCMの診断には、その臨床的優先性の評価が必要となる。これは、UCMと現れている症状との間の関係に基づいている。セラピストは、UCMの方向と引き起こされる症状の方向との関連を探す必要がある。すなわち、i）UCMの部位は患者が症状の根源として訴えている部位または関節と関連しているか、ii）動作の方向または負荷テストが症状を誘発する方向または姿勢と関連しているか、である。**これによって臨床的優先性が特定される。**

　股関節におけるUCMの部位と方向は、異なる臨床症状や姿勢、症状を誘発する活動と関係していることがある（表9.1）。

股関節におけるUCMの部位と方向の特定

　UCMの評価と分類で鍵となる原則は、すでに第3章で述べた。すべての分離テストは、股関節可動域中間のニュートラルなトレーニング域において行われる。このトレーニング域が最終域に近いことがあるが、最終域ではない（例：屈曲を防ぐ場合には伸展に近い）。

セグメント的並進運動UCMとグローバルな可動域UCM

　方向に特異的な制御されていない動作が股関節において観察される場合、2種類があり得る。制御されていない動きは、セグメント的並進運動UCMあるいはグローバルな可動域UCMのどちらかとして現れ得る。

セグメント的並進運動UCM

　セグメント的UCMは、屈曲や伸展、外旋、外転の

テスト動作に伴って大腿骨頭が前方あるいは下前方へ過剰に並進運動し「前方グライド」したときに起こる。

　セグメント的**大腿骨の前方並進運動**UCMは、以下のいくつかの動作テストで特定される。

- 矢状面での動作（屈曲あるいは伸展）において、股関節の動作のニュートラルな軸の場所を特定するのに、受動的な股関節の動作における大転子の触診が用いられる。自動的な補助を受けない屈曲あるいは伸展においてニュートラルな軸を維持し、大転子の過剰な前方へのグライドを防ぐ能力が、受動的な評価と比較される。
- 軸の面上の動作（外旋と外転）において、股関節の動作のニュートラルな軸の場所を特定するのに、受動的な股関節の動作における大腿骨頭の前方隆起の徒手的スタビリゼーションを伴う触診が用いられる。自動的な補助を受けない外旋あるいは外転においてニュートラルな軸を維持し、上腕骨頭の前方隆起の過剰な前方へのグライドを防ぐ能力が、受動的な評価と比較される。

グローバルな特異的可動域でのUCM

　グローバルな特異的可動域でのUCMは、股関節屈曲または伸展のUCM（これに過剰可動性の可動域を伴うまたは伴わない）を示す。これは、動作の開始における過剰あるいは優勢な股関節の動き、あるいはこの動作を完了するための過剰可動性の可動域として観察される。

　グローバルな特異的可動域での**股関節屈曲**UCMは以下のいくつかの動作テストにより特定され得る。

- 股関節屈曲の過剰な、あるいは過剰可動性の可動域を観察あるいは触診する。テスト動作において、セラピストは、被験者が過剰な股関節屈曲を制御（防いだり制限する）できないことを特定するために視覚的な観察または徒手的な触診に頼る。患者は、股関節屈曲を防ぐように指示されたとき、過剰な股関節屈曲方向への動作を防ぐことができないということを示す。
- 屈曲方向への機能的な多関節運動の動作パターンの最初において、股関節屈曲が優勢であることを観察あるいは触診する。患者は、このパターンを逆にする能力がないことを示す。彼らは、胸腰椎の屈曲あ

表9.1　股関節における UCM の部位と方向と、異なる臨床的な症状との間の関連

UCM の部位と方向	現れている症状	症状を誘発する動作、姿勢、活動
股関節屈曲 UCM 以下のように現れることがある。 • 制御されていない股関節の屈曲（過剰可動性の可動域を伴う、または伴わない） • オープンチェーンの股関節屈曲における制御されていない大腿骨頭の前方グライド（セグメント的前方並進運動） • 片側または両側	• 鼠径部、股関節外側（大転子領域）あるいは殿部の後方外側における症状を示す • セグメント的局所化された痛みのパターンを示すかもしれない • ±筋筋膜と関節構造からの神経根痛	股関節の屈曲動作および姿勢により誘発される症状（とくに繰り返し、あるいは継続される場合）、たとえば継続して座ること（とくにデスクに前傾する）、前屈する、運転、スクワットをする、膝を挙げる活動（例：階段上りや丘を歩いて上がる）
股関節伸展 UCM 以下のように現れることがある。 • 制御されていない股関節の伸展（過剰可動性の可動域を伴う、または伴わない） • 股関節伸展における制御されていない大腿骨頭の前方グライド（セグメント的前方並進運動） • 片側または両側	• 鼠径部、股関節外側（大転子領域）あるいは殿部の後方外側における症状を示す • セグメント的局所化された痛みのパターンを示すかもしれない • ±筋筋膜と関節構造からの神経根痛	股関節伸展動作および姿勢により誘発される症状（とくに繰り返し、あるいは継続される場合）、たとえば背屈姿勢で継続して立つこと、ものを持ち上げる、うつ伏せになる、歩く、走る（とくに下り坂）
股関節回旋 UCM 以下のように現れることがある。 • 制御されていない股関節の内旋あるいは外旋・外転（過剰可動性の可動域を伴う、または伴わない） • 股関節外旋における制御されていない大腿骨頭の前方グライド（セグメント的前方並進運動） • 片側または両側	• 鼠径部、股関節外側（大転子領域）あるいは殿部の後方外側における症状を示す • セグメント的局所化された痛みのパターンを示すかもしれない • ±筋筋膜と関節構造からの神経根痛	股関節の回旋動作および姿勢により誘発される症状（とくに繰り返し、あるいは継続される場合）、たとえば継続して立つこと（とくに脚が内転や内旋した脚に体重移動している場合）、ジャンプする、片足で踏み込む、継続して座ること（とくに足を組む場合）、前屈する、膝をくっつけてスクワットをする
股関節内転 UCM 以下のように現れることがある。 • 制御されていない股関節の内転（過剰可動性の可動域を伴う、または伴わない） • 股関節内転における制御されていない大腿骨頭の前方グライド（セグメント的前方並進運動） • 片側または両側	• 鼠径部、股関節外側（大転子領域）あるいは殿部の後方外側における症状を示す • セグメント的局所化された痛みのパターンを示すかもしれない • ±筋筋膜と関節構造からの神経根痛	股関節の内転動作および姿勢により誘発される症状（とくに繰り返し、あるいは継続される場合）、たとえば継続して座ること（とくに足を組む場合）、継続して立つこと（とくに内転した脚に体重移動している場合）、片脚で踏み込むなど

るいは下肢屈曲によって動作を始めるように指示されたとき、それを簡単に行うことができない。

• 股関節を特定のテストに関連した伸展位にして、股関節の背面に（例：上後腸骨棘から大腿部後面の上部まで）、長い粘着テープを貼る。テープの一番下の部分から一番上の部分までの皮膚が突っ張ること

で、被験者が股関節屈曲を防いだり制御できない場合、制御されていない屈曲動作が起きたとき、テープが皮膚から剥がれる。

グローバルな特異的可動域での**股関節伸展**UCMは以下のいくつかの動作テストにより特定され得る。

- 股関節伸展の過剰な、あるいは、過剰可動性の可動域を観察あるいは触診する。テスト動作において、セラピストは、被験者が過剰な股関節伸展を制御（防いだり制限する）できないことを特定するために視覚的な観察または徒手的な触診に頼る。患者は、股関節伸展を防ぐように指示されたとき、過剰な股関節伸展方向への動作を防ぐことができないということを示す。

- 伸展方向への機能的な多関節運動の動作パターンの最初において、股関節伸展が優勢であることを観察あるいは触診する。患者は、このパターンを逆にする能力がないことを示す。彼らは、胸腰椎の伸展あるいは下肢伸展によって動作を始めるように指示されたとき、それを簡単に行うことができない。

- 股関節を特定のテストに関連した屈曲位にして、股関節の前面に（例：上前腸骨棘から大腿部前面の上部まで）、長い粘着テープを貼る。テープの一番下の部分から一番上の部分までの皮膚が突っ張ることで、被験者が股関節伸展を防いだり制御できない場合、制御されていない伸展動作が起きたとき、テープが皮膚から剥がれる。

グローバルな特異的可動域での**股関節内旋**UCMは以下のいくつかの動作テストにより特定され得る。

- 股関節内旋の過剰な、あるいは、過剰可動性の可動域を観察あるいは触診する。テスト動作において、セラピストは、被験者が過剰な股関節内旋を制御（防いだり制限する）できないことを特定するために視覚的な観察または徒手的な触診に頼る。患者は、股関節内旋を防ぐように指示されたとき、過剰な股関節内旋方向への動作を防ぐことができないということを示す。

- 回旋への機能的な多関節運動の動作パターンの最初において、股関節内旋が優勢であることを観察あるいは触診する。患者は、このパターンを逆にする能力がないことを示す。彼らは、胸腰椎の回旋あるいは下肢回旋によって動作を始めるように指示されたとき、それを簡単に行うことができない。

- 股関節を特定のテストに関連した外旋位にして、股関節の外側に（例：後腸骨稜から大腿部前面の内側まで）、長い粘着テープを貼る。テープの一番下の部分から一番上の部分までの皮膚が突っ張ること

で、被験者が股関節内旋を防いだり制御できない場合、制御されていない動作が起きたとき、テープが皮膚から剥がれる。

グローバルな特異的可動域での**股関節外旋・外転**UCMは以下のいくつかの動作テストにより特定され得る。

- 股関節外旋や外転の過剰な、あるいは、過剰可動性の可動域を観察あるいは触診する。テスト動作において、セラピストは、被験者が過剰な股関節外旋・外転を制御（防いだり制限する）できないことを特定するために視覚的な観察または徒手的な触診に頼る。患者は、股関節外旋・外転を防ぐように指示されたとき、過剰な外旋・外転方向への動作を防ぐことができないということを示す。

- 外旋・外転への機能的な多関節運動の動作パターンの最初において、股関節外旋・外転が優勢であることを観察あるいは触診する。患者は、このパターンを逆にする能力がないことを示す。彼らは、胸腰椎の回旋あるいは下肢回旋によって動作を始めるように指示されたとき、簡単に行うことができない。

- 股関節を内旋・内転位にして、股関節の内側に（例：鼠径靭帯と腸骨稜前方から大腿部後面の外側まで）、長い粘着テープを貼る。テープの一番下の部分から一番上の部分までの皮膚が突っ張ることで、被験者が股関節外旋と外転を防いだり制御できない場合、制御されていない動作が起きたとき、テープが皮膚から剥がれる。

時折、セグメント的並進運動の前方グライドとグローバルな可動域の機能障害の両方が同時に現れることがある。

例

股関節屈曲UCM

患者は、股関節領域（鼠径部、股関節外側あるいは殿部の後方外側）における屈曲に関連した症状を訴えている。股関節は、屈曲負荷下において、下肢や胸腰椎に対して相対的に**屈曲への**UCMを示している。股関節屈曲を防ぐ（分離）ように指示され、自動的な下肢あるいは胸腰椎屈曲の運動制御テストを行う際、股関節は以下のどちらかの方向へとUCMを示す。

• **グローバルな股関節屈曲**——自動的な下肢あるいは胸腰椎屈曲の分離テストにおける、制御されていない屈曲

または

• **股関節のセグメント的前方並進運動**——自動的な股関節屈曲における制御されていない大腿骨頭のセグメント的前方並進運動

股関節伸展UCM

患者は、股関節領域（鼠径部、股関節外側あるいは殿部の後方外側）における伸展に関連した症状を訴えている。股関節は、伸展負荷下において、下肢や胸腰椎に対して相対的に**伸展へのUCM**を示している。股関節伸展を防ぐ（分離）ように指示され、自動的な下肢あるいは胸腰椎伸展の運動制御テストを行う際、股関節は以下のどちらかの方向へとUCMを示す。

• **グローバルな股関節伸展**——自動的な下肢あるいは胸腰椎の伸展の分離テストにおける、制御されていない伸展

あるいは

• **股関節のセグメント的前方並進運動**——自動的な股関節伸展における制御されていない大腿骨頭のセグメント的前方並進運動

股関節内旋UCM

患者は、股関節領域（鼠径部、股関節外側あるいは殿部の後方外側）における回旋に関連した症状を訴えている。股関節は、回旋負荷下において、下肢や胸腰椎に対して相対的に**内旋へのUCM**を示している。股関節内旋を防ぐ（分離）ように指示され、自動的な下肢あるいは胸腰椎回旋の運動制御テストを行う際、股関節は以下のどちらかの方向へとUCMを示す。

• **グローバルな股関節内旋**——自動的な下肢あるいは胸腰椎の回旋の分離テストにおける、制御されていない内旋

あるいは

• **股関節のセグメント的前方並進運動**——自動的な股

関節内旋における制御されていない大腿骨頭のセグメント的前方並進運動

股関節外旋・外転UCM

患者は、股関節領域（股関節外側あるいは殿部の後方外側、±鼠径部）における回旋に関連した症状を訴えている。股関節は、回旋負荷下において、下肢や胸腰椎に対して相対的に**外旋あるいは外転へのUCM**を示している。股関節外旋を防ぐ（分離）ように指示され、自動的な下肢あるいは胸腰椎回旋の運動制御テストを行う際、股関節は以下のどちらかの方向へとUCMを示す。

• **グローバルな股関節外旋・外転**——自動的な下肢あるいは胸腰椎の回旋の分離テストにおける、制御されていない外旋

あるいは

• **股関節のセグメント的前方並進運動**——自動的な股関節外旋・外転（あるいは「ターンアウト」動作）における制御されていない大腿骨頭のセグメント的前方並進運動

股関節内転UCM

患者は、股関節領域（鼠径部、股関節外側あるいは殿部の後方外側）における内転に関連した症状を訴えている。股関節は、回旋負荷下において、下肢や胸腰椎に対して相対的に**内転へのUCM**を示している。股関節内転を防ぐ（分離）ように指示され、自動的な体重負荷での下肢、あるいは胸腰椎側屈の運動制御テストを行う際、股関節は以下のどちらかの方向へとUCMを示す。

• **グローバルな股関節内転**——自動的な体重負荷での片側下肢あるいは胸腰椎の側屈の分離テストにおける、制御されていない内旋

あるいは

• **股関節のセグメント的前方並進運動**——自動的な股関節内転回旋における制御されていない大腿骨頭のセグメント的前方並進運動

股関節のUCMテスト

股関節の矢状面上の動作制御

股関節屈曲と前屈の観察と分析

　いくつかの機能的動作パターンにより、股関節屈曲に関連する動作不良を特定することができる。これらには、以下の動作への股関節の相対的な関与の観察と分析を含む。

1. 自然な、あるいは「自動的（オートマティック）」な前屈
2. 4点支持の膝立ちでの自然な後方へのロッキング
3. 仰臥位での受動的な股関節屈曲
4. 自然な軽い膝曲げ

前屈の理想的なパターンの解説

　患者は、足を自然なスタンスにして立つように指示され、通常のリラックスしたパターンで前屈する。理想的には、両方の股関節を約70°屈曲させ、腰椎と胸椎の領域全体を通して均等に屈曲すべきである。脊椎の屈曲と股関節の屈曲は同時に起こるべきである。指先は、膝を曲げる必要もなく床に届くべきである（図9.1）。

　動作は、体幹や骨盤が側方にずれたり、ティルト、回旋することなく十分に対称的であるべきである。立位姿勢に戻る際、骨盤と両方の股関節が先に動くべきで、脊椎が直立姿勢へと戻る際に伸展する。

前屈における股関節UCMに関連する
動作不良
相対的スティフネス（制限）

- **胸腰椎の屈曲制限**：胸椎や腰椎の屈曲制限は、股関節屈曲可動域の代償的な増加の一因になるかもしれない。このことは股関節屈曲可動域の徒手的な評価によって裏付けられる。
- **足関節背屈における腓腹筋あるいは距腿関節の制限**：立位前屈において、足関節は正常な可動域を欠いている。足関節の可動性を代償するために、股関

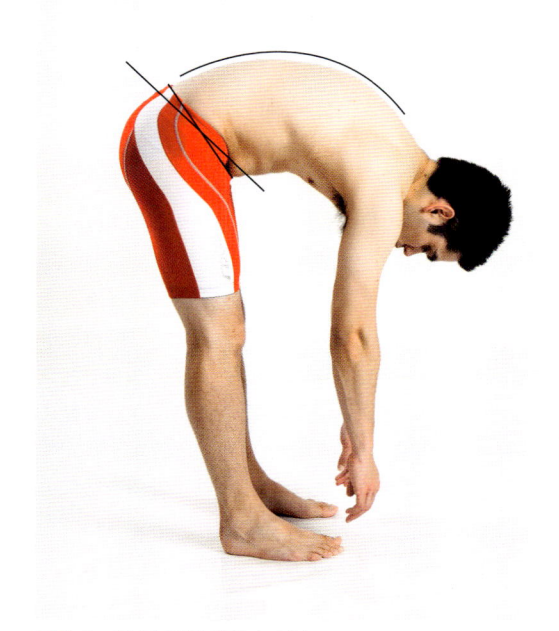

図9.1　前屈の理想的なパターン

節は屈曲を増加させることがしばしばある。腓腹筋の伸展性は、受動的、そして動的な徒手的筋伸展のテストによって評価され、また距腿関節の背屈制限は徒手的関節可動性評価によって確認することができる。

相対的柔軟性（潜在的UCM）

- **股関節屈曲**：屈曲への動作が股関節から始まり、股関節が前屈運動により大きく貢献する一方で、胸腰部は遅れて屈曲し始めて、貢献度はより小さい。前屈の最終域において、股関節屈曲の過剰な、あるいは過剰可動性の可動域が観察されるかもしれない。ニュートラルへと戻る際、股関節の屈曲が持続し、遅れて伸展する。

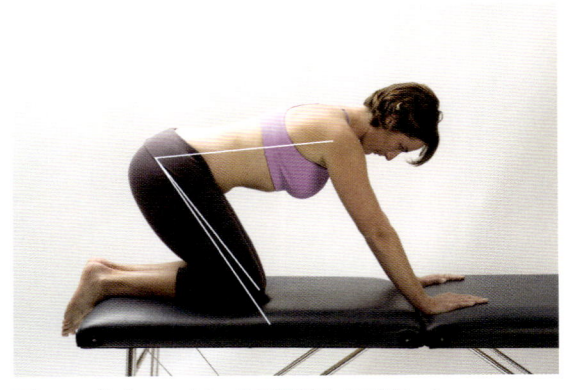

図9.2 後方ロッキングの理想的なパターン

後方ロッキングの理想的なパターンの解説（両手両足の４点支持）

　患者は、脊柱と骨盤をニュートラルなアライメントにして両手両膝の膝立ち位の姿勢を取り、両膝は股関節の幅にする。患者は、踵へ向かって後方へロッキングするように指示される。片手を仙骨に置き、骨盤の動きをモニターし、骨盤の後傾が始まる時点を特定する。股関節背面の構造に張力がかかり、骨盤を後傾させるように引っ張ることで、このポイントによって股関節の屈曲可動域の限界が特定される。理想的には、患者は、腰椎の屈曲や骨盤の後傾を防ぎながらの、後方へのロッキングにおいて120°の股関節屈曲が明らかであるように、腰椎と骨盤を股関節屈曲から分離させる能力があるべきである（図9.2）。120°の股関節屈曲後、股関節は後傾を始めるべきであり、骨盤が踵に向かって動くにつれて、脊椎は屈曲を始めるべきである。

後方ロッキングにおける股関節UCMに関連する動作不良

相対的スティフネス（制限）

- **胸腰椎の屈曲制限**：胸椎や腰椎の屈曲制限は、股関節屈曲可動域の代償的な増加の一因になるかもしれない。ヒラメ筋の伸展性は、受動的そして動的な徒手的筋伸展のテストによって評価され、また距腿関節の背屈制限は徒手的関節可動性評価によって確認することができる。

相対的柔軟性（潜在的UCM）

- **股関節屈曲**：屈曲への動作が股関節から始まり、股

関節が後方へのロッキングにより大きく貢献する一方で、胸腰部は遅れて屈曲し始めて、貢献度はより小さいかもしれない。骨盤の後傾あるいは腰椎屈曲が生み出される前に、120°よりも大きな股関節屈曲可動域が、後方ロッキング中に観察される。患者は過剰な股関節屈曲を用いることで腰椎をまっすぐに保ったまま、踵の上にほぼ座ることができてしまう。

仰臥位での受動的な股関節屈曲の理想的なパターンの解説

　患者は仰臥位となり、片手を腰椎前彎部分の下に入れ、骨盤のティルトをモニターする。片方の股関節を屈曲し、膝をニュートラルな矢状面上で挙上する。理想的には、患者は骨盤のティルトや脊柱の動作から独立した120°の股関節屈曲をもつべきである。120°の股関節屈曲後、股関節は後傾を始めるべきであり、脊椎は屈曲を始めるべきである。骨盤の後傾あるいは腰椎屈曲が生み出される前に、120°よりも大きな股関節屈曲可動域が観察されることは、相対的に過剰な股関節屈曲を示す。

軽い膝曲げ（small knee bend（SKB））の理想的なパターンの解説

　患者は、両足を股関節の幅に広げて立ち（左右の踵の間は10〜15cm離す）、両足の内側の線は平行になるようにし（外側に開かない）、第二中足骨は体重移動の「ニュートラルライン」に沿ったアライメントになるようにする（矢状面から10°外旋した線）。足関節は両方の踵を床につけたまま背屈し、「軽い膝曲げ（SKB、small knee bend）」を行う。膝を足部の真上に維持し、大腿骨のラインを第2足趾の上に合わせるようにする（「ニュートラルライン」上）（図9.3）。

　両方の踵を床に維持し、正しい回旋のアライメントを維持できる範囲で両膝を曲げる。理想的には、股関節は内旋あるいは中足部の回内が起こることなく、体幹は垂直に維持しておくべきであり（壁を滑り降りるように）、膝の前面から下ろした垂線が一番長い足趾の前方3〜8cm先に位置するように両膝を曲げる（図9.4）。体重は両足均等に乗せ、骨盤の側方への移動は起こるべきではない。

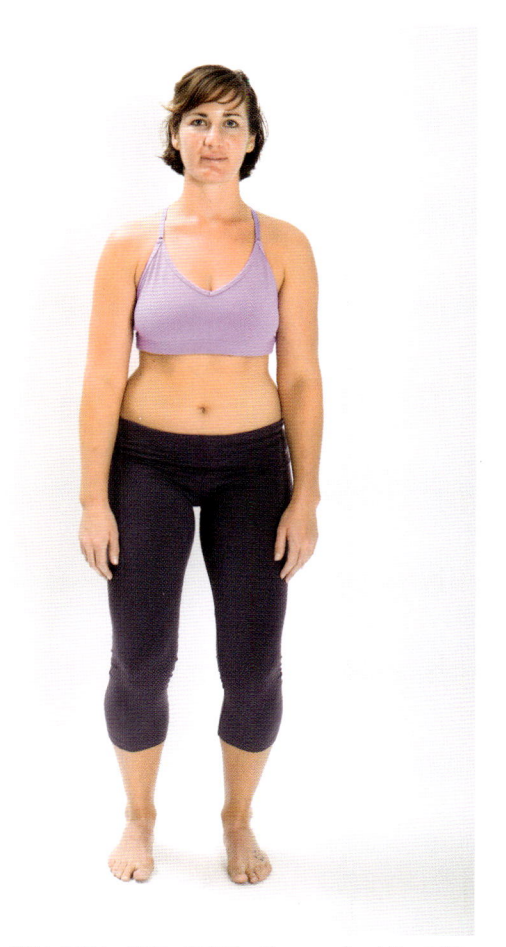

図9.3　前から見たSKB（スモールニーベンド）の理想的なパターン

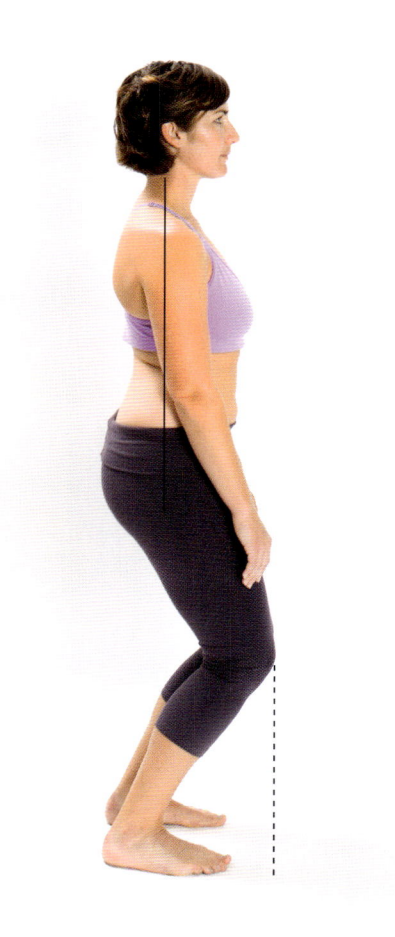

図9.4　横から見たSKB（スモールニーベンド）の理想的なパターン

SKBにおける股関節UCMに伴う矢状面上の動作不良

相対的スティフネス（制限）

- **膝と足関節の屈曲・背屈の制限：**足関節の背屈あるいは膝の屈曲の制限は、股関節屈曲可動域の代償的な増加の一因になるかもしれない。このことは股関節屈曲可動域の徒手的評価によって裏付けられる。

相対的柔軟性（潜在的UCM）

- **股関節屈曲：**動作の自然なパターンは、股関節からSKB動作が始まり、SKBにより大きく貢献する一方で、足関節と膝関節の動作は遅れ、貢献度はより小さいかもしれない。体幹が股関節屈曲へと前傾することを観察する。SKBが正しい回旋のアライメ

ントで行われる際、両膝が十分につま先より前に出ない。

股関節と下肢矢状面上のアライメント評価

- 正しい脛骨の回旋のアライメント（第二中足骨が体重移動のニュートラルラインの上にくるようにする）を維持しつつ、ニュートラルな足のアライメントで立つ。
- SKBを行う（体重支持で、踵を床に維持して両膝を曲げ、足首を背屈する）。
- 大腿骨の回旋のアライメントを制御する（体重移動

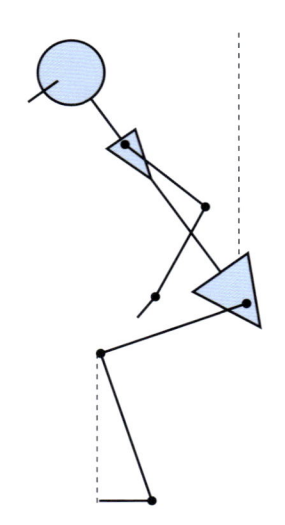

図9.5 矢状面上のアライメントグループ2 ── 股関節屈曲の機能不全：制限された膝と足関節の動作に対して相対的に過剰な股関節屈曲

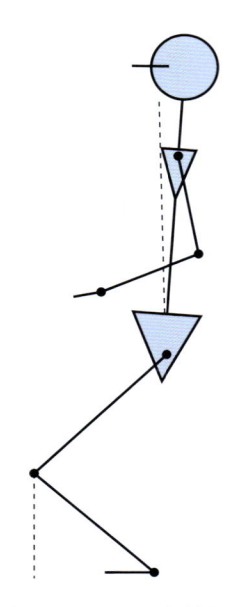

図9.6 矢状面上のアライメントグループ3 ── 下腿屈曲の機能不全：制限された股関節の動作に対して相対的に過剰な膝と足関節の動作

のニュートラルライン上に大腿骨がくる）。

- 踵を床に維持できる範囲で、膝を曲げる。
- 自然なパターンでの股関節や膝、足首の相対的な矢状面上のアライメントを観察する（キューやアライメントの修正なしに行う）。

理想的な矢状面上のアライメント

大腿骨の長軸と第二中足骨の両方が、下肢のニュートラルライン（矢状面から10°外旋した線）に並ぶようにする（図9.4）。

機能不全

- SKBが正しいアライメントで行われる際、両膝が十分につま先より前に出ない。膝のアライメントは、つま先の前方から3cm以内になる。膝が中足骨の骨頭までしか移動しないのが一般的である。膝を曲げる機能的な能力を維持するために、制御されていない代償として股関節の屈曲が顕著に増加する。患者はパターンを修正することができない、あるいは修正するのは非常に難しいと感じる。多くは股関節が「後ろに突き出している（hanging out）」してい

ることを自覚せず、また体幹が明らかに前傾しているときでも、垂直になっているとしばしば信じ込む。

- SKBが正しいアライメントで行われる際、両膝が十分につま先より前に出ない。膝のアライメントは、つま先から8cm以上前方にある。股関節の屈曲は、明らかに減少する。患者はパターンを修正することができない、あるいは修正するのは非常に難しいと感じる。体幹は、バランスを維持するために後方へ傾斜することがしばしばある。

矢状面上のアライメントは、3つに分類することができる。

1. 理想的（図9.4）
   a. 膝から下ろした垂線がつま先の3〜8cm前方に位置する。
2. 股関節屈曲の機能障害（図9.5）
   a. 膝から下ろした垂線がつま先の前方から3cm以内に位置する。
   b. 相対的に制限された膝屈曲と足関節の背屈
   c. 相対的に過剰あるいは制御されていない股関節屈曲
   d. 重心を中足部上に保つために、体幹が垂直から前

方へ傾く（理想よりも股関節がより屈曲する）

3. 下腿の屈曲の機能不全（図9.6）
   a. 膝から下ろした垂線がつま先の前方8 cm以上先に位置する。
   b. 相対的に制限されている股関節屈曲
   c. 相対的に過剰あるいは制御されていない股関節屈曲と足関節背屈
   d. 重心を中足部上に保つために、体幹が垂直から後方へ傾く（理想よりも股関節がより伸展する）

股関節の屈曲制御テストと屈曲制御リハビリテーション

　これら屈曲制御テストは、股関節における屈曲UCMの程度を評価し、ダイナミックスタビリティシステムが十分に屈曲負荷やひずみ（strain）を制御する能力を評価する。患者が屈曲に関連した症状や能力障害を訴える、もしくは示す場合には、屈曲UCMの

ための評価が優先である。機能障害を特定するテストは、リハビリテーションストラテジーをガイドしたり、方向づけるために用いられる。

股関節の屈曲UCMのテストの適応

　以下を観察または触診する。

1. 股関節屈曲可動域の過剰可動性
2. 前屈もしくは前傾動作が、過剰な股関節屈曲により始まる
3. 前屈または前傾、股関節屈曲姿勢の継続に関連した症状（痛み、不快感、つっぱり）

　患者は、股関節における屈曲に関連した症状を訴えている。屈曲負荷下において、股関節に体幹や下腿に比べて、**屈曲方向へのより大きな折れ曲がり（give）**がある。機能不全は、屈曲分離の運動制御テストによって裏付けられる。

股関節の屈曲制御テスト

T65　立位：体幹垂直片脚
1/4スクワットテスト
（股関節屈曲UCMのためのテスト）

　この分離テストは、股関節屈曲を自動的に分離し制御する能力を評価するものであり、片脚1/4スクワット——片脚立位で、膝を曲げ、足関節を背屈させることによってSKBを行う。

テスト手順

　患者は、両足を股関節の幅に広げて立ち（左右の踵の間は10〜15cm離す）、両足の内側の線は平行になるようにする（外側に開かない）。上半身を垂直にし、体重は中足部に乗るようにバランスを取る。患者は片方の足に全体重を移動させ、もう片方の足が床から離れる分だけ持ち上げるように指示される。この姿勢で、患者は、第二中足骨は体重移動の「ニュートラルライン」に沿ったアライメントになるようにして（矢状面から10°外旋した線）、立っている。骨盤は水平にし、体幹は真っ直ぐ（垂直）にすべきである。体幹や骨盤の側方へのずれやティルト、回旋は起こるべきではない。頭部と胸骨、恥骨結合は、立っている足の内側縁の上で垂直に並ぶべきであり、真っ直ぐに立った姿勢で両肩は水平になるべきである（図9.7）。

　この基本姿勢から、患者は踵を床につけたまま膝を曲げ、足関節を背屈させることによって片足SKBを行う。体重は拇趾球ではなく踵に乗るべきであり、体幹は垂直に保つ（まるで背中を壁につけてスライドさせながら下ろすように）。体幹は前に傾けない。膝を足部の真上に維持し、大腿骨のラインを第2足趾の上に合わせるようにする（「ニュートラルライン」上）（図9.8、図9.9）。体幹は垂直のままにしておくべきであり（壁を滑り降りるように）、膝はつま先より前に出るようにする。膝から垂線を下ろすのであれば、一番長い足趾の前方3〜8cm先に位置するようにする。理想的には、体幹の前傾や股関節の後方への移動、股関節や骨盤の屈曲が増加することなく、足趾の前方約3〜8cm先への独立したSKBが行われるべきである。

　このテストは、修正のためのフィードバック（被験

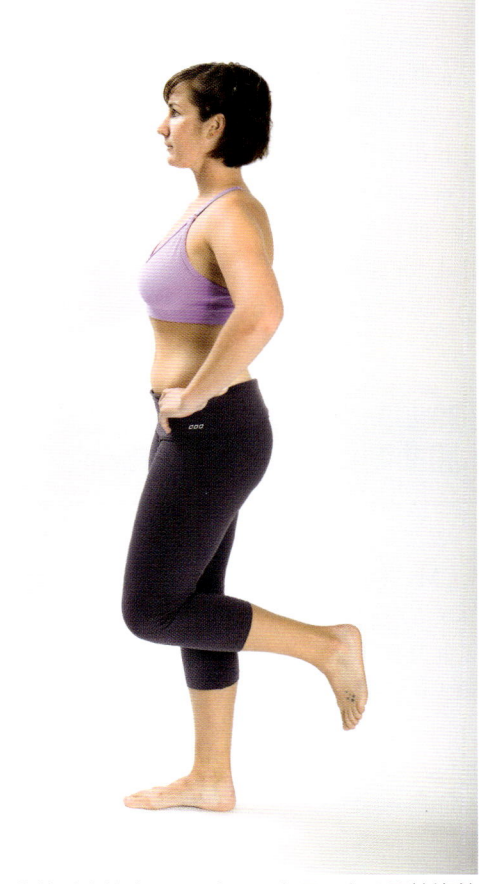

図9.7　体幹垂直片脚1/4スクワットテストの開始姿勢

者自身による触診、視覚など）もしくはキューなしで行われるべきである。テストのためにフィードバックを取り除き、セラピストは股関節屈曲の制御が十分かどうかを判断するために、大腿骨と体幹の視覚的な観察を用いるべきである。両側の脚を別々に評価する。

股関節屈曲UCM

　患者は、股関節を屈曲する活動に関連した股関節領域の痛み（鼠径部インピンジメント、外側大転子あるいは殿部の後方外側の痛み）を訴えている。垂直体幹1/4スクワットテストにおいて、股関節は膝がつま先前方3〜8cm先へ到達する前に屈曲方向へのUCMを示す（体幹は前傾し、股関節は過剰な股関節屈曲へと動く）。体重支持下での膝の屈曲と足首の背屈において、股関節に膝や足首に対して相対的に**屈曲への**

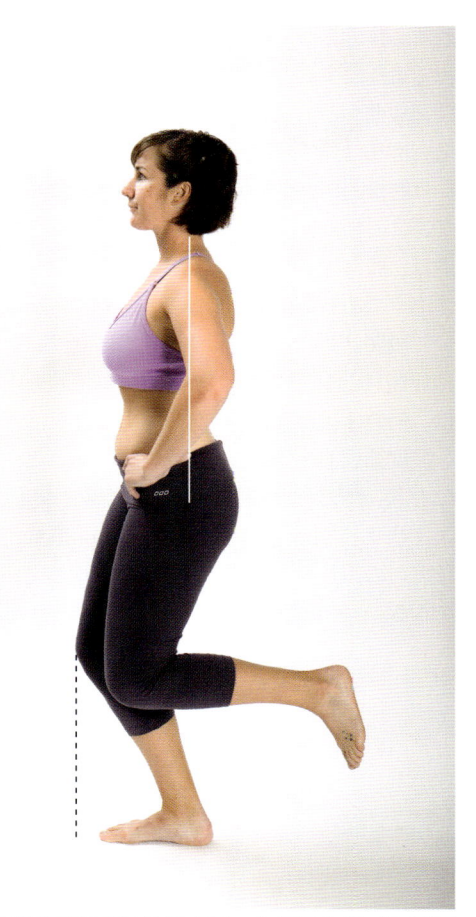

図9.8 体幹垂直片脚1/4スクワットテストのベンチマーク、側面図

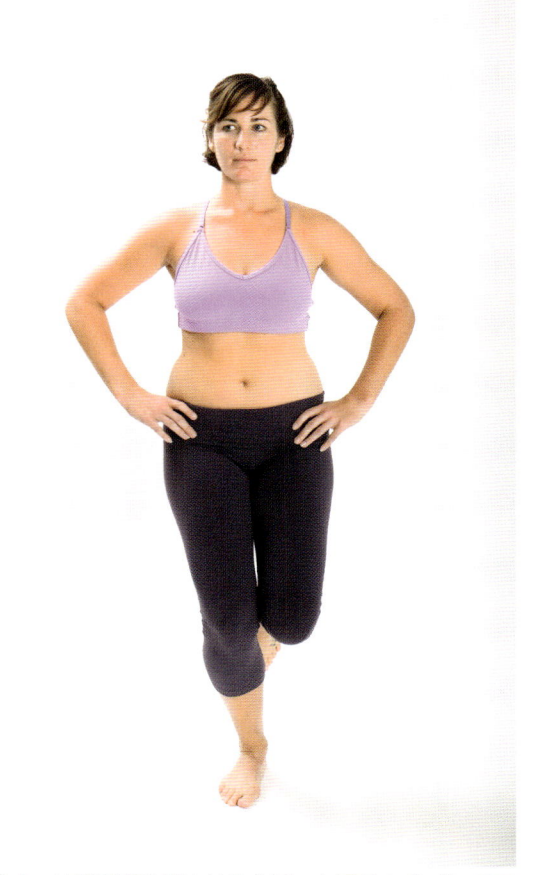

図9.9 体幹垂直片脚1/4スクワットテストのベンチマーク、正面図

UCMがある。被験者が過剰な股関節屈曲を防いだり抵抗することができないのであれば、股関節屈曲の制御は不十分である。

　制御されていない股関節の屈曲は、アイソメトリックあるいはエキセントリックな股関節屈曲の制御を行う殿部の伸展筋群（とくに深部の大殿筋）のスタビリティ機能の非効率性を伴うことが多い。股関節の屈曲を膝の屈曲や足関節の背屈から分離させようとする際、患者はUCMを制御することができない、あるいは、股関節屈曲を制御するために集中し多大な努力をする必要がある。両側の動作が評価されなければならない。もし股関節の屈曲UCMが両側性であるなら、片方がよりよい、または悪いかもしれない。

方向に特異的な運動制御テストにおける臨床的評価の注意点

　屈曲制御の運動制御（分離）テストにおいて、もしいくつかのほかの動作（例：わずかな回旋）が観察された場合、これを制御されていない屈曲として記録しない。回旋の運動制御テストによって、観察された動作が制御されていないかどうか特定される。制御されていない股関節屈曲が示された場合に限り、股関節屈曲UCMのテストが陽性となる。

股関節屈曲UCMのレーティングと診断

（T65.1、T65.2）

修正

　最初の再トレーニングは、体幹を壁で支持して始めるのが最もよい。患者は、背中を壁につけて両足を股関節の幅に広げて立ち（左右の踵の間は10～15cm離す）、両足の内側の線は平行になるようにする。患者は上半身を垂直にし、体重は中足部に乗るようにバランスを取り、真っ直ぐに立つことが求められる。踵は、約5～10cm壁から離す。骨盤は水平にし、体幹は真っ直ぐ（垂直）にすべきである（図9.10）。もし制御が不十分であるなら、1/4スクワット姿勢まで壁を滑り降りるようにしてSKBを行う。患者は背中を壁に維持し、両足に均等に体重を乗せるべきである。体幹を壁に維持することができ、股関節屈曲へと前傾しない範囲内のみで、壁を滑り降りる。

　制御が改善するとともに、患者は体重を片足に移動させて1/4スクワット姿勢へとSKBを行うよう指示される。体幹を壁に鉛直に維持し、膝はつま先より前に出るようにする。体幹を壁に維持することができ、股関節屈曲へと前傾しない範囲内のみで、壁を滑り降りる（図9.11）。体幹が股関節屈曲へと前傾する、あるいは膝が内側に動いて足や足関節の代償が始まる時点で、この動きは止めて開始姿勢に戻るべきである。患者は、股関節と体幹のアライメントをセルフモニターすべきであり、さまざまなフィードバックの方法を用いて股関節UCMを制御すべきである（T65.3）。股関節屈曲UCMが制御可能である可動域範囲内においては、何の症状も誘発されないはずである。

　股関節屈曲と体幹の前傾を制御することがより簡単になり、分離パターンも不自然に感じなくなったら、エクササイズは、支持なしで、壁から離れ、片足立ち位でこの同じ動作を行うことへと漸増していくことができる。

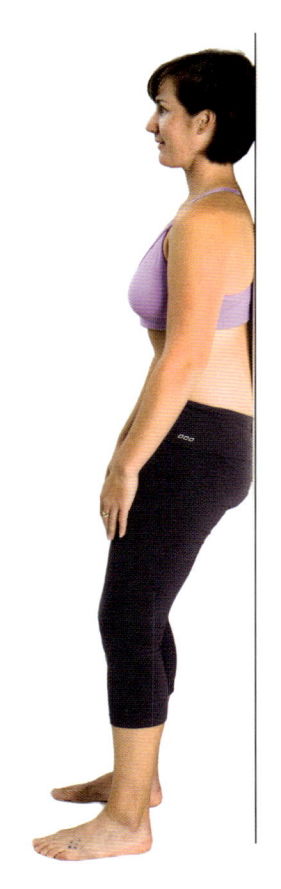

図9.10　壁を支持として用いたSKBによる修正

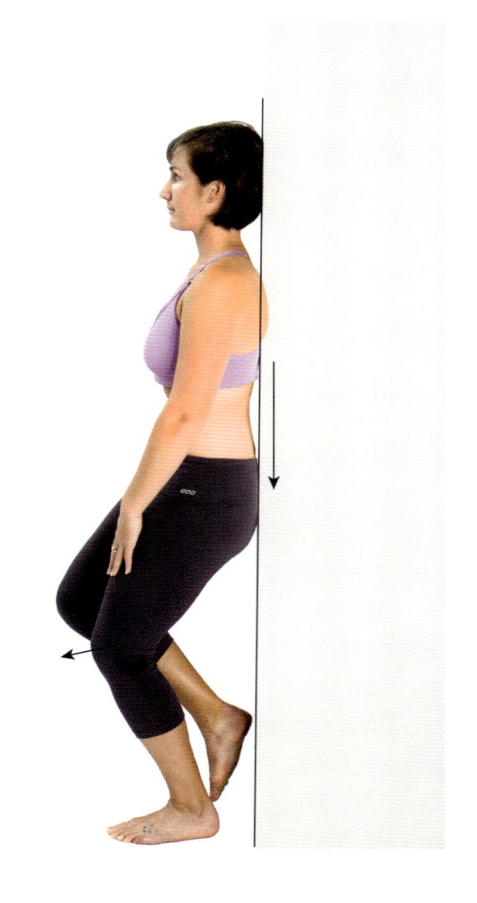

図9.11　壁を支持として用いたSKBによる修正

T65.1　体幹垂直片脚 1/4 スクワットテストの低閾値動員効率の評価とレーティング

体幹垂直片脚 1/4 スクワットテスト——立位

評価

制御のポイント：
- 股関節の屈曲を防ぐ

動作の課題： 片膝の屈曲と足関節の背屈（立位）

ベンチマーク可動域： 体幹を真っすぐにして、膝がつま先の前方 3 〜 8 cm 前方へ出るように屈曲する

方向の制御のための低閾値動員効率のレーティング

	✔または✘		✔または✘
• テスト方向への「UCM」を防ぐことができる正しい動作の分離パターン 股関節における以下の方向への UCM を防ぐ： • 屈曲 そして片膝を屈曲し、足関節を背屈する	☐	• 簡単そうに見え、自信をもって行っているという評価者の意見	☐
		• 簡単に感じ、被験者は十分に動作のパターンへの意識があり、自信を持ってテスト方向における「UCM」を防ぐ	☐
• ベンチマーク可動域全体を通じて動作を分離する：1/4 スクワット姿勢となり体幹を真っすぐにして、膝がつま先の前方 3 〜 8 cm 前方へ出るように屈曲する **ベンチマーク基準を超えた利用可能な可動域がある場合、自動的な制御を必要とするのはベンチマーク可動域のみである**	☐	• コンセントリックおよびエキセントリックな動作の間、分離のパターンはスムーズである	☐
		• UCM を防ぐために、反対方向への**最終域**の動きを（継続的に）使わない	☐
		• 特別なフィードバック（触覚的、視覚的、言語的な指示）は必要ない	☐
• 呼吸を止めずに（代替的な呼吸ストラテジーを使うことは許容される）	☐	• 外的な支持や負荷をなくすことなく	☐
		• リラックスした自然な呼吸（たとえ理想的でなかったとしても——自然なパターンが変化しない限り）	☐
• エキセントリック運動中の制御	☐	• 疲労がない	☐
• コンセントリック運動中の制御	☐		

分離パターンを修正　　　　　　　　　**動員の効率**

T65.2　体幹垂直片脚 1/4 スクワットテストによる UCM の部位と方向の診断

体幹垂直片脚 1/4 スクワットテスト——立位

部位	方向	左へ（左）	右へ（右）
		（チェックボックス）	（チェックボックス）
股関節	屈曲	☐	☐

T65.3　再トレーニングをモニターするフィードバックのツール

フィードバックのツール	過程
自己触診	関節姿勢（位置）の触診によるモニタリング
視覚的な観察	鏡を見て、あるいは直接動きを観察する
粘着テープ	触覚的なフィードバックのために皮膚に張力をかける
指示と口頭による修正	ほかの観察者からのフィードバックを聞く

T66 立位：片足挙上（single foot lift）テスト（股関節屈曲UCMのためのテスト）

この分離テストは、片脚立位において股関節屈曲を自動的に分離し制御する能力を評価するものであり、SKB姿勢での体重支持をしている側の股関節の制御を維持し、もう片方の脚の股関節を屈曲させる。

テスト手順

患者は真っ直ぐに立ち、上半身を垂直にし、体重は足に乗るようにバランスを取り、両踵の上に骨盤の中心がくるようにする（図9.12）。患者は片方の足に全体重を移動させ、両肩と骨盤を水平に保ち、もう片方の足をゆっくりと股関節が90°になるまで床から持ち上げるよう指示される（図9.13）。体重を支持している側の脚の股関節の屈曲は増加するべきではない。殿部

が後方へ2cm以上動くというのは、股関節屈曲が制御されていないことを示す。

股関節屈曲の増加への制御を喪失していることを示す動きが観察されるとすぐ、この動作を止め、開始姿勢に戻すべきである。片側の足を挙上すること（体重支持をしていない股関節の屈曲）は、体重支持している側の脚の股関節屈曲とは独立していなければならない。このテストは、修正のためのフィードバック（被験者自身による触診、視覚、フレキシカーブ（flexicurve）など）なしで行われるべきである。テストのためにフィードバックを取り除き、セラピストは股関節屈曲の制御が十分かどうかを判断するために、骨盤と脚への視覚的な観察を用いるべきである。両側を評価する。

股関節屈曲UCM

患者は、股関節を屈曲する活動に関連した股関節領域の痛み（鼠径部インピンジメント、外側大転子ある

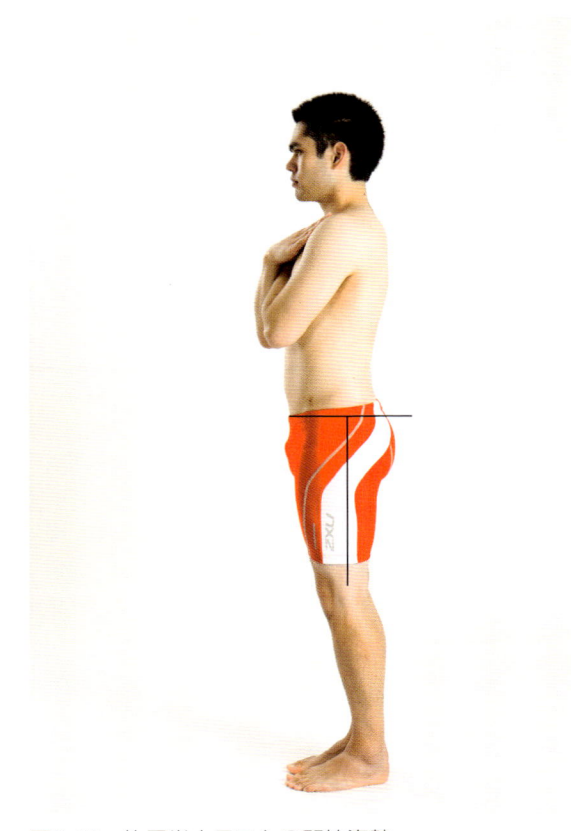

図9.12 片足挙上テストの開始姿勢

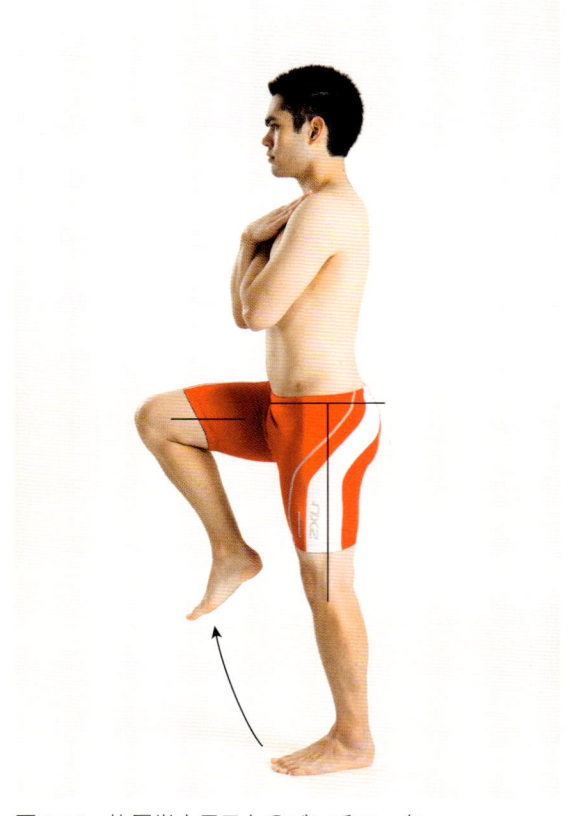

図9.13 片足挙上テストのベンチマーク

いは殿部の後方外側の痛み）を訴えている。片足挙上テストにおいて、体重を支持しているほうの股関節が**屈曲方向への**UCMを示す（足を挙上するにつれて、体幹は前傾し、股関節は屈曲し、殿部は後方へと動く）。股関節に反対側の股関節屈曲に対して相対的に屈曲方向へのUCMがある。被験者が体重支持をしている側の股関節屈曲を防いだり、抵抗することができないのであれば、股関節屈曲の制御は不十分である。

　制御されていない股関節の屈曲は、アイソメトリックあるいはエキセントリックな股関節屈曲の制御を行う殿部の伸展筋群（とくに深部の大殿筋）のスタビリティ機能の非効率性を伴うことが多い。股関節の屈曲を反対側の股関節の屈曲から分離させようとする際、患者はUCMを制御することができない、あるいは、股関節屈曲を制御するために集中し多大な努力をする必要がある。両側の動作が評価されなければならない。もし股関節の屈曲UCMが両側性であるなら、片方がよりよい、または悪いかもしれない。

> **方向に特異的な運動制御テストにおける臨床的評価の注意点**
>
> 　屈曲制御の運動制御（分離）テストにおいて、もしいくつかのほかの動作（例：わずかな回旋）が観察された場合、これを制御されていない屈曲として記録しない。回旋の運動制御テストによって、観察された動作が制御されていないかどうか特定される。制御されていない股関節屈曲が示された場合に限り、股関節屈曲UCMのテストが陽性となる。

股関節屈曲UCMのレーティングと診断

（T66.1、T66.2）

修正

　最初の再トレーニングは、体幹を壁で支持して始めるのが最もよい。患者は、背中を壁につけて両足を股関節の幅に広げて立ち、体重が両足に乗るようにバランスを取る。踵は、約5～10cm壁から離す。骨盤は水平にし、体幹は真っ直ぐ（垂直）にすべきである。患者は壁に背中をつけ、両足に均等に体重を乗せて1/4スクワット姿勢まで壁を滑り降りるようにしてSKBを行うように指導されるべきである。引き続き、

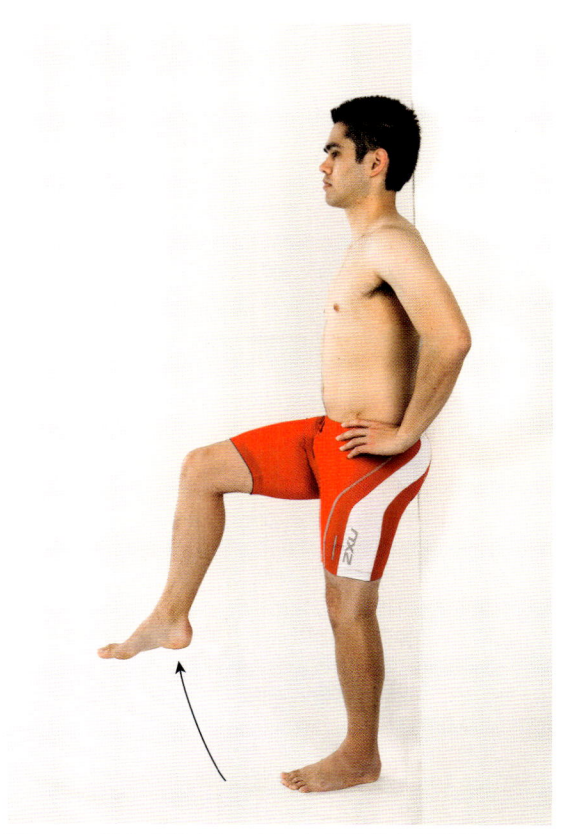

図9.14　壁を支持として用いた部分的な可動域における修正

全体重を片足に移し、体重を体重支持の足の上に維持するために、骨盤と両肩を側方に移動する。両肩と骨盤は水平に保つ。次に、患者はもう片方の足をゆっくりと床から15～20cm挙上する（階段を登るときのように）（図9.14）。体重を支持している側の脚の股関節は屈曲するべきではない。体幹を壁に維持することができ、そして前傾して股関節屈曲しない範囲内のみで、足を挙上する。

　患者は、股関節と体幹のアライメントをセルフモニターすべきであり、さまざまなフィードバックの方法を用いて股関節UCMを制御すべきである（T66.3）。屈曲UCMが制御可能である可動域範囲内においては、何の症状も誘発されないはずである。

　股関節屈曲と体幹の前傾を制御することがより簡単になり、分離パターンも不自然に感じなくなったら、エクササイズは、支持なしで、壁から離れ、片足立ち位でこの同じ動作を行うことへと漸増していくことができる。

T66.1　片足挙上テストの低閾値動員効率の評価とレーティング

片足挙上テスト──立位

評価

制御のポイント：
- 股関節の屈曲を防ぐ（体重支持脚）

動作の課題：反対側の股関節の屈曲（立位）

ベンチマーク可動域：反対側の足を 15 ～ 20cm 挙上する

方向の制御のための低閾値動員効率のレーティング

✓または✗		✓または✗	
• テスト方向への「UCM」を防ぐことができる正しい動作の分離パターン 股関節における以下の方向への UCM を防ぐ： • 屈曲 そして反対側の股関節を背屈する	☐	• 簡単そうに見え、自信をもって行っているという評価者の意見	☐
		• 簡単に感じ、被験者は十分に動作のパターンへの意識があり、自信を持ってテスト方向における「UCM」を防ぐ	☐
• ベンチマーク可動域全体を通じて動作を分離する：股関節 90°屈曲まで、反対側の足を挙上する **ベンチマーク基準を超えた利用可能な可動域がある場合、自動的な制御を必要とするのはベンチマーク可動域のみである**	☐	• コンセントリックおよびエキセントリックな動作の間、分離のパターンはスムーズである	☐
		• UCM を防ぐために、反対方向への最終域の動きを（継続的に）使わない	☐
		• 特別なフィードバック（触覚的、視覚的、言語的な指示）は必要ない	☐
• 呼吸を止めずに（代替的な呼吸ストラテジーを使うことは許容される）	☐	• 外的な支持や負荷をなくすことなく	☐
• エキセントリック運動中の制御	☐	• リラックスした自然な呼吸（たとえ理想的でなかったとしても──自然なパターンが変化しない限り）	☐
• コンセントリック運動中の制御	☐	• 疲労がない	☐
分離パターンを修正		**動員の効率**	

T66.2　片足挙上テストによる UCM の部位と方向の診断

片足挙上テスト──立位			
部位	方向	左へ（左）	右へ（右）
		（チェックボックス）	（チェックボックス）
股関節	屈曲	☐	☐

T66.3　再トレーニングをモニターするフィードバックのツール

フィードバックのツール	過程
自己触診	関節姿勢（位置）の触診によるモニタリング
視覚的な観察	鏡を見て、あるいは直接動きを観察する
粘着テープ	触覚的なフィードバックのために皮膚に張力をかける
指示と口頭による修正	ほかの観察者からのフィードバックを聞く

T67　立位：脊柱ロールダウン （spinal roll down）テスト （股関節屈曲UCMのためのテスト）

　この分離テストは、股関節屈曲を自動的に分離し制御する能力を評価するものであり、立位で、脊柱を屈曲へとロールダウン（訳注：丸める）させて脊柱を屈曲する。

テスト手順

　患者は、骨盤と上背部を壁につけて支持し、両足の間は少なくとも肩幅に広げ、両膝は軽く曲げる（股関節屈曲筋から負荷を取り除き、広い基底面）。踵の位置は壁から15〜20cmのところに位置する（図9.15）。

　次に、壁に腰椎を平らにするために骨盤を後方へロールしながら（骨盤の後傾）、胸椎を屈曲することで自動的に胸骨を骨盤の方向へ下制するように指示される。仙骨が壁に対して平らになることを感じられるよう、患者はモニターすべきである。次に、ゆっくりと頭と胸を骨盤のほう下げることによって脊柱の屈曲を継続するべきである。脊柱は屈曲へとロールしていくが、骨盤と仙骨は壁に対してしっかりと平らにつけておく。

　患者は、屈曲へと脊柱を壁から丸めていく（rolling）際、骨盤が壁から丸まり離れる（rolling off）ことを防ぐことが明らかなように、股関節の屈曲を脊柱の屈曲から分離する能力があるべきである。理想的には、患者は完全な脊柱屈曲へとロールダウンし、壁に対して骨盤を後傾に維持できるべきである。（図9.16）。脊柱

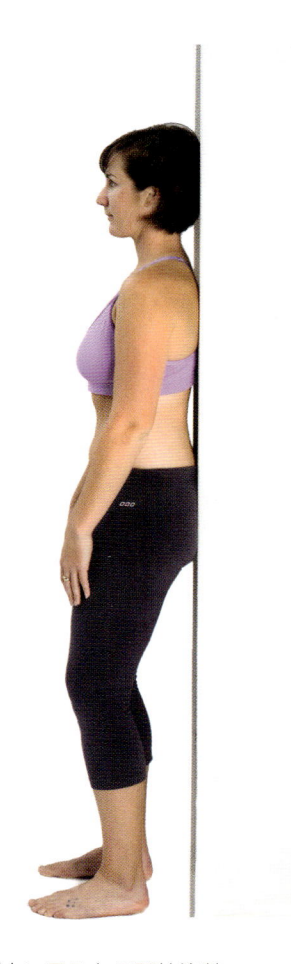

図9.15　脊柱ロールダウンテストの開始姿勢

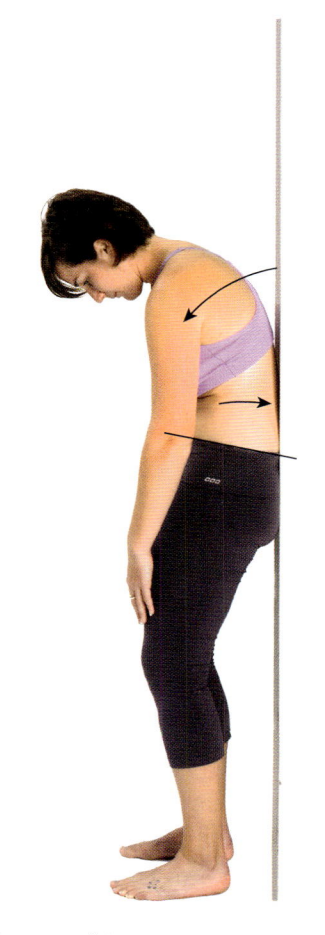

図9.16　脊柱ロールダウンテストのベンチマーク

が脊柱屈曲へと壁から離れるように前方にロールする際、骨盤が前傾し壁から離れる（例：股関節の屈曲）べきではない。脊柱の屈曲は股関節屈曲あるいは骨盤の動きから独立でなければならない。脊柱屈曲の負荷下における、制御されていない股関節屈曲に注意する。このテストは、修正のためのフィードバック（被験者自身による触診、視覚など）もしくはキューなしで行われるべきである。セラピストは、股関節屈曲の制御が十分かどうかを判断するために、大腿骨と骨盤に対する視覚的な観察を用いるべきである。

股関節屈曲UCM

　患者は、股関節を屈曲する活動に関連した股関節の痛み（鼠径部インピンジメント、外側大転子あるいは殿部の外側の痛み）を訴えている。脊柱ロールダウンテストにおいて、股関節は**屈曲方向へ**のUCMを示す（脊柱のロールダウンに続いて、骨盤が壁から離れ前方へロールする）。股関節に、脊柱に対して相対的にUCMがある。被験者が過剰な股関節屈曲を防いだり抵抗することができないのであれば、あるいは骨盤の最上部が壁から離れ前方へロールするのであれば、股関節屈曲の制御は不十分である。

　制御されていない股関節の屈曲は、アイソメトリックあるいはエキセントリックな股関節屈曲の制御を行う殿部の伸展筋群（とくに深部の大殿筋）のスタビリティ機能の非効率性を伴うことが多い。股関節の屈曲を脊柱の屈曲から分離させようとする際、患者はUCMを制御することができない、あるいは、股関節屈曲を制御するために集中し多大な努力をする必要がある。

方向に特異的な運動制御テストにおける臨床的評価の注意点

　屈曲制御の運動制御（分離）テストにおいて、もしいくつかのほかの動作（例：わずかな回旋）が観察された場合、これを制御されていない屈曲として記録しない。回旋の運動制御テストによって、観察された動作が制御されていないかどうか特定される。制御されていない股関節屈曲が示された場合に限り、股関節屈曲UCMのテストが陽性となる。

股関節屈曲UCMのレーティングと診断
（T67.1、T67.2）

修正

　再トレーニングは、体幹を壁で支持し、両足の間は少なくとも肩幅に広げ、両膝は軽く曲げて（股関節屈曲筋から負荷を取り除き、広い基底面）始めるのが最もよい。もし制御が不十分であれば、初めは踵の位置を壁から30〜40cmのところにする。次に、壁に腰椎を平らにするために骨盤を後方へロールしながら（骨盤の後傾）、胸椎を屈曲することで自動的に胸骨を骨盤の方向へ下制するように指示される。仙骨が壁に対して平らになることを感じられるよう、患者はモニターすべきである。部分的な屈曲可動域を通じてのみ脊柱を壁からロールダウンする（図9.17）。仙骨と骨盤上

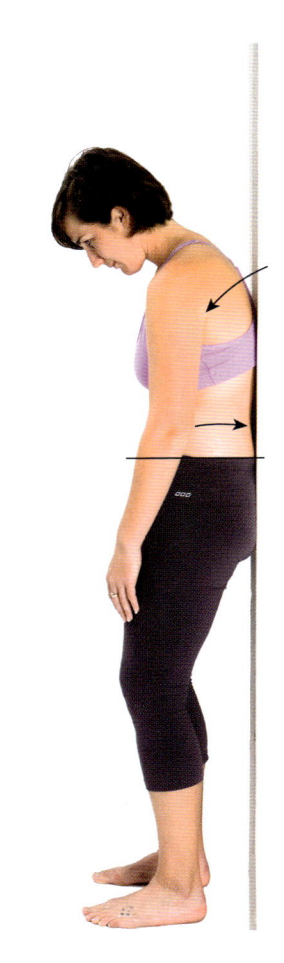

図9.17　壁を支持として用いた部分的脊柱ロールダウンによる修正

部がしっかりと壁に接触し、股関節屈曲の増加へと前方にロールしないことを確実にする。

　制御が改善するとともに、患者は踵を壁の近くに移動し、脊柱のロールダウンの可動域を大きくするよう指示される。骨盤が前方へロールして股関節屈曲が始まる時点で、この動きは止めて開始姿勢に戻るべきである。患者は、股関節と骨盤のアライメントをセルフモニターすべきであり、さまざまなフィードバックの

方法を用いて股関節屈曲UCMを制御すべきである（T67.3）。屈曲UCMが制御可能である可動域範囲内においては、何の症状も誘発されないはずである。

　股関節屈曲と体幹の前傾を制御することがより簡単になり、分離パターンも不自然に感じなくなったら、エクササイズは壁から離れた姿勢へと漸増していくことができる。

T67.1　脊柱ロールダウンテストの低閾値動員効率の評価とレーティング

脊柱ロールダウンテスト──立位（壁）

評価

制御のポイント：
- 股関節の屈曲を防ぐ（体重支持脚）

動作の課題：脊柱の屈曲（立位─壁）

ベンチマーク可動域：骨盤あるいは股関節の動きを伴うことなく、独立した完全な可動域での脊柱の屈曲

方向の制御のための低閾値動員効率のレーティング

	✓または✗		✓または✗
• テスト方向への「UCM」を防ぐことができる　正しい動作の分離パターン 股関節における以下の方向へのUCMを防ぐ： • 屈曲 そして脊柱を屈曲する	☐	• 簡単そうに見え、自信をもって行っているという評価者の意見	☐
		• 簡単に感じ、被験者は十分に動作のパターンへの意識があり、自信を持ってテスト方向における「UCM」を防ぐ	☐
• ベンチマーク可動域全体を通じて動作を分離する：仙骨を壁に平らにつけ、独立した完全な最終可動域での脊柱の屈曲 **ベンチマーク基準を超えた利用可能な可動域がある場合、自動的な制御を必要とするのはベンチマーク可動域のみである**	☐	• コンセントリックおよびエキセントリックな動作の間、分離のパターンはスムーズである	☐
		• UCMを防ぐために、反対方向への最終域の動きを（継続的に）使わない	☐
• 呼吸を止めずに（代替的な呼吸ストラテジーを使うことは許容される）	☐	• 特別なフィードバック（触覚的、視覚的、言語的な指示）は必要ない	☐
• エキセントリック運動中の制御	☐	• 外的な支持や負荷をなくすことなく	☐
• コンセントリック運動中の制御	☐	• リラックスした自然な呼吸（たとえ理想的でなかったとしても──自然なパターンが変化しない限り）	☐
		• 疲労がない	☐
分離パターンを修正		**動員の効率**	

T67.2　脊柱ロールダウンテストによるUCMの部位と方向の診断

脊柱ロールダウンテスト──立位（壁）

部位	方向	左へ（左）	右へ（右）
		（チェックボックス）	（チェックボックス）
股関節	屈曲	☐	☐

T67.3　再トレーニングをモニターするフィードバックのツール

フィードバックのツール	過程
自己触診	関節姿勢（位置）の触診によるモニタリング
視覚的な観察	鏡を見て、あるいは直接動きを観察する
粘着テープ	触覚的なフィードバックのために皮膚に張力をかける
指示と口頭による修正	ほかの観察者からのフィードバックを聞く

T68　側臥位：片脚外転 （single leg abduction）テスト （股関節屈曲UCMのためのテスト）

この分離テストは、股関節屈曲を自動的に分離し制御する能力を評価するものであり、片脚で、股関節外転と外旋を行う。

テスト手順

患者は側臥位となり、上側の脚が体幹と一直線になるよう伸展し、もう一方の（下側の）脚は、股関節を45°屈曲、膝を90°に屈曲させる（図9.18）。骨盤はニュートラルな回旋の位置を取る。患者は、骨盤のニュートラルな姿勢を維持し、上側の脚の足を外側に回旋（股関節を外旋）させるように指示される。次に、患者は、足と脚を外旋へと外側に向けながら、ゆっくりと上側の脚を垂直方向、そして身体の側方へと挙上する。理想的には、上側の脚は、股関節伸展と外旋を維持し、少なくとも35°（水平から）の股関節外転と、外旋（図9.19）へと挙上し戻すことを、股関節のニュートラルな伸展が股関節の屈曲へと失われることなく行うことができるべきである。

片側の股関節外転は、股関節屈曲と独立していなければならない。股関節外転負荷下における、過剰な股関節の屈曲に注意する。このテストは、修正のためのフィードバック（被験者自身による触診、視覚、フレキシカーブ（flexicurve）など）なしで行われるべきである。テストのためにフィードバックを取り除き、セラピストは股関節屈曲の制御が十分かどうかを判断するために、骨盤への視覚的な観察を用いるべきである。両側を評価する。

股関節屈曲UCM

患者は、股関節における屈曲に関連した症状を訴えている。片脚外転テストにおいて、股関節外転が35°に到達する前に、脚が身体の前方へ動く（股関節屈曲UCM）。片側の股関節への負荷下において、股関節に屈曲方向へのUCMがある。

制御されていない股関節の屈曲は、アイソメトリックあるいはエキセントリックな股関節屈曲の制御を行う殿部の伸展筋群（とくに深部の大殿筋）のスタビリティ機能の非効率性を伴うことが多い。股関節の屈曲を股関節の外転と外旋から分離させようとする際、患

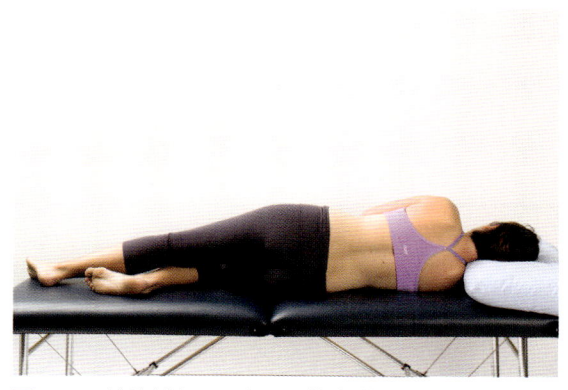

図9.18　片脚外転テストの開始姿勢

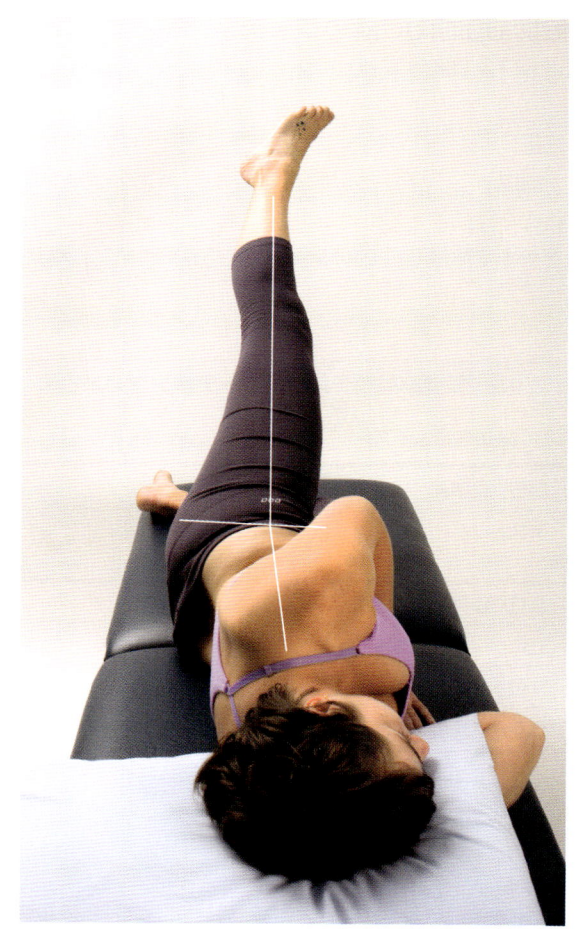

図9.19　片脚外転テストのベンチマーク

者はUCMを制御することができない、あるいは、股関節屈曲を制御するために集中し多大な努力をする必要がある。両側の動作が評価されなければならない。もし股関節の屈曲UCMが両側性であるなら、片方がよりよい、または悪いかもしれない。

方向に特異的な運動制御テストにおける臨床的評価の注意点

屈曲制御の運動制御（分離）テストにおいて、もしいくつかのほかの動作（例：わずかな回旋）が観察された場合、これを制御されていない屈曲として記録しない。回旋の運動制御テストによって、観察された動作が制御されていないかどうか特定される。制御されていない股関節屈曲が示された場合に限り、股関節屈曲UCMのテストが陽性となる。

股関節屈曲UCMのレーティングと診断

（T68.1、T68.2）

修正

制御が不十分である場合、再トレーニングは脚への負荷を軽減させて始める。患者は、股関節はニュートラルまで伸展し（0°伸展）、両膝を60°屈曲し、両足をつけて側臥位となり、骨盤はニュートラルな回旋の位置を取る。患者は、両方の踵をつけたままで、上側の脚を上および側方へ挙上するように指示される。この姿勢を保ち、上側の足の踵を、下側の踵から2～3cm挙上する。踵を挙上する際、股関節屈曲方向へと脚が前方へ動かないようにする。股関節が屈曲の制御を失う時点で、動きは止めるべきである。股関節の姿勢は再度スタビライズされ（膝を挙上し、踵は下げる）、次に、数秒間この姿勢を維持し、開始姿勢に戻る。

片側の股関節外転は、股関節屈曲と独立していなければならない。患者は、股関節のアライメントをセルフモニターすべきであり、さまざまなフィードバックの方法を用いて屈曲UCMを制御すべきである（T68.3）。回旋UCMが制御可能である可動域範囲内においては、何の症状も誘発されないはずである。

股関節屈曲を制御することがより簡単になり、分離パターンも不自然に感じなくなったら、股関節外転と外旋のエクササイズは脚を完全に伸展させた姿勢へと漸増していくことができる。

股関節屈曲UCMのまとめ

（表9.2）

表9.2　股関節屈曲テストのレーティングのまとめ		
UCM の診断とテスト		
部位：股関節	**方向：屈曲**	**臨床的優先性** ☐
テスト	レーティング（✓✓または✓✗または✗✗）と理論的な根拠	
立位：体幹垂直片脚 1/4 スクワット		
立位：片足挙上 (single foot lift)		
立位：脊柱ロールダウン (spinal roll down)		
側臥位：片脚外転 (single leg abduction)		

T68.1　片脚外転テストの低閾値動員効率の評価とレーティング

片脚外転テスト──側臥位

評価

制御のポイント：
- 股関節の屈曲を防ぐ

動作の課題： 片側の股関節の外転および外旋（側臥位）

ベンチマーク可動域： 代償を伴うことなく、独立した股関節 35°外転および外旋

方向の制御のための低閾値動員効率のレーティング

	✓または✗		✓または✗
• テスト方向への「UCM」を防ぐことができる正しい動作の分離パターン 股関節における以下の方向への UCM を防ぐ： • 内側への屈曲 そして股関節を外転および外旋する（ターンアウト）	☐	• 簡単そうに見え、自信をもって行っているという評価者の意見	☐
		• 簡単に感じ、被験者は十分に動作のパターンへの意識があり、自信を持ってテスト方向における「UCM」を防ぐ	☐
• ベンチマーク可動域全体を通じて動作を分離する：股関節 35°外転および外旋 **ベンチマーク基準を超えた利用可能な可動域がある場合、自動的な制御を必要とするのはベンチマーク可動域のみである**	☐	• コンセントリックおよびエキセントリックな動作の間、分離のパターンはスムーズである	☐
		• UCM を防ぐために、反対方向への最終域の動きを（継続的に）使わない	☐
• 呼吸を止めずに（代替的な呼吸ストラテジーを使うことは許容される）	☐	• 特別なフィードバック（触覚的、視覚的、言語的な指示）は必要ない	☐
• エキセントリック運動中の制御	☐	• 外的な支持や負荷をなくすことなく	☐
• コンセントリック運動中の制御	☐	• リラックスした自然な呼吸（たとえ理想的でなかったとしても──自然なパターンが変化しない限り）	☐
		• 疲労がない	☐

分離パターンを修正	動員の効率

T68.2　片脚外転テストによる UCM の部位と方向の診断

片脚外転テスト──側臥位			
部位	方向	左へ（左）	右へ（右）
		（チェックボックス）	（チェックボックス）
股関節	屈曲	☐	☐

T68.3　再トレーニングをモニターするフィードバックのツール

フィードバックのツール	過程
自己触診	関節姿勢（位置）の触診によるモニタリング
視覚的な観察	鏡を見て、あるいは直接動きを観察する
粘着テープ	触覚的なフィードバックのために皮膚に張力をかける
指示と口頭による修正	ほかの観察者からのフィードバックを聞く

股関節伸展制御

股関節伸展に関連する動作不良

股関節伸展に関連する動作不良の根源と性質のさらなる特定のために、修正トーマステスト（modified Thomas test）を用いることができる。

修正トーマステスト

患者は、台座やテーブルの端に座り、片方の膝を持ち、両膝を屈曲させたまま仰向けになる。患者は、胸椎下部と仙骨はテーブルの上に平らにし、仙骨が巻き上がって腰椎骨盤帯が屈曲しテーブルから離れない程度に、腰椎がテーブルの上に平らになるまで片膝を胸の前に引っ張る。患者は両手で片膝を抱え、この背中が平らな姿勢を維持する。次に、セラピストは正中線への股関節の内転と膝の90°屈曲を維持し、腰椎骨盤帯の姿勢を維持していることをモニターしながら、テストする側の脚をテーブルに向かって受動的に下ろしていく（股関節伸展）。

相対的スティフネス（股関節伸展の制限）

もし大腿部が水平より上で止まる場合、ある股関節屈曲筋の構造が伸展性に欠けているということになる。さらなる評価により、相対的なスティフネスの根源、つまり、短縮した大腿筋膜張筋・腸脛靱帯、大腿直筋、あるいは関節包前面の区別ができる。

- **大腿直筋。**下ろした姿勢（脚がテーブルの上で止まっている）から、腰椎はニュートラルで大腿部が正

中線へ内転したまま、大腿直筋からの張力を取り除くために膝を受動的に伸展する。もし大腿直筋が股関節屈曲筋群を短縮させている要因の1つであれば、股関節はさらに伸展することができ、脚はよりテーブルの近くへ下がることができる（図9.22）。

- **大腿筋膜張筋と腸脛靱帯。**下ろした姿勢（脚がテーブルの上で止まっている）から、腰椎はニュートラルで膝が80°屈曲のまま、腸脛靱帯からの張力を取り除くために大腿部を受動的に外転する。もし腸脛靱帯が股関節屈曲筋群を短縮させている要因の1つであれば、股関節はさらに伸展することができ、脚はよりテーブルの近くへ下がることができる（図9.23）。

- **関節包前方（あるいは腸骨筋）。**下ろした姿勢（脚がテーブルの上で止まっている）から、腰椎はニュートラルのまま、腸脛靱帯からの張力を取り除くた

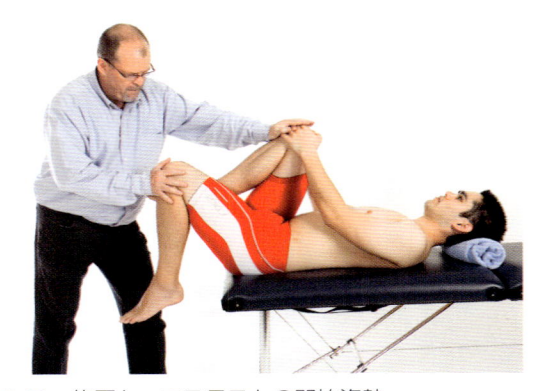

図9.20　修正トーマステストの開始姿勢

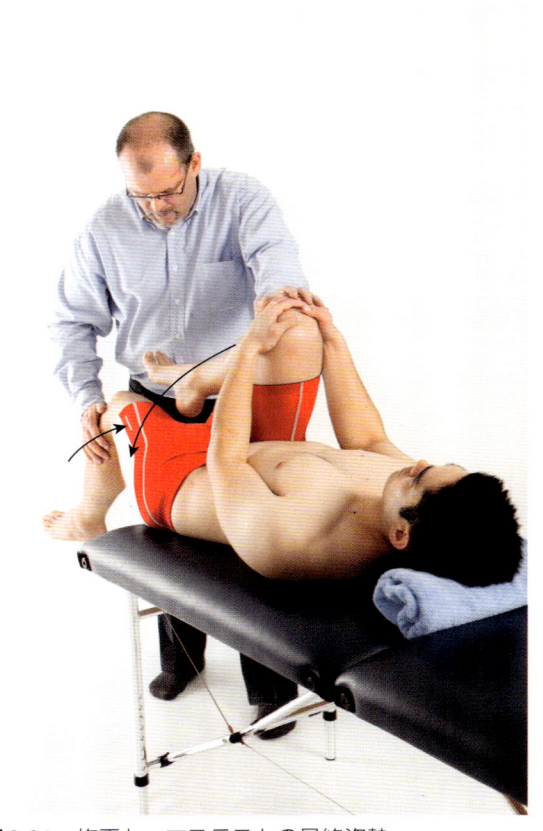

図9.21　修正トーマステストの最終姿勢

めに大腿部を受動的に外転し、大腿直筋からの張力を取り除くために膝を受動的に伸展する。もし関節包前方が短縮しているのであれば、股関節はテーブルの上で止まったままで完全に伸展しない。

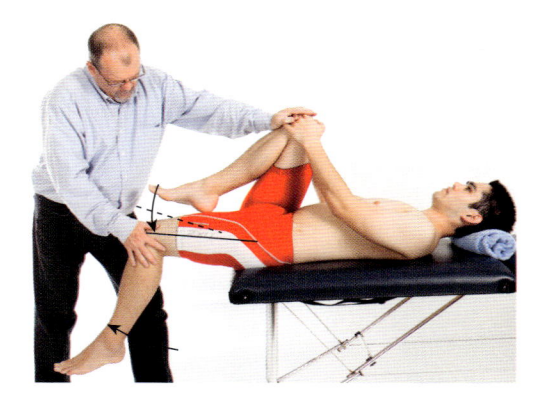

図9.22　修正トーマステストにおける大腿直筋の関与

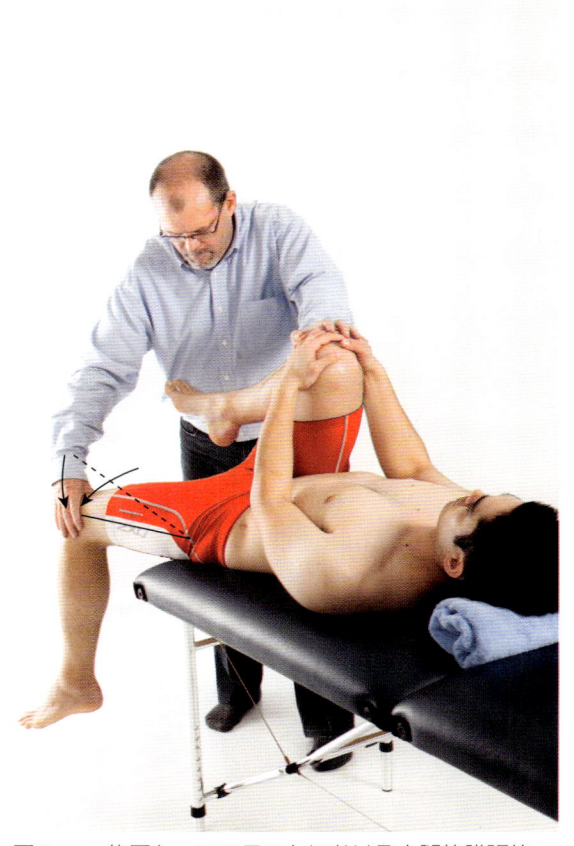

図9.23　修正トーマステストにおける大腿筋膜張筋—腸脛靱帯の関与

相対的柔軟性（潜在的UCM）

• **過剰な股関節伸展**。軽く膝を伸展させ、股関節を外転することによって、筋筋膜構造への負荷を取り除く。もし大腿部が水平から10°以下より下で止まるのであれば、前方の制限因子の弛緩性（腸骨筋と股関節の関節包前方の伸長）を伴う股関節伸展の過剰な可動域が存在する。もし過剰な股関節伸展が確認された場合、制御されていない伸展だけではなく、制御されていない大腿骨頭の前方並進運動（股関節前方グライド）についても、さらなるテストを行うことが重要である。

股関節伸展制御テストと伸展制御リハビリテーション

これら伸展制御テストは、股関節における伸展UCMの程度を評価し、ダイナミックスタビリティシステムが十分に伸展負荷やひずみ（strain）を制御する能力を評価する。患者が伸展に関連した症状や能力障害を訴える、もしくは示す場合には、伸展UCMのための評価が優先である。機能障害を特定するテストは、リハビリテーションストラテジーをガイドしたり、方向づけるために用いられる。

股関節伸展UCMのテストの適応

以下を観察または触診する。

1. 股関節伸展可動域の過剰可動性
2. 後屈もしくは膝伸展動作が、過剰な股関節伸展により始まる
3. 股関節伸展または伸展姿勢の継続に伴う症状（痛み、不快感、つっぱり）

患者は、股関節における伸展に関連した症状を訴えている。伸展負荷下において、股関節に体幹や下腿に比べて、**伸展方向へのより大きな折れ曲がり（give）**がある。機能不全は、伸展分離の運動制御テストによって裏付けられる。

股関節伸展制御のテスト

T69　立位：胸腰椎伸展（thoracolumbar extension）テスト（股関節伸展UCMのためのテスト）

　この分離テストは、立位で、胸腰椎伸展へと胸骨を自動的に上方、前方へ挙上する際、股関節伸展を制御する能力を評価する。

テスト手順

　患者は、最初に大腿部の上のほうが台座やベンチ、テーブルの端に当たるようにして、両足をテーブルの下のできるだけ前に位置しバランスが維持できるように立つ。頭の位置を、顎が突き出すことなく両肩の真上にくるようにする。胸腰椎伸展の動作の見本をみせる、あるいは徒手的に手助けする。胸椎、鎖骨、肩峰は、全て上方そして前方へ動くべきである。股関節の伸展あるいは骨盤の前方へのスウェーはあるべきではない（テーブルがフィードバックと支持を提供してくれる）。通常の前方の骨盤前傾は（わずかな股関節屈曲を伴って）現れるべきで、胸部領域から始まる胸腰椎の伸展に、腰椎全体と胸椎下部が貢献すべきである。

　テストのために、フィードバックと支持は取り除かれる。患者は、両脚を真っ直ぐにして支持なしで背筋を伸ばして立ち、腰椎と骨盤はニュートラルな位置を取る。頭は、顎が突き出すことなく両肩の真上にくるようにする（図9.24）。腰椎骨盤帯の前方へのスウェーへの動きを起こすことなく、患者は、胸腰椎の伸展の利用できる可動域全体を通して自動的に胸骨を上方、前方へ挙上する能力を持っているべきである。

　理想的には、患者は独立して胸腰椎領域をリラックスした屈曲位から完全な伸展可動域を通じて伸展させる際、股関節の伸展と骨盤の前方へのスウェーを防ぐ能力を持つべきである（図9.25）。分離された胸腰部伸展の利用できる可動域は小さい。このテストは、修正のためのフィードバック（被験者自身による触診、視覚など）もしくはキューなしで行われるべきである。

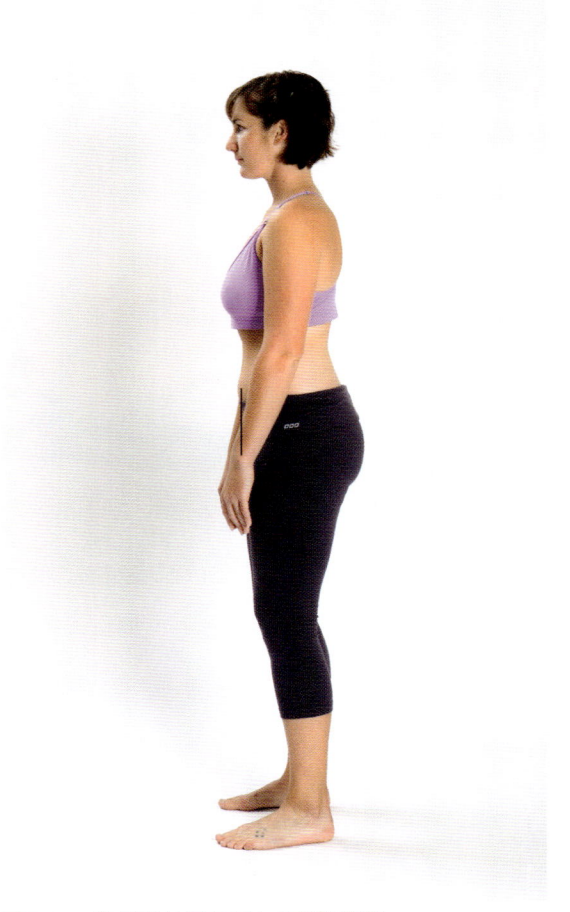

図9.24　胸腰椎伸展テストの開始姿勢

股関節伸展UCM

　患者は、股関節における伸展に関連した症状を訴えている。股関節に、伸展負荷下において、脊柱に対して相対的に股関節伸展および骨盤の前方スウェー方向へのUCMがある。自動的な胸腰椎伸展において、胸腰椎が伸展に達する前に股関節は伸展を始める。腰椎上部と胸椎は、股関節伸展が完了したときにのみ伸展に貢献する（たとえあったとしても）。股関節伸展を独立した胸腰椎の伸展から分離させようとする際（正常な些少の骨盤の前傾を許容しながら）、患者はUCMを制御することができない、あるいは制御するために集中し多大な努力をする必要がある。

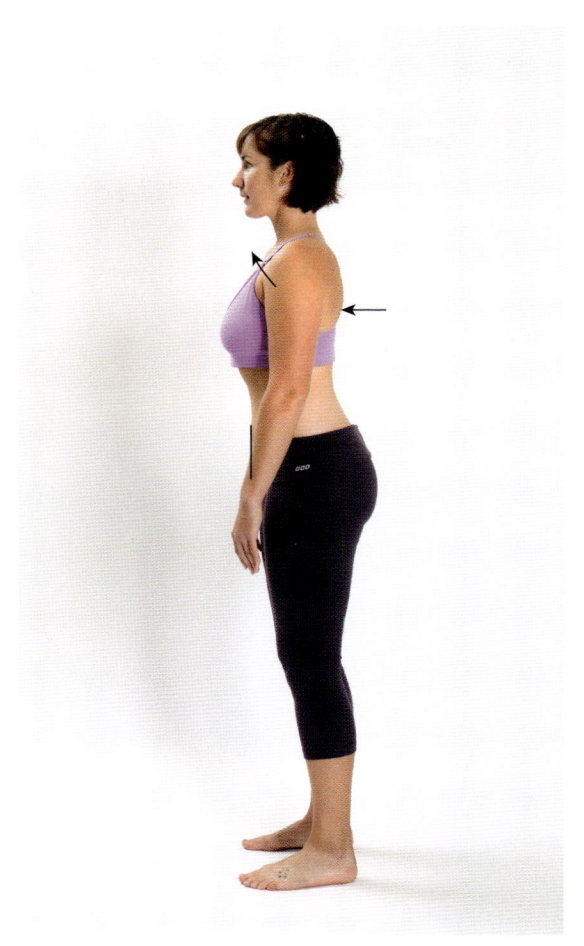

図9.25　胸腰椎伸展テストのベンチマーク

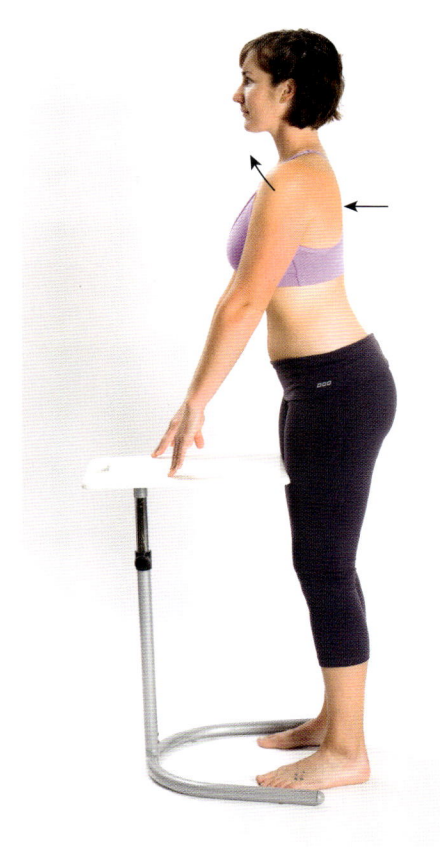

図9.26　股関節の支持を用いた胸椎伸展による修正

方向に特異的な運動制御テストにおける臨床的評価の注意点

伸展制御の運動制御（分離）テストにおいて、もしいくつかのほかの動作（例：わずかな回旋）が観察された場合、これを制御されていない伸展として記録しない。回旋の運動制御テストによって、観察された動作が制御されていないかどうか特定される。**制御されていない股関節の伸展が示された場合に限り、股関節伸展 UCM のテストが陽性となる。**

股関節伸展UCMのレーティングと診断

（T69.1、T69.2）

修正

患者は、両脚を真っ直ぐにして支持なしで背筋を伸

ばして立ち、脊柱、骨盤、そして股関節はニュートラルな位置を取る。股関節の伸展や骨盤の前方スウェーを自動的に制御あるいは防ぐことができる範囲内のみで、股関節の伸展への動作や、骨盤を前方スウェーを起こすことなく、患者は胸腰椎の伸展へと自動的に胸部を上方、前方に挙上する。通常の骨盤の前傾は（わずかな股関節屈曲を伴って）あるべきで、胸腰椎領域から始まる脊柱の伸展に、腰椎全体と胸椎下部が貢献すべきである。

もし制御が不十分な場合、追加のフィードバックと支持を伴った再トレーニングを始める。患者は、大腿部の上のほうがベンチやテーブルの端に当たるようにして、両足をテーブルの下のできるだけ前に位置しバランスが維持できるように立つ。テーブルが股関節の伸展と骨盤の前方スウェーを防いでいる状態で、胸部

は上方および前方へ動くべきである。また、上半身と体幹の体重負荷は、両腕を通して支持することができ、制御されなければならない負荷を減らすことができる（図9.26）。股関節伸展を防ぐことのできる範囲内のみで、胸腰椎を伸展へ動かすことによって訓練される。

患者は、股関節のアライメントをセルフモニターすべきであり、さまざまなフィードバックの方法を用いて制御すべきである（T69.3）。胸腰椎への伸展負荷下において、股関節伸展UCMが制御可能である可動域範囲内においては、何の症状も誘発されないはずである。

UCMを制御することがより簡単になり、分離パターンも不自然に感じなくなったら、エクササイズはベンチやテーブルなしに、支持のない姿勢へと進めていくことができ、また、さまざまな機能的な姿勢や位置へと統合されるべきである。

T69.1　胸腰椎伸展テストの低閾値動員効率の評価とレーティング

胸腰椎伸展テスト──立位

評価

制御のポイント：
- 股関節の伸展を防ぐ（骨盤の前方スウェー）

動作の課題：胸腰椎の伸展（立位）

ベンチマーク可動域：代償を伴うことなく、可能な可動域全体にわたる分離した胸腰椎の伸展

方向の制御のための低閾値動員効率のレーティング

✓または✗		✓または✗	
• テスト方向への「UCM」を防ぐことができる正しい動作の分離パターン	☐	• 簡単そうに見え、自信をもって行っているという評価者の意見	☐
股関節における以下の方向への UCM を防ぐ： • 伸展（骨盤の前方スウェー） そして胸腰椎を伸展する		• 簡単に感じ、被験者は十分に動作のパターンへの意識があり、自信を持ってテスト方向における「UCM」を防ぐ	☐
• ベンチマーク可動域全体を通じて動作を分離する：可能な可動域全体にわたる胸腰椎の伸展	☐	• コンセントリックおよびエキセントリックな動作の間、分離のパターンはスムーズである	☐
ベンチマーク基準を超えた利用可能な可動域がある場合、自動的な制御を必要とするのはベンチマーク可動域のみである		• UCM を防ぐために、反対方向への**最終域**の動きを（継続的に）使わない	☐
		• 特別なフィードバック（触覚的、視覚的、言語的な指示）は必要ない	☐
• 呼吸を止めずに（代替的な呼吸ストラテジーを使うことは許容される）	☐	• 外的な支持や負荷をなくすことなく	☐
• エキセントリック運動中の制御	☐	• リラックスした自然な呼吸（たとえ理想的でなかったとしても──自然なパターンが変化しない限り）	☐
• コンセントリック運動中の制御	☐	• 疲労がない	☐
分離パターンを修正		**動員の効率**	

T69.2　胸腰椎伸展テストによるUCMの部位と方向の診断

胸腰椎伸展テスト──立位

部位	方向	左へ（左）	右へ（右）
		（チェックボックス）	（チェックボックス）
股関節	伸展	☐	☐

T69.3　再トレーニングをモニターするフィードバックのツール

フィードバックのツール	過程
自己触診	関節姿勢（位置）の触診によるモニタリング
視覚的な観察	鏡を見て、あるいは直接動きを観察する
粘着テープ	触覚的なフィードバックのために皮膚に張力をかける
指示と口頭による修正	ほかの観察者からのフィードバックを聞く

T70 立位：片膝挙上＋前傾テスト（single knee lift + anterior tilt test）（股関節伸展UCMのためのテスト）

この分離テストは、自動的に脊柱を伸展し骨盤を前傾する際、股関節伸展を自動的に分離し制御し、片方の股関節の屈曲を維持する能力を評価する。

テスト手順

患者は片方の足で立ち、両肩と骨盤を水平に保ち、もう片方の足をゆっくりと股関節が90°になるまで持ち上げ、下腿はリラックスし、踵が膝から下に垂直になる。大腿部は水平を保ち、腰椎骨盤帯はニュートラルでリラックスした浅い前彎を維持するべきである

（図9.27）。次に、患者は股関節を屈曲した姿勢（大腿部は水平）を保ち、ゆっくりと骨盤を前方へティルト（骨盤の前傾）し、腰椎を伸展させるように指示される。患者は、骨盤のティルトと腰椎の伸展において、股関節の伸展（大腿部が下がる動き）の増加を防ぐために、股関節を屈曲した姿勢を保つべきである。

理想的には、股関節の伸展と独立して（大腿部は水平を保つ）、骨盤は完全な前傾に達することができるべきである（図9.28）。股関節伸展方向への制御の喪失を示す動作が観察されたり、脚の姿勢を維持するための骨盤の前方スウェーが確認されたらすぐ、この動作を止め、開始姿勢に戻すべきである。骨盤の前傾は、股関節の90°屈曲を維持（大腿部は水平）し、両肩と骨盤は水平に維持したまま行われなければいけない。

骨盤の前傾は、股関節の伸展と独立していなければならない。骨盤のティルトの負荷下において、制御さ

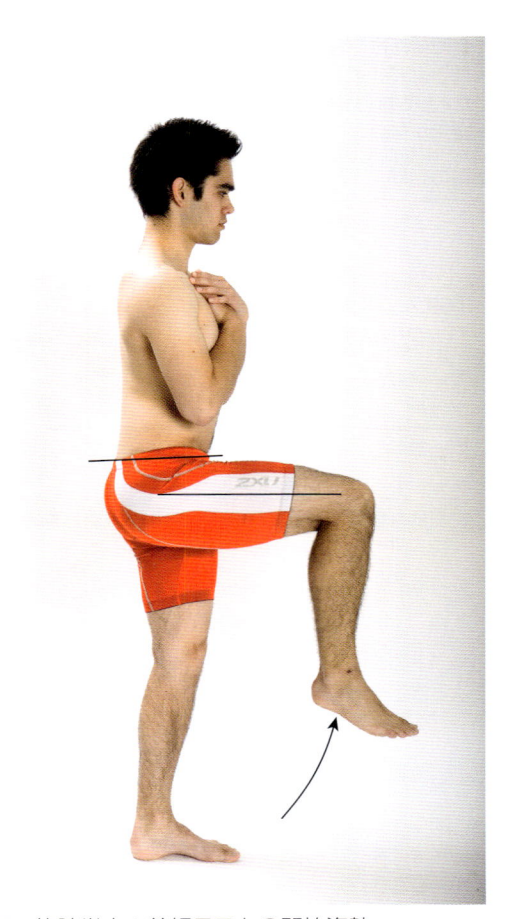

図9.27 片膝挙上＋前傾テストの開始姿勢

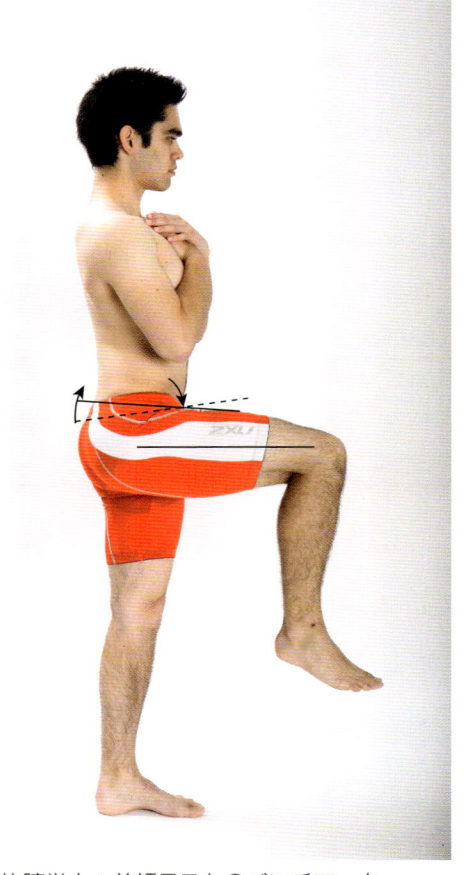

図9.28 片膝挙上＋前傾テストのベンチマーク

れていない股関節の伸展に注意する。このテストは、修正のためのフィードバック（被験者自身による触診、視覚、フレキシカーブ（flexicurve）など）なしで行われるべきである。テストのためにフィードバックを取り除き、セラピストは股関節伸展の制御が十分かどうかを判断するために、骨盤と脚への視覚的な観察を用いるべきである。両側を評価する。

股関節伸展UCM

　患者は、股関節を伸展する活動に関連した股関節の痛み（鼠径部インピンジメント、殿部外側の痛み）を訴えている。片脚膝挙上＋前傾テストにおいて、患者は骨盤が前方へティルトし脊柱が伸展する際、大腿部が下がるのを防ぎ股関節が伸展するのを防ぐ能力を喪失している。骨盤が完全に前方へティルトに到達する前に、骨盤は水平から下に下がる。骨盤の前傾の負荷下において、股関節に**伸展方向へのUCM**がある。大腿部を水平に保つために骨盤が前方へスウェーするのは、制御が非効率なときによくある一般的な代替ストラテジーである。

　制御されていない股関節の伸展は、アイソメトリックあるいはエキセントリックな股関節伸展の制御を行う股関節前面のスタビライザー筋群（とくに腸骨筋と恥骨筋）のスタビリティ機能の非効率性を伴うことが多い。股関節伸展を脊柱の伸展および骨盤の前傾から分離させようとする際、患者はUCMを制御するために集中し多大な努力をする必要がある。両側の動作が評価されなければならない。もし股関節の伸展UCMが両側性であるなら、片方がよりよい、または悪いかもしれない。

方向に特異的な運動制御テストにおける臨床的評価の注意点

　伸展制御の運動制御（分離）テストにおいて、もしいくつかのほかの動作（例：わずかな回旋）が観察された場合、これを制御されていない伸展として記録しない。回旋の運動制御テストによって、観察された動作が制御されていないかどうか特定される。制御されていない股関節の伸展が示された場合に限り、股関節伸展UCMのテストが陽性となる。

股関節伸展UCMのレーティングと診断
（T70.1、T70.2）

修正

　制御が不十分である場合、再トレーニングは、1/4ランジ姿勢から始めるのが最もよい。患者は体幹と後ろの大腿部を垂直にし、前の大腿部で体重を支持し、約60°屈曲した浅い1/4ランジで立つ。腰椎骨盤帯はニュートラルなリラックスした浅い前彎姿勢を保つべきである。もし必要であれば、患者にテーブルあるいは椅子につかまってバランスをとったり、体重負荷の支持とする。次に、患者は股関節を屈曲した姿勢（60°）を保ち、ゆっくりと骨盤を前方へティルトするように、また腰椎を伸展させるように指示される（図9.29）。

　患者は、骨盤をティルトし腰椎を伸展させる際、股

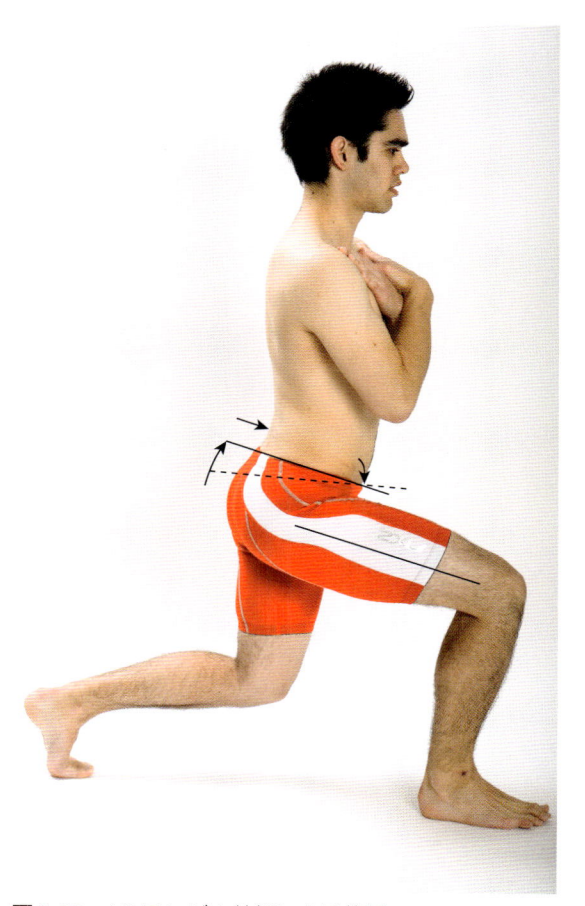

図9.29　1/2ランジ＋前傾による修正

関節の伸展（身体を挙上し、平らに持ち上げる動き）の増加を防ぐために、股関節を屈曲した姿勢を保つべきである。前大腿部の姿勢が維持できる範囲内のみで、脊柱を伸展させ、骨盤をティルトさせる（フィードバックによってモニターされる）。身体が挙上し始め、あるいは前の股関節が真っ直ぐになる時点で、動きは止めるべきである。

　患者は、股関節のアライメントと伸展UCMの制御をさまざまなフィードバックの方法を用いてセルフモニターすべきである（T70.3）。伸展UCMが制御可能である可動域範囲内においては、何の症状も誘発されないはずである。

　股関節伸展を制御することがより簡単になり、分離パターンも不自然に感じなくなったら、エクササイズはより低いあるいは深いランジ姿勢（股関節90°屈曲で、前方の大腿部は水平）において脊柱の伸展を行うものへと漸増していくことができる。最終的には、免荷でのテスト姿勢へとエクササイズを漸増する（股関節屈曲で支持を受けずに真っ直ぐに立つ）。

T70.1　片膝挙上＋前傾テストの低閾値動員効率の評価とレーティング

片膝挙上＋前傾テスト──立位

評価

制御のポイント：
- 股関節の伸展を防ぐ（骨盤の前方スウェー）

動作の課題：片側の股関節屈曲＋脊椎伸展および骨盤前傾（立位）

ベンチマーク可動域：独立した完全な骨盤前傾と、股関節伸展という代償を伴うことなく股関節90°屈曲の維持

方向の制御のための低閾値動員効率のレーティング

✓または✗		✓または✗	
• テスト方向への「UCM」を防ぐことができる正しい動作の分離パターン 股関節における以下の方向へのUCMを防ぐ： • 伸展 そして脊柱を伸展し、骨盤を前傾する	☐	• 簡単そうに見え、自信をもって行っているという評価者の意見	☐
		• 簡単に感じ、被験者は十分に動作のパターンへの意識があり、自信を持ってテスト方向における「UCM」を防ぐ	☐
• ベンチマーク可動域全体を通じて動作を分離する：完全な骨盤前傾＋片側の股関節90°屈曲 **ベンチマーク基準を超えた利用可能な可動域がある場合、自動的な制御を必要とするのはベンチマーク可動域のみである**	☐	• コンセントリックおよびエキセントリックな動作の間、分離のパターンはスムーズである	☐
		• UCMを防ぐために、反対方向への最終域の動きを（継続的に）使わない	☐
		• 特別なフィードバック（触覚的、視覚的、言語的な指示）は必要ない	☐
• 呼吸を止めずに（代替的な呼吸ストラテジーを使うことは許容される）	☐	• 外的な支持や負荷をなくすことなく	☐
• エキセントリック運動中の制御	☐	• リラックスした自然な呼吸（たとえ理想的でなかったとしても──自然なパターンが変化しない限り）	☐
• コンセントリック運動中の制御	☐	• 疲労がない	☐

分離パターンを修正	動員の効率

T70.2　片膝挙上＋前傾テストによるUCMの部位と方向の診断

片膝挙上＋前傾テスト──立位			
部位	方向	左へ（左）	右へ（右）
		（チェックボックス）	（チェックボックス）
股関節	伸展	☐	☐

T70.3　再トレーニングをモニターするフィードバックのツール

フィードバックのツール	過程
自己触診	関節姿勢（位置）の触診によるモニタリング
視覚的な観察	鏡を見て、あるいは直接動きを観察する
粘着テープ	触覚的なフィードバックのために皮膚に張力をかける
指示と口頭による修正	ほかの観察者からのフィードバックを聞く

T71　立位：片膝挙上＋膝伸展（single knee lift + knee extension）テスト（股関節伸展UCMのためのテスト）

　この分離テストは、自動的に膝を伸展する際、股関節伸展を自動的に分離し制御し、片方の股関節の伸展を維持する能力を評価するものである。

テスト手順

　患者は片方の足で立ち、両肩と骨盤を水平に保ち、もう片方の足をゆっくりと股関節が90°になるまで持ち上げ、下腿はリラックスし、踵が膝から下に垂直になる。大腿部は水平を保ち、腰椎骨盤帯はニュートラルでリラックスした浅い前彎を維持するべきである（図9.30）。次に、患者は免荷側の股関節を屈曲した姿勢（大腿部は水平）を保ち、ゆっくりと膝を伸展するよう指示される。被験者は、膝の伸展において、免荷側の股関節の伸展（大腿部が下がる動き）の増加を防ぐために、股関節を屈曲した姿勢を保つべきである。

　理想的には、免荷側の股関節の伸展と独立して（大腿部は水平を保つ）、膝は最大伸展の20°以内に伸ばすことができるべきである（図9.31）。股関節伸展方向への制御の喪失を示す動作が観察されたり、脚の姿勢を維持するための骨盤の前方スウェーが確認されたらすぐ、この動作を止め、開始姿勢に戻すべきである。膝の伸展は、股関節の90°屈曲を維持（大腿部は水平）し、両肩と骨盤は水平に維持したまま、行われなければいけない。

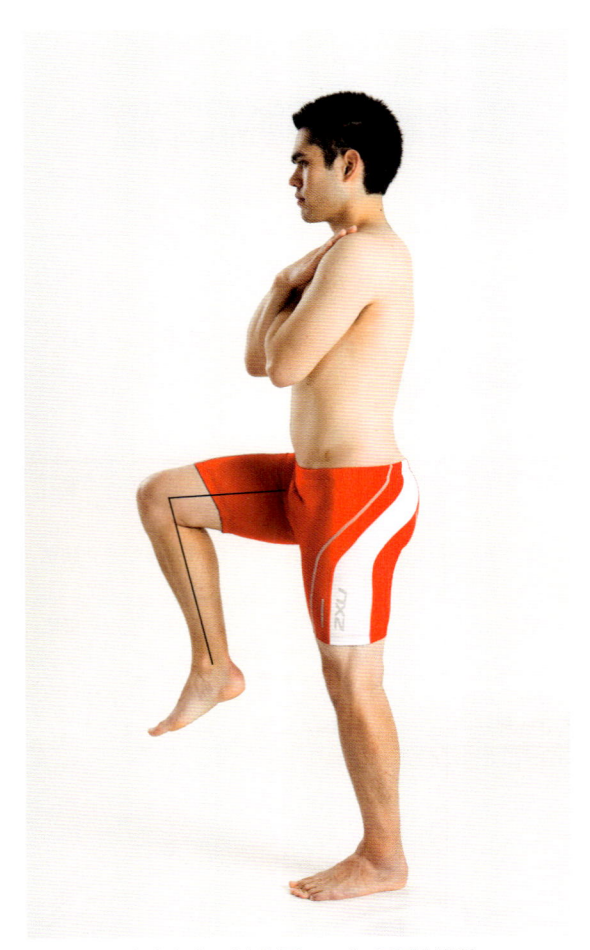

図9.30　片膝挙上＋膝伸展テストの開始姿勢

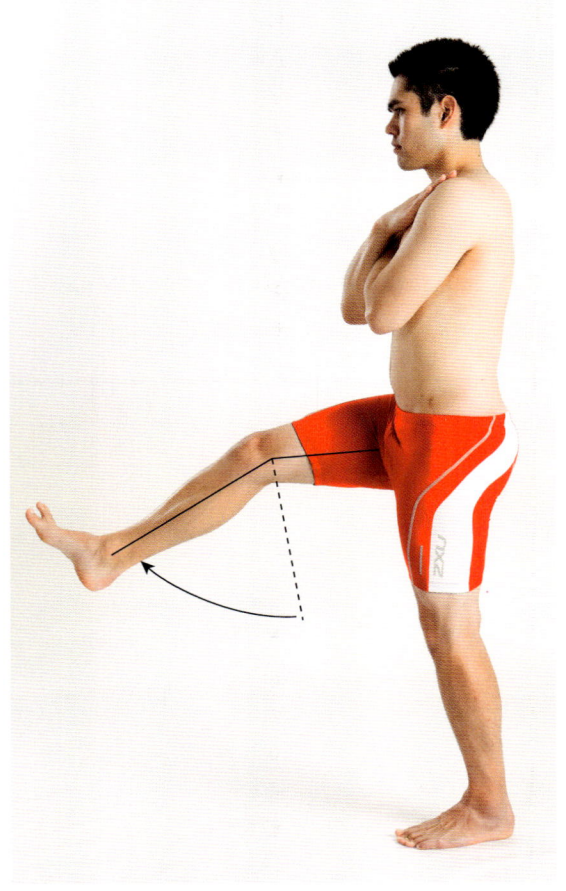

図9.31　片膝挙上＋膝伸展テストのベンチマーク

膝の伸展は、股関節伸展と独立していなければならない。膝の伸展負荷下における、制御されていない股関節の伸展に注意する。このテストは、修正のためのフィードバック（被験者自身による触診、視覚、フレキシカーブ（flexicurve）など）なしで行われるべきである。テストのためにフィードバックを取り除き、セラピストは股関節伸展の制御が十分かどうかを判断するために、骨盤と脚への視覚的な観察を用いるべきである。両側を評価する。

股関節伸展UCM

患者は、股関節を伸展する活動に関連した股関節領域の痛み（鼠径部インピンジメント、殿部外側の痛み）を訴えている。片脚膝挙上＋膝伸展テストにおいて、患者は股関節が伸展し膝が伸展する際、大腿部が下がるのを防ぎ股関節が伸展するのを防ぐ能力を喪失している。膝が完全伸展から20°以内の伸展に到達する前に、大腿部は水平から下に下がる。膝の伸展負荷下において、股関節に**伸展方向への**UCMがある。

制御されていない股関節の伸展は、アイソメトリックあるいはエキセントリックな股関節伸展の制御を行う股関節前面のスタビライザー筋群（とくに腸骨筋と恥骨筋）のスタビリティ機能の非効率性を伴うことが多い。股関節伸展を膝の伸展から分離させようとする際、患者はUCMを制御することができない、あるいは膝の伸展を制御するために集中し多大な努力をする必要がある。両側の動作が評価されなければならない。もし股関節の伸展UCMが両側性であるなら、片方がよりよい、または悪いかもしれない。

方向に特異的な運動制御テストにおける臨床的評価の注意点

伸展制御の運動制御（分離）テストにおいて、もしいくつかのほかの動作（例：わずかな回旋）が観察された場合、これを制御されていない伸展として記録しない。回旋の運動制御テストによって、観察された動作が制御されていないかどうか特定される。**制御されていない股関節の伸展が示された場合に限り、股関節伸展UCMのテストが陽性となる。**

股関節伸展UCMのレーティングと診断
（T71.1、T71.2）

修正

制御が不十分である場合、再トレーニングは、股関節を90°より小さい屈曲位から始めるのが最もよい。腰椎骨盤帯はニュートラルなリラックスした浅い前彎姿勢を保つべきである。もし必要であれば、患者は背中を壁につけることで、あるいはテーブルや椅子につかまることでバランスをとったり、体重負荷の支持とする。次に、患者は片脚で立ち、股関節を60°に屈曲した姿勢を保ち、ゆっくりと膝を伸展させるように指示される（図9.32）。

患者は、膝を伸展させる際、股関節を屈曲（60°）した姿勢を保ち、股関節の伸展（大腿部がさらに下が

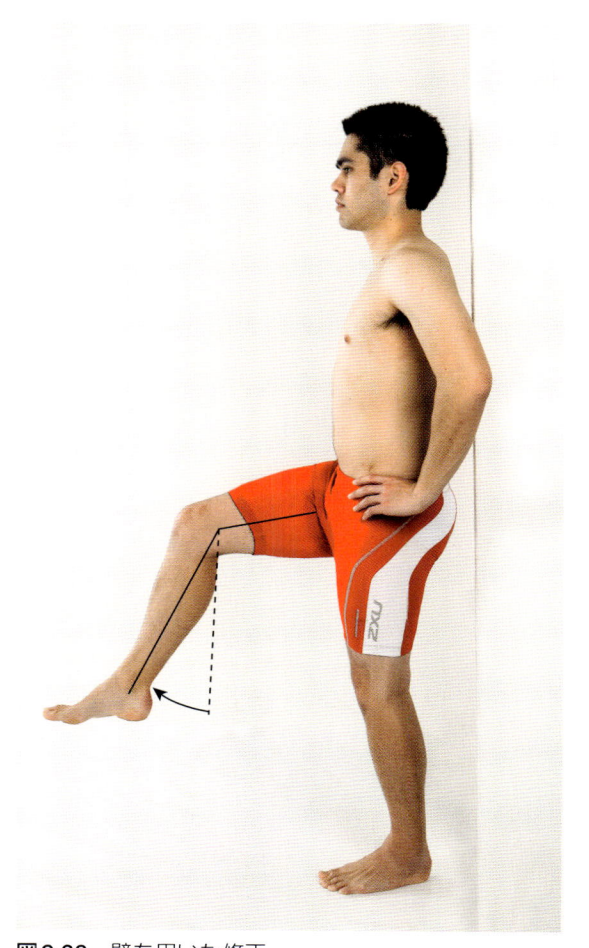

図9.32　壁を用いた修正

る動き）の増加を防ぐべきである。大腿部の姿勢が維持できる範囲内のみで、膝を伸展させる（フィードバックによってモニターされる）。股関節の屈曲の増加へと大腿部が下がり始まる時点で、動きは止めるべきである。

患者は、股関節のアライメントと伸展UCMの制御をさまざまなフィードバックの方法を用いてセルフモニターすべきである（T71.3）。伸展UCMが制御可能である可動域範囲内においては、何の症状も誘発され

ないはずである。

股関節伸展を制御することがより簡単になり、分離パターンも不自然に感じなくなったら、エクササイズは大腿部を水平（股関節90°屈曲）にしたものへと漸増していくことができる。

股関節伸展UCMのまとめ

（表9.3）

表9.3　股関節伸展テストのレーティングのまとめ		
UCM の診断とテスト		
部位：股関節	**方向：伸展**	**臨床的優先性** ☐
テスト	レーティング（✓✓または✓✗または✗✗）と理論的な根拠	
立位：胸腰椎伸展（thoracolumbar extension）		
立位：片膝挙上＋前傾（single knee lift + anterior tilt）		
立位：片膝挙上＋膝伸展（single knee lift + knee extension）		

T71.1　片膝挙上＋膝伸展テストの低閾値動員効率の評価とレーティング

<table>
<tr><td colspan="2">片膝挙上＋膝伸展テスト──立位</td></tr>
<tr><td colspan="2">評価</td></tr>
</table>

制御のポイント：
- 股関節の伸展を防ぐ

動作の課題：片側の股関節屈曲＋膝の伸展（立位）

ベンチマーク可動域：最大伸展の20°以内の伸展と、股関節伸展という代償を伴うことなく股関節90°屈曲の維持

<table>
<tr><td colspan="2">方向の制御のための低閾値動員効率のレーティング</td></tr>
<tr><td>✓または✗</td><td>✓または✗</td></tr>
</table>

- テスト方向への「UCM」を防ぐことができる正しい動作の分離パターン □

股関節における以下の方向へのUCMを防ぐ：
- 伸展

そして膝を伸展する
- ベンチマーク可動域全体を通じて動作を分離する：最大伸展の20°以内の伸展＋片側の股関節90°屈曲 □

　ベンチマーク基準を超えた利用可能な可動域がある場合、自動的な制御を必要とするのはベンチマーク可動域のみである
- 呼吸を止めずに（代替的な呼吸ストラテジーを使うことは許容される） □
- エキセントリック運動中の制御 □
- コンセントリック運動中の制御 □

- 簡単そうに見え、自信をもって行っているという評価者の意見 □
- 簡単に感じ、被験者は十分に動作のパターンへの意識があり、自信を持ってテスト方向における「UCM」を防ぐ □
- コンセントリックおよびエキセントリックな動作の間、分離のパターンはスムーズである □
- UCMを防ぐために、反対方向への**最終域の動き**を（継続的に）使わない □
- 特別なフィードバック（触覚的、視覚的、言語的な指示）は必要ない □
- 外的な支持や負荷をなくすことなく □
- リラックスした自然な呼吸（たとえ理想的でなかったとしても──自然なパターンが変化しない限り） □
- 疲労がない □

分離パターンを修正　　　　**動員の効率**

T71.2　片膝挙上＋膝伸展テストによるUCMの部位と方向の診断

片膝挙上＋膝伸展テスト──立位

部位	方向	左へ（左） （チェックボックス）	右へ（右） （チェックボックス）
股関節	伸展	□	□

T71.3　再トレーニングをモニターするフィードバックのツール

フィードバックのツール	過程
自己触診	関節姿勢（位置）の触診によるモニタリング
視覚的な観察	鏡を見て、あるいは直接動きを観察する
粘着テープ	触覚的なフィードバックのために皮膚に張力をかける
指示と口頭による修正	ほかの観察者からのフィードバックを聞く

股関節回旋制御

股関節回旋と体幹回旋の観察と分析

理想的なパターンの解説

　患者は、足を自然なスタンスにして立つように指示され、片足を床から持ち上げ片方の足へ体重移動させて立ち片足で立つよう指示される。次に、患者は無理のない範囲で両側に回旋するよう指示される。理想的には、両肩と上半身は立っている足から少なくとも90°回旋させることができるべきである（両側の肩峰を結んだ線で計測する）。骨盤は、立っている足から少なくとも45°回旋させることができるべきである。回旋は、骨盤より下（足首、膝、股関節）と骨盤より上（腰椎、胸椎、肩甲骨）で同時に起こるべきであり、骨盤の上下から大体半分ずつ回旋が起きるべきである（図9.33、両足支持で示す）。

　体幹や骨盤が側方へずれたりティルト、回旋することなく、動作は十分に対称的であるべきである。頭部と胸骨、恥骨結合は、立っている足の上で並ぶべきであり、真っ直ぐに立った姿勢で両肩は水平になるべきである。

股関節の回旋に関連する動作不良
相対的スティフネス（制限）

- **胸腰椎の回旋制限**——上半身が、支持脚へ向かった正常な45°の回旋可動域を失っている（すなわち、右足で立っている時、上半身の右への回旋が45°未満である）。胸腰椎の回旋制限が股関節の回旋可動域の代償的増加の一因である可能性がある。これは動きの評価と徒手的なセグメント的関節評価によって確認される（例：Maitland 受動的生理学的椎間動作または受動的付属的椎間動作）。
- **股関節の外旋制限**——骨盤が、支持脚から反対方向への正常な45°の回旋可動域を失っている（すなわち、右足で立っているとき、骨盤の左への回旋が45°未満である）。股関節外旋の欠如を代償するために股関節の内旋が増加しているかもしれない。これは一般的な症状である。
- **股関節の内旋制限**——骨盤が、支持脚へ向かった正

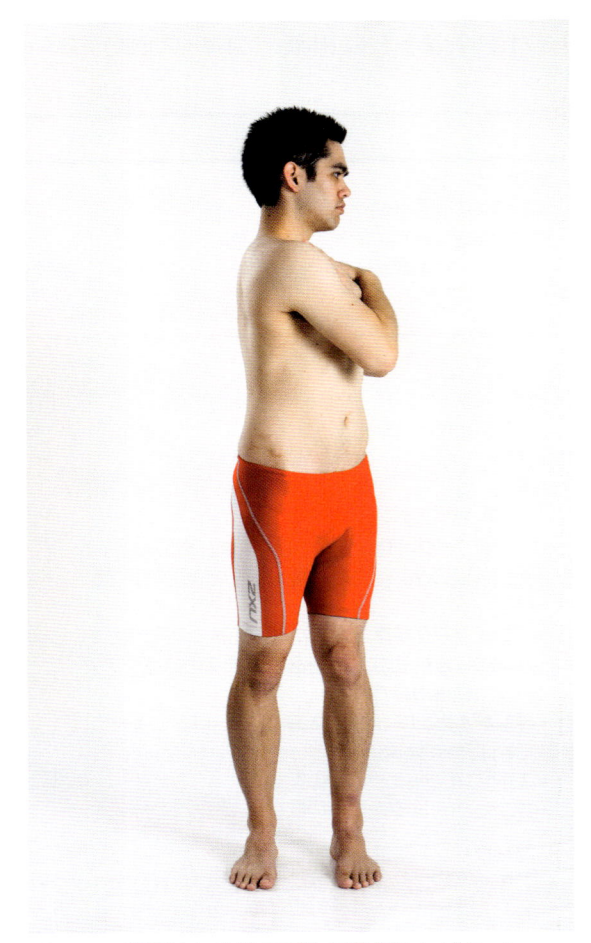

図9.33　股関節と体幹の回旋の理想的なパターン

常な45°回旋可動域を失っている（すなわち、右足で立っているとき、骨盤の右への回旋が45°未満である）。股関節内旋の欠如を代償するために股関節の外旋が増加しているかもしれない。

相対的柔軟性（潜在的UCM）

- **股関節内旋**。回旋への動作が股関節から始まり、これが回旋運動により大きく貢献する一方で、上半身は遅れて回旋し始めて、貢献度はより小さいかもしれない。回旋の最終域において、股関節回旋の過剰な、あるいは過剰可動性の可動域が観察されるかもしれない。ニュートラルへと戻る際、股関節の回旋が持続し、遅れて元に戻る。股関節内旋可動域の増加、または制御されていない股関節の内旋は、胸腰椎の回旋の減少や股関節外旋の減少のための、一般的な代償である。

• **股関節外旋**。回旋への動作が股関節から始まり、これが回旋運動により大きく貢献する一方で、上半身は遅れて回旋し始めて、貢献度はより小さいかもしれない。股関節回旋の過剰な、あるいは過剰可動性の可動域が観察されるかもしれない。ニュートラルへと戻る際、股関節の回旋が持続し、遅れて元に戻る。股関節外旋可動域の増加、または制御されていない股関節の外旋は、胸腰椎の回旋の減少や股関節内旋の減少のための、一般的な代償である。

相対的な股関節回旋可動域の評価

股関節伸展時の股関節回旋可動の評価（腹臥位）。これが股関節回旋が機能的に用いられている関節位置である。テキストブック（教科書）で紹介されている股関節回旋の測定法のほとんどは、股関節を90°屈曲して行われている（内旋35〜40°、外旋45〜60°）。通常、機能的な負荷は伸展位、あるいはニュートラルな姿勢で起こるので、これは体重支持している股関節にとくに関係がない。

クレイグテスト（Craig's test）を基本として、腹臥位で両膝をつけ、股関節はニュートラルにし、回旋可動域を評価する。理想的には、ニュートラルからの35°の自動的な外旋と、35°の自動的な内旋があるべきである。10°より小さい内旋と外旋の差は、臨床的には有意ではない（Sahrmann 2002）。

動作不良

• **過剰な股関節の内旋（共通）**。不十分なスタビリティ機能や、関節包や内旋スタビリティ筋群（中殿筋後方および内在する股関節外旋筋群）の過剰な長さが観察されるだろう。これはさらなる特定の筋群のためのスタビリティ機能の評価によって明らかにすることができ、もし、筋の動的な短縮が関節の受動的な可動域と合っているかどうかを決定することができる。これは、短縮した可動域（可動域の内側で維持する）における、低閾値（疲労しない）自動的な動員トレーニングによって再トレーニングされる。

• **股関節の過剰な外旋**。不十分なスタビリティ機能や、内旋スタビリティ筋群（中殿筋前方および小殿筋）の過剰な長さが観察されるだろう。これはさらなる特定の筋群のためのスタビリティ機能の評価によって明らかにすることができ、もし、筋の動的な短縮

が関節の受動的な可動域と合っているかどうかを決定することができる。これは、短縮した可動域（可動域の内側で維持する）における、低閾値（疲労しない）で自動的な動員トレーニングによって再トレーニングされる。

• **股関節外旋の減少（一般的）**。これは関節包あるいは筋筋膜構造（大腿筋膜張筋・腸脛靭帯）の短縮によって起こるだろう。エンドフィールによって区別する。また、5cm外転させ、制限されている外旋可動域が増加するならば、大腿筋膜張筋・腸脛靭帯が動作を制限している（関節包には変化はない）。特定の筋の長さのテストによって、筋筋膜の短縮を確認することができる。これは、自動的な抑制性伸長テクニック（active inhibitory lengthening techniques）と受動的な筋膜モブライゼーションテクニック（passive myofascial mobilisation techniques）の組み合わせを用いることで最もよく回復される。

• **股関節内旋の減少**。これは関節包あるいは筋筋膜構造（例：梨状筋あるいは大殿筋表層線維）の短縮によって起こるだろう。エンドフィールによって区別する。特定の筋の長さのテストによって、筋筋膜の短縮を確認することができる。しかしながら、この股関節伸展位では梨状筋あるいは大殿筋表層線維には負荷がかかっておらず、内旋の減少の一因とはならない。制限は、関節によるもの、あるいは関節包によるものであるようだ。これは、自動的な抑制性伸長テクニック（active inhibitory lengthening techniques）と受動的な筋膜モブライゼーションテクニック（passive myofascial mobilisation techniques）の組み合わせを用いることで最もよく回復される。

股関節回旋機能不全の評価

下肢の回旋アライメントの評価

• 自然なスタンスで立つ。
• SKBを行う（体重支持の状態で、踵を床に維持して両膝を軽く曲げ、足首は背屈する）。
• 踵を床に維持できる範囲内で、膝を曲げる。
• 自然なパターンでの股関節や膝、足における相対的

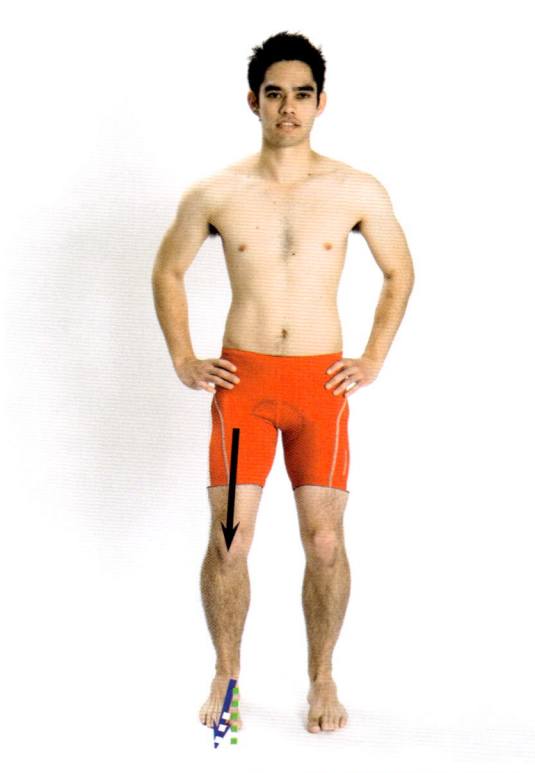

矢状面の線（歩行の進行方向）	▪ ▪ ▪ ▪ ▪ ▪ ▪
10°のニュートラルライン（体重移動の線）	▫ ▫ ▫ ▫ ▫ ▫ ▫
大腿骨の線（股関節回旋の線）	➞
第2中足骨の線（脛骨の回旋制御の線）	➞

図9.34 理想的な回旋（軸）アライメント

　な回旋アライメントを観察する（キューやアライメントの修正なしに行う）（図9.34）。

理想的な回旋アライメント

　大腿骨の長軸と第二中足骨の両方が、下肢のニュートラルライン（矢状面から外側に10°のライン──それぞれの足の踵から始まる）に並ぶようにする。

機能不全

　大腿骨の長軸（線）が、矢状面から10°のニュートラルラインの内側にある、あるいは第二中足骨の線が矢状面から10°のニュートラルラインの外側にあるということは、構造的な、もしくは機能的な問題のどち

らかを示唆する。

- 大腿骨の内旋は、大腿骨回旋制御の喪失を示す（中殿筋後方のスタビリティの不足、あるいは大腿筋膜張筋の過剰な活動）。大腿骨の内旋、そして大腿骨の長軸線が矢状面から10°のニュートラルラインの内側（そして第二中足骨の線が内側）にあることを観察する。

- 脛骨の外旋は、脛骨回旋制御の喪失を示す（膝窩筋のスタビリティの不足、また大腿筋膜張筋・腸脛靭帯前方あるいは大殿筋表層・腸脛靭帯後方、大腿二頭筋の過剰な活動）。踵が内側方向へ引っ張られている、あるいは足が外旋して、第二中足骨が矢状面から10°のニュートラルラインより外側に移動しており、矢状面より10°以上外側になっている（そして大腿骨の長軸の外側にある）ことを観察する。

- 近位のスタビリティが失われると（大腿骨あるいは脛骨の回旋制御の喪失）、後足部あるいは中足部が機能的スタビリティを失い、内側縦アーチが崩れざるを得ない。これは、後脛骨筋によるクローズドチェーンのスタビリティ制御の不足と関連していることがよくある。足趾伸筋群の過剰な活動による代替ストラテジーを観察する。

　「自然な」（修正されていない）回旋のアライメントは、4つに分類することができる。

1. 理想的（図9.34）
   a. 大腿骨と脛骨（足）がニュートラルライン（＝10°）の上に正しく並ぶ。
2. 股関節（大腿骨）内旋機能不全（図9.35）
   a. 大腿骨がニュートラルラインより内側に並ぶ（＜10°）
   b. 脛骨（足）がニュートラルライン（＝10°）の上に正しく並ぶ。
3. 脛骨外旋機能不全（図9.36）
   a. 脛骨（足）がニュートラルラインの外側（＞10°）に並ぶ。
   b. 大腿骨がニュートラルライン（＝10°）の上に正しく並ぶ。
4. 大腿骨内旋＋脛骨外旋の機能不全（図9.37）
   a. 大腿骨がニュートラルラインより内側に並ぶ（＜10°）
   b. 脛骨（足）がニュートラルラインの外側（＞10°）

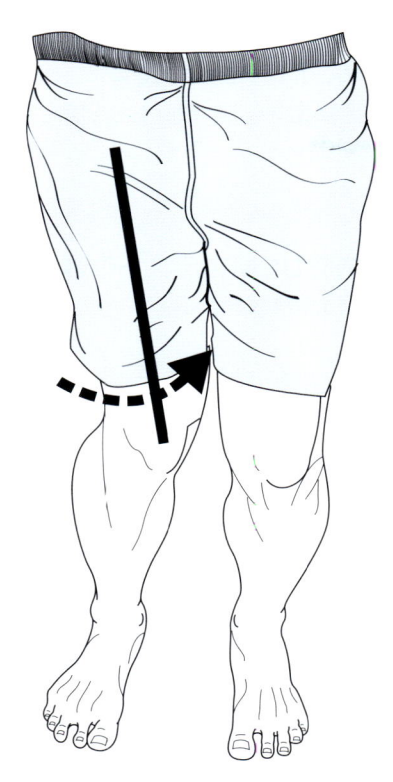

図9.35 回旋（軸）アライメントグループ２──股関節内旋の機能不全：ニュートラルな足（脛骨）のアライメントに対する相対的な過剰な股関節内旋（膝が内旋）

に並ぶ。

SKBにおけるニュートラルな回旋アライメントの修正

　正しいニュートラルなアライメントは、しばしばUCMのための分離テストの多くの開始姿勢として必要である。足の位置を修正（足を股関節の幅にし、第二中足骨が体重移動の「ニュートラルライン」（矢状面から10°外旋した線）の上に並ぶ）し、両膝を屈曲し両方の踵を床につけたまま足関節を背屈することによって、SKBを行う（図9.34）。壁に背をもたれ、次に、膝を曲げ、壁に沿って背中をスライドさせながら下ろすのをイメージする。大腿骨の線も、10°のニュートラルライン上にあるようにする（両膝は足よりも外側に開いている）。体幹は垂直のままにし、両膝はつま先より前に出るべきである。

　正しいアライメントでの体重支持において、大腿骨の線は第二中足骨の線の上、そして平行であるべきで

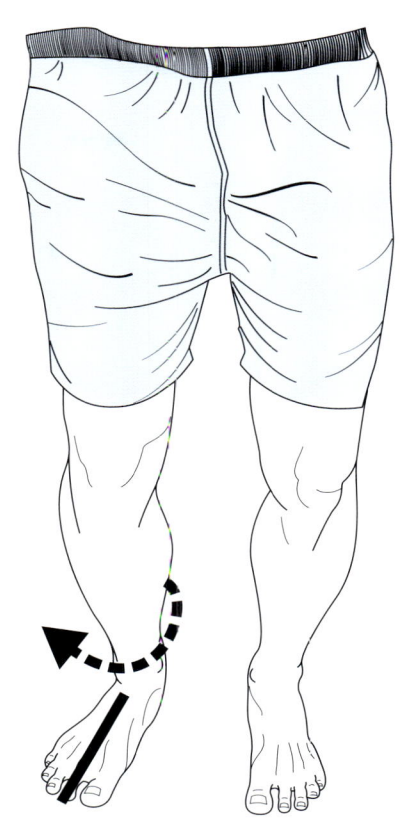

図9.36 回旋（軸）アライメントグループ３──脛骨外旋の機能不全：ニュートラルな股関節と膝のアライメントに対する相対的な過剰な脛骨外旋（足が外旋）

ある。修正が楽にできているか、あるいは困難を伴うのか、あるいはできないのかどうかを確認する。SKBをニュートラルに修正できたら、つっぱり感（sensation of strain）がないか確認する。多くの場合、これは制限のある部位を示す。その部位における関節あるいは筋筋膜による制限を評価する。

　同じ動きを壁を使わず、両足で行う動きへと漸増させる。最終的な漸増は、支持を用いず、SKBを片脚で行うことである。

股関節の内旋制御テストと内旋制御リハビリテーション

　これら回旋制御テストは、股関節における回旋UCMの程度を評価し、ダイナミックスタビリティシステムが適切に回旋負荷やひずみ（strain）を制御す

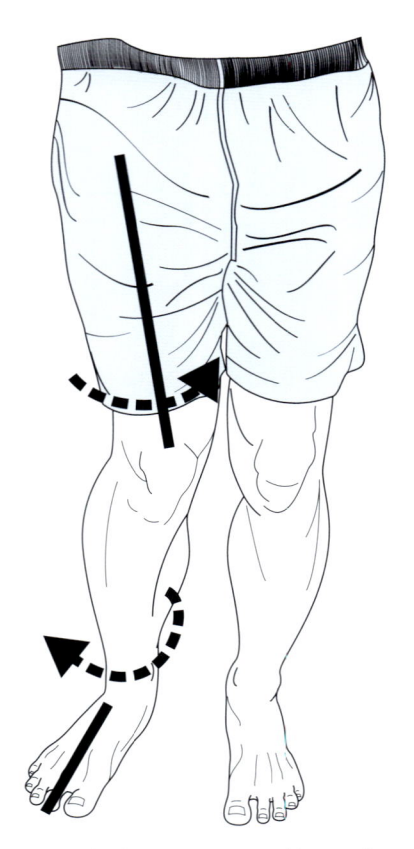

図9.37 回旋（軸）アライメントグループ4 ── 股関節内旋の機能不全：過剰な股関節内旋（膝が内旋）と同時に、脛骨外旋の機能不全：過剰な脛骨の外旋（足が外旋）

る能力を評価する。患者が回旋に関連した症状や能力障害を訴える、もしくは示す場合には、回旋UCMのための評価が優先である。機能不全を特定するテストは、リハビリテーションストラテジーをガイドしたり、方向づけるために用いられる。

股関節の内旋UCMのテストの適応

以下を観察または触診する。

1. 内旋可動域の過剰可動性
2. 回旋動作が、過剰な股関節内旋により始まる
3. 股関節内旋への回旋に伴う症状（痛み、不快感、つっぱり）

患者は、股関節における回旋に関連した症状を訴えている。片側性の負荷あるいは回旋負荷下において、股関節に、体幹や下腿に比べて**内旋方向へ**のより大きな折れ曲がり（give）がある。機能不全は、股関節の内旋分離の運動制御テストによって裏付けられる。

股関節内旋制御のテスト

T72　立位：片脚SKB（single leg SKB）テスト（股関節内旋UCMのテスト）

　この分離テストは、股関節内旋を自動的に分離し制御する能力を評価するものであり、片脚1/4スクワット——つまりSKBを片脚立位で、片方の股関節と膝を曲げることによって行う。片側性、あるいは非対称的な下肢の動作において、回旋の力が腰椎骨盤と股関節領域に伝達される。

テスト手順

　患者は、両足を股関節の幅に広げて立ち（左右の踵の間は10～15cm離す）、両足の内側の線は平行になるようにする（外側に開かない）。上半身を垂直にし、体重は中足部に乗るようにバランスを取り、真っ直ぐなスタンスにする。患者は片方の足に全体重を移動させ、もう片方の足を床から離れる分だけ持ち上げるよう指示される。患者は片脚で立ち、第二中足骨は体重移動の「ニュートラルライン」に沿ったアライメントになるようにして（矢状面から10°外旋した線）立つ。骨盤は水平にし、体幹は真っ直ぐ（垂直）にすべきである。体幹や骨盤の側方へのずれやティルト、回旋は起こるべきではない。頭部と胸骨、恥骨結合は、立っている足の内側縁の上で垂直に並ぶべきであり、真っ直ぐに立った姿勢で両肩は水平になるべきである（図9.38）。

　この基本姿勢で、患者は踵を床につけたまま膝を曲げ、足関節を背屈させることによって片脚SKBを行う。体重は拇趾球ではなく踵に乗せ、足と体幹は垂直に保ち（まるで背中を壁につけてスライドさせながら下ろすように）、前傾させない。膝を足部の真上に維持し、大腿骨のラインを第2足趾の上に合わせるようにする（「ニュートラルライン」上）（図9.39）。体幹は垂直のままにし、両膝はつま先より3～8cm前に出るようにする。

　要求される膝の屈曲可動域が欠如している感覚を経験する人もいるだろう。このテストでは、UCMのテストをする際、代償とUCMを特定するために、膝を

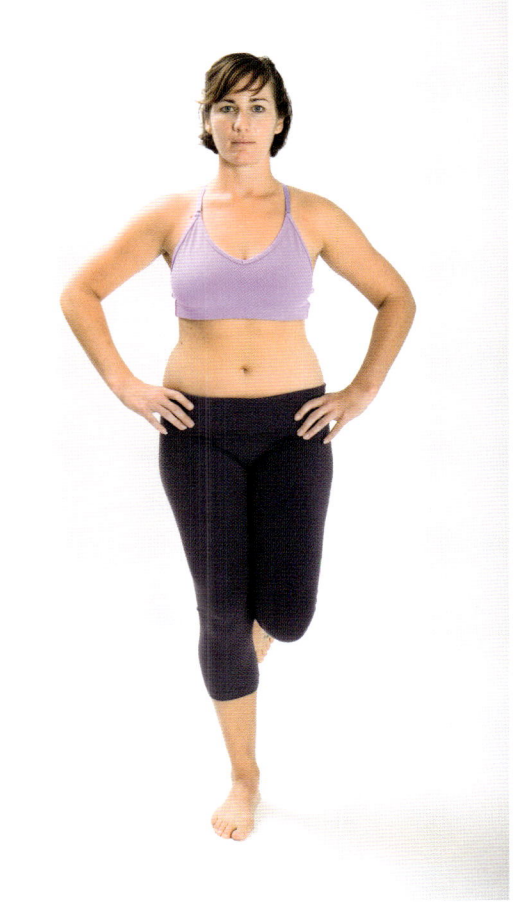

図9.38　片脚のSKBテストの開始姿勢

つま先より少なくとも5cm先に出すように膝を曲げることが求められる。

　理想的には、股関節が内旋、あるいは中足部が回内することなく、約3～8cmの独立したSKBがあるべきである。体重は足の上にバランスさせて乗せ、骨盤の側方への移動は起こるべきではない。このテストは、修正のためのフィードバック（被験者自身による触診、視覚など）もしくはキューなしで行われるべきである。テストのためにフィードバックを取り除き、セラピストは股関節内旋の制御が十分かどうかを判断するために、大腿骨と足に対する視覚的な観察を用いるべきである。両側の脚を別々に評価する。

股関節内旋UCM

　患者は、股関節における回旋に関連した症状を訴え

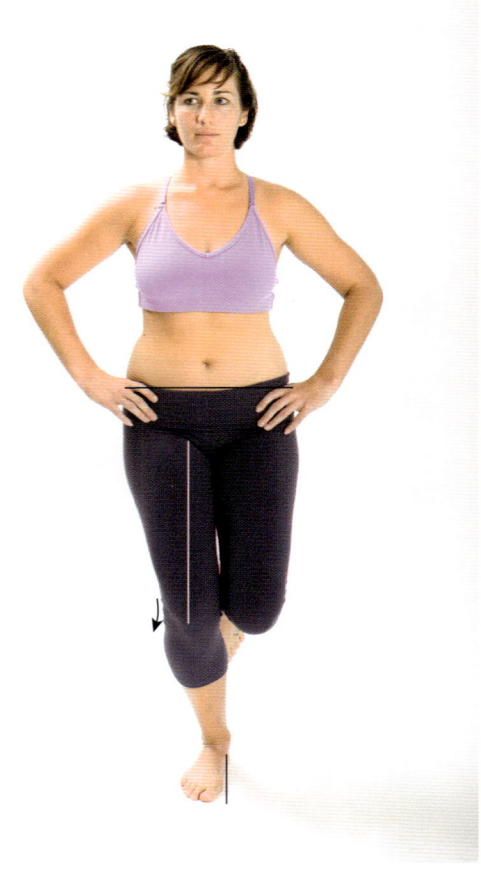

図9.39 片脚のSKBテストのベンチマーク

ている。片脚SKBにおいて、膝がつま先より3〜8cm先に到達する前に、股関節は内旋へのUCMを示す（膝が内側へ動く）。膝が足より内側へ動くにつれて、内側縦アーチが中足部の回内方向へ崩れる。片側の股関節と膝での体重支持において、股関節に膝や足に対して相対的に**内旋方向への**UCMがある。

　制御されていない股関節の内旋は、アイソメトリックあるいはエキセントリックな股関節内旋の制御を行う殿部の外旋筋群（とくに中殿筋後部と深部の大殿筋）と、膝において回旋制御する膝窩筋のスタビリティ機能の非効率性を伴うことが多い。股関節内旋を片側の脚の動きから分離させようとする際、患者はUCMを制御することができない、あるいは股関節内旋を制御するために集中し多大な努力をする必要がある。両側の動作が評価されなければならない。もし股関節内旋

UCMが両側性であるなら、片方がよりよい、または悪いかもしれない。

> **方向に特異的な運動制御テストにおける臨床的評価の注意点**
>
> 　内旋制御の運動制御（分離）テストにおいて、もしいくつかのほかの動作（例：わずかな屈曲や伸展）が観察された場合、これを制御されていない内旋として記録しない。屈曲と伸展の運動制御テストによって、観察された動作が制御されていないかどうかが特定されるだろう。股関節内旋UCMのテストは、制御されていない股関節内旋が示される場合のみ、陽性となる。

股関節回旋UCMのレーティングと診断
（T72.1、T72.2）

修正

　もし制御が不十分な場合、両側での体重支持において、制御されていない股関節内旋が示される。最初の再トレーニングは、両足で立ち、体幹を壁で支持して始めるのが最もよい。患者は、両足を股関節の幅に広げ（左右の踵の間は10〜15cm離す）、壁に背中をつけて立ち、両方の第2趾が体重の移動するニュートラルラインに沿ったアライメントになるように両足の内側の線は平行になるようにする（外側に開かない）。患者は真っ直ぐに立ち、体重は中足部に乗るようにバランスを取り、真っ直ぐに立たなければならない。踵は、約5〜10cm壁から離す。骨盤は水平にし、体幹は真っ直ぐ（垂直）にすべきである。

　患者は、両足SKBを行うよう指示される。これは体幹の前傾なしで、両方の踵を床につけたまま、背中が壁を滑り降りるように膝を曲げ、足関節を背屈することで行われる。患者は、膝を足部の真上に維持し、大腿骨のラインをニュートラルライン上に合わせる（第2足趾に沿って）ように指示される（図9.40）。股関節のニュートラルな回旋が制御できる範囲内のみで（フィードバックでモニターされる）、壁に沿って体幹を滑らせ膝を曲げる。股関節が内旋の制御を失い始める時点で、動きは止めるべきである。股関節は再度スタビライズされ（膝を第2足趾の真上に動かす）、股関節回旋UCMを制御しながら開始姿勢に戻る。

T72.1　片脚SKBテストの低閾値動員効率の評価とレーティング

片脚 SKB テスト──立位

評価

制御のポイント：
- 股関節の内旋を防ぐ

動作の課題：片側の股関節および膝の屈曲（立位）

ベンチマーク可動域：代償を伴うことなく片膝の屈曲

方向の制御のための低閾値動員効率のレーティング

	✓または✗		✓または✗
• テスト方向への「UCM」を防ぐことができる正しい動作の分離パターン 股関節における以下の方向へのUCMを防ぐ： • 内旋 そして 片側の股関節および膝の屈曲を行う	☐	• 簡単そうに見え、自信をもって行っているという評価者の意見	☐
		• 簡単に感じ、被験者は十分に動作のパターンへの意識があり、自信を持ってテスト方向における「UCM」を防ぐ	☐
• ベンチマーク可動域全体を通じて動作を分離する：体幹を真っすぐにした1/4スクワット姿勢で、膝がつま先の前方3〜8cmに出るように膝を屈曲する **ベンチマーク基準を超えた利用可能な可動域がある場合、自動的な制御を必要とするのはベンチマーク可動域のみである**	☐	• コンセントリックおよびエキセントリックな動作の間、分離のパターンはスムーズである	
		• UCMを防ぐために、反対方向への**最終域の動き**を（継続的に）使わない	
		• 特別なフィードバック（**触覚的、視覚的、言語的な**指示）は必要ない	☐
		• 外的な支持や負荷をなくすことなく	☐
• 呼吸を止めずに（代替的な呼吸ストラテジーを使うことは許容される）	☐	• リラックスした自然な呼吸（たとえ理想的でなかったとしても──**自然なパターンが変化しない限り**）	☐
• エキセントリック運動中の制御	☐	• 疲労がない	☐
• コンセントリック運動中の制御	☐		
分離パターンを修正		**動員の効率**	

T72.2　片脚SKBテストによるUCMの部位と方向の診断

片脚 SKB テスト──立位			
部位	方向	左へ（左）	右へ（右）
		（チェックボックス）	（チェックボックス）
股関節	内旋	☐	☐

T72.3　再トレーニングをモニターするフィードバックのツール

フィードバックのツール	過程
自己触診	関節姿勢（位置）の触診によるモニタリング
視覚的な観察	鏡を見て、あるいは直接動きを観察する
粘着テープ	触覚的なフィードバックのために皮膚に張力をかける
指示と口頭による修正	ほかの観察者からのフィードバックを聞く

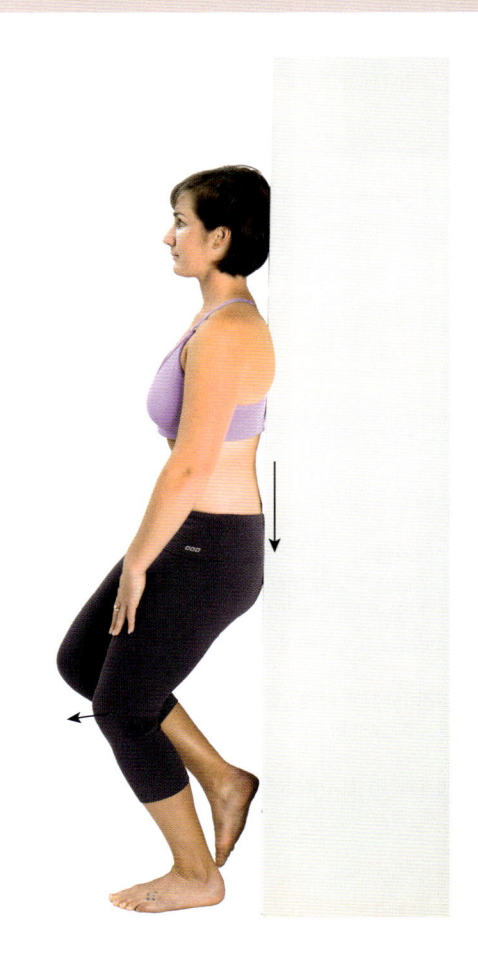

図9.40　壁を支持として用いた部分的なSKB

　患者は、股関節のアライメントと内旋UCMをさまざまなフィードバックの方法を用いてセルフモニターすべきである（T72.3）。回旋UCMが制御可能である可動域範囲内においては、何の症状も誘発されないはずである。

　股関節内旋を制御することがより簡単になり、分離パターンも不自然に感じなくなったら、エクササイズは壁から離れ、両足での同じ動きへと漸増していくこ

とができる。最終的な漸増は、支持を用いず、SKBを片脚で行うことである。

　修正が楽にできているか、あるいは困難を伴うのか、あるいはまったく修正できないのかどうかを確認する。SKBをニュートラルに修正しようとするとき、「つっぱり感」がないか注意する。多くの場合、これは制限のある部位を示す。その部位における関節あるいは筋筋膜による制限を評価する。

T73　立位：片脚SKB＋体幹の支持脚の反対方向への回旋（one leg SKB + trunk rotation away）テスト（股関節内旋UCMのためのテスト）

この分離テストは、股関節内旋を自動的に分離し制御する能力を評価するものであり、片脚1/4スクワット——つまりSKBを行い、支持脚の反対方向へ体幹を回旋させる。非対称的な、あるいは矢状面以外での体幹の動作において、回旋の力が骨盤帯と股関節領域に伝達される。

テスト手順

患者は、両足を股関節の幅に広げて立ち（左右の踵の間は10〜15cm離す）、両足の内側の線は平行になるようにする（外側に開かない）。患者は上半身を垂直にし、体重は中足部に乗るようにバランスを取り、真っ直ぐに立つよう指示される。次に、患者は片方の足に全体重を移動させ、もう片方の足を床から離れる分だけ持ち上げる。さらに、患者は踵を床につけたまま膝を曲げ、足関節を背屈させることによって片脚SKBを行う。体重は拇趾球ではなく踵に乗せ、足と体幹は垂直に保ち（まるで背中を壁につけてスライドさせながら下ろすように）、前傾させないように指示される。膝を足部の真上に維持し、大腿骨のラインを第2足趾の上に合わせるようにする（10°の体重移動の「ニュートラルライン」上）（図9.41）。

そして、片脚で立ちながら、患者は体幹と骨盤を支持脚の反対方向へ回旋するよう指示される（もし右脚で立っているのであれば、体幹と骨盤は左へ回旋する）。膝はニュートラルライン上に並ぶ。骨盤が動くにつれて膝が内側に動くことなく、自動的に体幹と骨盤を回旋させることができるべきである（骨盤に対して相対的な股関節の外旋）。理想的には、約35°の体幹と骨盤の独立した回旋が起こるべきである（図9.42）。膝の内側への動きが起きたらすぐ、この動作を止め、開始姿勢に戻すべきである。このテストは、修正のためのフィードバック（被験者自身による触診、視覚など）もしくはキューなしで行われるべきである。テストのためにフィードバックを取り除き、セラピストは

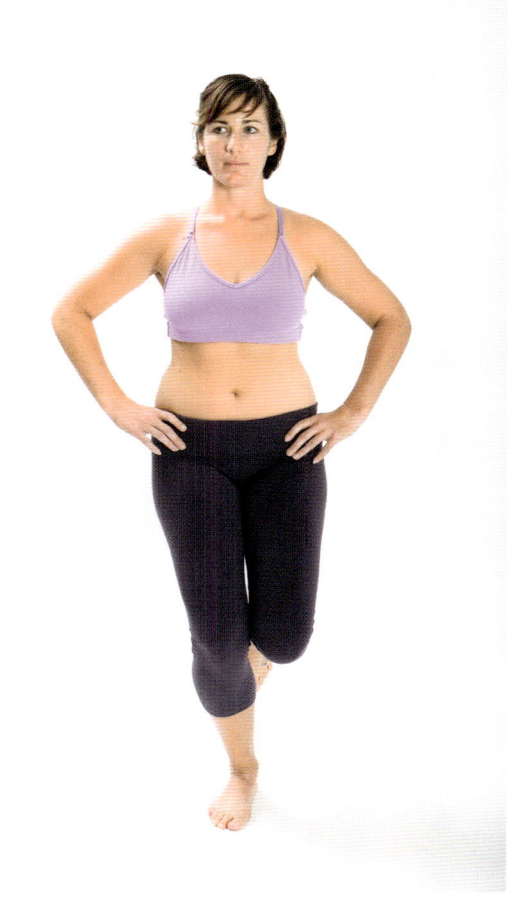

図9.41　片脚SKB＋体幹の支持脚の反対方向への回旋テストの開始姿勢1

股関節内旋の制御が十分かどうかを判断するために、骨盤の視覚的な観察を用いるべきである。両側を評価する。

股関節内旋UCM

患者は、股関節における回旋に関連した症状を訴えている。片脚SKBにおいて、膝がつま先より5〜10cm先に到達する前に、膝が内側に動く。体幹の支持脚の反対方向への回旋テストにおいて、体幹と骨盤が支持脚から反対方向への35°の外旋位に到達する前に、股関節は内旋へのUCMを示す（膝が内側へ動く）。膝が足より内側へ動くにつれて、内側縦アーチが中足部の回内方向へ崩れる。片側の股関節と膝での体重支持において、股関節に膝や足に対して相対的に**内旋方向**へのUCMがある。

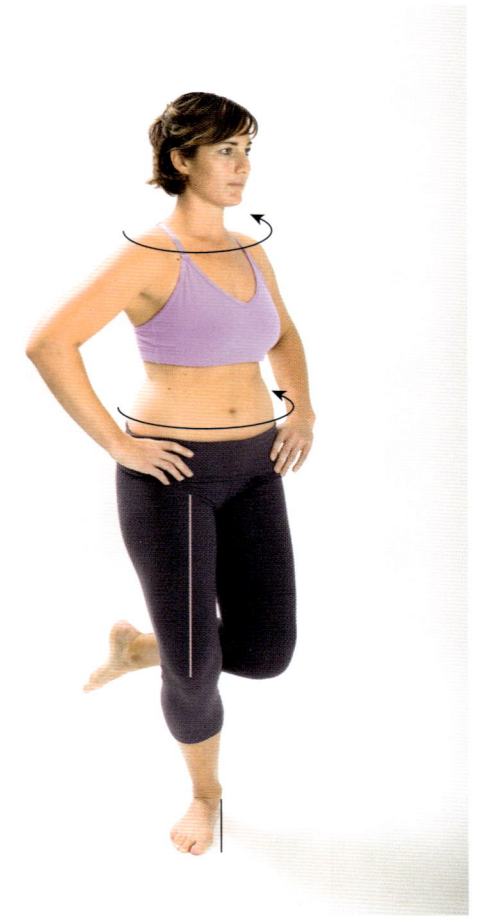

図 9.42 片脚 SKB ＋体幹の支持脚の反対方向への回旋テストのベンチマーク

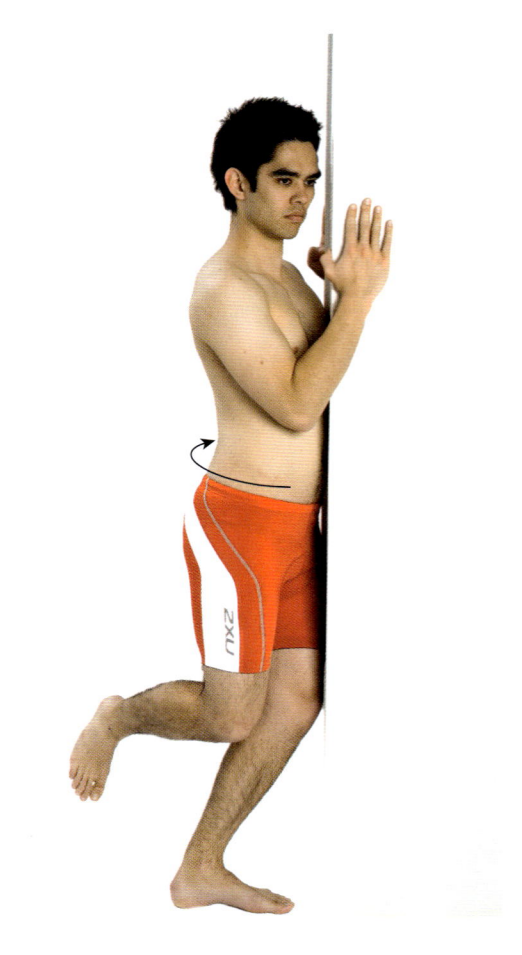

図 9.43 壁を支持として用いた部分的な可動域における修正

制御されていない股関節の内旋は、アイソメトリックあるいはエキセントリックな股関節内旋の制御を行う殿部の外旋筋群（とくに中殿筋後部と深部の大殿筋）と、膝において回旋制御する膝窩筋のスタビリティ機能の非効率性を伴うことが多い。股関節内旋を、片側の脚の動きから分離させようとする際、患者は UCM を制御することができない、あるいは股関節内旋を制御するために集中し多大な努力をする必要がある。両側の動作が評価されなければならない。もし股関節内旋 UCM が両側性であるなら、片方がよりよい、または悪いかもしれない。

方向に特異的な運動制御テストにおける臨床的評価の注意点

内旋制御の運動制御（分離）テストにおいて、もしいくつかのほかの動作（例：わずかな屈曲や伸展）が観察された場合、これを制御されていない内旋として記録しない。屈曲と伸展の運動制御テストによって、観察された動作が制御されていないかどうか特定される。股関節内旋 UCM のテストは、制御されていない股関節内旋が示される場合のみ、陽性となる。

股関節回旋 UCM のレーティングと診断
（T73.1、T73.2）

修正

　患者は、つま先を壁やドアの枠から約5cm離して、ドアの枠や壁の角に向かって立つ。患者は、足の内側の縁を壁に対して直角にして片足で立つべきである。最初に患者はSKBを行い、大腿部と体幹が壁やドア枠にもたれるような姿勢を取る。次に、患者は体幹と骨盤を支持脚の反対方向へ回旋するよう指示される。体幹と骨盤が外旋する際、壁やドアの枠が、患者が膝が内側へ動くことをモニター、制御するための支持とフィードバックになる（図9.43）。大腿部の姿勢が維持できる範囲内のみで、体幹と骨盤を回旋させる（フィードバックによってモニターされる）。膝がニュートラルラインから内側へ動く時点で、動きは止めるべき

である。股関節は再度スタビライズされ（膝を第2足趾の真上に動かす）、股関節回旋UCMを制御しながら開始姿勢に戻る。

　患者は、股関節のアライメントと内旋UCMをさまざまなフィードバックの方法を用いてセルフモニターすべきである（T73.3）。回旋UCMが制御可能である可動域範囲内においては、何の症状も誘発されないはずである。

　股関節内旋を制御することがより簡単になり、分離パターンも不自然に感じなくなったら、エクササイズは、支持なしで、壁から離れ、片足立ち位でこの同じ動作を行うことへと漸増していくことができる。

T73.1　片脚 SKB ＋体幹の支持脚の反対方向への回旋テストの低閾値動員効率の評価とレーティング

片脚 SKB ＋体幹の支持脚の反対方向への回旋テスト——立位
評価

制御のポイント：
- 股関節の内旋を防ぐ

動作の課題：片側の SKB ＋体幹および骨盤を支持脚の反対方向へ回旋（立位）

ベンチマーク可動域：股関節内旋という代償を伴うことなく、膝のアライメントは第二足趾の上で、独立した 35°の体幹および骨盤の外旋（片側 SKB）

方向の制御のための低閾値動員効率のレーティング			
	✓または ✗		✓または ✗
• テスト方向への「UCM」を防ぐことができる正しい動作の分離パターン 股関節における以下の方向への UCM を防ぐ： • 内旋 そして体幹および骨盤を支持脚の反対方向へ回旋を行う	☐	• 簡単そうに見え、自信をもって行っているという評価者の意見	☐
		• 簡単に感じ、被験者は十分に動作のパターンへの意識があり、自信を持ってテスト方向における「UCM」を防ぐ	☐
		• コンセントリックおよびエキセントリックな動作の間、分離のパターンはスムーズである	☐
• ベンチマーク可動域全体を通じて動作を分離する：35°の体幹および骨盤の外旋 **ベンチマーク基準を超えた利用可能な可動域がある場合、自動的な制御を必要とするのはベンチマーク可動域のみである**	☐	• UCM を防ぐために、反対方向への**最終域**の動きを（継続的に）使わない	☐
		• 特別なフィードバック（触覚的、視覚的、言語的指示）は必要ない	☐
• 呼吸を止めずに（代替的な呼吸ストラテジーを使うことは許容される）	☐	• 外的な支持や負荷をなくすことなく	☐
		• リラックスした自然な呼吸（たとえ理想的でなかったとしても——自然なパターンが変化しない限り）	☐
• エキセントリック運動中の制御	☐		
• コンセントリック運動中の制御	☐	• 疲労がない	☐
分離パターンを修正		**動員の効率**	

T73.2　片脚 SKB ＋体幹の支持脚の反対方向への回旋テストによる UCM の部位と方向の診断

片脚 SKB ＋体幹の支持脚の反対方向への回旋テスト——立位			
部位	方向	左へ（左）	右へ（右）
		（チェックボックス）	（チェックボックス）
股関節	内旋	☐	☐

T73.3　再トレーニングをモニターするフィードバックのツール

フィードバックのツール	過程
自己触診	関節姿勢（位置）の触診によるモニタリング
視覚的な観察	鏡を見て、あるいは直接動きを観察する
粘着テープ	触覚的なフィードバックのために皮膚に張力をかける
指示と口頭による修正	ほかの観察者からのフィードバックを聞く

T74　側臥位：上側脚の外旋挙上（top leg turnout lift）テスト（股関節内旋UCMのためのテスト）

この分離テストは、股関節内旋を自動的に分離し制御する能力を評価するものであり、片脚で、股関節外転と外旋を行う。片側性、あるいは非対称的な下肢の動作において、回旋の力が腰椎骨盤と股関節領域に伝達される。

テスト手順

患者は側臥位となり、上側の脚が体幹と一直線になるよう伸展し、もう一方の（下側の）脚は、股関節を45°屈曲、膝を90°に屈曲させる（図9.44）。骨盤はニュートラルな回旋の位置を取る。患者は、骨盤のニュートラルな姿勢を維持し、上側の脚の足を外側に回旋（股関節を外旋）させるように指示される。次に、患者は、足と脚を外旋へと外側に向けながら、ゆっくりと上側の脚を垂直方向、そして身体の側方へと挙上する。理想的には、上側の脚は、股関節伸展と外旋を維持し、少なくとも35°（水平から）の股関節外転と、外旋（図9.45）へと挙上し戻すことを、完全な外旋が股関節の内旋へと失われることなく行うことができるべきである。

片側の股関節外転は、股関節内旋と独立していなければならない。股関節外転負荷下における過剰な股関節の内旋に注意する。このテストは、修正のためのフィードバック（被験者自身による触診、視覚、フレキ

シカーブ（flexicurve）など）なしで行われるべきである。テストのためにフィードバックを取り除き、セラピストは股関節内旋の制御が十分かどうかを判断するために、骨盤に対する視覚的な観察を用いるべきである。両側を評価する。

股関節内旋UCM

患者は、股関節における回旋に関連した症状を訴えている。上側脚の外旋挙上テストにおいて、外転挙上が水平から35°に達する前に、足が下への回旋を始める（股関節内旋UCM）。片側の股関節への負荷下において、股関節に**内旋方向へのUCM**がある。

制御されていない股関節の内旋は、アイソメトリックあるいはエキセントリックな股関節内旋の制御を行う殿部の外旋筋群（とくに中殿筋後部と深部の大殿筋）のスタビリティ機能の非効率性を伴うことが多い。股関節内旋を片側の脚の動きから分離させようとする

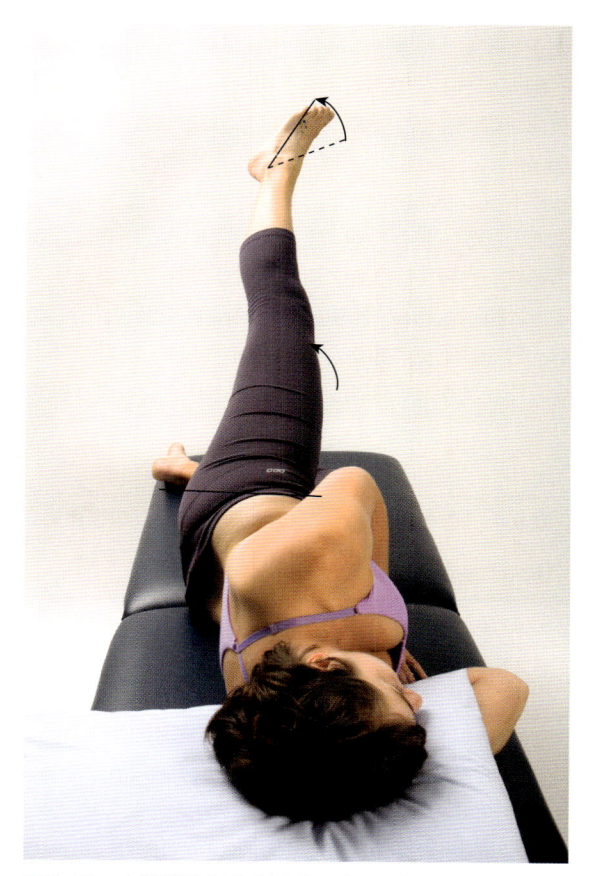

図9.45　上側脚の外旋挙上テストのベンチマーク

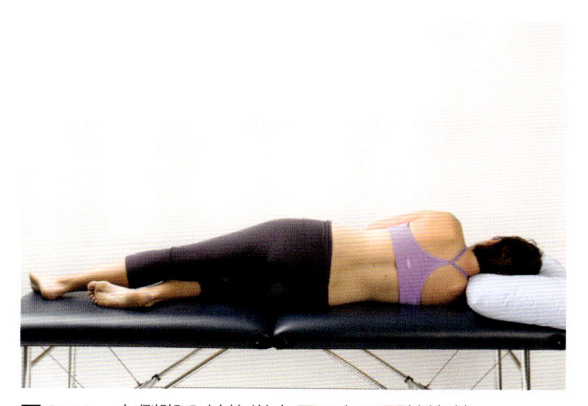

図9.44　上側脚の外旋挙上テストの開始姿勢

際、患者はUCMを制御することができない、あるいは股関節内旋を制御するために集中し多大な努力をする必要がある。両側の動作が評価されなければならない。もし股関節内旋UCMが両側性であるなら、片方がよりよい、または悪いかもしれない。

方向に特異的な運動制御テストにおける臨床的評価の注意点

　内旋制御の運動制御（分離）テストにおいて、もしいくつかのほかの動作（例：わずかな屈曲や伸展）が観察された場合、これを制御されていない内旋として記録しない。屈曲と伸展の運動制御テストによって、観察された動作が制御されていないかどうか特定される。股関節内旋UCMのテストは、制御されていない股関節内旋が示される場合のみ、陽性となる。

股関節内旋UCMのレーティングと診断

（T74.1、T74.2）

修正

　制御が不十分である場合、再トレーニングは脚への負荷を軽減させて始める。患者は、側臥位で股関節を45°屈曲し、両膝を90°屈曲し、両足をつけ、骨盤はニュートラルな回旋の位置（訳注：両方の上前腸骨棘を結んだ線が支持面に対して垂直）にする。患者は、両方の踵をつけて、上側の脚を上および側方へ挙上するように指示される（図9.46）。この姿勢を保ち、上側の脚の踵を、下側の踵から2〜3cm挙上する。踵を挙上する際、膝が股関節内旋方向へ落ち込まないようにす

る。股関節が回旋の制御を失う時点で、動きは止めるべきである。股関節の姿勢は再度スタビライズされる（膝を挙上し、踵を下げた状態を保つ）、次に、数秒間この姿勢を維持し、開始姿勢に戻る。

　片側の股関節外転は、股関節内旋と独立していなければならない。患者は、股関節のアライメントと内旋UCMをさまざまなフィードバックの方法を用いてセルフモニターすべきである（T74.3）。回旋UCMが制御可能である可動域範囲内においては、何の症状も誘発されないはずである。

　股関節内旋を制御することがより簡単になり、分離パターンも不自然に感じなくなったら、股関節外転と外旋のエクササイズは脚を完全に伸展させた姿勢へと漸増していくことができる。

股関節内旋UCMのまとめ

（表9.4）

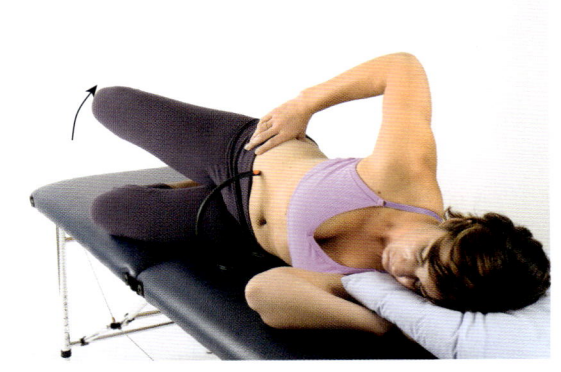

図9.46　部分的な可動域における短い梃子での外旋による修正

表9.4　股関節内旋テストのレーティングのまとめ		
UCMの診断とテスト		
部位：股関節	**方向：内旋**	**臨床的優先性** ☐
テスト	レーティング（✓✓または✓✗または✗✗）と理論的な根拠	
立位：片脚SKB（single leg SKB）		
立位：片脚SKB＋体幹の支持脚の反対方向への回旋（one leg SKB + trunk rotation away）		
側臥位：上側脚の外旋挙上（top leg turnout lift）		

T74.1　上側脚の外旋挙上テストの低閾値動員効率の評価とレーティング

上側脚の外旋挙上テスト──側臥位

評価

制御のポイント：
- 股関節の内旋を防ぐ

動作の課題：片側の股関節の外転および外旋（側臥位）

ベンチマーク可動域：代償を伴うことなく、独立した35°の股関節の外転および外旋

方向の制御のための低閾値動員効率のレーティング

✔または✘		✔または✘	
・テスト方向への「UCM」を防ぐことができる正しい動作の分離パターン	☐	・簡単そうに見え、自信をもって行っているという評価者の意見	☐
股関節における以下の方向へのUCMを防ぐ： ・内旋 そして片側の股関節の外転および外旋を行う（ターンアウト）		・簡単に感じ、被験者は十分に動作のパターンへの意識があり、自信を持ってテスト方向における「UCM」を防ぐ	☐
・ベンチマーク可動域全体を通じて動作を分離する：35°の股関節の外転および外旋 **ベンチマーク基準を超えた利用可能な可動域がある場合、自動的な制御を必要とするのはベンチマーク可動域のみである**	☐	・コンセントリックおよびエキセントリックな動作の間、分離のパターンはスムーズである	☐
		・UCMを防ぐために、反対方向への最終域の動きを（継続的に）使わない	☐
・呼吸を止めずに（代替的な呼吸ストラテジーを使うことは許容される）	☐	・特別なフィードバック（触覚的、視覚的、言語的な指示）は必要ない	☐
・エキセントリック運動中の制御	☐	・外的な支持や負荷をなくすことなく	☐
・コンセントリック運動中の制御	☐	・リラックスした自然な呼吸（たとえ理想的でなかったとしても──自然なパターンが変化しない限り）	☐
		・疲労がない	☐
分離パターンを修正		**動員の効率**	

T74.2　上側脚の外旋挙上テストによるUCMの部位と方向の診断

上側脚の外旋挙上テスト──側臥位			
部位	方向	左へ（左）	右へ（右）
		（チェックボックス）	（チェックボックス）
股関節	内旋	☐	☐

T74.3　再トレーニングをモニターするフィードバックのツール

フィードバックのツール	過程
自己触診	関節姿勢（位置）の触診によるモニタリング
視覚的な観察	鏡を見て、あるいは直接動きを観察する
粘着テープ	触覚的なフィードバックのために皮膚に張力をかける
指示と口頭による修正	ほかの観察者からのフィードバックを聞く
フレキシカーブ姿勢マーカー	姿勢のアライメントの視覚的および感覚的フィードバック

股関節外旋・外転制御のテストと、外旋・外転制御のリハビリテーション

これら回旋制御テストは、股関節における外旋・外転UCMの程度を評価し、ダイナミックスタビリティシステムが適切に外旋および外転負荷やひずみ（strain）を制御する能力を評価する。患者が外旋・外転に関連した症状や能力障害を訴える、もしくは示す場合には、外旋・外転UCMのための評価が優先である。機能不全を特定するテストは、リハビリテーションストラテジーをガイドしたり、方向づけるために用いられる。

股関節の外旋・外転UCMのテストの適応

以下を観察または触診する。

1. 股関節の外旋・外転可動域の過剰可動性
2. 回旋動作が、過剰な股関節外旋・外転により始まる
3. 股関節外旋・外転への回旋に伴う症状（痛み、不快感、つっぱり）

患者は、股関節における回旋に関連した症状を訴えている。回旋の負荷あるいは片側の負荷下において、股関節に、体幹や下腿と比較して、**外旋・外転方向へ**のより大きな折れ曲がり（give）がある。機能不全は、股関節の外旋・外転分離の運動制御テストによって裏付けられる。

股関節外旋・外転制御のテスト

T75　立位：片脚膝挙上（single leg high knee lift）テスト（股関節外旋・外転UCMのためのテスト）

この分離テストは、股関節外旋・外転を自動的に分離し制御する能力を評価するものであり、片脚で、股関節外旋・外転と少なくとも90°の片側の股関節屈曲を行う。非対称的な、あるいは矢状面以外での体幹の動作において、回旋の力が骨盤帯と股関節領域に伝達される。

テスト手順

患者は、支持なしで両脚を真っ直ぐにして背筋を伸ばして立ち、腰椎と骨盤はニュートラルな姿勢を取る（図9.47）。患者は片方の脚に全体重を移動させ、両肩と骨盤を水平に保ち、もう片方の足をゆっくりと床から持ち上げるよう指示される。体重負荷のない側の股関節が外転あるいは外転させずに、患者は下腿をリラックスさせ、膝から下に踵がぶら下がっているように感じるようにして、継続して脚を股関節屈曲へ向けて挙上する。理想的には、股関節が自動的に少なくとも90°まで屈曲する際、股関節はニュートラルな回旋を維持する（股関節が外旋することなく）べきである（脚が屈曲するのをモニターする）。腰椎骨盤帯はニュートラルな水平の姿勢を保つべきである（図9.48）。股関節の外旋または外転方向へニュートラル姿勢を喪

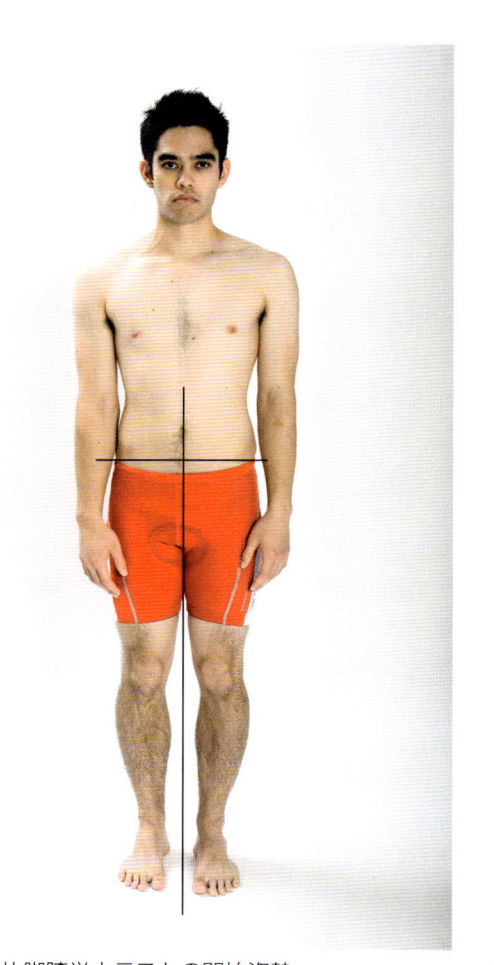

図9.47　片脚膝挙上テストの開始姿勢

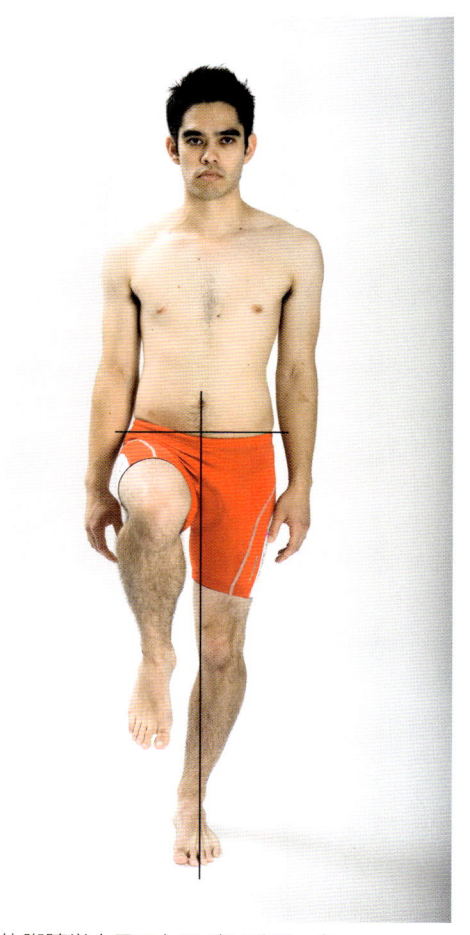

図9.48　片脚膝挙上テストのベンチマーク

失していることを示す動き、あるいは脚を挙上するための骨盤が傾くことが観察されたらすぐ、この動作を止め、開始姿勢に戻すべきである。両肩と骨盤は水平で、90°への股関節屈曲は行われなければいけない。

片側の股関節屈曲は、股関節外旋あるいは外転と独立していなければならない。体重支持のない股関節屈曲負荷下における、制御されていない股関節外旋あるいは外転に注意する。このテストは、修正のためのフィードバック（被験者自身による触診、視覚、フレキシカーブ（flexicurve）など）なしで行われるべきである。テストのためにフィードバックを取り除き、セラピストは股関節外旋・外転の制御が十分かどうかを判断するために、骨盤と脚の視覚的な観察を用いるべきである。両側を評価する。

股関節外旋・外転UCM

患者は、股関節における回旋に関連した症状を訴えている。片脚膝挙上において、非荷重側の股関節屈曲が90°（大腿部が水平）に到達する前に、股関節は外旋あるいは外転へのUCMを示す。片脚膝挙上テストにおいて、膝の挙上が90°（大腿部が水平）に達する前に、足が正中線に向けてスイングする（股関節外旋UCM）、あるいは大腿部が外転および外旋へ向けて回旋する。片側の股関節への負荷下において、股関節に**外旋あるいは外転への**UCMを有している。大腿部を水平に挙上するために骨盤を傾けるのは、制御が非効率なときによくある一般的な代替ストラテジーである。両肩と骨盤は水平で、90°への股関節屈曲が行われなければいけない。

制御されていない股関節の外旋・外転は、アイソメトリックあるいはエキセントリックな股関節外旋の制御を行う殿部の内旋筋群（とくに中殿筋前部と小殿筋）のスタビリティ機能の非効率性を伴うことが多い。同時に深部の内転スタビライザー筋群（恥骨筋と短内転筋）は、股関節外転のエキセントリックな制御をもたらしていないかもしれない。股関節外旋・外転を片脚の動きから分離させようとする際、患者はUCMを制御することができない、あるいは股関節外旋・外転を制御するために集中し多大な努力をする必要がある。両側の動作が評価されなければならない。もし股関節外旋・外転UCMが両側性であるなら、片方がよりよい、または悪いかもしれない。

> ### 方向に特異的な運動制御テストにおける臨床的評価の注意点
>
> 外旋・外転制御の運動制御（分離）テストにおいて、もしいくつかのほかの動作（例：わずかな屈曲や伸展）が観察された場合、これを制御されていない外旋・外転として記録しない。屈曲と伸展の運動制御テストによって、観察された動作が制御されていないかどうか特定される。股関節の外旋・外転UCMのテストは、制御されていない股関節の外旋・外転が示される場合のみ、陽性となる。

股関節回旋UCMのレーティングと診断
（T75.1、T75.2）

修正

制御が不十分である場合、再トレーニングは、体幹を壁で支持して始めるのが最もよい。患者は、背中を壁につけて両足を股関節の幅に広げて立ち（左右の踵の間は10～15cm離す）、両足の内側の線は平行になるようにする。上半身を垂直にし、体重は中足部に乗るようにバランスを取り、真っ直ぐに立つ。踵は、約5～10cm壁から離す。骨盤は水平にし、体幹は真っ直ぐ（垂直）にすべきである。患者は片方の足に全体重を移動させ、両肩と骨盤を水平に保ち、もう片方の足をゆっくりと床から持ち上げるよう指示される。骨盤が水平に維持され、また足が膝の下に垂直に位置し（すなわち股関節は外旋しない）、大腿部が正中線に維持される（すなわち股関節は外転しない）範囲内のみで、脚を挙上する。外旋や外転、骨盤の姿勢を制御できる範囲内のみで（フィードバックでモニターされる）、股関節は屈曲へと挙上することができる（図9.49）。最初は、患者はUCMが起きるまでに脚を60°あるいは70°の股関節屈曲までしか挙上できないかもしれない。足が内側に向けてスイングを始める（股関節外旋）、あるいは骨盤が側方にティルト（訳注：挙上している側の骨盤が高くなる）し始める時点で、動きは止めるべきである。股関節と骨盤は再度スタビライズされ、脚は股関節の回旋UCMを制御しながら開始姿勢に戻る。

患者は、股関節のアライメントと外旋UCMをさまざまなフィードバックの方法を用いてセルフモニター

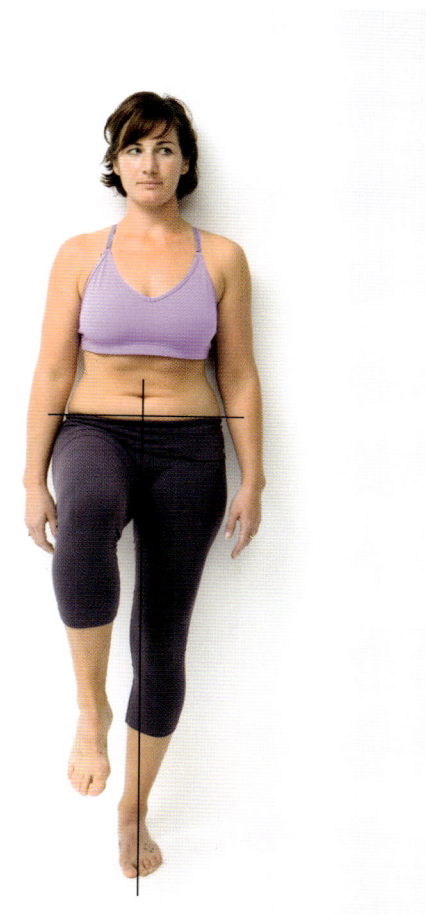

図9.49　支持を用いた部分的な可動域での膝挙上による修正

すべきである（T75.3）。回旋UCMが制御可能である可動域範囲内においては、何の症状も誘発されないはずである。

　股関節外旋・外転を制御することがより簡単になり、分離パターンも不自然に感じなくなったら、エクササイズは、支持なしで、壁から離れ、片足立ち位でこの同じ動作を行うことへと漸増していくことができる。

T75.1　片脚膝挙上テストの低閾値動員効率の評価とレーティング

片脚膝挙上テスト——立位

評価

制御のポイント：
- 股関節の外旋・外転を防ぐ

動作の課題：片側の股関節屈曲（立位）

ベンチマーク可動域：股関節外旋あるいは外転という代償を伴うことなく、独立した片側の股関節 90° 屈曲

方向の制御のための低閾値動員効率のレーティング

	✓または✗		✓または✗
• テスト方向への「UCM」を防ぐことができる正しい動作の分離パターン 股関節における以下の方向への UCM を防ぐ： • 外旋・外転 そして片側の股関節を屈曲する	☐	• 簡単そうに見え、自信をもって行っているという評価者の意見	☐
		• 簡単に感じ、被験者は十分に動作のパターンへの意識があり、自信を持ってテスト方向における「UCM」を防ぐ	☐
• ベンチマーク可動域全体を通じて動作を分離する： 股関節 90° 屈曲 **ベンチマーク基準を超えた利用可能な可動域がある場合、自動的な制御を必要とするのはベンチマーク可動域のみである**	☐	• コンセントリックおよびエキセントリックな動作の間、分離のパターンはスムーズである	☐
		• UCM を防ぐために、反対方向への**最終域**の動きを（継続的に）使わない	☐
		• 特別なフィードバック（**触覚的、視覚的、言語的な指示**）は必要ない	☐
• 呼吸を止めずに（代替的な呼吸ストラテジーを使うことは許容される）	☐	• 外的な支持や負荷をなくすことなく	☐
• エキセントリック運動中の制御	☐	• リラックスした自然な呼吸（たとえ理想的でなかったとしても——自然なパターンが変化しない限り）	☐
• コンセントリック運動中の制御	☐	• 疲労がない	☐

分離パターンを修正　　　　　　　　　　　　　　動員の効率

T75.2　片脚膝挙上テストによる UCM の部位と方向の診断

片脚膝挙上テスト——立位

部位	方向	左へ（左）	右へ（右）
		（チェックボックス）	（チェックボックス）
股関節	外旋・外転	☐	☐

T75.3　再トレーニングをモニターするフィードバックのツール

フィードバックのツール	過程
自己触診	関節姿勢（位置）の触診によるモニタリング
視覚的な観察	鏡を見て、あるいは直接動きを観察する
粘着テープ	触覚的なフィードバックのために皮膚に張力をかける
指示と口頭による修正	ほかの観察者からのフィードバックを聞く

T76　立位：片脚SKB＋体幹の支持脚方向への回旋テスト（股関節外旋・外転UCMのテスト）

　この分離テストは、股関節外旋・外転を自動的に分離し制御する能力を評価するものであり、片脚1/4スクワット――つまりSKBを行い、体幹を支持脚の方向へ回旋させる。非対称的な、あるいは矢状面以外での体幹の動作において、回旋の力が骨盤帯と股関節領域に伝達される。

テスト手順

　患者は、両足を股関節の幅に広げて立ち（左右の踵の間は10〜15cm離す）、両足の内側の線は平行になるようにする（外側に開かない）。患者は上半身を垂直にし、体重は中足部に乗るようにバランスを取り、真っ直ぐに立つべきである。患者は片方の足に全体重を移動させ、もう片方の足が床から離れる分だけ持ち上げるよう指示される。この姿勢で、患者は踵を床につけたまま膝を曲げ、足関節を背屈させることによって片脚SKBを行う。体重は拇指球ではなく踵に乗せ、体幹は垂直に保ち（まるで背中を壁につけてスライドさせながら下ろすように）、前傾させないように指示される。膝を足部の真上に位置し、大腿骨のラインが第2足趾の上に合わせるようにする（10°の体重移動の「ニュートラルライン」上）（図9.50）。

　そして、片脚で立ちながら、患者は体幹と骨盤を支持脚の方向へ回旋するよう指示される（もし右脚で立っているのであれば、体幹と骨盤は右へ回旋する）。膝はニュートラルライン上に並ぶ。骨盤が動くのにつれて膝が側方に動くことなく、自動的に体幹と骨盤を回旋させることができるべきである（骨盤に対して相対的な股関節の内旋）。理想的には、約30°の体幹と骨盤の独立した回旋が起こるべきである（図9.51）。膝の側方への動きが起きたらすぐ、この動作を止め、開始姿勢に戻すべきである。このテストは、修正のためのフィードバック（被験者自身による触診、視覚など）もしくはキューなしで行われるべきである。テストのためにフィードバックを取り除き、セラピストは股関節外旋・外転の制御が十分かどうかを判断するために、骨盤の視覚的な観察を用いるべきである。両側を評価

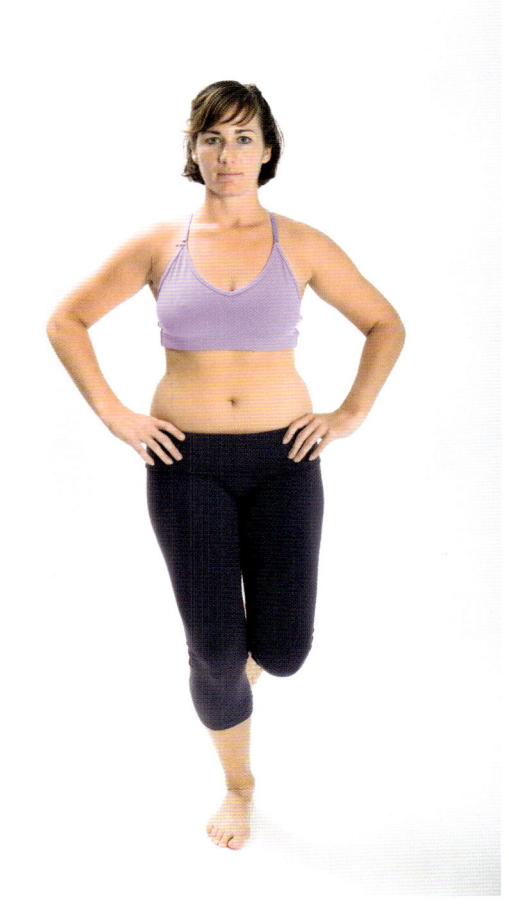

図9.50　片脚SKB＋体幹の支持脚方向への回旋テストの開始姿勢1

する。

股関節外旋・外転UCM

　患者は、股関節における回旋に関連した症状を訴えている。片脚SKB＋体幹の支持脚方向への回旋テストにおいて、体幹と骨盤が支持脚方向への30°の内旋位に到達する前に、股関節は外旋あるいは外転へのUCMを示す（膝が外側へ動く）。片側の股関節と膝での体重支持において、股関節に**外旋・外転方向への**UCMがある。

　制御されていない股関節の外旋・外転は、アイソメトリックあるいはエキセントリックな股関節外旋の制御を行う殿部の内旋筋群（とくに中殿筋前部と小殿筋）のスタビリティ機能の非効率性を伴うことが多い。同

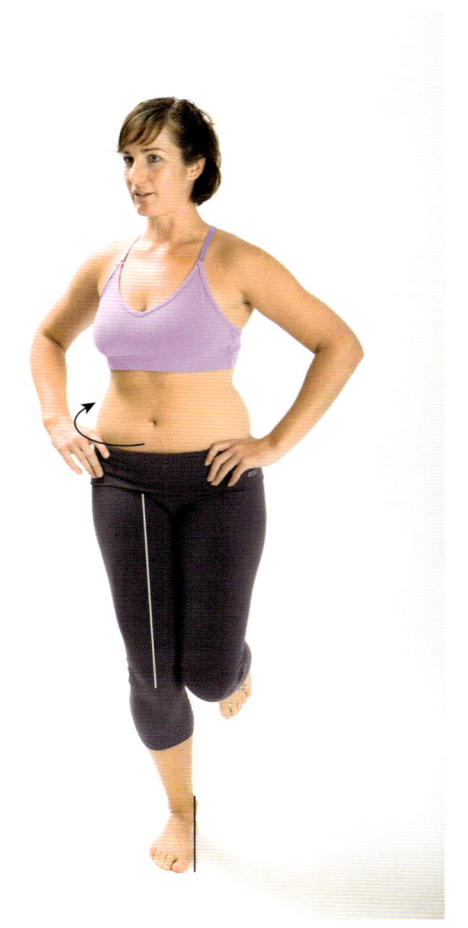

図9.51 片脚SKB＋体幹の支持脚方向への回旋テストのベンチマーク

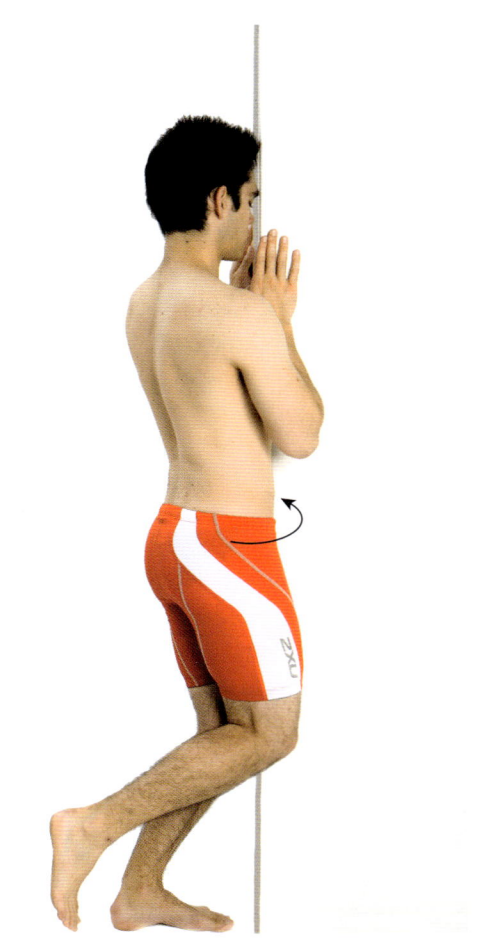

図9.52 壁を支持として用いた部分的な可動域における修正

時に深部の内転スタビライザー筋群（恥骨筋と短内転筋）は、股関節外転のエキセントリックな制御をもたらしていないかもしれない。股関節外旋を片側の脚の動きから分離させようとする際、患者はUCMを制御することができない、あるいは股関節外旋を制御するために集中し多大な努力をする必要がある。両側の動作が評価されなければならない。もし股関節外旋UCMが両側性であるなら、片方がよりよい、または悪いかもしれない。

方向に特異的な運動制御テストにおける臨床的評価の注意点

外旋・外転制御の運動制御（分離）テストにおいて、もしいくつかのほかの動作（例：わずかな屈曲や伸展）が観察された場合、これを制御されていない外旋・外転として記録しない。屈曲と伸展の運動制御テストによって、観察された動作が制御されていないかどうか特定される。**股関節の外旋・外転 UCM のテストは、制御されていない股関節の外旋・外転が示される場合のみ、陽性となる。**

股関節回旋UCMのレーティングと診断
（T76.1、T76.2）

修正

患者は、つま先を壁やドアの枠から約5cm離して、ドアの枠や壁の角に向かって立つ。患者は、足の内側の縁を壁に対して直角にして片足で立つべきである。

最初に患者はSKBを行い、大腿部と体幹が壁やドア枠にもたれるような姿勢を取る。次に、患者は体幹と骨盤を支持脚と同じ方向へ回旋するよう指示される。体幹と骨盤が外旋する際、壁やドアの枠が、患者が膝が外側へ動くことをモニター、制御するための支持とフィードバックになる（図9.52）。大腿部の姿勢が維持できる範囲内のみで、体幹と骨盤を回旋させる（フィードバックによってモニターされる）。膝がニュートラルラインから外側へ動く時点で、動きは止めるべきである。股関節は再度スタビライズされ、股関節の回旋UCMを制御しながら開始姿勢に戻る。

　患者は、股関節のアライメントと外旋UCMをさまざまなフィードバックの方法を用いてセルフモニターすべきである（T76.3）。外旋・外転UCMが制御可能である可動域範囲内においては、何の症状も誘発されないはずである。

　股関節外旋・外転を制御することがより簡単になり、分離パターンも不自然に感じなくなったら、エクササイズは、支持なしで、壁から離れ、片足立ち位でこの同じ動作を行うことへと漸増していくことができる。

T76.1　片脚 SKB ＋体幹の支持脚方向への回旋テストの低閾値動員効率の評価とレーティング

片脚 SKB ＋体幹の支持脚方向への回旋テスト――立位

評価

制御のポイント：
- 股関節の外旋・外転を防ぐ

動作の課題：片側の SKB ＋体幹および股関節の支持脚方向への回旋（立位）

ベンチマーク可動域：股関節外旋あるいは外転という代償を伴うことなく、膝のアライメントは第 2 足趾の上で（ニュートラルライン）、独立した 30°の体幹と骨盤の内旋（片側 SKB）

方向の制御のための低閾値動員効率のレーティング

✓または✗		✓または✗	
• テスト方向への「UCM」を防ぐことができる正しい動作の分離パターン 股関節における以下の方向への UCM を防ぐ： • 外旋・外転 そして体幹および股関節の支持脚方向への回旋を行う	☐	• 簡単そうに見え、自信をもって行っているという評価者の意見	☐
		• 簡単に感じ、被験者は十分に動作のパターンへの意識があり、自信を持ってテスト方向における「UCM」を防ぐ	☐
• ベンチマーク可動域全体を通じて動作を分離する：30°の体幹と骨盤の内旋 **ベンチマーク基準を超えた利用可能な可動域がある場合、自動的な制御を必要とするのはベンチマーク可動域のみである**	☐	• コンセントリックおよびエキセントリックな動作の間、分離のパターンはスムーズである	☐
		• UCM を防ぐために、反対方向への**最終域**の動きを（継続的に）使わない	☐
		• 特別なフィードバック（触覚的、視覚的、言語的な指示）は必要ない	☐
• 呼吸を止めずに（代替的な呼吸ストラテジーを使うことは許容される）	☐	• 外的な支持や負荷をなくすことなく	☐
• エキセントリック運動中の制御	☐	• リラックスした自然な呼吸（たとえ理想的でなかったとしても――自然なパターンが変化しない限り）	☐
• コンセントリック運動中の制御	☐	• 疲労がない	☐
分離パターンを修正		動員の効率	

T76.2　片脚 SKB ＋体幹の支持脚方向への回旋テストによる UCM の部位と方向の診断

片脚 SKB ＋体幹の支持脚方向への回旋テスト――立位			
部位	方向	左へ（左）	右へ（右）
		（チェックボックス）	（チェックボックス）
股関節	外旋・外転	☐	☐

T76.3　再トレーニングをモニターするフィードバックのツール

フィードバックのツール	過程
自己触診	関節姿勢（位置）の触診によるモニタリング
視覚的な観察	鏡を見て、あるいは直接動きを観察する
粘着テープ	触覚的なフィードバックのために皮膚に張力をかける
指示と口頭による修正	ほかの観察者からのフィードバックを聞く

T77 4点支持：膝曲げ股関節伸展（bent knee hip extension）テスト（股関節外旋・外転UCMのためのテスト）

この分離テストは、股関節外旋を自動的に分離し制御する能力を評価するものであり、4点支持の膝立ち位（両手両膝）で自動的に片方の股関節を伸展する（膝は90°屈曲）。片側性、あるいは非対称的な下肢の動作において、回旋の力が腰椎骨盤と股関節領域に伝達される。

テスト手順

患者は、腰椎と骨盤をニュートラルなアライメントにして4点支持の膝立ち位（両手両膝）の姿勢を取る（図9.53）。次に、患者は体重を片膝に移し、膝を90°に屈曲した姿勢を保ち、ゆっくりと股関節を伸展して脚を挙上するよう指示される。脚は矢状面上に維持され、外側へ外転すべきではない。踵は膝の真上に垂直にあるべきで、股関節の伸展において、股関節外旋へとスイングして正中線を越えるべきではない。理想的には、膝は90°屈曲を保ち、股関節伸展が約0°（大腿部は水平）に到達するまで、股関節のニュートラルな回旋は維持されるべきである。

患者は、股関節の伸展へと曲げた膝を挙上する際、股関節の外旋と外転を防ぐことが明らかなように、股関節の外旋・外転を股関節の伸展から分離させる能力

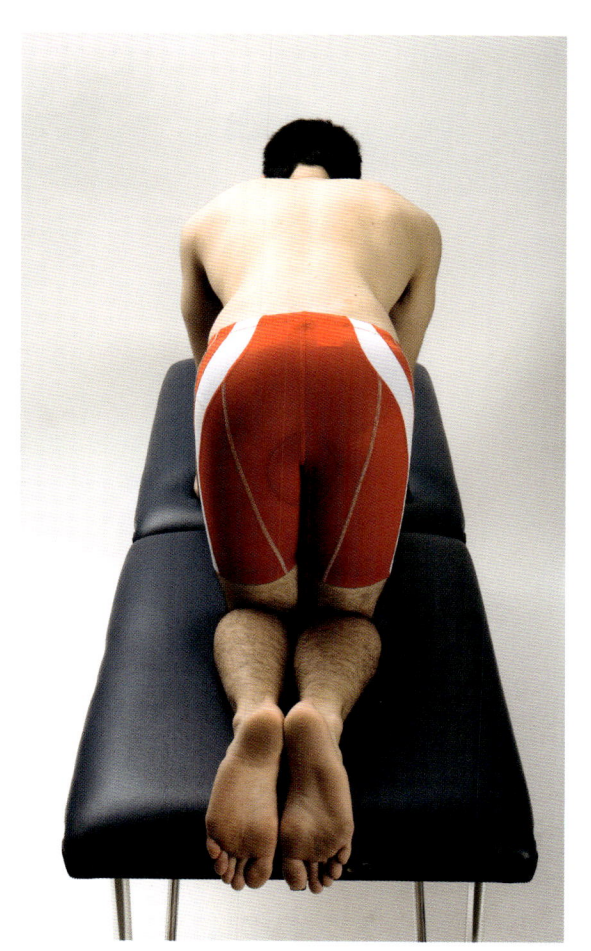

図9.53 膝曲げ股関節伸展テストの開始姿勢

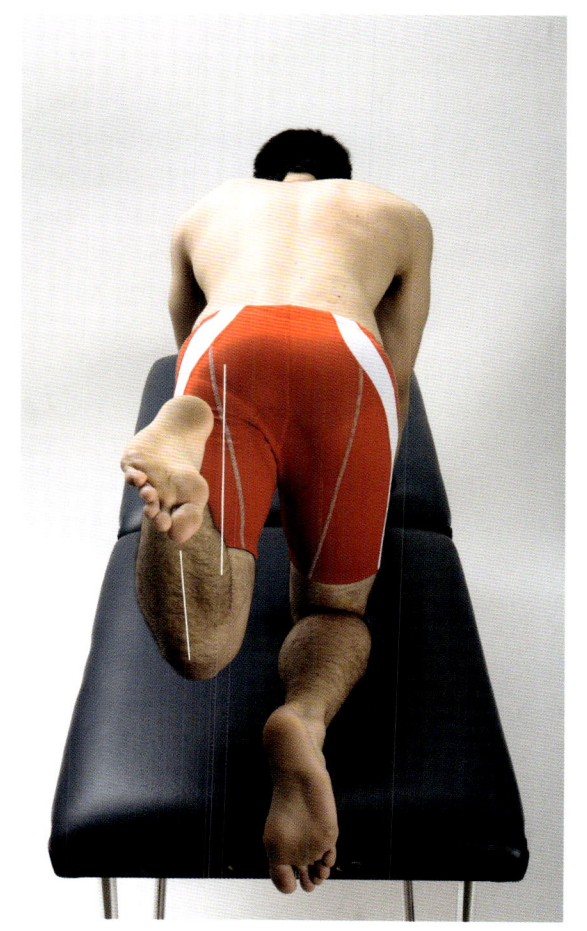

図9.54 膝曲げ股関節伸展テストのベンチマーク

があるべきである（図9.54）。理想的には、股関節を
外旋あるいは外転させることなく、脚は膝屈曲位を維
持し、股関節を0°まで伸展（大腿部は水平）できるべ
きである。股関節伸展の負荷下における、制御されて
いない股関節外旋あるいは外転に注意する。このテス
トは、修正のためのフィードバック（被験者自身によ
る触診、視覚、フレキシカーブ（flexicurve）など）
なしで行われるべきである。テストのためにフィード
バックを取り除き、セラピストは股関節外旋・外転の
制御が十分かどうかを判断するために、脚と骨盤の視
覚的な観察を用いるべきである。両側を評価する。

股関節外旋・外転 UCM

　患者は、股関節における回旋に関連した症状を訴え
ている。膝曲げ股関節伸展テストにおいて、股関節が
0°の伸展（大腿部が水平）に到達する前に、股関節は
外旋あるいは外転への UCM を示す。膝曲げ股関節伸
展テストにおいて、股関節が0°の伸展（大腿部が水平）
に到達する前に、足は正中線のほうへスイングする
（股関節外旋 UCM）、あるいは側方へ正中線から離れ
るように動く（股関節外転）。片側の股関節への負荷
下において、股関節に**外旋あるいは外転への UCM** が
ある。大腿部を水平に挙上するために背中を反らせた
り、骨盤を回旋することは、0°の股関節伸展ではなく、
制御が非効率なときによくある一般的な代替ストラテ
ジーである。0°への股関節伸展は、腰椎骨盤帯による
代償を伴わずに示されなければならない。

　制御されていない股関節の外旋・外転は、アイソメ
トリックあるいはエキセントリックな股関節外旋の制
御を行う殿部の内旋筋群（とくに中殿筋前部と小殿筋）
のスタビリティ機能の非効率性を伴うことが多い。同
時に深部の内転スタビライザー筋群（恥骨筋と短内転
筋）は、股関節外転のエキセントリックな制御をもた
らしていないかもしれない。股関節外旋と外転を、片
側の脚の動きから分離させようとする際、患者は
UCM を制御することができない、あるいは股関節外
旋・外転を制御するために集中し多大な努力をする必
要がある。両側の動作が評価されなければならない。
もし股関節外旋 UCM が両側性であるなら、片方がよ
りよい、または悪いかもしれない。

方向に特異的な運動制御テストにおける臨床的評価の注意点

　外旋・外転制御の運動制御（分離）テストにおいて、
もしいくつかのほかの動作（例：わずかな屈曲や伸展）
が観察された場合、これを制御されていない外旋・外
転として記録しない。屈曲と伸展の運動制御テストに
よって、観察された動作が制御されていないかどうか
特定される。股関節の外旋・外転 UCM のテストは、制
御されていない股関節の外旋・外転が示される場合の
み、陽性となる。

股関節回旋 UCM のレーティングと診断
（T77.1、T77.2）

修正

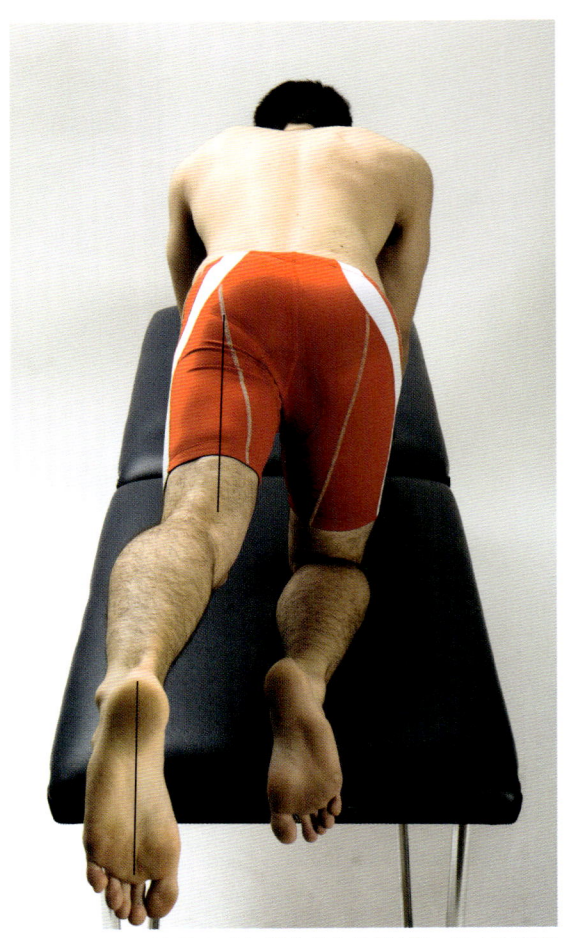

図9.55　膝を伸展させた部分的な可動域における修正

　制御が不十分である場合、再トレーニングは、膝関節屈曲を制限して始めるのが最もよい。患者は、4点支持の膝立ち位（両手両膝）の姿勢を取り、片方の膝に体重を移動させる。ゆっくりと脚を挙上し、股関節を伸展し始めるが、膝の伸展を許容し、20°あるいは30°の屈曲に留める。脚は矢状面上に維持し、外側へ外転させない。踵は、股関節外旋へとスイングして正中線を越えるべきではない。踵から第2足趾を通る線は、垂直となるべきである（図9.55）。

　片側の股関節伸展は、股関節外旋あるいは外転と独立していなければならない。外旋や外転、骨盤の姿勢が制御できる範囲内のみで（フィードバックでモニターされる）、股関節を伸展へと挙上することができる。最初、患者はUCMが現れるまでに脚を最小限の股関節の伸展可動域を通して挙上できるだけかもしれな

い。足が内側に向けてスイングを始め（股関節外旋）たり、大腿部が正中線から外転したり、あるいは骨盤が動き始める時点で、動きは止めるべきである。股関節と骨盤の姿勢は再度スタビライズされ、脚は股関節の外旋・外転UCMを制御しながら開始姿勢に戻る。

　患者は、股関節のアライメントと外旋・外転UCMをさまざまなフィードバックの方法を用いてセルフモニターすべきである（T77.3）。回旋UCMが制御可能である可動域範囲内においては、何の症状も誘発されないはずである。

　股関節外旋・外転を制御することがより簡単になり、分離パターンも不自然に感じなくなったら、股関節伸展のエクササイズは伸展可動域を増大させ、最終的には膝を屈曲させた姿勢へと漸増していくことができる。

T77.1　膝曲げ股関節伸展テストの低閾値動員効率の評価とレーティング

膝曲げ股関節伸展テスト──4点支持の膝立ち位

評価

制御のポイント：
- 股関節の外旋・外転を防ぐ

動作の課題： 片側の股関節伸展＋膝の屈曲（4点支持の膝立ち位）

ベンチマーク可動域： 独立した0°の片側の股関節伸展＋股関節外旋あるいは外転という代償を伴うことなく、膝の90°屈曲

方向の制御のための低閾値動員効率のレーティング

	✓または✗		✓または✗
・テスト方向への「UCM」を防ぐことができる正しい動作の分離パターン 股関節における以下の方向へのUCMを防ぐ： ・外旋・外転 そして片側の股関節伸展＋膝の屈曲を行う	☐	・簡単そうに見え、自信をもって行っているという評価者の意見	☐
		・簡単に感じ、被験者は十分に動作のパターンへの意識があり、自信を持ってテスト方向における「UCM」を防ぐ	☐
・ベンチマーク可動域全体を通じて動作を分離する： 0°の片側の股関節伸展＋膝の90°屈曲 **ベンチマーク基準を超えた利用可能な可動域がある場合、自動的な制御を必要とするのはベンチマーク可動域のみである**	☐	・コンセントリックおよびエキセントリックな動作の間、分離のパターンはスムーズである	☐
		・UCMを防ぐために、反対方向への最終域の動きを（継続的に）使わない	☐
		・特別なフィードバック（触覚的、視覚的、言語的な指示）は必要ない	☐
・呼吸を止めずに（代替的な呼吸ストラテジーを使うことは許容される）	☐	・外的な支持や負荷をなくすことなく	☐
・エキセントリック運動中の制御	☐	・リラックスした自然な呼吸（たとえ理想的でなかったとしても──自然なパターンが変化しない限り）	☐
・コンセントリック運動中の制御	☐	・疲労がない	☐

分離パターンを修正　　　　　　　　　　　　　　　動員の効率

T77.2　膝曲げ股関節伸展テストによるUCMの部位と方向の診断

膝曲げ股関節伸展テスト──4点支持の膝立ち位

部位	方向	左へ（左）	右へ（右）
		（チェックボックス）	（チェックボックス）
股関節	外旋・外転	☐	☐

T77.3　再トレーニングをモニターするフィードバックのツール

フィードバックのツール	過程
自己触診	関節姿勢（位置）の触診によるモニタリング
視覚的な観察	鏡を見て、あるいは直接動きを観察する
粘着テープ	触覚的なフィードバックのために皮膚に張力をかける
指示と口頭による修正	ほかの観察者からのフィードバックを聞く

T78　ブリッジ：片脚挙上テスト（single leg lift）（股関節外旋・外転UCMのためのテスト）

　この分離テストは、骨盤の外旋・外転を自動的に分離し制御する能力を評価するものであり、仰臥位でブリッジ姿勢へと骨盤を挙上し、片方の脚を伸展する。片側性、あるいは非対称的な下肢の動作において、回旋の力が腰椎骨盤と股関節領域に伝達される。

テスト手順

　患者は、両方の踵と膝を互いにつけて仰向け膝立て（crook lying）位の姿勢を取る（図9.56）。脊柱はニュートラルを保ち、骨盤が床から離れるように挙上し（5cm）、この姿勢を保持する。ゆっくりと体重を片方の足に移動させ、反対側の膝を伸展し、両膝と両方の大腿部が隣り合うように保持する。骨盤と股関節のニュートラルな姿勢を維持し、両膝が離れないようにする。理想的には、両膝は横に並んでつけるべきである。体重支持していない真っ直ぐな脚側の股関節の位置は変化すべきでない。真っ直ぐにしたほうの脚を、外旋や正中線から離れて外転させない（図9.57）。足を床に戻し、反対の脚でこの動きを繰り返す。股関節の外旋あるいは外転への動きが起きたらすぐ、この動作を止め、開始姿勢に戻すべきである。腕を使って床を押し下げることによって体幹を支えることは許容されない。このテストは、修正のためのフィードバック（被験者自身による触診、視覚など）もしくはキューなしで行われるべきである。テストのためにフィードバックを取り除き、セラピストは骨盤帯の回旋の制御が十分かどうかを判断するために、骨盤の視覚的な観察を用いるべきである。

股関節外旋・外転UCM

　患者は、股関節における回旋あるいは外転に関連した症状を訴えている。ブリッジ：片脚挙上テストにおいて、股関節外旋・外転スタビライザー筋群は、効率的に股関節を制御できない。片側の長い梃子の負荷下において、股関節に外旋あるいは外転方向へのUCMがある。股関節が外旋あるいは外転を始め、両膝が離れていく。患者は、股関節外旋・外転を制御することができない。

　股関節外旋・外転を片側の脚の負荷から分離させようとする際、患者は股関節外旋あるいは外転を制御することができない、あるいは制御するために集中し多大な努力をする必要がある。両側の動作が評価されなければならない。片側であることもあり、両側であることもある。もし股関節外旋・外転UCMが両側性であるなら、片方がよりよい、または悪いかもしれない。

> #### 方向に特異的な運動制御テストにおける臨床的評価の注意点
>
> 　外旋・外転制御の運動制御（分離）テストにおいて、もしいくつかのほかの動作（例：わずかな屈曲や伸展）が観察された場合、これを制御されていない外旋・外転として記録しない。屈曲と伸展の運動制御テストに

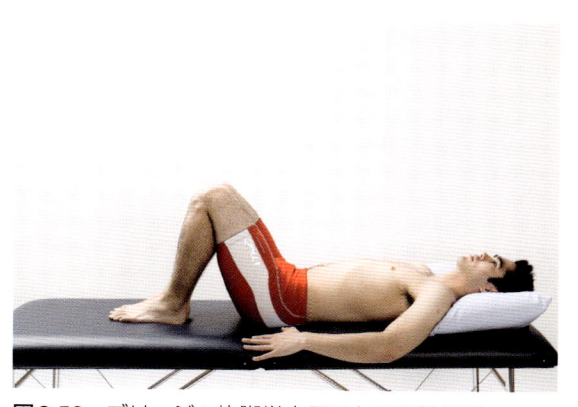

図9.56　ブリッジ：片脚挙上テストの開始姿勢

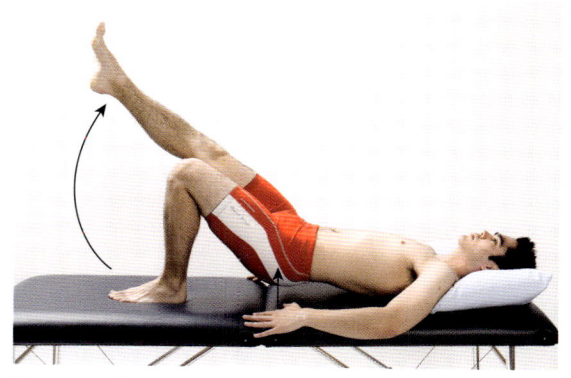

図9.57　ブリッジ：片脚挙上テストのベンチマーク

よって、観察された動作が制御されていないかどうか特定される。**股関節の外旋・外転 UCM のテストは、制御されていない股関節の外旋・外転が示される場合のみ、陽性となる。**

股関節回旋UCMのレーティングと診断
（T78.1、T78.2）

修正

両足と両膝をお互いにつけた仰向け膝立て位から、患者はニュートラルな姿勢を維持したまま、骨盤を5cm床から挙上する。最初は、患者は体重を片方の足に移動させ、反対側の足を数cmだけ床から挙上するように指示されるべきである。体重を支持していない脚を完全に伸展させない。股関節の外旋・外転を制御できる範囲内でのみ（両膝が正中線で一緒になっているのをモニターされる）、体重のかかっていない側の脚の挙上を行うべきである。骨盤および股関節領域が外旋あるいは外転の制御を失い始める時点で、動きは止めるべきである。股関節の姿勢は再度スタビライズされ、次に、数秒間この姿勢を維持し、股関節の外旋・外転UCMを制御しながら開始姿勢（骨盤が支持された仰向け膝立て位）に戻る。

患者は、股関節のアライメントをさまざまなフィードバックの方法を用いてセルフモニターすべきである（T78.3）。回旋UCMが制御可能である可動域範囲内においては、何の症状も誘発されないはずである。

股関節外旋・外転を制御することがより簡単になり、分離パターンも不自然に感じなくなったら、エクササイズを漸増させていくことができる。漸増は、体重支持していない側の脚を完全伸展し、骨盤と股関節を体重移動中にニュートラルに維持し、挙上したまま、右膝と左膝を交互に伸展させるというものである。股関節の外旋と外転の制御が十分であることを確実なものとしなければならない。

股関節外旋・外転UCMのまとめ
（表9.5）

表9.5　股関節外旋・外転テストのレーティングのまとめ		
UCM の診断とテスト		
部位：股関節	**方向：外旋・外転**	**臨床的優先性 ☐**
テスト	レーティング（✓✓または✓✗または✗✗）と理論的な根拠	
立位：片脚膝挙上（single leg high knee lift）		
立位：片脚 SKB ＋体幹の支持脚方向への回旋		
4点支持：膝曲げ股関節伸展（bent knee hip extension）		
ブリッジ：片脚挙上（single leg lift）		

T78.1　ブリッジ：片脚挙上テストの低閾値動員効率の評価とレーティング

ブリッジ：片脚挙上テスト──仰向け膝立て位

評価

制御のポイント：
- 股関節の外旋・外転を防ぐ

動作の課題：支持されていない骨盤からの片脚の負荷（ブリッジ）

ベンチマーク可動域：脚を完全に伸展（両膝は並んでつく）

方向の制御のための低閾値動員効率のレーティング

	✓または✗		✓または✗
• テスト方向への「UCM」を防ぐことができる正しい動作の分離パターン 股関節における以下の方向へのUCMを防ぐ： • 外旋・外転 そして体重を片脚へ移動し、片脚を伸展する	☐	• 簡単そうに見え、自信をもって行っているという評価者の意見	☐
		• 簡単に感じ、被験者は十分に動作のパターンへの意識があり、自信を持ってテスト方向における「UCM」を防ぐ	☐
• ベンチマーク可動域全体を通じて動作を分離する：脚を完全に伸展（両膝は並んでつく） **ベンチマーク基準を超えた利用可能な可動域がある場合、自動的な制御を必要とするのはベンチマーク可動域のみである**	☐	• コンセントリックおよびエキセントリックな動作の間、分離のパターンはスムーズである	☐
		• UCMを防ぐために、反対方向への最終域の動きを（継続的に）使わない	☐
		• 特別なフィードバック（触覚的、視覚的、言語的な指示）は必要ない	☐
• 呼吸を止めずに（代替的な呼吸ストラテジーを使うことは許容される）	☐	• 外的な支持や負荷をなくすことなく	☐
• エキセントリック運動中の制御	☐	• リラックスした自然な呼吸（たとえ理想的でなかったとしても──自然なパターンが変化しない限り）	☐
• コンセントリック運動中の制御	☐	• 疲労がない	☐
分離パターンを修正		**動員の効率**	

T78.2　ブリッジ：片脚挙上テストによるUCMの部位と方向の診断

ブリッジ：片脚挙上テスト──仰向け膝立て位			
部位	方向	左へ（左）	右へ（右）
		（チェックボックス）	（チェックボックス）
股関節	外旋・外転（クローズドチェーン）	☐	☐

T78.3　再トレーニングをモニターするフィードバックのツール

フィードバックのツール	過程
自己触診	関節姿勢（位置）の触診によるモニタリング
視覚的な観察	鏡を見て、あるいは直接動きを観察する
粘着テープ	触覚的なフィードバックのために皮膚に張力をかける
指示と口頭による修正	ほかの観察者からのフィードバックを聞く

股関節内転 UCM

股関節内転と体重移動の観察と分析

理想的なパターンの解説

　患者は、両足に均等に体重を乗せ、両足の間は5〜10cm離して真っ直ぐに立つよう指示される。次に、片方の足へ体重移動させて立ち、もう片方の足が床から離れる分だけ持ち上げるよう指示される。理想的には、臍の側方への移動で計測される骨盤の側方への動きは多くても10cmである（Sahrmann 2002; Luomajoki et al 2007, 2008）。骨盤の移動の左右差は2cm未満で、十分に対称的であるべきである。頭部と胸骨、恥骨結合は、立っている足の上で並ぶべきであり、真っ直ぐに立った姿勢で両肩は水平になるべきである（図9.58）。

側方への体重移動に関係する動作不全

相対的スティフネス（制限）

- **胸腰椎の側屈制限**——上半身は、骨盤がスタビライズされ、壁に支持されて両足で立っているとき、正常な40°の側屈可動域を失っている（胸骨の正中線から測定する）。胸腰椎の側屈制限が、代償として側方への骨盤の移動と股関節内転可動域の増加に寄与している可能性がある。これは動きの評価と徒手的なセグメント的関節評価によって確認される（例：Maitland 受動的生理学的椎間動作または受動的付属的椎間動作）。
- **股関節の外旋制限**——骨盤は、支持脚から反対方向への正常な45°の回旋可動域を失っている（すなわち、右足で立っている場合、骨盤の左への回旋が45°未満である）。股関節外旋の欠如を代償するために股関節の内旋が増加しているかもしれない。
- **股関節の内旋制限**——骨盤は、支持脚方向への正常な45°の回旋可動域を失っている（すなわち、右足で立っている場合、骨盤の右への回旋45°未満である）。股関節内旋の欠如を代償するために股関節の外旋が増加しているかもしれない。

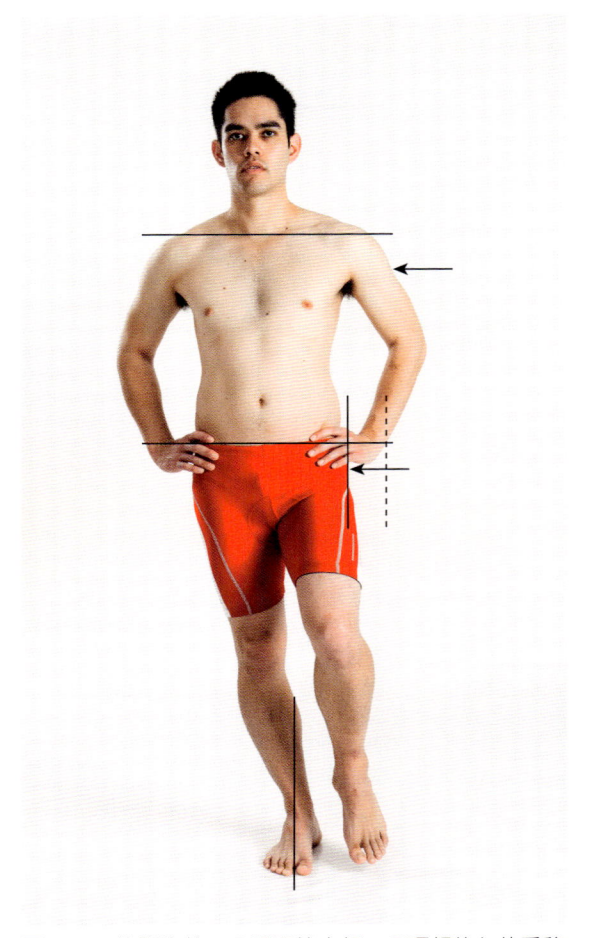

図9.58　片脚姿勢での股関節内転への理想的な体重移動

相対的柔軟性（潜在的 UCM）

- **股関節内転**——側方への体重移動が股関節から始まり、これが股関節運動により大きく貢献する一方で、上半身は遅れて側方へ移動し始めて、貢献度はより小さいかもしれない。側方への体重移動の最終域において、股関節内転の過剰な、あるいは過剰可動性の可動域が観察されるかもしれない。ニュートラルへと戻る際、骨盤と股関節は遅れて正中線の方向へ戻っていく。股関節内転可動域の増加、または制御されていない股関節の内転は、胸腰椎の側屈の減少のための、一般的な代償である。

股関節の内転制御テストと内転制御リハビリテーション

　この内転制御テストは、股関節の内転UCMの程度を評価し、またダイナミックスタビリティシステムが適切に内転負荷あるいはひずみ（strain）を制御する能力を評価する。患者が内転に関連した症状や能力障害を訴える、もしくは示す場合には、内転UCMのための評価が優先である。機能不全を特定するテストは、リハビリテーションストラテジーをガイドしたり、方向づけるために用いられる。

股関節内転UCMのテストの適応

　以下を観察または触診する。

1. 内転の可動域の過剰可動性
2. 側方への体重移動動作が、過剰な骨盤の移動と股関節内転により始まる
3. 股関節内転、片脚立ちあるいは側方への体重移動に伴う症状（痛み、不快感、つっぱり）

　患者は、股関節における内転に関連した症状を訴えている。内転あるいは片脚荷重の負荷下において、股関節に体幹や下腿と比べて、**内転方向への**より大きな折れ曲がり（give）がある。機能不全は、内転分離の運動制御テストによって裏付けられる。

股関節の内転制御テスト

T79　片脚立ち：骨盤側方移動（lateral pelvic shift）テスト（股関節内転UCMのためのテスト）

この分離テストは、片脚立ちで、体重を支持している股関節の内転を自動的に分離し制御する能力を評価する。

テスト手順

患者は、両足の間は10～15cm離して身体を垂直にして真っ直ぐに立ち、体重は両足に均等にかかるようにバランスをとる（図9.59）。患者は片方の足に全体重を移動させ、もう片方の足が床から離れる分だけゆっくりと持ち上げるよう指示される。重心を支持基面の上に維持するために、骨盤と両肩にわずかな程度の側方への移動が起こるべきである。骨盤の側方移動は、左右それぞれの片足立ちにおいて、十分に対称的であるべきである。

骨盤は側方へ10cm以上移動すべきではない。過剰な骨盤の側方移動は、10cm以上の骨盤の側方への移動、あるいは左右それぞれの片足立ちの差が2cm以上であることで示される（図9.60）。

股関節内転方向への制御の喪失を示す動きが観察されたらすぐ、この動作を止め、開始姿勢に戻すべきである。このテストは、修正のためのフィードバック（被験者自身による触診、視覚、フレキシカーブ（flexicurve）など）なしで行われるべきである。テストのためにフィードバックを取り除き、セラピストは股関節内転の制御が十分かどうかを判断するために、骨盤の視覚的な観察を用いるべきである。両側を評価する。

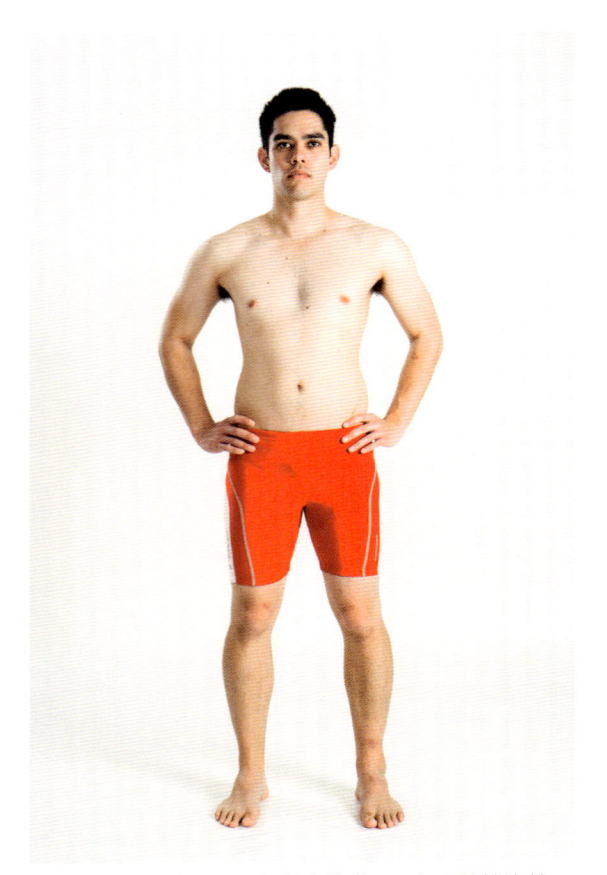

図9.59　片脚立ち：骨盤側方移動テストの開始姿勢

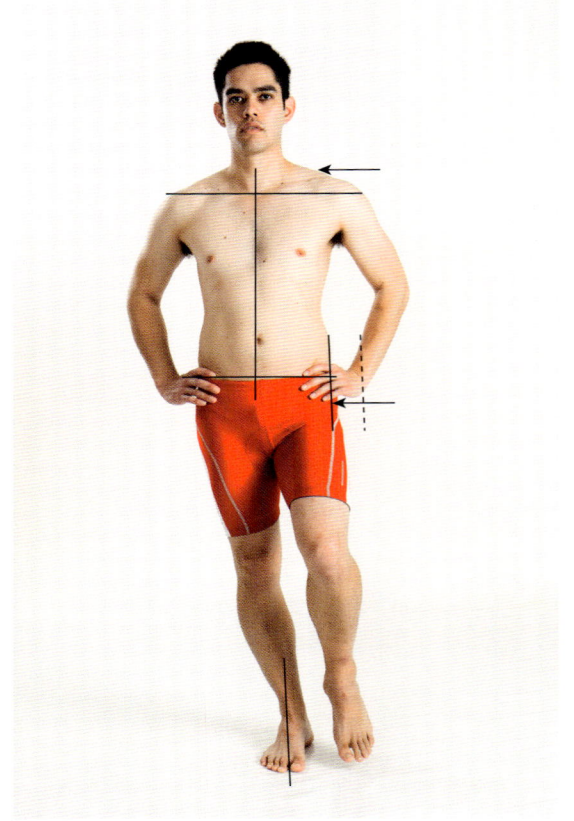

図9.60　片脚立ち：骨盤側方移動テストのベンチマーク

股関節内転UCM

　患者は、片足立ちや、側方へ体重移動、股関節内転の動きに伴う股関節領域の痛み（鼠径部インピンジメント、外側大転子あるいは殿部の後方外側の痛み）を訴えている。骨盤側方移動テストにおいて、片足立ちで体重移動において、体重を支えている側の股関節が内転へのUCM（過剰な、あるいは非対称的な骨盤の側方移動）を示している。体重移動において、股関節に**内転方向への**UCMがある。被験者が過剰な股関節内転（骨盤の側方移動が10cm以上、あるいは2cm以上の左右非対称）を防いだり抵抗することができないのであれば、股関節内転の制御は不十分である。

　制御されていない股関節の内転は、アイソメトリックあるいはエキセントリックな股関節内転の制御を行う殿部の外転筋群（とくに深部の中殿筋と小殿筋）のスタビリティ機能の非効率性を伴うことが多い。体重移動において、骨盤の側方移動を最小限にしようとする、あるいは分離させようとする際、患者は制御するために股関節内転の制御に集中し多大な努力をする必要がある。両側の動作が評価されなければならない。もし股関節の内転UCMが両側性であるなら、片方がよりよい、または悪いかもしれない。

> ### 方向に特異的な運動制御テストにおける臨床的評価の注意点
>
> 　内転制御の運動制御（分離）テストにおいて、もしいくつかのほかの動作（例：わずかな回旋）が観察された場合、これを制御されていない内転として記録しない。回旋の運動制御テストによって、観察された動作が制御されていないかどうか特定される。制御されていない股関節内転が示された場合に限り、股関節内転UCMのテストが陽性となる。

股関節回旋UCMのレーティングと診断

（T79.1、T79.2）

修正

　最初の再トレーニングは、体幹を壁で支持して始めるのが最もよい。患者は、背中を壁につけて両足を股関節の幅に広げて立ち、体重が両足に乗るようにバランスを取る。踵は、約5〜10cm壁から離す。骨盤は

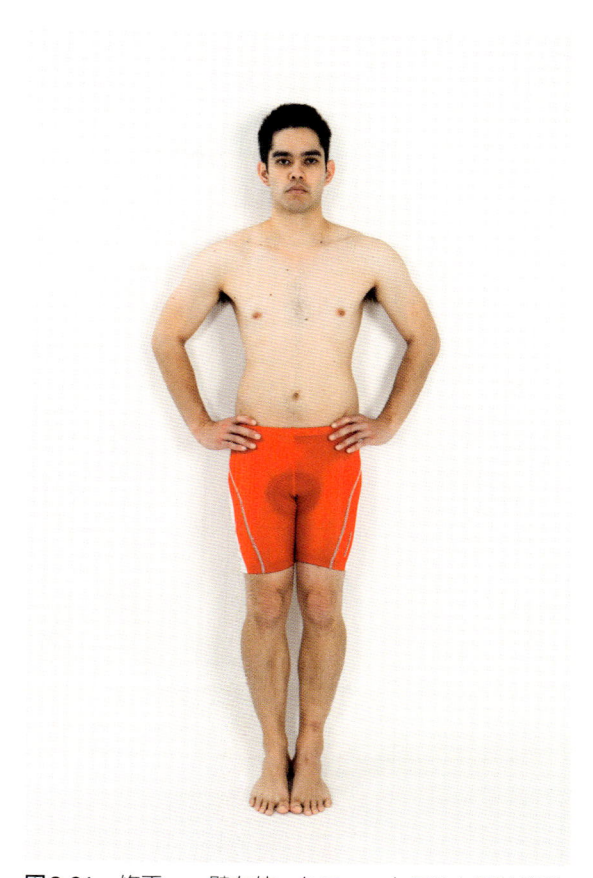

図9.61　修正——壁を使ったニュートラルな開始姿勢

水平にし、体幹は真っ直ぐ（壁に対して垂直）にすべきである（図9.61）。

　壁をフィードバックと支持に用いつつ、患者は、ゆっくりと片側の足へ全体重を移動しながら、骨盤と肩を側方に移動することによって、体重を支持する足の上に維持する。最初は、踵だけを挙上することによって、部分的な体重移動から始める（図9.62）。次に、両肩と骨盤を水平に保ちながら、完全に体重を移動し、足を床から挙上することへ漸増する（図9.63）。もし両肩と骨盤を同時に動かすことが難しい場合、両肩の側方への動きから体重移動を始め、骨盤を後で移動する。全体重が支持脚に移動したとき、両肩と骨盤は水平であるべきである。体重を支持している側の脚の過剰な股関節内転は起こるべきではない。

　患者は、股関節と体幹のアライメントをセルフモニターすべきであり、さまざまなフィードバックの方法を用いて股関節内転UCMを制御すべきである

（T79.3）。股関節内転UCMが制御可能である可動域範囲内においては、何の症状も誘発されないはずである。

　片足立ちで股関節内転を制御することがより簡単になり、分離パターンも不自然に感じなくなったら、エクササイズは、支持なしで、壁から離れ、片足立ち位でこの同じ動作を行うことへと漸増していくことができる。

股関節内転UCMのまとめ
（表9.6）

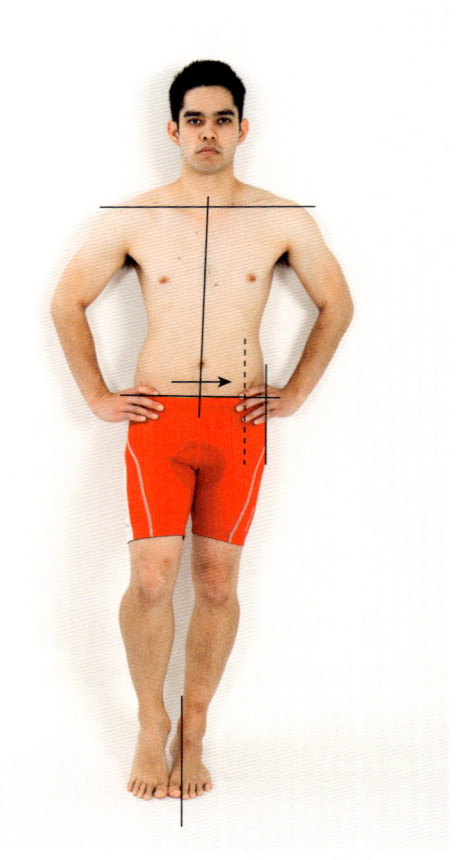

図9.62　修正──部分的な体重移動──踵挙上

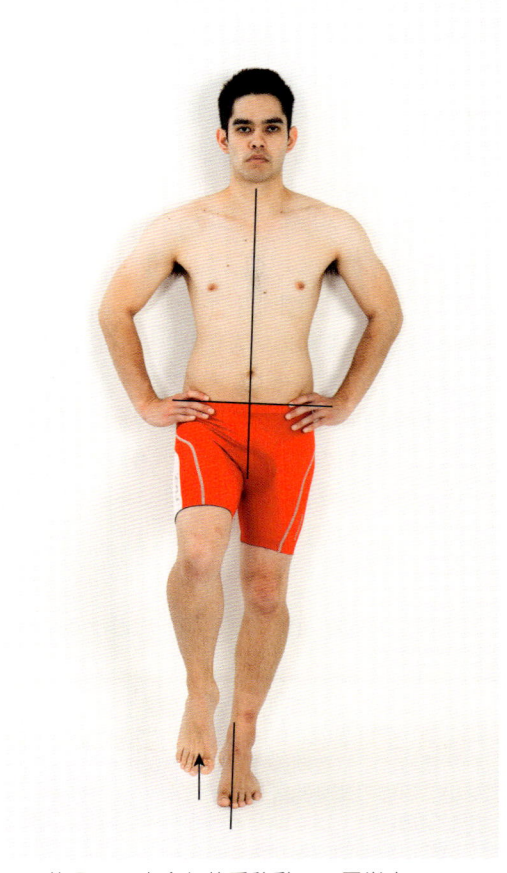

図9.63　修正──完全な体重移動──足挙上

表9.6　股関節内転テストのレーティングのまとめ		
UCM の診断とテスト		
部位：股関節	方向：内転	臨床的優先性 ☐
テスト	レーティング（✓✓または✓✗または✗✗）と理論的な根拠	
片脚立ち：骨盤側方移動（lateral pelvic shift）		

T79.1　骨盤側方移動テストの低閾値動員効率の評価とレーティング

骨盤側方移動テスト──片脚立ち位
評価

制御のポイント：
- 股関節の内転を防ぐ（体重支持脚）

動作の課題：片脚立ちしている側への側方体重移動（立位）

ベンチマーク可動域：骨盤の移動は 10cm 以内、左右差は 2 cm 以内

方向の制御のための低閾値動員効率のレーティング

✓または✗		✓または✗	
• テスト方向への「UCM」を防ぐことができる正しい動作の分離パターン 股関節における以下の方向への UCM を防ぐ： • 内転 そして片脚立ちしている側への側方体重移動を行う	☐	• 簡単そうに見え、自信をもって行っているという評価者の意見	☐
		• 簡単に感じ、被験者は十分に動作のパターンへの意識があり、自信を持ってテスト方向における「UCM」を防ぐ	☐
• ベンチマーク可動域全体を通じて動作を分離する：骨盤の移動は 10cm 以内、左右差は 2 cm 以内 **ベンチマーク基準を超えた利用可能な可動域がある場合、自動的な制御を必要とするのはベンチマーク可動域のみである**	☐	• コンセントリックおよびエキセントリックな動作の間、分離のパターンはスムーズである	☐
		• UCM を防ぐために、反対方向への**最終域の動き**を（継続的に）使わない	☐
• 呼吸を止めずに（代替的な呼吸ストラテジーを使うことは許容される）	☐	• 特別なフィードバック（**触覚的、視覚的、言語的な**指示）は必要ない	☐
• エキセントリック運動中の制御	☐	• 外的な支持や負荷をなくすことなく	☐
• コンセントリック運動中の制御	☐	• リラックスした自然な呼吸（たとえ理想的でなかったとしても──**自然なパターンが変化しない限り**）	☐
		• 疲労がない	☐
分離パターンを修正		**動員の効率**	

T79.2　骨盤側方移動テストによる UCM の部位と方向の診断

骨盤側方移動テスト──片脚立ち位			
部位	方向	左へ（左）	右へ（右）
		（チェックボックス）	（チェックボックス）
股関節	内転	☐	☐

T79.3　再トレーニングをモニターするフィードバックのツール

フィードバックのツール	過程
自己触診	関節姿勢（位置）の触診によるモニタリング
視覚的な観察	鏡を見て、あるいは直接動きを観察する
粘着テープ	触覚的なフィードバックのために皮膚に張力をかける
指示と口頭による修正	ほかの観察者からのフィードバックを聞く

大腿骨の前方グライド（大腿骨頭の前方並進運動）制御

大腿骨頭の前方グライドは、ほかの股関節UCMと重なっているかもしれない。そのように、症状はとくに前方グライドのみに関連しているというわけでなく、どちらかというと前方グライドに伴う制御されていない動作と関連する。大腿骨頭は、大腿骨頭が屈曲や伸展、外旋、外転のテスト動作に伴って過剰な前方への並進運動的変位へと「前方グライド」するようである。

大腿骨のセグメント的前方並進運動UCM（制御されていない大腿骨頭の前方並進運動）は、以下のいくつかの動作テストで特定される。

- 矢状面での動作（屈曲あるいは伸展）において、股関節の動作のニュートラルな軸の場所を特定するのに、受動的な股関節の動作における大転子の触診が用いられる。自動的な補助を受けない屈曲あるいは伸展における、ニュートラルな軸を維持し、大転子の過剰な前方へのグライドを防ぐ能力が、受動的な評価と比較される。

- 軸の面上の動作（外旋と外転）において、股関節の動作のニュートラルな軸の場所を確認するのに、受動的な股関節の動作における大腿骨頭の前方隆起（anterior prominence）の触診が用いられる。自動的な補助を受けない外旋あるいは外転におけるニュートラルな軸を維持し、大転子の過剰な前方へのグライドを防ぐ能力が、受動的な評価と比較される。

股関節の前方グライド制御テストと前方グライド制御リハビリテーション

これら前方グライド（大腿骨頭前方並進運動）制御テストは、股関節における前方グライドUCMの程度を評価し、またダイナミックスタビリティシステムが前方グライドの負荷やひずみ（strain）を適切に制御する能力を評価する。患者が関連した症状や能力障害を訴える、もしくは示す場合には、前方グライドUCMのための評価が優先である。機能不全を特定するテストは、リハビリテーションストラテジーをガイドしたり、方向づけるために用いられる。

股関節前方グライドUCMのテストの適応

以下を観察または触診する。

1. 股関節前方並進運動の過剰可動性
2. 前方グライドに伴う症状（とくにオープンチェーンにおける脚への負荷時に鼠径部でクリック音（clicks）や「カクン（clunks）」と感じる）
3. 股関節屈曲、伸展、回旋方向へのUCMテストが陽性であることが、これらの動作に関連する症状と相関しない。

患者は、股関節に関連した症状を訴えている。オープンチェーンの股関節の動き（とくに梃子の長い負荷）において、股関節に**前方グライド方向への**UCMがある。機能不全は、制御されていない大腿骨頭の前方並進運動の運動制御テストによって裏付けられる。

股関節の前方グライド制御テスト

T80　仰臥位：自動的（vs 受動的）SLR（active（vs passive）straight leg raise）テスト（股関節前方グライドUCMのためのテスト）

この分離テストは、大腿骨頭の前方グライドを自動的に分離し制御する能力を評価するものであり、片脚で、股関節屈曲（SLR：ストレートレッグレイズ）を行う。股関節伸展位からの、自動的な股関節屈曲（開始可動域）において、バイオメカニクス的大腿骨頭の前方並進運動モーメントが存在し、これは股関節のローカルスタビライザー筋と深部の股関節屈曲筋群が同時活性化（co-activation）することによって制御されるべきである。

テスト手順

仰臥位で両脚伸展位において、セラピストは背部殿筋群から大転子後部へと触診する（図9.64）。次に、セラピストは大転子を触診し、股関節屈曲のニュートラルな回旋軸を確認しながら、受動的に脚を挙上し、45°（ハムストリングの張力が起きる手前）までストレート・レッグレイズ（SLR）を行う（図9.65）。ニュートラルな軸は、脚が受動的に股関節屈曲と伸展を通して動かされる際、大転子において触診している指への圧が一定のままとなる点である。SLRを通して、股関節と脚がニュートラルな内旋・外旋の姿勢を保つようにする。

股関節屈曲負荷下において、大腿骨頭の制御されていない前方グライドを評価する。被験者が仰臥位となり、股関節屈曲のニュートラルな軸を触診、モニターし、自動的に脚を45°挙上するよう指示される。自動的なSLRにおいて、ニュートラルな股関節回旋を維持している間、股関節屈曲の回旋軸は一定に保たれるべきである（図9.66）（Sahrmann 2002）。自動的なSLRにおいて、患者は大腿骨頭グライドの制御を維持できるべきである。回旋軸が一定であり、大腿骨頭の前方グライドが制御されている場合、大転子後方の触診している指への圧力は同じままか、わずかな後方への並進運動により極めてわずかに増加する。

このテストは、修正のためのフィードバック（被験

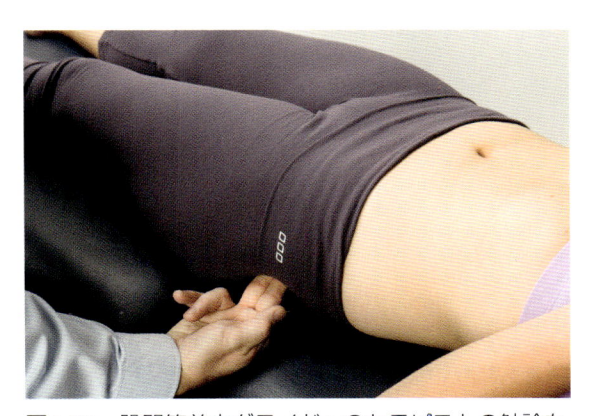

図9.64　股関節前方グライドへのセラピストの触診を伴う自動的SLRテストの開始姿勢

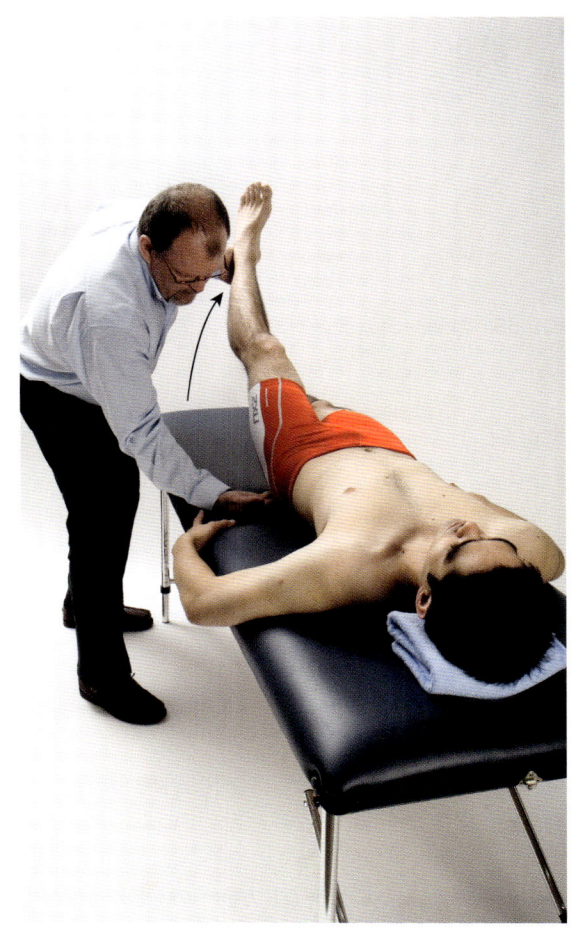

図9.65　ニュートラルな回旋軸を確認するための受動的SLR

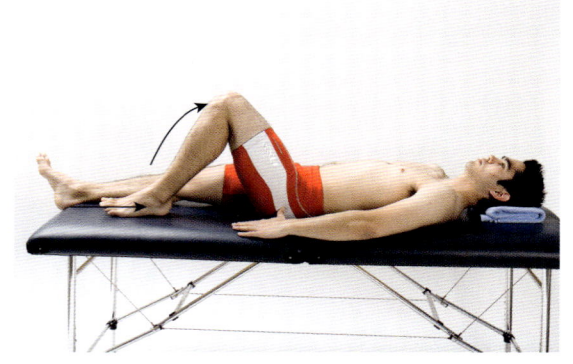

図9.67 自己触診を伴う部分的な可動域における短い梃子の踵スライドによる修正

ニターされる）。股関節屈曲負荷下において、股関節に大腿部前方グライド方向へのUCMがある。股関節前方グライドを股関節屈曲から分離させようとする際、患者はUCMを制御することができない、あるいは、制御するために股関節前方グライドに集中し多大な努力をする必要がある。両側の動作が評価されなければならない。もし股関節の前方グライドUCMが両側性であるなら、片方がよりよい、または悪いかもしれない。

> **方向に特異的な運動制御テストにおける臨床的評価の注意点**
>
> 　前方グライドの運動制御（分離）テストにおいて、もしいくつかのほかの動作（例：わずかな回旋）が観察された場合、これを制御されていない前方グライドとして記録しない。回旋の運動制御テストによって、観察された動作が制御されていないかどうか特定される。**制御されていない股関節前方グライドが示された場合に限り、股関節前方グライドUCMのテストが陽性となる。**

股関節回旋UCMのレーティングと診断

（T80.1、T80.2）

修正

　制御が不十分である場合、再トレーニングは、脚の負荷を軽減して始めるのが最もよい。仰臥位になり、両脚を伸展させ、患者は大転子において股関節屈曲のニュートラルな軸を自己触診する。再トレーニングの

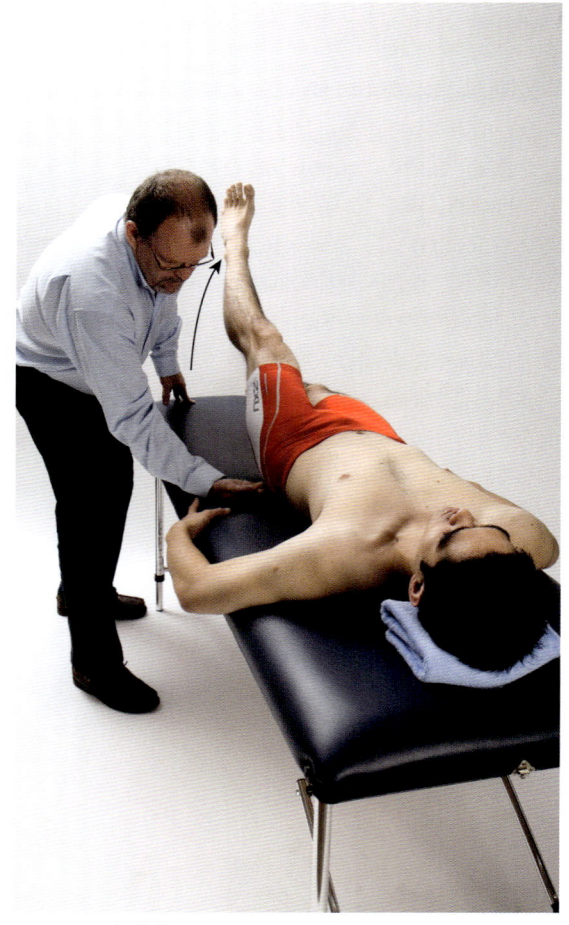

図9.66 　自動的SLRテストのベンチマーク

者自身による触診、視覚など）もしくはキューなしで行われるべきである。テストのためにフィードバックを取り除き、セラピストは股関節前方グライドの制御が十分かどうかを判断するために、骨盤と脚への触診と視覚的な観察を用いるべきである。両側を評価する。

股関節の前方グライドUCM

　患者は、股関節において痛みに関係している症状（鼠径部でのクリック音（clicks）や「カクン（clunks）」、鼠径部痛、鼠径部インピンジメント、外側大転子あるいは殿部の後方外側の痛み）を訴えている。オープンチェーンの股関節屈曲（とくに梃子の長い負荷）において、股関節に**前方グライド方向へのUCM**がある。自動的なSLRにおいて、患者は大腿骨頭の前方並進運動を防ぐ能力を失っている（大転子への触診によりモ

初期段階では、体重を支持されたヒールスライド（踵を滑らせること）から始める。患者はゆっくりと膝を曲げ、股関節を屈曲するが踵は床につけたままにしておく。反対側の膝に向かって、踵を床に沿って滑らせる（図9.67）。この動きを通して、股関節と脚がニュートラルな回旋姿勢を保つようにする。大腿部前方グライドが制御されている範囲内のみで、股関節屈曲へと踵を滑らせる（大転子への触診によりモニターされる）。大腿骨頭（大転子）が前方へ並進運動し始める時点で、動きは止めるべきである。

　股関節のローカルスタビライザーを意識的な同時活性化（co-activation）することが、人によっては大腿部の前方グライドUCMの制御をより早く取り戻すことを助けるかもしれない。非特異的で一般的な、大腰筋と、ほかの股関節ローカルスタビリティ筋群の同時活性化（co-activation）を確立するためのストラテジーを試みることができる。これは、踵スライド、あるいは自動的SLRを行うと同時に、「股関節（訳注：大腿骨頭）を関節窩へ引き込む」、あるいは「足を短くする」ことを試みることを、イメージする、あるいは試みることである。この同時活性化（co-activation）のストラテジーが大腿部前方グライドの制御を改善するのであれば（大転子への触診によりモニターされる）、あるいは痛みやクリック音が減るのであれば、制御が簡単になるまで修正エクササイズと組み合わせて用いるべきである。

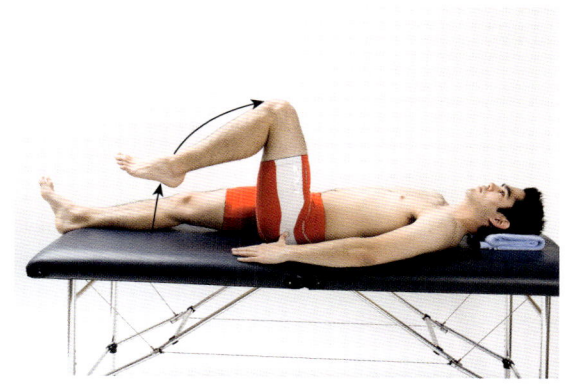

図9.68　自己触診を伴う短い梃子の脚挙上による修正

　患者は、大転子の触診と股関節の前方グライドUCMの制御をさまざまなフィードバックの方法を用いてセルフモニターすべきである（T80.3）。回旋UCMが制御可能である可動域範囲内においては、何の症状も誘発されないはずである。

　踵スライドにおいて前方グライドの制御が十分な場合、漸増として踵を床から持ち上げ、脚への支持なしで自動的に股関節を90°まで屈曲し続け（図9.68）、反対側の膝の脇へ踵を下げる。制御が改善するにつれて、踵をさらに遠くの床に下げて、梃子の長い伸展となるようにし、最終的には脚を伸ばしたまま下げるように漸増する。

T80.1　自動的 SLR（片脚伸展脚挙上）テストの低閾値動員効率の評価とレーティング

自動的 SLR（片脚伸展脚挙上）テスト──仰臥位

評価

制御のポイント：
- 股関節の前方グライドを防ぐ

動作の課題：片側の自動的な SLR（股関節屈曲）（仰臥位）
ベンチマーク可動域：股関節 45°屈曲（SLR）

方向の制御のための低閾値動員効率のレーティング

	✓または✗		✓または✗
• テスト方向への「UCM」を防ぐことができる正しい動作の分離パターン 股関節における以下の方向への UCM を防ぐ： • 前方グライド そしてストレートレッグレイズ（股関節屈曲）を行う	☐	• 簡単そうに見え、自信をもって行っているという評価者の意見	☐
		• 簡単に感じ、被験者は十分に動作のパターンへの意識があり、自信を持ってテスト方向における「UCM」を防ぐ	☐
• ベンチマーク可動域全体を通じて動作を分離する： SLR 45°（片側の股関節屈曲） **ベンチマーク基準を超えた利用可能な可動域がある場合、自動的な制御を必要とするのはベンチマーク可動域のみである**	☐	• コンセントリックおよびエキセントリックな動作の間、分離のパターンはスムーズである	☐
		• UCM を防ぐために、反対方向への最終域の動きを（継続的に）使わない	☐
		• 特別なフィードバック（触覚的、視覚的、言語的な指示）は必要ない	☐
• 呼吸を止めずに（代替的な呼吸ストラテジーを使うことは許容される）	☐	• 外的な支持や負荷をなくすことなく	☐
• エキセントリック運動中の制御	☐	• リラックスした自然な呼吸（たとえ理想的でなかったとしても──自然なパターンが変化しない限り）	☐
• コンセントリック運動中の制御	☐	• 疲労がない	☐

分離パターンを修正　　　　　　　　　　　動員の効率

T80.2　自動的 SLR（片脚伸展脚挙上）テストによる UCM の部位と方向の診断

自動的 SLR（片脚伸展脚挙上）テスト──仰臥位

部位	方向	左へ（左）	右へ（右）
		（チェックボックス）	（チェックボックス）
股関節	前方グライド	☐	☐

T80.3　再トレーニングをモニターするフィードバックのツール

フィードバックのツール	過程
自己触診	関節姿勢（位置）の触診によるモニタリング
視覚的な観察	鏡を見て、あるいは直接動きを観察する
粘着テープ	触覚的なフィードバックのために皮膚に張力をかける
指示と口頭による修正	ほかの観察者からのフィードバックを聞く

T81　腹臥位：自動的（vs受動的）腹臥位脚挙上（prone leg lift）テスト（股関節前方グライドUCMのテスト）

この分離テストは、大腿骨頭の前方グライドを自動的に分離し制御する能力を評価するものであり、片脚で、股関節伸展（腹臥位脚挙上）を行う。股関節伸展位からの、自動的な股関節伸展（最終可動域）は、バイオメカニクス的な大腿骨頭の前方並進運動モーメントが存在し、これは股関節のローカルスタビライザー筋と深部の股関節伸展筋群が同時活性化（co-activation）することによって制御されるべきである。

テスト手順

腹臥位で両脚は伸ばし、セラピストが大転子の外側を触診する（図9.69）。次に、セラピストが大転子を触診し、股関節回旋のニュートラルな回旋軸を確認しながら、受動的に脚を挙上し、股関節伸展10〜15°へと真っ直ぐに伸ばした脚を挙上する（図9.70）。ニュートラルな軸というのは、脚が受動的に股関節伸展し戻るように動かされる際、大転子において触診している指への圧が一定（あるいは最小限の正常な前方並進運動がある）のままとなる点である。この動きを通して、股関節と脚がニュートラルな内旋・外旋姿勢を保つようにする。

股関節伸展負荷下において、大腿骨頭の制御されていない前方グライドを評価する。被験者が腹臥位となり、股関節伸展のニュートラルな軸を触診、モニター

し、自動的に真っ直ぐにした脚を10〜15°股関節伸展して挙上するよう指示される。自動的な腹臥位脚挙上において、ニュートラルな股関節回旋を維持している間、股関節屈曲の回旋軸は一定に保たれるべきである（図9.71）。自動的な腹臥位脚挙上において、患者は大腿骨頭グライドの制御を維持できるべきである。大腿骨頭の前方グライドが制御されている場合、大転子後方の触診している指への圧力は、受動的な股関節伸展におけるものと、同じであるべきである。

このテストは、修正のためのフィードバック（被験者自身による触診、視覚など）もしくはキューなしで

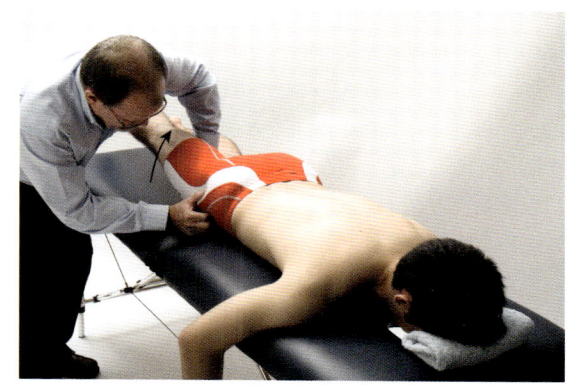

図9.70　ニュートラルな回旋軸を確認するための受動的股関節伸展

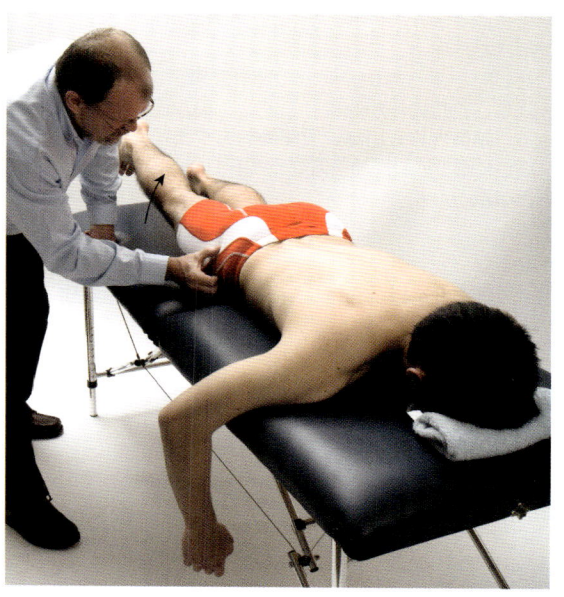

図9.71　自動的腹臥位脚挙上テストのベンチマーク

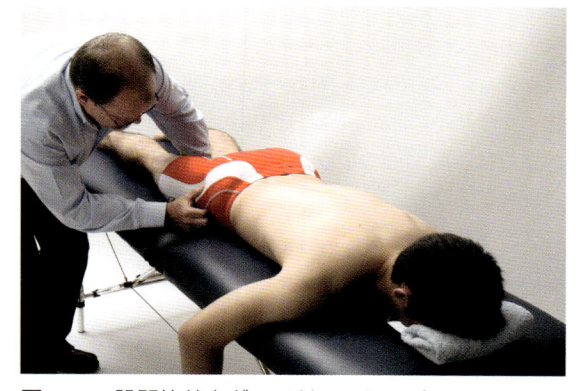

図9.69　股関節前方グライドへのセラピストの触診を伴う自動的腹臥位脚挙上の開始姿勢

行われるべきである。テストのためにフィードバック
を取り除き、セラピストは股関節前方グライドの制御
が十分かどうかを判断するために、骨盤と脚への触診
と視覚的な観察を用いるべきである。両側を評価する。

股関節の前方グライドUCM

　患者は、股関節において痛みに関係している症状
（鼠径部でのクリック音（clicks）や「カクン（clunks）」、
鼠径部痛、鼠径部インピンジメント、外側大転子ある
いは殿部の後方外側の痛み）を訴えている。オープン
チェーンの股関節伸展（とくに梃子の長い負荷）にお
いて、股関節に**前方グライド方向への**UCMがある。
自動的な腹臥位脚挙上テストにおいて、患者は大腿骨
頭の前方並進運動を防ぐ能力を失っている（大転子へ
の触診によりモニターされる）。股関節前方グライドを
股関節伸展から分離させようとする際、患者はUCM
を制御することができない、あるいは、制御するため
に股関節前方グライドに集中し多大な努力をする必要
がある。両側の動作が評価されなければならない。も
し股関節の前方グライドUCMが両側性であるなら、
片方がよりよい、または悪いかもしれない。

股関節回旋UCMのレーティングと診断

（T81.1、T81.2）

修正

　制御が不十分である場合、最初の再トレーニングは、
股関節をより屈曲し、伸展可動域を制限した脚の挙上
で始めるのが最もよい。患者は、股関節を20°屈曲位
で始められるように、腹臥位で、両脚を伸ばし、2つ
の枕を骨盤の下に置く。患者は大転子において股関節
伸展のニュートラルな軸の自己触診を行い、自動的に

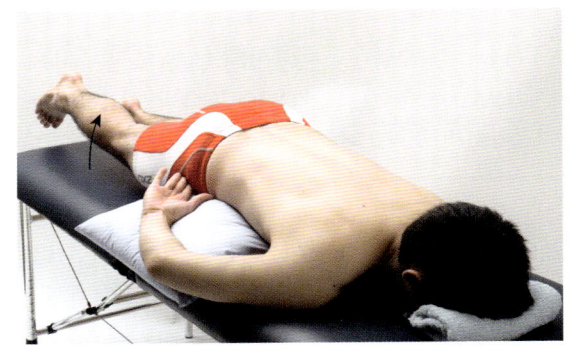

図9.72　自己触診を用いた部分的な可動域における修正

真っ直ぐにした脚を股関節20°の屈曲位から0°まで挙
上する（脚は水平になる）（図9.72）。この動きを通し
て、股関節と脚がニュートラルな内旋・外旋の姿勢を
保つようにする。大腿骨前方グライドが制御されてい
る範囲内のみで、脚を挙上する（大転子への触診のフ
ィードバックによりモニターされる）。大腿骨頭（大転
子）が前方へ並進運動し始める時点で、動きは止める
べきである。

　股関節のローカルスタビライザーを意識的に同時活
性化することが、人によっては大腿部の前方グライド
UCMの制御をより早く取り戻すことを助けるかもし
れない。非特異的で一般的な、大腰筋と、ほかの股関
節ローカルスタビリティ筋群の同時活性化を確立する
ためのストラテジーを試みることができる。これは、
腹臥位脚挙上を行うと同時に、「股関節（訳注：大腿
骨頭）を関節窩へ引き込む」、あるいは「足を短くす
る」ことを試みることを、イメージする、あるいは試
みることである。この同時活性化のストラテジーが大
腿部前方グライドの制御を改善するのであれば（大転
子への触診によりモニターされる）、あるいは痛みやク
リック音が減るのであれば、制御が簡単になるまで修
正エクササイズと組み合わせて用いるべきである。

　患者は、股関節のアライメントと伸展UCMの制御
をさまざまなフィードバックの方法を用いてセルフモ
ニターすべきである（T81.3）。回旋UCMが制御可能
である可動域範囲内においては、何の症状も誘発され
ないはずである。

　制御が改善していくにつれ、大腿骨の前方グライド
を制御しながら腹臥位脚挙上を0°伸展から10〜15°の
股関節伸展で行えるように、枕を取り除く。

T81.1　自動的腹臥位脚挙上テストの低閾値動員効率の評価とレーティング

自動的腹臥位脚挙上テスト──腹臥位

評価

制御のポイント：
- 股関節の前方グライドを防ぐ

動作の課題：片側の自動的なプローンレッグリフト（腹臥位での脚挙上）（股関節伸展）（腹臥位）

ベンチマーク可動域：片側の股関節 10 〜 15°伸展

方向の制御のための低閾値動員効率のレーティング

✓または✗		✓または✗	
• テスト方向への「UCM」を防ぐことができる正しい動作の分離パターン 股関節における以下の方向への UCM を防ぐ： • 前方グライド そしてストレートレッグレイズ（股関節屈曲）を行う	☐	• 簡単そうに見え、自信をもって行っているという評価者の意見	☐
		• 簡単に感じ、被験者は十分に動作のパターンへの意識があり、自信を持ってテスト方向における「UCM」を防ぐ	☐
• ベンチマーク可動域全体を通じて動作を分離する：片側の股関節 10 〜 15°伸展 **ベンチマーク基準を超えた利用可能な可動域がある場合、自動的な制御を必要とするのはベンチマーク可動域のみである**	☐	• コンセントリックおよびエキセントリックな動作の間、分離のパターンはスムーズである	☐
		• UCM を防ぐために、反対方向への**最終域の動き**を（継続的に）使わない	☐
• 呼吸を止めずに（代替的な呼吸ストラテジーを使うことは許容される）	☐	• 特別なフィードバック（**触覚的、視覚的、言語的な指示**）は必要ない	☐
• エキセントリック運動中の制御	☐	• 外的な支持や負荷をなくすことなく	☐
• コンセントリック運動中の制御	☐	• リラックスした自然な呼吸（たとえ理想的でなかったとしても──自然なパターンが変化しない限り）	☐
		• 疲労がない	☐
分離パターンを修正		**動員の効率**	

T81.2　自動的腹臥位脚挙上テストによる UCM の部位と方向の診断

自動的腹臥位脚挙上テスト──腹臥位			
部位	方向	左へ（左）	右へ（右）
		（チェックボックス）	（チェックボックス）
股関節	前方グライド	☐	☐

T81.3　再トレーニングをモニターするフィードバックのツール

フィードバックのツール	過程
自己触診	関節姿勢（位置）の触診によるモニタリング
視覚的な観察	鏡を見て、あるいは直接動きを観察する
粘着テープ	触覚的なフィードバックのために皮膚に張力をかける
指示と口頭による修正	ほかの観察者からのフィードバックを聞く

T82 仰臥位：自動的（vs 受動的）「4の字」外旋（'FIGURE 4' turnout）テスト（股関節前方グライドUCMのテスト）

この分離テストは、大腿骨頭の前方グライドを自動的に分離し制御する能力を評価するものであり、片脚の、股関節と膝の屈曲位（「4の字」の姿勢）で股関節の外旋・外転を行う。股関節屈曲位からの、自動的な股関節外旋・外転において、バイオメカニクス的に大腿骨頭の前方並進運動モーメントが存在し、これは股関節のローカルスタビライザー筋と深部の股関節屈曲筋群が同時活性化（co-activation）することによって制御されるべきである。

テスト手順

患者は仰臥位になり、片方の脚を伸展し、反対側の足が伸展した脚の膝の脇に位置するように、脚を股関節と膝で屈曲させる。セラピストは、鼠径靭帯のすぐ下方で大腿骨頭を触診する（図9.73）。次に、セラピストは受動的に大腿骨を縦に押す（大腿骨頭を寛骨臼へ）ことで大腿骨頭をスタビライズし、股関節圧縮を維持したまま、受動的に股関節を外旋・外転させ外側へ60°回旋させる（「4の字」の姿勢にする）。これによりニュートラルな股関節外旋・外転の軸を特定する。

股関節屈曲負荷下において、大腿骨頭の制御されていない前方グライドを評価する。次に、患者は自動的に曲げた脚を60°の外旋へと外旋・外転方向へと下ろすように指示される（図9.74）。自動的な外旋・外転の回旋（「4の字」姿勢）において、患者は大腿骨頭グライドの制御を維持できるべきである。大腿骨頭の前方グライドが制御されている場合、前方大腿骨頭の位置は受動的テストと同じままである。

このテストは、修正のためのフィードバック（被験者自身による触診、視覚など）もしくはキューなしで行われるべきである。テストのためにフィードバックを取り除き、セラピストは股関節前方グライドの制御が十分かどうかを判断するために、触診と視覚的な観察を用いるべきである。両側を評価する。

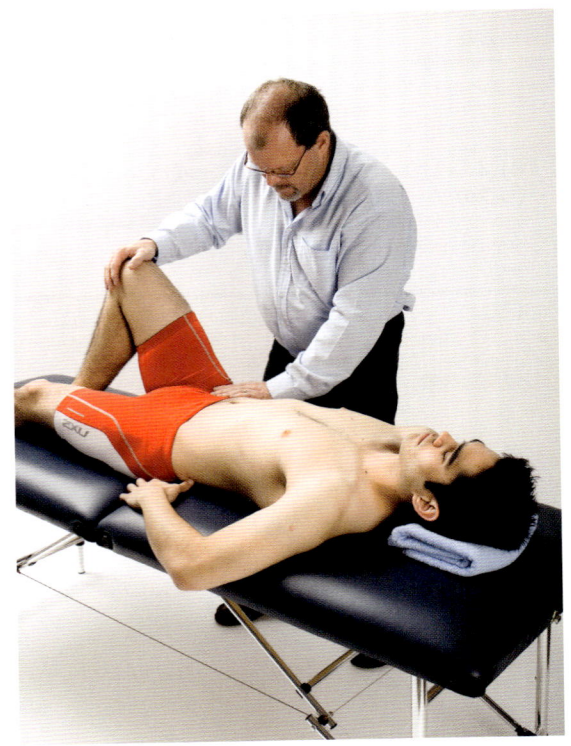

図9.73 股関節前方グライドへのセラピストの触診を伴う自動的「4の字」外旋テストの開始姿勢

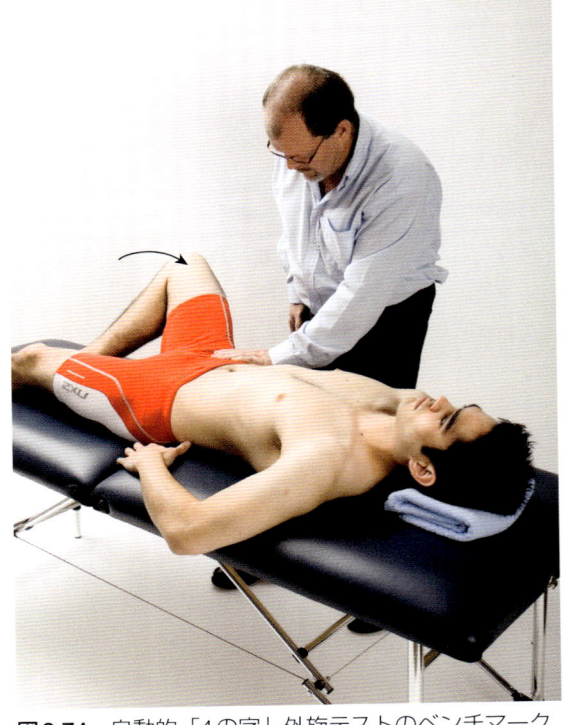

図9.74 自動的「4の字」外旋テストのベンチマーク

股関節の前方グライドUCM

　患者は、股関節において痛みに関係している症状（鼠径部でのクリック音（clicks）や「カクン（clunks）」、鼠径部痛、鼠径部インピンジメント、外側大転子あるいは殿部の後方外側の痛み）を訴えている。股関節の外旋・外転への外旋において（「4の字」の姿勢）、股関節に**前方グライド方向への**UCMがある。自動的な「4の字」外旋テストにおいて、患者は大腿骨頭の前方並進運動を防ぐ能力を失っている（大腿骨頭前部への触診によりモニターされる）。

　股関節の外旋・外転への外旋負荷下において、股関節には**前方グライド方向への**UCMがある。股関節前方グライドを股関節外旋から分離させようとする際、患者はUCMを制御することができない、あるいは、制御するために股関節前方グライドに集中し多大な努力をする必要がある。両側の動作が評価されなければならない。もし股関節の前方グライドUCMが両側性であるなら、片方がよりよい、または悪いかもしれない。

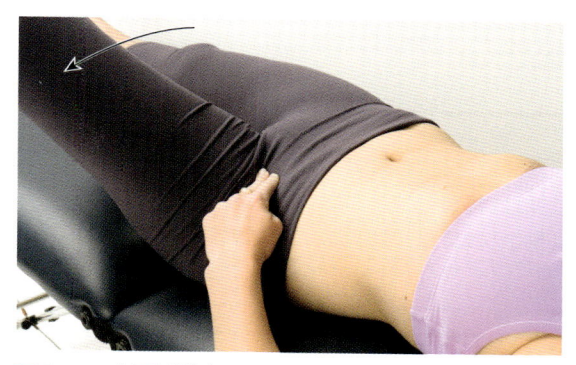

図9.75　自己触診を用いた部分的な可動域における修正

> ### 方向に特異的な運動制御テストにおける臨床的評価の注意点
>
> 　前方グライドの運動制御（分離）テストにおいて、もしいくつかのほかの動作（例：わずかな骨盤の回旋）が観察された場合、これを制御されていない前方グライドとして記録しない。骨盤の回旋運動制御テストによって、観察された動作が制御されていないかどうか特定される。**制御されていない股関節前方グライドが示された場合に限り、股関節前方グライドUCMのテストが陽性となる。**

股関節回旋UCMのレーティングと診断

（T82.1、T82.2）

修正

　制御が不十分である場合、最初の再トレーニングは、外旋可動域を制限して始めるのが最もよい。患者は仰臥位になり、片方の脚を伸展し、反対側の足が伸展した脚の膝の脇に位置するように、脚を股関節と膝で屈曲させる。患者は大腿骨頭前部を自己触診する（図9.75）。次に、大腿骨前方グライドが制御されている範囲内のみで、曲げた脚を自動的に外旋・外転へと下ろす（大腿骨頭前部への触診のフィードバックによりモニターされる）。大腿骨頭が前方へ並進運動し始める時点で、動きは止めるべきである。

　股関節のローカルスタビライザーを意識的に同時活性化することが、人によっては大腿部の前方グライドUCMの制御をより早く取り戻すことを助けるかもしれない。非特異的で一般的な、大腰筋と、ほかの股関節ローカルスタビリティ筋群の同時活性化を確立するためのストラテジーを試みることができる。これには、「4の字（フィギュア4）」外旋を行うと同時に、「股関節（訳注：大腿骨頭）を関節窩へ引き込む」、あるいは「足を短くする」ことを試みることを、イメージする、あるいは試みることである。この同時活性化のストラテジーが大腿部前方グライドの制御を改善するのであれば（大転子への触診によりモニターされる）、あるいは痛みやクリック音が減るのであれば、制御が簡単になるまで修正エクササイズと組み合わせて用いるべきである。

　患者は、股関節のアライメントとUCMの制御をさまざまなフィードバックの方法を用いてセルフモニターすべきである（T82.3）。回旋UCMが制御可能である可動域範囲内においては、何の症状も誘発されないはずである。

　制御が改善されるにつれ、自動的な外旋はより外側への外旋・外転へと漸増させる。

股関節前方グライドUCMのまとめ

（表9.7）

T82.1　自動的「4の字」外旋テストの低閾値動員効率の評価とレーティング

自動的「4の字」外旋テスト──仰臥位

評価

制御のポイント：
- 股関節の前方グライドを防ぐ

動作の課題：片側の自動的な股関節外旋および外転（「4の字」姿勢）（仰臥位）

ベンチマーク可動域：股関節60°外旋および外転（ターンアウト）

方向の制御のための低閾値動員効率のレーティング

✓または✗　　　　　　　　　　　　　　　　　　　✓または✗

- テスト方向への「UCM」を防ぐことができる □ 正しい動作の分離パターン

股関節における以下の方向へのUCMを防ぐ：
- 前方グライド

そして股関節外旋および外転を行う（「4の字」姿勢）
- ベンチマーク可動域全体を通じて動作を分離する： □ 股関節60°外旋および外転（ターンアウト）

  ベンチマーク基準を超えた利用可能な可動域がある場合、自動的な制御を必要とするのはベンチマーク可動域のみである
- 呼吸を止めずに（代替的な呼吸ストラテジーを使う □ ことは許容される）
- エキセントリック運動中の制御 □
- コンセントリック運動中の制御 □

- 簡単そうに見え、自信をもって行っているという評 □ 価者の意見
- 簡単に感じ、被験者は十分に動作のパターンへの □ 意識があり、自信を持ってテスト方向における 「UCM」を防ぐ
- コンセントリックおよびエキセントリックな動作の □ 間、分離のパターンはスムーズである
- UCMを防ぐために、反対方向への最終域の動きを □ （継続的に）使わない
- 特別なフィードバック（**触覚的、視覚的、言語的な** □ **指示**）は必要ない
- 外的な支持や負荷をなくすことなく □
- リラックスした自然な呼吸（たとえ理想的でなかっ □ たとしても──**自然なパターンが変化しない限り**）
- 疲労がない □

分離パターンを修正　　　　　　　　　　　　　動員の効率

T82.2　自動的「4の字」外旋テストによるUCMの部位と方向の診断

自動的「4の字」外旋テスト──仰臥位

部位	方向	左へ（左）	右へ（右）
		（チェックボックス）	（チェックボックス）
股関節	前方グライド	□	□

T82.3　再トレーニングをモニターするフィードバックのツール

フィードバックのツール	過程
自己触診	関節姿勢（位置）の触診によるモニタリング
視覚的な観察	鏡を見て、あるいは直接動きを観察する
粘着テープ	触覚的なフィードバックのために皮膚に張力をかける
指示と口頭による修正	ほかの観察者からのフィードバックを聞く

表9.7　股関節前方グライドテストのレーティングのまとめ

UCM の診断とテスト		
部位：股関節	方向：前方グライド	臨床的優先性 ☐
テスト	レーティング（✓✓ または ✓✗ または ✗✗）と理論的な根拠	
仰臥位：自動的（vs 受動的）SLR（active（vs passive）straight leg raise）		
腹臥位：自動的（vs 受動的）腹臥位脚挙上（prone leg lift）		
仰臥位：自動的（vs 受動的）「4 の字」外旋（'FIGURE 4' turnout）		

参考文献

Arokoski, M.H., Arokoski, J.P., Haara, M., Kankaanpää, M., Vesterinen, M., Niemitukia, L.H., et al., 2002. Hip muscle strength and muscle cross sectional area in men with and without hip osteoarthritis. Journal of Rheumatology 29 (10), 2185–2195.

Bullock-Saxton, J.E., Janda, V., Bullock, M., 1994. The influence of ankle injury on muscle activation during hip extension. International Journal of Sports Medicine 15, 330–334.

Grimaldi, A., Richardson, C., Durbridge, G., Donnelly, W., Darnell, R., Hides, J., 2009. The association between degenerative hip joint pathology and size of the gluteus maximus and tensor fascia lata muscles. Manual Therapy 14 (6), 611–617.

Hardcastle, P., Nade, S., 1985. The significance of the Trendelenburg test. Journal of Bone and Joint Surgery British volume 67 (5), 741–746.

Hoeksma, H.L., Dekker, J., Ronday, H.K., Heering, A., van der Lubbe, N., Vel, C., et al., 2004. Comparison of manual therapy and exercise therapy in osteoarthritis of the hip: a randomized clinical trial. Arthritis and Rheumatism 51 (5), 722–729.

Janda, V., 1983. On the concept of postural muscles and posture in man. Australian Journal of Physiotherapy 29 (3), 83–84.

Lee, Diane, 2001. An Integrated Model of Joint Function and Its Clinical Application. 4th Interdisciplinary World Congress on Low Back and Pelvic Pain. Montreal, Canada, 137–151.

Lee, D., 2011. The pelvic girdle: an integration of clinical expertise and research. Churchill Livingstone, Edinburgh.

Lehman, G.J., Lennon, D., Tresidder, B., Rayfield, B., Poschar, M., 2004. Muscle recruitment patterns during the prone leg extension. BMC Musculoskeletal Disorders 5, 3.

Levinger, P., Gilleard, W., Colemanm, C., 2007. Femoral medial deviation angle during a one-leg squat test in individuals with patellofemoral pain syndrome. Physical Therapy in Sport 8, 163–168.

Lewis, C.L., Sahrmann, S.A., Moran, D.W., 2007. Anterior hip joint force increases with hip extension, decreased gluteal force, or decreased iliopsoas force. Journal of Biomechanics 40 (16), 3725–3731.

Long, W.T., Dorr, L.D., Healy, B., Perry, J., 1993. Functional recovery of noncemented total hip arthroplasty. Clinical Orthopaedics and Related Research 288, 73–77.

Luomajoki, H., Kool, J., de Bruin, E.D., Airaksinen, O., 2007. Reliability of movement control tests in the lumbar spine. BMC Musculoskeletal Disorders 8, 90.

Luomajoki, H., Kool, J., de Bruin, E.D., Airaksinen, O., 2008. Movement control tests of the low back; evaluation of the difference between patients with low back pain and healthy controls. BMC Musculoskeletal Disorders 9, 170.

Richardson, C.A., Sims, K., 1991. An inner range holding contraction. An objective measure of stabilising function of an antigravity muscle. In: Proceedings of the 11th International Congress of the World Confederation for Physical Therapy, London, p. 829.

Robinson, G., Hine, A.L., Richards, P.J., Heron, C.W., 2005. MRI abnormalities of the external rotator muscles of the hip. Clinical Radiology 60 (3), 401–406.

Sahrmann, S.A., 2002. Diagnosis and treatment of movement impairment syndromes. Mosby, St Louis.

Shindle, M.K., Ranawat, A.S., Kelly, B.T., 2006. Diagnosis and management of traumatic and atraumatic hip instability in the athletic patient. Clinics in Sports Medicine 25 (2), 309–326, ix–x. Review.

Sims, K., 1999. The development of hip osteoarthritis: implications for conservative management. Man Ther 4, 127–135.

著者略歴

Mark Comerford

1992年にMark Comerfordはダイナミックスタビリティと筋バランスに関する大学院課程を設け、これがKinetic Control Movement Systemコースへと発展した。Kinetic Control®コースは、今では世界の25カ国に広がっており、10の言語で教えられている。MarkはKinetic Controlの設立ディレクターであり、英国Keele大学において非常勤講師のほか、オーストラリアのブリスベーンにあるPerformance Rehabで臨床を続けている。

Sarah Mottram

Sarahは、1995年にKinetic Control®に設立ディレクターとして加わった。世界各国で講義を行うとともに、英国Keele大学にて講師、またSouthampton大学（英国）のリサーチフェローである。またMovement Works（英国West Sussex州Chichester）で臨床を行っている。

翻訳者略歴

佐藤晃一（さとう・こういち）

1971年、福島県郡山市生まれ。東京国際大学を卒業後、米国イースタンイリノイ大学にてアスレティックトレーニングを学ぶ。アスレティックトレーナーの資格（ATC, Athletic Trainer, Certified、National Athletic Trainers' Association Board of Certification NATA資格認定委員会公認アスレティックトレーナー）を取得。その後アリゾナ州立大学大学院にてバイオメカニクスを学ぶ。NBAチーム（ワシントン・ウィザーズおよびミネソタ・ティンバーウルブズ）にて、スポーツパフォーマンスディレクターを務めた。2016年より、日本バスケットボール協会スポーツパフォーマンス部会長として、ケガの予防やパフォーマンス向上に取り組んでいる。

キネティックコントロール
Kinetic Control
制御されていない動きのマネジメント
The Management of Uncontrolled Movement

2017年3月31日　第1版第1刷発行

原著者　Mark Comerford
　　　　Sarah Mottram
翻　訳　佐藤　晃一
発行者　松葉谷　勉
発行所　有限会社ブックハウス・エイチディ
　　　　〒164-8604
　　　　東京都中野区弥生町1丁目30番17号
　　　　電話03-3372-6251
印刷所　シナノ印刷株式会社